Síndromes Neurológicas
4ª edição
ACRÔNIMOS E EPÔNIMOS

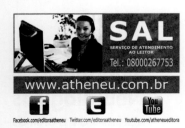

Síndromes Neurológicas
4ª edição
ACRÔNIMOS E EPÔNIMOS

WILSON LUIZ SANVITO

Professor Titular e Livre-Docente de Neurologia da Faculdade de Ciências Médicas da Santa Casa de São Paulo.
Assistant Étranger da Faculté de Médecine de Paris.

CONTÉM 506 ACRÔNIMOS E EPÔNIMOS

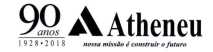

EDITORA ATHENEU

São Paulo —	Rua Jesuíno Pascoal, 30
	Tel.: (11) 2858-8750
	Fax: (11) 2858-8766
	E-mail: atheneu@atheneu.com.br
Rio de Janeiro —	Rua Bambina, 74
	Tel.: (21) 3094-1295
	Fax.: (21) 3094-1284
	E-mail: atheneu@atheneu.com.br
Belo Horizonte —	Rua Domingos Vieira, 319 – conj. 1.104

PRODUÇÃO EDITORIAL: Rose Módolo
CAPA: Equipe Atheneu

CIP-BRASIL. CATALOGAÇÃO NA PUBLICAÇÃO
SINDICATO NACIONAL DOS EDITORES DE LIVROS, RJ

S239s
4. ed.
Sanvito, Wilson Luiz

    Síndromes neurológicas : acrônimos e epônimos / Wilson Luiz
Sanvito. - 4. ed. -Rio de Janeiro : Atheneu, 2019.
: il.
Inclui bibliografia

    ISBN 978-85-388-0914-2

    1. Neurologia - Nomenclatura. I. Título.
18-52331   CDD: 616-8
                        CDU: 616.8

05/09/2018   10/09/2018
    Meri Gleice Rodrigues de Souza - Bibliotecária CRB-7/6439

SANVITO, W. L.
Síndromes Neurológicas – Acrônimos e Epônimos – 4ª edição

© *Direitos reservados à Editora ATHENEU – São Paulo, Rio de Janeiro, Belo Horizonte, 2019*

Coautor

Michel Elyas Jung Haziot

Médico-Assistente do Setor de Emergências e do Ambulatório
de Neuroinfectologia da Santa Casa de São Paulo.
Neurologista do Hospital Israelita Albert Einstein e do Instituto
de Infectologia Emílio Ribas.

Colaboradores

Antônio José da Rocha
Professor Adjunto da Faculdade de Ciências Médicas da Santa Casa de São Paulo (FCMSCSP). Diretor do Serviço de Diagnóstico por Imagem da Santa Casa de São Paulo. Médico Radiologista com Título de Especialista pelo Colégio Brasileiro de Radiologia (CBR). Neurorradiologista com Certificado da Área de Atuação pela Sociedade Brasileira de Neurorradiologia (SBNR).

Augusto Lio da Mota Gonçalves Filho
Médico Radiologista com Título de Especialista pelo Colégio Brasileiro de Radiologia (CBR). Neurorradiologista do Serviço de Diagnóstico por Imagem da Santa Casa de São Paulo.

Berenice Cataldo Oliveira Valério
Médica Responsável pelo Setor de Eletroneuromiografia da Disciplina de Neurologia da Santa Casa de São Paulo. Mestre em Medicina pela Faculdade de Ciências Médicas da Santa Casa de São Paulo (FCMSCSP).

Cristine Cukiert
Médica Coordenadora do Ambulatório de Epilepsia da Disciplina de Neurologia da Santa Casa de São Paulo. Mestre em Medicina pela Faculdade de Ciências Médicas da Santa Casa de São Paulo (FCMSCSP). Especialista em Eletroencefalografia pela Universidade Federal de São Paulo (Unifesp).

Diego Cardoso Fragoso
Médico Radiologista com Título de Especialista pelo Colégio Brasileiro de Radiologia (CBR). Neurorradiologista do Serviço de Diagnóstico por Imagem da Santa Casa de São Paulo.

Emerson Gisoldi
Médico Neurologista e Assistente do Serviço de Emergência da Santa Casa de São Paulo. Coordenador do Ambulatório de Transtornos do Movimento da Disciplina de Neurologia da Santa Casa de São Paulo.

Fernando Norio Arita
Professor-Assistente de Pediatria e Chefe da Disciplina de Neuropediatria do Departamento de Pediatria da Santa Casa de São Paulo. Doutor em Pediatria pela Faculdade de Ciências Médicas da Santa Casa de São Paulo (FCMSCSP).

Francisco Tomaz Meneses de Oliveira

Residência em Neurologia pela Santa Casa de São Paulo. Neurologista da Santa Casa de São Paulo. Coordenador do Ambulatório de Manifestações Neurológicas em Doenças Sistêmicas da Disciplina de Neurologia da Santa Casa de São Paulo.

Ibsen Thadeo Damiani

Professor Instrutor da Faculdade de Ciências Médicas da Santa Casa de São Paulo. Médico Neurologista e Assistente do Serviço de Emergência da Santa Casa de São Paulo. Mestre em Neurologia pela Faculdade de Medicina da Universidade de São Paulo (FMUSP).

Igor Campostrini Pagiola

Residência em Neurologia pela Santa Casa de São Paulo. Membro Titular da Academia Brasileira de Neurologia. Especializando em Neurorradiologia Intervencionista pela Universidade Federal de São Paulo (Unifesp). Médico Assistente do Pronto-Socorro Central da Santa Casa de São Paulo. Neurologista do Hospital Israelita Albert Einstein.

José Carlos Esteves Veiga

Professor Titular e Livre-Docente da Disciplina de Neurocirurgia da Faculdade de Ciências Médicas da Santa Casa de São Paulo (FCMSCSP). Chefe da Disciplina de Neurocirurgia do Departamento de Cirurgia da Santa Casa de São Paulo.

Leandro Gama Cerqueira

Residência em Neurologia pela Santa Casa de São Paulo. Neurossonologista pelo Hospital das Clínicas da Faculdade de Medicina da Universidade de São Paulo (FMUSP). Médico da Disciplina de Neurologia da Santa Casa de São Paulo.

Marcel Simis

Doutorado pela Faculdade de Ciências Médicas da Santa Casa de São Paulo (FCMSCSP). Pós-Doutorado pela Faculdade de Medicina da Universidade de São Paulo (FMUSP). Pós-Doutorado pela Harvard Medical School. Neurologista do Instituto de Medicina e Reabilitação do Hospital das Clínicas da Faculdade de Medicina da Universidade de São Paulo (IMREA HC-FMUSP).

Rafael Paternò Castello Dias Carneiro

Graduação em Medicina pela Faculdade de Ciências Médicas da Santa Casa de São Paulo (FCMSCSP). Residência Médica em Neurologia pela Santa Casa de São Paulo. Mestrado em Ciências Médicas pela Universidade Estadual de Campinas (Unicamp).

Apresentação à 4ª edição

As conquistas científico-tecnológicas dos últimos 60 anos têm proporcionado uma soma enorme de contribuições às ciências médicas e particularmente às neurociências. Efetivamente, a microscopia eletrônica, a biologia molecular, a neuroquímica, a histoquímica, a neurogenética, os métodos eletrofisiológicos, a neuronavegação, a neuroimagem e muitos outros requintados métodos de investigação permitiram a descrição de inúmeras entidades nosológicas, o conhecimento íntimo de doenças cuja etiopatogenia era ainda obscura e os avanços nos métodos terapêuticos. Não obstante o apuro dos métodos de investigação de nossos dias, numerosas síndromes e doenças ainda permanecem obscuras nos seus aspectos etiopatogênicos, sendo frequentemente empregada, nesses casos, a designação eponímica ou acronímica. Entretanto, muitas síndromes e doenças, cujo mecanismo íntimo já é conhecido, conservam ainda a antiga nomenclatura, embora em outras, o epônimo já seja obsoleto.

A Neurologia é seguramente a área da medicina na qual mais proliferam os epônimos e acrônimos. Com efeito, determinadas síndromes neurológicas são alcunhadas com vários nomes próprios, dependendo da região geográfica considerada, numa atitude pouco prática e até mesmo prejudicial àqueles que estão se iniciando no aprendizado dessa difícil especialidade. Por outro lado, também os acrônimos [mais recentemente] invadiram a nomenclatura neurológica dificultando ainda mais a tarefa dos neurologistas porque a maior parte é grafada na língua inglesa. Nós também cerramos fileiras com aqueles que condenam os abusos patronímicos, entretanto, em virtude de a literatura médica estar prenhe de designações desse gênero, nos parece legítimo disciplinar a matéria em vez de declarar "guerra santa" aos acrônimos e epônimos. Mais vale acender uma vela do que ficar maldizendo a escuridão.

Com o propósito de dirimir dúvidas no espírito do leitor, decidimos incluir nesta coletânea, além de nomes de autores (Alzheimer, Charcot, Parkinson), nomes de regiões geográficas (baia de Minamata, ilha de Tangier, comunidade de Lyme), de doentes (Hartnup) e até mesmo da ficção literária ("Alice no País das Maravilhas", Ondine, Pickwick). A presença de determinados epônimos, neste texto, não significa nossa plena aceitação da síndrome focalizada, mas traduz apenas nosso empenho de informar sobre o maior número possível de síndromes neurológicas eponímicas – algumas até pelo seu valor histórico. Algumas doenças sistêmicas e multissistêmicas (Hodgkin, Kahler, Behçet, Churg-Strauss etc.) foram incluídas nesta coletânea em virtude das importantes manifestações neurológicas que acarretam.

A elaboração de uma empreitada dessa natureza representa um verdadeiro trabalho de Penélope, porém se nós conseguirmos, com este trabalho, auxiliar àqueles que se propõem ao estudo da Neurologia, nossa árdua tarefa terá sido plenamente recompensada.

Concluindo, queremos reverenciar a memória do saudoso Professor Walter Edgar Maffei e lembrar que ele nos cedeu, gentilmente, parte do material de ilustração que figura neste texto. Por último, quero expressar meus agradecimentos aos colaboradores deste livro, que não pouparam esforços para produzir matéria de boa qualidade – quero registrar especial agradecimento ao coautor Dr. Michel Elyas Jung Haziot, incansável na organização e formatação do texto. Nós todos desejamos ao leitor bom proveito.

São Paulo, outubro de 2018.
Wilson Luiz Sanvito

Definições Introdutórias

Seguindo as melhores práticas didáticas, somos levados a produzir as definições dos vocábulos utilizados como subtítulo do livro:

ACRÔNIMO – gr. *akro/os* – alto, elevado, ponto culminante: lt. *nomina* – nomes: literalmente do nome. Diz-se da palavra formada com as letras ou sílabas iniciais de uma sequência de palavras, quando pronunciada sem soletração.

Exemplo: ANATEL (acrônimo) – Agência Nacional de Telecomunicações.

EPÔNIMO – gr. *eponymos* – diz-se de palavra que dá ou empresta seu nome a alguma coisa.

Exemplo: Síndrome/Doença de Parkinson – James Parkinson (1755-1824), cirurgião inglês, farmacêutico. O epônimo Doença de Parkinson foi sugerido por Jean Martin Charcot anos depois da descrição original de Parkinson.

Lista de Abreviaturas

A
AAS – Ácido acetilsalicílico
AC – Anticonvulsivante
AChR – Anticorpos contra o receptor de acetilcolina
ACI – Artéria carótida interna
Acms – Anticorpos monoclonais
AD – Autossômico dominante
ADA – Adenosina desaminase
ADC – Coeficiente aparente de difusão
AF – Ataxia de Friedreich
aFL – Anticorpo antifosfolípide
AIDS – Síndrome da imunodeficiência adquirida
AINEs – Anti-inflamatórios não esteroidais
AIT – Ataque isquêmico transitório
AMS – Atrofia de múltiplos sistemas
ANCA – Anticorpo anticitoplasma de neutrófilos.
Ângio-RM – Angiografia por ressonância magnética
Ângio-RM venosa – Angiografia venosa por ressonância magnética
Ângio-TC – Angiografia por tomografia computadorizada do crânio
Anticorpos anti-GAD – Anticorpos contra a descarboxilase do ácido glutâmico
Anti-MAG – Anticorpos contra a glicoproteína associada à mielina
Anti-MuSK – Anticorpos contra a tirosina quinase
APO E – Apolipoproteína E
APP – *Amyloid precursor protein*
AQP4 – Aquaporina-4
AR – Autossômico recessivo
AT – Arterite temporal
ATP – Adenosina trifosfato
AVC – Acidente vascular cerebral
AVCH – Acidente vascular cerebral hemorrágico
AVCI – Acidente vascular cerebral isquêmico
AVDs – Atividades da vida diária

B
BCF – Baclofeno
BHE – Barreira hematoencefálica
BOC – Bandas oligoclonais

C
CBZ – Carbamazepina
CD4 – Subpopulação de linfócitos T
CH – Coreia de Huntington
CMT – Charcot-Marie-Tooth
CMV – Citomegalovírus
Co – Colina
CO – Monóxido de carbono
COMT – Catecol-O-metil transferase
CPAP – *Continuous positive airway pressure*
CPK – Creatinofosfoquinase
CS – Cefaleia em salvas
CTT – Cefaleia tipo tensional

XI

D

DA – Doença de Alzheimer
DAEs – Drogas antiepilépticas
DB – Doença de Binswanger
DBS – *Deep brain stimulation*
DCB – Degeneração corticobasal
DCJ – Doença de Creutzfeldt-Jakob
DCJf – Doença de Creutzfeldt-Jakob familiar
DCJi – Doença de Creutzfeldt-Jakob iatrogênica
DCJs – Doença de Creutzfeldt-Jakob esporádica
DCJv – Doença de Creutzfeldt-Jakob nova variante (doença da vaca louca)
DCL – Demência por corpos de Lewy
DCM – Distrofia da cintura dos membros
DFT – Demência frontotemporal
DHE – Di-hidroergotamina
DM – Diabetes melito
DMB – Distrofia muscular de Becker
DMC – Distrofia muscular de Duchenne
DMP – Distrofia muscular progressiva
DNA – Ácido desoxirribonucleico
DNA-mit – DNA-mitocondrial
DP – Doença de Parkinson
DRPLA – *Dentatorubral-pallidoluysian atrophy*
DST – Doença sexualmente transmissível
DW – Doença de Wilson
DWI – Imagem ponderada por difusão

E

EBV– Vírus Epstein-Baar
ECG – Eletrocardiograma
ECP – Estimulação cerebral profunda
EEG – Eletrencefalograma
EET – Encefalopatia espongiforme transmissível
EH – Encefalopatia hipertensiva
ELISA – *Enzyme-linked immunosorbent assay*
EMG – Eletromiografia
ENF – Emaranhados neurofibrilares
ENMG – Eletroneuromiografia
ERM – Espectroscopia de prótons por ressonância magnética
ET – Esclerose tuberosa
EV – Endovenosa
EW – Encefalopatia de Wernicke

F

FAN – Anticorpo antinuclear (fator antinúcleo)
FLAIR – *Fluid attenuated inversion recovery*
FR – Febre reumática
FTA-ABS – *Fluorescent treponema absorption*

G

GABA – Ácido gama-aminobutírico
Gd – Gadolínio
Gd+ – Impregnação pelo gadolínio
GH – Hormônio do crescimento
GSS – Gerstmann-Sträussler-Scheinker

H
HAS – Hipertensão arterial sistêmica
HIC – Hipertensão intracraniana
HIV – Vírus da imunodeficiência humana
HLA – Antígeno de histocompatibilidade
HM – Hipertermia maligna
HPN – Hidrocefalia com pressão normal
HSA – Hemorragia subaracnóidea
HSV – Vírus herpes simples

I
IFI – Imunofluorescência indireta
IGIV – Imunoglobulina intravenosa
IHS – International Headache Society
IM – Intramuscular
IMAO-B – Inibidor da monoamino oxidase B
INR – RNI (Razão Normalizada Internacional).
ISRS – Inibidor seletivo de recaptação da serotonina
IV – Intravenosa

J
JCV – Vírus JC

K
K – Potássio

L
LCR – Líquido cefalorraquidiano
LD – Levodopa
LES – Lúpus eritematoso sistêmico
LMT – Lamotrigina
LSD – Dietilamida do ácido lisérgico

M
MAV – Malformação arteriovenosa
Mg – Magnésio
MG – Miastenia grave
Mi/Cr – Relação mioinositol/creatina
MM – Miopatia mitocondrial
MP – Metilprednisolona
MPS – Mucopolissacaridose
MPTP – Metil-fenil-tetra-hidropiperidina
MT – Mielite transversa
MTLE – Mielite transversa longitudinalmente extensa
MTX – Metotrexato

N
Na – Sódio
NAA/Cr – Relação N-acetil-aspartato/Cr
NF-1 – Neurofibromatose tipo I
NF-2 – Neurofibromatose tipo II
NMDA – N-metil-D-aspartato
NMO – Neuromielite óptica
NO – Neurite óptica
NOIA – neuropatia óptica isquêmica anterior
NOIP – Neuropatia óptica isquêmica posterior
NS – Neurossarcoidose
NT – Neuralgia do trigêmeo

O
OEP – Oftalmoplegia externa progressiva

P
PA – Pressão arterial
PAN – Periarterite nodosa
PCR – Proteína C reativa
PCR – Reação em cadeia da polimerase

XIII

PDIC – Polirradiculoneurite desmielinizante inflamatória crônica
PET – Tomografia por emissão de prótons
PIC – Pressão intracraniana
PM – Polimiosite
PPH – Paralisia periódica hipercalêmica
PPHF – Paralisia periódica hipocalêmica familiar
PRION – Partícula proteica desprovida de ácido nucleico
PRN – Polirradiculoneurite
PrPc – Proteína priônica celular
PrPsc – Proteína priônica do *scrapie*
PSG – Polissonografia
PSP – Paralisia supranuclear progressiva
PTH – Paratormônio

R
RM – Ressonância magnética
RMc – Ressonância magnética de crânio
RN – Recém-nascido

S
SAAF – Síndrome anticorpo antifosfolípide
SAOS – Síndrome da apneia obstrutiva do sono
SDRC – Síndrome de dor regional complexa
SGB – Síndrome de Guillain-Barré
SHIC – Síndrome de hipertensão intracraniana
SK – Síndrome de Korsakoff
SMZ-TMP – Sulfametoxazol-trimetoprim
SNA – Sistema nervoso autônomo
SNC – Sistema nervoso central
SNP – Sistema nervoso periférico
Sono-NREM – Sono sem movimentos oculares rápidos
Sono-REM – Sono com movimentos oculares rápidos
SP – Síndrome parkinsoniana
SPECT – TC por emissão de fóton único
SPS – Síndrome perdedora de sal
SVCR – síndrome da vasoconstrição cerebral reversível

T
TC – Tomografia computadorizada
TCc – Tomografia computadorizada de crânio
TCE – Traumatismo cranioencefálico
TE – Tremor essencial
TENS – Estimulação elétrica transcutânea
TGO – Transaminase glutâmico-oxalacética
TGP – transaminase glutâmico-pirúvica
TNF – Fator de necrose tumoral
TP – Tempo de protrombina
TSH – Hormônio estimulante da tireoide
TTPa – Tempo de tromboplastina parcial ativada

U
US – Ultrassom
USG – Ultrassonografia
UTI – Unidade de terapia intensiva

V
VCS – Velocidade condução sensitiva
VDRL – Veneral diseases research laboratories
VHS – Velocidade de hemossedimentação
VPPB – Vertigem postural paroxística benigna
VZV – Vírus varicela zóster

W
WB – *Western blot*

Índice Alfabético

A SÍNDROMES NEUROLÓGICAS
Adams e Foley, *Flapping tremor* de, *1*
Addison-Biermer, Anemia de, *2*
ADEM, *4*
Adie, Síndrome de, 7
Adie-Critchley, Síndrome de, *8*
Aicardi, Encefalopatia de, *9*
Aicardi, Síndrome de, *10*
Albers-Schonberg, Síndrome de, *11*
Albright, Síndrome de, *12*
Alexander, Doença de, *14*
"Alice no País das Maravilhas", Síndrome da, *15*
Alpers-Huttenlocher, Doença de, *16*
Alström-Hallgren, Síndrome de, *17*
Alzheimer, Doença de, *17*
Allgrove, Síndrome de, 25
AMS (Atrofia de Múltiplos Sistemas), 26
Andersen-Tawil, Síndrome de, *27*
Angelman, Síndrome de, *27*
Antley-Bixler, Síndrome de, 29
Anton-Babinski, Síndrome de, *29*
Apert, Síndrome de, *31*
Aran-Duchenne, Síndrome de, *32*
Argyll-Robertson, Sinal de, *33*
Arnold, Neuralgia do Grande Nervo Occipital de, *34*
Arnold-Chiari, Malformação de, *35*
Asperger, Síndrome de, *38*
Austin, Doença de, *41*
Austin-Dyck, Síndrome de, *42*
Austrian, Síndrome de, *44*
Asherson, Síndrome de, 45
AVED (*Ataxia with isolated vitamin E deficiency*), 46
Avellis, Síndrome de, *47*
Axenfeld-Schürenberg, Síndrome de, *47*

B SÍNDROMES NEUROLÓGICAS
Babinski-Frölich, Síndrome de, *49*
Babinski-Nageotte, Síndrome de, *50*
Balint, Síndrome de, *50*
Baller-Gerold, Síndrome de, *51*
Baló, Esclerose Concêntrica de, *52*
Bannayan-Riley-Ruvalcaba, Síndrome de, *54*
Bannwarth, Síndrome de, *55*
Bardet-Biedl, Síndrome de, *56*
Barré-Lieou, Síndrome de, 57
Basedow-Graves, Doença de, *58*
Bassen-Kornzweig, Síndrome de, *61*

XV

Baastrup, Síndrome de, 62
Batten, Doença de, 63
Bayle, Doença de, 65
Becker, Distrofia de, 70
Becker, Miotonia Congênita de, 71
Behçet, Doença de, 72
Behr, Doença de, 75
Bell, Paralisia de, 76
Benedikt, Síndrome de, 80
Bernhardt-Roth, Síndrome de, 80
Besnier-Boeck-Schaumann, Doença de, 81
Beuren, Síndrome de, 84
Bickerstaff, Encefalite de, 84
Bickerstaff, Enxaqueca de, 86
Bielschowsky, Retardo Amaurótico Infantil Tardio de, 87
Biémond, Síndrome de, 88
Binswanger, Doença de, 89
Bloch-Sulzberger, Síndrome de, 91
Bogorad, Síndrome de, 92
Bonnet-Dechaume-Blanc, Síndrome de, 93
Bonnevie-Ullrich, Síndrome de, 94
Borjeson-Forssmann-Lehmann, Síndrome de, 94
Bornholm, Doença de, 95
Bourneville, Doença de, 95
Bravais-Jacksoniana, Crise, 99
Brégeat, Síndrome de, 100
Bremer, Estado Disráfico de, 101
Brissaud-Sicard, Síndrome de, 102
Bristowe, Síndrome de, 102
Broca, Afasia Motora de, 103
Brody, Doença de, 104
Brooke, Síndrome de, 105
Brown-Séquard, Síndrome de, 106
Broyer, Síndrome de, 107
Brueghel, Síndrome de, 107
Bruns, Ataxia Frontal de, 107
Bruns, Síndrome de, 108
Bureau e Barrière, Doença de, 110

SÍNDROMES NEUROLÓGICAS

C

CADASIL, 113
Cairns, Mutismo Acinético de, 115
Canavan, Doença de, 116
CANOMAD, 117
Call-Fleming, Síndrome de, 118
Capgras, Síndrome de, 120
Capute-Rimoin-Konigsmark, Síndrome de, 120
Carpenter, Síndrome de, 121
Cestan-Chenais, Síndrome de, 121
Chagas, Doença de, 122
Charcot, Doença de, 123
Charcot, Junta de, 128
Charcot-Marie, Doença de, 131
Charcot-Wilbrand, Síndrome de, 133
Charles Foix, Síndrome de, 133
Charlevoix-Saguenay, Ataxia Espástica de, 134
Charles Bonnet, Síndrome de, 134
Chediak-Higashi, Síndrome de, 135
Chiray, Foix e Nicolesco, Síndrome de, 136

Churg-Strauss, Síndrome de, *136*
Claude, Síndrome de, *138*
Claude Bernard-Horner, Síndrome de, *138*
CLIPPERS, *140*
Cobb, Síndrome de, *142*
Cockayne, Síndrome de, *143*
Coffin-Lowry, Síndrome de, *144*
Coffin-Siris, Síndrome de, *144*
Cogan (I), Síndrome de, *145*
Cogan (II), Síndrome de, *145*
Collet-Sicard, Síndrome de, *146*
Cori Tipo I, Doença de, *146*
Cori Tipo IV, Doença de, *148*
Corino de Andrade, Doença de, *149*
Cowden, Síndrome de, *151*
Creutzfeldt-Jakob, Doença de, *152*
Crigler-Najjar, Síndrome de, *157*
Crohn, Síndrome de, 158
Cross, Síndrome de, *160*
Crouzon, Doença de, *160*
Cushing, Doença de, *162*
Cushing, Síndrome de, *162*

D

SÍNDROMES NEUROLÓGICAS
D'Acosta, Síndrome de, *165*
Dana, Doença de, *165*
Dandy-Walker, Síndrome de, *166*
Debré-Semelaigne, Síndrome de, *169*
Degos, Síndrome de, *169*
Déjerine, Claudicação Intermitente Medular de, *170*
Déjerine, Síndrome Interolivar de, *170*
Déjerine Klumpke, Síndrome de, *171*
Déjerine-Roussy, Síndrome de, *171*
Déjerine-Sottas, Síndrome de, *172*
Déjerine-Thomas, Síndrome de, *174*
De Lange, Síndrome de, *175*
Denny-Brown, Neuropatia Sensitiva de, *177*
Denny-Brown, Síndrome de, *178*
Dercum, Síndrome de, *178*
De Sanctis-Cacchione, Síndrome de, *179*
Devic, Síndrome de, *179*
Dide e Botcazo, Síndrome de, *185*
Di Ferrante, Síndrome de, *185*
Doose, Síndrome de, *186*
Down, Síndrome de, *187*
Dravet, Síndrome de, *189*
DRESS, *190*
Duane, Síndrome de, *192*
Duchenne, Distrofia Muscular de, *193*

E

SÍNDROMES NEUROLÓGICAS
Eagle, Síndrome de, *199*
Edwards, Síndrome de, *200*
Ekbom, Síndrome de, *201*
Emery-Dreifuss, Síndrome de, *202*
Erb, Distrofia de, *204*
Erb-Duchenne, Paralisia de, *205*
Erb-Goldflam, Doença de, *206*
Eulenburg, Doença de, *212*

XVII

F **SÍNDROMES NEUROLÓGICAS**
Fabry, Doença de, *213*
Fahr, Doença de, *214*
Fanconi, Síndrome de, *216*
Farber, Doença de, *217*
Fazio-Londe, Síndrome de, *217*
Fickler-Winckler, Atrofia Olivopontocerebelar de, *218*
Fishman, Lipomatose Encéfalo-Crânio-Cutânea de, *218*
Flynn-Aird, Síndrome de, *219*
Foix, Síndrome de, *219*
Foix-Alajouanine, Síndrome de, *220*
Foix-Chavany-Marie, Síndrome de, *221*
Forbes, Doença de, *222*
Foster-Kennedy, Síndrome de, *223*
Fothergill, Neuralgia de, *224*
Foville, Síndrome de, 227
Frey-Baillager, Síndrome de, *228*
Friedreich, Ataxia de, *229*
Froin, Síndrome de, *232*
Fukuhara, Doença de, *233*
Fukuyama, Distrofia Muscular Progressiva Congênita Tipo, *235*

G **SÍNDROMES NEUROLÓGICAS**
Gamstorp, Síndrome de, *237*
Garcin, Síndrome de, *239*
Gasperini, Síndrome de, *240*
Gastaut, Síndrome de, 240
Gaucher, Doença de, *241*
Gélineau, Síndrome de, *243*
Gellé, Síndrome de, *245*
Gerlier, Vertigem Paralisante de, *246*
Gerstmann, Síndrome de, *246*
Gerstmann-Sträussler-Scheinker, Síndrome de, *247*
Gilles de la Tourette, Síndrome de, *248*
Godtfredsen, Síndrome de, *250*
Goldenhar, Síndrome de, *250*
Goltz, Síndrome de, *251*
Goodman, Neuropatia Femoral de, *251*
Gorlin-Goltz, Síndrome de, *252*
Gradenigo, Síndrome de, *254*
Gregg, Síndrome de, *255*
Greig, Síndrome de, *256*
Grenet, Síndrome de, *256*
Gruber, Síndrome de, *256*
Guillain-Barré, Síndrome de, *257*

H **SÍNDROMES NEUROLÓGICAS**
Hakim-Adams, Síndrome de, *261*
Hallermann-Streiff, Síndrome de, *265*
Haltia-Santavuori, Doença de, 265
Hand-Schüller-Christian, Doença de, *266*
Hansen, Mal de, *268*
Hartnup, Doença de, *272*
Hashimoto, Encefalopatia de, *273*
Haw River, Síndrome de, *274*
Heerfordt, Síndrome de, *275*
Heidenhain, Síndrome de, *276*

Heine-Medin, Doença de, *277*
Hennoch-Schönlein, Púrpura de, *280*
Herrick, Síndrome de, *280*
Hertwig-Magendie, Síndrome de, *283*
Hodgkin, Doença de, *283*
Holmes, Atrofia Olivocerebelar de, *285*
Holmes, Tremor de, 285
Holtermüller-Wiedemann, Síndrome de, *287*
Homén, Síndrome de, *287*
Horton, Cefaleia de, *288*
Horton, Doença de, *291*
Hunt-Marie-Foix, Síndrome de, *294*
Hunter, Síndrome de, *296*
Huntington, Coreia de, *298*
Hurler, Síndrome de, *303*
Hurst, Encefalite de, *305*

I **SÍNDROMES NEUROLÓGICAS**
Isaacs, Síndrome de, *307*
Ito, Hipomelanose de, *308*

J **SÍNDROMES NEUROLÓGICAS**
Jackson, Crises Cerebelares de, *309*
Jackson, Síndrome de, *310*
Jacod, Síndrome de, *310*
Jadassohn, Nevo Sebáceo de, *310*
Janz, Síndrome de, *311*
Jansky-Bielschowsky, Doença de, *312*
Jeavons, Síndrome de, *313*
Johanson-Blizzard, Síndrome de, *314*
Jolliffe, Síndrome de, *315*
Julien Marie-See, Síndrome de, *315*

K **SÍNDROMES NEUROLÓGICAS**
Kahler, Doença de, *317*
Kawasaki, Doença de, *319*
Kearns-Sayre, Síndrome de, *321*
Kennedy, Doença de, *322*
Kernicterus, *324*
Kernohan, Fenômeno de, *325*
King, Síndrome de, *327*
Kinsbourne, Síndrome de, *327*
Klein-Waardenburg, Síndrome de, *329*
Kleine-Levin, Síndrome de, *330*
Klinefelter, Síndrome de, *331*
Klippel-Trenaunay-Weber, Síndrome de, *332*
Klippel-Weil, Síndrome de, *333*
Kloepfer, Síndrome de, *333*
Klüver-Bucy, Síndrome de, *334*
Kojewnikoff, Epilepsia Parcial Contínua de, *335*
Korsakoff, Síndrome de, *336*
Krabbe, Doença de, *340*
Kretschmer, Síndrome Apálica de, *342*
Kufs, Doença de, *342*
Kugelberg-Welander, Doença de, *343*
Kussmaul-Maier, Síndrome de, *344*

XIX

SÍNDROMES NEUROLÓGICAS

L

Lafora, Doença de, *347*
Lambert-Eaton, Síndrome de, *349*
Lance e Adams, Síndrome de, *350*
Landau-Kleffner, Síndrome de, *351*
Landing, Doença de, *353*
Landing e O'Brien, Lipidose Neurovisceral Familial de, *353*
Landouzy-Déjerine, Distrofia Muscular de, *354*
Landry, Síndrome de, *355*
Laurence-Moon-Biedl, Síndrome de, *356*
Layzer, Síndrome de, *357*
Leber, Doença de, *358*
Leigh, Síndrome de, *360*
Lejeune, Síndrome de, *363*
LEMP, *363*
Lennox-Gastaut, Síndrome de, *365*
Lenoble-Aubineau, Síndrome de, *368*
Lermoyez, Síndrome de, *368*
Lesch-Nyhan, Síndrome de, *369*
Levine-Critchley, Síndrome de, *371*
Lewis-Sumner, Síndrome de, *371*
Lewy, Doença Cortical dos Corpúsculos de, *372*
Lhermitte, Síndrome de, *378*
Lhermitte-Duclos, Doença de, *378*
Lichtheim, Síndrome de, *381*
Little, Doença de, *384*
Louis-Bar, Síndrome de, *385*
Lousseau-Beaussart, Síndrome de, *387*
Lowe, Síndrome de, *389*
Luft, Síndrome de, *389*
Luys, Síndrome do Corpo de, *390*
Lyme, Doença de, *391*

SÍNDROMES NEUROLÓGICAS

M

Machado-Joseph, Doença de, *395*
Marburg, Doença de, *397*
Marchiafava-Bignami, Síndrome de, *398*
Marcus Gunn, Fenômeno de, *399*
Marden-Walker, Síndrome de, *399*
Marie-Foix, Hemiplegia Cerebelar de, *399*
Marie-Foix-Alajouanine, Atrofia Cerebelar Tardia de, *400*
Marín Amat, Síndrome de, *400*
Marinesco-Sjögren, Síndrome de, *401*
Maroteaux-Lamy, Síndrome de, *401*
Martin-Bell, Síndrome de, *403*
McArdle, Doença de, *404*
Meckel-Gruber, Síndrome de, *405*
McLeod, Síndrome de, *405*
Meige, Síndrome de, *406*
MELAS, *407*
Melkersson-Rosenthal, Síndrome de, *409*
Mende, Síndrome de, *409*
Ménière, Doença de, *410*
Menkes, Síndrome de, *412*

Menzel, Atrofia Olivopontocerebelar de, *414*
Miescher, Síndrome de, *414*
Millard-Gluber, Síndrome de, *414*
Miller-Dieker, Síndrome de, *415*
Miller Fisher, Síndrome de, *415*
Mills, Síndrome de, *416*
Milroy-Meige-Nonne, Síndrome de, *417*
Minamata, Doença de, *417*
MIRAS, *418*
Miyoshi, Distrofia de, *419*
Moebius, Síndrome de, *419*
Moersch-Woltman, Síndrome de, *420*
Mollaret, Meningite de, *421*
Mollaret e Goulon, Coma "Dépassé" de, *423*
Moore, Síndrome de, *424*
MNGIE, Síndrome, *425*
Morgagni-Stewart-Morel, Síndrome de, *425*
Morquio, Síndrome de, *426*
Morton, Metatarsalgia de, *428*
Morvan, Panarício Analgésico de, *429*
Morvan, Síndrome de, *430*
Mohr-Tranebjaerg, Síndrome de, *430*
Moschcowitz, Doença de, *432*
Mount e Reback, Coreoatetose Paroxística de, *434*
Mowat-Wilson, Síndrome de, *434*
Moyamoya, Doença, 439
Münchmeyer, Doença de, *439*

SÍNDROMES NEUROLÓGICAS
N Naffziger, Síndrome de, *441*
NARP, Síndrome, *442*
NBIA, *442*
Niemann-Pick, Doença de, *446*
Nijmegen, Síndrome de, *447*
Nonne, Síndrome de, *448*
Norman, Atrofia Cerebelar de, *450*
Norrie, Doença de, *450*

SÍNDROMES NEUROLÓGICAS
O Ohtahara, Síndrome de, *453*
Ondine, Síndrome de, *454*
Opalski, Síndrome de, *455*
Ota, Síndrome de, *455*

SÍNDROMES NEUROLÓGICAS
P Paget, Doença de, *457*
Panayatopoulos, Síndrome de, *459*
Pancoast, Síndrome de, *460*
Papillon-Léage e Psaume, Síndrome de, *461*
Parinaud, Síndrome de, *461*
Parkinson, Doença de, *462*
Parry-Romberg, Hemiatrofia Facial de, *474*
Parsonage-Turner, Síndrome de, *475*
Patau, Síndrome de, *476*

XXI

Pelizaeus-Merzbacher, Doença de, *477*
Pellizzi, Síndrome de, *479*
Pena-Shokeir II, Síndrome de, *480*
Penfield, Síndrome de, *480*
Pick, Doença de, *481*
Pickwick, Síndrome de, *484*
Pierre Marie, Heredoataxia Cerebelar de, *485*
Pierre Marie, Síndrome Lacunar de, *485*
Pierre Robin, Síndrome de, *487*
Pitres, Afasia Amnéstica de, *487*
POEMS, *488*
Pompe, Doença de, *489*
Pott, Mal de, *491*
Pourfour du Petit, Síndrome de, *492*
Prader-Willi, Síndrome de, *493*
Preobraschenski, Síndrome de, *494*
PRES, *495*
Pyle, Síndrome de, *497*

SÍNDROMES NEUROLÓGICAS

R
Raeder, Síndrome de, *499*
Ramsay Hunt, Dissinergia Cerebelar Mioclônica de, *500*
Ramsay Hunt, Neuralgia de, *501*
Rasmussen, Encefalite de, *502*
Raymond-Cestan, Síndrome de, *505*
Refsum, Doença de, *505*
Reichert, Síndrome de, *507*
Remak, Paralisia de, *507*
Rendu-Osler, Doença de, *508*
Rett, Síndrome de, *510*
Reye, Síndrome de, *512*
Richards-Rundle, Doença de, *513*
Richner-Hanhart, Síndrome de, *514*
Riley-Day, Síndrome de, *514*
Riley-Smith, Síndrome de, *516*
Rochon-Duvigneaud, Síndrome de, *516*
Rollet, Síndrome de, *516*
Rose, Tétano Cefálico de, *517*
Rosenberg-Chutorian, Síndrome de, *517*
Rothmund-Thomson, Síndrome de, *518*
Roussy-Lévy, Distasia Arrefléxica Hereditária de, *518*
Rubinstein-Taybi, Síndrome de, *519*
Rud, Síndrome de, *519*
Rukavina, Síndrome de, *520*
Russell-Silver, Síndrome de, *520*

SÍNDROMES NEUROLÓGICAS

S
Saethre-Chotzen, Síndrome de, *523*
SAAF, *523*
Sandhoff, Doença de, *525*
Sandifer, Síndrome de, *526*
Sanfilippo, Síndrome de, *527*
Sanger-Brown, Ataxia de, *528*
Santavuori, Doença de, *528*
São Luís, Encefalite de, 529
SAOS, *530*

XXII

Satoyoshi-Yamada, Espasmo Muscular Recorrente de Origem Central de, *532*
Scheie, Síndrome de, *532*
Schilder, Doença de, *533*
Schindler, Doença de, *535*
Schmidt, Síndrome de, *536*
Scholz-Greenfield, Doença de, *536*
Schultze, Acroparestesias de, *538*
Schut-Haymaker, Atrofia Olivopontocerebelar de, *538*
Schwartz-Bartter, Síndrome de, *539*
Schwartz-Jampel, Síndrome de, *540*
SDRC, 541
Seckel, Síndrome de, *542*
Segawa, Doença de, *543*
Seitelberger, Doença de, *544*
Selter-Swift-Feer, Doença de, *545*
Sharp, Síndrome de, *545*
Shy-Drager, Síndrome de, *546*
Shy-Magee, Doença de, *549*
Sicard-Collet, Síndrome de, *550*
Silver, Síndrome de, *550*
Sjögren, Síndrome de, *551*
Sjögren-Larsson, Síndrome de, *552*
Smith-Lemli-Opitz, Síndrome de, *552*
Sneddon, Síndrome de, *553*
Spielmeyer-Vogt, Doença de, *556*
Sotos, Síndrome de, *557*
Sprengel, Deformidade de, *557*
Stark-Kaeser, Síndrome de, *558*
Steele-Richardson-Olszewski, Síndrome de, *558*
Steinbrocker, Síndrome de, *560*
Steinert, Doença de, *562*
Stokes-Adams, Síndrome de, *564*
Strachan, Síndrome de, *565*
Strümpell-Lorrain, Síndrome de, *566*
Sturge-Weber, Doença de, *568*
SUNCT, Síndrome, *570*
Susac, Síndrome de, *572*
Sydenham, Coreia de, *573*

SÍNDROMES NEUROLÓGICAS

T

Takayasu, Síndrome de, *577*
Tangier, Doença de, *580*
Tapia, Síndrome de, *581*
Tarui, Doença de, *581*
Tay-Sachs, Doença de, *583*
Thévenard, Doença de, *586*
Thomsen, Doença de, *588*
Thomson, Doença de, *589*
Todd, Paralisia de, *590*
Tolosa-Hunt, Síndrome de, *591*
Touraine, Síndrome de, *593*
Treacher Collins, Síndrome de, *593*
Trotter, Síndrome de, *594*
Turcot, Síndrome de, *595*
Turner, Síndrome de, *596*

XXIII

U SÍNDROMES NEUROLÓGICAS
Unverricht-Lundborg, Doença de, *597*
Usher, Síndrome de, *599*
Ullmann, Angiomatose Sistêmica de, *599*

V SÍNDROMES NEUROLÓGICAS
Van Allen, Síndrome de, *601*
Van Bogaert, Leucoencefalite Esclerosante Subaguda de, *601*
Van Bogaert-Divry, Síndrome de, *604*
Van Bogaert-Scherer-Epstein, Doença de, *604*
Vaquez-Osler, Doença de, *604*
Vernet, Síndrome de, *606*
Villaret, Síndrome de, *606*
Vogt-Koyanagi-Harada, Síndrome de, *607*
Volkmann, Paralisia Isquêmica de, *608*
Von Economo, Encefalite Letárgica de, *608*
Von Graefe-Lindenov, Síndrome de, *610*
Von Hippel-Lindau, Doença de, *610*
Von Monakow, Síndrome de, *613*
Von Recklinghausen, Doença de, *614*

W SÍNDROMES NEUROLÓGICAS
Wagner-Unverricht, Síndrome de, *619*
Waldenström, Macroglobulinemia de, *624*
Walker-Warburg, Síndrome de, *626*
Wallenberg, Síndrome de, *626*
Weber, Síndrome de, *628*
Wegener, Granulomatose de, *628*
Weir Mitchell, Síndrome de, *630*
Wellander, Miopatia Distal de, *632*
Werdnig-Hoffmann, Doença de, *632*
Wernicke, Afasia de Percepção de, *635*
Wernicke, Encefalopatia de, *635*
West, Síndrome de, *639*
Westphal, Paralisia Periódica de, *642*
Whipple, Doença de, *644*
Wildervanck, Síndrome de, *647*
Williams, Síndrome de, *648*
Williams-Beuren, Síndrome de, *649*
Wilson, Doença de, *649*
Wolf, Síndrome de, *654*
Wolfran, Síndrome de, *655*
Wolman, Doença de, *656*
Woodhouse-Sakati, Síndrome de, *657*
Woods-Pendleton, Síndrome de, *657*
Worster-Drought, Síndrome de, *658*
Wyburn-Mason, Polineuropatia Sensitivo-Motora de, *658*

Z SÍNDROMES NEUROLÓGICAS
Zellweger, Síndrome de, *661*
Ziehen-Oppenheim, Doença de, *662*

Índice Remissivo, *665*

ADAMS E FOLEY, FLAPPING TREMOR DE

Asterixe; Asteríxis; Tremor em bater de asas, Mioclonias negativas

O *flapping tremor* foi descrito por Adams e Foley em 1953, como um tipo peculiar de tremor de postura. Entretanto, segundo um conceito moderno, trata-se essencialmente de lapsos arrítmicos de uma postura mantida (*sterigma* do grego = incapacidade de manter uma postura fixa). O período de lapso na postura está associado ao silêncio elétrico na eletromiografia, de sorte que esses "tremores" são interpretados, hoje, como mioclonias negativas.

Deve ser pesquisado por meio da prova das mãos estendidas, podendo aparecer, após 1 a 2 minutos de latência, descargas alternativas de flexão extensão dos dedos ou das mãos; na impossibilidade de contar com a colaboração do doente, a elevação passiva do membro superior pode surtir o mesmo efeito. O movimento é comparado ao bater de asas de um pássaro em voo lento; os movimentos são lentos e irregulares, porém síncronos. A mioclonia costuma predominar no indicador e geralmente se atenua com a fadiga. Pode afetar também os membros, a face e a língua.

Esse movimento anormal, além de presente no coma hepático, pode ser observado na encefalopatia portocava, insuficiência pulmonar crônica e na uremia. Também pode ocorrer com a superdosagem de certos medicamentos como a fenitoína, valproato de sódio e outros antiepilépticos. Na oclusão da artéria cerebral anterior e na talamotomia estereotáxica, pode ser observado um quadro de asterixe unilateral, sempre no lado oposto à lesão.

A abolição desse tipo de movimento involuntário anormal depende da correção da situação determinante – seja patológica, seja medicamentosa.

BIBLIOGRAFIA

1. Greenberg DA; Aminoff MJ; Simon RP. *Neurologia clínica*. 8. ed. Porto Alegre, McGrawHill/Atmed, 2012.
2. Sethi KD. Tremor. *Curr Opin Neurol*. 2003, 16: 481-485.

ADDISON-BIERMER, ANEMIA DE

Anemia de Addison; Anemia de Biermer; Anemia essencial de Lebert; Anemia megaloblástica; Anemia perniciosa
Veja degeneração combinada subaguda da medula, Mielopatia por deficiência de B12, Mielose funicular, Síndrome de Layzer e de Litchtheim.

A deficiência de vitamina B_{12} (cobalamina) ocasiona diversas manifestações neurológicas em virtude do papel-chave que esta vitamina desempenha no sistema nervoso, sobretudo na mielinização inicial dos axônios e na sua manutenção. Além de manifestações neurológicas heterogêneas, a deficiência de vitamina B_{12} pode levar a uma síndrome anêmica por eritropoiese ineficaz.

As primeiras descrições foram baseadas em casos isolados descritos por Sir Thomas Addison e Hermann Lebert em 1849, mas foi Michael Anton Biermer quem realizou a descrição clássica e mais completa desta forma de anemia em 1868.

Sua fisiopatologia tem início no fato de a cobalamina não ser sintetizada naturalmente por humanos e, portanto, depende de dois fatores principais para sua ação efetiva *in vivo*: (1) ingesta adequada, por meio de carnes e outros alimentos derivados de origem animal; e (2) absorção correta da vitamina no trato gastrintestinal, que depende, entre outros, principalmente do pH gástrico baixo, por meio da correta produção de ácido e pepsina no estômago, e um cofator denominado fator intrínseco, necessário para que a vitamina seja absorvida no íleo terminal.

A causa mais comum de deficiência de vitamina B_{12} é uma gastrite atrófica autoimune, que produz anticorpos contra células parietais do estômago, local onde o fator intrínseco é produzido. O termo anemia perniciosa é utilizado para descrever a anemia por deficiência de cobalamina, quando o mecanismo autoimune é o responsável. A anemia perniciosa também pode ser causada por produção de anticorpos produzidos somente contra o fator intrínseco. Outras doenças autoimunes também podem acompanhar o quadro de anemia perniciosa, principalmente tireoidite, diabetes melito tipo I e vitiligo. Uma característica chave da deficiência desta vitamina, é sua interação com o folato (ácido fólico) durante o processo de formação celular, gerando uma assincronia entre a formação do citoplasma e o núcleo da célula, resultando em macrócitos (células com núcleo imaturo) e hipersegmentação de granulócitos no sangue periférico. A macrocitose pode ser mensurada no hemograma, sendo definida como um volume corpuscular médio (VCM) maior que 100 µg. Nesses casos, a deficiência de vitamina B_{12} com anemia associada é denominada anemia megaloblástica. Cabe ressaltar que a macrocitose, com ou sem anemia associada, tem diversas etiologias (medicamentos, deficiência de folato etc.), e não deve ser confundida como sinônimo da anemia megaloblástica. A baixa ingestão de vitamina, assim como a deficiência do fator intrínseco, apresenta longo período de latência até o aparecimento de manifestações clínicas, o que, talvez, se explique pelas reservas corporais da vitamina B_{12} capazes de suprir o organismo por meses a anos.

É importante notar que qualquer fator que interfira em algum dos dois mecanismos descritos (ingesta ou absorção) pode determinar anemia megaloblástica (acompanhada de manifestações neurológicas ou não). Entre os principais, podemos citar: gastrectomia; ressecções ileais; doença de Crohn; gastrite atrófica; *sprue* tropical; doença celíaca; infecção pelo HIV; difilobotriose (tênia do peixe); dieta vegetariana estrita (dieta vegana); cloridria. Raros casos de deficiência de vitamina B_{12} são secundários a doenças hereditárias como a deficiência de transcobalamina, homocistinúria ou síndrome de Imerslund-Gräsbeck (deficiência de cobalamina associada à proteinúria). A exposição ao óxido nitroso ou anestesia com esse gás pode desencadear manifestações neurológicas em indivíduos com deficiência subclínica de B_{12} (ver síndrome de Layzer em outro capítulo deste texto).

Quando absorvida, a cobalamina é necessária somente em duas reações enzimáticas no organismo:

Conversão de homocisteína em metionina, atuando como cofator da enzima metionina-sintetase. A metionina é metabolizada em 5-adenosilmetionina, substância necessária para a metilação dos fosfolípides da bainha de mielina.

Conversão de L-metilmalonil CoA em succinil CoA, atuando como cofator da enzima metilmalonil-CoA mutase. Acredita-se que o L-metilmalonil CoA acumulado seja desviado para produção de ácido metilmalônico, que atuaria como fator tóxico na mielinização.

Cabe ressaltar que as duas reações são necessárias para o funcionamento de diversos outros processos bioquímicos, entre eles a formação do DNA, e que as manifestações neurológicas provavelmente resultem de outras interações bioquímicas, além das descritas, ainda não completamente elucidadas.

As manifestações neurológicas serão descritas com detalhes no capítulo síndrome de Litchtheim. Além delas, outros sinais sistêmicos podem acompanhar o quadro como glossite, anosmia, icterícia (secundária à hemólise de eritrócitos imaturos, com aumento de bilirrubina indireta), hiperpigmentação da pele, anorexia e infertilidade.

O hemograma pode ser normal, exibir somente macrocitose com anemia discreta ou mesmo ausência de anemia, independentemente da gravidade dos sintomas neurológicos.

A confirmação diagnóstica depende de alguns exames laboratoriais. A dosagem da vitamina B_{12} é o primeiro exame a ser solicitado. Algumas observações, entretanto, devem ser consideradas. Os níveis séricos baixos de vitamina B_{12} < 100 μg/ml são altamente sugestivos, mas valores próximos ao nível inferior da normalidade devem ser considerados anormais, sobretudo se existe alguma manifestação clínica característica. Isso ocorre porque o teste apresenta um alto índice de falso-negativos e falso-positivos (cerca de 50% das amostras) quando é utilizado o valor inferior como referência. Essa discrepância é explicada pelo fato de somente 20% da vitamina mensurável ser ligada à proteína responsável pelo transporte efetivo, a transcobalamina; o restante é ligado a uma proteína de função desconhecida – a haptocorrina.

A dosagem da homocisteína ou do ácido metilmalônico, ou de ambos, é útil para confirmação diagnóstica somente naqueles pacientes que não receberam suplementação e exista dúvida diagnóstica. Níveis altos de homocisteína e ácido metilmalônico estão presentes em 98% dos pacientes com deficiência de B_{12} e sintomas neurológicos ou hematológicos associados, mas somente em 50% no grupo dos assintomáticos. Os níveis de ambos decaem rapidamente com o tratamento, sendo a homocisteína menos específica, pois eleva-se e diminui com a deficiência ou suplementação de ácido fólico.

Quando a causa não é evidente (p. ex.: dieta vegetariana), é recomendado o rastreio etiológico da deficiência, sobretudo a identificação da causa mais comum – a anemia perniciosa. Seu diagnóstico pode ser realizado por meio da dosagem dos anticorpos anticélulas parietais e antifator intrínseco. Alguns especialistas recomendam em caso de positividade a confirmação da gastrite atrófica com endoscopia, que também seria útil para excluir câncer gástrico, condição que pode estar associada. O teste de Schilling (absorção de cobalamina radiomarcada antes e após a administração de fator intrínseco) está em desuso.

O tratamento deve ser feito com suplementação de vitamina B_{12} por via intramuscular na dose de 1.000 μg diariamente por duas semanas, depois semanalmente por 2 meses e, a partir daí, mensalmente por tempo indeterminado (sempre com a dose mínima de 1.000 μg por aplicação). Na anemia perniciosa, o tratamento deve ser mantido por toda a vida. Recentemente, tem sido preconizado o uso de B_{12} por via oral como tratamento de manutenção (1.000 a 2.000 μg diariamente).

BIBLIOGRAFIA

1 Stabler SP. Clinical practice. Vitamin B_{12} deficiency. *The New England Journal of Medicine.* 2013; 368(2): 149-160.

2 Jain KK; Malhotra HS; Garg RK *et al.* Prevalence of MR imaging abnormalities in vitamin B_{12} deficiency patients presenting with clinical features of subacute combined degeneration of the spinal cord. *Journal of the neurological sciences.* 2014; 342(1-2): 162-166.

3 Moridani M; Ben-Poorat S. laboratory investigation of vitamin B_{12} deficiency. *Laboratory Medicine.* 2006; 37(3): 166-174.

ADEM *(Acute Disseminated Encephalomyelitis)* Encefalomielite disseminada aguda Veja Doença de Hurst e Doença de Marburg.

A encefalomielite disseminada aguda é uma doença inflamatória desmielinizante autoimune, de curso tipicamente monofásico, que acomete o encéfalo e a medula espinhal. Algumas vezes a doença pode se manifestar de forma remitente-recorrente, sendo então denominada encefalomielite disseminada aguda multifásica. As lesões inflamatórias múltiplas no sistema nervoso predominam na substância branca e é geralmente admitido que a ADEM é o equivalente, em patologia humana, da encefalomielite alérgica experimental (EAE) provocada no animal pela imunização contra os antígenos mielínicos.

A ADEM, em dois terços dos casos, depende de um episódio infeccioso agudo – sarampo, varicela, rubéola, parotidite viral, estado gripal, infecção pelo *Mycoplasma pneumoniae* etc. –, entretanto é mais comum que se trate de um estado infeccioso de origem indeterminada. Outra causa, embora rara, é a vacinação contra sarampo ou raiva.

A doença pode apresentar um grande espectro de sintomas e sinais, que refletem o envolvimento difuso do encéfalo, medula espinhal e meninges. Uma fase prodrômica – com febre, cefaleia, vômitos – é observada em 80% dos casos e precede o aparecimento dos sintomas neurológicos. Os sintomas e sinais piramidais, cerebelares e sensitivos são frequentes, podendo haver comprometimento também de nervos cranianos e irritação meníngea. O comprometimento da medula espinhal – paraparesia ou tetraparesia, nível sensitivo e distúrbios esfincterianos – é observado em muitos pacientes. Quando há maior envolvimento do encéfalo, observa-se comprometimento do nível da consciência, com letargia ou mesmo coma. As crises convulsivas (focais ou generalizadas), sintomas psíquicos ou transtornos do comportamento podem fazer parte das manifestações da ADEM. Existe uma forma devastadora da ADEM traduzida por uma leucoencefalite aguda hemorrágica (doença de Hurst), cujo prognóstico é sombrio.

O diagnóstico da ADEM deverá ser firmado com cautela, pois não há critérios clínicos e/ou laboratoriais definitivos. A presença de um evento infeccioso ou vacinal – particularmente em crianças ou adultos jovens –, seguida por manifestações sistêmicas inespecíficas e sintomas neurológicos não focais, antecedendo às manifestações focais polissintomáticas, sugere este diagnóstico. O exame do LCR apresenta caráter inflamatório em 70% dos casos, com aumento discreto da celularidade (< 50 células) e hiperproteinorraquia leve. As bandas oligoclonais podem estar presentes no LCR e não são úteis no diagnóstico diferencial com a esclerose múltipla (EM). As características de imagem na ADEM são muito semelhantes àquelas observadas na EM, embora as lesões [da ADEM] sejam maiores e se apresentem com lesões encefálicas e medulares no mesmo período evolutivo da doença. As alterações manifestam-se por múltiplas áreas de hipersinal em T2 e FLAIR, usualmente assimétricas, variáveis em tamanho e número, e que podem acometer substância cinzenta profunda, como núcleos da base e tálamo (Figura 1A e B). O EEG pode fornecer subsídios para o diagnóstico diferencial com as encefalites.

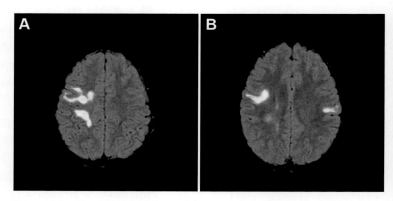

Figura 1A e B – *RM FLAIR axial demonstra lesões hiperintensas na substância branca subcortical e nos centros semiovais dos hemisférios cerebrais, com discreto efeito tumefativo.*

O diagnóstico diferencial deve ser considerado com embolias múltiplas, encefalites virais, doenças granulomatosas (p. ex.: neurossarcoidose), doenças do colágeno, mitocondriopatias. Às vezes, o diagnóstico diferencial com o primeiro surto agressivo da EM é difícil. Existe, até mesmo, uma forma fulminante da EM (forma de Marburg) que deve ser considerada no diagnóstico diferencial. O acompanhamento clínico e o estudo seriado com RM são fundamentais para confirmar o diagnóstico de ADEM.

No que tange ao tratamento, a primeira opção é o uso do corticosteroide. A metilprednisolona deve ser usada na forma de pulsoterapia, na dose de 1 g diária (diluída em soro fisiológico) por via venosa durante 4 a 5 dias; este esquema deve ser seguido de prednisona oral por 3 a 4 semanas (em doses decrescentes). Em caso de insucesso da corticoterapia, outras medidas podem ser implementadas: plasmaférese, imunoglobulina endovenosa ou mesmo imunossupressores.

BIBLIOGRAFIA

1 De Souza; Gabai AA. Encefalomielite disseminada aguda. In: Tilbery ChP (Ed. Sanvito WL). *Esclerose múltipla no Brasil,* Rio de Janeiro, Atheneu, 2004.

2 Hollinger P; Sturzenegger M; Mathis J *et al.* Acute disseminated encephalomyelitis in adults: a reappraisal of clinical, CSF, EEG and MRI findings. *J Neurol* 2002, 249: 320.

3 Tenembaum S; Chamoles N; Fejerman N. Acute disseminated encephalomyelitis: a long term follow-up study of 84 pediatric patients. *Neurology* 2002, 59: 1224.

ADIE, SÍNDROME DE

Pupilotonia miotônica; Pupilotonia pseudodiabética; Síndrome de Holmes-Adie

Veja Síndrome de Riley-Day.

Descrita simultaneamente, em 1931, por William John Adie e Gordon Holmes, ambos trabalhando separadamente, esta síndrome caracteriza-se clinicamente pelo fenômeno da pupilotonia, isto é, a pupila se dilata lentamente, no ambiente escuro, e se contrai lentamente durante exposição prolongada à luz. O fenômeno pode ser uni ou bilateral e, caracteristicamente, o reflexo de acomodação é preservado. O quadro pupilar costuma ser unilateral no seu início (85% dos casos), quando, então, tende a ser bilateral após período de tempo variável. A anisocoria é mais bem apreciada quando se examina o doente em ambiente iluminado, sendo a pupila afetada maior do que a normal. A pupilotonia ocorre com maior frequência em mulheres jovens (75%). O teste de Scheie, por meio do uso tópico de metacolina, pode ser usado para produzir constrição na pupila tônica, o que corrobora o diagnóstico, embora não seja específico, ocorrendo de forma semelhante na síndrome de Riley-Day.

Clinicamente, observa-se uma resposta normal às drogas que determinam miose ou midríase, pois a síndrome depende da degeneração do gânglio ciliar. O paciente pode queixar-se de embaçamento unilateral da visão ou ser advertido por terceiros sobre o tamanho desproporcional de sua pupila. Outra característica cardinal, é a abolição de um ou mais reflexos tendinosos profundos (geralmente aquileu e, menos frequente, os patelares). É importante salientar que o fenômeno da pupilotonia não ocorre obrigatoriamente de forma simultânea à alteração reflexógena descrita.

Pouco se sabe sobre sua fisiopatologia, mas acredita-se que a síndrome de Adie pode representar uma forma de polineuropatia hereditária leve ou subclínica; a modalidade genética de transmissão, neste caso, ainda não está elucidada, assim como o mecanismo da abolição reflexógena é obscuro. Formas adquiridas de pupila tônica têm sido atribuídas ao diabetes melito, infecção viral, sífilis ou traumatismo ocular. Entre estas formas adquiridas, o diagnóstico diferencial com a neurossífilis é o mais relevante.

Em 1958, Alexander Ross descreveu um caso de síndrome de Adie e anidrose segmentar da hemiface associada. A anidrose seria explicada por uma lesão idiopática nas células ganglionares simpáticas ou nas suas projeções pós-ganglionares. Além da anidrose, outras características clínicas descritas, como maior prevalência da pupilotonia bilateral, desde o início, e outras manifestações disautonômicas, às vezes associadas, fazem com que a síndrome de Adie associada à anidrose seja conhecida pelo epônimo de síndrome de Ross.

BIBLIOGRAFIA

1   Adie WJ. Complete and incomplete forms of the benign disorder characterized by tonic pupils and absent tendon reflexes. *Brit J Ophth* 16: 449, 1932.

2   Levy R. The tendon reflexes in Holmes-Adie syndrome. *Neurology* 17: 1213, 1967.

3   Martinelli P. Holmes-Adie syndrome. *The Lancet*. 2000; 356(9243): 1760-1761.

4   Macefield VG. Selective autonomic failure: Ross syndrome. *Clinical Neurophysiology*. 2012; 123(8): 1479-1480.

ADIE-CRITCHLEY, SÍNDROME DE

Grasping e Groping; Reflexo de preensão forçada e reflexo de persecução; Síndrome de Fulton; Síndrome do córtex pré-motor

Constitui sinal muito importante de lesão da área 6 do córtex cerebral o aparecimento do reflexo de preensão (*grasping reflex*). Trata-se de resposta flexora dos dedos, provocada pelo contato de um objeto com a região palmar ou plantar, realizando um movimento de preensão. Num segundo tempo, o estímulo proprioceptivo resultante do estiramento sobre o objeto dos tendões flexores reforça a preensão, de sorte que a tentativa de retirada do objeto segurado reforça o ato de preensão (Figura 2). É, pois, um ato compulsivo e reflexo, independente do controle voluntário. Por vezes, a visão de um objeto, nas proximidades da mão afetada, determina um movimento de perseguição ao objeto, com a finalidade de apreendê-lo. A esse fenômeno os autores ingleses chamaram de *groping reflex* (reflexo de persecução).

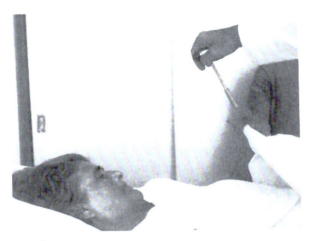

Figura 2 – *Reflexo de preensão e de perseguição. Paciente tenta desembaraçar-se do lençol para apreender o martelo de reflexos (síndrome de Adie-Critchley).*

Esses reflexos patológicos assumem grande valor localizatório quando são unilaterais, traduzindo lesão na área 6 contralateral. Sua importância é menor quando a resposta é bilateral, porém sempre traduz lesão frontal. Entretanto, esses reflexos só se revestem de valor diagnóstico em indivíduos sem distúrbios mentais ou da consciência. Nos recém-nascidos a presença do *grasping reflex* não costuma ter significado patológico.

Geralmente, as causas determinantes desses reflexos são tumores do lobo frontal, embora a oclusão da artéria cerebral anterior possa também determinar a síndrome.

BIBLIOGRAFIA
1. Adie WJ & Critchley M. Forced grasping and groping. *Brain* 50: 142, 1927.
2. Cambier J & Verstichel P. *Le cerveau réconcilié.* Paris, Masson, 1998.
3. Gil R. *Neuropsicologia.* São Paulo, Santos, 2002.

AICARDI, ENCEFALOPATIA DE
*Encefalopatia mioclônica precoce; Encefalopatia mioclônica neonatal
Veja síndrome de Otahara.*

Primeiramente identificada por Aicardi e Goutières em 1978. Os sintomas iniciais ocorrem durante o período neonatal (primeiros 28 dias de vida) e, em geral, o recém-nascido apresenta algum grau de comprometimento neurológico já ao nascimento ou assim que as crises se iniciam, muito embora não se detecte história de morbidade obstétrica. A distribuição é homogênea entre os sexos. Dois fatores etiológicos principais são associados à doença: componente genético, podendo haver casos familiares ligados à herança autossômica recessiva; e os erros inatos do metabolismo, que parecem ser o fator causal com maior importância, sendo a hiperglicemia não cetótica a mais frequentemente associada.

O tipo predominante de crises são as mioclonias erráticas. Podem ocorrer de forma fragmentada ou maciça e acometem a face e os membros, com predomínio das regiões distais. Os movimentos podem ser repetidos, sustentados ou quase contínuos, ocorrendo tanto no sono quanto na vigília. De forma menos frequente, podem existir crises focais e/ou espasmos epilépticos. Mais tardiamente, se a criança sobreviver ao período neonatal, aparecem os espasmos tônicos, por volta dos 3 a 4 meses de idade.

O achado típico do eletrencefalograma é o padrão surto-supressão, sendo que os surtos apresentam duração de 1 a 5 segundos, alternando com períodos de supressão, que duram de 3 a 10 segundos (curtos períodos de surtos/longos períodos de supressão). Tais descargas ocorrem predominantemente ou somente durante o sono. Com a evolução da doença, geralmente entre os 3° e 5° meses de vida, há o aparecimento de descargas multifocais e padrão hipssarrítmico atípico.

O tratamento é usualmente ineficaz e visa controlar os vários tipos de crises e corrigir o fator etiológico causal.

O prognóstico é bastante reservado, sendo que aproximadamente a metade das crianças afetadas morre no 1° ano de vida e as que sobrevivem permanecem em estado vegetativo.

BIBLIOGRAFIA

1. Mizrahi EM & Milh M. Early severe neonatal and infantile epilepsies. In: Mureau M; Genton P; Dravet C; Delgado-Escueta AV; Tassinari CA; Thomas P & Wolf P. *Epileptic syndromes in infancy, childhood and adolescence.* France, John Libbey, 2012.

AICARDI, SÍNDROME DE

Descrita por Jean Aicardi em 1965, é caracterizada por achados clínicos e de neuroimagem que incluem retardo mental grave, espasmos infantis, agenesia de corpo caloso e anomalias oculares. Parece ocorrer devido a uma anomalia genética ligada ao cromossomo X, sendo observada predominantemente em mulheres, com exceção de raros homens, com dois cromossomos X.

As anomalias oculares incluem coriorretinopatia, lacunas retinianas, coloboma do nervo óptico, microftalmia. Pode haver associação de outras anormalidades como fusão de corpos vertebrais, tumores intracranianos, cisto do plexo coroide ou pineal, displasias corticais, erros de migração neuronal, assimetria inter-hemisférica. Os achados neuropatológicos são consistentes com uma desordem de migração neuronal e incluem: 1) córtex com única camada; 2) polimicrogiria difusa; 3) heterotopia nodular periventricular e subcortical.

Os achados de neuroimagem revelam agenesia total ou parcial do corpo caloso, ao lado de atrofia cortical, anormalidades cerebelares, malformações cerebrais e assimetria dos ventrículos laterais.

Clinicamente são observados os espasmos infantis precoces, que ocorrem como único tipo de crise em 47% dos pacientes, e as crises focais que, geralmente, aparecem nos primeiros dias de vida e podem preceder os espasmos.

O eletrencefalograma evidencia anormalidades intercríticas tipicamente assimétricas e assíncronas, constituídas por ondas agudas e espículas de média e alta voltagem, seguidas por supressão do traçado, assimetricamente distribuídas (padrão surto-supressão assimétrico).

O prognóstico é bastante reservado e as crises epilépticas são comumente intratáveis. Em um amplo estudo americano, observou-se uma baixa taxa de sobrevida.

BIBLIOGRAFIA

1   Aicardi J. Aicardi syndrome. *Brain & Development*, 2005, 27: 164.

2   Hoyt CS. Infantile spasms, chorioretinal anomalies and agenesis of the corpus calosum (Aicardi syndrome). In: Vinken PJ & Bruyn GW. *Handbook of clinical neurology*. Amsterdam, North-Holland, v. 42, 1981.

3   Guerrini R. & Parrini E. Epilepsy and malformations of the cerebral cortex. In: Mureau M; Genton P; Dravet C; Delgado-Escueta AV; Tassinari CA; Thomas P &Wolf P. *Epileptic syndromes in infancy, childhood and adolescence*. France, John Libbey, 2012.

ALBERS-SCHÖNBERG, SÍNDROME DE
Osteopetrose autossômica dominante

Descrita por Albers-Schönberg em 1904, foi a primeira osteopetrose reconhecida. Atualmente, faz parte de um grupo clínica e geneticamente heterogêneo, que inclui várias doenças hereditárias esqueléticas cuja característica marcante é o aumento da densidade óssea encontrado nos exames radiológicos. As osteopetroses têm sido descritas em três formas fenotípicas: a) forma infantil maligna, de início muito precoce com prognóstico ruim, de transmissão autossômica recessiva; b) forma mais tardia, geralmente benigna, de herança autossômica dominante; c) forma intermediária, com manifestações semelhantes às da forma maligna, autossômica recessiva. Mais de 10 genes mutantes já foram identificados como causadores de osteopetrose em humanos, envolvidos com a codificação da anidrase carbônica, da bomba de prótons e de canais de cloro, levando a anormalidades na diferenciação ou função dos osteoclastos e prejudicando a reabsorção óssea. Recentemente, a resposta imune também tem sido envolvida na patogênese de doenças ósseas metabólicas, incluindo as osteopetroses. Nas osteopetroses, os ossos são densos, espessados e friáveis, comprometendo membros, coluna e estojo craniofacial. No crânio, observa-se macrocefalia com abaulamento frontal. A compressão dos nervos cranianos nos seus forames determina o quadro neurológico (amaurose, surdez). O comprometimento da medula óssea leva à pancitopenia. Hoje, a síndrome descrita por Albers-Schönberg está classificada como osteopetrose autossômica dominante tipo II e é o tipo clínico mais comum, com incidência estimada em 1:20.000 nascimentos. Apresenta um curso clínico amplamente variável, desde formas assintomáticas até formas graves. Óbito precoce na osteopetrose autossômica dominante tipo II é raro, mas a doença pode determinar uma qualidade de vida gravemente comprometida. O diagnóstico genético preciso dos vários subtipos de osteopetrose é possível em cerca de 70% dos casos. Não há tratamento específico até o momento, o transplante de medula óssea precoce nos casos graves tem mostrado resultados, porém ainda constitui tratamento de alta morbidade e mortalidade.

BIBLIOGRAFIA

1   Smith DW. *Síndromes de malformações congênitas*. São Paulo – Barueri, Manole, 1989.

2   Stark Z; Savarirayan R. *Osteopetrosis. Orphanet Journal of Rare Diseases*, 2009, v. 4, article 5.

3   Subias EJ; Arriba Munõz A; Garcia Iñiguez JP *et al. Osteopetrosis autossômica dominante:* a proposito de 3 casos y una mutación, 2014, Anales de Pediatria (*in press*).

ALBRIGHT, SÍNDROME DE

Displasia óssea poliostótica; Leontíase óssea, Osteíte fibrosa cística disseminada; Osteodistrofia fibrosa; Síndrome de Albright-McCune-Sternberg

Caracteriza-se pela presença de alterações ósseas (displasia fibrosa poliostótica), pigmentação cutânea anormal (manchas café com leite) e hiperfunção endócrina (puberdade precoce, hipertireoidismo, hipercortisolismo, hiperprolactinemia, excesso de GH). É uma condição esporádica rara, com prevalência estimada entre 1/100.000 e 1/1.000.000.

A displasia fibrosa consiste numa alteração do desenvolvimento ósseo, ocorrendo substituição de porções de tecido ósseo por grandes massas de tecido fibroso. As manifestações da displasia fibrosa são decorrentes de mutações no gene *GNAS*, que codifica a proteína $G_s\alpha$ que está envolvida na produção de cAMP. Para interferir nas células dos três folhetos germinativos, a mutação deve ocorrer muito precocemente no desenvolvimento, pós-zigótica, antes da gastrulação.

Os ossos mais acometidos são os longos, particularmente o fêmur e, depois, por ordem de frequência, a tíbia, fíbula, bacia, úmero, rádio e ulna. Os ossos longos afetados podem assumir uma curvatura especial determinando deformidade de um segmento de membro ou, até mesmo, fratura patológica ocasionalmente. Quando apenas um osso é comprometido é a forma monostótica da doença. As lesões ósseas do crânio e face são hiperostóticas, contrastando com as lesões císticas dos ossos longos. Os ossos da base do crânio tornam-se compactos e densos e podem comprometer determinados nervos cranianos quando de sua passagem pelos seus forames. A deformidade do crânio, a proptose, a cegueira e a surdez são alguns sinais e sintomas determinados pela osteodistrofia craniana. O comprometimento dos ossos da face confere ao doente um aspecto leonino (leontíase óssea).

As áreas de pigmentação anormal são do tipo *café au lait,* apresentando tendência a se localizar num lado do corpo. Presentes em aproximadamente 80% dos casos e nesses casos é a primeira manifestação da doença. As manchas da síndrome de McCune-Albright costumam ser de proporções maiores que aquelas verificadas na doença de von Recklinghausen.

Das manifestações endócrinas, a mais constante é a puberdade precoce. Incide particularmente nas meninas, surgindo a menarca nos primeiros anos de vida com desenvolvimento paralelo dos caracteres sexuais secundários. Uma assimetria facial pode ocorrer em alguns casos e, ocasionalmente, observa-se um quadro de deficiência mental.

A etiologia do quadro é desconhecida. A análise de mutações no gene da subunidade-α da proteína GNAS ainda é limitada. As manifestações clínicas costumam ser evidentes entre os 5 e 15 anos de idade; a afecção predomina nitidamente no sexo feminino. O diagnóstico deve se basear no quadro clínico e nos aspectos radiológicos; a fosfatase alcalina pode estar elevada nas formas disseminadas da afecção. O tratamento é sintomático por meio de medidas ortopédicas (fraturas e deformidades). Em crianças, tem sido tentado o tratamento com pamidronato.

BIBLIOGRAFIA

1   Wilson LC; Trembath RC. Albright's hereditary osteodystrophy. *J. Med Genet.* 1994, 31: 779-84.

2   Ferreira VJA; Diament A. Síndromes neurocutâneas ou facomatoses. In: Diament a & Cypel S. *Neurologia infantil*. Rio de Janeiro, Atheneu, 2005.

3   Collins MC; Singer FR, Eugster E. McCune-Albright syndrome and the extraskeletal manifestations of fibrous dysplasia. *Orphanet Journal of Rare Diseases*. 2012, 7 (Suppl 1): S4.

ALEXANDER, DOENÇA DE

Degeneração fibrinoide de astrócitos; Leucodistrofia com fibras de Rosenthal; Megaencefalia com pan-neuropatia hialina

Esta doença, descrita por Stewart Alexander em 1949 como uma "degeneração progressiva de astrócitos fibrilares", é rara. Apresenta-se como uma progressiva astrogliopatia, causada por mutações dominantes no gene da proteína glial fibrilar ácida (GFAP), com comprometimento da mielinização central e acúmulo de fibras de Rosenthal nos astrócitos. Compromete predominantemente crianças e, de acordo com a idade de apresentação dos sintomas, pode ser subdividida em quatro subtipos: neonatal; infantil (1 mês a 2 anos); juvenil (entre 2 e 12 anos); e adulto (acima dos 12 anos).

A forma neonatal, presente desde o nascimento ou com início nas primeiras semanas de vida, tem um perfil clínico grave, com curso fulminante e péssimo prognóstico.

A infantil é a forma mais frequente e clássica da doença, geralmente tem início dos 4 a 6 meses de vida, com atraso do desenvolvimento neuropsicomotor associado a megalencefalia e crises epilépticas, com deterioração neurológica progressiva. Ocasionalmente, pode apresentar aumento da pressão intracraniana ou hidrocefalia e também cavitações cerebrais. A maioria das crianças morre precocemente nos primeiros 3 anos de vida, mas podem sobreviver até 8 a 12 anos.

A forma juvenil geralmente não apresenta megalencefalia e se manifesta por sintomas bulbares ou pseudobulbares de dificuldade de deglutição e/ou fala, vômitos noturnos, ataxia, hiperreflexia e espasticidade comprometendo sobretudo os membros inferiores. Pode surgir cifoescoliose. Tem curso progressivo, mas, geralmente, com ritmo muito mais lento que o da forma infantil, com boa preservação da função intelectual.

Os achados histopatológicos representam a marca comum de todas as formas clínicas da doença de Alexander. A presença abundante e generalizada de fibras de Rosenthal, que são corpos hialinos eosinofílicos densos no citoplasma e processos dos astrócitos, é única na doença de Alexander. São caracteristicamente encontradas nas regiões subependimárias, subpiais e perivasculares e correspondem a fibras gliais degeneradas.

A investigação laboratorial não mostra alterações significativas, com exceção da RM que mostra um padrão bastante característico, que aliado ao quadro clínico, pode praticamente confirmar a hipótese de doença de Alexander nas formas infantil e juvenil. Mostra uma extensa desmielinização da substância branca de predomínio frontal, com progressão craniocaudal, associada a hipersinal e realce no bordo periventricular, gânglios da base, tálamos e tronco cerebral. Em alguns casos juvenis, aparecem lesões no tronco encefálico, sem envolvimento cerebral aparente. No adulto, podem aparecer atrofia do bulbo, cerebelo e medula cervical, assim como alterações difusas da substância branca.

Para confirmação diagnóstica, deve ser feita a pesquisa da mutação no gene GFAP mapeado no cromossomo 17 (Cr17q21). A ocorrência de casos comprovados em irmãos e familiares nas formas infantis e juvenis, de transmissão hereditária provavelmente dominante, é extremamente rara. No adulto, tanto casos esporádicos como familiares têm sido relatados.

BIBLIOGRAFIA

1   Johnson AB; Brenner M. Alexander's disease: clinical, pathologic, and genetic features. *J Child Neurol*, 2003, 18(9): 625-632.

2   Prust M *et al*. GFAP mutations, age at onset, and clinical subtypes. In: Alexander disease. *Neurology*, 2011, 77: 1287-1294.

3   Osorio MJ *et al*. An unusual presentation of juvenile Alexander disease. *J Child Neurol*, 2012, 27(4): 507-510.

4   Rosemberg S. *Neuropediatria*. Rio de Janeiro, Sarvier, p. 332, 2010.

"ALICE NO PAÍS DAS MARAVILHAS", SÍNDROME DE

Esta curiosa síndrome traduz-se por distúrbios do esquema corporal, experimentando o indivíduo sensação de que as pessoas são extremamente grandes ou desproporcionalmente pequenas. A desproporção de tamanho pode também ocorrer ao próprio corpo, podendo o indivíduo ter a sensação de que um de seus membros está enorme, por exemplo. Outras manifestações podem ocorrer nesta síndrome: sensação de levitação, dupla personalidade, perda do sentido da realidade e da relação espacial. A perda do sentido da realidade determina uma dissociação do indivíduo consigo mesmo e com o seu meio ambiente (despersonalização).

O escritor Lewis Carroll, que sofria de enxaqueca, descreve de modo magnífico essas sensações no seu famoso conto "Alice no País das Maravilhas". As principais causas dessa síndrome no âmbito neurológico são certas formas de crises epilépticas e enxaquecosas. Parece que alterações em determinadas áreas do lobo parietal são responsáveis pelas aberrações psicossensoriais descritas. Causas extraneurológicas também podem determinar essa síndrome: drogas alucinógenas (tipo LSD); esquizofrenia.

BIBLIOGRAFIA

1   Bille B. Juvenile headache. In: Friedman AP & Harms E. *Headaches in children*. Springfield, Charles C Thomas, 1967.

2   Sanvito WL. *O mau gênio do cérebro*. São Paulo, Girafa, 2006.

ALPERS-HUTTENLOCHER, DOENÇA DE

Degeneração cerebral progressiva da infância; Poliodistrofia cerebral progressiva; Doença de Alpers
Veja doença de Fukuhara.

Trata-se de um quadro neurológico progressivo que compromete a substância cinzenta do cérebro, descrito por Alpers em 1931. A doença tem início nos dois primeiros anos de vida, nunca após o terceiro, com atraso progressivo, rápido e evidente do desenvolvimento neuropsicomotor, ao qual se associam as características e marcantes manifestações convulsivas, muitas vezes com fenômenos mioclônicos ou epilepsia parcial contínua. Nos lactentes, a doença pode assumir temporariamente um padrão de síndrome de West. Rapidamente, as crises tornam-se subentrantes e de difícil controle. O complexo sintomatológico caracteriza-se por lentificação e parada do crescimento do perímetro cefálico com microcefalia adquirida, acentuado retardo mental, cegueira cortical, crises convulsivas, surdez, mioclonias, espasticidade e movimentos coreoatetóticos. Nas fases avançadas da doença, costuma instalar-se uma insuficiência hepática, que culmina com um quadro cirrótico.

Algumas anormalidades bioquímicas têm sido identificadas na doença de Alpers (DA), incluindo deficiência da piruvato-desidrogenase, diminuição da utilização do piruvato, disfunção do ciclo do ácido cítrico e diminuição de certos citocromos, apontando para uma provável encefalopatia mitocondrial.

O EEG mostra um traçado alentecido, o potencial evocado está diminuído e os exames de imagem do crânio (TC, RM) mostram uma inquestionável atrofia cortical progressiva em poucos meses.

Do ponto de vista histopatológico, as alterações costumam predominar na substância cinzenta do córtex cerebral, com rarefação neuronal e, às vezes, com um aspecto espongiforme das camadas do córtex. Os gânglios da base, tálamo e cerebelo também podem ser acometidos. A substância branca é poupada. No exame do fígado, é frequente o encontro de cirrose.

Embora a maioria dos casos seja esporádica, trata-se de uma doença autossômica recessiva, grande parte relacionada a mutações no gene nuclear *POLG1* que codifica a DNA polimerase gama, responsável pela replicação do DNA mitocondrial. Na doença de Alpers-Huttenlocher há depleção do DNA-mitocondrial decorrente da falha de replicação. Há relatos de transmissão materna por mutação no DNA-mitocondrial G7706A no gene *COXII*. O prognóstico é sombrio e o óbito costuma ocorrer no primeiro ano da doença, em virtude de estado de mal epiléptico ou por infecção intercorrente.

BIBLIOGRAFIA

1 Alpers BJ. Diffuse progressive degeneration of the gray matter of the cerebrum. *Arch Neurol Psychiat*. 1931, 25:46.

2 Euro L; Farnum GA; Palin E *et al.* Clustering of Alpers disease mutations and catalytic defects in biochemical variants reveal new features of molecular mechanisms of the human mitochondrial replicase, Pol gama. *Nucleic Acids Research*. 2011, 39(21): 9072-9084.

3 Rosemberg S. In: *Neuropediatria*. Rio de Janeiro, Sarvier, 342, 2010.

4 Stumpf JD; Copeland WC. Mitochondrial DNA replication and disease: insights from DNA polymerase gama mutations. *Cell Mol Life Sci*. 2011, 68(2): 219-233.

ALSTRÖM-HALLGREN, SÍNDROME DE

Esta síndrome de base genética, com modalidade de transmissão do tipo autossômico recessivo, caracteriza-se clinicamente por obesidade, hipogonadismo, surdez neurossensorial, diabetes melito e retinite pigmentar, entre outros sinais e sintomas.

As alterações se iniciam precocemente na infância, sendo a cardiomiopatia, quando presente, notada no 1º mês de vida. Fotofobia e nistagmo, em geral, são as primeiras manifestações da retinite e as que suscitam atendimento médico inicial. A obesidade e o diabetes ocorrem por resistência a insulina. Surdez neurossensorial, em geral, aparece após a primeira década de vida. É recomendado o seguimento com eletrorretinografia como marcador evolutivo da doença. Não existe tratamento específico.

BIBLIOGRAFIA

1 Greer M. *Structural malformations*. In: Merrit's Neurology (Ed. LP Rowland). Philadelphia, Lippincot Williams & Wilkins, 2000.

2 Marshall JD; Bronson RT; Collin GB *et al.* New Alström syndrome phenotypes based on the evaluation of 182 cases. *Arch Intern Med*. 2005; 165(6): 675-683.

3 Michaud, JL; Héon, E; Guilbert, F *et al.* Natural history of Alström syndrome in early childhood: Onset with dilated cardiomyopathy. *The Journal of Pediatrics*. 1996, 128(2), 225-229.

ALZHEIMER, DOENÇA DE
Demência de Alzheimer; Demência pré-senil; Demência senil; Mal de Alzheimer

Alois Alzheimer descreveu, em 1907, em uma mulher de 51 anos, um quadro de demência de evolução lentamente progressiva. Esse quadro foi considerado, por ele mesmo, como uma forma atípica de demência senil. Kraeppelin, em 1912, reconhece o quadro precedentemente descrito como uma entidade autônoma e denomina o processo mórbido de doença de Alzheimer (DA).

A DA é a forma de demência mais comum na idade adulta e representa aproximadamente 60% dos casos de demência registrados na terceira idade, atingindo 2 a 6% dos indivíduos com idade superior a 65 anos. A prevalência da doença aumenta com a idade, podendo atingir 15 a 20% dos indivíduos com a idade de 80 anos. Em virtude do aumento da média de vida da população, a tendência é aumentar este tipo de demência. Homens e mulheres são acometidos com igual frequência quando ajustados por idade; entretanto, como as mulheres vivem por mais tempo, elas representam quase dois terços dos pacientes com DA. Esta afecção costuma ocorrer de modo isolado, embora casos familiais sejam relatados.

Do ponto de vista macroscópico, observa-se uma atrofia cerebral difusa que predomina nas áreas de associação, particularmente na porção medial dos lobos temporais, seguido dos lobos frontais, com dilatação dos ventrículos e relativa preservação das regiões motoras primárias, sensitivas e visuais. Os aspectos microscópicos caracterizam-se pela presença de numerosas placas senis e de emaranhados neurofibrilares (ENF). Apesar da importância destes achados, eles não são específicos desta doença e, do ponto de vista morfológico, não há diferença qualitativa com o cérebro senil.

As placas senis ou neuríticas são formadas por depósitos amiloides extracelulares circundados por axônios distróficos e prolongamentos de astrócitos e microglia. O principal conteúdo do amiloide é uma proteína insolúvel, chamada amiloide Aß, que é clivada de uma proteína precursora maior, chamada proteína precursora do amiloide (APP). A APP, cuja função não é conhecida, é codificada por um gene do cromossomo 21, estando presente nos dendritos, corpos celulares e nos axônios. Constitui-se numa proteína da membrana celular, sendo que uma fração situada dentro da plasmalema pode gerar várias formas de amiloide Aß (Aß1-40, Aß1-42, Aß-43), bem como formas truncadas do peptídeo Aß (ß17-40) de acordo com a ação de enzimas α, β e γ secretases. Nos córtices dos indivíduos com DA, a deposição de amiloide Aß começa com Aß1-42, que parece ser neurotóxica, e Aß1-43.

Em 1991, foi demonstrado que os ENF são constituídos por filamentos pareados helicoidais de uma proteína chamada *tau*. Em 1995, ficou evidenciado que nas células comprometidas faltam as fosfatases que removem grupos fosfáticos da *tau*, deixando-a hiperfosforilada, impedindo de fixar partes essenciais do esqueleto celular (citoesqueleto), com prejuízo da função celular e terminando por formar aglomerados que se precipitam na substância celular, os emaranhados neurofibrilares (ENF). Em virtude dessas lesões, a DA está incluída no grupo das *tau*opatias.

As placas senis e os ENF, associados à perda neuronal e de sinapses, apresentam distribuição topográfica específica, encontrando-se em maior número no neocórtex, hipocampo e amígdala. Os ENF parecem surgir inicialmente no córtex entorrinal, zona CA1 e *subiculum* do hipocampo, amígdala e estruturas relacionadas ao núcleo basal de Meynert. À medida que a doença avança, outras regiões se tornam afetadas, como o córtex de associação, enquanto as áreas motoras e sensitivas, as estruturas subcorticais e o cerebelo são envolvidos mais tarde. Outras alterações histopatológicas podem ser encontradas na DA: angiopatia amiloide; degeneração vacuolar; e os corpúsculos de Hirano. A primeira é constituída por um depósito de substância amiloide nas paredes das artérias meníngeas e cerebrais (particularmente intracorticais). A degeneração vacuolar é uma formação que apresenta vacúolos contendo grânulos argentafins. Já os corpúsculos de Hirano são formações encontradas nas células do hipocampo, sob a forma de inclusões eosinofílicas.

Com exceção das formas familiais, que representam uma minoria de casos, a etiologia da DA é desconhecida. Certamente o processamento anormal nas células nervosas com a subsequente agregação de certas proteínas pode ser a chave para a explicação fisiopatológica. Embora haja muitas áreas nebulosas, a hipótese da cascata amiloide e os depósitos intracelulares contendo *tau* hiperfosforilado parecem estar intimamente ligados à patogênese.

A base genética apresenta componentes multifatoriais (poligênicos e ambientais). Foram descritos diferentes cromossomos que contêm genes que influenciam o desenvolvimento da DA: 1) mutações nos genes da APP do cromossomo 21; 2) mutações no gene da presenilina 1 do cromossomo 14(PS1); 3) mutações no gene da presenilina 2 do cromossomo 1(PS2); 4) alelos para a apolipoproteína E (APOE) posicionados no cromossomo 19; 5) possivelmente uma mutação ou polimorfismo em um gene no cromossomo 12 que codifica a macroglobulina alfa 2. Qualquer das primeiras três mutações estão associadas à manifestação precoce dos distúrbios entre as terceira e sexta décadas de vida. Por outro lado, as duas últimas alterações predispõem para uma manifestação da doença esporádica ou para a doença tardia familial. O gene da proteína precursora do amiloide (*Amyloid Protein Precursor* – APP) está no cromossomo 21. Várias mutações neste gene resultam em uma forma de

DA familial (DAF) de início precoce. A presença do gene APP triplicado é responsável pela prevalência de 37,5% de DA em indivíduos com síndrome de Down (trissomia 21), com idade entre 30 e 40 anos. Sabe-se que a prevalência da DA entre indivíduos dessa idade na população geral é praticamente nula.

O alelo E-4 da APOE mostra forte associação com a DAF de início tardio e casos esporádicos. A presença do alelo E-4 da APOE aumenta o risco para o desenvolvimento mais precoce da doença em homozigóticos, enquanto a presença do alelo E-2 reduz esse risco e aumenta a idade de início, podendo ser um fator protetor. O APOE-4 parece favorecer a agregação do peptídeo Aß e a fosforilação da proteína *tau*. Dois genes do cromossomo 12, alfa-2-macroglobulina (A2M) e receptor relacionado à lipoproteína de baixa densidade (LRP1) interagem com a APOE e podem ser envolvidos na biologia da DA. Regiões nos cromossomos 9 e 10 têm estado fortemente implicadas na etiopatogenia da DA.

Os principais fatores de risco implicados com a DA são idade avançada, sexo feminino, genótipo APOE4. Outros fatores também devem ser considerados como história familial, depressão do humor, baixo nível educacional, hipertensão arterial, tabagismo, diabetes melito.

O curso natural da DA costuma incluir transtornos cognitivos, intelectivos, comportamentais e neurológicos. O quadro evolui de modo lento para perda gradual da independência. Do ponto de vista evolutivo, o quadro pode ser dividido em vários estágios. Pacientes no estágio inicial ou leve costumam apresentar transtornos do humor e da memória (depressão ou irritabilidade e dismnésia); gradualmente se instala um quadro de desorientação espacial e outros déficits cognitivos que pioram o desempenho na atividade profissional, mas os pacientes permanecem capazes de viver de modo independente, porém são conscientes de suas limitações, o que pode determinar reações catastróficas. Do ponto de vista comportamental, podem se apresentar tristes, alegres, apáticos, inquietos ou com labilidade emocional. Alguns podem desenvolver ideias paranoides ou delirantes (delírios de ciúme, persecutórios, de prejuízo etc.). Os déficits de memória são progressivos e atingem, inicialmente, a evocação para fatos recentes. Uma necessidade crescente para ajuda com as atividades da vida diária (AVD: vestir-se, despir-se, tomar banho etc.) geralmente determina o início do segundo estágio da doença (moderado). Mudanças de personalidade – como confusão e agitação – também ficam patentes. Nesse estágio, os pacientes perdem a independência e não são mais capazes de viver só. O estágio severo tem início quando os pacientes apresentam dificuldade de deambular de modo independente e de se alimentar sem ajuda. Nesse estágio, sinais neurológicos focais podem aparecer sob a forma de distúrbios afasoapráxico-agnósicos. A afasia costuma ser do tipo perceptivo (sensorial) e frequentemente acompanhada de parafasia, ecolalia e jargonofasia. O quadro apráxico-agnósico pode ser precoce e geralmente se traduz por apraxia construtiva, apraxia da vestimenta, assimbolia e alexia. No decurso da evolução, também podem ocorrer crises epileptiformes, agitação psico-motora, espasticidade e atos motores perseverantes e sem finalidade (ato de abotoar-se, agarrar um objeto etc.). O estágio final da doença é marcado por demência completa e os doentes acabam morrendo de inanição ou de uma infecção intercorrente. A média de duração dos pacientes é de 7 anos, sendo que alguns pacientes pode ter uma sobrevida de até 12 anos.

Pode-se distinguir duas formas da DA: a precoce e a tardia. Embora não haja diferenças significativas entre as duas formas nos aspectos histopatológicos, pode haver no que tange às manifestações clínicas. Parece que a forma precoce da doença é mais grave que a tardia, particularmente no que se refere às perdas das capacidades cognitivas, com maior frequência de ecolalia, desorientação espacial, distúrbio da postura e sinais extrapiramidais. Na forma tardia, pode-se observar mais quadros delirantes, alucinatórios e distúrbios psicóticos. Parece também que o déficit de acetilcolina (Ach) no SNC é mais acentuado na forma precoce.

O diagnóstico da DA é baseado em critérios clínicos, por meio da exclusão de outras causas de demência e, quando aplicados por médicos experientes, alcançam acuracidade de 80 a 90%. Não obstante, certos exames podem fornecer subsídios no sentido de reforçar a hipótese diagnóstica. É o caso da neuroimagem (TC e RM de crânio) que pode descartar outras causas de demências (Figura 3A e B). Sinais de atrofia cerebral podem estar ausentes em indivíduos com demência franca e presentes em indivíduos cognitivamente intactos. A cintilografia cerebral tomográfica (SPECT), por meio do estudo da perfusão sanguínea cerebral, pode fornecer subsídios para o diagnóstico em virtude da redução da perfusão tecidual nas regiões temporoparietais bilateralmente (Figura 4). Além disso, a tomografia por emissão de pósitrons (PET-scan) pode ser útil ao evidenciar redução da atividade metabólica nas regiões temporoparietal bilateralmente. A RM de alta resolução pode mostrar redução significativa do volume hipocampal bilateralmente, em particular do córtex entorrinal, entretanto esse padrão de imagem pode ser encontrado em outras formas de demência. É possível que a RM funcional possa detectar alterações nessas mesmas regiões ainda mais precocemente. Por meio da espectroscopia por RM, pode ser observado que os pacientes com DA têm concentrações reduzidas de N-acetilaspartato (NAA) e de mioinositol aumentadas na formação hipocampal. Em casos atípicos da DA, a tratografia – com reconstrução das estruturas supratentoriais e infratentoriais – pode ser requisitada para o diagnóstico diferencial com outros tipos de demência.

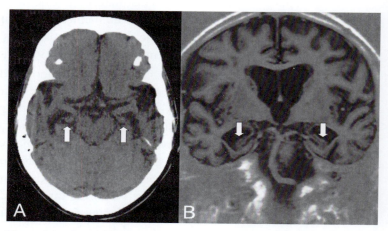

Figura 3A e B – *Alzheimer. TC encéfalo (A) e corte coronal do encéfalo ponderado em T1 (B) mostrando a atrofia desproporcional dos lobos temporais e principalmente a redução dos hipocampos vista na RM.*

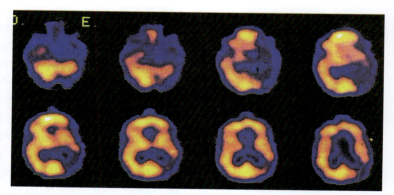

Figura 4 – *Doença de Alzheimer. Cintilografia cerebral tomográfica (estudo da perfusão sanguínea cerebral): os cortes tomográficos revelam importante diminuição da perfusão sanguínea na região parietotemporal esquerda. Paciente de cor branca, sexo masculino, 71 anos de idade, apresenta há aproximadamente 2 anos déficit progressivo da memória.*

O EEG e o LCR podem ser úteis no sentido de descartar outros tipos de demência. Já alguns biomarcadores começam a ser pesquisados no LCR na DA: é o caso dos níveis do Aß42, *tau* e fosfo-*tau*. Os níveis da proteína ßamiloide42 podem estar diminuídos, enquanto os da proteína *tau* estão aumentados no LCR.

O exame neuropsicológico é de grande valia. O diagnóstico da DA inclui a necessidade de comprometimento de pelo menos uma função cognitiva, além da memória. Usualmente, as funções executivas, ou a linguagem ou a atenção seletiva e dividida são as mais precocemente acometidas depois da memória.

O diagnóstico diferencial da DA deve ser considerado com o comprometimento cognitivo leve (nem todo comprometimento cognitivo leve evolui para DA) e com outros tipos de demência: demência frontotemporal, demência vascular, encefalopatias metabólicas, demências priônicas, síndrome de Korsakoff.

O tratamento da DA consiste em medidas gerais (proporcionar atividades, tratar condições médicas coexistentes, amparo e cuidados ao paciente e a seus familiares) e tratamento farmacológico. Este inclui medicamentos para retardar a perda cognitiva e controle dos sintomas neuropsiquiátricos.

É muito importante orientar os familiares. Os cuidados devem ser proporcionados (de modo ideal) por uma equipe multidisciplinar – incluindo médicos, enfermeiras, psicólogo, fisioterapeuta, assistente social e cuidadores, além de entidades de apoio. O paciente, sempre que possível, deve permanecer no seio da família, e aqui o papel do(s) do cuidador(es) é essencial.

O tratamento dos sintomas cognitivos baseia-se na hipótese de déficit colinérgico. Ocorre queda na síntese de Ach por redução na atividade da colina acetiltranferase (ChAT), produzida no núcleo de Meynert, e na captação de colina, por degeneração dos neurônios colinérgicos que se projetam no hipocampo, amígdala e córtex cerebral. Foi demonstrada diminuição dos receptores nicotínicos, da atividade muscarínica e do fator de crescimento neuronal, fatores que sustentam os neurônios colinérgicos.

As drogas disponíveis para o tratamento da DA são os anticolinesterásicos (I-ChEs) que atuam na fenda sináptica, inibindo a enzima acetilcolinesterase (AchE) [e, eventualmente a butirilcolinesterase], responsável pela hidrólise da Ach na fenda sináptica. Essas drogas usadas nas formas incipientes da DA podem ser eficazes durante algum tempo. Vários I-ChEs atuam sobre a função cognitiva em pacientes com forma leve a moderada da DA e nos sintomas comportamentais. Essas drogas incluem a donepezila, a galantamina e a rivastigmina; a tacrina foi praticamente abandonada pelo seu efeito hepatotóxico. A donepezila deve ser usada por via oral na dose de 5 mg ao deitar; depois de 4 a 6 semanas, a dose deve ser aumentada para 10 mg ao deitar. Esse medicamento pode apresentar efeitos indesejáveis como náuseas, diarreia, insônia, fadiga, cãibras musculares, anorexia. A galantamina ER (liberação prolongada) deve ser usada por via oral (VO) e apresenta-se sob a forma de comprimidos de 8, 16 e 24 mg. Deve-se iniciar com 8 mg/dia e fazer incrementos a cada 2 ou 3 semanas até atingir a dose de 24 mg uma vez por dia. Os efeitos indesejáveis podem incluir náuseas, vômitos, tontura, diarreia, anorexia, perda de peso. A rivastigmina apresenta-se na forma de cápsulas de 1,5; 3; 4,5 e 6 mg. Deve-se iniciar com doses baixas e fazer incrementos a cada 4 semanas, podendo-se até atingir a dose de 6 mg duas vezes ao dia. Outras apresentações da droga são: solução líquida com 2 mg/mL e adesivos transdérmicos de 5 cm^2 (9 mg), 10 cm^2 (18 mg), 15 e 20 cm^2 (36 mg). Efeitos indesejáveis: náuseas, vômitos, diarreia, anorexia.

A memantina, um antagonista não competitivo do receptor N-metil-d-aspartato, está indicada para pacientes com DA moderada a grave. Essa droga pode ser associada a um dos inibidores da colinesterase central (donepezila, galantamina, rivastigmina). Ela é apresentada sob a forma de comprimidos de 10 mg e deve ser iniciada na dose de 5 mg (1/2 comprimido), fazendo-se incrementos periódicos (a cada 4 semanas) até atingir a dose de 10 mg de 12 em 12 horas. Efeitos indesejáveis: tontura, cefaleia, obstipação, confusão.

Outros medicamentos que podem ser utilizados nos distúrbios comportamentais: ansiolíticos (benzodiazepínicos); neurolépticos típicos e atípicos (haloperidol, quetiapina, risperidona, olanzapina); hipnóticos (zolpidem, trazodona); antidepressivos (fluoxetina, sertralina, mirtazapina, paroxetina), estabilizadores do humor e anticonvulsivantes (carbamazepina, oxcarbazepina, ácido valproico).

BIBLIOGRAFIA

1 Cambier J; Masson M; Masson C; Dehen H. *Neurologie.* Paris, Elsevier-Masson, 2012.

2 Greenberg DA; Aminoff MJ; Simon RP. *Neurologia clínica.* Porto Alegre, McGraw-Hill/Artmed, 2014.

3 Nitrini R; Caramelli P; Bottino CMC *et al.* Diagnóstico da doença de Alzheimer no Brasil. *Arq. Neuropsiquiatr.*, 2005, 63: 713.

ALLGROVE, SÍNDROME DE

Síndrome de Aladin;
Síndrome do Triplo A.

A síndrome de Allgrove ou síndrome do triplo A é uma doença autossômica recessiva rara, descrita inicialmente no ano de 1978 por Allgrove, que apresenta uma tríade clássica: sintomas de insuficiência adrenal congênita (devido à resistência ao ACTH); acalasia e alacrimia.

Os sintomas, quando se iniciam na faixa etária infantil, manifestam-se, geralmente, nas duas primeiras décadas de vida por deficiência de glicocorticosteroides, incluindo crise adrenal e choque hipoglicêmico. Na idade adulta, a acalasia está presente em até 75% dos casos e, geralmente, é o principal motivo da consulta médica. A alacrimia tem sido descrita como o sintoma mais precoce e constante nas descrições dos casos relatados e decorre da produção deficiente de lágrimas, por consequência da desregulação do sistema nervoso autônomo (controle parassimpático) e pode ser diagnosticada por meio da prova de Schirmer.

Em 1996, foi demonstrado que a doença está ligada a alterações no cromossomo 12q13. Em 2000, foi identificado o gene responsável: *AAAS* ou *ADRACALIN*, que codifica uma proteína de 547 aminoácidos, chamado ALADIN (de alacrimia, acalasia, insuficiência adrenal e acometimento neurológico). A doença é fenotipicamente muito heterogênea, mesmo dentro de uma mesma família. Alguns pacientes diagnosticados com a síndrome não apresentam mutações no gene *AAAS*, o que nos leva a considerar outros genes envolvidos e, por isso, um determinado grupo de pacientes é diagnosticado com outras patologias.

Os sintomas neurológicos estão associados com a deterioração progressiva dos sistemas nervoso periférico e autonômico principalmente, porém sabe-se que, não raro, associam-se em alguns casos com alterações também do sistema nervoso central.

As manifestações neurológicas principais são neuropatias autonômica, sensitiva e motora, surdez, síndromes cognitivas, parkinsonismo e demência. Outros sintomas encontrados são microcefalia e transtornos de aprendizagem, amiotrofia bulbo-espinhal, disartria, fala anasalada, ataxia, polineuropatia, fraqueza muscular, hiperreflexia, pés cavos, sinal de Babinski, hipotensão postural, anisocoria, arritmias cardíacas e alterações no controle da sudorese.

BIBLIOGRAFIA

1   Allgrove J; Clayden GS; Grant DB; Macaulay JC. Familial glucocorticoid deficiency with achalasia of the cardia and deficient tear production. *Lancet.* 1978; 311: 1284-1286.

2   Vallet AE; Verschueren A; Petiot P *et al.* Neurological features in adult triple-A (Allgrove) syndrome. *J Neurol.* 2012; 259: 39-46.

3 Chang AJ; Kline MM; Currie Y *et al.* Allgrove syndrome in a Mexican American family is caused by an ancestral mutation derived from North Africa. *Clin Genet.* 2008; 73: 385-387.

4 Brooks BP; Kleta R; Stuart C *et al.* Genotypic heterogeneity and clinical phenotype in triple A syndrome: a review of the NIH experience 2000-2005. *Clin Genet.* 2005; 68: 215-221.

5 Ledesma MC; Pérez PM; López RR *et al.* Allgrove syndrome (triple A). Finding of a mutation not described in the AAAS gene. *An Pediatr.* 2013; 78: 109-112.

AMS (Atrofia de Múltiplos Sistemas)
Veja síndrome de Shy-Drager.

Modernamente, englobam-se sob a rubrica de atrofia de múltiplos sistemas três entidades: 1) quando há predomínio dos sintomas parkinsonianos (forma estriatonigral), o quadro recebe o nome de AMS-P; 2) quando há predomínio de sintomas cerebelares (forma olivopontocerebelar), recebe o nome de AMS-C; 3) quando há predomínio de sintomas autonômicos (forma Shy-Drager), recebe o nome de AMS-A.

A forma estriatonigral caracteriza-se por parkinsonismo sem tremor e inclui outras manifestações como instabilidade postural precoce, disartria, disfagia, estridor laríngeo, hiper-reflexia profunda. Em virtude da perda dos receptores para a dopamina, a resposta à levodopa é muito pobre.

A forma olivopontocerebelar inclui parkinsonismo e sintomas cerebelares. Quando os receptores dopaminérgicos não estão seriamente degenerados, há uma resposta à levodopa.

A síndrome de Shy-Drager inclui parkinsonismo com manifestações disautonômicas (hipotensão ortostática, distúrbio dos esfíncteres, impotência sexual); manifestações cerebelares também podem ocorrer. O tratamento visando a disfunção autonômica pode incluir o uso de meias elásticas, de cintas abdominais, ingesta de 9-alfa-flúor-hidrocortisona (Florinefe®), incremento de sal na dieta com suplementação de potássio. Pode ser recomendado o uso de um agonista alfa-adrenérgico – a midodrina – na dose de 2 mg/dia, com incrementos conforme a necessidade. Para a bexiga neurogênica, pode-se tentar anticolinérgicos (oxibutinina), para a obstipação, laxantes e dieta rica em fibras, para a impotência, sildenafila. Deve ser evitado o uso de drogas do tipo IMAO, em virtude da supersensibilidade de desnervação. Outro cuidado é eliminar da dieta queijos, feijão, passas, bananas, carne defumada e vinhos. Deve-se sempre tentar a levodopa para o parkinsonismo. Medidas fisioterápicas e de terapia ocupacional devem complementar o tratamento.

BIBLIOGRAFIA

1 Wenning, G; Colosimo, C; Geser F *et al.* Multiple system atrophy. *The Lancet Neurology*, 2004, *3* (fev.), 93-103.

2 Kim, HJ; Stamelou, M & Jeon, B. Multiple system atrophy-mimicking conditions: Diagnostic challenges. *Parkinsonism and Related Disorders*, 2016, 22, S12-S15

3 Sanvito, WL. Breviário de Condutas Terapêuticas em Neurologia. Rio de Janeiro, Atheneu, 2014.

ANDERSEN-TAWIL, SÍNDROME DE

Caracteriza-se por múltiplas malformações: baixa estatura; orelhas de implantação baixa; hipertelorismo; micrognatia; clinodactilia e sindactilia. Os aspectos dismórficos são leves e podem se acompanhar de arritmia ventricular e o ECG mostra a síndrome do QT longo. Ao lado dessas manifestações, a criança apresenta paralisia periódica do tipo hipercalêmico ou hipocalêmico.

A doença, rara, é de natureza genética, com modalidade de herança autossômica dominante. É considerada uma canalopatia relacionada a mutações no gene *KCNJ2*, mapeado no cromossomo 17 q, que codifica a subunidade-α de canal de potássio voltagem-dependente denominado Kir2.1 e que desempenha função predominante no músculo esquelético, no coração e no cérebro. Está classificada como tipo 7 das síndromes congênitas de QT longo.

O ECG e/ou o Holter de 24 horas entre as crises de fraqueza são necessários para avaliar a definição diagnóstica dessa síndrome. A presença do quadro clínico característico ou história familiar de morte súbita em um indivíduo com paralisia periódica pode sugerir essa síndrome.

BIBLIOGRAFIA

1 Márquez MF; Totomoch-Serra A; Vargas-Alarcón G *et al.* Andersen-Tawil syndrome: a review of its clinical and genetic diagnosis with emphasis on cardiac manifestations. *Arch Cardiol Mex.* 2014, 84(4): 278-285.

2 Reed UC. Miopatias. In: Diament A & Cypel S. *Neurologia infantil.* Rio de Janeiro, Atheneu, 2005.

3 Sansone V; Griggs RC; Meola G *et al.* Andersen's syndrome: a distinct periodic paralysis. *Ann Neurol.* 1997, 42: 305.

ANGELMAN, SÍNDROME DE
Happy puppet syndrome
Veja Síndrome de
Prader-Willi.

Descrita, em 1965, por Harry Angelman em três crianças com atraso do desenvolvimento neuropsicomotor, movimentos involuntários bruscos, protrusão de língua e crises de risos imotivados, conferindo a elas um aspecto de boneca ou marionete (*happy puppet syndrome*). Os critérios clínicos diagnósticos da síndrome foram definidos em 1995. As crianças são habitualmente normais ao nascimento, mas, logo após os primeiros meses, nota-se atraso do desenvolvimento neuropsicomotor com hipotonia, dificuldades na alimentação, retardo nas aquisições motoras: a criança é incapaz de sentar até 1 ano de idade e só começa a andar com 4 ou 5 anos, trêmula, desajeitada e com base alargada em virtude de quadro atáxico; não há praticamente desenvolvimento da fala e linguagem, mantendo protrusão lingual frequentemente. Apresentam deficiência intelectual geralmente grave e têm um comportamento peculiar: hiperatividade e excitação são comuns, costumam ser risonhas e felizes, mas são dispersivas e podem mostrar traços autísticos. Crises epilépticas estão presentes em praticamente todos os casos; ocorrem precocemente na infância, geralmente antes dos 3 anos e os tipos mais frequentes são mioclônicas, atônicas, tonicoclônicas generalizadas, febris e afebris e ausências atípicas. As dismorfias são muito variáveis, podem ser fortemente sugestivas, mas, em muitos casos, são discretas: face triangular; prognatia; macrostomia; dentes separados; hipopigmentação; lentificação do crescimento do perímetro cefálico.

O EEG apresenta múltiplas alterações que, embora não patognomônicas, podem ser fortemente sugestivas, tais como ponta-onda lenta com espícula, a mais característica, e variantes hipsarritmica, delta trifásica e lenta. Podem preceder o quadro epiléptico e podem ser úteis quando ainda o quadro é incaracterístico. A neuroimagem por TC ou RM não contribui para o diagnóstico, geralmente são normais ou mostram discreta atrofia cerebral inespecífica.

Essa afecção tem uma base genética complexa e múltipla. O defeito genético mais comum, presente em 70% dos pacientes, é a microdeleção interstícial *de novo* de origem materna no cromossomo 15q11-13, de modo similar ao que ocorre na síndrome de Prader-Willi e, geralmente, são formas mais graves. Na síndrome de Angelman (SA), esse defeito cromossômico é originário da mãe, enquanto na de Prader-Willi, é do pai. Outros mecanismos genéticos podem ocorrer na SA como a dissomia uniparental paterna, mutações no gene *UBE3A* codificador da ubiquitina-proteína ligase, defeitos de *imprinting* e, ainda, mecanismo não identificado em 15 a 20% dos pacientes. O risco de recorrência depende da base genética envolvida.

Recentemente, tentativas de tratamento têm sido desenvolvidas, desde o uso de produtos naturais como flavonoides, minociclina e terapia molecular.

BIBLIOGRAFIA

1   Cersósimo R; Caraballo R; Espeche A *et al.* Angelman syndrome: the eletroclinical characteristics in 35 patients. *Rev Neurol.* 2003, 37(1): 14-18.

2   Clayton-Smith J; Laan L. Angelman syndrome: a review of the clinical and genetic aspects. *J Med Genet.* 2003, 40: 87-95.

ANTLEY-BIXLER, SÍNDROME DE

Descrita por Antley e Bixler em 1975, esta síndrome malformativa congênita múltipla caracteriza-se por malformações múltiplas, incluindo fechamento precoce de múltiplas suturas cranianas, braquicefalia com hipoplasia mediofacial, estenose ou atresia de coanas, proptose bilateral, orelhas displásicas, sinostose radioumeral, aracnodactilia, contraturas das juntas e outras anormalidades esqueléticas. Muitos pacientes mostram defeitos na esteroideogenese e distúrbios no desenvolvimento sexual com genitália ambígua, anomalias genitourinárias e hemangiomas múltiplos.

É uma condição geneticamente heterogênea, de transmissão hereditária autossômica recessiva, excepcionalmente dominante. Um grupo de pacientes com o fenótipo sem genitália ambígua tem mutações no gene para o receptor do crescimento do fibroblasto 2 e faz parte das síndromes ligadas com cranioestenoses. Outro fenótipo está associado a distúrbios no metabolismo dos esteróis, consequente a mutações no gene do citocromo P450 oxidorredutase, envolvida na síntese de hormônios esteroides e distúrbios no desenvolvimento sexual em ambos os sexos.

A mortalidade no período neonatal é alta, de até 80%, decorrente de complicações respiratórias, mas o prognóstico melhora se ultrapassar esse período.

BIBLIOGRAFIA

1   Greer M. Structural malformations. *Merrit's Neurology.* Rowland LP (Ed.). Philadelphia, Lippincott Williams & Wilkins, 2000.

2   Mcglaughlin KL; Witherow H; Dunaway DJ *et al.* Spectrum of Antley-Bixler syndrome. *J Craniofac Surg.* 2010; 21: 1560-1564.

3   Porter FD; Herman GE. Malformations syndromes caused by disorders of cholesterol synthesis. *J Lipid Res.* 2011, 52: 6-34.

ANTON-BABISNKI, SÍNDROME DE
Hemiassomatognosia; Síndrome de Anton

Babinski, em 1914, empregou o termo anosognosia para designar a negligência ou negação, por parte do doente, de sua hemiplegia (fenômeno observado por ocasião de lesão em determinadas áreas do hemisfério cerebral não dominante). Anteriormente, em 1900, Anton havia publicado três casos de pacientes portadores de lesão cortical que negavam seu déficit.

Um dos pacientes negava a sua hemiplegia esquerda, enquanto outro negava uma cegueira cortical. Atualmente, o termo é empregado de maneira mais ampla e engloba, além da hemiplegia, a negação ou o não reconhecimento da cegueira cortical, da surdez e de várias manifestações apráxicas, agnósicas e afásicas.

Nos pacientes com anosognosia para a sua hemiplegia, costumamos encontrar também hemianestesia e hemianopsia. A síndrome é mais comum nos processos cerebrovasculares agudos (particularmente que acometem o território da artéria cerebral média), sendo menos frequente nos processos expansivos intracranianos. Nos quadros vasculares, a anosognosia costuma ser transitória, com duração de alguns dias a algumas semanas. O não reconhecimento da hemiplegia decorre da extensão da lesão ao lobo parietal do hemisfério não dominante. Sendo cada lobo parietal responsável pela somatognosia do hemicorpo contralateral, a sua lesão pode determinar a perda do reconhecimento dessa imagem e *ipso facto* o paciente é incapaz de admitir que aí tenha se instalado uma paralisia.

No caso específico da anosognosia visual, a perturbação pode ir desde a indiferença pela cegueira até a sua negação. Em determinados casos, o paciente exibe até uma certa euforia ao negar sua cegueira. Na frase pitoresca de Lhermitte: "o doente é cego até para a sua cegueira". Esses casos dependem de extensas lesões, comprometendo principalmente os lobos occipitais. Com frequência, o paciente emprega a fabulação para justificar a sua cegueira, fenômeno que associado a um déficit da memória de fixação, permite a alguns autores a aproximação desse quadro à síndrome de Korsakoff. Alguns doentes costumam justificar as suas "dificuldades visuais" pela deficiência de luz no ambiente, aos óculos já ultrapassados ou à presença de poeira nos olhos. Outros doentes ficam simplesmente indignados quando duvidamos de sua capacidade visual. Ao exame ocular, costumamos encontrar fundos oculares normais e pupilas fotorreagentes; pode haver midríase. As lesões responsáveis pela síndrome habitualmente são extensas e bilaterais. Quanto à etiologia, as lesões podem ser vasculares, neoplásicas e traumáticas.

BIBLIOGRAFIA

1   Ajuriaguerra J & Hecaen H. *Le córtex cerebral:* étude neuro-psychopathologique. Paris, Masson, 1964.

2   Babinski J. Contribution à l'étude des troubles men*tau*x dans l'hémiplegie organique cérébrale (anosognosie). *Rev Neurol* (Paris), 1914, 27: 845.

3   Pinto Jr. LR; Saraiva S & Sanvito WL. Unilateral neglect syndrome. Clinical and topographic study of 20 subjects. *Arq Neuropsiquiatr* 1990, 48: 188.

APERT, SÍNDROME DE
*Acrocefalossindactilia;
Acrodisplasia
Veja doença de Crouzon.*

Caracterizada por Apert em 1906, é uma variante de cranioestenose. A dismorfia caracteriza-se pela associação de um crânio achatado no sentido anteroposterior (turricefalia), com a porção superior da região frontal proeminente, hipertelorismo ocular, proptose bilateral (órbitas rasas), palato ogival e sindactilia simétrica nas quatro extremidades. Pode ou não haver retardo mental associado, atrofia óptica, acavalgamento dos dentes, implantação baixa das orelhas.

A sindactilia no nível das mãos (Figura 5A) caracteriza-se pela soldadura (união) de todos os dedos ("mão em colher"), com exceção do quinto dedo e/ou do polegar, que podem estar parcial ou totalmente livres. No nível dos pés (Figura 5B), observamos soldadura dos quatro últimos artelhos, estando o hálux geralmente livre. Em determinados casos, há fusão completa de todas as peças nas mãos e pés. Outras anormalidades podem ser apreciadas no cotovelo, ombro, coluna vertebral ou em determinadas vísceras (malformações cardíacas e gastrintestinais).

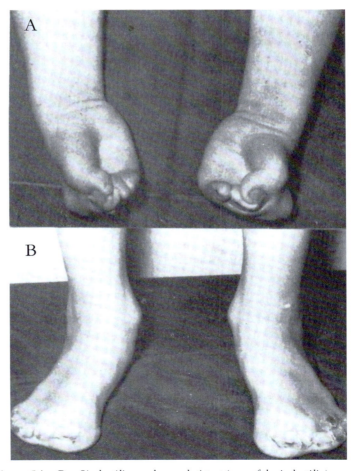

Figura 5A e B – *Sindactilia na doença de Apert (acrocefalossindactilia).*

A incidência estimada dessa síndrome é de 1/55.000 nascimentos. A etiologia é desconhecida, porém alguns acreditam que fatores tóxicos ou uma infecção viral possam atuar durante a vida intrauterina. O momento patogênico para a determinação da malformação corresponderia a um período que vai do fim da 4ª semana ao início da 5ª semana de vida intrauterina. Modernamente, considera-se essa síndrome uma heredopatia do tipo autossômico dominante causada por duas mutações recorrentes no gene FGFR2.

O tratamento cirúrgico deve ser considerado nos graus acentuados de cranioestenose. Uma cirurgia plástica corretiva deve ser equacionada nos defeitos das mãos e pés.

BIBLIOGRAFIA

1 Apert E. L´acrocéphalo-syndactylie. *Bull Soc Méd Hôp Paris* 1906, 23: 1310.

2 Matushita H. Cranioestenoses. In: Diament A & Cypel S. *Neurologia infantil.* Rio de Janeiro, Atheneu, 2005.

3 Tridon P & Thiriet M. *Malformations associés de la tête et des extrémités.* Paris, Masson, 1966.

ARAN-DUCHENNE, SÍNDROME DE
Atrofia muscular espinhal progressiva; Atrofia muscular mielopática; Poliomielite anterior crônica Veja doença de Charcot.

Trata-se de entidade nosológica de autonomia discutível, sendo por muitos considerada uma variante clínica da esclerose lateral amiotrófica (doença de Charcot).

Costuma ocorrer na idade adulta, entre os 40 e 60 anos, sendo mais comum no sexo masculino. Comumente, o quadro se instala de maneira lentamente progressiva, sendo as manifestações iniciais caracterizadas por déficit motor e atrofia dos pequenos músculos das mãos. O quadro trófico-motor, quando não acompanhado de distúrbios sensitivos, costuma progredir e acaba comprometendo os antebraços, as porções proximais dos membros superiores e, até mesmo, os membros inferiores. O comprometimento da musculatura cervical termina por determinar queda da cabeça para a frente. As mãos adquirem o aspecto da mão simiesca ou cadavérica. As fasciculações podem estar presentes, os reflexos profundos ficam abolidos nos territórios conflagrados e a marcha, às vezes, é do tipo escarvante. Quando a esse quadro se associam sinais da série piramidal, *fica* configurada a forma clínica clássica da esclerose lateral amiotrófica. Com menos frequência, o quadro paralítico-amiotrófico pode ter início nos segmentos proximais dos membros, configurando uma forma clínica da doença denominada "forma escapuloumeral de Vulpian-Bernhardt".

As alterações anatômicas caracterizam-se por lesões de natureza degenerativa nas células da ponta anterior da medula espinhal. Os exames complementares não costumam fornecer subsídios, com exceção do exame eletroneuromiográfico.

O diagnóstico diferencial deve ser feito com as formas de amiotrofia tardia e progressiva que, excepcionalmente, podem ocorrer em indivíduos atingidos pela poliomielite anterior aguda (síndrome pós-pólio). Nas fases iniciais da síndrome de Aran-Duchenne, o diagnóstico diferencial com a siringomielia e a neurohanseníase deve ser considerado.

A evolução é lentamente progressiva, sem períodos de remissão, e o óbito costuma ocorrer depois de 10 anos ou mais da doença instalada. O tratamento é puramente sintomático.

BIBLIOGRAFIA
1 Contamin F & Sabouraud O. Éléments de neurologie. Paris, Flammarion, 1970.

ARGYLL–ROBERTSON, SÍNDROME DE
Iridoplegia reflexa; Pupila de Argyll-Robertson; Sinal de Argyll-Robertson

A pupila de Argyll-Robertson se caracteriza pela dissociação entre a perda do reflexo fotomotor (resposta direta e consensual) e a conservação do reflexo de acomodação-convergência. Essa anormalidade pupilar é quase sempre bilateral e costuma se acompanhar de miose; as pupilas podem ser assimétricas e de contornos irregulares. Nesse distúrbio pupilar, as vias ópticas estão íntegras, estando bloqueada a via pupilomotora. No sinal de Argyll-Robertson, os diâmetros das pupilas medem menos de 2 mm, podendo chegar a menos do que 0,5 mm e, quando submetidas à ação da atropina, eserina ou metacolina, as pupilas dilatam-se pouco ou não se dilatam.

A sede da lesão responsável por esse sinal é motivo de discussão: uma lesão central, na região periaquedutal ou prétectal, poderia interromper o arco reflexo fotomotor deixando indene o substrato responsável pela acomodação-convergência; da mesma maneira, uma lesão periférica pode comprometer eletivamente as fibras efetoras do reflexo fotomotor, respeitando aquelas responsáveis pela acomodação-convergência.

A causa determinante desse sinal geralmente é a sífilis do SNC, particularmente a *tabes dorsalis*, entretanto o sinal de Argyll-Robertson, completo ou incompleto, pode ser encontrado também na doença de Déjerine-Sottas e na neuropatia diabética.

BIBLIOGRAFIA
1 Assis JL. Propedêutica neuroftalmológica. In: Tolosa APM & Canelas HM: Propedêutica Neurológica. São Paulo, *Procienx,* 1969.

2 Johnson RH & Spalding JMK. *Disorders of the autonomic nervous system.* Oxford, Blackwell, 1974.

ARNOLD, NEURALGIA DO GRANDE NERVO OCCIPITAL DE
Neuralgia occipital

Estruturas da fossa craniana posterior e a porção superior da coluna cervical são inervadas pelas três raízes cervicais superiores, que dão origem aos nervos occipital maior, occipital menor e o terceiro nervo occipital. Os nervos occipital maior e menor (nervo de Arnold) nascem do ramo dorsal da segunda raiz cervical e são responsáveis pela inervação cutânea da maior parte do escalpo posterior, enquanto o terceiro nervo occipital promove a inervação sensitiva da articulação zigoapofisária C2/C3. Esse nervo estabelece conexões íntimas com várias estruturas musculares da região posterior do pescoço, tendões, vasos sanguíneos, ossos e pele.

A neuralgia do nervo occipital caracteriza-se por ser uma dor paroxística, de curta duração, descrita habitualmente como "pontada", na distribuição dos nervos occipital maior ou menor, acompanhada de hipoestesia ou disestesia em suas áreas de inervação cutânea. A dor pode irradiar-se até a região do vértex craniano. Crises de dor são comumente sucedidas de sensação dolorosa mais prolongada na região do nervo afetado. A palpação do nervo é quase sempre dolorosa e pode provocar sensações parestésicas. A condição é temporariamente aliviada por bloqueio anestésico local do nervo.

A neuralgia do nervo occipital, tida como essencial, deve ser distinguida da dor occipital irradiada a partir das articulações atlantoaxial ou zigoapofisária, ou de pontos de gatilho nos músculos do pescoço ou de suas inserções.

Causas secundárias, envolvendo estruturas cervicais altas – como a osteoartrite da coluna cervical, os traumas cranianos atingindo a região posterior do crânio, as malformações vasculares da medula cervical alta, os processos neoplásicos da transição craniocervical bem como as malformações desta região –, devem sempre ser descartadas por meio de investigação apropriada. O tratamento nos casos em que se comprova a presença de causa orgânica subjacente deve objetivar a sua correção ou eliminação.

Nas formas essenciais, estão preconizados bloqueios anestésicos locais, utilizando-se lidocaína a 2% ou bupivacaina a 0,5%, associadas ou não a corticosteroide de ação prolongada. O alívio da dor é imediato e seu efeito pode durar semanas ou meses, podendo haver necessidade de repetir-se o procedimento se houver recrudescimento da dor.

Um tratamento alternativo é a implantação sobre o nervo occipital maior de um aparelho estimulador. Para os casos mais rebeldes, preconiza-se a realização de descompressão das raízes C2 e C3 ou até a gangliectomia. Embora sem grandes níveis de evidência quanto à eficácia clínica, podem ser tentados os anti-inflamatórios não hormonais associados ou não a antidepressivos tricíclicos.

BIBLIOGRAFIA

1 Ashkenasi A; Levin M. Three common neuralgias. How to manage trigeminal, occipital, and postherpetic pain. *Postgraduate Medicine,* 2004, 116(3): 16.

2 Bogduk N. The anatomy of occipital neuralgia. *Clin Exp Neurol.,* 1981, 17: 167.

3 The international classification of headache disorders, 3. ed. (beta version). *Cephalalgia*, 2013; 33(9): 629-808.

ARNOLD-CHIARI, SÍNDROME DE
Malformação de Arnold-Chiari

Consideramos, hoje, quatro tipos tradicionais de malformação que apresentam vários graus de comprometimento clínico e anatômico do romboencéfalo. De maneira geral, Chiari tipos I, II e III envolvem vários graus de herniação do romboencéfalo, deslocando-se da fossa posterior pelo forame magno e projetando-se no canal vertebral em contato com a medula cervical. Diferentemente, na malformação de Chiari tipo IV, não há deslocamento do romboencéfalo, pois se desenvolve hipoplasia ou aplasia do cerebelo com a formação de encefalocele.

Em 1891, Hans Chiari, professor de patologia da Universidade de Praga, analisando 40 encéfalos com anomalias congênitas do romboencéfalo, foi o primeiro a descrever uma malformação caracterizada pela presença das tonsilas cerebelares e do bulbo na porção superior do canal raqueano e classificou-a em três tipos. Em 1894, Arnold descreveu um conjunto de malformações num recém-nascido, caracterizado pela presença de meningomielocele lombar, agenesia da rótula esquerda e da articulação tibiotársica do mesmo lado, além da penetração através do forame magno de uma pequena porção do cerebelo na porção superior do canal raqueano. Em 1896, Chiari reuniu mais 24 casos de um complexo de anomalias do desenvolvimento e adicionou um quarto tipo à sua descrição original. Chiari definiu, então, essas malformações da seguinte forma: Tipo I – a porção inferior do bulbo e as tonsilas cerebelares estão insinuadas mais do que 5 mm abaixo do forame magno. A presença de hidrocefalia é rara; Tipo II – além dos achados anteriores, também o vermis, tronco encefálico e o IV° ventrículo se encontram abaixo do forame magno. É comum a associação com outras anomalias congênitas intracranianas e raquidianas, tanto ósseas como parenquimatosas. Esse tipo geralmente se apresenta com mielomeningocele e hidrocefalia.

A presença de siringomielia é frequente; Tipo III – as tonsilas cerebelares e o tronco encefálico estão no canal vertebral cervical encaixados numa encefalocele occipital associada a outras anomalias congênitas (Figura 6) intracranianas também encontradas no Chiari tipo II. Tipo IV – apresenta-se com aplasia ou hipoplasia cerebelar associada à aplasia da tenda do cerebelo.

Dos quatro tipos, o mais comum é o tipo II que hoje se conhece como malformação de Arnold-Chiari. As malformações que podem estar associadas ao Arnold-Chiari são mielomeningocele lombar, hidrocefalia, espinha bífida oculta, hidromielia, estenose de aqueduto, siringomielia, impressão basilar, estiramento dos últimos nervos cranianos e dos primeiros nervos cervicais. Apesar dos múltiplos aspectos morfológicos considerados nessa malformação, as alterações do tipo II são mais comuns em crianças com hidrocefalia e meningomielocele, enquanto as do tipo I são encontradas em crianças de maior idade e nos adultos.

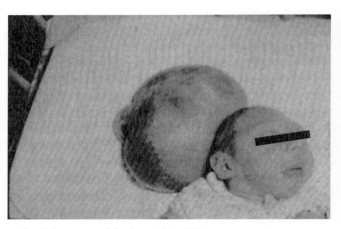

Figura 6 – *Volumosa encefalocele no Chiari III.*

As teorias mecânicas têm predominado na explicação desta malformação. Chiari postulava que a hidrocefalia era o fator responsável pela penetração de parte do cerebelo e do bulbo na porção superior do canal cervical. Outra teoria defende a tração mecânica exercida sobre a medula, cuja porção inferior estaria fixa no saco de uma meningomielocele ou numa espinha bífida. Em virtude do crescimento desproporcional entre medula e canal vertebral, pode haver uma tração para baixo da medula, do bulbo, das tonsilas cerebelares, do vermis e do IV° ventrículo. Porém, as teorias mecânicas não explicam todos os casos, visto que em alguns não se encontra a presença de hidrocefalia ou meningomielocele. É possível que a malformação de Arnold-Chiari seja mais complexa, intervindo vários fatores disembrioplásticos na gênese de um complexo malformativo (malformações múltiplas) (Figura 7).

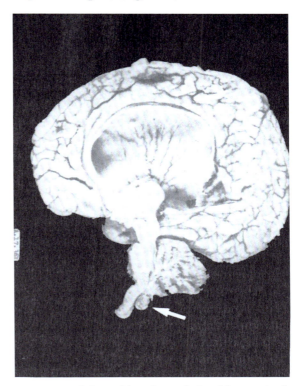

Figura 7 – *Corte sagital do encéfalo onde se vê hidrocefalia, atresia do aqueduto e malformação de Arnold-Chiari (seta).*

Chiari Tipo I

As malformações ósseas da transição occipito-cervical estão associadas em 50% à anomalia de Chiari tipo I. Correspondem à invaginação basilar, à platibasia e à occipitilização da vértebra C1 (Atlas). Outras anomalias descritas são sela túrcica vazia e deformidade do clivus, anomalia de Klippel-Feil e escoliose torácica. Com relação ao tecido nervoso, a siringomielia está geralmente presente. A maioria dos pacientes com Chiari tipo I é assintomática. Quando surgem sinais e sintomas, as principais manifestações clínicas são: cefaleia, escoliose e apneia do sono. O tratamento dessas lesões depende da presença ou não de hidrocefalia e de sinais de compressão medular alta e instabilidade cervical, podendo variar desde a observação clínica até a descompressão cirúrgica da fossa craniana posterior com duroplastia (ampliação do espaço dural com adaptação de enxerto de dura-máter) e expansão da fossa posterior.

Chiari Tipo II

Entre as manifestações clínicas, podemos encontrar em crianças hidrocefalia e/ou sinais e sintomas de hipertensão intracraniana, tais como cefaleia, vômitos e edema de papila. O comprometimento de estruturas bulbares costuma se exteriorizar por déficit motor e atrofia da língua, do esternocleidomastoideo e trapézio, além de disfagia, estridor laríngeo e até apneia do sono. Os sinais de ataxia cerebelar e de comprometimento piramidal (espasticidade) também podem ser encontrados. Às vezes, as manifestações clínicas são do tipo siringomiélico. O diagnóstico clínico poderá ser confirmado pelos exames de neuroimagem, principalmente ressonância magnética.

O tratamento deve constar de descompressão cirúrgica suboccipital da fossa craniana posterior, acompanhada de retirada do arco posterior da vértebra C1 Atlas e duroplastia. A hidrocefalia, quando presente, deve merecer tratamento prioritário pela técnica de derivação ventriculoperitoneal. Quando a cavidade siringomiélica é exuberante e predomina no quadro clínico, pode ser tratada por meio de derivações para o espaço subaracnoideo ou pleural, na tentativa de estabilizar e retardar a evolução da doença.

BIBLIOGRAFIA

1 Oakes WJ & Tubbs AB. Chiari malformations. In: *Youmans Neurological Surgey*. Philadelphia, Saunders, 2004.

2 Wilkins RH & Irwin AB. The Arnold-Chiari malformation. *Arch Neurol 1971*, 25: 376.

ASPERGER, SÍNDROME DE
Desordem de Asperger

Em 1944, o pediatra vienense Hans Asperger descreveu quatro pacientes com características semelhantes às do autismo, mas com inteligência normal, com habilidades cognitivas especiais, quadro denominado psicopatia autística. Escrito em alemão, seu trabalho permaneceu desconhecido até o final da década de 1970, época em que as bases neurobiológicas para explicar o autismo começavam a adquirir consistência, assim como tornava-se evidente uma ampla variabilidade clínica, surgindo o conceito de um espectro autístico, quando Lorna Wing publicou uma série de casos em 1981, propondo o nome síndrome de Asperger. Ganhou reconhecimento oficial no DSM-IV em 1994. O autismo é uma condição patológica na qual há desvios e anormalidades em três áreas do desenvolvimento: na interação interpessoal e relacionamento social; na comunicação; e no comportamental, com padrões repetitivos e estereotipados. O espectro clínico do quadro autístico é muito amplo. Numa ponta estão indivíduos com deficiência mental séria, ausência de interação interpessoal, linguagem nula e cuja única função visível é fazer estranhos movimentos corporais repetitivos. Na outra ponta, estão pessoas com QI normal ou alto, com carreiras profissionais de sucesso e vida doméstica aparentemente normal. Algumas dessas pessoas exibem talentos extraordinários para desenhos, cálculo ou tocar um instrumento. Entretanto, a marca registrada de todos é um comprometimento significativo da empatia: os autistas não entendem intuitivamente que as outras pessoas têm mentes que podem conter uma visão de mundo inteiramente diferente da deles e não conseguem entrar na cabeça de outra pessoa. Mais do que qualquer coisa, o autismo é um defeito de comunicação, uma incapacidade de compartilhar sentimentos, crenças e conhecimento com outras pessoas.

O diagnóstico é clínico-comportamental, não tem marcador biológico. O termo síndrome de Asperger (SA) é aplicado ao quadro mais leve daquilo que é conhecido como o espectro de desordem autística, global, invasiva ou pervasiva (presente e perceptiva o tempo todo) de desenvolvimento. Os pacientes desenvolvem a fala e a linguagem, conseguem progressos acadêmicos, muitas vezes, até com facilidade. De definição nosológica ainda incerta, alguns autores consideram os portadores de SA autistas de alto desempenho, particularmente em certas áreas como talento matemático ou capacidade musical. Outros acreditam até que a SA e o autismo são duas entidades diferentes. E outros, ainda, referem que os portadores de SA são indivíduos normais e que apenas apresentam leves "traços autísticos". O fato é que essas crianças são estranhas ou "são normais porém diferentes".

É um transtorno de validade nosológica incerta, colocado como um subtipo do Transtorno global do desenvolvimento no CID-10 e DSM-IV, descaracterizado na classificação clínica por intensidade das manifestações do espectro autista no DSM-V porque representa uma alteração qualitativa menos acentuada das interações sociais recíprocas, semelhantes às observadas no autismo, mas que se diferencia também pelo fato de não apresentar retardo mental, por adquirir linguagem sem comprometimento significativo e apresentar um bom desenvolvimento cognitivo, mas com um repertório de interesses e atividades restrito, estereotipado e repetitivo.

A SA predomina nos meninos, na proporção de 10:1, por uma razão desconhecida. O neurologista Geschwind defende a tese de que a testosterona fetal influi no crescimento dos hemisférios cerebrais: nos homens, um nível mais alto de testosterona levaria a um crescimento mais rápido do hemisfério cerebral direito. Esse hemisfério atua na habilidade espacial que está ligada à capacidade de sistematização, enquanto o hemisfério cerebral esquerdo, atuando na linguagem e comunicação, está ligado à capacidade de empatia. Geralmente, a destreza motora global é deficiente, são desastrados motoramente, mas podem mostrar excelente habilidade em desenhos.

Apesar de os portadores não interagirem visualmente desde os primeiros meses de vida, isso raramente é percebido pelos pais e familiares. Têm comportamento social e modulação afetiva e emocional inadequados, com ressonância afetiva mal modulada, determinando uma interação social prejudicada, com falta de espontaneidade e naturalidade nas reações comportamentais.

A linguagem está preservada, mas mais da metade dos pacientes com SA se queixa de atraso da fala como meio de comunicação, apesar de boa compreensão, mas com dificuldades na fluência verbal, na dificuldade de interpretação de significados da linguagem figurada, de duplo sentido, de ironias e do sarcasmo.

Essas crianças caracterizam-se pelo isolamento social, pela dificuldade de fazer conexões sociais com falta de desejo espontâneo de compartilhar situações agradáveis, por respostas socialmente impróprias pela dificuldade de seguir regras, controle comportamental em festas ou reuniões, pela falta de interesse em dividir experiências com outros, pelos maneirismos motores estereotipados ou repetitivos, pela preocupação com partes de objetos, pelo uso limitado de gestos e pela linguagem corporal desajeitada. Enfim, são crianças com sociabilização deficiente, que vivem "em seu próprio mundo". Têm preocupações e interesses específicos excessivos e restritos em detrimento de outras atividades, aderência rígida e inflexível a rituais ou rotinas. Ao longo da vida alguns sintomas mudam: alguns recuam, alguns predominam, mas na sua essencialidade o quadro permanece. No entanto, o que distingue a SA de outras formas de autismo é a sua evolução, consideravelmente mais branda. Os portadores de SA crescem, falam na hora certa, muitos estudam e fazem carreira brilhante, porém são "esquisitões" e viver em sociedade para eles é sempre um desafio.

Embora as crianças com SA possam frequentar escolas regulares, às vezes certas dificuldades na aprendizagem exigem salas de recuperação ou tutoreamento. Outros cuidados podem ser necessários: fonoaudiólogo; terapia ocupacional e suporte psicológico. O uso de medicamentos pode estar indicado em algumas situações de comorbidades: depressão (antidepressivos);

déficit de atenção (metilfenidato, lisdexanfetamina); distúrbios comportamentais (clonidina, valproato, carbamazepina, citalopram, paroxetina, neurolépticos); síndrome de Tourette. Na idade adulta, podem surgir manifestações psicóticas.

BIBLIOGRAFIA

1 Aussilloux C; Baghdadli A. Asperger syndrome: evolution of the concept and current clinical data. *Rev Neurol* (Paris) 2008, 164(5): 406-413.

2 Klin A. Autismo e síndrome de Asperger: uma visão geral. *Rev Bras Psiquiatr. 2006,* 28 (Supl I): S3-S11.

3 Gadia CA; Tuchman R; Rotta NW. Autismo e doenças invasivas de desenvolvimento. *J Pediatr* (Rio de Janeiro) 2004, 80 (Suppl 2): S83-S94.

4 Levy SE; Mandell DS; Schultz RT. Autism. *Lancet 2009,* 374(9701): 1627-1638.

AUSTIN, DOENÇA DE
Mucossulfatidose, Deficiência de múltiplas sulfatases

Doença genética com modalidade de transmissão do tipo autossômico recessivo, caracterizada bioquimicamente por um déficit múltiplo em sulfatases. Essa afecção é mais rara ainda do que a leucodistrofia metacromática e apresenta certas características das mucopolissacaridoses. Além do déficit da arilsulfatase A, há também déficit das arilsulfatases B e C, além de mais 10 sulfatases ligadas à degradação de mucopolissacarídeos, levando ao acúmulo neurovisceral e esquelético de sulfatídeos, glicosaminoglicanos e colesterilsulfato.

Do ponto de vista clínico, a doença de Austin associa as manifestações da forma infantil da leucodistrofia metacromática com dismorfias e manifestações viscerais das mucoplissacaridoses (fácies grosseira, alterações esqueléticas, hepatoesplenomegalia). Com certa frequência, observa-se ictiose precoce, que é um sinal característico e importante no reconhecimento da doença, causada pela deficiência de arilsulfatase C. O quadro instala-se a partir do 2º ano de vida com instabilidade à marcha, mas pode ser mais precoce anterior à aquisição da marcha, com incoordenação motora, tremores nas mãos, deterioração da linguagem adquirida. As manifestações evolutivas incluem ataxia, espasticidade, crises convulsivas e deterioração mental até atingir a demência. O curso da doença pode ser mais grave do que o da leucodistrofia metacromática e o óbito costuma ocorrer entre 18 e 24 meses do início da doença.

Do ponto de vista anatomopatológico, observa-se uma rarefação neuronal maciça e, no interior dos neurônios, encontra-se material de acúmulo PAS-positivo e ortocromático. Corpúsculos de Alder-Reilly podem ser vistos em linfócitos e polimorfonucleares. O exame do LCR pode evidenciar hiper-

41

proteinorraquia moderada. A radiografia de esqueleto mostra alterações semelhantes às das mucopolissacaridoses. Na urina, estão aumentadas as excreções de glicosaminoglicanos e sulfatídeos. Os exames de imagem (TC e RM) mostram um padrão leucodistrófico difuso. O diagnóstico é definido pelas dosagens das arilsulfatases A, B e C nos leucócitos, fibroblastos e outros tecidos. O diagnóstico enzimático pré-natal é possível pela dosagem das arilsulfatases nas culturas de líquido amniótico ou pela biópsia de trofoblasto. A doença de Austin é devida a mutações no gene *SUMF1* (fator 1 modificador da sulfatase), localizado no cromossomo 3p26 que, prejudicando, a conversão da cisteína em C-formilglicina interfere na ativação catalítica pós-translacional de todas as sulfatases.

BIBLIOGRAFIA

1   Artigalás AO; da Silva LR; Burin M *et al.* Multiple sulfatase deficiency: clinical report and description of two novel mutations in a Braziian patient. *Metab Brain Dis.* 2009, 24(3): 493-500.

2   Incecik F; Ozbek MN; Gungor S *et al.* Multiple sulfatase deficiency: a case series of four children. *Ann Indian Acad Neurol.* 2013, 16(4): 720-722.

3   Rosemberg S. *Neuropediatria.* Rio de Janeiro, Sarvier, p. 302, 2010.

4   Yis U; Pepe S; Kurul SH *et al.* Multiple sulfatase eficiency in a Turkish family resulting from a novel mutation. *Brain Dev. 2008,* 30(5): 374-377.

AUSTIN-DYCK, SÍNDROME DE
Chronic inflammatory demyelinating polyradiculoneuropathy – CIDP; Polirradiculoneuropatia desmielinizante inflamatória crônica – PDIC
Veja síndrome de Guillain-Barré.

Foi descrita por Austin, em 1958, uma forma de polirradiculoneuropatia recorrente, respondedora ao esteroide e que atualmente é denominada polirradiculoneuropatia desmielinizante inflamatória crônica (PDIC). É uma patologia de grande importância, já que representa aproximadamente 21% de todas as neuropatias não diagnosticadas inicialmente. Trata-se de uma polirradiculoneuropatia (PRN) ou polineuropatia simétrica, afetando as fibras sensitivas e motoras, comprometendo as regiões proximal e distal dos membros, padrão que a distingue de muitas neuropatias hereditárias e adquiridas em que predomina o déficit muscular distal. De modo infrequente, o SNC e os nervos cranianos podem ser afetados. A evolução do quadro é progressiva ou em surto-remissão.

Os achados laboratoriais mais importantes compreendem os dados eletroneuromiográficos, que podem evidenciar uma diminuição de velocidade de condução nervosa motora, frequentemente com bloqueio de condução. O exame do LCR costuma evidenciar uma hiperproteinorraquia e a biópsia de nervo pode mostrar uma desmielinização ativa promovida por macrófagos. Os critérios diagnósticos estão listados no Quadro 1.

Quadro 1 – Critérios diagnósticos da síndrome de Austin-Dyck.

I – Critérios clínicos: A) Obrigatórios A-1 – Disfunção progressiva ou recorrente, sensitiva e motora, raramente sensitiva ou motora, de mais de um membro, de natureza periférica, que se desenvolveu em um período de pelo menos 2 meses. A-2 – Hipo ou arreflexia envolvendo em geral os quatro membros.
B) Que dão suporte ao diagnóstico B-1 – Perda da sensibilidade profunda predominando sobre a perda da superficial. C) De exclusão C-1 – Mutilação das mãos e dos pés, retinite pigmentar, ictiose, história de exposição a tóxicos ou drogas que causem neuropatia periférica semelhante, história familiar de neuropatia periférica de base genética. C-2 – Nível sensitivo C-3 – Distúrbios inequívocos de esfíncteres
II – Critérios eletrofisiológicos: A) Obrigatórios: três dos quatro achados A-1 – Redução da velocidade motora em dois ou mais nervos A-2 – Bloqueio de condução parcial ou dispersão temporal anormal em um ou mais nervos motores A-3 – Latências distais prolongadas em dois ou mais nervos A-4 – Ondas F ausentes ou com latência mínima prolongada em dois ou mais nervos B) Que dão suporte ao diagnóstico B-1 – Redução da velocidade de condução sensitiva B-2 – Ausência do reflexo H
III – Achados patológicos: A) Obrigatórios: biópsia de nervo com evidências inequívocas de desmielinização e remielinização A1 – Desmielinização à microscopia eletrônica B) Dão suporte B-1 – Edema subperineural ou endoneural B-2 – Infiltrado de células mononucleares B-3 – Formação em "casca de cebola" B-4 – Variação proeminente do grau da desmielinização entre os fascículos Exclusão: vasculite; edema dos neurofilamentos dos axônios; depósito amiloide ou inclusões intracitoplasmática nas células de Shwann ou macrófagos indicando adrenoleucodistrofia; leucodistrofia metacromática; leucodistrofia de células globoides ou outra patologia específica.
IV – LCR: A) Obrigatórios A-1 – menos de 10 células/ mm^3 se HIV negativo ou menos de 50 células/mm^3 se HIV positivo A-2 – VDRL negativo B) Que dão suporte B-1 – Proteína elevada

Como o mecanismo básico da síndrome de Guillain-Barré e da PIDC é desconhecido, é possível que essas síndromes sejam variantes de uma mesma desordem. Entretanto, existem razões para considerar a PIDC como entidade nosológica distinta. A primeira diferença está na evolução temporal dos sintomas neurológicos entre as duas: na síndrome de Guillain-Barré (SGB), o déficit se desenvolve de modo rápido, atinge um máximo e posteriormente regride de modo lento; na PDIC o déficit se desenvolve de modo gradual, atinge o seu máximo em meses ou anos. A segunda está na presença de uma infecção precedendo a instalação da SGB, o que não é observado na PDIC. Uma terceira diferença está na resposta ao esteroide que a PDIC apresenta.

Embora a maioria dos pacientes apresente melhora com as terapias disponíveis, a resposta ao tratamento tem curta duração e a maioria deles requer tratamentos intermitentes. Cura ou remissões prolongadas são exceções. A resposta à prednisona é observada após algumas semanas de tratamento, atingindo o seu máximo em 3 a 6 meses. As complicações a longo prazo limitam o seu uso. A imunoglobulina intravenosa é um tratamento oneroso e requer administração a cada 2 ou 8 semanas. Com a plamaférese a melhora ocorre dentro de poucas semanas, mas pode haver recidiva dentro de 2 a 8 semanas. É um procedimento invasivo, caro e necessita de centros especializados, as terapias combinadas podem ser úteis nos casos mais graves.

BIBLIOGRAFIA

1   Ad hoc Subcommittee of the American Academy of Neurology AIDS Task Force. Research criteria for diagnosis of chronic inflammatory demyelinating polyneuropathy (CIDP). 1991, *Neurology* 41: 617.

2   Dyck PJ; Pineas J & Pollard J. Chronic inflammatory demelinating polyradiculoneuropathy. In: Dyck & cols. *Peripheral Neuropathy.* Philadelphia, Saunders, 1993.

3   Ropper AH. Current treatments for CIDP. 2003, *Neurology* (Suppl 3): 16.

AUSTRIAN, SÍNDROME DE

A síndrome de Austrian é descrita classicamente pela tríade de meningite, endocardite infecciosa e pneumonia secundária ao *Streptococcus pneumoniae* (pneumococo). Apesar dos aspectos clínicos terem sido descritos por Heschl em 1862, foi Robert Austrian, em 1956, quem elucidou a fisiopatologia e descreveu um relato mais abrangente das manifestações clínicas.

A porta de entrada mais comum da infecção bacteriana é o trato respiratório. A maioria das infecções pneumocócicas invasivas ocorre preferencialmente, em homens de meia-idade, com fatores predisponentes como imunodepressão, fístula dural, otite, sinusite ou uso de drogas injetáveis. O fator de risco com maior força de associação na síndrome de Austrian, é o alcoolismo; seguido pela idade avançada.

Duas apresentações clínicas são mais descritas: (1) na mais frequente, o indivíduo apresenta-se com meningite bacteriana aguda e quadro pneumônico associado, quando, após melhora clínica inicial devido ao uso de antibióticos, instalase deterioração hemodinâmica aguda e sepse, secundária ao acometimento cardíaco, sob a forma de endocardite; (2) menos frequente, o quadro inicial ocorre com manifestações cardiovasculares proeminentes, e o quadro pulmonar ou meníngeo associado é frustro ou quase despercebido.

A valva aórtica é a mais acometida na endocardite da síndrome de Austrian, assim como é a que apresenta mais complicações (p. ex.: ruptura) e taxa de mortalidade mais alta. A manifestação cardiovascular mais comum é a regurgitação aórtica, com graus variados de insuficiência cardíaca.

Essa síndrome apresenta taxa de mortalidade elevada, estimada entre 30 e 60%. A antibioticoterapia com espectro adequado para o pneumococo e a necessidade de cirurgia cardíaca, quando ocorre envolvimento da valva aórtica, só tem eficácia quando o diagnóstico é precoce. Acredita-se que a síndrome não seja tão infrequente, principalmente em unidades de terapia intensiva, sendo associada a um prognóstico sombrio.

BIBLIOGRAFIA

1   Kanakadandi V; Annapureddy N; Agarwal SK *et al.* The Austrian syndrome: a case report and review of the literature. *Infection.* 2012; 41(3): 695-700.

2   Dalal A; Ahmad H. Austrian syndrome (pneumococcal pneumonia, meningitis, and endocarditis): a case report. *Am J Med Sci.* 2008; 336(4): 354-355.

3   Asbach S; Bode C; Geibel A. A severe case of Austrian syndrome. *J Am Soc Echocardiogr.* 2004; 17(11): 1213.

ASHERSON, SÍNDROME DE

*Síndrome do anticorpo antifosfolípide catastrófica
Veja SAAF, síndrome de Hughes.*

Forma rara e catastrófica de síndrome de anticorpo antifosfolípide (SAAF), vista em menos do que 1% dos pacientes. Apresentam infartos cerebrais e lesões viscerais disseminadas.

Os critérios diagnósticos são:

História de SAAF e/ou presença de anticorpos antifosfolípides (aFLs).

Três ou mais novas tromboses de órgãos dentro de 1 semana.

Confirmação por biópsia de um micro trombo.

Exclusão de outras causas de trombose de múltiplos órgãos ou microtrombose.

Pacientes podem apresentar produtos de degradação de fibrina elevados, níveis de fibrinogênio reduzidos, ou elevadas concentrações de dímero-D que são mais tipicamente encontrados em coagulação intravascular disseminada (CIVD). Além disso, a trombocitopenia é comum.

Evolução letal tem sido relatada em mais de 40% dos casos.

A conduta recomendada nesses casos consiste em tratar qualquer doença identificável que possa ter precipitado a SAAF catastrófica (p. ex.: infecção); anticoagulação com heparina no quadro agudo, seguida de varfarina por longo prazo; e altas doses de glicocorticosteroides.

BIBLIOGRAFIA

1 Erkan D; Espinosa G; Cervera R. Catastrophic antiphospholipid syndrome: updated diagnostic algorithms. *Autoimmun Rev.* 2010; 10: 74-9.

AVED (*Ataxia with isolated vitamin E deficiency*) Ataxia por deficiência isolada de vitamina E, Ataxia Friedreich-like

O acrônimo AVED significa em inglês *Ataxia with isolated Vitamin E Deficiency.* Esse tipo de deficiência depende de mutações no gene α-TTP que codifica a proteína de transferência do α-*tocopherol*. É importante o reconhecimento precoce dessa síndrome para se instituir uma administração suplementar de vitamina E.

Esse quadro apresenta similaridades com a doença de Friedreich. Costuma ter início na puberdade com ataxia progressiva, abolição da propriocepção (vibratória e cinético-postural) e arreflexia profunda. Outras manifestações podem fazer parte do quadro clínico: disdiacodocinesia; tremor cefálico; Romberg positivo; rebaixamento visual. Há uma marcada redução da vitamina E no plasma.

O tratamento consiste na administração de vitamina E por longo período e em doses altas (800 a 1.000 mg/dia). O tratamento precoce reverte a ataxia e evita um quadro de deterioração mental.

BIBLIOGRAFIA

1 Marzouki N; Benomar A; Yahyaoui M *et al.* Vitamin E deficiency ataxia with (744 del A) mutation on alpha gene: genetic and clinical peculiarities in Moroccan patients. *Eur J Med Genet* 2005; 48: 21.

AVELLIS, SÍNDROME DE

Síndrome ambiguospinotalâmica; Síndrome de Avellis-Longhi; Síndrome do nervo laríngeo superior

Caracteriza-se pelo comprometimento dos nervos motores que têm origem nas porções média e inferior do núcleo ambíguo, isto é, vago e ramo interno do nervo espinhal (complexo vagospinhal).

O quadro clínico inclui paralisia ipsolateral do véu do palato e dos músculos abdutores da laringe (paralisia velolaríngea). Os pacientes apresentam voz rouca e geralmente anasalada, podendo referir disfagia. Quando a lesão responsável pela síndrome é intrabulbar, além da paralisia do vagospinhal homolateral, pode ocorrer no lado oposto hemianestesia térmico-dolorosa (pelo comprometimento do trato espinotalâmico).

As causas responsáveis por essa síndrome são de ordem vascular, traumática e compressiva (linfonodos aumentados, tumores e abscessos).

BIBLIOGRAFIA

1 Currier RD. Syndromes of the medulla oblongata. In: Vinken PG & Bruyn GW. Handbook of Clinical Neurology. v. 2. Amsterdam, North-Holland, 1969.

AXENFELD-SCHÜRENBERG, SÍNDROME DE

Paralisia oculomotora cíclica

Curiosa manifestação oculomotora, cujo mecanismo permanece obscuro, caracterizada pela alternância de paralisia do nervo oculomotor (III°) com espasmos musculares nos territórios dependentes da mesma inervação. Com efeito, uma fase de paralisia completa do III° nervo é sucedida por uma atividade excessiva dos músculos dependentes da mesma inervação, fenômeno que provoca uma espécie da cãibra dos músculos antes paralisados. Assim, a pálpebra caída se eleva, o estrabismo divergente se transforma em convergente, a pupila dilatada se contrai. O fenômeno costuma ser unilateral e cada ciclo completo dura de 10 a 25 segundos; a tendência do quadro é a de se reproduzir indefinidamente.

A síndrome parece ser congênita, e casos heredofamiliais têm sido relatados.

BIBLIOGRAFIA

1 Guillaumat L; Morax PV & Offret G. *Neuro-ophtalmologie.* Paris, Masson, 1959.

B

BABINSKI-FRÖLICH, SÍNDROME DE

Hipogonadismo hipotalâmico; Síndrome adiposogenital de Frölich

Caracteriza-se, essencialmente, por obesidade e infantilismo sexual. O quadro depende de comprometimento hipotalâmico determinado principalmente por processos expansivos de natureza neoplásica, sobretudo craniofaringiomas. Outras causas incluem traumas ou outras doenças da glândula pituitária ou de estruturas peri-hipotalâmicas. As manifestações incluem obesidade da região mamária, do abdome inferior e genitália associada com pênis pequeno e embutido em tecido adiposo. Outras manifestações compreendem criptorquidismo, face glabra (sem pelos de barba) e voz aguda (fina) que, após a adolescência, conferem aos machos uma aparência feminina (Figura 8).

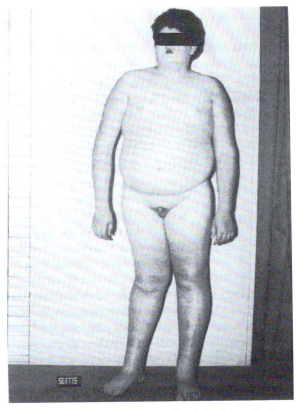

Figura 8 – *Síndrome de Babinski-Frölich: obesidade e hipogenitalismo.*

No sexo feminino, há acúmulo de tecido gorduroso sobre a glândula mamária hipodesenvolvida e no território inferior do abdome associado com hipoplasia genital. Pode haver também associação de diabetes insípido e nanismo. Do ponto de vista neurológico, pode-se encontrar escotoma, hemianopsia e papiledema.

BIBLIOGRAFIA

1 Babinski J. Tumor du corps pituitaire sans acromégalie et avec arrêt de development des organs géni*taux*. *Rev Neurol* (Paris) 1900 8: 531.

2 Jablonski S. *Eponymic syndromes and diseases.* Philadelphia, WB Saunders, 1969.

BABINSKI-NAGEOTTE, SÍNDROME DE
Síndrome do hemibulbo

Este quadro bulbar consiste essencialmente em sinais cerebeleares e síndrome de Claude Bernard-Horner ipsolaterais à lesão e hemiparesia com distúrbios sensitivos no lado oposto. Quando uma paralisia do palato ipsolateral se associa, o quadro recebe o nome de síndrome de Cestan-Chenais.

Por meio de estudos anatomopatológicos tem sido constatado que, na síndrome de Babinski-Nageotte, a lesão nem sempre é única, podendo ocorrer combinação de lesões particularmente nas porções medial e lateral de um hemibulbo. A causa da síndrome é vascular, traduzindo-se geralmente por focos múltiplos de amolecimentos isquêmicos. A RM pode fornecer subsídios para o diagnóstico etiológico e topográfico desta síndrome.

BIBLIOGRAFIA

1 Rondot P. Syndromes of motor central disorders. In: Vinken PJ & Bruyn GW – *Handbook of Clinical Neurology.* v. 1 Amsterdam, North-Holland, 1969.

BALINT, SÍNDROME DE
Paralisia psíquica de fixação visual

Originalmente descrita por Rudolf Balint, um neurologista austro-húngaro, em 1909, foi clinicamente definida pela tríade composta de (1) apraxia do olhar, (2) atenção visual diminuída e (3) ataxia ocular ou óptica. Em geral, um quarto elemento semiológico pode estar presente, a simultagnosia visual.

A apraxia do olhar caracteriza-se pela dificuldade do paciente em dirigir o olhar para outros objetos dentro do campo visual, voluntariamente ou mesmo sob comando, fenômeno chamado por alguns autores de paralisia psíquica do olhar. O foco da atenção é restrito a apenas um objeto, embora não haja nenhuma restrição à motricidade ocular extrínseca.

O distúrbio visual da atenção ou atenção visual diminuída, pode ser descrito como um processo predominante sobre os campos visuais periféricos, gerando uma constrição do campo visual ou visão em túnel.

A ataxia ocular representa uma dificuldade do paciente em apontar ou tocar objetos no campo visual, sendo o gesto imperfeito, mal dirigido, desajeitado ou inacabado, na ausência de ataxia cerebelar.

A simultagnosia visual é a incapacidade de apreciar o todo, embora cada parte possa ser descrita com perfeição. Um exemplo ilustrativo pode ser encontrado no ato de acender um cigarro: o paciente com o cigarro à boca fixa a extremidade a acender e não consegue olhar a chama do isqueiro a alguns centímetros de distância. Outro exemplo, quando exibida ao paciente a foto de uma cidade no horário de "pico", ele é capaz de descrever um carro, uma pessoa ou um poste, mas não consegue descrever a cena no seu conjunto. A causa mais comum de simultagnosia visual é a doença de Alzheimer.

Esses achados neurológicos têm correlação anatomoclínica com lesões da região parieto-occipital bilateral, e a ocorrência de apenas um dos componentes isoladamente já foi verificada, o que implica substrato anatomopatológico diferente para cada parte da tríade. Topograficamente, quanto mais completos os elementos presentes da síndrome, mais provável que a localização parietal simétrica em sua região mais posterior seja o local afetado.

O diagnóstico etiológico da síndrome é importante e entre as causas podem ser apontadas doenças priônicas, degeneração corticobasal, doenças desmielinizantes, doença de Alzheimer, intoxicação por CO (monóxido de carbono), encefalites e LEMP. O prognóstico neurológico é variável de acordo com a doença de base.

BIBLIOGRAFIA

1. Ances BM; Ellenbogen JM; Herman ST *et al.* Balint syndrome due to Creutzfeldt-Jakob disease. 2004, *Neurology* 63: 395.

2. Andersen R; Andersen K; Hwang E; Hauschild M. Optic ataxia: from Balint's syndrome to the parietal reach region. 2004, *Neuron*, 81(5).

3. Biotti; Pisella; Vighetto. Balint syndrome and spatial functions of the parietal lobe. *Revue neurologique*, 2012, 168(10), 741-53.

4. Moreaud O. Balint syndrome. 2003, *Arch Neurol* 60: 1329.

BALLER-GEROLD, SÍNDROME DE

Descrita por Baller em 1950 e por Gerold em 1959, caracteriza-se pela presença de sinostose de uma ou mais suturas cranianas (usualmente com envolvimento da sutura coronária), braquicefalia, órbitas rasas, proptose ocular, retardo de crescimento, antebraços curtos, hipoplasia ou aplasia radial, ausência de polegares, poiquiloderma, anomalias genitourinárias (malformação anal) e cardíacas (defeitos do septo ventricular, estenose subaórtica, dextrocardia). Também deficiência mental pode fazer parte desta síndrome.

A modalidade de transmissão hereditária é do tipo autossômico recessivo. É decorrente de mutações no gene *RECQL4*, que também é responsável por dois outros fenótipos que se superpoem, a síndrome de Rothmund-Thomson e a síndrome RAPADILINO (RAdial ray defect; PAtellae hypoplasia or aplasia and cleft or highly arched PAlate; DIarrhea and DIslocated joints; LIttle size and LImb malformation; NOse slender and NOrmal intelligence).

O tratamento das manifestações da síndrome inclui intervenção cirúrgica para a craniossinostose antes dos 6 meses de idade e cirurgias corretivas das malformações, principalmente ortopédicas corretivas, para conferir funcionalidade aos membros superiores. Mutações do gene *RECQL4* estão correlacionadas com aumento de risco para osteossarcoma. Exposição excessiva ao sol deve ser evitada pelo risco de desenvolver câncer de pele.

BIBLIOGRAFIA

1 Greer M. Structural malformations. In: *Merrit's Neurology.* Rowland LP (Ed.). Philadelphia, Lippincott Williams & Wilkins, 2000.

2 Gupta MD[1]; Girish MP; Mukhopadhyay S; Yusuf J *et al.* Baller-Gerold syndrome a rare cause of heart-hand syndrome. 2011, *ISRN Cardiol.*

3 Van Maldergem L. *Baller-Gerold syndrome.* In: Pagon RA; Adam MP; Ardinger HH; Bird TD; Dolan CR; Fong CT; Smith RJH; Stephens K (Ed.). 2007 aug. 13 [updated 2011 jun 07].

4 Siitonen HA; Sotkasiira J; Biervliet M *et al.* The mutation spectrum in RECQL4 diseases. *Eur J Hum Genet,* 2009 Feb; 17(2): 151-8.

BALÓ, ESCLEROSE CONCÊNTRICA DE

Doença de Baló;
Encefalite periaxial concêntrica;
Leucoencefalite periaxial concêntrica
Veja doença de Schilder.

A esclerose concêntrica de Baló é uma rara forma de desmielinização, em que a lesão focal é caracterizada por bandas alternadas de substância branca mielinizada e desmielinizada, com aspecto em "casca de cebola". Foi inicialmente descrita por Marburg em 1906 e, subsequentemente, por Barré em 1926. Em 1928, Baló enfatizou o padrão patológico concêntrico das lesões, cunhando o termo *encephalitis periaxialis concentrica*. Sua patogênese ainda é pouco conhecida, sendo mais prevalente na China e Filipinas. Sugere-se que a esclesose concêntrica de Baló seja uma enfermidade distinta da esclerose múltipla, visto que a maioria dos casos descritos não demonstra as placas de desmielinização típicas da esclerose múltipla em outros sítios.

O quadro clínico é usualmente grave, com um curso monofásico progressivo ao longo de semanas a meses, que pode evoluir para óbito. O curso clínico pode ser subagudo, entretanto, há raros relatos de sobrevida a longo prazo. A faixa etária preferencial é dos 20 aos 50 anos e a apresentação clínica abrange sintomas de hipertensão intracraniana, cefaleia, rebaixamento do nível de consciência, convulsões e alterações cognitivas, achados atípicos para um primeiro surto de esclerose múltipla. As alterações no LCR assemelham-se às da esclerose múltipla, com a presença de bandas oligoclonais e síntese intratecal de IgG. O diagnóstico é habitualmente feito *postmortem*, mas recentemente a ressonância magnética (RM) tem contribuído para o diagnóstico precoce, demonstrando o padrão típico dessa forma de desmielinização. A administração endovenosa do agente paramagnético (gadolínio) evidencia o padrão característico de impregnação anelar incompleta concêntrica (Figura 9). Ao contrário da esclerose múltipla, a esclerose concêntrica de Baló não acomete a medula, cerebelo, tronco encefálico e quiasma óptico. Há relatos de boa resposta aos corticosteroides, imunossupressores e plamaférese, mas nem todos os pacientes se beneficiam com essas opções terapêuticas.

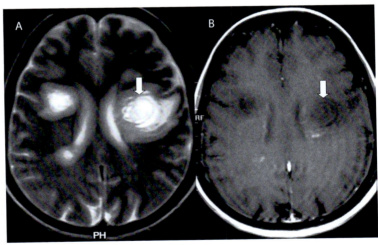

Figura 9 – *Doença de Baló. Imagens axiais de RM com ponderação T2 (A) e T1 com (B) mostrando o típico padrão de desmielinização concêntrica das lesões, com anéis de desmielinização intercalados.*
Fonte: imagens gentilmente cedidas pelo Dr. Nelson Fortes.

BIBLIOGRAFIA
1. Chen CJ; Ro LS *et al*. Serial MRI studies in pathologically verified Baló's concentric ssclerosis. *J Comput Assisted Tomography* 1996, 20(5): 732.

2   Kim MO; Lee SA *et al.* Balo´s concentric sclerosis: a clinical case study fo brain MRI, biopsy, and proton magentic resonance spectroscopic. *J Neurol Neeurosurg* 1997, 62(60): 655.

3   Miller AE & Coyle PK. Clinical features of multiple sclerosis. Continuum; lifelong learning in Neurology. *Multiple Sclerosis* 2004, 10(6): 38.

BANNAYAN-RILEY-RUVALCABA, SÍNDROME DE

Síndrome de Ruvalcaba-Myrhe, síndrome Ruvalcaba-Myhre-Smith, síndrome de Riley-Smith, síndrome de Bannayan, síndrome de Bannayan-Zonana Veja doença de Lhermitte-Duclos e síndrome de Cowden.

A síndrome de Bannayan-Riley-Ruvalcaba (sBRR) é uma doença autossômica dominante rara e considerada uma variante fenotípica da síndrome de Cowden. Caracteriza-se pela clássica tríade de macrocefalia, múltiplos lipomas e lentigos genitais pigmentados (pênis salpicado, que é um marcador muito específico da doença).

As manifestações clínicas surgem na infância, por volta de 5 anos de idade, um aspecto que é marcadamente diferente da síndrome de Cowden.

Não foram estabelecidos critérios diagnósticos clínicos para a sBRR. Além das alterações encontradas na síndrome de Cowden, ocorrem malformações vasculares, incluindo malformações arteriovenosas e fístulas do SNC, que parecem ser os achados mais comuns. Os sintomas neurológicos incluem: atraso no desenvolvimento psicomotor ou retardo mental; crises convulsivas; miopatia muscular proximal; hipotonia; lesões intramusculares com mistura de tecido adiposo, tecido fibroso e vasos anormais (rotulado como um hamartoma PTEN de tecido mole). Outras alterações que podem ocorrer são pólipos hamartomatosos do trato gastrintestinal; tireoidite de Hashimoto e outros distúrbios da tireoide, incluindo câncer de tireoide; palato elevado, hipermobilidade articular e anomalias oculares (estrabismo e ambliopia).

Os dados de RM de crânio são escassos. Foram descritos meningeomas, hamartoma vascular frontal, malformação arteriovenosa do nervo óptico e angioleiomioma.

A sBBR também está ligada a mutações germinativas do gene *PTEN* (gene da fosfatase e homólogo de tensina), o qual regula negativamente a fosfatidilinositol-3-quinase AKT e as vias de sinalização mTOR (*mammalian target of rapamycin*) que são críticas para a proliferação celular, progressão do ciclo celular e apoptose. A perda de função desse gene contribui para a oncogênese e, como tal, o *PTEN* é considerado um gene supressor de tumor.

Mutações da linha germinativa no *PTEN* foram descritas em uma variedade de síndromes raras que são coletivamente conhecidas como síndrome do tumor hamartoma PTEN (PHTS).

Na sBBB, são encontradas mutações em 55 a 60% dos doentes. Uma vez que mutações PTEN idênticas foram descritas em famílias com sBRR ou síndrome de Cowden, é provável que ambas sejam diferentes apresentações fenotípicas da mesma síndrome. O espectro fenotípico de PHTS inclui também as seguintes entidades: doença de Lhermitte-Duclos, desordem do espectro autista com megalencefalia; síndrome Proteus-like, SOLAMEN (Segmental Overgrowth, Lipomatosis, Arteriovenous Malformation, and Epidermal Nevus syndrome).

BIBLIOGRAFIA

1 Marsh DJ; Kum JB; Lunetta KL *et al.* PTEN mutation spectrum and genotype-phenotype correlations in Bannayan-Riley-Ruvalcaba syndrome suggest a single entity with Cowden syndrome. *Hum Mol Genet.* 1999; 8: 1461-1472.

2 Pilarski R; Stephens JA; Noss R *et al.* Predicting PTEN mutations: an evaluation of Cowden syndrome and Bannayan-Riley-Ruvalcaba syndrome clinical features. *J Med Genet.* 2011; 48: 505-512. Tan WH; Baris HN; Burrows PE *et al.* The spectrum of vascular anomalies in patients with PTEN mutations: implications for diagnosis and management. *J Med Genet.* 2007; 44: 594-602.

3 Lachlan KL; Lucassen AM; Bunyan D; Temple IK. Cowden syndrome and Bannayan Riley Ruvalcaba syndrome represent one condition with variable expression and age-related penetrance: results of a clinical study of PTEN mutation carriers. *J Med Genet.* 2007; 44: 579-585.

BANNWARTH, SÍNDROME DE
Meningorradiculite Linfocítica Veja Doença de Lyme.

Caracterizada por uma tríade constituída de radiculite dolorosa, mononeurite multiplex de nervos cranianos e pleocitose linfocitária no líquor (radiculoneurite, neurite craniana e meningite). O nervo craniano mais acometido é o VII (nervo facial). A síndrome pode ser idiopática, quando geralmente apresenta curso autolimitado ou secundário. Acredita-se que diversos casos idiopáticos correspondem à infecção por enterovírus ou outros vírus do grupo herpes não testados habitualmente. As patologias secundárias mais associadas descritas são a doença de Lyme e a neurossarcoidose. O tratamento é apenas sintomático.

BIBLIOGRAFIA

1 Miller RF; O'Connell S; Manji H. Reinfection with Lyme borreliosis presenting as a painful polyradiculopathy: Bannwarth's, Beevor's and Borrelia. *Journal of Neurology, Neurosurgery, and Psychiatry.* 2006; 77(11): 1293-1294.

2 Wulff CH; Hansen K; Strange P *et al.* Multiple mononeuritis and radiculitis with erythema, pain, elevated CSF protein and pleocytosis (Bannwarth's syndrome). *Journal of Neurology, Neurosurgery, and Psychiatry.* 1983; 46(6): 485-490.

3 Henriksson A; Link H; Cruz M *et al.* Immunoglobulin abnormalities in cerebrospinal fluid and blood over the course of lymphocytic meningoradiculitis (Bannwarth´s syndrome). 1986, *Ann Neurol* 20: 337.

BARDET-BIEDL, SÍNDROME DE
Veja síndrome de Laurence-Moon-Biedl.

A síndrome de Bardet-Biedl (SBB) é de natureza genética com modalidade de transmissão autossômica recessiva e com uma grande espectro de manifestações clínicas. Caracteriza-se pela presença de retinite pigmentar atípica (*rod-cone dystrophy*), polidactilia, obesidade centrípeta, alterações cognitivas, hipogonadismo e doença renal. Outras características como a fibrose hepática, diabetes melito, baixa estatura e distúrbios da linguagem têm sido descritas. Atualmente é considerada uma entidade distinta da síndrome de Laurence-Moon-Biedl, embora discuta-se se estas duas entidades não sejam manifestações distintas de uma mesma condição.

Para o diagnóstico da SBB é necessária a presença de quatro critérios maiores ou três critérios maiores associados a dois critérios menores.

São considerados critérios maiores para o diagnóstico:

Alterações visuais: presentes em 93% dos pacientes. Usualmente os primeiros sintomas aparecem aos 8 anos de idade, sendo comum o relato de cegueira noturna. A evolução é rápida, ocorrendo cegueira completa em 7 anos.

Polidactilia: ocorre em 69% dos pacientes, com pelo menos um dedo extranumerário na região lateral das mãos ou dos pés.

Obesidade e/ou baixa estatura: a obesidade ocorre em 75% dos pacientes. Principalmente após a puberdade, sendo frequente a distribuição rizomélica do tecido adiposo.

Distúrbios cognitivos: distúrbios do aprendizado ocorrem em 68% dos pacientes, sendo secundário a disfunções cognitivas, visuais ou ambas.

Doença renal: 46% dos pacientes apresentam alterações renais estruturais, sem um padrão preestabelecido, como agenesia renal unilateral, cistos renais, hidronefrose, rim ectópico e insuficiência renal, entre outras.

Hipogonadismo: frequentemente descrito no sexo masculino, determinando infertilidade secundária à falência gonadal primária.

São considerados sinais menores fibrose hepática, hipertrofia ventricular esquerda, cardiopatia congênita, diabetes melito, espasticidade moderada, ataxia/incoordenação motora, distúrbios da fala e voz, anormalidades dentárias, diabetes insípido nefrogênico, atraso no desenvolvimento, estrabismo/catarata/astigmatismo, braquidactilia/sindactilia.

A SBB é geneticamente heterogêna, com quatro *loci* identificados BBS1 (11q13), BBS2 (16q22), BBS3 (3p13) e BBS4 (15q21), sendo que os *loci* BBS1 e BBS4 parecem ser os mais frequentes. Aparentemente os familiares podem apresentar algumas manifestações menores da síndrome, como obesidade e anormalidades renais.

BIBLIOGRAFIA

1   Barnett S; Reilly S; Carr L *et al.* Behavioural phenotype of Bardet-Biedl syndrome. 2002, *J Med Genet* 39 e 76.

2   Beales PL; Elcioglu N; Woolf AS *et al.* New criteria for improved diagnosis of Berdet-Biedl syndrome: results of a population survey. 1999, *J Med Genet* 437-446,

3   Hrynchak PK. Bardet-Biedl syndrome. Optometry and Vision. 2000, *Science* 77(5): 236.

BARRÉ-LIEOU, SÍNDROME DE
Síndrome cervical; Síndrome cervicocefálica; Síndrome de Neri-Barré-Lieou; Síndrome simpática cervical posterior; Vertigem da artrose cervical

A síndrome cervical posterior de Barre-Lieou foi descrita em três artigos franceses, dois publicados em 1926 por Jean-Alexandre Barré e o terceiro, na tese de doutorado de seu assistente chinês Yong-Choen Lieou, em 1928. Eles partiram do pressuposto de que lesões dos nervos simpáticos ao longo da artéria carótida provocam a síndrome cervical anterior (síndrome de Claude Bernard-Horner). Barré postulava uma síndrome correspondente que ele chamou de "síndrome cervical posterior" comprometendo nervos simpáticos ao longo das artérias vertebrais. De sorte que os nervos simpáticos [para ele] regulavam o fluxo sanguíneo cerebral e que uma doença da coluna cervical podia irritar esses nervos e provocar isquemia cerebral transitória. Ocorre que esse substrato anatomopatológico nunca foi comprovado.

O quadro clínico descrito na síndrome de Barré-Lieou (SBL) embora possa comprometer ambos os sexos, é mais frequente nas mulheres entre 35 e 45 anos de idade. As manifestações são eminentemente subjetivas e traduzem-se por tonturas (com ou sem componente rotatório) acompanhadas de zumbidos uni ou bilaterais. Outras manifestações podem ocorrer: cefaleia occipital; crises parestésicas no vértex, na face e nos membros superiores; escotomas cintilantes; dores musculares na nuca e região escapular ou no trajeto dos músculos esternocleidomastóideos; instabilidade à marcha. O quadro é puramente subjetivo, devendo ser enfatizado que o desencadeamento ou exacerbação da sintomatologia quase sempre coincide com conflitos psíquicos. A etiologia geralmente é atribuída à artrose cervical. Outra teoria postulada responsabiliza o comprometimento dos receptores proprioceptivos do pescoço. A hiperestimulação de raízes nervosas cervicais posteriores – que asseguram a condução de impulsos aferentes para os núcleos vestibulares – poderia provocar vertigem.

As provas vestibulares não contribuem para o diagnóstico da SBL, podendo raramente mostrar uma hiporreflexia labiríntica.

A inclusão desta síndrome, altamente questionável, numa lista de epônimos médicos pode conferir uma certa aparência de legitimidade a este quadro com um embasamento puramente teórico. De sorte que este epônimo é obsoleto e deve ser abandonado.

BIBLIOGRAFIA

1 Boniver R. Le vertige d'origine cervicale. *Rev Méd Liége* 1976. 31: 245.

2 Foster CA; Jabbour P. Barre-Lieou syndrome and the problem of the obsolete eponym. *The Journal of Laryngology & Otology* 2007, 121: 680-683.

BASEDOW-GRAVES, DOENÇA DE

Bócio exoftálmico;
Doença de Basedow;
Doença de Graves;
Síndrome de Parry

Caracteriza-se por uma disfunção de origem autoimune na glândula tireoide, com produção excessiva de hormônio tireoideo, ou seja, tireotoxicose ou hipertireoidismo. Além da tireotoxicose, a doença de Graves está associada ao bócio e à oftalmopatia, mas essa tríade clássica ocorre somente em uma minoria de pacientes. A incidência é mais frequente em mulheres, com uma proporção de 5:1 e pode ocorrer em qualquer faixa etária, sendo o pico de prevalência entre as quinta e sexta décadas de vida. A fisiopatologia da doença está intimamente relacionada à produção de anticorpos que mimetizam a ação do TSH (*thyroid stimulating hormone*). Existem diversas causas de hipertireoidismo (suplementação exagerada do hormônio, bócio multinodular, tireoidites, nódulo tóxico), entretanto a mais frequente é a doença de Graves.

Independentemente da etiologia, o hipertireoidismo invariavelmente apresenta-se com sintomas sistêmicos (palpitações, emagrecimento, intolerância ao calor) associados à disfunção de outro sistema específico (cardiovascular, pele, neurológico etc.). As manifestações neurológicas podem ser didaticamente divididas de acordo com o local acometido: sistema nervoso central (SNC) ou sistema nervoso periférico (SNP). As principais síndromes do SNC são: alterações cognitivas, neuropsiquiátricas, distúrbios do movimento, acidente vascular cerebral e crise convulsiva. O SNP é difusamente acometido e suas principais síndromes são polineuropatia, miopatia, síndrome miastênica, paralisia periódica e oftalmoplegia exoftálmica.

A disfunção cognitiva é comum e, muitas vezes, pode ser despercebida. Mesmo pacientes jovens apresentam pontuações piores em testes cognitivos quando comparados a controles saudáveis. O quadro pode variar desde desatenção leve até demência grave e incapacitante. A instalação dos sintomas geralmente é subaguda, mas casos arrastados semelhantes a doença de Alzheimer podem ocorrer. Em um estado de tireotoxicose grave, conhecido como tempestade tireoidiana, os sintomas neurológicos podem ser mais agudos, em alguns dias evoluído de *delirium* hiperativo para letargia e coma. Manifestações neuropsiquiátricas como irritabilidade, labilidade emocional, depressão e alteração comportamental também são comuns e podem ocorrer isoladamente.

O tremor é o distúrbio de movimento mais comum, encontrado em cerca de 76% dos indivíduos. Ele caracteristicamente é de alta frequência e baixa amplitude, mais bem visto na ação e extremidades, também acometendo o segmento cefálico em alguns pacientes. Coreia pode ocorrer em cerca de 2% dos indivíduos, geralmente é unilateral e resolve-se com a normalização dos níveis hormonais. Outros distúrbios mais raros descritos são a mioclonia e o balismo.

As crises convulsivas, em geral, ocorrem associadas ao quadro encefalopático e podem ser focais ou generalizadas. Sua fisiopatologia é desconhecida, mas acredita-se que sejam decorrentes da diminuição do limiar convulsivo causado pela tireotoxicose. Os casos de AVC, geralmente, são isquêmicos, decorrentes da fibrilação atrial induzida pelo hipertireoidismo. Casos em que não existe fibrilação atrial podem ocorrer e acredita-se que estejam relacionados a uma disfunção do endotélio causada pelos anticorpos circulantes da doença de Graves.

A polineuropatia sensitiva de padrão axonal é a mais associada, além dos sintomas sensitivos simétricos é acompanhada de reflexo aquileu alentecido em cerca da metade dos acometidos. A miopatia tireotóxica ocorre com maior frequência no sexo masculino. O déficit motor, associado à atrofia muscular, costuma se localizar na musculatura da cintura pélvica e coxas, podendo também a musculatura da cintura escapular ser afetada. Os sintomas deste tipo de miopatia podem ser exacerbados ou desencadeados por infecção ou alguma intervenção cirúrgica. O diagnóstico diferencial entre miastenia grave e síndrome miastênica do hipertireoidismo depende principalmente da resposta da debilidade muscular à prostigmina (ou ao Tensilon). A síndrome miastênica não responde favoravelmente à prostigmina, enquanto na miastenia grave a resposta é significativa. O quadro miastênico do hipertireoidismo resolve-se com o tratamento da disfunção tireoidiana.

A paralisia periódica é raramente vista em associação com a tireotoxicose, porém a associação não parece ser meramente fortuita pela remissão do quadro no decurso do eutireoidismo. O quadro é similar à paralisia hipocalêmica. Esse tipo de paralisia é mais frequente em pessoas de origem asiática. Um quadro agudo de paraparesia e arreflexia pode ocorrer na tireotoxicose grave, também conhecido como paraparesia de Graves.

A oftalmoplegia exoftálmica traduz-se pela associação de exoftalmo e déficit da musculatura ocular extrínseca. O início do quadro é insidioso com exoftalmo (frequentemente assimétrico) acompanhado de diplopia. Quando o exoftalmo é pronunciado, a paralisia ocular extrínseca pode ser completa, permanecendo o(s) olho(s) "congelado(s)" na linha média. Outras manifestações associadas são: edema da conjuntiva (quemose) por congestão vascular; retração da pálpebra superior e, ocasionalmente, ptose; ulcerações da córnea; em casos graves, papiledema com subsequente atrofia óptica e perda da visão. Alguma regressão espontânea da oftalmoplegia, pode ocorrer, porém a regra é a permanência apesar do tratamento (clínico ou cirúrgico da tireoide), particularmente nos casos com duração prolongada. O tratamento com corticosteroides (prednisona) em altas doses deve ser considerado. Em último caso, o quadro oftalmoplégico-exoftálmico pode ser tratado com a descompressão cirúrgica supraorbitária ou tarsorrafia (indicada para proteger a córnea de ulcerações).

O tratamento do hipertireoidismo é dividido em controle dos sintomas, realizado geralmente com betabloqueadores como o atenolol (25 a 50 mg dia) e controle da produção de hormônios tireoidianos, com medicamentos (em geral uma tionamida), iodo radioativo ou tireoidectomia.

BIBLIOGRAFIA

1 Menconi F; Marcocci C; Marinò M. Diagnosis and classification of Graves' disease. *Autoimmunity Reviews*. 2014; 13 (4-5): 398-402.

2 Ropper AH & Brown RH. Principles of neurlogy. In: Adams & Victor´s. New York, McGraw-Hill, 2005.

3 Rajput R, Goel V. Indefinite antithyroid drug therapy in toxic Graves´ disease: What are the cons. *Indian J Endocr Metab*. 2013; 17(7): 88.

BASSEN-KORNZWEIG, SÍNDROME DE
Abetalipoproteinemia; Acantocitose

Descrita em 1950, apresenta caráter hereditário com transmissão autossômica recessiva e resulta em uma deficiência de betalipoproteína no soro. A principal betalipoproteína ausente é a apolipoproteína B, necessária para o transporte dos lipídios do fígado e mucosas intestinais. O transporte das vitaminas lipossolúveis (A, D, E, K) altera-se pelo transporte de lipídios deficitários, o que pode determinar uma degeneração da retina e lesões desmielinizantes do SNC e/ou periférico. Particularmente a má absorção da vitamina E pode contribuir para a ocorrência do quadro neurológico.

Além das alterações metabólicas, o doente apresenta acantocitose (alteração na forma das hemácias), retinite pigmentar e extensas áreas de desmielinização comprometendo principalmente o cerebelo, tratos espinocerebelares e nervos periféricos. O quadro neurológico costuma se instalar na infância (entre 2 e 5 anos de idade) e evoluir até a idade adulta, ocasião em que pode se tornar estacionário. A sua caracterização clínica compreende ataxia de tronco e membros, disartria, diminuição acentuada da sensibilidade proprioceptiva, diminuição ou abolição dos reflexos profundos. A isso pode se somar uma oftalmoplegia. As alterações retinianas podem levar a uma restrição concêntrica dos campos visuais, prefigurando, em alguns casos, a amaurose. Um quadro de má absorção intestinal pode determinar esteatorreia. Manifestações cardíacas têm sido descritas, de modo semelhante às da doença de Friedreich.

A diminuição ou ausência da betalipoproteína acompanha-se de uma incapacidade para o transporte sobretudo de triglicerídeos no sangue. Para confirmar o diagnóstico, além do quadro clínico, são importantes os níveis séricos anormalmente baixos de colesterol, triglicérides e de betalipoproteína. A presença de acantocitose (hemácias com projeções espinhosas) no esfregaço de sangue periférico, é um elemento-chave que corrobora o diagnóstico.

A neuropatia é do tipo axonal e a ENMG costuma mostrar desnervação crônica dos músculos distais dos membros. O potencial evocado somatossensorial indica anormalidade no cordão posterior e o potencial evocado visual pode indicar neuropatia óptica.

O tratamento com reposição de vitamina E (150 mg/kg/dia) pode prevenir os sintomas neurológicos até mesmo revertê-los. Os níveis de vitamina E dosados no tecido adiposo são úteis para guiar o tratamento. A reposição das demais vitaminas lipossolúveis (A, K e D) é recomendada sem definição quanto às doses preconizadas. Uma dieta hipogordurosa é útil no manejo dos sintomas gastrintestinais.

BIBLIOGRAFIA

1. Bassen FA & Kornzweig. Malformation of the erythrocytes in a case of atypical retinitis pigmentosa. *Blood* 1950, 5: 381.
2. Swaiman KF & Wright FS. Enfermedades Neuromusculares en el Lactante y en el Niño. *Pediátrica*, 1972, Barcelona.
3. Zhang L; Wang S; Lin J. Clinical and molecular research of neuroacanthocytosis. *Neural Regen Res.* 2013; 8(9): 833-842.

BAASTRUP, SÍNDROME DE
Osteoartrite interespinhosa, "kissing spine"

Descrita originalmente por Baastrup, em 1933, é uma das causas de lombalgia. Trata-se de variedade peculiar de artrose axial da coluna vertebral lombar mais prevalente em idosos. Nessa condição, em decorrência da doença degenerativa da coluna vertebral lombar, os processos espinhosos adjacentes parecem estar em contato direto uns com os outros, formando pseudoarticulações que constituem bursas (bolsas) com líquido sinovial e desenvolvem processo inflamatório crônico. Ocasionam em pacientes acima dos 65 anos de idade: lombalgia persistente, caracteristicamente na linha média, sem radiculopatia, que não melhora com o tratamento tradicional, que consiste no uso de analgésicos, anti-inflamatórios, fisioterapia, infiltração epidural e de facetas articulares. Essas alterações determinam importante limitação de movimentos da coluna vertebral lombar. Caracteristicamente, a dor axial exacerba-se à extensão da coluna lombar e torna-se evidente pela palpação dos processos espinhosos.

No diagnóstico, as radiografias simples e a tomografia de coluna lombar exibem extensas alterações degenerativas associadas à intensa reação esclerótica e ao encurtamento da distância entre os processos espinhosos que se acham hipertróficos (Figura 10). A RM mostra edema/inflamação e deformidade ao redor dos processos espinhosos.

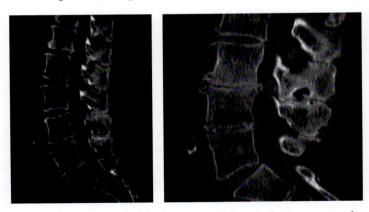

Figura 10 – *Cortes sagitais de TC de coluna lombar, janela óssea, mostrando a osteoartrite interespinhosa característica da síndrome de Baastrup.*

A injeção local de anestésico e corticosteroide, guiada por fluoroscopia, pode ser diagnóstica e terapêutica. Em casos de alívio apenas temporário pode estar indicada a ressecção cirúrgica dos processos espinhosos degenerados.

Em suma, a síndrome de Baastrup deve ser lembrada no diagnóstico diferencial das lombalgias, particularmente naquelas em que o predomínio da dor é na linha média.

BIBLIOGRAFIA

1 Baastrup CI. The diagnosis and roentgen treatment of certain forms of lumbago. *Acta Radiol Scand.* 1940; 21: 15.

2 Bywaters EGL; Evans S. The lumbar interspinous bursae and Baastrup's Syndrome: an autopsy study. *Rheumatol Int* 1982; 2: 87.

3 Lamer T; Tiede J; Fenton D. fluoroscopically-guided injections to diagnose and treat baastrup's syndrome. *Pain Physician* 2008; 11: 549.

4 Mitra J; Ghazi U; Kirpalani D; Cheng I. Interspinous Ligament Steroid Injections for the Management of Baastrup's Disease. *Arch Phys Med Rehabil 2007*; 88: 1353.

5 Santos JDP; Menéndez MIG; Fernández SAM. Enfermedad de Baastrup. *Acta Rheumatologica*, 2014; 1: 6.

BATTEN, DOENÇA DE

Lipofuscinose ceroide neuronal
Veja doença de Santavuori, doença de Janský-Bielschowsky, doença de Spielmeyer-Vogt, doença de Kufs.

Denomina-se coletivamente doença de Batten um amplo e um dos mais importantes grupos de doenças neurodegenerativas hereditárias, a maioria de início na infância e adolescência, atualmente conhecidas como lipofuscinoses ceroides neuronais (LCN). Desde as primeiras e clássicas descrições dessas doenças, no início do século XX, até o momento atual, são conhecidas 14 formas de LCN geneticamente distintas. Apesar das diferenças genéticas, este grupo de doenças apresenta como características comuns marcantes a deterioração neurológica mental e motora, epilepsia, mioclonias e deterioração visual.

Até o final do século XIX, doenças com esse perfil eram conhecidas apenas como idiotia amaurótica familiar, denominação introduzida pelo neurologista americano B. Sachs em 1896, baseado em casos familiares precoces com esse perfil. Nas primeiras duas décadas do século XX, numerosos casos semelhantes foram descritos, mas com início mais tardio. Frederick Batten, neurologista, pediatra e neuropatologista inglês foi um pioneiro neste campo, descrevendo, em 1903, pacientes com formas infantis tardias e juvenis com esse perfil e quase simultaneamente Vogt, em 1905, também relatou casos das duas formas, contribuindo para a identificação de duas formas de LCN desde o início do século XX. Spielmeyer, em 1905, descreveu apenas formas juvenis, enquanto Janský, em 1908, e Bielschowsky, em 1913, descreveram formas infantis tardias.

Tanto Batten como Spielmeyer, em seus trabalhos, distinguiam seus casos daqueles descritos por Sachs. Todos esses casos, nos estudos neuropatológicos, mostravam acúmulo intraneuronal de material granular com características histológicas de lipídios. Kufs, em 1925, descreveu um quadro de deterioração mental no adulto com o mesmo acúmulo intraneuronal, porém sem evidências de perda de visão. Durante muitas décadas, ficaram conhecidas como variantes de idiotia amaurótica familiar.

Klenk, em 1939, demonstrou aumento da concentração de gangliosídeos no cérebro de crianças nas formas infantis de Sachs, ausentes nas formas juvenis, achados confirmados por Svennerholm em 1962, identificando o material acumulado como gangliosídeo GM2. Zeman e Donahue, em 1963, por meio de estudos histoquímicos e ultraestruturais, demonstraram total diferença entre os citossomos dessas doenças, descreveram padrões morfológicos lamelares peculiares dessas inclusões, curvilíneas nas formas de Janský_Bielschowsky e tipo *fingerprints* nos casos juvenis de Spielmeyer, além das características autofluorescentes do lipopigmento ceroide. Finalmente, em 1969, Zeman e Dyken propuseram o termo lipofuscinose ceroide neuronal (LCN).

Em 1972, Haltia e Santavuori descreveram um novo tipo de LCN precoce mostrando a presença de citossomos autofluorescentes eletrodensos com ultraestrutura granular, que foram chamados de GRODS (*granular osmiophilic deposits*).

As primeiras classificações das LCN, baseadas em critérios clínicos e neuropatológicos, principalmente na idade de início e na ultraestrutura dos citossomos, respectivamente, tornaram-se problemáticas e confusas, mas tornaram-se mais adequadas com os avanços dos conhecimentos na área genética.

De acordo com a composição das proteínas hidrofóbicas acumuladas nos citossomos, as LCN podem ser classificadas em dois grupos: aquelas com predomínio da subunidade C da ATP sintetase mitocondrial, em que o material acumulado é filamentar, conferindo um aspecto lamelar (corpos curvelíneos, retilíneos, *fingerprints*); e aquelas de predomínio das enzimas ativadoras (saposinas) dos esfingolipídeos A D, em que o material acumulado é granular, arredondado, que podem formar conglomerados maiores (GRODS).

Diferentes mutações no mesmo gene pode dar origem a diferentes fenótipos, com ampla variação nas idades de início. Em consequência disso, a classificação atual está baseada no mapeamento genético. Até o momento, as LCN humanas são classificadas em 14 formas genéticas de LCN1 a LCN14.

A quase totalidade dos casos são de transmissão hereditária autossômica recessiva, mas raras formas de transmissão dominante já foram descritas, principalmente nas formas do adulto.

Entre as várias formas de LCN, as conhecidas por epônimos são as doenças de Haltia-Santavuori (infantil precoce), Janský-Bielschowsky (infantil tardia), Spielmeyer-Vogt (juvenil) e Kufs (adulta), que são comentadas nos capítulos correspondentes.

BIBLIOGRAFIA

1 Rosemberg S. *Neuropediatria*. Rio de Janeiro: Sarvier, p. 314, 2010.

2 Haltia M; Goebel HH. The neuronal ceroid-lipofuscinoses: a historical review. 2013, *Biochim Byophys Acta,* 1832: 1795-1800.

3 Williams RE; Mole SE. New nomenclature and classification scheme for the neuronal ceroid lipofuscinoses. 2012, *Neurology,* 79: 183-191.

BAYLE, DOENÇA DE
Demência paralítica; Demência sifilítica; Paralisia geral dos alienados; Paralisia geral progressiva (PGP)

Esta forma de neurossífilis mais conhecida como paralisia geral progressiva (PGP), recebeu cuidadosa descrição de Bayle em 1822, portanto, antes da descoberta do *Treponema pallidum*. A neurossífilis pode ser dividida em forma precoce ou tardia. As formas precoces acometem com maior frequência LCR, meninges e vasculatura e as tardias, parênquima cerebral e medula espinhal. A PGP é uma forma parenquimatosa tardia da sífilis, que se manifesta com sintomas neuropsiquiátricos, associados a diversas alterações patológicas no tecido encefálico, sobretudo nos lobos frontais. Assim como outras formas de neurossífilis tardia como a *tabes dorsalis*, a incidência da PGP sofreu um decréscimo importante após o advento da penicilina, sendo atualmente a população portadora do vírus HIV a mais suscetível. A doença é mais comum no sexo masculino na proporção de 3: 1, sendo seu período de incubação entre 10 e 20 anos, entretanto quadros com menos de 2 anos de infecção e mais de 30 anos já foram descritos. As formas tardias de neurossífilis também são conhecidas como sífilis terciária.

Do ponto de vista anatomopatológico, verifica-se que a PGP é a expressão de uma meningoencefalite crônica difusa. Ao exame macroscópico, o cérebro mostra-se atrófico, sobretudo no nível dos lobos frontais e temporais, enquanto as leptomeninges se encontram espessadas e aderentes ao córtex. Em virtude da atrofia cerebral, os ventrículos estão dilatados, observando-se sobre o epêndima dos ventrículos pequenas granulações (ependidimite granulosa). Ao exame microscópico, as lesões predominam no córtex cerebral e no *striatum*. Os vasos, sobretudo as arteríolas e capilares, encontram-se lesados, apreciando-se espessamento de suas paredes com estreitamento de seu lume e infiltração de espaços perivasculares por células do tipo linfocitário e plasmocitário. As leptomeninges apresentam também lesões importantes com infiltração das bainhas perivasculares por linfócitos e plasmócitos. A substância cinzenta do cérebro mostra perda de neurônios, ao lado de proliferação de astrócitos e do aumento das células da micróglia, que assumem o aspecto de bastonetes (Figuras 11 e 12). Espiroquetas podem ser demonstradas mediante técnicas especiais de coloração.

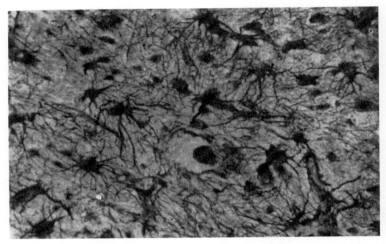

Figura 11 – *Hiperplasia e hipertrofia da astroglia na paralisia geral progressiva (doença de Bayle).*
Fonte: Microfotografia Leitz oc. 8, obj. 5, método sublimado-ouro.

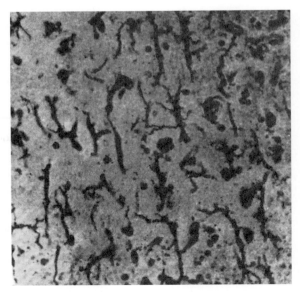

Figura 12 – *Células em bastonete na PGP (doença de Bayle).*
Fonte: *Microfotografia Leitz oc. 8, bojo. 5. Método de Penfield.*

O quadro clínico pode ser desdobrado em duas síndromes: neuropsiquiátrica e humoral. O início pode ser insidioso ou brusco. O quadro neuropsiquiátrico traduz-se por uma demência progressiva e distúrbios da conduta. Nas primeiras fases, o paciente apresenta irritabilidade, ansiedade e dificuldade à concentração. Nas fases subsequentes, ocorrem deficiências da memória e do julgamento, enquanto a atenção e a associação de ideias ficam profundamente alteradas. Distúrbios da conduta aparecem sob a forma de perda da autocrítica, negligência no cuidado pessoal e nas tarefas profissionais. As ideias delirantes costumam se exteriorizar por mania de grandeza (os pacientes afirmam que possuem riquezas fabulosas ou que são detentores de grande poder). Às vezes, ao invés de euforia acompanhada de delírios megalomaníacos, o indivíduo apresenta estados depressivos, traduzidos por apatia, recusa do alimento e ideias de suicídio. Manifestações neurológicas podem ser permanentes ou transitórias (também denominadas ictos resolutivos da PGP). Entre as permanentes, a disartria é uma das mais características, traduz-se pela dificuldade em articular as labiais e linguais e pela omissão ou deslocamento de sílabas ou letras; a voz é trêmula e, principalmente, diante de palavras difíceis, o indivíduo apresenta hesitações e repetições. A afasia no decurso da PGP, é mais rara, podendo, no entanto, as frases ser mal construídas ou inacabadas. Outro elemento neurológico importante é o tremor, cuja localização é predominantemente labiolingual. A língua apresenta um aspecto vermicular (sendo animada por movimentos fibrilares) nas fases iniciais, podendo, nas fases subsequentes, apresentar verdadeiros abalos: nos lábios o tremor é mais discreto e costuma se acentuar por ocasião da fala, fato que contrasta com o aspecto inexpressivo da face. Os tremores nos membros tornam a escrita difícil e a marcha instável e hesitante. O sinal de Argyll Robertson, embora possa estar presente, é muito menos frequente do que na *tabes dorsalis*. As manifestações transitórias são variáveis (hemiplegias, afasias, crises epileptiformes), apresentam tendência à recidiva e dependem de arterite sifilítica. Esses quadros são semelhantes a uma síndrome vascular focal e costumam regredir dentro de alguns dias.

Entre as formas atípicas da PGP devem ser relacionadas à paralisia de Lissauer e à paralisia juvenil. A paralisia de Lissauer caracteriza-se por sinais e sintomas neurológicos focais com caráter permanente. Clinicamente, crises epileptiformes, manifestações paralíticas, afásicas podem ocorrer. As crises se repetem e provocam exacerbação da sintomatologia anterior. Nessa forma, as lesões predominam nas circunvoluções centrais e lobos temporais, ao contrário das formas clássicas cujas lesões predominam nos lobos frontais (Figura 13). A forma de Lissauer, excepcionalmente rara, não é referida nos modernos textos de neurologia. A PGP juvenil, também extremamente rara, depende de sífilis congênita. Finalmente, a PGP pode estar associada a outras formas de neurossífilis (NS), particularmente a *tabes dorsalis* (taboparalisia).

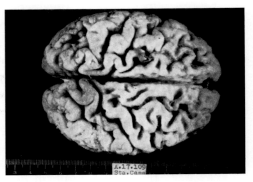

Figura 13 – *Acentuada atrofia cortical na sífilis congênita.*

A síndrome humoral depende das alterações do LCR: a hipercitose, que é frequente, caracteriza-se pelo aumento de linfomononucleares (10 a 100 células por mm^3) e, geralmente, é o primeiro elemento a regredir após o tratamento; a hiperproteinorraquia é discreta e depende sobretudo de globulinas; as reações imunológicas para sífilis apresentam-se positivas. No sangue, as reações sorológicas para sífilis podem alcançar uma positividade que chega a 90%. O diagnóstico de NS pode ser feito mediante reações treponêmicas no soro (imunofluorescência ou FTA-Abs. e hemaglutinação). Se forem negativas, o diagnóstico de sífilis e de NS está excluído. Quando esses exames são positivos no soro, com positividade associada do VDRL ou não, existe possibilidade de NS. A certeza é maior quando o VDRL apresenta-se com título elevado. Nesses casos, deve-se solicitar exame do LCR, porque o encontro de NS assintomática (forma de Ravaut) e seu tratamento adequado impede a evolução para a NS sintomática. Além do LCR, os exames de neuroimagem podem proporcionar subsídios para o diagnóstico ao evidenciar uma atrofia cerebral com dilatação ventricular predominando nos cornos frontais. Há relatos de hipersinal bilateral das estruturas temporais mesiais nas sequências ponderadas em T2, mais frequentemente observado durante a fase ativa do processo inflamatório (Figura 14). Na fase mais avançada, o padrão de imagem pode simular aquele das outras demências frontotemporais, com atrofia cortical assimétrica dos lobos frontais e temporais.

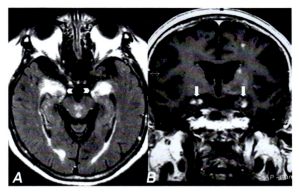

Figura 14 – *Neurossífilis* – *Paciente com quadro clínico de paralisia geral progressiva. Imagem de RM axial FLAIR (A) mostrando hipersinal bilateral das estruturas temporais mesiais (cabeça de seta), com impregnação anômala nessas regiões, nos núcleos da base e na substância branca frontal esquerda, na imagem Coronal T1 pós-gadolínio (B), que deve resultar da fase ativa do processo inflamatório (setas verticais). Na fase mais avançada, com diminuição da atividade inflamatória local e consequente atrofia lobar frontotemporal, o padrão de imagem poderá ser idêntico àquele das outras demências frontotemporais.*

A PGP, na ausência de tratamento, evolui para uma demência completa e morte em 2 a 3 anos; com os recursos terapêuticos disponíveis, o prognóstico já não é sombrio. O diagnóstico precoce torna a cura possível, entretanto, em grande número de casos, obtém-se apenas uma regressão parcial do quadro, permanecendo um grau mais ou menos acentuado de deterioração mental. No início do tratamento, muitos pacientes podem apresentar febre e exacerbação da sintomatologia, fenômeno conhecido como reação de Jarisch-Herxheimer, condição interpretada como uma reação imunológica dependente de produtos liberados por treponemas mortos. Para evitar ou reduzir a intensidade dessa manifestação, é preconizada a administração simultânea de corticosteroides nos primeiros 5 dias de tratamento, com início 24 horas antes da administração do antibiótico.

O tratamento da NS parenquimatosa, geralmente, é feito com penicilina cristalina 4 milhões UI de 4/4 horas, por via venosa, durante 14 a 21 dias. Em caso de alergia ao antibiótico, a conduta correta é a dessensibilização. Caso não seja possível, pode-se usar como alternativa o cefriaxone 2 g por dia EV ou IM em dose diária única por 14 dias, entretanto a chance de falha desse esquema é maior.

O exame de VDRL deve ser repetido no sangue nos meses 2, 4, 6, 12 e 24 após o tratamento. Devem ser realizados exames de LCR entre os 4º e 6º meses após o tratamento. A pleocitose reduz-se rapidamente quando o tratamento é eficaz.

Presença de pleocitose no 6º mês após o tratamento deve ser encarada como falha terapêutica. Novo ciclo de tratamento deve ser considerado se houver: aumento do título de VDRL após 2 meses, se não houver queda de pelo menos quatro diluições em 4 meses, título maior ou igual a 1:8 em 12 meses, aumento persistente do título após queda inicial. Nos indivíduos com AIDS, a queda da pleocitose ocorre de forma mais lenta, assim como necessitam de acompanhamento mais cuidadoso, pois a persistência de pleocitose e aumento do teor de gamaglobulinas no LCR podem ser resultantes da infecção pelo HIV.

O decréscimo da incidência da sífilis e a eficácia do tratamento nas suas primeiras fases são responsáveis pela baixa ocorrência das formas parenquimatosas de NS (PGP, *tabes dorsalis*, neurite óptica) nos dias de hoje.

BIBLIOGRAFIA

1   Golden MR; Marra CM & Holems KK. Update on syphilis: resurgence of an old problem. 2003, *JAMA* 290: 1510.

2   Maffei WE. As bases anatomopatológicas da neuriatria e psiquiatria. Metodista, São Paulo, 1951.

3   Timmermans M & Carr J. Neeurosyphilis in the modern era J Neurol Neurosurg Psychiat 2004, 75: 1727.

4   Forest A; Barrou Z; Verny M. (Neurosyphilis and cognitive disorders). *Geriatr Psychol Neuropsychiatr Vieil*. 2013; 11(4): 423-431.

BECKER, DISTROFIA DE

Distrofia muscular progressiva ligada ao sexo de início tardio Veja distrofia muscular de Duchenne.

A distrofia muscular progressiva pseudo-hipetrófica de início tardio é semelhante à distrofia tipo Duchenne, porém costuma ter início numa fase mais avançada da vida e evolui de modo mais lento. Representa a expressão menos grave do espectro fenotípico das distrofias musculares progressivas decorrentes de mutações no gene da distrofina, em que no outro extremo está a distrofia de Duchenne. Nessa forma de miopatia, o início ocorre após os 12 anos de idade e o prognóstico é melhor que a de Duchenne.

Além da pseudo-hipertrofia de panturrilhas, os doentes apresentam debilidade e atrofia dos músculos da cintura pélvica, condição que determina marcha e levantar miopáticos. Fala-se em ausência de retardo mental nesse tipo de distrofia, mas parece que há formas intermediárias entre as formas de Duchenne e Becker com retardo mental, comprometimento cardíaco e déficit muscular mais acentuado.

Esta afecção é de fundo genético e tanto a distrofia de Duchenne como a de Becker, são determinadas por dois alelos (variantes de um mesmo gene), localizado no braço curto do cromossomo X na banda Xp21. O padrão de herança é do tipo recessivo ligado ao sexo. Parece que a transmissão da doença se faz pelos homens afetados aos seus netos por intermédio das filhas portadoras do gene patológico.

A distrofina exerce função de sustentação do esqueleto celular muscular para garantir a integridade da célula durante as atividades. Os afetados têm uma redução da distrofina (distrofinopatia), o que confere fragilidade às fibras musculares, prejudicando a resistência para suportar as modificações de estrutura durante as contrações. Resulta em degeneração muscular, inflamação, proliferação de adipócitos e fibroblastos, prejudicando a regeneração muscular pelas células precursoras, mas, na distrofia de Becker, há uma preservação funcional satisfatória.

Os aspectos histopatológicos são praticamente semelhantes aos da distrofia de Duchenne. Embora determinadas enzimas musculares séricas (aldolase, fosfocreatinoquinase, desidrogenase lática) possam se encontrar elevadas, as taxas são inferiores às encontradas na forma de Duchenne. Alterações eletromiográficas, com padrão miopático, são constantes enquanto alterações eletrocardiográficas podem ser encontradas.

Atualmente novos medicamentos têm sido introduzidos no mercado farmacêutico para tratamento da distrofia muscular progressiva (forma Duchenne e Becker). Entre esses medicamentos, os principais são Ataluren, Eteplirsen e Idebenona. Como tratamento complementar, cuidados fisioterápicos, cardíacos e respiratórios têm mostrado melhor preservação funcional e melhor qualidade de vida. Não há comprovada eficácia dos corticosteroides neste tipo de miopatia. O aconselhamento genético deve ser considerado.

BIBLIOGRAFIA

1 Gilroy J. *Neurologia Básica*. Rio de Janeiro, Revinter, 2005.

2 Leung DG; Wagner KR. Therapeutic advances in muscular dystrophy. *Ann Neurol* 2013, 74(3): 404-411.

3 Shieh PB. Muscular dystrophies and other genetic myopathies. *Neurol Clin* 2013, 31(4): 1009-1029.

4 Flanigan KM. Duchenne and Becker muscular dystrophies. *Neurol Clin* 2014, 32(3): 671-688.

BECKER, MIOTONIA CONGÊNITA DE

Doença de Becker
Veja doença de Thomsen.

A miotonia congênita é uma doença rara e podem ser identificadas duas formas: a miotonia de Thomsen, de natureza autossômica dominante, e a miotonia de Becker, de natureza autossômica recessiva. Ambas as formas dependem de mutações no gene do canal iônico muscular do cloro, localizado no cromossomo 7q. Essas mutações determinam diminuição da condutância do cloro por meio do sistema tubular transverso. Esse fenômeno torna a membrana da fibra muscular hiperexcitável com consequentes descargas repetidas e miotonia muscular.

A forma recessiva de Becker costuma ter início entre os 10 e 14 anos de idade, ou mesmo mais tarde, e parece ser mais severa que a forma dominante de Thomsen. A miotonia é generalizada e habitualmente tem início nos membros inferiores, com posterior propagação para tronco, membros superiores e face. Hipertrofia dos músculos da perna costuma estar presente, sendo comum o fenômeno miotônico palpebral. Fraqueza pode estar presente na porção proximal dos quatro membros.

A CPK pode estar elevada, o que não ocorre na forma de Thomsen. O exame eletromiográfico é importante para o diagnóstico de ambas as formas. A biópsia muscular é de pouco valor.

O tratamento pode ser feito com procainamida, quinina, fenitoína, carbamazepina e dantrolene. Recentemente, vem sendo preconizado o uso de mexiletina, derivada da lidocaína, considerada a melhor medicação para controlar a miotonia. A acetazolamida pode ser útil em alguns casos.

BIBLIOGRAFIA

1 Dunø M; Colding-Jongersen E. Myotonia congênita. In: Pagon RA; Adam MP; Ardinger HH *et al.* (ed.) GeneReviews®. Seattle (WA): University of Washington, Seattle; 1993-2015.

2 Reed UC. Miopatias. In: Diament A & Cypel S. *Neurologia infantil.* Atheneu, São Paulo, 2005.

3 Ropper AH & Brown RH. In: Adams & Victor's: *Principles of Neurology.* McGraw-Hill, New York, 2005.

BEHÇET, DOENÇA DE

Afta de Behçet; Aftas orogenitais com uveíte e hipópion; Complexo tríplice sintomático de Behçet; Iridociclíte recidivante purulenta; Síndrome de Adamentíades-Behçet; Síndrome de Gilbert-Behçet; Síndrome oculobucogenital

O dermatologista turco Hulusi Behçet descreveu, em 1937, na cidade de Istambul, uma doença caracterizada pela ocorrência de úlceras orais e genitais recorrentes, acompanhadas por uveíte e iridociclíte. A mesma passou a ser conhecida como doença de Behçet (DB) e o primeiro caso com manifestações neurológicas foi relatado em 1941. Sua etiopatogenia permanece desconhecida, mas é reconhecida hoje como uma doença inflamatória multissistêmica de natureza imunomediada (vasculite sistêmica com envolvimento de vasos sanguíneos de pequeno e grande calibres).

A doença usualmente tem início com manifestações sistêmicas, com quadro febril associado às úlceras orogenitais recorrentes. O aparecimento simultâneo de alterações oculares como uveíte, iridociclíte, glaucoma e hipópion (inflamação asséptica da câmara anterior do olho) praticamente sela o diagnóstico de DB.

A frequência de acometimento neurológico varia de 5 a 30% e caracteriza-se, mais frequentemente, por uma síndrome do tronco cerebral ou por meningoencefalite linfomonocitária recorrente, estado confusional ou apenas cefaleia. Os achados neurológicos não parenquimatosos incluem trombose venosa cerebral recorrente, oclusões arteriais e aneurismas.

As manifestações neurológicas são clinicamente caracterzadas por rigidez de nuca, sinal de Kernig, paralisia de nervos cranianos (diplopia, disartria, disfagia), tetraplegia e sinais cerebelares. Se os achados típicos da doença fora do SNC estiverem ausentes, o diagnóstico de neuro-Behçet é questionável. Nessa situação, algumas doenças que também evoluem por surtos, com períodos de remissão e piora, como esclerose múltipla, LES, neuroborreliose e neurossarcoidose devem ser consideradas no diagnóstico diferencial. Além disso, a neurotuberculose e a neurossífilis podem, na sua instalação ser confundidas com a neuro-Behçet.

A DB apresenta um pico de incidência na terceira década, sendo mais grave e um pouco mais comum nos homens. É mais prevalente nas regiões que correspondem à antiga rota do comércio da seda, que abrange desde o Mediterrâneo até o Japão. O antígeno de histocompatibilidade HLA-B51 é fortemente relacionado à doença nessas áreas. A DB pode ocorrer também na infância.

O diagnóstico de DB repousa na clínica, auxiliado por alguns exames complementares, principalmente com o intuito de descartar outras patologias. Na DB, frequentemente se desenvolve uma pústula circundada por um eritema no local da pele de uma punção com agulha (teste patérgico). O exame do LCR pode evidenciar pleocitose (à custa de linfomononucleares), hiperproteinorraquia e bandas oligoclonais de IgG. Os achados patológicos incluem vasculite disseminada de meninges, encéfalo e retina, com infiltrados inflamatórios perivasculares, bem como áreas de perda neuronal e desmielinização. Os achados de RM incluem lesões periventriculares nas regiões nucleocapsulares, tronco cerebral, cerebelo e medula espinhal. Caracterizam-se por iso/hipossinal em T1 e hipersinal em T2 e FLAIR, podendo apresentar quebra de barreira hematoencefálica demonstrada por áreas de impregnação pelo agente paramagnético (gadolínio) (Figura 15A e B). Em alguns casos, podem coexistir trombose venosa cerebral ou aneurismas arteriais, evidenciados na ângio-RM.

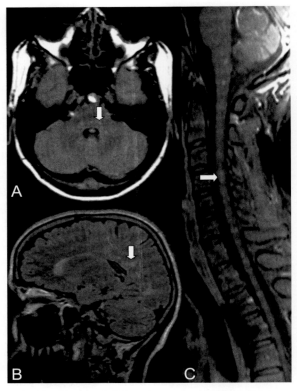

Figuras 15A e B – *Doença de Behçet: imagens axiais do encéfalo com ponderação T1 com contraste (A) e FLAIR (B). Imagem sagital T1 com contraste da medula cervical (C). Observe a presença de múltiplos focos de comprometimento parenquimatoso no encéfalo e medula caracterizados por hipersinal na sequência FLAIR e impregnação anormal pelo gadolínio.*

Os critérios diagnósticos para a DB foram elaborados pelo Comitê Japonês de Pesquisa da doença. Eles foram revistos em 1987 e são os seguintes:

Critérios maiores: presença de úlceras aftosas orais; lesões de pele (eritema nodoso, tromboflebite no subcutâneo, foliculite, hipersensibilidade cutânea), lesões oculares (retinouveíte, iridociclíte, coriorretinite, história confiável de coriorretinite ou retinouveíte), úlceras genitais.

Critérios menores: artrite sem deformidade ou anquilose, lesões gastrintestinais caracterizadas por úlceras ileocecais; epididimite; sintomas neurológicos centrais.

Com relação ao prognóstico da DB, é importante se considerar os aspectos funcionais e o vital. Do ponto de vista funcional, o grande risco é a amaurose e também sequelas neurológicas. Do ponto de vista vital, certas manifestações são de risco: manifestações trombóticas (flebite nos membros, embolia pulmonar, tromboflebite cerebral), meningoencefalite, hemoptises catastróficas, perfuração de alça intestinal. Entretanto, o prognóstico é imprevisível: alguns pacientes têm uma evolução benigna (com longos períodos de remissão), enquanto outros têm uma evolução tormentosa (com surtos graves e frequentes). Há até aqueles que não apresentam mais atividade da doença.

A DB não tem cura, mas tem tratamento. No tratamento sintomático podem ser utilizados anti-inflamatórios não esteroidais para artralgias e anticoagulantes no caso de trombose venosa; também podem ser usados antiagregantes plaquetários (AAS). O tratamento de primeira linha é o corticosteroide em altas doses – prednisona na dose de 1,5 mg/kg/dia durante longo tempo. No início, as doses são altas e com o controle da doença pode-se fazer um decremento das doses e administrar o medicamento em dias alternados. Também, no início do tratamento, pode-se optar por sessões de pulsoterapia com metilprednisolona na dose de 1 mg/dia durante 4 dias e depois seguir com a prednisona oral. Nos casos rebeldes, pode-se optar pelo infliximab por via venosa na dose de 3 mg/kg e, dependendo da resposta, o paciente pode receber uma infusão da droga ou até quatro infusões com intervalo de até 6 meses.

Esteroides tópicos podem ser usados para tratamento de úlceras orais e também na forma de colírio para tratamento ocular. Nas úlceras orais graves, pode ser usada a talidomida (sempre evitando essa droga nas mulheres em idade fértil).

Outros imunossupressores também têm sido usados na DB: azatioprina; ciclosporina; ciclofosfamida; metotrexato e clorambucil. Também a dapsona e a colchicina podem fazer parte do armamentário terapêutico. A terapia imunossupressora deve ser interrompida após 2 anos de remissão da doença.

BIBLIOGRAFIA

1 Criteria for diagnosis of Behçet disease. *International study group for Behçet's disease.* Lancet 1990; 335: 1078.

2 Haghighi AB; Pourmand R; Nikseresht AR. Neuro-Behçet disease: a review. *Neurologist* 2005; 11(2): 80.

3 Sanvito WL; Tilbery CP; Villares JC. Uveomeningencefalites. Registro de dois casos. *Arq Neuropsiquiat* 1982; 40: 86.

BEHR, DOENÇA DE
Atrofia óptica-ataxia; Atrofia óptica infantil hereditária complicada

Em 1909, Behr descreveu uma entidade clínica caracterizada por atrofia óptica, provavelmente congênita, associada a distúrbios piramidais e cerebelares. Em virtude do caráter hereditário da doença e de sua incidência na infância, Behr denominou o quadro "atrofia óptica infantil hereditária complicada".

A doença costuma ter início na infância, desde os primeiros anos de vida. O quadro clínico apresenta como características essenciais atrofia do setor temporal de ambas as papilas, redução da acuidade visual, nistagmo, ataxia moderada, espasticidade leve com exaltação dos reflexos profundos, incontinência urinária e grau moderado de retardo mental. A atrofia óptica raramente é progressiva, sendo excepcional a ocorrência de amaurose. Comporta-se como ataxia crônica não progressiva. Deve ser suspeitada naqueles quadros que cursam com diminuição precoce da acuidade visual, atrofia de papilas e quadro motor piramidal e cerebelar.

Os aspectos histopatológicos são pouco conhecidos, mas parece que ocorrem desmielinização e gliose no trato óptico e quiasma, enquanto o cordão posterior da medula espinhal e os tratos espinocerebelares mostram um aspecto de degeneração.

A etiologia é desconhecida, sendo provável que essa afecção represente uma transição entre a atrofia óptica hereditária (doença de Leber) e as heredoataxias. A modalidade de transmissão hereditária parece ser do tipo autossômico recessivo.

Essa afecção é rara e não há tratamento específico.

BIBLIOGRAFIA

1 Henkes HE; Detman AF & Busch HFM. Behr disease. In: Vinken PJ & Bryn GW. *Handbook of clinical neurology.* v. 13. Amsterdam, North-Holland, 172.

2 Pizzatto MR; Pascual-Castroviejo I. Behr's syndrome: a report of seven cases. *Rev Neurol* 2001, 32(8): 721-724.

BELL, PARALISIA DE

Paralisia facial periférica a frigore; Paralisia facial idiopática
Veja síndrome de Bogorad, síndrome de Melkersson-Rosenthal e neuralgia de Ramsay-Hunt.

Classicamente, a denominação de paralisia facial periférica idiopática ou paralisia de Bell, agrupa um conjunto de paralisias faciais agudas, sem etiologia identificável, curso clínico autolimitado e ausência de sequelas na maioria dos casos. O substrato anatomopatológico encontra-se no sistema nervoso periférico, afeta homens e mulheres de todas as faixas etárias com predomínio entre 15 e 45 anos de idade. É mais frequente em diabéticos e gestantes, especialmente no 3º trimestre da gestação ou na 1ª semana do puerpério. Em mais da metade dos casos, os sintomas instalam-se em 48 a 72 horas e raramente esse período de instalação ultrapassa 5 dias.

Pela rapidez da instalação, não é incomum que o paciente a perceba pela manhã ao despertar, quando se defronta com o espelho na presença do déficit. Dor retroauricular ipsolateral, que precede ou acompanha a paralisia é frequente. A paralisia é unilateral na maioria dos casos e na inspeção pode ser observada: desvio dos traços fisionômicos para o lado não acometido; piscamento ausente ou menos evidente no lado afetado; sulcos da pele menos pronunciados e fenda palpebral mais aberta no lado paralítico com incapacidade de fechar o olho (lagoftalmo). Em virtude do déficit do músculo orbicular das pálpebras, a secreção lacrimal se coleta e escorre pela face no lado paralisado (epífora). O déficit da musculatura facial se torna evidente quando o paciente procura realizar movimentos no território facial como abrir a boca, esta sofre desvio e adquire uma forma ovalada; ao mostrar os dentes, a comissura labial se abre no lado não acometido dando à boca uma aspecto de ponto de exclamação; ao tentar fechar fortemente os olhos, observa-se que a contração é mais fraca, ou não existe no lado comprometido; ao levantar as sobrancelhas, isto é, enrugar a fronte, não há enrugamento da mesma no lado paralisado. O sinal de Bell (Figura 16) geralmente está presente: "quando o paciente fecha os olhos, ocorre um desvio dos globos oculares para cima e para fora, aspecto visível no lado afetado pelo lagoftalmo". A impossibilidade ou dificuldade do paciente assobiar e/ou assoprar também são comuns. Durante a refeição, pode haver dificuldade à mastigação, porque, no lado paralisado, o alimento se coleta entre a gengiva e a bochecha; pode ocorrer também disartria, caracterizada por dificuldade em pronunciar as consoantes labiais e labiodentais (b, p, m, v).

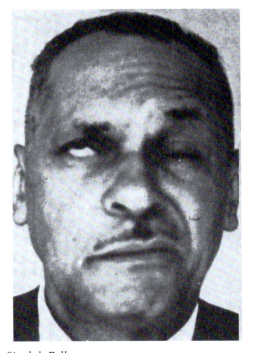

Figura 16 – *Sinal de Bell*.

Em seu trajeto intrapetroso, o nervo facial emite vários ramos: dois nervos petrosos superficiais (responsáveis pela secreção lacrimal), nervo para o músculo do estapédio, o nervo para a corda do tímpano (responsável pela sensação gustativa dos dois terços anteriores da língua). A utilização de testes propedêuticos para determinar se há distúrbios do lacrimejamento, paladar e do reflexo do estapédio pode levar a um topodiagnóstico correto.

Quem primeiro descreveu a anatomia e função do nervo facial foi Sir Charles Bell, aproximadamente no ano de 1800, quando também relatou o primeiro caso de paralisia no nervo facial em um paciente com trauma do crânio, no qual ocorreu lesão dos ramos periféricos do nervo facial. Do ponto de vista fisiopatológico, apesar de considerada idiopática, é bem aceito que o vírus herpes simples I (HSV-1), com conhecido tropismo pelo nervo facial, é responsável por um processo inflamatório direto ou pós-infeccioso de natureza imunomediada nesse nervo. Acredita-se que a atividade inflamatória desencadeada pelo vírus, resulte em edema do nervo e/ou de seus envoltórios, o que representaria um risco, já que, estes transitam pela porção petrosa do osso temporal. A ação mecânica sobre o segmento intrapetroso do nervo se faz sentir quando o edema é de tal proporção que o canal ósseo não é suficientemente amplo. Dessa forma, apesar de não ser preciso o uso do epônimo de paralisia de Bell como sinônimo de paralisia facial idiopática, seu uso continua consagrado já que a etiologia viral pode ser presumida nos casos com evolução clínica típica.

O diagnóstico de *paralisia de Bell* é simples, não sendo necessário nenhum exame complementar desde que o quadro clínico tenha as características usuais, sendo as principais: instalação rápida dos sintomas (<de 72 horas); ser unilateral; não ser acompanhada de nenhuma doença sistêmica; curso autolimitado. Os casos com evolução atípica, entretanto, devem suscitar a presença de outras causas de paralisia facial, devendo ser considerado o diagnóstico diferencial com várias entidades: neurossarcoidose; doença de Lyme; TCE; herpes-zóster; tumores do ângulo pontocerebelar; neurossífilis; síndrome de Guillain-Barré. Tais diagnósticos devem ser obrigatoriamente pesquisados nas paralisias bilaterais ou recorrentes. Outras causas menos comuns são a síndrome de Melkersson-Rosenthal, infecção aguda pelo HIV, otite média e síndrome de Sjögren.

A paralisia de Bell tende a regredir sem deixar sequelas e aproximadamente 80% dos doentes apresentam essa evolução.

Habitualmente, a regressão ocorre entre 4 e 8 semanas. Nos casos com paralisia completa, com dor retroauricular persistente (por muitos dias) e evolução prolongada (2 a 3 meses), o prognóstico nem sempre é favorável (a presença de sequelas é elevada). Os exames eletrofisiológicos, particularmente a ENMG, podem fornecer subsídios para o prognóstico nesses casos (neuropraxia, axonotmese).

O tratamento deve ser baseado em três princípios gerais: prevenção de complicações oculares; corticoterapia e agentes antivirais em casos selecionados.

A dificuldade do fechamento da pálpebra, associada à menor produção lacrimal, pode resultar em conjuntivites ou lesões irreversíveis da córnea. O mesmo pode ser evitado com o uso de lagrimas artificiais e tampão ocular, sobretudo noturno.

O uso de corticosteroides é preconizado em todos os pacientes maiores de 16 anos e com menos de 72 horas de instalação dos sintomas. A prednisona (1 mg/kg/dia) por 5 dias, depois doses decrescentes até a interrupção quando completadas 2 semanas.

O uso de antivirais isoladamente não é recomendado. Embora não tenha a mesma evidência de eficácia dos corticosteroides, o antiviral pode ser recomendado até 7 dias da instalação associado ao corticosteroide. O antiviral que mostrou melhor resultado foi o valaciclovir via oral, 1.000 mg, 3 vezes ao dia, durante 7 dias, embora o aciclovir, 400 mg, 5 vezes ao dia, por 7 dias, também possa ser utilizado. Não há evidências de benefício com descompressão cirúrgica do nervo facial, exercícios fisioterápicos ou acupuntura.

As principais complicações ou sequelas da paralisia de Bell são: 1) complicações oculares (conjuntivites, queratites, ectrópio); 2) recuperação incompleta da paralisia; 3) contratura muscular (determinada pela retração fibrosa das fibras musculares que não foram reinervadas); 4) espasmo facial; 5) sincinesias (ocorrem pelos erros de reinervação dos axônios regenerados); 6) síndrome das lágrimas do crocodilo (lacrimejamento prandial unilateral determinado também por erro de reinervação).

BIBLIOGRAFIA
1   Baugh RF; Basura GJ; Ishii LE *et al. Clinical practice guideline: Bell's palsy. Otolaryngol Head Neck Surg.* 2013; 149(3 Suppl): S1-S27.
2   Sullivan FM; Swan I; Donnan PT. Early treatment with prednisolone or acyclovir in Bell's palsy. 2007, *New England Journal of Medicine.*

BENEDIKT, SÍNDROME DE

Paralisia mesencefálica tegmentar; Síndrome inferior de Benedikt; Síndrome tegmentar Veja síndromes Chiray-Foix e Nicolesco e de Claude.

As síndromes mesencefálicas, que resultam de comprometimento do núcleo rubro, podem ser desdobradas em superiores (as quais geralmente traduzem lesões isquêmicas já em nível subtalâmico) e inferiores (representadas pelas síndromes de Benedikt e de Claude).

No núcleo rubro é possível, com base onto e filogenética, identificarem-se duas porções: uma rostral, difusa, parvicelular, de aparecimento mais recente – o neorrubro –; e uma caudal, densa, magnocelular de aparecimento mais antigo, atravessada pelas fibras radiculares do III° nervo craniano – o paleorrubro. A síndrome de Benedikt, considerada paleorrúbrica, caracteriza-se por paralisia do III° nervo ipsolateral à lesão e por um quadro hipercinético-hipertônico contralateral à lesão. As manifestações hipercinéticas costumam se exteriorizar por tremores do tipo cerebelar ou parkinsoniano ou, então, por movimentos coreoatetóticos.

Esta síndrome geralmente depende de amolecimento isquêmico na porção laterotegmentar do mesencéfalo, condição que determina o envolvimento de fibras aferentes do cerebelo, do núcleo rubro e do III° nervo craniano. A oclusão do ramo interpeduncular da artéria cerebral posterior geralmente é determinada por aterosclerose, entretanto processos arteríticos e neoplásicos também podem determinar a síndrome de Benedikt.

O diagnóstico sindrômico depende dos dados neuropropedêuticos, enquanto o etiológico deve se basear nos exames complementares (RM, angiografia cerebral). O tratamento depende da causa, e o prognóstico geralmente é reservado.

BIBLIOGRAFIA

1   Melaragno Filho R. *Afecções vasculares cerebrais,* São Paulo, Luso-Espanhola e Brasileira, 1959.

2   Tolosa A & Canelas HM. Síndromes do núcleo rubro: a propósito de três casos com etiologia sifilítica, um dos quais associado a mioclonias velopalatinas. *Arq Neuropsiquiat* 1950, 8: 211.

BERNHARDT-ROTH, SÍNDROME DE

Doença de Bernhardt; Doença de Roth-Bernhardt; Meralgia parestésica; Neuralgia do fêmoro-cutâneo.

A meralgia parestésica é mais frequente no sexo masculino e costuma aparecer entre os 50 e 60 anos de idade. Esta síndrome depende do comprometimento do nervo femorocutâneo, cuja função é puramente sensitiva.

O nervo cutâneo femoral lateral tem origem em L2 e L3 e proporciona sensibilidade a uma área mais ou menos extensa da face anteroexterna da coxa. O quadro clínico traduz-se habitualmente por parestesias, dolorosas ou não, localizadas particularmente na face anteroexterna da coxa; as manifestações parestésicas costumam ser desencadeadas pela marcha ou pela posição ortostática e cessam ou melhoram com o repouso. As parestesias podem ter expressões diversas: formigamento; queimação; sensação de calor ou frio; de descarga elétrica; ou agulhadas. Essas sensações podem ser espontâneas ou provocadas pelo simples contato das vestes. Ao exame, pode ser apreciada uma hiperestesia na face anteroexterna da coxa; ocasionalmente é constatada uma hipoestesia ou anestesia na área de distribuição do nervo. O quadro costuma ser unilateral.

Múltiplas causas podem determinar a síndrome: diabetes melito; compressão do nervo sobretudo no nível da espinha ilíaca antero-superior (processos de artrose); tumores retroperitoniais; processos intrapelvianos; compressão por cinto ou espartilho. A etiologia nem sempre pode ser estabelecida e alguns admitem que a forma idiopática é determinada pela tração que a *fascia lata* exerce sobre os filetes nervosos ou, então, pela disposição anormal do nervo quando de sua passagem sob o ligamento inguinal (nessa situação, o nervo pode ser comprimido ou angulado). A obesidade e a gravidez podem atuar como causas adjuvantes nesse quadro.

O tratamento pode ser feito à base da carbamazepina ou gabapentinóides. Em raros casos, o tratamento pode chegar até a descompressão cirúrgica ou secção do nervo. Entretanto, boa parte dos casos apresenta remissão espontânea dentro de semanas ou meses.

BIBLIOGRAFIA
1   Laplane D. Diagnóstico de las lesiones nerviosas periféricas. Barcelona, Elicien, 1973.

BESNIER-BOECK-SCHAUMANN, DOENÇA DE
Linfogranulomatose benigna; Sarcoidose Veja síndrome de Heerfordt.

Trata-se de uma afecção granulomatosa multissistêmica, com predomínio na faixa etária entre os 20 e 40 anos de idade, sendo rara após os 50 anos. A incidência é pouco maior no sexo feminino. A doença tem amplo espectro clínico, sendo, em geral, benigna e assintomática mas pode assumir caráter crônico e refratário. Apesar do seu acometimento sistêmico, costuma comprometer os pulmões com muito mais frequência que os demais órgãos (90% dos casos). A sarcoidose, não raramente é assintomática ou oligossintomática, sendo suspeitada após a observação de adenopatia hilar em exame de radiografia de tórax solicitado para outra finalidade. A pele é o segundo sistema acometido após o pulmonar, seguida das manifestações oftalmológicas (uveítes, lesões corneanas).

Foi Cesar Boeck, em 1899, que descreveu achados histopatológicos em lesões de pele, semelhante a sarcomas e, então, cunhou o termo sarcoidose. Acredita-se, entretanto, que foi Jonathan Hutchinson, em 1878, que descreveu o primeiro caso da doença, em um paciente com lesão dermatológica equivocadamente atribuída por ele a gota. O coração, fígado, rins, ossos e articulações são outros locais acometidos e observados na prática clínica.

Quanto à neurossarcoidose (NS), o acometimento foi descrito pela primeira vez em 1905, por Winkler, mas foi Heerfordt, em 1909, que realizou as descrições mais detalhadas dos quadros neurológicos atribuídos à sarcoidose. O sistema nervoso é clinicamente acometido em cerca de 5 a 15% dos pacientes e até 25% quando analisados *postmortem*.

Alguns conceitos em relação à NS merecem atenção: (1) cerca de 2% dos acometidos terão exclusivamente a forma neurológica durante todo seu curso clínico; (2) quando existe acometimento neurológico, este geralmente precede o acometimento de outros sistemas, por um período que pode variar de semanas até anos; (3) geralmente as manifestações da neurossarcoidose dominam o quadro clínico da doença, quando ocorre simultaneamente com outro sistema.

A alteração histopatológica essencial da sarcoidose consiste em conjuntos de coleções focais de células epitelioides circundadas por linfócitos e macrófagos. Cada coleção, quando evoluída, resulta em um granuloma compacto e organizado. Neste momento, uma das características cardinais da sarcoidose é a presença de linfócitos T CD4+, que interagem com células apresentadoras de antígenos, contribuindo para manutenção do granuloma. No pulmão, a maioria acaba resolvendo-se espontaneamente, entretanto 25% dos casos podem evoluir para graus variados de fibrose.

As manifestações clínicas da NS são polimorfas, acometendo tanto o SNC quanto o SNP. As paralisias dos nervos cranianos (NC) são as manifestações neurológicas mais comuns. O nervo facial é o mais acometido, com paralisia unilateral ou bilateral que, em alguns casos, é associada à uveoparotidite, configurando a síndrome de Heerfordt. O segundo NC mais acometido é o nervo óptico, seguido pelo nervo vestibulococlear e trigêmeo. Menos comuns, os NC baixos (IX, X, XI e XII) também podem ser acometidos, por fim, o acometimento dos NC responsáveis pela motricidade ocular (III, IV e VI) é raro. Outras síndromes neurológicas relevantes descritas são: meningite aguda com predomínio linfomonocitário; alterações hipotalâmico-hipofisárias (diabetes insípido, obesidade, amenorreia); mielopatias; déficits neurológicos focais; outras neuropatias periféricas e miopatias. Cefaleia e crises convulsivas são frequentes mesmo sem lesão em neuroimagem evidente no SNC.

O diagnóstico de sarcoidose, sempre que possível, deve ser confirmado com base nos achados histológicos da biópsia do local acometido mais acessível, em geral linfonodo ou pele. Outros exames complementares que podem fornecer subsídios são VHS elevada associado à proteína-C-reativa pouco elevada ou normal e hipercalcemia. A dosagem da enzima conversora da angiotensina (ECA) não contribui para o diagnóstico da NS e, geralmente; está elevada somente quando existe acometimento pulmonar. O estudo radiológico do tórax é importante, sendo a TC de tórax o exame de escolha. O lavado brônquico com análise citológica linfocitária, quando demonstra inversão relação células CD4/CD8 é muito específico, a cintilografia com tálio pode demonstrar linfonodos acometidos em qualquer região do corpo, facilitando uma possível biópsia linfonodal. O PET-CT é um exame promissor com a mesma finalidade que a cintilografia.

No SNC, a RM de crânio pode fornecer achados típicos ou inespecíficos como a paquimeningite ou hidrocefalia. O LCR pode evidenciar alterações inespecíficas (hipercelularidade, hiperproteinorraquia), mas não é essencial ao diagnóstico e seu uso tem maior utilidade nos casos de dúvida diagnóstica com a neurotuberculose.

O diagnóstico diferencial da NS deve ser considerado com esclerose múltipla, síndrome de Sjögren, LES, vasculite do SNC, toxoplasmose, neurossífilis, paquimeningite hipertrófica, granulomatose de Wegener e principalmente neurotuberculose.

O tratamento de eleição para a NS é a administração de corticosteroides, com resposta em geral rápida e satisfatória. Entretanto, não é raro que uma parcela dos pacientes necessite de longos períodos de utilização, já que a doença recrudesce quando a dose é diminuída (cortico-dependência). O corticosteroide mais utilizado é a prednisona (1 mg/kg/dia) com redução gradual até manutenção da menor dose eficaz. A terapia deve ser mantida por um período mínimo de 6 meses de acordo com a resposta clínica. Um bom marcador de atividade da doença é o VHS que deve ser solicitado rotineiramente. Os casos que necessitem de altas doses de corticosteroide para remissão ou seu uso prolongado, devem ser manejados associando-se um imunossupressor. Os mais utilizados são o metotrexato, azatioprina e micofenolato de mofetil. Quadros refratários podem ser tratados com infliximabe, embora seu uso não seja consagrado. As intervenções neurocirúrgicas devem ser consideradas nas formas com bloqueio do sistema liquórico e hidrocefalia (operações de derivação por meio de válvulas). Remissão espontânea não é incomum, enquanto outros apresentam uma forma remitente-recorrente crônica. Raramente a afecção pode ser fatal. O prognóstico é melhor quando o envolvimento é apenas do SNP.

BIBLIOGRAFIA

1 Segal B. M. Neurosarcoidosis: diagnostic approaches and therapeutic strategies. *Current Opinion in Neurology,* 2013, 26, 307-13.

2 Gullapalli D & Phillips LH. Neurologic manifestations of sarcoidosis. *Neurol Clin,* 2002, 20: 59.

3 Dutra LIVAL *et al.* Neurosarcoidosis: guidance for the general neurologist. *Arq. Neuro-Psiquiatr.* 2012, 70, 293-299.

BEUREN, SÍNDROME DE

Síndrome da estenose aórtica supravalvular com hipercalcemia

Esta síndrome congênita, descrita em 1962, caracteriza-se pela presença de estenose aórtica supravalvular associada a uma "fácies de duende", retardo mental, anomalias dentárias e voz com timbre grave-metálico; em alguns casos, tem sido constatada uma hipercalcemia. As manifestações cardiovasculares podem traduzir processo subjacente do tipo estenose aórtica supravalvular, estenose pulmonar, hipertrofia cardíaca e hipertensão pulmonar.

A face desses indivíduos mostra alguns aspectos que devem ser salientados: fronte ampla e ligeiramente proeminente; nariz ligeiramente engrossado em sua extremidade distal; hipertelorismo ocular com epicanto mais ou menos apreciável; boca grande semiaberta com lábios grossos; dentes separados e, às vezes, mal implantados; orelhas grandes e algo separadas.

O cateterismo cardíaco (ou outros métodos de imagem) pode evidenciar as malformações cardiovasculares.

BIBLIOGRAFIA

1 Beuren AJ; Apetz I & Harmjanz D. Supravalvular aortic stenosis in association with mental retardation and a certain facial appearance. *Circulation 1962,* 26: 1235.

BICKERSTAFF, ENCEFALITE DE

Encefalite mediada por anticorpos GQ1B Veja Síndrome de Miller-Fischer.

Em 1951, Bickerstaff e Cloake descreveram uma série de três casos de pacientes que apresentaram quadro subagudo de sonolência, oftalmoplegia e ataxia. Eles denominaram o quadro de "mesencefalite-romboencefalite" e postularam que provavelmente tratava-se de uma encefalite na região mesencefálica e, possivelmente, aspectos clínicos em comum com a síndrome de Guillain-Barré (SGB), sobretudo a variante de Miller-Fischer (síndrome de Miller-Fischer – SMF). Atualmente, a encefalite de Bickerstaff é considerada uma romboencefalite imunomediada, embora diversos aspectos de sua fisiopatologia ainda permanecem não elucidados. A SMF e a encefalite de Bickerstaff, além de manifestações clínicas semelhantes, têm marcadores laboratoriais de autoimunidade em comum, sobretudo anticorpos GQ1B em altos títulos, o que reforça a hipótese de serem espectros clínicos de uma mesma entidade patológica.

Assim como na SGB, é frequente a identificação de um pródromo infeccioso, principalmente respiratório de vias aéreas superiores. A diplopia é o sintoma inicial descrito com maior frequência, que posteriormente evolui para oftalmoplegia bilateral, parcial ou completa – "olhar congelado". Ataxia cerebelar, que pode ser axial ou apendicular geralmente acompanha a oftalmoplegia ou surge logo em seguida. A alteração do nível de consciência, embora possa ocorrer precocemente, em geral se instala após a oftalmoplegia e ataxia.

O exame neurológico geralmente apresenta arreflexia, independente da presença de alterações motoras no segmento acometido, entretanto casos com normorreflexia ou hiperreflexia com sinal de Babinski bilateral, paralisia bulbar, alterações da sensibilidade tátil e nistagmo também compõem o quadro.

Os exames complementares auxiliam o diagnóstico, entretanto, ele é eminentemente clínico. A dissociação proteínocitológica no LCR pode ocorrer em cerca de 60 a 70% dos pacientes em até 4 semanas do início dos sintomas. A RM de crânio está alterada em 20 a 30% dos pacientes com hipersinal no tronco encefálico (principalmente mesencéfalo), pedúnculos cerebelares e tálamos. A dosagem sérica do anticorpo GQ1b não é essencial, mas altos títulos são sugestivos desta encefalite e, caso disponível, deve ser solicitada, mesmo sem dados suficientes sobre a sensibilidade e especificidade do teste.

O tratamento é idêntico ao da SGB, constituído de suporte clínico, com atenção especial a sinais de falência respiratória e disautonomias. A imunoglobulina humana é o tratamento de escolha, embora a plasmaférese tenha demonstrado a mesma eficácia clínica.

BIBLIOGRAFIA

1 Odaka M; Yuki N; Yamada M; *et al*. Bickerstaff's brainstem encephalitis: clinical features of 62 cases and a subgroup associated with Guillain-Barré syndrome. Brain: *A Journal of Neurology*, 2003, 126(Pt 10), 2279-2290.

2 Grézis G; Tamion F; Lamia B *et al*. [Bickerstaff's brainstem encephalitis]. La Revue de Médecine Interne 2005, 26(9), 748-750.

3 Yuki N. Fisher syndrome and Bickerstaff brainstem encephalitis (Fisher-Bickerstaff syndrome). *Journal of Neuroimmunology*, 2009 215(1-2), 1-9.

BICKERSTAFF, ENXAQUECA DE

Enxaqueca basilar; Enxaqueca da artéria basilar; Enxaqueca sincopal

Edwin Bickerstaff descreveu esta forma de enxaqueca em 1961, tendo como premissa, à época, que determinados tipos de aura não podiam ser explicados pelo envolvimento de ramos da artéria carótida interna. É descrita, na atualidade, como uma forma de enxaqueca com aura claramente originada no tronco encefálico e/ou ambos os hemisférios cerebrais de forma simultânea, mas sem sintomas motores.

Uma forma familiar de enxaqueca basilar foi descrita, associada a uma nova mutação do gene *ATP1A2* (*R548*H), sugerindo que essa entidade e a enxaqueca hemiplégica familiar (mutação nos genes *CACNA1A* e *ATP1A2*) sejam ambas formas de enxaqueca com aura provocadas por uma desordem de alelos.

A International Headache Society (IHS-2013) estabelece os seguintes critérios diagnósticos para a enxaqueca basilar:

Aura constituída pelo menos por dois dos seguintes sintomas:

1 disartria

2 vertigem

3 zumbido

4 hipacusia

5 diplopia

6 sintomas visuais ocorrendo simultaneamente nos campos temporais e nasais bilaterais

7 ataxia

8 rebaixamento do nível de consciência

9 parestesias bilaterais e simultâneas

Pelo menos um dos seguintes aspectos:

1 Pelo menos um sintoma de aura desenvolve-se gradualmente em tempo igual ou superior a 5 minutos, e/ou diferentes sintomas de aura ocorrem em sucessão de tempo igual ou superior a 5 minutos.

2 Cada sintoma de aura dura 5 ou mais minutos e por tempo menor que 60 minutos.

3 Uma cefaleia que preencha os critérios diagnósticos para enxaqueca com aura, inicia-se durante a aura ou dentro de 60 minutos após o início da mesma.

4 Não atribuída a outro transtorno.

A enxaqueca do tipo basilar é mais frequentemente observada em adultos jovens, sobretudo no sexo feminino, que podem apresentar, em diferentes crises, quadros de enxaqueca com aura típica (visual, sensitiva ou com alteração da fala). Se houver, além dos sintomas descritos de aura, a constatação de déficit motor, o paciente deverá receber o diagnóstico de enxaqueca hemiplégica (forma esporádica ou familiar). Dessa maneira, a IHS preconiza que só devem receber o diagnóstico de enxaqueca do tipo basilar os pacientes sem qualquer evidência de paresia. O termo "enxaqueca da artéria basilar" deve ser evitado, uma vez que o envolvimento dessa artéria é incerto.

Não existe tratamento específico para esta entidade. No tratamento das crises devem ser utilizados analgésicos comuns, anti-inflamatórios não esteroidais, derivados ergotamínicos ou mesmo triptanos. No tratamento profilático, quando indicado, podem ser utilizados os betabloqueadores, os antidepressivos tricíclicos, os bloqueadores de canais de cálcio (flunarizina) e certos tipos de antiepilépticos (valproato de sódio, topiramato). Para ambas as modalidades de terapêutica (abortiva ou profilática), deve-se sempre individualizar a melhor opção para cada caso, bem como respeitar as contraindicações do medicamento a ser selecionado.

BIBLIOGRAFIA

1 Ambrosini A; D'Onofrio M *et al.* Familiar basilar migraine associated with a new mutation in the ATP1A2 gene. *Neurology* 2005, 65: 1826.

2 Headache Classification Subcommittee of the International Headache Society. The International Classification of Headache Dirsorders, 3. ed. (version beta). Cephalalgia 2013; 33(9): 629-808.

3 Sanvito WL & Monzillo PH. *O livro das cefaleias*. Rio de Janeiro, Atheneu, 2001.

BIELSCHOWSKY, RETARDO AMAURÓTICO INFANTIL TARDIO DE

Ceroide lipofuscinose neuronal; Síndrome de Batten-Bielschowsky; Síndrome de Jansky-Bielschowsky; Síndrome de Spielmeyer-Sjögren; Síndrome de Spielmeyer-Vogt
Veja doença de Tay-Sachs.

As ceroidelipofuscinoses neuronais (NCL – *neuronal ceroid lipofuscinose*) eram conhecidas antigamente como idiotia amaurótica familiar. Constituem a causa mais frequente de doença neurodegenerativa na criança.

Na NCL tem sido postulada uma deficiência de peroxidase. Do ponto de vista anatomopatológico, existe material de acúmulo nos neurônios e em outras células e atrofia cerebral. Trata-se de depósitos citoplasmáticos de lipopigmentos autofluorescentes do tipo ceroide e lipofuscina. A ultrastrutura permite identificar inclusões de diversos tipos como corpos curvilíneos, granulações osmiofílicas densas (GROD) e corpos similares a impressões digitais (*fingerprint*), elementos importantes para a confirmação diagnóstica desta condição. Os alvos da doença são o sistema nervoso e a retina.

No passado, distinguiam-se três formas da doença: infantil (forma de Jansky-Bielschowsky); juvenil (forma de Spielmeyer-Vogt); e adulta (forma de Kufs). No entanto, com o avanço da genética molecular e a bioquímica, oito formas da

87

doença já são consideradas, seis das quais com gene identificado. Neste texto, serão referidas apenas as formas eponímicas.

A forma de Jansky-Bielschowsky tem início no 1º ano de vida (forma infantil) e tem como sintomas crises convulsivas, cegueira e demência; o quadro evolui para estado vegetativo persistente e óbito, que costuma ocorrer entre 2 e 6 anos após a instalação da doença. Essa forma, geneticamente homogênea, tem seu *locus* no NCL1 e como produto gênico o palmitoil-proteína-tioesterase. O diagnóstico pode ser feito pelo quadro clínico, eletrorretinograma, pela biópsia cerebral ou retal (plexo mioentérico), pela determinação da atividade da palmitoil-proteína-tioesterase ou pela pesquisa de mutações no gene responsável pela NCL1.

A forma juvenil, também denominada Spielmeyer-Sjögren ou Batten, costuma ter início após os 7 anos com deficiência visual progressiva (retinite pigmentar) e, posteriormente, evolui com crises convulsivas e demência. Costuma ser causada por mutação no gene battenina. A evolução dessa forma é mais lenta, sendo a sobrevida aproximadamente de uma dezena de anos.

A forma adulta é conhecida como doença de Kufs (NCL4). Costuma ter início na terceira ou quarta décadas com quadro de deterioração mental progressiva, crises convulsivas, mioclonias e ataxia. Cegueira e degeneração da retina não são características dessa forma. O gene reponsável por essa forma é desconhecido.

O tratamento destas doenças é puramente sintomático, devendo-se utilizar (de preferência) valproato de sódio ou clonazepam para as mioclonias.

BIBLIOGRAFIA

1 Kok F & Diament A. Doenças lisossomais (lisossomopatias) – Ceroidelipofuscinoses neuronais. In: Diament A & Cypel S. Neurologia infantil, Rio de Janeiro, Atheneu, 2005.

BIÉMOND, SÍNDROME DE
Veja síndrome de Laurence-Moon-Bardet.

Em 1934, Biémond descreveu um quadro caracterizado por infantilismo hipofisário, polidactilia, coloboma da íris e retardo mental; nesses casos, o nanismo é proporcional. Outras manifestações endócrinas incluem amenorreia, criptorquidia e aspecto infantil dos órgãos genitais com ausência de pilosidade. A obesidade é moderada e a sela túrcica parece pequena no estudo radiológico. O coloboma da íris pode ser uni ou bilateral. Das anomalias esqueléticas, a mais constante é a polidactilia, podendo, entretanto, ser encontrada sindactilia bilateral do segundo e terceiro dedos. O retardo mental está sempre presente.

Formas incompletas, fugindo da tétrade sintomatológica descrita, são possíveis.

É provável que a forma de transmissão hereditária nesta afecção seja autossômica dominante com penetrância incompleta. O diagnóstico diferencial deve ser considerado com a síndrome de Laurence-Moon-Bardet.

BIBLIOGRAFIA

1   Tridon P & Thiriet M. Malformations Associées de la Tête et des Extrémités. Paris, Masson, 1966.

BINSWANGER, DOENÇA DE
Demência de Binswanger; Encefalopatia aterosclerótica subcortical; Encefalopatia subcortical crônica progressiva

Em três artigos sobre o diagnóstico diferencial da paralisia geral do insano, Binswanger, em 1894, descreveu um subtipo de arteriosclerose cerebral, sem lesões lacunares, com gliose e extensa atrofia da substância branca, um achado sugestivo de *leukoaraiosis*. Essas alterações, que seriam decorrentes de um fornecimento insuficiente de sangue, eram predominantemente periventriculares e têmporo-occipitais, poupando os gânglios da base e o córtex cerebral. Os pacientes apresentavam deterioração intelectual lentamente progressiva a partir da sexta década de vida, pontuada por convulsões e eventos como AVC. Em 1902, Alzheimer observou degeneração focal e proliferação glial, enfatizando que as alterações se localizavam exclusivamente na substância branca cerebral, sem comprometimento cortical. Em 1962, Olszewski ressaltou a presença de lacunas e infartos cerebrais e sugeriu a denominação de *encefalopatia subcortical aterosclerótica*. Com a introdução da medicina de imagem (TC, RM e PET-scan) (Figura 17A e B), foi possível aprimorar o diagnóstico e comprovar um maior número de casos *in vivo*.

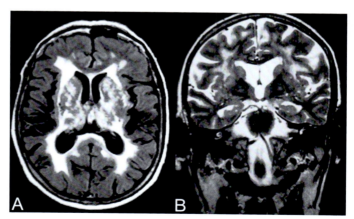

Figuras 17A e B – *Doença de Binswanger – imagens do encéfalo com ponderação FLAIR no plano axial (A) e coronal T2 (B) mostrando extenso comprometimento da substância branca periventricular. Note-se que, apesar do comprometimento bilateral e simétrico, não há extensão para as regiões subcorticais (fibras U).*

A doença resultante de infartos lacunares e isquemia subcortical é mais comumente atribuída à lipo-hialinose ou microateroma afetando as pequenas artérias penetrantes ao nível da substância branca, cápsula interna, centro semioval, gânglios basais e, ocasionalmente, cerebelo. Infiltrado inflamatório perivascular é frequente, e depósito de substância amiloide também pode ser encontrado. Micro-hemorragias em regiões infra e supratentoriais profundas, além de retinopatia (ambas são outras manifestações clínicas de doença de pequenas artérias), podem ocorrer. Não há alterações significativas nos grandes vasos cerebrais. Ocorre disfunção difusa da barreira hematoencefálica por toda a substância branca, um achado não observado em pacientes com AVC cortical. Nesse processo, há uma acentuada redução do fluxo sanguíneo cerebral e do consumo do oxigênio, devido a um hipometabolismo secundário por efeito remoto (fenômeno da diásquise) ou supressão funcional, e não por uma lesão tissular primária. Danos isquêmicos na substância branca podem provocar desconexão entre o córtex e o subcórtex, contribuindo para o desenvolvimento da demência.

As principais causas são a aterosclerose, tromboembolismo e outras doenças que obstruem vasos sanguíneos que suprem as estruturas profundas do cérebro. Hipertensão arterial, tabagismo, hipercolesterolemia, doença cardíaca e diabetes melito são fatores de risco para a doença de Binswanger. CADASIL (*cerebral autossomal dominant arteriopathy with subcortical infarcts and leukoencephalopathy*) é considerado uma causa rara. Assim, a doença de Binswanger é atualmente uma síndrome que se refere a um subtipo de demência vascular (DV) subcortical, com múltiplas causas, que evolui de maneira lenta e progressiva. Esse epônimo não pode ser aplicado a todas as formas de DV.

A doença predomina na população acima dos 50 anos de idade e nos hipertensos (tanto com hipertensão arterial sistólica como diastólica). O quadro clínico se traduz pela instalação lenta e progressiva de demência, com a presença, nas primeiras fases, de hipomnesia (não tão grave como na doença de Alzheimer), confusão moderada, mudança de caráter, apatia (incapacidade de agir ou tomar decisões). Posteriormente, podem ocorrer dificuldades na capacidade de julgamento e desorientação, além de alterações comportamentais. A característica mais marcante é a lentidão psicomotora. Com menor frequência, aparecem sinais pseudobulbares, com marcha instável e frequentes quedas (*marche à petit pas* ou magnética, marcha apráxica ou marcha parkinsoniana) e comprometimento dos esfíncteres. No início do quadro ou, eventualmente, durante a sua evolução, pode haver sintomas agudos traduzidos por déficits neurológicos focais transitórios ou permanentes e crises convulsivas.

Os principais elementos para o diagnóstico são quadro clínico, presença de hipertensão arterial e/ou de doença vascular cerebral e os subsídios fornecidos pela neuroimagem (TC, RM, PET-scan). No exame de RM de crânio com espectroscopia, podem ser observados hipersinal no centro semioval e na coroa radiada em T2, além de sinais de quebra de barreira hematoencefálica. Os gânglios da base e estruturas capsulares são relativamente poupados. A tomografia por emissão de pósitrons (PET) demonstra redução no fluxo sanguíneo cerebral na substância branca periventricular. No LCR, podem ser observadas elevação da taxa de albumina e redução de metaloproteinases de matriz. Não se observam alterações de substância amiloide-β1-42 e nem da proteína *Tau* fosforilada. O diagnóstico diferencial deve ser feito com outras formas de demência como a doença de Alzheimer, hidrocefalia de pressão normal e outras formas de demência vascular.

Não há tratamento específico. O controle rigoroso dos fatores de risco é obrigatório, principalmente da pressão arterial, cujas oscilações (com episódios de hipotensão) podem agravar o quadro. Na vigência de determinadas manifestações, como icto e convulsões, medidas específicas devem ser tomadas.

BIBLIOGRAFIA

1 Babikian V; Ropper AH. *Binswanger's disease:* a review. Stroke. 1987; 18: 2-12.

2 Rosenberg GA; Prestopnik J; Adair JC *et al.* Validation of biomarkers in subcortical ischemic vascular disease of the Binswanger type: approach to targeted treatment trials. *J Neurol Neurosurg Psychiatry.* 2015; 86: 1324-30.

BLOCH-SULZBERGER, SÍNDROME DE

Síndrome de incontinência pigmentar.

Trata-se de desordem genética que acomete a pele de um modo característico, além de comprometer também a visão, encéfalo e fâneros. Há uma nítida predileção pelo sexo feminino com herança genética ligada ao cromossomo X e, quando dominante, é letal para os homens. Têm sido relatados casos em homens com a síndrome de Klinefelter (47, XXY). A síndrome de Bloch-Sulzberger apresenta o mapa genético Xq28, porém há casos com outros locos. Os aspectos genéticos são bastante heterogêneos e há casos de translocação, como é o caso de meninas sem história familiar da doença (Xp11.21).

Do ponto de vista clínico, chama a atenção o quadro cutâneo, com lesões localizadas princpalmente no tronco e membros que se caracterizam pela formação de vesículas, pela presença de formações verrucosas e de pigmentações irregulares de cor castanho-acinzentada. Aproximadamente 30 a 40% dos pacientes apresentam deficiência mental, microcefalia, convulsões e/ou espasticidade. Outras manifestações têm sido referidas: atraso da dentição e dentes de forma cônica; alopecia circunscrita (região occipital); estrabismo; catarata; queratite; cifoscoliose; sindactilia.

Os achados neuropatológicos não são específicos e incluem atrofia cerebral, microgiria, formação de pequenas cavidades na substância branca dos hemisférios cerebrais por necroses focais, além de áreas de perda neuronal no córtex cerebelar.

Do ponto de vista laboratorial, pode ser observada uma eosinofilia, com ou sem leucocitose. Eosinófilos também são encontrados nas lesões vesicobolhosas da pele.

Não há tratamento específico para esta doença e medidas sintomáticas podem ser adotadas para determinadas manifestações (anticonvulsivantes, tratamento das complicações oculares).

BIBLIOGRAFIA

1 Smith DW. *Síndromes de malformações congênitas,* São Paulo – Barueri, Manole, 1989.

BOGORAD, SÍNDROME DE

Reflexo gustativo-lacrimal; Síndrome das lágrimas de crocodilo; Síndrome do lacrimejamento gustatório; Síndrome do lacrimejamento paroxístico
Veja paralisia de Bell.

Caracteriza-se por lacrimejamento prandial unilateral que ocorre como complicação infrequente (6%) da paralisia de Bell, porém qualquer paralisia facial periférica grave, cuja recuperação é demorada com distúrbios gustatórios e da secreção salivar, pode dar origem a esta síndrome. Foram descritos casos de síndrome de Guillain-Barré e doença de Hansen associados a este fenômeno, por vezes bilateral.

Admite-se que este quadro seja determinado por um erro de reinervação por ocasião da recuperação das fibras parassimpáticas (colinérgicas) salivares que, em vez de se incorporarem ao nervo corda do tímpano, seguem o trajeto do nervo petroso para se dirigirem às glândulas lacrimais, o que resulta em lacrimejamento paroxístico durante o ato de comer ou beber. Usualmente, a lesão se localiza acima do gânglio geniculado. O nome pitoresco que foi dado a esta síndrome vem do fato de os olhos do crocodilo lacrimejarem durante a deglutição (*Crocodile tears syndrome*).

As manifestações clínicas ocorrem habitualmente entre a 5ª semana e o 10º mês e não costumam regredir após a instalação do quadro. A epífora ocasionada por esta síndrome caracteriza-se por lacrimejamento mais ou menos abundante que ocorre 2 minutos após o início da alimentação, sendo a excitação gustativa o gatilho do fenômeno, e não a mastigação. Pode ocorrer perda ou diminuição da gustação nos dois terços anteriores da hemilíngua e espasmo hemifacial no lado comprometido.

O tratamento pode ser realizado mediante aplicação de toxina botulínica intra ou periglandular, com bons resultados e efeitos colaterais reversíveis como ptose e paralisia do reto superior e olhos secos. Pode-se optar por tratamento cirúrgico (secção dos nervos petrosos ou do nervo vidiano). Outro tratamento preconizado é a alcoolização do gânglio esfenopalatino.

BIBLIOGRAFIA

1 Chouard CH; Charachon R *et al.* Anatomie, pathologie et chirurgie du nerf facial. Paris, Masson, 1972.

2 Delaney YM & Elston JS. Bilateral crocodile tears in a patient with Guillain-Barré syndrome. *J Neuro-Ophthalm* 2002, 22(2): 113.

3 Keegan DJ; Geerling G; Lee JP *et al.* Botulinum toxin treatment for hyperlacrimation secondary to aberrant regenerated seventh nerve palsy or salivary gland transplantation. *British J Ophthalm* 2002, 86: 43.

BONNET-DECHAUME-BLANC, SÍNDROME DE

Angiomatose fácio-óculodiencefálica; Angiomatose retinomesodiencefálica; Neurorretinoangiomatose; Síndrome de Wyburn-Mason
Veja síndromes de Sturge-Weber e de von Hippel-Lindau.

Em 1937, Bonnet, Dechaume e Blanc, a propósito de dois casos, descrevem um quadro caracterizado pela presença de angiomas arteriovenosos na face, retina e região mesodiencefálica. Ulteriormente (1943), Wyburn-Mason define amplamente o quadro por meio de revisão da literatura, à qual juntou nove casos de sua própria casuística.

Esta síndrome neurocutânea, embora classificada entre as facomatoses, não é pacificamente aceita como entidade autônoma, sendo incluída por alguns autores dentro de outras angiomatoses (síndrome de Sturge-Weber ou de von Hippel-Lindau).

Os angiomas arteriovenosos nesta síndrome, geralmente unilaterais, costumam se localizar na retina, nervo óptico e região mesodiencefálica. As malformações vasculares retinomeso-diencefálicas podem se acompanhar de telangiectasias na face e conjuntiva ocular. As manifestações clínicas dependem da localização dos angiomas e de seu sangramento. Hemianopsia é um distúrbio comum, enquanto papiledema e exoftalmo são manifestações raras. Dependendo do calibre das fístulas, pode-se auscultar um sopro na órbita. Alterações psíquicas e retardo mental também podem estar presentes. Quadros de paralisias alternas, como as síndromes de Millard-Gluber e de Weber, têm sido descritos; a ocorrência de manifestações epilépticas também é possível.

A RM fornece subsídios para o diagnóstico, enquanto a angiografia cerebral permite o diagnóstico e a localização das malformações. O quadro é de base malformativa e a anomalia dos vasos depende de um defeito ectomesodérmico. Não foi estabelecido um caráter genético para esta síndrome. O tratamento é sintomático.

BIBLIOGRAFIA

1 Wyburn-Mason R. Arteriovenous aneurysm of midbrain and retina, facial nevi and mental changes. *Brain* 1943, 66: 163.

BONNEVIE-ULLRICH, SINDROME DE
Síndrome pterigolinfangiectásica
Veja síndrome de Klippel-Feil, Síndrome de Turner.

Esta síndrome, provavelmente congênita, pode apresentar os seguintes elementos clínicos: *pterygium colli,* linfedema das mãos e pés; hipoplasia de ossos e músculos; malformações das extremidades (sindactilia, clinodactilia, camptodactilia); luxação congênita do quadril; comprometimento de nervos cranianos (ptose, estrabismos, paralisia facial); discrania (hipertelorismo ocular, palato ogival, impressões digitiformes no crânio, hipoplasia de mandíbula); hiperelasticidade da pele; retardo mental; malformações cardíacas; palato fendido; hipospadias; e distrofia das unhas.

A etiologia da síndrome é desconhecida. Um distúrbio de fundo genético tem sido postulado, embora não se conheça o padrão de herança. Formas esporádicas também ocorrem.

Vários subtipos da síndrome de Bonnevie-Ullrich (SBU) têm sido descritos, com base em determinadas combinações dos elementos clínicos: a síndrome de Ullrich-Turner traduz uma combinação da SBU com disgenesia gonadal (baixa estatura, desenvolvimento infantil da vagina, do útero e das mamas, agenesia do ovário e *pterygium colli);* a síndrome de Nielsen advém da associação da SBU com a síndrome de Klippel-Feil; a síndrome de Rossi advém da associação da SBU com a síndrome de Guérin-Stern (*arthrogryposis multiplex* congênita).

BIBLIOGRAFIA

1 Liebaldt GP & Leiber B. Cutaneous dysplasias associated with neurological disorders. In: Vinken PJ & Bruyn GW: *Handbook of Clinical Neurology.* v. 14 Amsterdam, North-Holland, 1972.

BORJESON-FORSSMANN-LEHMANN, SÍNDROME DE

Tem como principais características: pavilhões auriculares grandes; hipogonadismo; deficiência mental (DM). Além disso, outras manifestações são referidas: epilepsia; obesidade; traços fisionômicos grosseiros; hipotonia muscular; microcefalia; nistagmo; ambliopia; escoliose; espessamento dos ossos do crânio; atraso do desenvolvimento. Esses doentes começam a andar com 5 ou 6 anos de idade. A DM é acentuada e a modalidade de transmissão hereditária é recessiva ligada ao sexo. A afecção nas mulheres heterozigotas é extremamente variável nas suas manifestações: desde mulheres aparentemente normais até a exteriorização da síndrome bem estruturada. Há suspeita de que se trate de uma tesaurismose, sem confirmação laboratorial ainda.

BIBLIOGRAFIA

1   Borjeson M; Forssmann H & Lehmann O. An X-linked, recessively inherited syndrome characterized by grave mental deficiency, epilepsy and endocrine disorders. *Acta Med Scand* 1962, 171: 13.

BORNHOLM, DOENÇA DE
Doença de Sylvest; Mialgia epidêmica; Pleurodinia epidêmica

Este quadro foi descrito a partir de uma epidemia observada, em 1933, na ilha dinamarquesa de Bornholm e, desde então, sob a forma de epidemias isoladas, tem sido relatado em outras partes do mundo.

A afecção costuma ocorrer nos meses quentes do ano em indivíduos entre 5 e 15 anos de idade, embora possa ocorrer em qualquer idade e em ambos os sexos. Um vírus do grupo Coxsackie B tem sido responsabilizado. A instalação da doença costuma ser súbita, traduzindo-se por dores torácicas e epigástricas que são exacerbadas pela inspiração, tosse e espirro; dores em outros grupos musculares também podem ocorrer (nas costas, ombros). Cefaleia e febre costumam estar presentes e ocasionalmente uma meningite ocorre como complicação.

O hemograma pode mostrar leucocitose e eosinofilia nos estágios iniciais da doença, enquanto o exame do LCR pode evidenciar pleocitose nos casos com manifestações meníngeas. O vírus Coxsackie pode ser isolado do sangue, da urina e do LCR. O tratamento é apenas sintomático (analgésicos), sendo o prognóstico bom. A duração do quadro álgico é de alguns dias, podendo ocorrer recidivas.

BIBLIOGRAFIA

1   Veronesi R. *Doenças infecciosas e parasitárias.* Rio de Janeiro, Guanabara-Koogan, 1972.

BOURNEVILLE, DOENÇA DE
Adenoma sebáceo disseminado; Doença de Bourneville-Brissaud; Doença de Pringle; Epiloia; Eclerose tuberosa; Síndrome de Bourneville

A esclerose tuberosa (ET) é uma doença sistêmica de herança genética com penetrância variável caracterizada por displasias e hamartomas em múltiplos órgãos. Representa a segunda síndrome neurocutânea mais comum com prevalência de um caso para 6.000 a 10.000 nascidos vivos. A maioria dos casos ocorre esporadicamente (60-70%), entretanto, dois genes, *TSC1* (hamartina) e *TSC2* (tuberina), estão relacionados ao padrão de transmissão autossômico dominante. O gene defeituoso tem sido mapeado no cromossomo 9q34 em algumas famílias e no cromossomo 16p13.3 em outras. A idade média do diagnóstico é aos 5 anos, mas pode variar desde o nascimento até a adolescência. Admite-se que a gravidade da doença tem correlação direta com o momento do aparecimento dos sintomas, ou seja, quanto mais cedo manifestar-se, mais grave será o curso da doença. O epônimo doença de Pringle deve ser usado quando houver apenas manifestações cutâneas.

Essa síndrome neurocutânea foi pioneiramente descrita por Bourneville em 1880. A tríade clínica clássica descrita é composta por angiofibroma facial (antigamente referido erroneamente como adenoma facial) (Figura 18), retardo cognitivo e convulsões. Contudo, essa tríade ocorre em apenas um terço dos pacientes e sua abreviatura na língua inglesa resulta na denominação "EPILOIA" (EPI – epilepsy, LOI – low inteligency e A – adenoma).

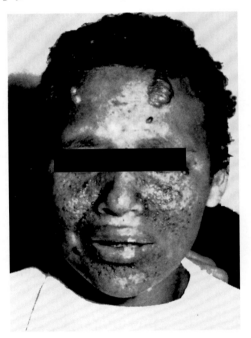

Figura 18 – *Fácies na esclerose tuberosa (doença de Bourneville)*. Observa-se a concentração de angiofibromas nas regiões malares e no mento; esta paciente apresentava também acentuado retardo mental e crises convulsivas.

O cérebro é o órgão mais comumente afetado, sendo os túberes corticais (bandas radiais de distúrbios da migração neuronal) os mais frequentes, nódulos hamartomatosos (Figura 19) subependimários e a ocorrência de tumores, particularmente o astrocitoma subependimário de células gigantes são característicos. Algumas lesões menos comuns podem ocorrer no encéfalo e incluem cistos gliais, displasias corticais, calcificações distróficas cerebelares, túberes calcificados e atrofia/displasia cerebelar. As manifestações sistêmicas fazem parte da síndrome e incluem hamartomas retinianos, angiomiolipomas renais, rabdomiomas cardíacos, fibromas ungueais (tumores de Koenen), doença pulmonar difusa, lesões ósseas focais e lesões hipocrômicas de pele.

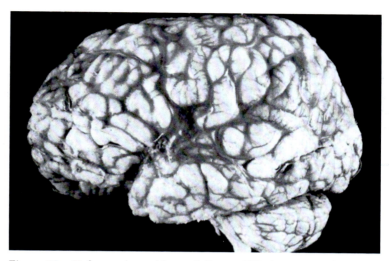

Figura 19 – *Esclerose tuberosa (doença de Bourneville). Aspecto irregular e noduliforme de algumas circunvoluções cerebrais.*

A RM é o método de escolha para avaliação das lesões estruturais encefálicas da esclerose tuberosa, favorecendo seu diagnóstico presuntivo (Figura 20A a C). Já a TC, embora permita avaliar melhor a presença de calcificações, tem sensibilidade reduzida em demonstrar as principais lesões estruturais que caracterizam a doença. Os túberes corticais aparecem como áreas de expansão/distorção giral associados a hipersinal da substância branca subcortical mais bem detectados na sequência FLAIR. As bandas radiais ou áreas de distúrbios da migração neuronal são mais bem caracterizadas na sequência T1/SE/MTC e apresentam-se como linhas de hipersinal perpendiculares à superfície ependimária dos ventrículos laterais. Os nódulos subependimários são pequenas lesões nas paredes dos ventrículos laterais, podendo estar calcificados, mas usualmente não antes dos 2 anos de idade. Os astrocitomas subependimários de células gigantes (15% de ocorrência na ET) consistem em nódulos adjacentes ao forame de Monro, maiores que os nódulos subependimários (geralmente > 1,1 cm), heterogêneos, podendo ou não determinar hidrocefalia/obstrução e apresentar ou não impregnação pelo gadolínio. As melhores ponderações da RM para detectar estas duas últimas lesões são T1 pré e pós-contraste.

O diagnóstico da doença pode ser assegurado por estudo genético. Entretanto, existem critérios diagnósticos internacionalmente usados para o diagnóstico da doença baseados na demonstração da afecção sistêmica (Quadro 2).

Quadro 2 – Critérios diagnósticos da esclerose tuberosa.

Critérios maiores:
- Angiofibromas faciais
- Fibromas ungueais
- Máculas hipomelanóticas (+ de 3)
- Manchas Shagreen (nevus de tecido conectivo)
- Hamartomas retinianos nodulares múltiplos
- Túberes corticais
- Nódulos subependimários
- Astrocitoma subependimário de células gigantes
- Rabdomioma cardíaco
- Linfangioleiomiomatose pulmonar
- Angiomiolipomas renais

Critérios menores:
- Pólipos retais hamartomatosos
- Cistos ósseos
- Parente de 1º grau afetado
- Bandas radiais de distúrbio da migração neuronal na substância branca
- Fibromas gengivais
- Hamartomas extrarrenais
- Manchas retinianas acrômicas
- Lesões cutâneas em "confete"
- Cistos renais múltiplos

Com base nesses critérios, o diagnóstico da doença pode ser:
- Definido: 2 ou + critérios maiores, ou 1 critério maior + 2 menores;
- Provável: 1 critério maior + 1 menor
- Possível: 1 critério maior ou 2 ou + menores

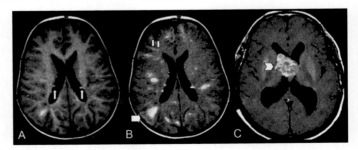

Figura 20A-C *Doença de Bourneville – Imagens axiais de RM do encéfalo em T1 (A) e T1 SE/MTC (B e C) mostrando múltiplos pequenos nódulos subependimários nos corpos dos ventrículos laterais, bem como comprometimento cortical (túberes corticais), da substância branca (bandas radiais de distúrbio da migração neuronal). Além disso, observe-se a lesão expansiva na região do sulco talamocaudado, adjacente ao forame de Monro direito, compatível com astrocitoma subependimário de células gigantes.*

O diagnóstico deve se basear nos aspectos clínicos, heredológicos e nos subsídios fornecidos pela neuroimagem. Os pacientes com a forma completa da doença podem ter a vida encurtada, sendo o óbito geralmente provocado por estado de mal epiléptico ou infecções intercorrentes. Outra condição que ensombrece o prognóstico é a presença de tumores viscerais (rins, coração, órgãos digestórios) ou no SNC. O tratamento é sintomático, com anticonvulsivantes. A extirpação de tumores isolados também é indicada. Os pacientes com tumores subependimários sintomáticos, em que a ressecção cirúrgica seja tecnicamente difícil, ou o risco cirúrgico seja inaceitável, são candidatos ao uso do everolimus. O everolimus também pode ser utilizado em pacientes assintomáticos, mas com tumores subependimários de crescimento rápido, embora esta indicação seja controversa. O aconselhamento genético deve ser recomendado.

BIBLIOGRAFIA

1 Baron Y; Barkovich AJ. MR imaging of tuberous sclerosis in neonates and young infants. *AJNR 1999* 20: 907,.

2 Griffiths PD & Martlanad TR. Tuberous sclerosis complex: the role of neuroradiology. *Neuropediatrics* 1997, 28: 244.

3 Roach E; Gomez M & Northrup H. Tuberous sclerosis complex consensus conference: revised clinical criteria. *J Child Neurol 1998,* 13: 624,.

BRAVAIS-JACKSONIANA, CRISE

Crise jacksoniana; Epilepsia jacksoniana Veja epilepsia parcial contínua de Kojewnikoff e paralisia de Todd.

As crises focais motoras unilaterais foram sistematicamente descritas por Bravais, em 1827, que distinguiu crises clônicas de início facial, braquial e crural e descreveu a propagação típica da convulsão, posteriormente associada a Hughlings Jackson.

A epilepsia bravais-jacksoniana costuma traduzir-se por uma crise motora unilateral, geralmente clônica, representando quase sempre uma lesão focal irritativa no córtex motor contralateral (área motora primária). A sintomatologia motora quase sempre representa a fase inicial da crise e pode permanecer circunscrita a um segmento ou propagar-se para regiões vizinhas, atingindo todo um hemicorpo, contudo pode ser precedida por outro tipo de crise, como a aura somatossensitiva, dependendo da área cortical envolvida; posteriormente pode haver propagação para restante da área motora homolateral e para hemisfério contralateral, com generalização subsequente.

A manifestação crítica costuma ter início no membro superior, para, em etapas subsequentes e em ordem de frequência, atingir a hemiface e o membro inferior homolateral. A sequência dos eventos da forma clássica é a seguinte: início no polegar-indicador com posterior propagação para o restante do membro superior-hemiface-hálux-membro inferior ("progressão jacksoniana" da crise). Tal sequência de eventos nem sempre ocorre na sua forma completa, podendo ser interrompida por uma propagação subcortical muito mais rápida.

Geralmente, o paciente apresenta manutenção completa da consciência ("assiste sua crise"), que pode ser perdida, em alguns casos, em razão de generalização subsequente. Após o evento ictal, alguns doentes podem apresentar déficit motor transitório nos grupos musculares envolvidos (paralisia de Todd).

A crise bravais-jacksoniana sugere um quadro de epilepsia sintomática, especialmente se tem início na idade adulta, devendo-se investigar processo estrutural subjacente. Embora a etiologia possa ser tumoral, em quase 50% dos casos outros tipos de patologia podem ser o fator causal (trauma de parto, neurocisticercose, abscessos cerebrais, lesões vasculares, TCE). O tratamento dependerá da etiologia de base, embora a utilização de fármacos antiepilépticos seja sempre recomendada.

BIBLIOGRAFIA

1   Eadie M. Louis François Bravais and Jacksonian epilepsy. *Epilepsia* 201051: 1-6.

2   Noachtar S. & Arnold S. *Clonic Seizures.* In: Luders HO & Noachtar S (eds). Epileptic seizures. Philadelphia, Churchill Linvingstone, 2000.

BRÉGEAT, SÍNDROME DE
Veja síndromes de Sturge-Weber, de von Hippel-Lindau e de Wyburn-Mason.

Brégeat e colaboradores descreveram, em 1958, um quadro de neuroangiomatose ocular em uma menina de 11 anos. Neste caso, a angiomatose se originava nos vasos óculo-orbitários, estando também presentes angiomas no tálamo e na pele da região frontal contralateral.

A angiomatose óculo-orbitária é caracterizada pela presença de tumores vasculares visíveis ao exame clínico; são de localização subconjuntival. Um grau moderado de exoftalmo pode estar presente, com a particularidade de não ser redutível, pulsátil e tampouco apresentar sopros audíveis. O exame dos fundos oculares não demonstra angiomatose na retina ou coroide, porém os vasos retinianos são sinuosos e o aspecto nasal do disco óptico é borrado bilateralmente, fenômeno determinado pela hiperopia. A angiomatose poderá ser observada pormenorizadamente mediante estudo arteriográfico e/ou flebográfico da órbita; também a neuroimagem pode fornecer subsídios para o diagnóstico deste tipo de angiomatose.

Esta síndrome comumente tem início nos primeiros anos de vida e, nesta fase, sintomas como lacrimejamento, fotofobia e enxaqueca podem ocorrer. O angioma talamoencefálico pode determinar manifestações neurológicas discretas: alterações psíquicas; moderado grau de retardo mental e epilepsia. O diagnóstico diferencial deve ser considerado com outros tipos de angiomatose.

O tratamento cirúrgico ou por embolizações poderá estar indicado nesta forma de angiomatose.

BIBLIOGRAFIA
1 Brégeat P. Brégeat syndrome. In: Vinken PJ & Bruyn GW: *Handbook of Clinical Neurology*. v. 14. Amsterdam, North-Holland, 1972.

BREMER, ESTADO DISRÁFICO DE
Disrafismo; Estado disráfico

O estado disráfico é uma condição congênita caracterizada por malformações que dependem do fechamento do tubo neural. Portanto, o estado disráfico faz parte das malformações congênitas que se originam durante as primeiras fases do desenvolvimento embrionário. A goteira neural começa a se formar por volta do 19º dia da gestação e deve estar completamente fechada (tubo neural), tanto na região cefálica como na caudal, no fim do 1º mês de vida intrauterina. Contudo, se os bordos da goteira não se fundem para formar o tubo neural, diversas malformações podem ocorrer, estando ou não associados defeitos de desenvolvimento dos planos ósseos e/ou cutâneos contíguos (o desenvolvimento dessas estruturas é induzido pelo tubo neural). O defeito de fechamento das estruturas ocorre na linha média (Figura 21).

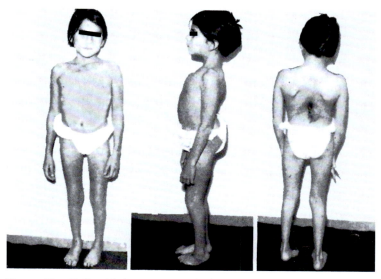

Figura 21 – *Deformidades corporais múltiplas no estado disráfico de Bremer: pescoço curto; abaulamento da porção anterosuperior do tórax; tufo piloso lombar; deformidade dos pés.*

As síndromes eponímicas ligadas ao estado disráfico são: Arnold-Chiari; Dandy-Walker; Klippel-Feil; Ostrum-Furst e Nielsen.

As principais manifestações do disrafismo são: espinha bífida (aberta ou oculta); pé varo, pé equinovaro, pé valgo e pé chato; malformações múltiplas de vértebras, principalmente vértebra cuneiforme; hipertricose sacra; tórax em funil e costela cervical; mal perfurante plantar; enurese e distúrbios de esfíncteres; meningocele espinhal, meningomielocele; raquisquise espinhal completa; meningocele craniana, encefalomeningocele.

BIBLIOGRAFIA

1 Liebaldt GP & Leiber B. Cutaneous dysplasias associated with neurological disorders. In: Vinken PJ & Bruyn GW: *Handbook of Clinical Neurology*. v. 14. Amsterdam, North-Holland, 1972.

BRISSAUD-SICARD, SÍNDROME DE
Síndrome de Brissaud.

Esta síndrome está na dependência de um amolecimento vascular isquêmico comprometendo, principalmente, a porção anterolatral e inferior da ponte.

Os aspectos clínicos compreendem espasmo hemifacial ipsolateral à lesão com hemiplegia ou hemiparesia contralateral. Não há estudos *postmortem* para uma correlação clinicopatológica nesta síndrome. A RM poderá auxiliar no diagnóstico.

BIBLIOGRAFIA

1 Loeb C & Meyer JS. Pontine syndromes. In: Vinken PJ & Bruyn GW: *Handbook of Cinical Neurology,* v. 2. Amsterdam, North-Holland, 1969.

BRISTOWE, SÍNDROME DE
Síndrome do tumor do corpo caloso.

É um quadro determinado por tumores do corpo caloso que inclui apraxia ideomotora, hemiplegia e distúrbios mentais. Os distúrbios mentais são polimorfos e podem ter como expressão desde um quadro de apatia até uma síndrome confusodemencial. No decurso da síndrome, podem ocorrer mutismo acinético e coma. O quadro motor pode se traduzir por paralisia de um membro inferior com hemiplegia do lado oposto, afetando principalmente o membro inferior. A apraxia da mão esquerda ocorre em aproximadamente 10% dos casos.

O quadro clínico não traduz apenas comprometimento de estruturas calosas em virtude do processo expansivo, com muita frequência, traduz também invasão de estruturas da vizinhança (lobo frontal, septo pelúcido). As manifestações mentais podem se exteriorizar por dificuldade à concentração, diminuição da atenção ou mesmo inatenção, distúrbios mnésicos, alterações da personalidade, quadros psicóticos, quadro confusodemencial. Sinais de hipertensão intracraniana costumam aparecer tardiamente. Extensão do tumor para as áreas dos gânglios da base pode determinar rigidez muscular, coreoatetose e tremor.

Os tumores que, com maior frequência, incidem nesta região são os gliomas e lipomas. O diagnóstico pode ser confirmado pela neuroimagem (TC, RM) e o tratamento é cirúrgico.

Este epônimo é obsoleto.

BIBLIOGRAFIA
1 Magalini SI. *Dictionary of Medical Syndromes,* Philadelphia, J B Lippincott, 1971.

BROCA, AFASIA MOTORA DE
Afasia de expressão; Afasia não fluente. Veja Afasia de Wernicke.

A linguagem, atividade especificamente humana, constitui um instrumento fundamental de comunicação e de elaboração do pensamento, sendo adquirida pelo indivíduo a partir de um sistema arbitrário de sinais que representa a língua (Hécaen & Angelergues). No decurso de numerosas afecções do cérebro, podem ocorrer distúrbios da comunicação, seja por dificuldade de expressão (oral e/ou gráfica) ou de percepção (audioverbal e/ou visuoverbal), independentemente de qualquer alteração de ordem sensitiva, sensorial, motora ou psíquica. A esses tipos de distúrbio denominamos afasia. A afasia é uma síndrome focal, no sentido de que comporta um centro lesional, porém nos parece abusivo o rigor "localizacionista" de certas escolas fixando a função da linguagem em centros nitidamente circunscritos. Assim é que uma lesão interessando à área auditiva, situada no nível da primeira circunvolução temporal, compromenterá sobretudo a percepção (compreensão) da linguagem falada e/ou escrita. Uma lesão da porção inferior do lobo frontal pode dar origem a uma dificuldade da expressão verbal. É aceito que as lesões hemisféricas anteriores perturbam a expressão oral e/ou gráfica, enquanto as lesões posteriores comprometem o aspecto perceptivo da linguagem. É necessário ter em mente, ainda, o conceito de dominância hemisférica: nos dextromanos, a função da linguagem é comandada principalmente pelo hemisfério cerebral esquerdo e, nos sinistromanos, o hemisfério dominante pode ser o direito.

A afasia de Broca associa-se geralmente a uma hemiplegia direita; uma apraxia bucofacial e/ou ideomotora podem estar associadas. O vocabulário do afásico pode ficar reduzido a algumas palavras ou a algumas frases estereotipadas. Ao contrário dos doentes com afasia de Wernicke, os de Broca falam pouco, ou não falam, têm consciência de seu déficit e, por isso, sofrem. O discurso é lento, entrecortado e monótono (disprosodia). Os distúrbios da articulação dificultam a execução dos fonemas (desintegração fonética). A essas dificuldades pode se associar um transtorno da escrita (agrafia). Ao escrever, cometem erros de formulação verbal, sendo as palavras incompletas e defeituosas. Às vezes, a afasia de Broca pode se traduzir por uma anartria pura.

A compreensão da linguagem falada está aparentemente pouco alterada, podendo o afásico executar ordens simples, ocorrendo, todavia, dificuldade à execução de ordens complexas (nessa perspectiva, a afasia de Broca nem sempre é pura, pois a compreensão nem sempre está poupada). Pode ocorrer também dificuldade ou impossibilidade de ler, seja em voz alta, seja mentalmente.

BIBLIOGRAFIA

1   Hécaen H & Angelergues R. Pathologie du Language. Paris, Larousse, 1965.

2   Sanvito WL. *O cérebro e suas vertentes.* São Paulo, Roca, 1991.

BRODY, DOENÇA DE
Síndrome de Brody; Síndrome de Lambert-Brody

Lambert foi o primeiro a descrever, em 1957, uma dificuldade de relaxamento muscular durante o exercício, uma espécie de "miotonia silenciosa".

Mais tarde (1969), Brody demonstrou uma disfunção na fixação do cálcio no retículo sarcoplasmático. Nestes casos, a contração muscular é normal, porém a fase de relaxamento torna-se lentamente aumentada durante o exercício.

Foi demonstrado, mediante biópsia muscular, que os afetados apresentam uma redução importante da enzima adenosina-trifosfatoCa^{2+} no retículo sarcoplasmático das fibras musculares de contração rápida. Durante a função normal das fibras musculares ocorre liberação de cálcio da cisterna lateral do retículo sarcoplasmático para o compartimento miofibrilar, em resposta ao sinal de excitação do túbulo-T. Esse cálcio inicia os eventos moleculares que levam ao deslizamento dos miofilamentos e geração de força. Posteriormente, a concentração do cálcio do compartimento miofibrilar rapidamente retorna aos níveis normais por intermédio de seu transporte para o interior do retículo sarcoplasmático, feito pela atividade da enzima adenosina-trifosfatase (ATPase), localizada na membrana do retículo. De sorte que a função dessa enzima é crítica para o relaxamento adequado das fibras musculares. A dificuldade progressiva do relaxamento muscular durante o exercício ocorre em virtude do aumento cumulativo do cálcio no sistema miofibrilar. Uma vez que apenas as fibras de contração rápida são acometidas pela deficiência da enzima, pode-se explicar a dificuldade de o relaxamento ocorrer somente após exercícios físicos que dependem do recrutamento das unidades motoras de contração rápida. Já durante uma atividade tônica, como manutenção da postura, em que são recrutadas unidades motoras de contração lenta, nenhuma disfunção muscular foi notada.

O quadro clínico tem início durante a primeira década da vida e consiste no aparecimento, durante exercícios físicos, de rigidez e cãibras em músculos dos membros. A ENMG não evidencia anormalidades. A incidência familiar sugere que a doença seja de natureza genética. Todos os afetados são do sexo masculino, o que sugere uma transmissão recessiva ligada ao sexo.

BIBLIOGRAFIA

1   Brody I. Muscle contracture induced by exercise. A syndrome attributable to decreased relaxin factor. *New Engl J Med* 1969 281: 187.

2   Karpati G; Charuk J *et al.* Myopathy caused by a deficiency of Ca^{2+}-adenosine triphosphatase in sarcoplasmic reticulum (Brody´s disease). *Ann Neurol* 1986 20: 38,.

BROOKE, SÍNDROME DE

Adenoma múltiplo cístico benigno; Epitelioma de Brooke

Veja doença de Bourneville.

Trata-se de uma dermatopatia familial benigna extremamente rara, com provável modalidade de transmissão do tipo autossômico dominante.

O quadro cutâneo é constituído por epiteliomas adenoidecísticos, simetricamente dispostos na face, particularmente na região frontal, pálpebras, bochechas, asas do nariz, sendo mais raros no couro cabeludo. As erupções podem se confundir com a cor da pele ou adquirir tom amarelo-pálido, apresentando-se sob a forma miliar, nodular ou, então, de pequenos ou grandes tumores isolados. Essas massas têm origem no *corium*. Os tumores comumente aparecem na puberdade, crescem durante vários anos para, então, tornarem-se estacionários. Esses tumores não costumam regredir, sendo, entretanto, rara a degeneração maligna. É possível, em alguns casos, a associação de hemangiomas de pele e/ou do SNC, além de cilindromas, cistos dentários e fibromas do ovário.

A doença é mais comum no sexo feminino. O diagnóstico diferencial deve ser feito principalmente com a esclerose tuberosa.

BIBLIOGRAFIA

1 Liebaldt GP & Leiber B. Cutaneous dysplasias associated with neurological disorders. In: Vinken PJ & Bruyn GW: *Handbook of Clinical Neurology*. v. 14. Amsterdam, North-Holland, 1972.

BROWN-SÉQUARD, SÍNDROME DE
Síndrome de hemissecção medular

Uma hemissecção da medula espinhal determina sinais e sintomas ipsolaterais e contralaterais à lesão, configurando a chamada síndrome de Brown-Séquard. Do mesmo lado da secção e em situação infralesional, vamos observar: paralisia de tipo piramidal ou do primeiro neurônio motor; abolição das sensibilidades profundas conscientes (vibratória, cineticopostural) em virtude da interrupção do primeiro neurônio sensitivo (fascículo grácil e cuneiforme). No lado oposto à secção, vamos encontrar desordens das sensibilidades superficiais (geralmente sob a forma de anestesia termodolorosa), em situação infralesional e com disposição alomérica. Essa desordem sensitiva encontra explicação na interrupção do segundo neurônio sensitivo, ou seja, do trato espinotalâmico lateral. A sensibilidade táctil pouco se altera em virtude de ser veiculada tanto pelo cordão posterior da medula, como pelo trato espinotalâmico ventral.

É possível ainda a presença de outras manifestações nos quadros plenamente desenvolvidos. Manifestações ipsolaterais à lesão: moderada hiperestesia táctil, em geral transitória e de situação infralesional; pequena faixa de anestesia táctil-termodolorosa, de origem radicular e localizada no nível da lesão; alterações motoras segmentares no nível da lesão, decorrentes de comprometimento da coluna ventral (corno anterior) da medula espinhal. Manifestação contralateral à lesão: área de hiperestesia localizada imediatamente acima da zona de anestesia termodolorosa.

A síndrome de Brown-Séquard, geralmente incompleta na prática neurológica, pode ser determinada por lesões traumáticas ou compressivas (neoplasias) da medula espinhal.

BIBLIOGRAFIA

1 Julião OF. Síndromes medulares. In: Tolosa APM & Canelas HM: *Propedêutica Neurológica*. São Paulo, Procienx, 1969.

BROYER, SÍNDROME DE
Paraparesia espástica com amiotrofia distal

Este quadro é genético e a modalidade de transmissão hereditária é do tipo autossômico recessivo.

Tem início na infância com amiotrofia das mãos. Posteriormente, associam-se espasticidade e contratura dos membros inferiores. Sinais cerebelares frustros, atetose e surdez podem estar presentes.

BIBLIOGRAFIA

1 Ropper AH & Brown RH. *Principles of Neurology.* In: Adams & Victor´s. New York, McGraw-Hill, 2005.

BRUEGHEL, SÍNDROME DE
Veja síndrome de Meige

A síndrome de Brueghel caracteriza-se pela abertura forçada da boca, retração dos lábios, espasmo do platisma e protrusão da língua. Não costuma haver blefarospasmo, que está sempre presente na síndrome de Meige.

Esse epônimo tem origem num quadro do pintor Brueghel, em virtude da careta grotesca do retratado.

O tratamento de eleição é a infiltração com toxina botulínica do complexo muscular submentoniano.

BIBLIOGRAFIA

1 Ropper AH & Brown RH. *Principles of Neurology.* In: Adams & Victor´s. New York, McGraw-Hill, 2005.

BRUNS, ATAXIA FRONTAL DE

Tipo de ataxia descrito, em 1892, por Bruns, a propósito de tumores frontais. A ataxia frontal é do tipo axial e compromete, fundamentalmente, o indivíduo na posição ortostática ou durante a marcha. Em posição vertical, o paciente oscila e tende a aumentar a base de sustentação para evitar a queda; essa instabilidade pode conferir à marcha um caráter do tipo ebrioso. Nesses casos, existe uma marcada tendência à queda para trás (retropulsão). Nos graus extremos deste tipo de ataxia, o paciente pode chegar à astasia-abasia. Na ataxia frontal pura, os sinais cerebelares costumam estar ausentes.

Parece que vários mecanismos podem explicar a ataxia frontal. Nos casos de tumores frontais, a hipertensão intracraniana pode determinar compressão do cerebelo ou tracionar as vias cerebelares; um comprometimento indireto das vias vestibulares periféricas ou centrais também tem sido postulado nestes casos. Na ausência de hipertensão intracraniana, vários mecanismos têm sido apontados: comprometimento das vias córtico-pontocerebelares; distúrbios das vias vestibulares centrais, com localização no lobo frontal; comprometimento da via dentotalamocortical (pela observação de degeneração transneuronal do núcleo denteado contralateral em indivíduos com lesão do lobo frontal). Não obstante a engenhosidade de algumas dessas teorias, os dados proporcionados pelos atos cirúrgicos são contraditórios: a ablação parcial ou completa dos lobos frontais não determina ataxia no homem; a ablação de um lobo frontal contendo um tumor determina o desaparecimento da ataxia frontal.

Segundo Delmas-Marsalet, os distúrbios de equilíbrio, supervenientes a uma lesão frontal, não representam uma verdadeira ataxia, mas sim uma pseudoataxia. Esse quadro comporta elementos da série cerebelar e da série práxica comprometendo essencialmente a marcha, a estática e a postura do tronco, podendo a esses elementos se associarem distúrbios da esfera cerebelar.

BIBLIOGRAFIA

1   Garcin R. The ataxias. In: Vinken PJ & Bruyn GW: *Handbook of clinical neurology,* v. 1. Amsterdam, North-Holland, 1969.

BRUNS, SÍNDROME DE

De instalação súbita e caráter intermitente, consiste em cefaleia intensa, vômitos e vertigem, sendo comum o desencadeamento dos sintomas com a mudança da posição da cabeça. Ocasionalmente, a tríade sintomatológica descrita pode ser acompanhada de amaurose, respiração irregular e síncope com apneia. A manifestação é paroxística, durando alguns minutos e raramente excedendo 1 hora. O indivíduo permanece pouco sintomático ou assintomático nos períodos intercríticos.

A principal causa dessa síndrome são cisticercos do IV° ventrículo, mas outras etiologias como cistos ventriculares, além de tumores do cerebelo (na linha média), neoplasias ou cistos no III° ventrículo (Figuras 22 e 23) têm sido descritas. A patogenia provavelmente está relacionada ao bloqueio da circulação do LCR, desencadeada pela migração do cisticerco intraventricular, precipitada com a mudança posicional da cabeça. Os sintomas ocorrem quando o fluxo do LCR ventricular para o espaço subaracnóideo tem a drenagem interrompida e então esse fator mecânico provoca uma hipertensão intracraniana aguda e transitória.

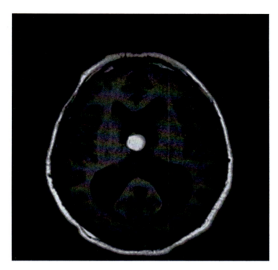

Figura 22 – *RM T1 axial demonstra lesão cística hiperintensa com conteúdo hiperprotéico (cisto coloide), situada sobre os forames de Monro, determinando hidrocefalia obstrutiva caracterizada pelo alargamento dos ventrículos laterais.*

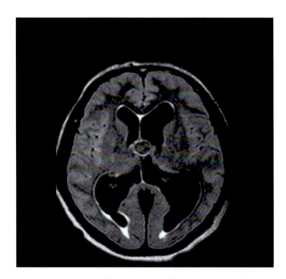

Figura 23 – *RM FLAIR axial evidencia a lesão cística nos forames de Monro que determina hidrocefalia obstrutiva com sinais de hipertensão intracraniana caracterizado pela transudação liquórica na substância branca periatrial.*

O tratamento geralmente é cirúrgico ou neuroendoscópico, principalmente quando se trata da cisticercose ventricular, sendo o prognóstico variável de acordo com a causa.

BIBLIOGRAFIA

1. Das A, Escavadas C, Radhakrishnan VV. Teaching NeuroImages: Bruns syndrome caused by intraventricular neurocysticercosis. 2009, *Neurology.*

2 Krasnianski M; Müller T; Stock K *et al.* Bruns syndrome caused by intraventricular tumor. *Eur J Med Res.* 2008; 13(4): 179-181.

3 De La Riva FI. *Cisticercosis cerebral.* Barcelona, Vergara, 1957.

BUREAU E BARRIÈRE, DOENÇA DE

Acropatia ulceromutilante não familial; Acropatia ulceromutilante pseudossiringomiélica não familial dos membros inferiores Veja doença de Thévenard.

Bureau e Barrière descreveram, na França, uma forma de acropatia ulceromutilante não familial em 1955.

Essa forma de acropatia é quase apanágio do sexo masculino e aparece, geralmente, em etilistas inveterados, com hábitos precários de higiene e subnutridos. Costuma ocorrer em indivíduos adultos, sendo mais comum o início do quadro entre os 35 e 50 anos. O quadro clínico costuma se exteriorizar por mal perfurante plantar, deformidades adquiridas dos pés e mutilações caracterizadas por reabsorção das extremidades distais dos membros inferiores. O mal perfurante costuma abrir a cena clínica do quadro, sendo frequentemente desencadeado por traumatismos; essa manifestação pode começar como uma lesão bolhosa efêmera ou, então, a lesão é, desde o início, ulcerosa. A úlcera é indolente, sendo sua localização mais frequente na porção anterior do pé (principalmente na base do hálux), podendo ocorrer também no bordo externo do pé e calcanhar. Úlceras múltiplas podem coexistir em um ou ambos os pés. As deformidades dos pés são progressivas e podem começar com espessamento dos artelhos comprometidos. Numa fase subsequente, o maciço do pé se deforma, assumindo esse segmento de membro um aspecto encurtado, alargado e espessado (pé cúbico). Outras manifestações podem se associar aos sinais cardinais da doença: hiperidrose com aspecto liso e violáceo da pele (pé suculento); hipoestesia termodolorosa, com distribuição em meia de modo grosseiramente simétrico em ambos os pés; abolição dos reflexos aquileus; atrofia e rarefação óssea, principalmente no nível dos segmentos falange falangianos e metatarsofalangianos.

A evolução dessa forma de acropatia é crônica e extremamente prolongada, porém as lesões permanecem localizadas exclusivamente nos membros inferiores. Nas fases avançadas da doença, em virtude da presença de ulcerações tróficas recorrentes, podem ocorrer processos infecciosos que agravarão as deformidades e provocar eliminação de fragmentos ósseos. O conjunto das lesões primárias e secundárias acaba determinando a acropatia ulceromutilante.

O diagnóstico diferencial deve ser considerado com a neuropatia hanseniana, o estado disráfico, o pé diabético e a doença de Thévenard. Embora a etiopatogenia dessa entidade seja obscura, tem sido postulada uma lesão simpática ascendente num terreno carenciado.

O tratamento deve ser orientado por simpatectomia precoce, além da supressão de bebidas alcoólicas e da correção da carência alimentar.

BIBLIOGRAFIA

1 Bureau Y & Barrière H. Acropathies pseudo-syringomiéliques des membres inférieurs. Essai de interprétation nosographique. *Sem Hôp Paris* 1955, 25: 1419.

2 Bureau Y, Barrière H *et al.* Acropathies ulcero-mutilantes pseudo-syringomiéliques non familiales des membres inférieurs (A propos de 23 observations). *P Med 94*:1957, 2127.

C

CADASIL *(Cerebral Autosomal Dominant Arteriopathy with Subcortical Infarcts and Leukoencephalopathy) Síndrome de Maeda.*

CADASIL é uma doença generalizada dos pequenos vasos devido à mutação no gene *Notch3* situado no cromossomo 19 (19p13.1), fundamental na maturação de vasos cerebrais no período perinatal. No entanto, os mecanismos pelos quais essa mutação determina degeneração vascular e infartos não são completamente conhecidos. É uma forma genética de AVC em adulto jovem e de demência vascular, caracterizada por uma arteriopatia autossômica dominante com infarto subcortical e leucoencefalopatia. Esta entidade pertence ao grupo das demências subcorticais dos pequenos vasos.

As alterações vasculares acarretam decréscimo do fluxo sanguíneo na substância branca com consequente degeneração periventricular e infartos lacunares na substância branca profunda e gânglios da base. O quadro é progressivo. Em um terço dos pacientes há associação com enxaqueca e, em um quinto, com distúrbio do humor, principalmente ansiedade e depressão.

Costuma ter início no adulto jovem, na ausência dos clássicos fatores de risco para a doença cerebrovascular. O quadro usual é de AVC que se repete, história de enxaqueca e evolução de declínio cognitivo até a demência, com nítida característica hereditária. Eventualmente a perda cognitiva pode preceder o AVC sob a forma de icto. Cronologicamente, costuma ter início na terceira década com sintomas de enxaqueca com aura e, nessa fase, já é possível encontrar-se, pela RM, alterações na substância branca do cérebro. A partir dessa faixa etária, incidem os AVC isquêmicos e, posteriormente, alterações do humor, de conduta e declínio cognitivo. Geralmente, depois dos 50 anos de idade, se manifesta a demência subcortical. O substrato histopatológico da doença é a perda da musculatura lisa da túnica média de pequenas arteríolas com deposição de material granular osmiofílico, aspectos estes identificados à microscopia eletrônica.

O diagnóstico é estabelecido, além do quadro clínico, pelos antecedentes familiares, por exame de RM, que mostra sinal hipointenso em T1 e hiperintenso em T2, afetando de modo confluente a substância branca subcortical com lesões bem delimitadas nos gânglios da base (Figura 24A e B). Os demais exames de imagem têm menor expressão para o diagnóstico.

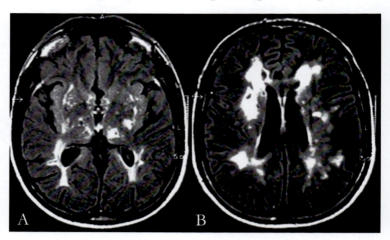

Figura 24A e B – *CADASIL* – *Imagens do encéfalo no plano axial com ponderação FLAIR mostrando lesões hiperintensas confluentes na substância branca periventricular, bem como nas regiões subcorticais das ínsulas, núcleos da base, tálamos, tronco e regiões subcorticais dos polos temporais. Este padrão deve ser sempre diferenciado daquele relacionado à doença de pequenos vasos (microangiopatia) no contexto de diabetes e hipertensão.*

O exame do LCR costuma ser normal ou com pequeno aumento no teor das proteínas. O estudo cromossômico confirma a mutação do *Notch3*. Recentemente, foi descrita forma recessiva de um padrão clínico muito semelhante, caracterizada por infartos subcorticais, leucoencefalopatia, demência e calvície.

Em 1995, foi descrita uma forma de transmissão autossômica recessiva denominada CARASIL (*cerebral autosomal recessive arteriopathy with subcortical infarcts and leukoencephalopathy*).

Não existe tratamento específico para o CADASIL, devendo-se tomar as medidas clássicas para o AVC e demência, quando presentes. O uso preventivo de antiagregantes ou de anticoagulantes não está suficientemente demonstrado como benéfico.

BIBLIOGRAFIA
1 Amberla K; Wäljas M *et al*. Insidious cognitive decline in CADASIL. *Stroke* 2004, 35: 1598.
2 Lesnic Oberstein AS; van den Boom R *et al*. Incipient CADASIL *Arch Neurol* 2003, 60(5): 707.
3 Peters N; Herzog J *et al*. A two-years follow-up in 80 CADASIL subjets. *Stroke* 2004, 35: 1603.

4 PhD, TFMD & Fukutake, T. Cerebral Autosomal Recessive Arteriopathy with Subcortical Infarcts and Leukoencephalopathy (CARASIL): From Discovery to Gene Identification. *Journal of Stroke and Cerebrovascular Diseases*, 2011, *20*(2), 85-93.

CAIRNS, MUTISMO ACINÉTICO DE
Coma vigil; Estado vegetativo persistente

Cairns descreveu uma forma particular de alteração da consciência caracterizada por certo grau de vigília, acompanhada de incapacidade para falar e para movimentar os membros. Nessa condição, os doentes permanecem inertes e são incapazes de falar, porém os olhos mantêm-se abertos e estão conservadas as reações de fixação e a motricidade ocular. Mediante estímulos cutâneos nociceptivos, não se obtém nenhum deslocamento de um segmento de membro ou pode ocorrer um movimento de retirada do segmento estimulado, retardado, lento e de pequena amplitude. Este quadro pode se apresentar com hipotonia muscular e depressão da atividade reflexa ou pode ser emoldurado por uma hipertonia de decorticação. A contactação com o paciente é muito precária ou pode estar interrompida. No mutismo acinético (MA), o ritmo vigília-sono mantém-se.

Os achados anatomopatológicos são polimorfos, indo desde comprometimento do córtex frontal, principalmente dos giros orbitários, até o mesencéfalo; salienta-se o comprometimento do sistema límbico, no qual o giro cíngulo é considerado uma peça mestra. Do ponto de vista patogênico, o que se conclui, com base nos achados anatômicos, é que deva existir uma interrupção parcial do sistema reticular ativador ascendente ao lado de uma interferência num sistema descendente, atuante no comportamento ativo intimamente relacionado ao sistema límbico. O EEG nada mostra de particular, a não ser um ritmo lento caracterizado por ondas delta mono – ou polimorfas.

Na descrição original de Cairns, o MA se devia a um cisto epidermoide do III° ventrículo, derivado da bolsa de Rathke. Outras causas podem determinar este quadro: extensas lesões bilaterais dos lobos frontais (geralmente amolecimentos cerebrais isquêmicos determinados por comprometimento das artérias cerebrais anteriores); anoxia difusa do córtex cerebral, como pode ocorrer na pós-ressuscitação cardíaca (encefalopatia anóxico-isquêmica) ou na hipoglicemia acentuada; processos desmielinizantes hemisféricos difusos, como pode ocorrer na intoxicação pelo CO; traumatismos cranioencefálicos graves.

O prognóstico desse tipo de coma prolongado é sombrio e o tempo de evolução é variável (de meses a anos). O óbito costuma ocorrer por complicações pulmonares (broncopneumonias, embolias), infecções geniturinárias e/ou septicemias, podendo estas últimas ter como porta de entrada escaras de decúbito infectadas.

No presente, este quadro é conhecido como "estado vegetativo persistente".

BIBLIOGRAFIA

1 Cairns H; Oldfield RC *et al.* Akinetic mutism with an epidermoid cyst of the third ventricle. Brain 1941, 64: 273.

2 Plum F & Posner JB. Estupor y coma. *Manual moderno*, México, 1973.

3 Sanvito WL. *Os Comas na Prática* Médica. São Paulo – Barueri, Manole, 1978.

CANAVAN, DOENÇA DE

Degeneração esponjosa familial; Degeneração esponjosa infantil; Encefalopatia esponjosa; Esclerose de Canavan; Síndrome de Bogaert-Bertrand; doença de Canavan-Ivan Bertrand-Van Bogaert Veja doença de Tay-Sachs.

Trata-se de uma encefalopatia esponjosa que acomete determinados grupos étnicos, particularmente judeus ashkenazim da Polônia, Lituânia, Rússia e do Oriente Médio. A doença pode ocorrer em não judeus. Ambos os sexos são afetados e as manifestações clínicas, geralmente, têm início por volta do 3º mês de vida. O quadro clínico caracteriza-se por importante retardo psicomotor e hipotonia muscular, particularmente dos músculos cervicais, traduzida por queda da cabeça. O aumento da cabeça (macrocrania) é evidente por volta dos 6 meses de idade. No decurso do quadro neurológico, podem aparecer irritabilidade, distúrbios do sono, espasticidade, crises convulsivas, atrofia óptica, amaurose, nistagmo e, nas fases finais, rigidez de decerebração. A doença é de natureza genética, de herança autossômica recessiva, e o gene *ASPA* que codifica a enzima aspartoacilase já foi clonado e está localizado no cromossomo 17p13-ter.

O diagnóstico, até há pouco tempo, era feito apenas no *postmortem* por achados neuropatológicos (degeneração esponjosa do encéfalo, atrofia cerebral, desmielinização do neuroeixo, despopulação neuronal, gliose extensa). A evidenciação da deficiência da enzima aspartoacilase com acúmulo do ácido N-acetil-aspártico no plasma e na urina permitiu avanços no conhecimento da doença e no seu diagnóstico. É possível a detecção de portadores baseada na atividade da enzima aspartoacilase em cultura de fibroblastos de pele; também é possível o diagnóstico pré-natal por meio da amniocentese. Atualmente, a neuroimagem, principalmente a RM com espectroscopia por prótons, fornece subsídios suficientes para fechar o diagnóstico ao mostrar um padrão leucodistrófico difuso e bilateral sem poupar as fibras em U e um característico pico muito elevado de N-acetil-aspartato. No diagnóstico diferencial, é importante considerar a doença de Tay-Sachs.

O tratamento é puramente sintomático e a sobrevida não ultrapassa os 3 anos. É descrita também uma forma juvenil da doença (bem mais rara) caracterizada por uma involução neuropsicomotora a partir dos 4 ou 5 anos de idade.

BIBLIOGRAFIA

1 Karimzadeh P; Jafari N; Nejad Biglari H *et. al.* The clinical features and diagnosis of Canavan's disease: A case series of iranian patients. *Iran J Child Neurol*, 2014, 8(4): 66-71.

2 Rapin I & Traeger E. *Cerebral degenerations of childhood.* Rowland LP (Ed.) Merritt's neurology. Philadelphia, Lippincott Williams & Wilkins, 2000.

3 Rosemberg S. *Neuropediatria*. Rio de Janeiro, Sarvier, p. 333, 2010.

4 Van Bogaert L & Bertrand I. Sur une idiotie familiale avec dégénérescence spongieuse du névraxe (Note préliminaire). *Acta Neurol.* Psychiat. Belg. 1949, 49: 572.

CANOMAD *(Chronic Ataxic Neuropathy, Ophthalmoplegia, IgM Paraprotein, Cold Agglutinins, Disialosyl Antibodies)*

CANOMAD é uma síndrome rara, descrita em 1994 por Willison, caracterizada pelos achados de neuropatia atáxica crônica, oftalmoplegia, paraproteinemia IgM, presença de crioaglutininas e anticorpos antidisialosídeo. A característica neurológica mais evidente é uma neuropatia crônica, caracterizada por uma ataxia sensitiva crônica e arreflexia com relativa preservação da força muscular. Geralmente, com curso recorrente de piora clínica, bastante variável, com sintomas de tronco cerebral, incluindo principalmente oftalmoplegia, disfagia e disartria. Alguns pacientes desenvolvem oftalmoplegia anos após o início da ataxia ou nunca chegam a desenvolver. Os anticorpos IgM são também crioaglutininas em cerca de 50% dos casos. Por essas razões, a neuropatia atáxica crônica pode ser, às vezes, descrita como uma neuropatia atáxica crônica com anticorpos antidisialosídeos ou CANDA.

Essa síndrome faz parte do grupo de neuropatias atáxicas agudas e crônicas com anticorpos antidisialosídeos positivos, que incluem as síndromes de Miller-Fisher, síndrome de Guillain-Barré atáxica e a neuropatia atáxica sensitiva aguda. As duas primeiras mais associadas com anticorpos IgG anti-GQ1b e anti-GT1a, e esta última mais associada com anti-GD1b. CANOMAD está frequentemente relacionada com paraproteinemia IgM por anti-GD1b e GQ1b que reagem com GT1a ocasionalmente.

Apesar dessas diferenças imunológicas relacionadas aos anticorpos, essas doenças formam um espectro contínuo de alterações fisiopatológicas e clínicas bem semelhantes, com acometimento nodal e paranodal mediado via complemento.

A ligação dos autoanticorpos leva à ativação do complemento e, assim, à formação do complexo de ataque à membrana. Os aglomerados de canais de sódio voltagem-dependentes são internalizados, as junções axogliais são interrompidas na região dos nodos, e falha de condução ocorre. Se o processo imunopatológico progride, a degeneração axonal pode também ocorrer.

Estudos recentes de um paciente com diagnóstico *in vivo* de CANOMAD e confirmação *postmortem* sugerem que a fisiopatologia da doença pode ir mais além, que as alterações podem resultar de um acometimento ganglionar e da junção neuromuscular simultâneos ou sincrônicos, além do acometimento da condução nervosa, o que poderia justificar e resultar nas diversas formas clínicas de apresentação da doença.

O tratamento ideal é sugerido conforme o protocolo de tratamento das neuropatias paraproteinemicas, apresentando casos de melhora importante com o uso de imunoglobulina intravenosa e, nos casos refratários, resposta ao uso de rituximabe, um anticorpo monoclonal anti-CD20.

BIBLIOGRAFIA

1. N Yuki; A Uncini. Acute and chronic ataxic neuropathies with disialosyl antibodies: a continuous clinical spectrum and a common pathophysiological mechanism. Muscle & Nerve 2014, v. 49, n. 5, p. 629-635.

2. M Krenn; G Keir; UC Wieshmann. CANOMAD responding to weekly treatment with intravenous immunoglobulin (IVIg). 2014, BMJ Case Reports.

3. C Kam; MS Balaratnam, A. Purves *et al.* CANOMAD presenting without ophthalmoplegia and responding to intravenous immunoglobulin. Muscle & Nerve, 2011, v. 44, n. 5, p. 829-833.

CALL-FLEMING, SÍNDROME DE

Síndrome da vasoconstricção cerebral reversível; síndrome de Fleming, pseudovasculite do SNC, angiopatia benigna do SNC, angiopatia pós-gravidica do SNC
Veja PRES.

A síndrome da vasoconstrição cerebral reversível (SVCR) é uma entidade clínica provavelmente subdiagnosticada que ocorre, em geral, como resultado de determinadas situações patológicas, capazes de desencadear vasoconstrição de segmentos das artérias cerebrais, em um indivíduo suscetível. O quadro geralmente manifesta-se com cefaleia de início súbito, déficits neurológicos focais ou crise convulsiva.

Em 1970, CM Fischer, no Hospital Sâlpetrière, descreveu quatro casos de mulheres puérperas com cefaleia de início súbito, déficits focais e alterações transitórias do calibre das artérias cerebrais, demonstradas em arteriografias. Em 1987, Marie Fleming, a propósito de uma série com as mesmas alterações descritas por Fischer, entretanto com etiologias diversas, postulou que se tratava da mesma entidade clínica, o que foi de fato comprovado.

A fisiopatologia ainda não está totalmente esclarecida, mas sabe-se que um fator ou *trigger*, desencadeia disfunção endotelial das artérias encefálicas que resulta na desregulação do tônus arterial, em alguns segmentos do mesmo vaso. A SVCR, por apresentar aspectos histopatológicos, radiológicos e clínicos semelhantes à vasculite do SNC, já foi erroneamente confundida como um espectro clínico desta angeíte primária do SNC, o que foi posteriormente considerado falso mediante trabalhos realizados por Calabrese e colaboradores, principalmente.

Os principais aspectos clínicos da SVCR são: 1) cefaleia intensa e súbita, é a apresentação clínica mais comum e pode recorrer em 1 a 3 semanas; 2) cerca de um terço dos pacientes terá quadro de isquemia ou hemorragia cerebral (AVCI ou AVCH), associado ou não a edema cerebral relevante; 3) embora não obrigatória, existe uma condição clínica ou fator desencadeante para a síndrome (Quadro 3). A neuroimagem é muito útil para o diagnóstico, mas pode ser normal, sendo a angiorressonância um exame com boa sensibilidade e especificidade, menos invasiva que a arteriografia cerebral. O LCR geralmente é normal, exceto quando existe hemorragia associada, e um padrão inflamatório, deve suscitar a hipótese de vasculite do SNC.

Quadro 3 – Condições clínicas mais associadas à SVCR.

Medicamentos e drogas
- Tacrolimus, ciclofosfamida, antidepressivos ISRS, triptanos, metisergida, eritropoietina, bromocriptina.
- Ecstasy, cocaína, *cannabis*, anfetamínicos e LSD.

Condições clínicas
- Feocromocitoma, purpura trombocitopênica trombótica (PTT), Hipercalcemia
- Gravidez ou pós-parto
- Enxaqueca, cefaleia relacionada ao coito, cefaleia em trovoada primária.

O tratamento consiste em reverter a causa de base do processo, quando esta é identificada. Especificamente, os bloqueadores dos canais de cálcio são os medicamentos mais utilizados, sendo a nimodipina a droga de escolha, utilizando-se a mesma dose preconizada para a HSA. Alguns estudos sugerem o uso do sulfato de magnésio como benéfico na fase aguda, mas seu uso não é consensual.

BIBLIOGRAFIA

1 Robert T; Oumarou G; Villard J *et al.* Call-Fleming syndrome associated with convexity subarachnoid hemorrhage. *Clinical Neurology and Neurosurgery* 2013, 115(6), 796-798.

2 Lee R; Ramadan H & Bamford J. Reversible cerebral vasoconstriction syndrome. *Journal of the Royal College of Physicians of Edinburgh* 2013, 43(3), 225-228.

3 Montague E & Murphy C. Reversible cerebral vasoconstriction syndrome: An important cause of thunderclap headache. *Acute Medicine* 2014, 13, 74-76.

4 Bernard KRL & Rivera M. Reversible Cerebral Vasoconstriction Syndrome. *The Journal of Emergency Medicine*, 2015, 49(1), 26-31.

CAPGRAS, SÍNDROME DE
Delírio de ilusão de sósias; Illusion of doubles; Phantom double syndrome

A síndrome de Capgras (SC) é um transtorno da esfera mental em que o paciente crê que uma pessoa, geralmente um familiar, é substituída por um impostor idêntico a essa pessoa. Foi descrita pelo psiquiatra francês Joseph Capgras que reconheceu a enfermidade sob a denominação de *L'illusion des sosies dans um delire systématisé chronique.* Capgras relatou o caso de uma mulher que afirmava que seu esposo havia sido substituído por um estranho. A paciente reconhecia aos demais familiares, exceto seu esposo.

O quadro ocorre com maior frequência no adulto jovem e de meia-idade; na criança é de ocorrência excepcional.

Parece que o fator orgânico é importante na etiopatogenia da SC: TCE; distúrbio vascular com lesão na substância branca do hemisfério subcortical direito, particularmente nos lobos frontal e parietal. A SC seria interpretada como uma "agnosia de identificação", particularmente para o reconhecimento de rostos. São postuladas também teorias psicodinâmicas e psicoses para explicar a síndrome: esquizofrenia; psicose pós-parto; psicose droga-induzida e outras psicoses. O tratamento deve ser conduzido com olanzapina e outros antipsicóticos.

BIBLIOGRAFIA

1 Quinn D. The Capgras syndrome: two cases reports and a review. *Can J Psych* 1981, 26(2): 126.

CAPUTE-RIMOIN-KONIGSMARK, SÍNDROME DE

Trata-se de uma síndrome neurocutânea descrita, em 1968, a propósito de uma mãe e sua filha.

O quadro cutâneo costuma ter início no fim do 1º ano de vida e consiste em manchas acrômicas ou hiperpigmentadas (de cor marrom-escuro), com maior concentração na face. Faz parte do quadro uma surdez congênita, por comprometimento da orelha interna. Associados ao quadro neurocutâneo, podemos encontrar uma sindactilia do segundo e terceiro dedos e um sopro sistólico no foco pulmonar.

É provável que esta afecção seja de fundo genético, com transmissão do tipo autossômico dominante.

BIBLIOGRAFIA

1 Liebaldt GP & Leiber B. Cutaneous dysplasias associated with neurological disorders. In: Vinken PJ & Bruyn GW: *Handbook of Clinical Neurology,* v. 14. Amsterdam, North-Holland, 1972.

CARPENTER, SÍNDROME DE
Acrocefalopolissindactilia

Carpenter, em 1909, descreveu em três irmãos um quadro caracterizado por acrocefalia, fácies peculiar e anomalias múltiplas nas mãos e pés. Em 1966, Tentamy fez uma revisão da literatura e estabeleceu as características clínicas e genéticas da síndrome.

Do ponto de vista clínico, chama a atenção a acrocefalia, sendo o crânio geralmente assimétrico em virtude do fechamento desigual das suturas. Os olhos são rasgados para baixo com pregas epicânticas bilaterais, sendo o dorso nasal achatado com hipertelorismo ocular. As orelhas são de implantação baixa e a mandíbula é hipoplásica. Nas extremidades dos membros, é comum a sindactilia dos dedos médio e anular, assim como sindactilia dos artelhos; a esses elementos pode se associar braquimesofalangia. Outras manifestações clínicas compreendem: retardo mental e do crescimento; hipogonadismo; coxa valga; pé varo; onfalocele; e cardiopatias congênitas.

O diagnóstico deve se basear nos aspectos clínicos e radiológicos (fechamento assimétrico das suturas cranianas, presença de ossos wormianos na fontanela anterior, braquimesofalangia). A patogenia da síndrome é desconhecida, sendo a modalidade de transmissão hereditária provavelmente do tipo autossômico recessivo. O prognóstico é reservado em virtude das malformações múltiplas.

BIBLIOGRAFIA

1 Tentamy AS. Carpenter´s syndrome; acrocephalopolysyndactyly; an autosomal recessive syndrome. *J Pediat 1966,* 69: 111.

CESTAN-CHENAIS, SÍNDROME DE
Veja síndromes de Avellis, Babinski-Nageotte e Wallenberg.

Esta síndrome é atribuída a uma trombose da artéria vertebral abaixo do ponto de origem da artéria cerebelar posteroinferior. As estruturas comprometidas incluem o núcleo ambíguo, corpo restiforme, vias oculossimpáticas, trato corticoespinhal e lemnisco medial. O quadro clínico costuma traduzir-se por paralisia unilateral do palato mole, faringe e laringe, síndrome hemicerebelar e síndrome de Horner ipsolaterais à lesão, além de hemiplegia com abolição das sensibilidades proprioceptivas e diminuição da sensibilidade táctil no lado oposto.

A diferença deste quadro com a síndrome de Wallenberg reside na presença de sinais piramidais e no comprometimento do lemnisco medial, além da ausência de distúrbios sensitivos termodolorosos. A síndrome de Cestan-Chenais é considerada por muitos uma variante das síndromes de Babinski-Nageotte e de Avellis.

BIBLIOGRAFIA

1   DeJong R. *The Neurologic Examination.* New York, Hoeber, 1967.

CHAGAS, DOENÇA DE
Doença de Chagas-Mazza; Tripanossomíase sul-americana

A doença de Chagas, afecção determinada por um protozoário (*Trypanosoma cruzy*), foi descrita em quase todas as suas formas clínicas pelo brasileiro Carlos Chagas (1879-1934), a partir de 1909. O artigo original publicado por Chagas, foi um dos únicos da história da medicina que um mesmo cientista descreveu com grandes detalhes tanto o ciclo de transmissão e as manifestações clínicas do primeiro caso em humanos.

Curiosamente, o primeiro relato da doença de Chagas provavelmente precedeu a descoberta feita por Carlos Chagas. Charles Darwin muito provavelmente contraiu o *T. Cruzi* durante sua expedição pela América do Sul em 1835.

Foi considerada pela OMS uma das 13 doenças tropicais mais negligenciada. A doença, de natureza endêmica, é transmitida ao homem através de um inseto hematófago (*Triatoma infestans ou barbeiro* – o mais comum vetor –, *Rhodnius prolixus, Triatoma dimidiata*). Além da transmissão pelo vetor, pode ser transmitida ao homem pela transfusão sanguínea e pela transmissão vertical. A transmissão pela doação de órgãos sólidos por doador cronicamente infectado também pode ocorrer e foi bem relatada na América Latina. A transmissão por alimentos também pode ocorrer (suco da cana de açúcar, suco de açaí e carne crua) e são responsáveis pela infestação em áreas onde o vetor estava ausente. Esse tipo de contaminação pode levar a doenças mais graves e com alta taxa de mortalidade pela infestação maciça de parasita.

As chamadas formas nervosas da doença ainda continuam mal conhecidas e particularmente as formas nervosas crônicas são de existência discutível. Por forma nervosa entenda-se apenas a invasão do SNC e seus envoltórios pelo tripanossomo. Esse aspecto deve ser ressalvado em virtude de as formas viscerais da doença (megaesôfago, megacolo etc.) traduzirem lesões do sistema nervoso autônomo (plexos intramurais das vísceras ocas):

portanto, nessa perspectiva, a doença de Chagas é também uma "afecção do sistema nervoso". Ressalte-se, ainda, que o portador de cardiopatia chagásica está sujeito a embolias cerebrais.

No sistema nervoso, é necessário distinguir entre as formas agudas e crônicas. A forma aguda acomete, de preferência, as crianças nos meses quentes do ano e se traduz por quadro de meningoencefalite. A fase aguda do quadro, além dos sinais de porta de entrada do protozoário (chagoma, edema palpebral ou sinal de Romaña), pode se exteriorizar por febre, mal-estar, cefaleia, linfonodomegalia, hepatoesplenomegalia e edema generalizado. Um quadro de meningoencefalite grave pode se associar às manifestações descritas, traduzindo-se principalmente por convulsões. Essa forma aguda pode determinar o óbito.

As formas nervosas crônicas, tais como foram descritas por Chagas (diplegia cerebral espástica, idiotia, ataxias cerebelares e quadros pseudobulbares), não foram confirmados do ponto de vista anatomopatológico e, provavelmente, trata-se de simples concomitância de patologias diferentes num mesmo doente.

O tratamento pode ser curativo na fase aguda e dois fármacos estão disponíveis: o nirfurtimox (Lampit®) e o benzonidazol (Rochagan®), sendo este mais seguro e efetivo que aquele. As crianças devem tomar 5 a 10 mg/kg de benzonidazol em 3 a 4 tomadas por dia por 60 dias; em adultos, a dosagem é de 5 mg/kg com a mesma duração. Como não há vacinas disponíveis, o foco da prevenção primária está no controle do vetor e na prevenção da transmissão das formas não vetoriais.

BIBLIOGRAFIA

1. Forjaz SV. Aspectos neurológicos da doença de Chagas: sistema nervoso central. *Arq Neuropsiquiat* 1967, 25: 175.

2. Ferreira SF *et al.* Doença de Chagas. In: Veronesi R. *Tratado de Infectologia.* Rio de Janeiro, Atheneu, 2005.

3. Rassi A; Rassi A; Marin-Neto J. Chagas disease. *Lancet.* 2010; 375(9723): 1388-1402.

CHARCOT, DOENÇA DE
Atrofia Muscular Espinhal Progressiva; Doença de Lou-Gehrig; Doença do neurônio motor; ELA (Esclerose Lateral Amiotrófica) Veja síndrome de Aran-Duchenne.

A esclerose lateral amiotrófica (ELA) é uma doença neurodegenerativa, de etiologia ainda desconhecida que primariamente afeta os neurônios motores no córtex cerebral, tronco e medula espinhal. A primeira descrição da doença foi feita por Jean Martin Charcot, em 1869, em que descreve a doença como *la sclérose latérale amyotrophique*, uma doença que leva à perda de musculatura (amiotrofia) e gliose (esclerose) dos tratos corticoespinhal anterior e lateral, envolvendo neurônios motores superiores e inferiores.

Nos EUA, também é conhecida como doença de *Lou Gehrig*, um grande jogador de *baseball* que era conhecido como cavalo de ferro (*iron horse*) em virtude da sua grande força. Henry Louis "Lou" Gehrig foi diagnosticado com a doença em 1939 e faleceu em 1941, com 37 anos.

Devemos lembrar que a ELA é uma doença progressiva e dinâmica, que pode se apresentar com sinais clássicos de neurônio motor superior e inferior e, em alguns outros casos, somente neurônio motor inferior ou somente neurônio motor superior. Há casos que se apresentam com sintomas bulbares.

Entre 5 e 10% dos casos de ELA são familiares, os demais casos são esporádicos. A duração média do início dos sintomas até o óbito são 3 anos, mas 1 em 10 pacientes sobrevive por 10 anos.

A esclerose lateral amiotrófica (ELA) é uma doença caracterizada:

1) anatomicamente, por uma degeneração da via piramidal, dos cornos anteriores da medula espinal e dos núcleos dos nervos motores bulbares;

2) clinicamente, pela associação:

- de paralisia amiotrófica, com início costumeiro pelas extremidades distais dos membros superiores;

- de síndrome piramidal, que confere à amiotrofia o caráter singular de se acompanhar de uma exaltação dos reflexos profundos;

- de alterações bulbares, que acabam determinando uma paralisia labioglossolaríngea.

Essa afecção costuma atingir o indivíduo adulto, entre os 45 e 60 anos de idade, havendo ligeira predominância no sexo masculino. A incidência anual da ELA, na maioria dos países do mundo, é de 2 a 4 por 100 mil habitantes. Do ponto de vista epidemiológico, é notável a frequência da ELA na população chamorro da ilha de Guam no Pacífico (Ásia). Nos chamorros é frequente a presença do complexo ELA-Parkinsonismo-Demência e chama a atenção a longa evolução da afecção. Também foram detectados focos endêmicos da doença na península japonesa de Kii e na Nova Guiné. Especula-se que fatores ambientais (condições de solo e água) seriam responsáveis pela doença nessas áreas endêmicas. Na ilha de Guam, postula-se o efeito tóxico da semente de um vegetal (Cycas circinalis), apreciada pelos nativos como alimento e também usada como remédio. A ELA parece ser menos frequente em negros.

O quadro clínico costuma se traduzir por cãibras musculares, amiotrofias, déficits motores e fasciculações; digno de registro é a ausência de alteração das sensibilidades. Importa salientar que a afecção frequentemente tem início com atrofia dos músculos das mãos (interósseos, músculos da eminência tenar e hipotenar), acompanhada de déficit motor e fasciculações. De modo lento e progressivo, o quadro motor compromete outros segmentos do corpo, com a particularidade da presença de reflexos profundos exaltados e da paresia espástica nos membros inferiores. O comprometimento dos nervos bulbares motores (paralisia bulbar progressiva) costuma se traduzir por disfagia, disartria, além de atrofia, paresia e fasciculações da língua (Figura 25). A doença costuma evoluir dentro do prazo de dois a três anos, podendo com os cuidados médicos contemporâneos atingir a sobrevida de 5 anos. O óbito geralmente ocorre por insuficiência respiratória ou broncopneumonia aspirativa.

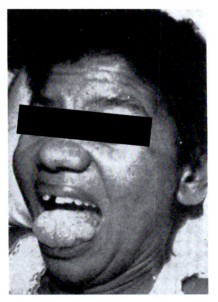

Figura 25 – *Paralisia e atrofia da língua, que apresenta aspecto escrotal, em paciente com esclerose lateral amiotrófica (doença de Charcot).*

O quadro da ELA pode ser emoldurado por diversas formas clínicas: 1) forma clássica, que é a mais comum e corresponde á descrita; 2) forma bulbar, caracterizada pela presença de paralisia bulbar progressiva desde o início da doença; nesta forma podemos encontrar também sinais e sintomas pseudobulbares (riso e choro espasmódicos, por exemplo); 3) forma pseudopolineurítica de Patrikios-Marie, caracterizada por marcha escarvante e abolição dos reflexos profundos nos membros inferiores; 4) forma de Aran-Duchenne, caracterizada por manifestações amiotróficas e arreflexia, sendo desacompanhada de síndrome piramidal; 5) esclerose lateral primária, caracterizada por manifestações puramente piramidais (espasticidade e hiper-reflexia) Estas duas últimas formas são compatíveis com sobrevida longa; 6) formas associadas a uma síndrome extrapiramidal (síndrome parkinsoniana) e/ou mental (demência), que são particularmente frequentes em determinadas etnias da ilha de Guam.

O diagnóstico diferencial da ELA, principalmente no início do quadro, deve ser feito com várias entidades: mielopatia espondilótica, afecção paraneoplásica, invaginação basilar, síndrome pós-poliomielite, doença de Kugelberg-Wellander e certas amiotrofias espinhais progressivas.

Do ponto de vista neuropatológico, as seguintes alterações podem ser encontradas: degeneração grave e progressiva das células do corno anterior da medula espinhal (predominando as lesões no espessamento cervical) (Figura 26); degeneração das vias piramidais diretas e cruzadas; degeneração dos núcleos motores bulbares (X°, XI° e XII° nervos cranianos) e de outros nervos cranianos (V e VII°). As características patológicas principais da ELA são a degeneração e perda dos neurônios motores com gliose e proliferação microglial e perda das células de Betz na área 4 de Brodmann.

A etiologia é ainda desconhecida. Alguns fatores genéticos podem influenciar a doença esporádica, como os genes *APOE, SMN, VEGF* (fator de crescimento endotelial vascular) e o polimorfismo do gene quinesina associada a proteína 3 (KIFAP), podem influenciar no aumento da sobrevida.

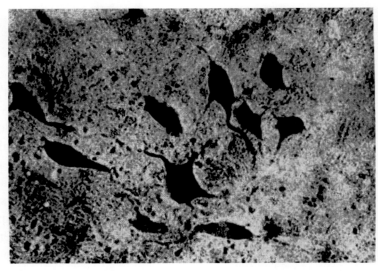

Figura 26 – *Aspecto do corno anterior da medula espinhal na esclerose lateral amiotrófica (Doença de Charcot) vendo-se células com contração. Microfotografia Zeiss oc 9, obj 8. Método de Nissl.*

Há uma associação da ELA com comprometimento cognitivo em alguns pacientes, demonstrando que a ELA pode não ser apenas uma doença de neurônio motor, principalmente uma associação com demência frontotemporal (DFT). Alguns pacientes com ELA, especialmente, apresentam inclusões da TDP43 ubiquitina, dando a ideia de um *spectrum* de doença entre DFT-ELA.

Em 1954, Muldes descreveu uma alta prevalência de ELA nos adultos da ilha de Guam; associado a isso, apresentavam uma alta prevalência de demência e parkinsonismo, e alguns pacientes apresentavam sinais e sintomas das três doenças, levando ao que hoje é conhecido como complexo ELA-parkinson-demência.

Dos exames complementares avulta a ENMG, que fornece subsídios importantes para a confirmação do diagnóstico e para descartar outras patologias (polineuropatias periféricas, polimiosites). O exame do LCR só tem valor no sentido de descartar outras doenças. A RM de crânio pode evidenciar comprometimento do trato piramidal.

O tratamento é puramente sintomático e, se possível, uma equipe multidisciplinar deve acompanhar o paciente até o óbito: neurologista, fisioterapeuta, fonoaudiólogo, assistente social, psicólogo. Esta equipe deve auxiliar o paciente a enfrentar uma doença dramática e devastadora. Os familiares devem ser esclarecidos sobre a natureza, a evolução e o prognóstico da doença. O tratamento deve ser orientado em cada etapa da afecção – quando surgir disfagia indicar sonda nasoenteral ou gastrostomia endoscópica, analgesia se houve dor, procedimentos fisioterápicos para o ajuste funcional, suporte nutricional, apoio psicológico... Por ocasião do aparecimento de insuficiência respiratória deve-se evitar o uso de respirador mecânico na maioria dos casos. Tem sido recomendado o tratamento farmacológico com riluzole (um antagonista do glutamato), entretanto o uso deste medicamento tem se revelado ineficaz. Este ano (2017) está entrando no mercado farmacêutico uma nova droga, cujo princípio farmacológico é o edaravone (Radicava®). Este medicamento age inibindo a apoptose neuronal induzida por radicais livres. Os ensaios clínicos realizados com esta droga evidenciaram uma estabilidade da afecção. O tratamento deve ser realizado nas formas clínicas iniciais da doença. O medicamento é usado por via intravenosa com períodos de administração com intervalos de descanso.

BIBLIOGRAFIA

1 From Charcot to Lou Gehrig: deciphering selective motor neuron death in ALS. *Nat Rev Neurosci.* 2001, 2 (11): 806-819.

2 Lomen-Hoerth C; Strong MJ. Frontotemporal dysfunction in amyotrophic lateral sclerosis: Mitsumoto H. Przedborski S; Gordon PH. *Amyotrophic Lateral Sclerosis*, 2006, New York, Taylor & Francis Group 117-140.

CHARCOT, JUNTA DE
Artropatia de Charcot; Artropatia neurogênica Veja doença de Thévenard e mal de Hansen.

O capítulo das artropatias neurogênicas foi aberto no século 19 (1868) por Charcot, a propósito de um caso de *tabes dorsalis*. Atualmente, estas formas de artropatia recebem a denominação de juntas de Charcot. Entre as principais causas deste tipo de artropatia alinham-se a *tabes dorsalis*, a siringomielia, o diabetes melito e a hanseníase.

Do ponto de vista clínico, vale ressaltar a instalação súbita do quadro que pode ocorrer em muitos casos (*tabes* e siringomielia), a importância das deformidades articulares e a ausência de manifestações álgicas. A instalação pode ocorrer subitamente durante a marcha (geralmente traduzida por sensação de estalido ou subluxação) ou durante o sono, quando a deformidade pode se constituir em algumas horas. As articulações, assumem, às vezes, volumes consideráveis, podendo ou não haver derrame. A ausência de manifestações álgicas não deixa de ser surpreendente diante de um quadro articular de tal exuberância; com frequência, o mal-estar referido pelo doente é mecânico, seja pelo volume que a articulação alcança, seja pela ocorrência de subluxação e/ou fratura (Figuras 27 a 30).

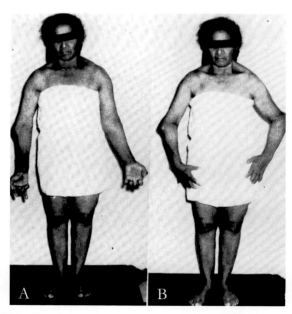

Figura 27A e B – *Osteoartropatia neurogênica (junta de Charcot) em ambos os cotovelos, traduzida por aumento de volume, deformidade articular, desvio do eixo do membro e ausência de dor (siringomielia).*

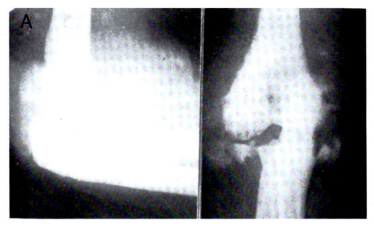

Figura 28A e B – *Osteoartropatia siringomiélica (junta de Charcot). Aspecto radiológico traduzido por hiperostose e neoformações ósseas na articulação do cotovelo.*

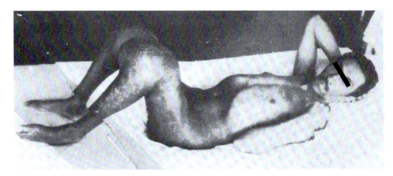

Figura 29 – *Aumento considerável do volume de ambos os joelhos (junta de Charcot) provavelmente determinado por traumatismo raquimedular baixo.*

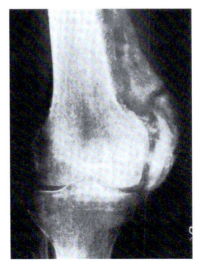

Figura 30 – *Ossificação justa-articular na altura dos joelhos (junta de Charcot) em paciente com paraplegia traumática.*

Aos sintomas e sinais mencionados podem-se associar fenômenos vasculossimpáticos: edema; dilatação venosa; aumento da temperatura local; hiperpulsatilidade arterial; e hiperidrose localizada. A mobilização passiva da articulação acometida pode revelar, além da sua mobilidade exagerada, a presença de estalidos secos e grosseiros. Em determinadas formas de artropatia neurogênica (siringomielia, hanseníase, diabetes melito, acropatia ulceromutilante familial), as alterações tróficas podem assumir o primeiro plano no quadro clínico ao provocar graves mutilações nas extremidades distais dos membros (acrodistrofias neurogênicas).

Numa perspectiva clinicorradiológica, é importante considerar a osteoporose, cuja evolução pode dar origem a osteólises, hiperostoses, neoformações ósseas, subluxações e fraturas.

Do ponto de vista topográfico, a artropatia tabética acomete de preferência as grandes articulações dos membros inferiores, enquanto a artropatia siringomiélica acomete predominantemente os membros superiores (cotovelo e ombro). No diabetes melito e na acropatia ulceromutilante familial, há nítida predominância pelas extremidades distais dos membros inferiores; na hanseníase, tanto as mãos como os pés podem ser comprometidos. Nas paraplegias traumáticas, podem ocorrer ossificações justa-articulares na articulação coxofemoral ou do joelho (paraosteoartropatias neurogênicas).

A patogenia dessas artropatias ainda é obscura, porém duas teorias têm sido postuladas: a mecânica; e a vasculossimpática. A teoria mecânica fundamenta-se na anestesia articular, sendo os microtraumatismos responsabilizados pela origem dos fenômenos osteoporóticos e osteofíticos; os adeptos dessa teoria argumentam que as articulações mais atingidas são aquelas mais expostas aos traumatismos (joelho, quadril, pés, cotovelos). A teoria vasculossimpática, aventada principalmente nas artropatias tabéticas e siringomiélicas, fundamenta-se na lesão dos centros simpáticos intramedulares (coluna intermediolateral), que tem como corolário desordens vegetativas, sobretudo vasomotoras na altura das articulações acometidas e adjacências.

BIBLIOGRAFIA

1. Recordier AM, Mouren P & Serratrice G. *Les Ostéoarthropaties Nerveuses*. Paris, L'Expansion, 1961.
2. Sanvito WL. Osteoartropatias neurogênicas: aspectos clínicos e etiopatogênicos. 1970, *Rev Méd IAMSPE* 1: 134.

CHARCOT-MARIE, DOENÇA DE

Atrofia muscular peroneira; Atrofia muscular peroneira progressiva; Doença de Charcot-Marie-Tooth-Hoffmann; Neuropatia hereditária sensitivo-motora tipo I – NHSM I

Polineuropatia, geneticamente determinada, de evolução crônica e de apresentação simétrica. A doença de Charcot-Marie-Tooth (CMT) costuma ter início na adolescência ou nos primórdios da idade adulta, sendo a afecção mais comum no sexo masculino na razão de 3:1. Esta afecção geralmente é herdada como traço autossômico dominante, mais raramente têm sido reconhecidas formas autossômicas recessivas ou recessivas ligadas ao X; formas esporádicas também são possíveis.

As formas de CMT são desdobradas nos tipos desmielinizante (CMT1) e neuronal (CMT2). A doença de CMT ligada ao X tem o seu *locus* no Xq13.1 e o gene (*CX32*) modula a proteína conexina. O *locus* da CMT tipo 1^A é 17p11.2-p12 que rege a proteína mielínica periférica-22 (gene *PMP22*). Embora essas neuropatias hereditárias constituam um grupo geneticamente heterogêneo, têm o mesmo fenótipo clínico.

As manifestações clínicas, que têm início de maneira lenta e insidiosa, costumam se instalar nas extremidades distais dos membros inferiores. O comprometimento interessa, inicialmente, aos músculos dorsiflexores dos pés, determinando uma marcha escarvante em virtude da queda dos pés durante a deambulação. O déficit motor se acompanha de amiotrofia distal, que afeta particularmente a musculatura da loja anteroexterna da perna e do terço inferior da coxa bilateralmente. As amiotrofias emprestam aos membros inferiores um aspecto particular denominado "perna de cegonha" ou "atrofia em liga" (Figuras 31 e 32). O envolvimento dos membros superiores é mais tardio e se caracteriza pela atrofia da musculatura interóssea, da eminência tenar e hipotenar de maneira bilateral e simétrica; no decurso evolutivo da afecção, também a musculatura dos antebraços pode ser atingida. A arreflexia dos aquileus é precoce, enquanto a dos patelares é mais tardia; a ocorrência de fasciculações é rara. O comprometimento sensitivo pode ocorrer e, quando presente, costuma ser moderado: cãibras; parestesias; discreta hipoestesia distal (táctil e/ou dolorosa); diminuição da sensibilidade vibratória nos pés.

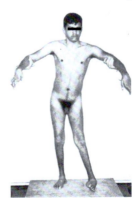

Figura 31 – *Amiotrofia "em liga" na doença de Charcot-Marie; nos membros superiores, observam-se mãos em garra bilateralmente.*

Os aspectos anatomopatológicos caracterizam-se pela degeneração das raízes anteriores, posteriores e dos nervos periféricos, envolvendo axônio e mielina, entretanto a degeneração do axônio é limitada e provavelmente secundária. As lesões interessam, sobretudo, às fibras mielinizadas. A biópsia de nervo periférico evidencia desmielinização-mielinização segmentar, que ocorre em surtos sucessivos, além de enrolamentos da bainha de Schwann em torno dos axônios (aspecto em "bulbo de cebola"). Em alguns casos, pode ser apreciado espessamento de nervos periféricos que podem ser palpados no pescoço, cotovelo e perna. Também o cordão posterior e as células do corno anterior da medula espinhal, particularmente no nível lombar, sofrem degeneração. Os músculos comprometidos mostram atrofia neurogênica.

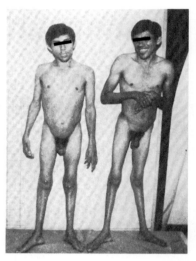

Figura 32 – *Dois irmãos com a clássica amiotrofia peroneira (doença de Charcot-Marie).*

O diagnóstico deve se basear nos dados clínicos e heredofamiliais, embora o ENMG, a medida da velocidade de condução nervosa e a pesquisa dos potenciais evocados possam constituir meios auxiliares apreciáveis. O exame do LCR pode evidenciar hiperproteinorraquia em aproximadamente metade dos casos. Os exames eletrofisiológicos podem mostrar alterações em familiares aparentemente indenes, fato que pode indicar os portadores do gene patológico e, dessa maneira, auxiliar no aconselhamento genético.

É descrita também uma forma neuronal da CMT denominada modernamente neuropatia hereditária sensitivomotora tipo II (NHSM II). Nessa forma, o processo é predominantemente axonal com pouca desmielinização (não há imagem em bulbo de cebola). O quadro clínico é praticamente superponível ao da NHSM tipo I, porém com menor comprometimento dos membros superiores e um maior envolvimento dos músculos da panturrilha e da região anterolateral dos membros inferiores. Habitualmente, nessas formas, não há comprometimento das velocidades de condução, mas os potenciais evocados sensitivos costumam estar alterados.

Não há tratamento específico para o CMT, porém medidas fisioterápicas e ortopédicas poderão ser adotadas. A evolução do quadro é muito lenta e raramente leva à incapacidade total.

BIBLIOGRAFIA

1 Dyck PJ; Thomas PK & Lambert EH. *Peripheral Neuropathy.* Philadelphia, Saunders, 1993.

2 Lovelace RE & Rowland LP. Hereditary neuropathies. Rowland LP (Ed.), Merrit´s Neurology. Philadelphia, Lippincott Williams & Wilkins, 2000.

CHARCOT-WILBRAND, SÍNDROME DE

Esta síndrome caracteriza-se por agnosia visual associada à perda de revisualização, isto é, o paciente é incapaz de desenhar de memória. Parece ocorrer por lesão da área 19 de Brodmann, cuja participação no mecanismo de revisualização, ativação de engramas e percepção espacial é importante. Neste quadro, o indivíduo frente ao objeto, é capaz de reconhecê-lo, porém perde a capacidade de descrevê-lo na sua ausência; há perda de memória para objetos e pessoas. Também há perda da capacidade para localizar e perceber distâncias, além da relação espacial entre os objetos. Essa síndrome pode ser determinada pela oclusão de um ramo da artéria cerebral posterior do hemisfério dominante.

Esse epônimo é obsoleto.

BIBLIOGRAFIA

1 Charcot JM. Un cas de supression brusque et isolé de la vision mentale des signes et des objets (formes et couleurs). Leçons sur les Maladies du Sistème Nerveux, v. 3. Paris, Delahaye & Lescrosnier, 1883.

CHARLES FOIX, SÍNDROME DE
Síndrome da parede externa do seio cavernoso

Esta síndrome é similar à da fissura orbitária superior (veja síndrome de Rochon-Duvigneaud), porém, com frequência, os sintomas são dissociados, porque os nervos cranianos que aí transitam não guardam entre si relação tão estreita como na fissura orbitária.

As principais causas desta síndrome são traumáticas (formação de fístulas carotidocavernosas), vasculares (aneurismas infraclinóideos da artéria carótida interna), tumorais (tumores nasofaríngeos, selares, parasselares) e infecciosas (tromboflebites do seio cavernoso).

BIBLIOGRAFIA

1 Sanvito WL. Propedêutica Neurológica Básica. Rio de Janeiro, Atheneu, 2010.

CHARLEVOIX-SAGUENAY, ATAXIA ESPÁSTICA DE

Este quadro tem início na infância e costuma associar uma ataxia cerebelar com paraparesia espástica e uma neuropatia axonal. A marcha, em geral, é perdida por volta dos 40 anos. O fundo de olho pode evidenciar, nas formas típicas, uma anomalia caracterizada por hipertrofia das fibras mielinizadas na saída do disco óptico.

A RM do crânio evidencia uma atrofia cerebelar envolvendo principalmente o vermis e a porção anterosuperior do cerebelo. A modalidade de transmissão é autossômica recessiva e depende de mutação do gene *SACS*, que codifica a proteína saxina. O tratamento é puramente sintomático.

BIBLIOGRAFIA

1 Depienne Ch; Goizet C; Brice A. *Neurogénétique.* Paris, Doin, 2011.

CHARLES BONNET, SÍNDROME DE
Síndrome de alucinação visual complexa.

A alucinose associada a um défict visual é conhecida como síndrome de Charles Bonnet.

O filósofo Charles Bonnet relatou, em 1760, o caso de seu avô, com 89 anos, que, após extração bilateral do cristalino, descrevia uma rica fantasmagoria visual da qual ele tinha plena consciência crítica. A alucinação se reveste, com frequência, de formas visuais elementares, desenhos geométricos ou figuras ornamentais. Esta síndrome pode ter uma causa oftálmica (queratite, catarata, glaucoma, retinopatia) ou pode depender de lesões das vias ópticas ou do córtex visual.

A percepção de figuras deformadas, de micropsias (visões liliputianas) e a perseveração visual de imagens (palinopsia) ocorrem, geralmente, nas lesões do hemisfério cerebral direito.

Essa síndrome tem sido relatada também em pacientes submetidos a procedimentos neurocirúrgicos e que evoluem com comprometimento do campo visual. Este quadro, geralmente, é reversível após dias ou meses do procedimento. Possivelmente, o fato ocorra por um processo de deaferentação de áreas corticais de associação dada a complexidade das imagens, por comprometimento do corpo geniculado lateral, córtex visual primário e área central da radiação óptica. Os pacientes são conscientes de que as alucinações são fictícias e nada têm a ver com um quadro psicótico.

BIBLIOGRAFIA

1 Cambier J & Verstichel P. *Le Cerveau Réconcilié.* Paris, Masson, 1998.
2 Freiman TM; Surges R *et al.* Complex visual hallucinations (Charles Bonnet syndrome) in visual field defects following cerebral surgery. *J Neurosurg 2004,* 101(5): 846.

CHEDIAK-HIGASHI, SÍNDROME DE

Esta síndrome, descrita em 1952, caracteriza-se por vários graus de albinismo oculocutâneo, fotofobia, nistagmo, infecções piogênicas recorrentes, tendência a sangramentos moderados, hepatoesplenomegalia, linfadenopatia, disfunção neurológica e inclusões leucocitárias (presença de grânulos peroxidase-positivos no interior de polimorfonucleares). A fase acelerada da síndrome de Chediak-Higashi, que corresponde a uma maciça linfo-histiocitose hemofagocítica ocorre em 50 a 85% dos pacientes na primeira década, sendo fatal se não tratada. Cerca de 10 a 15% dos pacientes apresentam formas menos graves da doença.

Quase todos os pacientes são identificados na primeira década de vida. As infecções piogênicas são frequentes e graves, secundárias à imunodeficiência dos leucócitos polimorfonucleares. As manifestações neurológicas na criança, no adolescente e no adulto jovem incluem achados de sinais de neuropatias sensitivas e motoras, ataxia, tremores, paralisias de nervos cranianos, deficiências cognitivas, distúrbios de aprendizagem e crises epilépticas. Pacientes que sobrevivem além da 2a década podem apresentar deterioração neurológica tipo parkinsonismo, demência e evoluir para confinamento em cadeira de rodas.

O quadro anatomopatológico mostra hepatoesplenomegalia, linfadenopatia e alterações ósseas; a associação de linfomas malignos é frequente. No SNC, particularmente no nível da ponte e cerebelo, podem ser encontradas inclusões intracitoplasmáticas nos neurônios; esse mesmo quadro pode ser verificado nos nervos periféricos.

Essa afecção é rara e tem uma base genética com modalidade de transmissão autossômica recessiva; o gene responsável *CHS1* está mapeado no cromossomo 1q42-q44.

O diagnóstico diante da suspeita pelos elementos clínicos pode ser confirmado pelo achado dos grânulos gigantes peroxidase-positivos principalmente nos neutrófilos, além da constatação da anemia, trombocitopenia e disfunção plaquetária ao exame hematológico. A neuroimagem pode mostrar atrofia cerebral e medular.

O diagnóstico definitivo baseia-se no teste molecular para o gene *CHS1,* que também pode ser realizado em células do vilo corial, líquido amniótico e leucócitos fetais para diagnóstico pré-natal.

O tratamento da síndrome de Chediak-Higashi envolve três níveis de abordagem: tratamento sintomático das múltiplas manifestações da doença; tratamento da grave linfo-histiocitose hemofagocítica; e transplante hematopoiético de células tronco alogênico, que é o tratamento mais efetivo para as deficiências imunológica e hematológica, embora não existam evidências de lentificar ou prevenir as complicações neurológicas.

BIBLIOGRAFIA

1 Chediak M. Nouvelle anomalie leucocytaire de caractere constitutionnel et familial. Rev Hemat, 1952, 7: 62.

2 Giacoia GP, Chaote BP. Picture of the month. Denoument and discussion. Chediak-Steinbrinck-Higashi syndrome. *Am J Dis Child,* 1981, 135: 949.

3 Lozano ML; Rivera J; Sánchez-Guiu I *et al.* Towards the targeted management of Chediak-Higashi syndrome. *Orphanet J Rare Dis,* 2014, 9: 132-143.

CHIRAY, FOIX E NICOLESCO, SÍNDROME DE

Síndrome superior do núcleo rubro
Veja síndromes de Benedikt e Claude.

Esta síndrome, dependente de lesão em território subtalâmico, carece de qualquer manifestação oculomotora em virtude de o comprometimento se situar acima das fibras radiculares do III° nervo craniano. Esse dado propedêutico a distingue das síndromes inferiores do núcleo rubro (Benedikt e Claude), nas quais a paralisia ocular é uma constante. A síndrome de Chiray, Foix e Nicolesco caracteriza-se por assinergia, tremor cinético e hipotonia muscular no hemicorpo oposto à lesão.

O quadro depende de amolecimento isquêmico por oclusão de ramos da artéria cerebral posterior. As manifestações clínicas, às vezes, sugerem lesões polifocais traduzidas por sinais talâmicos, quadrantanopsia e a fenomenologia motora da síndrome aqui descrita.

BIBLIOGRAFIA

1 Melaragno (Filho) R. *Afecções vasculares cerebrais,* Luso-Espanhola e Brasileira, São Paulo, 1959.

CHURG-STRAUSS, SÍNDROME DE

Angeíte de Churg-Strauss; Angeíte alérgica e granulomatosa; Asma-eosinofilia-angeíte

Descrita primeiramente em 1951 como uma angeíte alérgica e granulomatosa, a síndrome de Churg-Strauss (SCS) é uma vasculite de pequenos vasos. O diagnóstico, geralmente, é feito quando o paciente está, em média, com 50 anos de idade. Afeta igualmente homens e mulheres. A asma é o achado principal e precede as manifestações sistêmicas em quase todos os casos e 70% dos pacientes têm sinusite maxilar, rinite alérgica e/ou pólipo no seio paranasal. Sintomas gerais são frequentes e associados com infiltrados pulmonares em 38 a 77% dos pacientes; o acometimento da pele ocorre em 40 a 70% e sintomas gastrintestinais em 37 a 62%. Ocorre acometimento cardíaco com pericardite em 23% dos pacientes e miocardite em 13%, o que representa a principal causa de mortalidade. Hipereosinofilia é a característica biológica principal da SCS, sendo o ANCA (anticorpos citoplasmáticos antineutrófilos) e especialmente o MPO (antimieloperoxidase) encontrados em um terço ou até metade dos pacientes. Vacinação, dessensibilização ou exposição aos antagonistas de receptores de leucotrieno têm sido consideradas prováveis fatores desencadeantes da SCS, porém sua etiologia ainda não foi completamente elucidada. A patogenia das lesões vasculíticas provavelmente está ligada a anticorpos anti-MPO/ANCA, infiltrado tecidual eosinofílico e uma resposta TH2 (linfócitos T-helper tipo 2), analogamente à patogenia da asma.

As manifestações neurológicas podem ser periféricas ou centrais. A mononeuropatia múltipla é encontrada em até 75% dos pacientes e sua ocorrência é altamente sugestiva do diagnóstico. Os sinais motores e sensitivos são assimétricos, predominando nos membros inferiores, particularmente no nervo ciático e seus ramos peroneiro e tibial. Os nervos radial, ulnar e mediano são menos frequentemente envolvidos. O déficit motor aparece abruptamente. Os sinais sensitivos são responsáveis pela hipo/hiperestesia e dor encontradas no local do déficit motor, que algumas vezes pode preceder o déficit sensitivo. A neuropatia periférica é tipicamente uma mononeurite multiplex ou mononeuropatia múltipla, mas pode manifestar-se como uma neuropatia sensitiva bilateral e distal. A ENMG demonstra acometimento axonal ultrapassando a área do acometimento clínico. A biópsia neuromuscular, com frequência, demonstra lesões nos *vasa nervorum* e é uma boa ferramenta para o diagnóstico de vasculite. A mononeurite regride gradualmente, podendo não deixar sequelas após o tratamento. Entretanto, quando estas ocorrem, são mais sensitivas do que motoras. Comprometimento dos nervos cranianos é infrequente e se manifesta, geralmente, sob a forma de neuropatia óptica isquêmica.

O acometimento do SNC é mais raro. As manifestações clínicas são inespecíficas e refletem a presença da vasculite no SNC, como AVC, hemorragia meníngea ou intraparenquimatosa, epilepsia ou déficit cognitivo. A neuroimagem (TC, RM) e a angiografia podem fornecer subsídios para o diagnóstico. O comprometimento do SNC é um fator de pior prognóstico.

A SCS responde, geralmente, ao tratamento com prednisona na dose de 1 mg/kg/dia ou pela administração do corticosteroide sob a forma de pulsoterapia. O emprego da ciclofosfamida, plasmaférese, imunoglobulina e interferon alfa deve ser considerado em alguns casos. Com tratamento, a remissão é obtida em mais de 80% dos pacientes; mas, com frequência, é difícil suspender completamente o corticosteroide devido à asma residual. As recaídas ocorrem em 25% dos pacientes, metade durante o 1º ano. A taxa de sobrevida de 10 anos pode chegar a 79% dos pacientes, sendo que 73% destes necessitaram de uma baixa dose de prednisona de manutenção para o tratamento da asma persistente.

BIBLIOGRAFIA

1 Churg J & Strauss L. Allergic granulomatosis, allergic angiitis and periarteritis nodosa. *Am J Pathol* 1951 27: 277.

2 Guillevin L, Cohen P *et al. Churg-Strauss syndrome:* clinical study and long-term follow-up of 96 patients. Medicine (Baltimore) 1999, 78: 26.

CLAUDE, SÍNDROME DE

Síndrome inferior do núcleo rubro
Veja síndromes de Benedikt e de Chiray, Foix e Nicolesco.

A síndrome de Claude traduz-se por oftalmoplegia, em virtude do comprometimento do III° nervo craniano, ipsolateral à lesão e por síndrome hemicerebelar do lado oposto. O quadro cerebelar exterioriza-se por assinergia muscular, dismetria, adiadococinesia, tremor cinético e hipotonia muscular.

Esta síndrome traduz amolecimento isquêmico comprometendo o pedúnculo cerebelar superior e núcleo rubro e geralmente depende da oclusão de uma das arteríolas paramedianas. O diagnóstico sindrômico depende dos dados neuropropedêuticos e o topográfico do exame de imagem (RM).

BIBLIOGRAFIA

1 Melaragno (Filho) R. *Afecções vasculares cerebrais,* Luso-Espanhola e Brasileira, São Paulo, 1959.

CLAUDE BERNARD-HORNER, SÍNDROME DE

Complexo sintomático de Horner; Paralisia do simpático cervical; Síndrome de Claude Bernard; Síndrome de Horner; Síndrome oculossimpática

Esta síndrome traduz uma lesão das fibras simpáticas destinadas ao olho e consiste na associação de miose, ptose palpebral incompleta, enoftalmo, anidrose e vasodilatação na hemiface ipsolateral à lesão. Foi descrita do ponto de vista experimental por Claude Bernard, em 1858, e do ponto de vista clínico por Horner, em 1869.

O quadro completo da síndrome se aprecia, geralmente, nas lesões da cadeia simpática cervical, observando-se particularmente a tríade ocular: ptose palpebral; miose; e enoftalmo (Figura 33). A miose, corolário da paralisia do músculo dilatador da pupila, ocorre por predomínio do esfíncter da pupila inervado pelas fibras parassimpáticas veiculadas pelo III° nervo craniano. A instilação de um colírio de cocaína não dilata a pupila do lado afetado (ou a dilatação não é apreciável), em virtude de o mencionado alcaloide ser estimulante do simpático; esta prova é importante, do ponto de vista clínico, nos casos oligossintomáticos da síndrome.

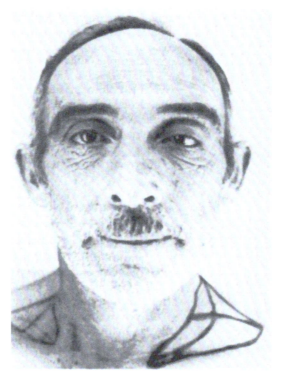

Figura 33 – *Síndrome de Claude Bernard-Horner determinada por carcinoma do ápice do pulmão esquerdo.*

Observa-se, na Figura 33, a diminuição da fenda palpebral esquerda (ptose palpebral parcial) e o abaulamento da fossa supraclavicular do mesmo lado.

A ptose palpebral, que é o sinal mais constante da tríade, pode ser discreta ou pronunciada, porém nunca chega a ser completa como na paralisia do III° nervo craniano. A explicação para o fato é que a paralisia do simpático afeta somente o músculo tarsal superior, permanecendo indene a musculatura estriada da pálpebra superior inervada pelo III° nervo. O enoftalmo, ou afundamento do bulbo ocular na órbita, é o menos constante dos três sinais; acreditam alguns que o enoftalmo é mais aparente do que real. A vasodilatação e a anidrose são menos constantes ainda, e quase nunca completas, nem permanentes.

Do ponto de vista topográfico, as lesões das vias simpáticas oculares podem se escalonar desde o hipotálamo até T2, no nível do centro ciliospinhal de Budge (C8-T2). As fibras simpáticas podem ser lesadas por hemorragias no mesencéfalo e ponte; a miose bilateral acentuada (pupilas puntiformes) das hemorragias pontinas provavelmente depende da interrupção bilateral das vias simpáticas. No amolecimento isquêmico da fosseta lateral do bulbo (síndrome de Wallenberg), é frequente o achado da síndrome oculossimpática. Lesões da medula espinhal superior também podem interromper as vias oculossimpáticas (siringomielia, tumores primitivos e metastáticos). Das causas mediastínicas e cervicais, devem ser citadas: lesões do ápice pulmonar (síndrome de Pancoast no carcinoma do ápice de pulmão); ferimentos da região cervical por arma branca ou de fogo; trombose ou dissecção da artéria carótida primitiva ou interna; traumatismos obstétricos com elongação do plexo braquial; estelectomia; e simpatectomia cervical. O complexo oculossimpático está presente ainda nas síndromes de Déjerine Klumpke, Villaret, Raeder, Babinski-Nageotte e na cefaleia em salvas.

O diagnóstico deve se basear nos dados clínicos e na prova dos colírios; ausência de dilatação da pupila com a instilação de cocaína a 2% e hipersensibilidade às aminas adrenérgicas. Este último teste é útil para a discriminação entre lesões cervicais pré e pós-ganglionares.

O tratamento depende da etiologia.

BIBLIOGRAFIA

1   Johnson RH & Spalding JMK. *Disorders of the autonomic nervous system.* Oxford, Blackwell, 1974.

CLIPPERS
(Chronic Lymphocytic Inflammation with Pontine Perivascular Enhancement Responsive to Steroids)

Síndrome CLIPPERS, descrita inicialmente em 2010, é o nome dado à entidade clínica relacionada a um processo inflamatório linfocítico crônico recorrente com realce pontino perivascular respondedor ao tratamento com esteroides. Clinicamente, caracteriza-se por um início subagudo de sintomas cerebelares e de tronco cerebral (ataxia, diplopia, nistagmo), associado a alterações de imagem encefálica mediante ressonância magnética com realce puntiforme e curvilíneo ao contraste de localização peripontina por lesões perivasculares com aspecto de "sal e pimenta" na sequência em T1 (Figuras 34 e 35). À análise histopatológica da biópsia cerebral, observa-se um padrão angiocêntrico de infiltração predominantemente por linfócitos T. Devemos sempre excluir no diagnóstico diferencial quadros compatíveis com o caso clínico, principalmente neuroinfecções, linfoma do SNC, neurossarcoidose atípica e doenças desmielinizantes inflamatórias (vasculite do SNC e esclerose múltipla, por exemplo).

Outras manifestações neurológicas que podem ser encontradas e devem chamar a atenção para o diagnóstico são disartria, parestesias faciais, disgeusia, soluços, náuseas, paralisia facial, fraqueza da língua, sintomas neuropsiquiátricos (hipomania, comprometimento cognitivo, síndromes de comprometimento frontal, alentecimento psicomotor), movimentos involuntários (coreia, tremor), além de diversas manifestações sistêmicas (encefalopatia, linfadenopatia, uveíte, síndrome sicca, polidipsia, meningismo).

A avaliação por exames complementares, pode mostrar pela RM de encéfalo e medular, além dos achados típicos, lesões na substância branca cerebral, núcleos da base, cerebelo e, mais recentemente, foram relatados casos com lesões concomitantes em região supra, infratentorial e medular (Figuras 34 e 35). Caracteristicamente, observa-se ausência de restrição à difusão, ausência de hipersinal importante das imagens em T2 e não se verificam anormalidades na angiografia cerebral. Observa-se resposta importante clínica e de imagem ao uso dos corticosteroides.

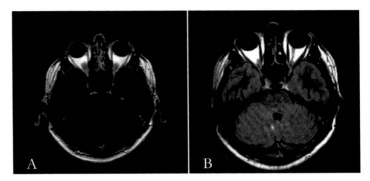

Figura 34A e B – *RM T1 Pós-contraste axial mostra múltiplos focos de impregnação puntiforme pelo contraste acometendo o verme e a substância branca dos hemisférios cerebelares.*

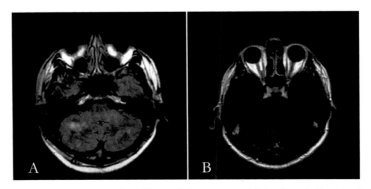

Figura 35A e B – *RM FLAIR axial demonstra múltiplos focos de hipersinal acometendo o verme e a substância branca dos hemisférios cerebelares.*

Deve ser dada atenção à atrofia parenquimatosa progressiva, que lembra os achados de doenças neurodegenerativas e que pode ajudar a nortear o tratamento imunossupressivo, principalmente nos casos mais graves de acometimento neurológico progressivo, recorrente e refratário. O estudo do LCR evidencia, geralmente, uma linfocitose discreta (predominante de linfócitos T) e bandas oligoclonais persistentemente positivas.

BIBLIOGRAFIA

1   Dudesek F; Rimmele S; Tesar *et al.* CLIPPERS: chronic lymphocytic inflammation with pontine perivascular enhancement responsive to steroids. Review of an increasingly recognized entity within the spectrum of inflammatory central nervous system disorders. *Clinical and experimental immunology*, 2013, 175: 385-396
2   BM Kerrn-Jespersen; M Lindelof; Z. Illes *et al.* CLIPPERS among patients diagnosed with non-specific CNS neuroinflammatory diseases. *Journal of the Neurological Sciences* 2014, 224-227.

COBB, SÍNDROME DE
Angiomatose cutaneomeningoespinhal

Esta síndrome, descrita por Stanley Cobb em 1915, também denominada angiomatose cutaneomeningoespinhal, caracteriza-se pela presença de nevo vascular na pele e malformação arteriovenosa (MAV) na medula espinhal localizada no segmento correspondente ao dermátomo envolvido (Figura 36). Na embriogênese, o aporte sanguíneo vertebral e medular se origina do mesmo segmento arterial, o que explica a origem metamérica comum do suprimento sanguíneo da MAV e do angioma cutâneo.

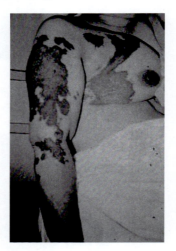

Figura 36 – *Angiomas cutâneos na síndrome de Cobb.*

Estima-se que a incidência dessa síndrome corresponda a 10% das MAV medulares. As alterações neurológicas, em geral, se iniciam na infância ou adolescência e estão diretamente relacionadas com a lesão medular. Podem se apresentar de maneira insidiosa lentamente progressiva ou se manifestar agudamente. É possível a ocorrência de hemorragia subaracnóidea espontânea ou até a formação de hematoma medular.

As manifestações clínicas podem ter início com dor tipo radicular. Acomete principalmente a região torácica, com propagação para os membros inferiores. As alterações motoras podem assumir a forma de monoparesia ou paraparesia crural, associadas ou não às alterações parestésicas e distúrbios de esfíncteres. Frequentemente, ocorre nível sensitivo de hipoestesia ou anestesia para todas as formas de sensibilidade.

No diagnóstico, o exame do LCR pode evidenciar moderada hiperproteinorraquia e, eventualmente, sinais de sangramento. A RM mostra sinais de vácuo sobre a superfície medular indicativos de vasos com alto fluxo. A medula pode se mostrar atrófica e com alterações de sinal caracterizadas por hiperintensidade em T2. Também podem ser encontrados sinais de hemorragia recente ou pregressa. A angiografia medular é o exame padrão-ouro. Além de mostrar a extensão do angioma, permite identificar os pedículos aferentes, o padrão de fluxo e a drenagem venosa. Habitualmente o aporte sanguíneo se realiza pelas artérias espinhais anteriores, posteriores ou radiculares.

O tratamento pode ser cirúrgico, por técnica microcirúrgica, e/ou endovascular dependendo da situação da MAV em relação à medula.

BIBLIOGRAFIA

1   Cobb S. Hemangioma of the spinal cord: associated with skin nevi of the same metamere. *Ann Surg* 1915; 62: 64.

2   Gontijo B, Pereira LB, Silva CMR. Malformações vasculares. *An Bras Dermatol* 2004; 79(1): 7.

3   Kim, LJ; Spetzler RF. Classification and surgical management of spinal arteriovenous lesions: arteriovenous fistulae and arteriovenous malformations. *Neurosurgery* 2006; 59: S3: 195.

4   Kissel P; Dureux JB. Cobb syndrome. In: Vinken PJ, Bruyn GW. *Handbook of Clinical Neurology,* v. 4, Amsterdam, North Holland, 1972.

5   Wetter DA, Davs MDP, Hand JL. Acute paralysis in a 17-year-old man with cutaneous vascular malformations: an unusual case of Cobb syndrome. *J Eur Acad Dermatol Venereol* 2008; 22: 525.

COCKAYNE, SÍNDROME DE

Esta síndrome é extremamente rara e as principais características são nanismo, microcefalia, retinite pigmentar e acentuado retardo mental. As manifestações neurológicas incluem ataxia, síndrome piramidal e pode haver neuropatia periférica. Essas crianças apresentam hipersensibilidade à luz (dermatite fotossensitiva). A fácies é característica – de progéria – com orelhas grandes, nariz em bico de papagaio e anomalias da mandíbula (retro ou prognatismo). Estes pacientes podem apresentar hepatomegalia, insuficiência renal, infantilismo sexual, cáries dentárias e calcificações dos gânglios da base visibilizadas na TC.

O quadro clínico, que costuma ter início no primeiro ano de vida, é progressivo e pode determinar surdez, cegueira e morte. O óbito, geralmente, ocorre na adolescência ou início da idade adulta.

A doença é de fundo genético, sendo a modalidade de transmissão hereditária do tipo autossômico recessivo. A síndrome de Cockayne depende de mutações em genes que intermediam o reparo do DNA.

O tratamento é puramente sintomático.

BIBLIOGRAFIA

1   Diament A. Heredodegenerações. In: Diament A & Cypel S. *Neurologia infantil,* Rio de Janeiro, Atheneu, 2005.

2   MacDonald WB; Fitch KD & Lewis IC. Cockayne´s sybdrome. A heredofamilial disorder of growth and development. *Pediatrics 1960,* 25: 997.

COFFIN-LOWRY, SÍNDROME DE

Esta síndrome caracteriza-se por deficiência mental acentuada (oligofrenia) e retardo do crescimento. A fácies, de aspecto grosseiro, caracteriza-se pela posição antimongoloide dos olhos, hipoplasia do maxilar, hipertelorismo e nariz bulboso. Outras características podem ser encontradas: escoliose toracolombar; mãos volumosas e moles; pés planos.

Parece que a transmissão hereditária está ligada ao cromossomo X.

BIBLIOGRAFIA

1   Coffin GS; Siris E & Wegienka LC. Mental retardation with osteocartilaginous anomalies. *Am J Dis Child* 1966, 112: 205.

COFFIN-SIRIS, SÍNDROME DE

As manifestações mais comuns desta síndrome são deficiência mental, hipotonia muscular, ligeira microcefalia, fácies grosseira, lábios grossos, hipoplasia ou agenesia do quinto dedo e das unhas dos artelhos, hirsutismo generalizado. Outras manifestações podem estar presentes: ptose palpebral; fenda palatina; malformação de Dandy-Walker.

É possível que a modalidade de transmissão hereditária seja do tipo autossômico recessivo.

BIBLIOGRAFIA

1　Smith DW. *Síndromes de malformações congênitas,* São Paulo – Barueri, Manole, 1989.

COGAN (I), SÍNDROME DE
Queratite intersticial não sifilítica

Esta afecção foi descrita, em 1945, pelo oftalmologista David Cogan. É caracterizada pela presença de queratite intersticial não sifilítica com sintomas vestibulares e auditivos concomitantes. A sua etiologia ainda não é completamente estabelecida, mas dois mecanismos etiológicos distintos parecem relevantes: (1) natureza autoimune idiopática ou (2) associação com doença inflamatória/imunomediada sistêmica conhecida.

A afecção costuma ocorrer em adultos jovens com maior frequência e, ocasionalmente, em pessoas idosas. O quadro se instala de modo subagudo com turvação visual, dor ocular, lacrimejamento e hiperemia ocular variável de acordo com a intensidade do processo inflamatório. O comprometimento cocleovestibular inclui vertigens, tinido e surdez neurossensorial de instalação mais ou menos rápida e bilateral. Ao exame ocular, pode ser encontrada uma conjuntivite congestiva com hemorragias em um ou ambos os olhos. Outras formas clínicas incluem surdez neurossensorial bilateral associada a manifestações sistêmicas como artrite, hepatoesplenomegalia e nefrite; mais raramente, pode ocorrer somente surdez neurossensorial isolada e associação com periarterite nodosa também é descrita. O hemograma pode mostrar leucocitose e eosinofilia discretas.

O tratamento deve ser orientado com corticosteroides (via sistêmica preferencialmente). Este tratamento deve ser introduzido o mais breve possível, já que pode prevenir a surdez neurossensorial definitiva.

BIBLIOGRAFIA

1　Albrite JP & Resnick DM. Cogan´s syndrome. *Arch Otolaryng* 1961, 74: 501.

2　Cogan DG – Syndrome of nonsyphilitic intersticial Keratitis and vestibuloauditory symptoms. Arch Ophth (Chic) 1945, 33: 144.

COGAN (II), SÍNDROME DE
Apraxia oculomotora; Síndrome congênita de apraxia oculomotora.

Esta síndrome ocular rara pode ser observada em crianças. O quadro consiste na incapacidade da criança para desviar os seus olhos de maneira rápida e voluntária na direção de um estímulo lateral. Para compensar esta incapacidade, a criança desvia a cabeça na direção do estímulo, circunstância que determina o desvio ocular para o lado oposto em virtude do reflexo oculocefálico. O mecanismo da apraxia oculomotora é o oposto do que ocorre com o indivíduo normal, que movimenta primeiro os olhos depois a cabeça.

A etiologia é desconhecida, sendo o quadro congênito. Não há tratamento para esta síndrome, porém, com exceção da dificuldade para a leitura e para realizar movimentos voluntários de lateralidade ocular, a condição não é incapacitante.

BIBLIOGRAFIA

1 Magalini SI. *Dictionary of medical syndromes,* Philadelphia, Lippincott, 1971.

COLLET-SICARD, SÍNDROME DE

Hemiplegia glosso-laringo-escápulo-faríngea; Síndrome de Collet; Síndrome de Sicard; Síndrome do espaço retroparotidiano; Síndrome do forame lacerado-condiliano posterior

Nesta síndrome, ocorre comprometimento unilateral dos quatro últimos nervos cranianos: glossofaríngeo; vago; espinhal; e hipoglosso. A síndrome completa compreende: 1) hemiparesia velopalatina, laríngea e faríngea (disfagia com regurgitação nasal, disartria), arreflexia palatina e faríngea unilateral; 2) paralisia atrófica dos músculos esternocleidomastoide e trapézio; 3) hemianestesia da parede posterior da faringe e laringe; 4) hipogeusia ou ageusia do terço posterior da hemilíngua; 5) atrofia da hemilíngua.

As principais causas da síndrome são traumáticas e tumorais (traumatismos por arma de fogo e tumores que se desenvolvem na região retromastóidea).

BIBLIOGRAFIA

1 Sicard JA. Syndrome du carrefour condylo-dechiré postérieur (paralysie des quatre derniers nerfs craniens). *Marseille Méd* 1917, 53: 385.

CORI TIPO I, DOENÇA DE

Deficiência da glicose-6-fosfatase; Doença de von Gierke; Glicogenose hepatorrenal; Glicogenose tipo I

A glicogenose tipo I representa um raro grupo de doenças hereditárias decorrente de defeitos no sistema glicose-6-fosfatase (G6Pase), catalisa a hidrólise da glicose-6-fosfato em glicose e fósforo inorgânico, tem sido desdobrada em dois tipos bem distintos e inequívocos: Ia) forma clássica da doença por defeito na glicose-6-fosfato translocase. Uma forma Ic inicialmente considerada uma nova forma de glicogenose tipo I, apresenta alteração no mesmo gene da forma Ib, o que sugere que constituem a mesma doença. Uma forma Id descrita ainda não reuniu provas conclusivas de que se trata de uma entidade nova. Em consequência dos defeitos enzimáticos, ocorre acúmulo de glicogênio no fígado, rins e intestinos. O gene *G6PC* responsável pela G6Pase humana está localizado e mapeado no Cr17pq21. O gene *SLC37A4* responsável pela G6Ptranslocase está mapeado no Cr11q23. O mecanismo de transmissão genética é autossômico recessivo e sua incidência é estimada em 1/100 mil nascidos vivos.

Os principais critérios diagnósticos são a hepatomegalia, hipoglicemia induzida pelo jejum com hiperlacticidemia e hiperlipemia.

As manifestações clínicas podem iniciar desde o período neonatal com hipoglicemia induzida pelo jejum e hiperlacticidemia, que pode ser acompanhada de crises convulsivas. Nos primeiros meses de vida, chama a atenção a protrusão abdominal consequente à hepatomegalia progressiva, bem nítida já no 3º mês e que pode rapidamente ultrapassar a região umbilical. A tolerância ao jejum é muito reduzida e as hipoglicemias com convulsões e a hiperlactidemia predominam como manifestações. A deposição de gordura nas bochechas confere um aspecto facial arredondado caracterizando a "face de boneca", acompanhada de depósitos nas nádegas e região mamária, protrusão abdominal, que contrastam com extremidades finas, conferindo um fenótipo bem peculiar. Não há depósito anômalo no SNC, mas os episódios hipoglicêmicos graves podem levar a déficits neurológicos (hemiplegias, lesões occipitais, por exemplo). No SNC, pode ocorrer degeneração esponjosa. Os rins também apresentam aumento de volume, proteinúria, cálculos renais, hipertensão, nefrocalcinose.

Retardo do crescimento e do desenvolvimento pubertário são frequentes. A hiperlacticidemia e a hipertrigliceridemia crônicas, associadas à fraqueza muscular subclínica, desempenham papel importante no aparecimento frequente de osteopenia. Disfunção plaquetária pela dislipidemia condiciona um estado de hipocoagulabilidade que resulta em hemorragias e equimoses. Cistos ovarianos, adenomas hepatocelulares com risco de malignização, pancreatite secundária à hipertrigliceridemia, hipotireoidismo têm sido relatados.

O diagnóstico baseia-se no quadro clínico associado a achados bioquímicos de hipoglicemia de jejum, hiperlacticidemia, hipertrigliceridemia, hipercolesterolemia, hiperuricemia, teste funcional com glucagon, dosagem enzimática por biópsia hepática e estudo molecular.

Muitos tratamentos clínicos e cirúrgicos têm sido tentados, mas parece que a alimentação periódica, a pequenos intervalos (incluindo período noturno) através de sonda enteral, com elevado teor de carboidratos de absorção lenta como amido cru, corrige a hipoglicemia, melhora o crescimento e aumenta a massa muscular. A ingestão de frutose e galactose deve ser restrita, uma vez que, pode agravar a hiperlacticidemia.

BIBLIOGRAFIA

1 Froissart R; Piraud M; Boudjemline AM *et al.* Glucose-6-fosfatase deficiency. *Orphanet J Rare Dis*, 2011, 6: 27.

2 Ramos JLA & Diament A. Erros inatos do metabolismo dos carboidratos. In: Diament A & Cypel S. *Neurologia infantil*, Rio de Janeiro, Atheneu, 2005.

3 Santos BL; Souza CFM; Schuler-Faccini L *et al.* Glycogen storage disease type I: clinical and laboratory profile. *J Pediatr* (Rio de Janeiro), 2014, 90(6): 572.

CORI TIPO IV, DOENÇA DE
Doença da enzima ramificadora; Deficiência de amilo 1,4-1 transglicosidase; Glicogenose tipo IV; Doença de Andersen

É uma doença autossômica recessiva causada pela deficiência de atividade da enzima ramificadora de glicogênio GBE1, uma amilotransglicosilase, que adiciona curtas cadeias glicosil na molécula de glicogênio para produzir um polímero ramificado com maior solubilidade na água. A deficiência enzimática resulta em acúmulo de glicogênio com ramificação reduzida, com estrutura anormal de um polissacarídeo semelhante à amilopectina, também conhecida como poliglicosan, que tem baixa solubilidade na água e forma precipitados no fígado, coração e músculos, levando a edema osmótico e morte celular.

É uma doença extremamente heterogênea, apresenta um espectro amplo, um *continuum* de diferentes subtipos, com variações na idade de apresentação, gravidade e intensidade das manifestações clínicas. Essa variabilidade do quadro é tanto inter como intrafamiliares.

A idade de apresentação varia desde o período fetal até a idade adulta e é dividida em cinco subtipos: 1) perinatal neuromuscular fatal, presente intraútero, com diminuição de movimentos fetais, polidrâmnio e hidropsia fetal, geralmente com óbito neonatal; 2) neuromuscular congênito, presente no período neonatal com intensa hipotonia, distúrbios respiratórios e cardiomiopatia dilatada. Óbito precoce nos primeiros anos; 3) hepático progressivo clássico, pode parecer normal ao nascimento, mas rapidamente apresenta insuficiência de desenvolvimento ponderoestatural, hepatomegalia, disfunção hepática e cirrose, hipotonia, cardiomiopatia, evoluindo para óbito ao redor dos 5 anos de idade, caso não seja transplantado; 4) hepático não progressivo, apresenta hepatomegalia com disfunção hepática, miopatia e hipotonia, sem evidências de progressão da doença e sem comprometimento da musculatura esquelética ou cardíaca ou do SNC; 5) neuromuscular da infância, crônica, início mais tardio, miopatia e cardiomiopatia mais lentamente progressiva.

Não há tratamento específico, o transplante hepático deve ser considerado no subtipo hepático progressivo. Medidas de suporte multidisciplinares são necessárias para o tratamento sintomático.

BIBLIOGRAFIA

1 Magoulas PL; El-Hattab AW. Glycogen storage disease type IV. In: Pagon RA; Adam MP; Ardinger HH *et al. Gene Reviews,* University of Washington, Seattle, 2013, p. 1995-2015.

2 Yi-Ching L; Chia-Jung C; Bali D *et al.* Glicogen-branching enzyme deficiency leads to abnormal cardiac development: novel insights into glycogen storage disease IV. *Hum Mol Genet,* 2011, 20(3): 455.

CORINO DE ANDRADE, DOENÇA DE

Amiloidose familial portuguesa; Mal dos pezinhos; Polineuropatia amiloidótica familial (PAF)

A amiloidose familial portuguesa (AFP) é a forma mais comum de amiloidose hereditária sistêmica, sendo a herança autossômica dominante. A doença, também chamada polineuropatia amiloidótica familial tipo 1 (PAF-1) é causada pela mutação da proteína transtirretina (TTR), a qual é sintetizada pelo fígado. A substituição do aminoácido metionina pela valina na posição 30 da molécula da TTR foi encontrada em pacientes portugueses. A doença se manifesta clinicamente como uma neuropatia periférica sensitiva, motora e autonômica, iniciando-se na terceira ou quarta décadas de vida. A evolução é lenta e progressiva, e o prognóstico é sombrio.

As manifestações nervosas periféricas caracterizam-se por distúrbios sensitivos importantes, ocorrendo inicialmente diminuição das sensibilidades térmica e dolorosa nos membros inferiores acompanhada de parestesias. A sensibilidade superficial está bastante comprometida em comparação com a profunda, que se mantém quase normal. A fenomenologia motora também costuma ter início nas extremidades distais dos membros inferiores ("mal dos pezinhos") e é traduzida por déficit dos músculos dorsiflexores dos pés, fato que determina marcha escarvante. O déficit sensitivomotor, no decurso da doença, se estende para outros territórios (pernas, mãos e antebraços) e se acompanha de amiotrofias e arreflexia profunda. Os distúrbios tróficos são de tal ordem, que podem culminar com a instalação de mal perfurante plantar (Figura 37); também hiperqueratose palmoplantar tem sido descrita. Na esfera genital, a disfunção erétil é um distúrbio, às vezes precoce, e os distúrbios esfinctéricos (retal e vesical), geralmente, ocorrem no decurso da afecção. Outras manifestações da doença compreendem rouquidão, espessamento de nervos periféricos, síndrome do túnel do carpo, macroglossia, turvação ocasional da visão, pupilas irregulares e assimétricas, reflexo fotomotor lento e opacidade do vítreo. Manifestações cardíacas com expressão eletrocardiográfica, embora não sejam frequentes, também têm sido registradas nesta afecção.

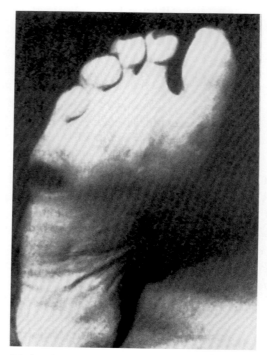

Figura 37 – *Mal perfurante plantar em paciente português do sexo masculino, com 33 anos de idade, apresentando quadro de neuroamiloidose (doença de Corino de Andrade).*

Do ponto de vista anatomopatológico, observa-se infiltração de substância amiloide, principalmente no sistema nervoso periférico, com destruição das bainhas de mielina e proliferação das de Schwann, além de fragmentação das fibras e axônios. As alterações do sistema nervoso autônomo ocorrem em aproximadamente metade dos casos sob a forma de hipotensão postural, disfunção erétil, anidrose, distúrbios esfinctéricos e anormalidades pupilares. Os distúrbios gastrintestinais (principalmente diarreia) dependem de infiltração de substância amiloide na parede do intestino delgado ou de comprometimento do sistema nervoso autônomo. A infiltração de substância amiloide pode ser observada também no estômago, pâncreas, rins, olhos, cordas vocais, miocárdio e testículos.

O diagnóstico da doença depende dos dados clínicos, heredológicos, étnicos e pode ser confirmado pela biópsia de nervo cutâneo, de testículo ou do intestino delgado e, também, pela análise do DNA. O exame do LCR pode mostrar hiperproteinorraquia moderada. O eletrocardiograma pode mostrar alterações do segmento S-T e da onda T; também a eletroneuromiografia e a medida da velocidade de condução nervosa podem fornecer subsídios para o diagnóstico.

Não há tratamento específico para essa afecção, sendo sua evolução lentamente progressiva; o óbito costuma ocorrer ao fim de 7 a 10 anos do início das manifestações clínicas por colapso cardiovascular, caquexia ou infecção intercorrente. Alívio sintomático dos distúrbios gastrintestinais pode ser obtido, porém muito pouco pode ser feito na neuropatia sensitivomotora. Em alguns casos, transplante de fígado tem sido preconizado, na tentativa de substituir a TTR anormal pela proteína normal do doador. Recentemente, foi introduzido no mercado farmacêutico o medicamento Vyndaqel®, cuja substância é o tafamidis. A apresentação do Vyndaqel® é sob a forma oral em cápsulas de 20 mg, sendo a dose 1 cápsula ao dia. Esse tratamento é indicado nas formas precoces ou pré-clínicas.

BIBLIOGRAFIA

1 Ando Y; Nakamura M & Araki S. Transthyretin-related familial amyloidotic polyneuropathy. *Arch Neurol* 2005 62(7): 1057.

2 Andrade C. A peculiar form of peripheral neuropathy. *Brain* 1952, 75: 408.

3 Holmgren G; Ericzon BG; Groth CG *et al.* Clinical improvement and amyloid regression after liver transplantation in hereditary trasnthyretin amyloidosis. *Lancet* 1993, 341: 1113.

COWDEN, SÍNDROME DE

Síndrome dos hamartomas múltiplos
Veja síndrome de Bannayan-Riley-Ruvalcaba e doença de Lhermitte-Duclos.

A síndrome de Cowden é uma afecção rara de natureza genética. Foi descrita em 1963, o tipo de transmissão é autossômico dominante, com penetrância variável e idade-dependente. É caracterizada por múltiplos hamartomas de origem ectodérmica, mesodérmica e endodérmica e de alto risco para tumores malignos no pulmão, tireoide e órgãos geniturinários. A incidência é de 1/200 mil habitantes e é subestimada.

Embora a doença de Lhermitte-Duclos seja o maior critério diagnóstico para esta síndrome, sua frequência pode ser de apenas 6% dos casos.

Os critérios diagnósticos maiores são: 1) lesões mucocutâneas em mais de 90% dos pacientes, e incluem lesões mucosas, pápulas papilomatosas, queratose acral, triquilemoma facial (hamartoma de folículo capilar); 2) carcinomas de pulmão, de tireoide (folicular e papilar) e endometrial; 3) doença fibrocística de pulmão, adenoma de tireoide; 4) macrocefalia.

151

Os critérios diagnósticos menores incluem lesões benignas da tireoide, retardo mental, pólipos intestinais hamartomatosos, alterações fibrocísticas do pulmão, lipomas, fibromas e tumores geniturinários.

A patogenia está relacionada ao gene PTEN (*phosphatase and tensin homologue deleted on chromosome 10*), mapeado num *locus* do cromossomo 10q23.3. Nem todos os indivíduos com mutações no PTEN manifestam essa síndrome.

BIBLIOGRAFIA

1 Abel TW; Baker SJ *et al*. Lhermitte-Duclos disease. A report of 31 cases with immunohistochemical analysis of the PTEN/AKT/mTOR pathway. *J Neuropathol Exp Neurol* 2005 64: 341.

2 Robinson S & Cohen AR. Cowden disease and Lhermitte-Duclos disease: characterization of a new phakomatosis. *Neurosurg* 2000, 46: 371.

CREUTZFELDT-JAKOB, DOENÇA DE

Atrofia esponjosa subaguda pré-senil com discinesia terminal; Degeneração corticoestriada pré-senil; Degeneração corticoestriadaespinhal; Doença priônica; Encefalopatia espongiforme Veja síndromes de Gerstmann-Sträussler-Scheinker e de Heidenhain.

A doença de Creutzfeldt-Jakob (DCJ) é a doença priônica mais comum em humanos embora sua ocorrência seja rara, com incidência anual estimada em cerca de 1:1.000.000 de habitantes. Ela afeta igualmente ambos os sexos e, em 5 a 10% dos casos, mais de um membro da família é acometido, o que reflete sua fisiopatologia peculiar, comportando-se como doença genética e infecciosa. A doença é progressiva e sempre fatal, com curso clínico de duração variável, geralmente de 6 meses a poucos anos de sobrevida, raramente ultrapassando 2 anos após o início dos sintomas. Pode ocorrer no adulto jovem, porém incide com maior frequência dos 50 aos 60 anos de idade. A DCJ pode ser classificada em quatro formas clínicas distintas, com epidemiologia e fenótipos próprios: doença de Creutzfeldt-Jakob esporádica (DCJs); doença de Creutzfeldt-Jakob familiar (DCJf); doença de Creutzfeldt-Jakob iatrogênica (DCJi); e Creutzfeldt-Jakob nova variante (DCJv). É importante ressaltar que o tipo esporádico (DCJs) é o mais frequente (cerca de 95% dos casos). Quando referimos "doença de Creutzfeldt-Jakob" ou "DCJ", a forma esporádica (DCJs) está subentendida.

Sobre as manifestações clínicas, maior ênfase é dada a dois aspectos: mioclonias e deterioração da cognição. Diversos distúrbios do sistema piramidoextrapiramidal estão presentes, porém o polimorfismo das manifestações tem suscitado a descrição de formas clínicas diversas.

Segundo Kirschbaum, a evolução do complexo sintomatológico da DCJs pode ser desdobrado em três fases. A primeira inclui mal-estar, dores difusas, fadiga, dificuldade de concentração e diminuição da memória; ainda nesta fase podem aparecer sinais e sintomas neurológicos como vertigem, nistagmo, incoordenação motora, distúrbios da marcha e fala. Após algumas semanas do início, os distúrbios neuropsiquiátricos se agravam e se exteriorizam clinicamente por sinais e sintomas corticais, piramidais, extrapiramidais e medulares. Nesta segunda fase, podem aparecer mono ou hemiparesia (transitória ou permanente), distúrbios do tônus muscular, mioclonias, movimentos coreoatetóticos, ataxia, atrofias musculares progressivas e crises convulsivas. Em determinadas formas clínicas, predominam alterações sensoriais, gnósicas e práxicas. A sintomatologia mental é progressiva e, geralmente, termina em demência completa. A terceira e última fase da doença é caracterizada por existência meramente vegetativa, permanecendo o doente em coma ou estado vegetativo permanente, adotando, por vezes, uma postura em decorticação.

Os aspectos neuropatológicos caracterizam-se por degeneração neuronal, proliferação das células gliais, ausência de resposta inflamatória e presença de pequenos vacúolos no tecido neuronal, conferindo um estado esponjoso característico ao encéfalo. Anatomicamente, o quadro ocorre no córtex cerebral, gânglios da base, tronco encefálico, cerebelo e nos cornos anteriores da medula espinhal.

No início da década de 1980, Stanley Prusiner e colaboradores sugeriram que o agente etiológico da DCJ não era um vírus, mas uma partícula de proteína desprovida de ácidos nucleicos; essa partícula (material genético) recebeu o nome de príon. Em 1985, o mesmo Prusiner conseguiu clonar o gene humano que comanda a produção do príon, um passo fundamental para compreender o processo fisiopatológico complexo envolvido nas doenças priônicas. A proteína do príon humano (*PrPc*) é codificada no braço curto do cromossomo 20 e tem diversas funções, desde agente regulador de processos de sinalização celular até estabilização de receptores sinápticos. A mutação desse gene, assim como a modificação da conformação da PrPc em PrPsc, é responsável pelo grupo conhecido como doenças priônicas (Quadro 4). Os príons são os agentes infecciosos mais bizarros que a natureza poderia desenvolver, porque tais partículas proteicas desprovidas de ácido nucleico comportam-se como agentes etiológicos de doenças tanto infecciosas como genéticas. Os príons são moléculas de proteínas normais (PrPc) produzidas nas células dos mamíferos mediante controle gênico. Quando a molécula adquire uma configuração espacial diferente (PrPsc), semelhante ao príon da *scrapie* das ovelhas, ela se torna anormal e patogênica.

Quadro 4 – Doenças priônicas.

1. Doenças humanas:
    1.1. Doença de Creutzfeldt-Jakob (esporádica)
    1.2. Doença de Creutzfeldt-Jakob (familiar)
    1.3. DCJ (nova variante) – doença da vaca louca
    1.4. Insônia familiar fatal
    1.5. Doença de Gerstmann-Sträussler-Scheinker
    1.6. Kuru
2. Doenças de animais
    2.1. Encefalopatia espongiforme bovina (vaca louca)
    2.2. Encefalopatia espongiforme felina
    2.3. Encefalopatia espongiforme de ovinos e caprinos (*scrapie*)
    2.4. Encefalopatia transmissível do vison
    2.5. Encefalopatia espongiforme dos ruminantes selvagens

DCJ esporádica

A sintomatologia clássica da DCJs, aqui já descrita de acordo com Kirschbaum em três fases, apresenta uma variabilidade fenotípica na forma esporádica da DCJ. Isso é explicado pela proporção da troca da metionina (M) pela valina (V) no códon codificador da proteína PrPc. Assim, são encontrados fenótipos com predomínio de sintomas atáxicos como o VV2 e MV2; predomínio de mioclonias e cegueira cortical como o MM1 (também conhecido como variante de Heidenhain) e outros com evolução lenta e início na idade jovem apenas com sintomas neuropsiquiátricos como o raro VV1.

O EEG na DCJ tem valor diagnóstico, apesar da baixa acurácia com seu traçado variando com as fases da doença. Em 50% dos casos, revela um padrão contínuo de atividade delta ou beta com distribuição difusa ou focal e atividade elétrica de fundo constituída por ritmo alfa deprimido. Com a evolução da doença, aparecem surtos periódicos e frequentes de ondas agudas e de pontas de elevada amplitude, geralmente coincidentes com abalos mioclônicos. Na fase final da doença, o traçado evidencia surtos periódicos de ondas agudas e de pontas separados por um ritmo de base traduzido por linhas quase isoelétricas. Entretanto, essas alterações eletroencefalográficas não são específicas da DCJs.

O estudo de neuroimagem, particularmente a RM, é um método fundamental para o diagnóstico da DCJs. Ela pode mostrar aspectos inespecíficos como atrofia cortical simétrica, moderada a intensa. Particularmente, as sequências FLAIR e o estudo de difusão podem evidenciar lesões precoces nos núcleos cinzentos centrais ou no córtex cerebral, conferindo mais especificidade para o diagnóstico (Figura 38A e B).

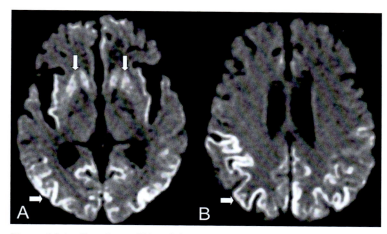

Figura 38A e B – *Creutzfeldt-Jakob* – *Imagens axiais de RM do encéfalo com ponderação em difusão mostrando hipersinal linear na superfície cortical dos hemisférios cerebrais, principalmente nos lobos occipitais e parietais. Note-se também o hipersinal nos núcleos lentiformes. Esse conjunto de alterações é típico de DCJ, mesmo nas fases iniciais da doença, em que o EEG pode não apresentar alterações ou ser inespecífico.*

No exame do LCR, pode-se constatar a presença da proteína 14.3.3 que corrobora o diagnóstico, mas não é específica da DCJs. A enolase específica neuronal (NSE) está elevada no LCR e indica destruição neuronal maciça. A especificidade da enolase positiva é de cerca de 92% para encefalopatia espongiforme, na ausência de AVC extenso, tumor cerebral e hemorragia subaracnóidea. A biópsia cerebral, demonstrando o aspecto espongiforme do cérebro, pode confirmar o diagnóstico da DCJ. Entretanto, do ponto de vista ético, é questionável a indicação de biópsia cerebral nestes casos pela absoluta falta de recursos para tratar o doente.

DCJ nova variante

A DCJ nova variante (DCJv) refere-se a casos secundários à transmissão bovina para humanos, por meio da ingestão de carne contaminada. Em 1985, os primeiros casos da doença da "vaca louca" foram relatados no Reino Unido, denominação para a encefalopatia espongiforme bovina que pode contaminar os humanos. A idade de início, geralmente, ocorre mais em jovens (média de idade em torno dos 30 anos) e a evolução prolongada (alguns anos). O comprometimento cerebelar é constante, os distúrbios psiquiátricos são precoces e exuberantes e, ao exame anatomopatológico, além do estado esponjoso são encontradas placas amiloides. O EEG exibe apenas alentecimento e a proteína 14-3-3, geralmente, está ausente. A RM de crânio pode demonstrar com frequência hipersinal na região posterior dos tálamos. O diagnóstico pode ser confirmado com a biópsia das tonsilas palatinas.

DCJ iatrogênica

O primeiro caso de DCJi foi descrito em 1974 cujo paciente recebeu transplante de córnea de um indivíduo com DCJs. Depois, uma série de casos semelhantes foram associados a instrumentos neurocirúrgicos contaminados, agulhas de punção do LCR reutilizáveis e, sobretudo, reposição de hormônio do crescimento oriundo de cadáver. O tratamento é puramente sintomático e a doença segue sua evolução inexorável com o período de incubação dependente da forma de transmissão, sendo, em geral, longo, com média de 4,5 a 20 anos nos casos relacionados ao hormônio do crescimento. Medidas profiláticas devem ser adotadas quando se lida com material biológico ou instrumental cirúrgico. A descontaminação do material cirúrgico ou de laboratório deve ser feita mediante autoclavagem com 134°C durante 1 hora. Materiais que não podem ser submetidos à autoclavagem devem ser mergulhados em solução 2N de hidróxido de sódio (NaOH) por 1 hora ou hipoclorito de sódio (NaOCl) a 5% por 2 horas. Sempre que possível, utilizar material descartável e realizar descontaminação antes de sua eliminação. Em caso de ferimento (corte ou perfuração) com material contaminado, deve-se provocar o sangramento local e mergulhar a região afetada em hidróxido de sódio 1N ou hipoclorito de sódio a 2% com lavagem abundante. No caso de contaminação do olho, lavar imediatamente com água ou solução fisiológica. O risco de contaminação profissional é muito baixo.

Kuru

Ocorreu exclusivamente em habitantes de uma tribo em Papua Nova Guiné e os povos vizinhos com os quais eles se casaram. Era uma prática entre esses grupos consumir os cadáveres de seus familiares como um sinal de respeito e luto (canibalismo ritual). Mulheres e crianças de ambos os sexos foram expostos ao material de maior risco, tais como cérebro e vísceras, do que os homens adultos que geralmente tinham preferência para consumir músculos. Com a proibição de canibalismo ritual, em meados da década de 1950, a incidência da doença declinou de forma constante.

BIBLIOGRAFIA

1 Kirschbaum WR – Jakob-Creutzfeldt Disease. Elsevier, New York, 1968.

2 Johnson RT, Gibbs CJ. Creutzfeldt-Jakob disease and related transmissible spongiform encephalopathies. New England Journal of. 1998; 339(27): 1994-2004.

3 Sanvito WL, Guidugli Neto J *et al.* Doença de Creutzfeldt-Jakob. Considerações clínicas, eletroencefalográficas e anatomopatológicas a propósito de um caso. Arq Neuropsiquiat 1971 29: 103.

4 Bishop MT, Will RG, Manson JC. Defining sporadic Creutzfeldt-Jakob disease strains and their transmission properties. Proceedings of the National Academy of Sciences of the United States of America. 2010; 107(26): 12005-12010.

5 Imran M, Mahmood S. An overview of human prion diseases. *Virol J.* 2011; 8: 559-559.

CRIGLER-NAJJAR, SÍNDROME DE

Doença de Crigler-Najjar; Hiperbilirrubinemia congênita; Icterícia congênita com Kernicterus. *Veja* Kernicterus.

Crigler e Najjar, em 1952, descreveram uma síndrome relativamente rara caracterizada por hiperbilirrubinemia congênita. A icterícia costuma aparecer na 1ª semana de vida e a bilirrubina livre no sangue pode alcançar cifras de 20 a 28 mg%. A maioria dos doentes pode desenvolver sintomatologia neurológica de características análogas ao *kernicterus.*

A síndrome afeta ambos os sexos e as crianças ictéricas, desde os primeiros dias de vida, apresentam, na sua maioria, sintomatologia sugestiva de encefalopatia. O quadro clínico costuma exteriorizar-se por acentuado retardo psicomotor, movimentos atetóticos, tremores, hipotonia muscular, nistagmo, surdez e crises convulsivas. Ao exame anatomopatológico, podemos encontrar uma distribuição típica da impregnação bilirrubínica, comprometendo hipocampo e núcleos da base.

O quadro é de fundo genético e a modalidade de transmissão hereditária é do tipo autossômico recessivo, sendo frequente a consanguinidade. Em 1992, foi descoberto o gene *ug T1A1*, localizado no cromossomo 2q37. Do ponto de vista etiopatogênico, parece haver ausência congênita ou redução acentuada da atividade da UDP-glicuronosil-l-transferase, evento que, ao determinar a falta de conjugação da bilirrubina com glicuronide, acarreta níveis elevados de bilirrubina indireta no sangue e no encéfalo. Trata-se de uma doença hepática de uma única enzima, o parênquima e milhares de outras atividades funcionais estão preservadas. O diagnóstico deve se basear no quadro clínico, podendo os exames complementares proporcionar alguns subsídios importantes (no sangue, verificam-se habitualmente altos níveis de bilirrubina indireta; o urobilinogênio costuma estar reduzido).

Não há tratamento específico para esta afecção, sendo a evolução fatal quando há comprometimento do SNC; o óbito costuma ocorrer nos primeiros anos de vida. Foram descritos dois tipos da síndrome de Crigler-Najjar. No tipo I, os pacientes estão em permanente risco de comprometimento cerebral irreversível, não respondem à terapêutica com fenobarbital, sendo a plasmaférese o método de escolha, que deve ser auxiliado com a fototerapia (nos primeiros anos de vida). No tipo II, as concentrações de bilirrubina são menores, há resposta ao fenobarbital (ativador da conjugação bilirrubínica), que reduz 30% dos níveis de bilirrubina, que pode ser auxiliado pela fototerapia, além da infusão de plasma ou de albumina. O prognóstico desse tipo da doença é melhor quando se evita a impregnação do encéfalo pela bilirrubina.

BIBLIOGRAFIA

1   Bayran E, Öztürk Y, Hiz S *et al.* Neurophysiological follow-up of two siblings with Crigler-Najjar syndrome type I and review of literature. The Turkish Journal of Pediatrics 2013; 55: 349.

2   Crigler JF, Najjar V. A congenital familial non-hemolytic jaundice with kernicterus. Pediatrics, 1952, 10: 169.

CROHN, DOENÇA DE
Ileíte Regional

A doença de Crohn faz parte do grupo das doenças inflamatórias intestinais, cuja patogenia envolve a desregulação das células do sistema imune das mucosas, induzindo à produção de citocinas e mediadores inflamatórios sistêmicos contras antígenos normalmente presentes dentro do lúmen intestinal.

Os principais sintomas gastrintestinais são: diarreia crônica ou noturna, dor abdominal, associada a perda de peso, febre e sangramento retal, devido ao processo inflamatório intenso. Os sinais sistêmicos ainda podem incluir palidez, caquexia, massa abdominal ou perianal, fístulas ou abscesso. Os principais sintomas extraintestinais apresentados são as lesões oculares (uveíte, episclerite, irite), de pele e mucosas (pioderma gangrenoso, úlceras aftosas, eritema nodoso) ou articulares (poliartralgia, espondilite anquilosante e sacroileíte).

As manifestações neurológicas nos pacientes com Doença de Crohn foram inicialmente descritas nos primeiros estudos em cerca de 3% dos casos, porém estão se tornando mais reconhecidas e, assim, mais frequentemente relatadas (com valores que variam de 53 a até 67% nos estudos clínicos direcionados). Tais manifestações são decorrentes não somente da atividade da doença de base (estado pró-trombótico, deficiência de nutrientes), mas também pelos próprios efeitos colaterais do arsenal terapêutico (imunossupressores, anticorpos monoclonais).

A neuropatia periférica é a manifestação neurológica mais frequente nestes pacientes, apresentando-se tanto sob a forma axonal, geralmente associado à deficiência nutricional, particularmente de vitamina B12 pela síndrome disabsortiva, como a forma desmielinizante, com um provável mecanismo imunomediado. São relatados casos de associação de perda auditiva neurossensorial subaguda e Síndrome de Melkersson-Rosenthal pelo acometimento de nervos cranianos. As miopatias (dermatomiosite, polimiosite, miopatia por corpúsculos de inclusão) também são frequentes e estão geralmente associadas à atividade da doença de Crohn. Casos de miastenia gravis também são relatados, porém sua ocorrência concomitante apesar de rara, deve ser lembrada no diagnóstico diferencial.

Doenças cerebrovasculares também são frequentes nestes pacientes (acidente vascular cerebral isquêmico, ataque isquêmico transitório, trombose venosa cerebral). Tais manifestações provavelmente ocorram devido ao componente inflamatório sistêmico, aliado ao estado pró-trombótico promovido pela inflamação intestinal (elevação dos fatores V, VIII e fibrinogênio, associado às perdas de proteínas através das lesões mucosas, principalmente da antitrombina III). Doenças desmielinizantes são mais raras (lesões desmielinizantes encefálicas, mielopatia, neurite óptica). Essas entidades podem resultar da associação de doenças autoimunes.

Outras manifestações menos frequentes são: crises convulsivas, coreia, vasculite secundária do sistema nervoso central (SNC), distúrbios do sono, síndrome das pernas inquietas. Sempre é importante lembrar que as manifestações neurológicas nem sempre refletem a atividade da doença e que muitas vezes podem decorrer de efeitos colaterais das terapias medicamentosas, como, por exemplo, uso de anticorpos monoclonais, anti-TNF alfa (infliximabe, adalimumabe). Estes fármacos estão associados a uma extensa lista de complicações, tais como neuropatias periféricas desmielinizantes agudas e crônicas, leucoencefalopatia multifocal progressiva (LEMP), síndrome de encefalopatia posterior reversível (PRES), vasculite do SNC ou outras doenças desmielinizantes do SNC.

BIBLIOGRAFIA

1 Fiocchi C. Inflammatory bowel disease: etiology and pathogenesis. Gastroenterology 1998; 115: 182 – 205.

2 Loftus EV Jr. Management of extraintestinal manifestations and other complications of inflammatory bowel disease. Curr Gastroenterol Rep 2004; 6: 506 – 13.

3 Casella G, Tontini GE, Bassotti G *et al.* Neurological disorders and inflammatory bowel diseases. World J Gastroenterol. 2014 Jul 21; 20(27):8764-82.

4 Morís G. Inflammatory bowel disease: An increased risk factor for neurologic complications. World J Gastroenterol 2014 February 7; 20(5): 1228-1237.

CROSS, SÍNDROME DE
Veja síndrome de Dandy-Walker.

Trata-se de um quadro de malformações do SNC com hipoplasia do cerebelo e cisto de Dandy-Walker, ao lado de outras anormalidades com despigmentação do cabelo (faixa de cabelos brancos) e alterações oculares (microftalmia, córneas pequenas e opacas, nistagmo). As crianças afetadas desenvolvem-se com deficiência mental acentuada e albinismo. Outras anormalidades podem ser encontradas: criptorquidia; hérnia inguinal bilateral; alteração do septo cardíaco; e vacuolização das células mieloides. Essa síndrome foi descrita em três irmãos de uma família Amish.

BIBLIOGRAFIA
1 Lerono M, Pessagno A & Tacone A – Oculocerebral syndrome with hypopigmentation (Cross syndrome); report of a new case. Clin Genet 1992 41: 87.

CROUZON, DOENÇA DE
Disostose craniofacial; Disostose craniofacial hereditária; Disostose crânio-orbitofacial.

Crouzon descreveu, em 1912, com o nome de disostose craniofacial hereditária, dois doentes (mãe e filho) com quadro de dismorfias no segmento cefálico. Em 1915, o mesmo autor estudou uma família de 21 membros, na qual sete estavam afetados de disostose craniofacial, dado que veio ressaltar os aspectos genéticos da doença. A incidência estimada é de 1/25.000 nascimentos.

Os doentes com este tipo de disostose apresentam aspectos peculiares no crânio e face (Figura 39A e B): crânio braquicéfalo, com encurtamento da porção anteroposterior e alargamento da transversal; exorbitismo bilateral (em virtude da falta de profundidade das órbitas); hipertelorismo ocular; lábio superior curto; hipoplasia do maxilar superior; nariz "em bico-de-papagaio"; desvio do septo nasal; boca permanentemente semiaberta (em virtude da macroglossia em alguns casos ou pela dificuldade de respirar pelas vias nasais); palato ogival e curto. Essas alterações morfológicas conferem ao doente um aspecto de batráquio ("fácies de rã") (Figura 40).

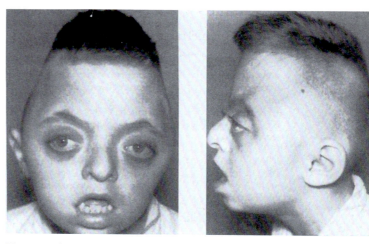

Figura 39A e B – *Aspectos craniofaciais da doença de Crouzon.*

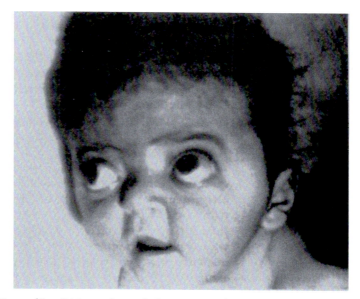

Figura 40 – *Fácies na doença de Crouzon, com alterações morfológicas que conferem ao doente o aspecto de batráquio ("fácies de rã").*

Nesta afecção, ocorre um fechamento prematuro das suturas cranianas, particularmente da sutura coronal e, ocasionalmente, da lambdoide. O fechamento precoce das suturas, geralmente assintomático, pode, em determinados casos, desencadear quadros de hipertensão intracraniana; estes pacientes podem desenvolver atrofia dos nervos ópticos. Outras manifestações como nistagmo, retardo mental, malformação das mãos e crises convulsivas são ocasionais neste tipo de disostose. Podem ocorrer malformações do SNC.

O defeito básico responsável pela afecção é desconhecido; o hipertelorismo ocular e a hipoplasia do maxilar dependem de uma sincondrose esfenobasilar. Do ponto de vista genético, o defeito está no cromossomo 10q26 e a doença depende de várias mutações envolvendo o gene *FGFR2*. A modalidade de transmissão é do tipo autossômico dominante, com ampla gama de expressividade. Os casos esporádicos não são infrequentes.

O diagnóstico deve se basear no quadro clínico, podendo as radiografias do crânio evidenciar impressões digitiformes muito acentuadas em virtude do fechamento prematuro de várias suturas; também a neuroimagem (TC, RM) fornece subsídios para o diagnóstico e tratamento desta doença. Em alguns casos, há indicação para descompressão cirúrgica da cranioestenose.

BIBLIOGRAFIA

1   Crouzon O – Dysostose craniofaciale héréditaire. Bull Soc Méd Hôp Paris 1912, 33: 545.

2   Matushita H – Cranioestenose. In: Diament A & Cypel S. *Neurologia infantil,* Rio de Janeiro, Atheneu, 2005.

CUSHING, DOENÇA DE

Caracteriza-se por um estado de aumento exagerado de cortisol em decorrência de adenoma de hipófise hipersecretor de ACTH. Trata-se, portanto, de uma entidade clinicopatológica precisa, referindo-se aos estados de hipercortisolismo em reposta à neoplasia de hipófise.

Em virtude da doença de Cushing e a síndrome de Cushing apresentarem a mesma expressão clínica (fenótipo), o desafio diagnóstico está na distinção entre tumor hipofisário e outras causas de excesso do glicocorticosteroide, por meio de testes endocrinológicos específicos, tais como o teste de supressão da dexametasona.

BIBLIOGRAFIA

1   Barnett R. Cushing's syndrome. Lancet. 2016; 388(10045): 649.

CUSHING, SÍNDROME DE

A síndrome de Cushing espontânea é uma situação devastadora com altas taxas de morbidade e mortalidade que exigem terapêutica rápida e eficiente.

Embora descrita originalmente por Cushing, em 1930, como entidade caracterizada por hemianopsia bitemporal e atrofia óptica primária, com sela túrcica de tamanho normal, o conceito desta síndrome diz respeito aos efeitos de várias causas de hipercortisolismo.

Na descrição original de Cushing, a expressão clínica decorria de um meningioma parasselar. Ulteriormente, outras lesões expansivas comprometendo a região hipotálamo-hipofisária foram relacionadas a esta síndrome, tais como craniofaringeomas, aneurismas gigantes e gliomas de nervo óptico.

A causa mais comum da síndrome de Cushing é iatrogênica em virtude da administração em excesso de esteroides exógenos.

Considerando-se a síndrome de Cushing espontânea, relacionamos, no Quadro 5, as principais etiologias de hipercortisolismo endógeno.

Quadro 5 – Classificação da síndrome de Cushing.

ACTH dependente (80%)
Adenoma de hipófise (doença de Cushing)
Secreção ectópica de ACTH e/ou CRH* (carcinomas: pulmão, tireoide e pâncreas, feocromocitoma; outros).
ACTH independente (20%)
Neoplasia adrenal – (adenoma ou carcinoma)
Hiperplasia adrenal bilateral
a. displasia adrenal primária pigmentosa
b. hiperplasia adrenocortical macronodular bilateral
*CRH = *corticotropin releasing hormone.*

A doença de Cushing representa aproximadamente 80% dos casos de síndrome de Cushing endógena. Apesar de se considerar a presença do adenoma hipofisário produtor de ACTH a causa primária, a recidiva após a ressecção cirúrgica é comum. Podem estar também envolvidas alterações nos mecanismos regulatórios: SNC – hipotálamo-hipófise.

O quadro clínico na síndrome de Cushing inclui:

– Obesidade, com distribuição centrípeta da gordura em: tronco, face, fossa supraclavicular e pescoço.;

– Fácies em lua cheia e pletórica.

– Hirsutismo;

– Amenorreia;

– Estrias e víbices violáceas;

– Áreas de hiperpigmentação da pele;

– Diabetes melito e hipertensão arterial;

– Osteoporose;

– Distúrbios psiquiátricos

A terapêutica cirúrgica, até o momento, é a principal na síndrome de Cushing endógena. Seja adenomectomia hipofisária, preferencialmente via transesfenoidal, na doença de Cushing, ou cirurgia para exérese de tumor na síndrome de secreção ectópica de ACTH e nas lesões adrenais. Por outro lado, é frequente a não cura ou recidiva após hipofisectomia e, nessas situações, considera-se a terapêutica adjuvante, sendo a mais utilizada a radiocirurgia.

Em certas circunstâncias, como preparo cirúrgico, ou impossibilidade cirúrgica, ou na ausência de cura após cirurgia, a terapêutica medicamentosa tem importante função em reduzir os efeitos maléficos do hipercortisolismo. Entre as drogas que inibem a esteroidogênese (inibidores de síntese de cortisol), o cetoconazol constitui-se, em nosso meio, na droga de escolha.

Quanto ao prognóstico, a história natural da síndrome de Cushing mostra 50% de mortalidade em 5 anos devido, principalmente, às complicações cardiovasculares ou infecciosas, justificando-se a rapidez no tratamento.

BIBLIOGRAFIA

1 Liberman B. Papel da terapia medicamentosa na síndrome de Cushing. *Arq. Bras. Endocrinol Metab* 2003 47(4): 381.

2 Thapar K & Laws ER. Pituitary tumors: functioning and noufunctioning. In: *Youmans neurological surgery*, v. 1. Philadelphia, Saunders, 2004.

D

D'ACOSTA, SÍNDROME DE
Mal das montanhas; Síndrome das altitudes

Esta síndrome, que pode acometer indivíduos nas grandes altitudes, caracteriza-se por distúrbios de adaptação visual à luz associados a manifestações de hipóxia cerebral. O quadro é determinado pela baixa tensão do oxigênio nas grandes altitudes, fenômeno que tem como corolário hipóxia cerebral.

Clinicamente, o quadro pode traduzir-se, nas suas fases iniciais, por cefaleia, tontura, distúrbio da acomodação visual, turvação da visão e inquietação; numa fase subsequente, o indivíduo pode apresentar apatia ou irritabilidade. À altitude de 5.500 a 6.000 m, o quadro pode evoluir e o indivíduo pode apresentar cianose, incoordenação muscular, confusão mental, torpor, coma e óbito.

BIBLIOGRAFIA
1   Nema HV. *Ophthalmic syndromes*. London, Butterworths, 1973.

DANA, DOENÇA DE
Tremor essencial; Tremor essencial hereditário; Tremor familial benigno; Tremor heredofamilial; Tremor senil

Esta entidade mórbida costuma ser de expressão monossintomática e se caracteriza por um tremor postural, desacompanhado de outras manifestações neurológicas. O tremor essencial costuma ter início no adulto jovem (geralmente antes dos 20 anos de idade), sendo sua localização preferencial nas mãos, embora possa atingir extremidade cefálica e pés. Nem sempre o tremor postural permanece puro, sendo possível a associação de um componente cinético ou de repouso; com menor frequência, o tremor é do tipo vibratório. A frequência do tremor é de quatro a sete ciclos por segundo (alta frequência). O quadro pode permanecer estacionário durante toda a vida do indivíduo, sendo possível, entretanto, uma intensificação lenta e progressiva do tremor; alguns indivíduos pioram consideravelmente na idade avançada. O estado emocional (ansiedade, raiva, excitação) exacerba muito o tremor. Excepcionalmente, pode se associar um tremor da voz. Outros sintomas associados (porém raros) são enxaqueca e vertigem. A ingestão de pequena quantidade de bebida alcoólica pode promover uma melhora notável deste tipo de tremor.

A etiologia desta afecção é desconhecida, embora seu caráter genético seja inegável; o modo de transmissão é autossômico dominante. Diversos autores têm demonstrado, no tremor essencial, o fenômeno da antecipação: nas gerações subsequentes, o tremor aparece em faixas etárias mais baixas. As formas esporádicas não são raras. Apenas como curiosidade, vale a pena ressaltar que Minor, em 1922, deu ênfase à longevidade e fecundidade destes indivíduos, cunhando o termo *status macrobioticus multiparus*. No entanto, esses aspectos não foram confirmados pela maioria dos autores.

Dois tipos de fármacos têm sido preconizados no tratamento do tremor essencial:

1) Bloqueadores beta-adrenérgicos, sendo o propranolol (60 a 320 mg/dia) o único deste grupo que demonstrou benefício comprovado em ensaios clínicos randomizados.

2) Primidona, um antiepiléptico análogo ao fenobarbital (100 a 500 mg/dia); a primidona deve ser introduzida lentamente pelo potencial sedativo que muitas vezes inviabiliza o tratamento.

Outros fármacos têm sido considerados, entretanto com menor eficácia: gabapentina; topiramato; e pregabalina. Nos casos extremos (com importante grau de incapacidade), pode ser indicada talamotomia estereotáxica.

BIBLIOGRAFIA

1   Gilroy J. *Neurologia básica.* Rio de Janeiro, Revinter, 2005.

2   Poch GF & Herkovits E. Temblor essencial. In: Poch GF. *Errores genéticos del metabolismo.* Buenos Aires: Lopez, 1971.

3   Louis ED. Essential tremor. *Current Opinion in Neurology.* 2014; 27(4): 461-467.

DANDY-WALKER, SÍNDROME DE

Atresia dos forames de Luschka e Magendie; Cisto de Dandy-Walker; Malformação de Dandy-Walker

É uma malformação congênita tipicamente caracterizada por formação incompleta do vermis cerebelar, dilatação cística do IV° ventrículo determinando fossa posterior proeminente, aumentada de tamanho e hidrocefalia supratentorial. Forma-se um cisto simétrico no cerebelo com envolvimento das paredes do IV° ventrículo. Essa malformação provoca interferência na drenagem do LCR, resultando em hidrocefalia. A síndrome foi inicialmente descrita por Dandy, em 1921, e mais bem caracterizada por Walker e Tagaard, em 1942, acreditando ser consequente a imperfuração congênita dos foramens de Luschka e Mangedie com formação de um grande cisto na fossa posterior. A teoria mais aceita recentemente é de que a principal anormalidade consiste na falha do desenvolvimento do vermis cerebelar na região do véu medular inferior.

O cisto de Dandy-Walker forma-se durante as etapas iniciais do desenvolvimento embriológico do encéfalo. Em geral, é diagnosticado pela ultrassonografia antes do nascimento. No recém-nascido, determina exuberância e abaulamento da fossa craniana posterior, aumento do perímetro cefálico (macrocrania) associado à hidrocefalia concomitante, desvio conjugado do olhar para baixo e disjunção de suturas. Outros sinais e sintomas da síndrome de Dandy-Walker incluem alterações congênitas cardíacas; malformações da face, dedos das mãos e artelhos, aumento da pressão intracraniana com sintomas de irritabilidade, vômitos e sinais de disfunção cerebelar.

É frequente a associação com outras anomalias congênitas do SNC (principalmente agenesia do corpo caloso) além de alterações do padrão respiratório e manifestações clínicas como atraso motor, hipotermia, problemas de aprendizagem, deficiência mental, crises convulsivas, nistagmo e ataxia.

Do ponto de vista anatomopatológico, as anormalidades observadas são: hidrocefalia acentuada de todo sistema ventricular; ausência do vermis cerebelar; desenvolvimento incompleto ou ausência dos forames de Luschka e/ou Magendie; e presença de volumoso cisto na fossa posterior (Figuras 41A e B e 42).

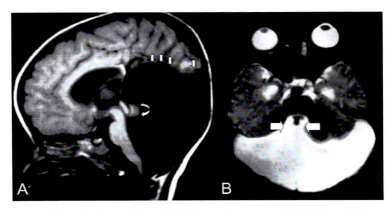

Figura 41 – *Síndrome de Dandy-Walker – Imagem sagital T1 do encéfalo (A) e axial T2 (B) mostrando volumoso cisto infratentorial que determina rotação anti-horária do vérmis cerebelar remanescente, bem como elevação do tentório e da tórcula de Herophilo. Note-se que o cisto comunica-se com o IVº ventrículo.*

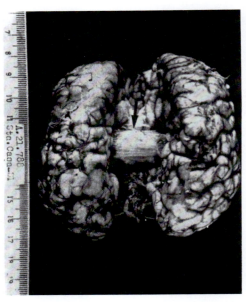

Figura 42 – *Síndrome de Dandy-Walker. Formação cística na região da cisterna magna constituída pela leptomeninge.*

Há extrema diversidade no grau de gravidade do Dandy-Walker. Alguns são praticamente assintomáticos, enquanto outros apresentam síndromes congênitas associadas resultando em complicações graves e morte.

O tratamento consiste na derivação ventriculoperitoneal quando o cisto se comunica com o ventrículo. Nos casos de cisto isolado, na fossa posterior, este também deve ser derivado. Outra possibilidade de tratamento é a abordagem neuroendoscópica direta do cisto na fossa posterior.

Quanto ao prognóstico, as crianças com síndrome de Dandy-Walker, em geral, não têm desenvolvimento intelectual normal, mesmo quando a hidrocefalia é tratada precoce e corretamente. A longevidade depende da gravidade da síndrome e de outras malformações congênitas associadas.

Vários estudos estão sendo desenvolvidos no sentido de esclarecer o mecanismo complexo do desenvolvimento cerebral normal, oferecendo esperanças por novas formas de tratar e prevenir as alterações de desenvolvimento encontradas na síndrome de Dandy-Walker.

BIBLIOGRAFIA

1. Hart MN; Malamud N; Ellis WG. The Dandy-Walker syndrome: a clinicopathological study based on 28 cases. *Neurology* 1980 22: 771.
2. Leonard JR & Ojemann JG. Dandy-Walker Syndrome. In: *Youmans neurological surgery,* v. 3, Philadelphia, Saunders, 2004.

3   Taggart JK & Walker AE. Congenital atresia of the foramina of Luschka and Magendie. *Arch Neurol Psychiat* 1942, 48: 853.

DEBRÉ-SEMELAIGNE, SÍNDROME DE
Miopatia do hipotireoidismo; Síndrome de Kocher-Debré-Semelaigne, Síndrome de Hoffman

A miopatia do hipotireoidismo tem sido descrita tanto no deficiente mental (síndrome de Debré-Semelaigne) como no mixedema do indivíduo adulto.

O quadro clínico traduz-se por debilidade da musculatura proximal dos membros inferiores, apresentando o indivíduo certa dificuldade para subir escadas ou para levantar-se de uma cadeira sem o auxílio dos membros superiores. O que é mais notável no músculo não é a fraqueza, mas a contratura e as cãibras. Os músculos acometidos apresentam um aspecto volumoso (criança Hercules) e retardo tanto na contração como no relaxamento (pseudomiotonia). Na síndrome geralmente ocorrem cãibras musculares dolorosas e mioedema (permanecendo durante algum tempo um sulco no músculo no local da compressão). As manifestações musculares usualmente coexistem com sinais e sintomas de hipofunção tireoidiana: retardo do crescimento e desenvolvimento nas crianças, além de sonolência, voz rouca, pele pálida e seca, língua protrusa, cabelo áspero, quebradiço e seco.

As alterações patológicas que podem ser encontradas não são específicas deste tipo de miopatia (aumento do volume das fibras musculares). Os exames de laboratório devem visar o estudo da função tireoidiana; outro exame importante é o reflexo aquileu. A ENMG pode evidenciar o fenômeno da pseudomiotonia. A CK habitualmente está elevada e a globulina sérica também pode estar elevada. O quadro miopático costuma regredir com a normalização da função tireoidiana.

BIBLIOGRAFIA
1   Ropper AH; Brown RH. *Principles of Neurology.* In: Admas & Victor´s. New York, McGraw-Hill, 2005.

2   Kissel P; Hartemann P; Duc M. *Les Syndromes Myo-Thyroidiens.* Paris, Masson, 1965.

DEGOS, SÍNDROME DE
Papulose atrófica maligna; Síndrome de Degos-Delort-Tricot

Trata-se de uma vasculopatia multissistêmica com tromboses de pele, SNC, trato gastrintestinal e olho. O quadro geralmente exterioriza-se por manifestações cutâneo-intestinais: inicialmente ocorrem pápulas edematosas, que se tornam umbilicadas e se ulceram e finalmente provocam uma cicatriz atrófica. A essas manifestações cutâneas podem se associar um quadro abdominal agudo. Também podem ocorrer distúrbios oculares (microaneurismas conjuntivais, coroidite, pápulas nas pálpebras) e neurológicos (paralisia do III° nervo, papiledema, atrofia óptica).

Essa afecção predomina no sexo masculino (terceira década) e é, quase sempre, fatal.

BIBLIOGRAFIA

1   May RE. Dego's syndrome. *Brit Med J* 1968, 1: 161.

DÉJERINE, CLAUDICAÇÃO INTERMITENTE MEDULAR DE

Na claudicação intermitente da medula espinhal, o doente experimenta, por ocasião de uma caminhada mais ou menos prolongada, sensação de endurecimento e adormecimento dos membros inferiores. Numa fase subsequente, se o esforço prossegue, aparece déficit motor nos membros sob a forma de uma paraparesia, obrigando o indivíduo a suspender a caminhada. Durante essa fase, o indivíduo pode apresentar micção imperiosa e o exame neurológico pode mostrar, além de déficit motor, sinal de Babinski uni ou bilateral. Em geral, a sintomatologia regride durante o repouso, para reaparecer por ocasião de um novo esforço. Esse quadro é desencadeado por uma isquemia temporária na medula espinhal no nível mediotorácico ou do espessamento lombar. A principal causa da síndrome é a aterosclerose dos vasos nutrientes da medula espinhal.

A legitimidade dessa síndrome hoje é questionada.

BIBLIOGRAFIA

1   Corbin JL. Anatomie et Pathologie Artérielles de la Moelle. Paris, Masson, 1961.

DÉJERINE, SÍNDROME INTEROLIVAR DE
Síndrome bulbar anterior mediana; Síndrome paramediana de Foix.

Esta síndrome depende do comprometimento unilateral do feixe piramidal, da raiz do nervo hipoglosso e, frequentemente, das estruturas do lemnisco medial. Este quadro tem como expressão clínica uma hemiplegia alterna, com paralisia da hemilíngua ipsolateral à lesão e hemiplegia contralateral, sendo frequente o comprometimento das sensibilidades profundas no lado hemiplégico pelo atingimento do lemnisco medial. A hemiplegia, em princípio flácida, pode evoluir lentamente para uma espasticidade, assim como a hemilíngua pode se tornar atrófica. Esta síndrome depende da oclusão de uma artéria espinhal anterior ou mesmo da vertebral; por ocasião de oclusão de artéria espinhal única, o quadro é bilateral e se traduz por tetraplegia, anestesia profunda nos quatro membros e comprometimento da língua unilateral ou bilateral.

BIBLIOGRAFIA

1   Currier RD. Syndromes of the medula oblongata. In: Vinken PJ; Bruyn GW. *Handbook of Clinical Neurology,* v. 2 Amsterdam, North-Holland, 1969.

DÉJERINE KLUMPKE, SÍNDROME DE

Síndrome de Klumpke, Síndrome radicular inferior

Veja síndromes de Claude Bernard-Horner, Erb-Duchenne, Pancoast-Tobias e Remak.

Trata-se de um complexo sintomatológico descrito por Madame Déjerine Klumpke em 1885. Traduz comprometimento das raízes C8-D1 e, na síndrome completa, observamos:

1) Paralisia atrófica e hipotônica dos pequenos músculos da mão, região tênar, hipotênar, dos músculos interósseos e lombricais.

2) Abolição dos reflexos do pronador e tricipital.

3) Hipoestesia ou anestesia do dedo mínimo, porção medial do anular, porção medial da mão e antebraço.

Este quadro pode se acompanhar de manifestações oculossimpáticas: enoftalmo; ptose incompleta e miose (síndrome de Claude Bernard-Horner).

Entre as causas da síndrome, podemos alinhar: traumatismos por arma branca ou de fogo, tocotraumatismos, tumores do ápice pulmonar (síndrome de Pancoast-Tobias), tumores extradurais (neurinomas), costela cervical.

O tratamento e o prognóstico dependem da etiologia.

BIBLIOGRAFIA

1   Contamin F; Sabouraud O. Élements de *Neurologie*, Paris, Flammarion, 1970.

DÉJERINE-ROUSSY, SÍNDROME DE

Anestesia talâmica hiperestésica; Síndrome talâmica; Síndrome talâmica posterior

A síndrome talâmica, descrita por Déjerine e Roussy, caracteriza-se por hemianestesia superficial e profunda (predominando as desordens proprioceptivas em relação às superficiais) e por distúrbios da sensibilidade subjetiva de cunho peculiar. Assim, os pacientes acusam dores terebrantes, contínuas ou paroxísticas, rebeldes a qualquer medicação analgésica e muito sensíveis às variações meteorológicas. Durante a pesquisa das sensibilidades objetivas, constata-se que estímulos não são percebidos em virtude da hemianestesia já referida; no entanto, se a intensidade do estímulo for aumentando gradualmente em determinado momento, ele é integrado sob a forma de dores paroxísticas e violentas. Neste caso, o fenômeno pode ser comparado à "lei do tudo ou nada"; essa manifestação é conhecida como *over-reaction* (super-reação). Outros estímulos, além dos físicos diretos (contato, pressão), como os luminosos, sonoros, olfatórios e psíquicos podem desencadear sensações dolorosas no hemicorpo afetado (hiperpatia). Do ponto de vista motor, pode ser observada uma hemiparesia, em geral moderada e frequentemente reversível. Às vezes, podem-se observar sincinesias homolaterais de imitação no lado comprometido. Outras manifestações podem ser assinaladas na síndrome talâmica:

movimentos coreoatetóticos; mão talâmica; hemiataxia sensitiva. Ocasionalmente, a lesão talâmica pode determinar anisocoria, com miose no lado comprometido.

Parece haver um envolvimento do núcleo ventral posterolateral (VPL) e posteromedial (VPM) do tálamo, habitualmente devido à lesão vascular e, menos comumente, a um tumor. Os aspectos fisiopatológicos da dor talâmica são ainda obscuros, porém as hipóteses postulando uma lesão irritativa permanente do VPL ou o desaparecimento de um filtro sensitivo (localizado no tálamo) que protegeria o córtex parietal de descargas particularmente intensas, parecem definitivamente afastadas. Outra teoria procura explicar esse tipo de dor pela alteração das vias lemniscais, isto é, a dor talâmica seria determinada pela supressão da contrarreação das estruturas centrais sobre as "vias" da dor. A propósito da integração de todos os estímulos na dor, ela teria por base fisiológica as importantes conexões do feixe paleoespinotalâmico com a substância reticular.

A principal causa da síndrome é a oclusão da artéria talamogeniculada, condição que determina necrose isquêmica ou hemorrágica em território talâmico.

A dor talâmica é extremamente rebelde aos tratamentos médicos e cirúrgicos. O tratamento com analgésicos comuns, antiepilépticos (carbamazepina, gabapentina, pregabalina), antidepressivos tricíclicos e fenotiazínicos podem proporcionar algum benefício.

BIBLIOGRAFIA

1   Déjerine J; Roussy G. Le syndrome thalamique. *Rev Neurol* (Paris) 1906, 14: 521.

2   Mamo H. Les algies neurologiques. In: Pequinot H – Pathologie Médicale. Paris, Masson, 1975.

3   Ropper AH; Brown RH. *Principles of Neurology.* In: Adams; Victor´s. New York, McGraw-Hill, 2005.

DÉJERINE-SOTTAS, SÍNDROME DE

Hereditary motor sensory neuropathy HMSN – Tipo III; Neurite intersticial hipertrófica; Neuropatia intersticial hipertrófica progressiva Veja doença de Charcot-Marie e mal de Hansen.

Esta forma rara de neuropatia periférica hipertrófica costuma ter início na infância, sua progressão é relativamente rápida e, na adolescência ou início da idade adulta, esses enfermos estão em cadeira de rodas. O quadro caracteriza-se por amiotrofias distais e espessamento de nervos periféricos. Dor e parestesias nos pés são sintomas precoces, seguidas pelo aparecimento de amiotrofias e fraqueza nas porções distais das pernas. A marcha costuma ser escarvante, ocorrendo abolição dos reflexos profundos. Fasciculações nos músculos esqueléticos podem ser notadas. As alterações sensitivas são frequentes e mais acentuadas que na doença de Charcot-Marie. Exteriorizam-se por déficit das sensibilidades superficiais (hipoestesias) nas extremidades distais dos membros, além de comprometimento das modalidades proprioceptivas (especialmente artrestésica e vibratória). Ao exame, os nervos periféricos, particularmente o fibular e o ulnar, podem se apresentar espessados, endurecidos e indolores; o espessamento pode ser regular em toda a extensão do nervo ou irregular (fusiforme ou nodular). Outras manifestações da síndrome compreendem ataxia, sinal de Romberg positivo, alterações pupilares (às vezes caracterizando o sinal de Argyll-Robertson), dores fulgurantes, baixa estatura, cifoscoliose e deformidades das mãos e pés. Há atraso no desenvolvimento neuropsicomotor.

As lesões anatomopatológicas básicas são verificadas nos nervos periféricos e raízes: proliferação das células de Schwann (schwannose hipertrófica), com lesões intersticiais (hiperplasia do tecido conjuntivo, degeneração mielino-axonal). Ocorre uma hipomielinização associada a uma desmielinização e remielinização recorrente. Ao corte, o exame microscópico do nervo revela o aspecto de "bulbo de cebola". Na medula espinhal, pode ser observada degeneração do cordão posterior e das células da ponta anterior.

O exame do LCR geralmente é normal, entretanto, em alguns casos, em virtude de acentuada hipertrofia das raízes posteriores, ocorre hiperproteinorraquia. As velocidades de condução motora são muito lentas ou não registráveis; os potenciais de ação sensitivos estão ausentes. A biópsia de nervo cutâneo pode proporcionar elementos histológicos para a confirmação do diagnóstico. O diagnóstico diferencial deve ser considerado com a neuro-hanseníase e a doença de Charcot-Marie.

A neurite intersticial hipertrófica apresenta caráter heredofamilial, sendo a modalidade de transmissão variável (dominante ou recessiva). Afeta ambos os sexos e as mutações responsáveis envolvem os mesmos genes da doença de Charcot-Marie-Tooth tipo I.

Não há tratamento e o prognóstico é reservado, podendo o óbito ocorrer na terceira ou quarta décadas de vida por complicações.

BIBLIOGRAFIA

1 Julião OF. Étude sur la névrite hypertrophique progressive de Déjerine-Sottas. *Arq Neuropsiquiat* 1952, 10: 221.

2 Ropper AH; Brown RH. *Principles of Neurology*. In: Adams; Victor's. New York, McGraw-Hill, 2005.

DÉJERINE-THOMAS, SÍNDROME DE

Ataxia olivopontocerebelar; Atrofia olivopontocerebelar; Síndrome atáxica cerebelar pré-senil Veja Ataxia de Friedreich.

Afecção rara que acomete ambos os sexos, sendo a idade de início variável; os casos heredofamiliares têm início nos primórdios da idade adulta, enquanto as formas esporádicas começam na meia-idade ou na terceira idade. Este tipo de atrofia cerebelar excepcionalmente é familial.

O quadro clínico traduz-se por uma ataxia progressiva do tipo axial e apendicular (paleo e neocerebelo), caracterizada por marcha do tipo ebrioso, hipermetria, incoordenação muscular e tremor cinético; a palavra é escandida e ao quadro cerebelar podem se associar sinais e sintomas da esfera extrapiramidal (acinesia, tremor e rigidez muscular do tipo parkinsoniano), aproximadamente metade dos casos desenvolve sintomas parkinsonianos. Alguns casos podem evoluir para demência (formas corticais).

As lesões anatomopatológicas predominam nas olivas bulbares, no pé da protuberância e no cérebro. As olivas bulbares apresentam-se atróficas com rarefação neuronal e degeneração das fibras olivocerebelares; a atrofia do pé da protuberância caracteriza-se pela rarefação dos neurônios dos núcleos da ponte e das fibras pontocerebelares, enquanto a atrofia cerebelar caracteriza-se por uma desmielinização importante com gliose da substância branca de ambos os hemisférios, além de rarefação das células de Purkinje. Lesões em outras estruturas do SNC podem ocorrer: gânglios da base (degeneração estriatonigral); núcleos denteados; medula espinhal (Figuras 43A e B e 44A e B).

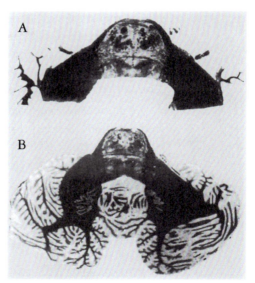

Figura 43A e B – *Atrofia olivopontocerebelar de Déjerine-Thomas. Corte horizontal do cerebelo e ponte corado pelo método de Weigert-Pal. Note-se a redução de tamanho dos hemisférios deixando a descoberto o verme; compare-se o tamanho da ponte com a Figura acima que é normal.*

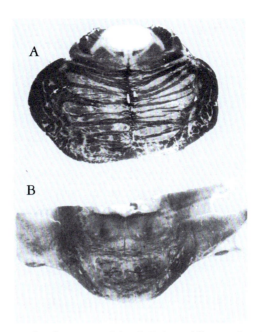

Figura 44 – *Atrofia olivopontocerebelar de Déjerine-Thomas. Corte horizontal da ponte corado pelo método de Weigert-Pal. Note-se a redução de tamanho da ponte (figura inferior) em virtude da atrofia das fibras pontocerebelares, quando comparada com uma ponte normal (figura superior).*

A etiologia é desconhecida, havendo uma forma heredofamilial (forma de Menzel) com padrão genético do tipo autossômico recessivo ou dominante. O diagnóstico de atrofia cerebelar pode ser confirmado pelo estudo de neuroimagem (TC ou RM). Não há tratamento, podendo a afecção determinar incapacidade total num prazo de 5 a 10 anos. A morte pode ocorrer por fatores intercorrentes.

BIBLIOGRAFIA
1 Déjerine J; Thomas A. L´atrophie olivo-ponto-cérébelleuse. *Nouv Icon Salpêtrière* 1900, 13: 330.
2 Konigsmark BW; Weiner LP. The olivopontocerebellar atrophies: a review. *Medicine* 1970, 49: 227.
3 Ropper AH; Brown RH. *Principles of Neurology*. In: Adams; Victor´s. New York, McGraw-Hill, 2005.

DE LANGE, SÍNDROME DE
Síndrome de Cornélia de Lange; Status degenerativus amstelodamensis

A síndrome de Cornelia de Lange (CdLS) representa um quadro genético congênito multissistêmico heterogêneo com incidência entre 1/10.000 e 1/30.000 nascidos vivos. Suas principais características clínicas incluem retardo de crescimento intrauterino e pós-natal, microcefalia, atraso do desenvolvimento psicomotor, acentuada deficiência intelectual, distúrbios do comportamento, hipertonia muscular, dismorfias faciais peculiares, hirsutismo, malformação de extremidades.

Os aspectos faciais peculiares incluem: braquicefalia ou microbraquicefalia; hirsutismo pronunciado com sobrancelhas finas e arqueadas, fundidas na linha média (sinofris); cílios longos; nariz pequenos, base nasal achatada, narinas antevertidas; *philtrum* longo; orelhas de implantação baixa e viradas para trás. O hirsutismo também costuma ser proeminente na região frontal, lábio superior, região posterior do tronco e antebraços. As anomalias oculares podem se exteriorizar por fendas palpebrais estreitas, estrabismos, ptose palpebral, microftalmia e atrofia óptica.

As anomalias esqueléticas compreendem: hipoplasia dos ossos dos membros superiores (que se apresentam curtos); mãos e pés pequenos; focomielia; ausência de dedos na porção ulnar das mãos; sindactilia; clinodactilia.

Do ponto de vista neurológico, observa-se uma acentuada deficiência intelectual, podendo exibir uma hipertonia muscular; crises convulsivas podem ocorrer em aproximadamente 10% dos casos.

No estudo *postmortem* não são observadas anormalidades específicas do cérebro, embora atrofia cortical e desmielinização sejam achados frequentes; malformações cardíacas também podem ser encontradas.

A etiologia ainda não está completamente elucidada. O quadro genético é heterogêneo. As mutações no gene *NIPBL*, localizado no cromossomo Cr5p13, são a causa mais comum de CdLS, encontradas em 60% dos casos clássicos, mais graves. Mutações nos genes *SMC1A* e no gene *HDAC8* ligados ao sexo, podem ser encontradas em 5% dos casos cada um. Mutações no gene *SMC3*, localizado no cromossomo Cr10q25, geralmente estão associadas a formas mais leves da síndrome, com menor comprometimento cognitivo. Mutações no gene *RAD21*, localizado no cromossomo Cr8q24.1, causam um quadro caracterizado por retardo de crescimento, alterações esqueléticas discretas e dismorfias faciais que se superpõem aos da CdLS, mas com um envolvimento cognitivo mais discreto.

O tratamento é apenas sintomático e o prognóstico é reservado em razão da acentuada deficiência intelectual nos casos mais graves, embora formas mais atenuadas com menor comprometimento cognitivo possam apresentar uma evolução mais favorável.

BIBLIOGRAFIA

1 Ansari M; Poke G; Ferry Q *et al.* Genetic heterogeneity in Cornelia de Lange syndrome (CdLS) and CdLS-like phenotypes with observed and predicted levels of mosaicism. *J Med Genet*, 2014, 51: 659.

2 Deardorff MA; Clark DM; Krantz ID. Cornelia de Lange syndrome. In: Pagon RA; Adam MP; Ardinger HH *et al.* editors. *Gene Reviews*, University of Washington, Seattle, 2005 (Update oct. 2011).

3 Mannini L; Cucco F; Quarantotti V *et al.* Mutation spectrum and genotype-phenotype correlation in Cornelia de Lange syndrome. *Hum Mutat*, 2013, 34(12): 1.

DENNY-BROWN, NEUROPATIA SENSITIVA DE
Neuropatia periférica paraneoplásica

Trata-se de uma afecção paraneoplásica rara, embora a disponibilidade crescente de métodos diagnósticos de biologia molecular, está tornando o diagnóstico mais frequente. A neoplasia classicamente responsável é o carcinoma brônquico de pequenas células (conhecido pelo aspecto histopatológico "grão de aveia" ou *oat cell*). A participação de outras neoplasias como os linfomas, carcinoma prostático, hipernefroma e neuroblastoma, vem ganhando destaque.

Neuropatia sensitiva de instalação subaguda no decurso de algumas semanas, com parestesias nas extremidades dos membros, é a apresentação clínica mais comum e foi originalmente descrita, por Denny-Brown, em 1948. Além das manifestações sensitivas subjetivas (parestesias e dores), é frequente um déficit da sensibilidade proprioceptiva, configurando um quadro pseudotabético com ataxia e arreflexia profunda. As sensibilidades superficiais, particularmente a termodolorosa, também podem ser comprometidas sob a forma de hipoestesia com distribuição "em meia" e/ou "em luva". O território sensitivo do nervo trigêmeo também pode ser atingido.

Esse quadro pode ocorrer na ausência de qualquer neoplasia definida, antecedendo seu aparecimento por períodos de semanas até anos. A presença de anticorpos anti-Hu com níveis elevados é o marcador biológico da doença, embora não seja patognomônico da neuropatia de Denny-Brown. Atualmente, outros dois anticorpos menos frequentes têm demonstrado relevância na sua fisiopatologia: a anfifisina e o anti-CV2.

Do ponto de vista anatomopatológico, as lesões se localizam nos gânglios raquianos posteriores (ou nos seus homólogos, como o gânglio de Gasser), nas raízes posteriores e nos cordões posteriores da medula espinhal. O quadro histopatológico mostra rarefação acentuada das células dos gânglios raquianos posteriores, com alterações degenerativas das restantes. A esse evento, se segue desmielinização acentuada dos cordões e das raízes posteriores, além de degeneração das fibras sensitivas dos nervos periféricos. As estruturas motoras permanecem intactas. O exame do LCR pode mostrar uma hiperproteinorraquia moderada.

O quadro raramente põe em risco a vida do doente, embora possa confiná-lo ao leito em virtude das dores e da ataxia. O diagnóstico etiológico é importante, sobretudo pela possibilidade diagnóstica do carcinoma em um estágio inicial, aumentando a chance de cura. Mesmo que um rastreio inicial com TC de tórax e abdome seja negativo, é obrigatória a repetição periódica de 3 a 6 meses. As manifestações neurológicas podem estacionar ou até regredir com o tratamento do carcinoma, mas casos com sintomatologia incapacitante e impossibilidade de tratamento curativo, devem ser manejados com ciclos mensais de imunoglobulina humana.

BIBLIOGRAFIA

1   Camdessanché JP; Antoine JC; Honnorat J; Vial C. Paraneoplastic peripheral neuropathy associated with anti Hu antibodies. *Journal of Neurology*, 2002; 125(1): 166-175.

2   Denny-Brown D. Primary sensory neuropathy with changes associated with carcinoma. *J Neurol Neurosurg Psychiat* 1948, 11: 73.

3   Sanvito WL; Tilbery ChP; Pinto LR. Síndromes neurológicas paraneoplásicas. In: Melaragno (Filho) R; Naspitz ChK. *Neuroimunologia.* Rio de Janeiro, Sarvier, 1982.

DENNY-BROWN, SÍNDROME DE
Síndrome de Foley

É um quadro constituído por fasciculações benignas e cãibras. É praticamente restrito a estudantes de medicina, médicos e profissionais da saúde que conhecem as implicações sérias das fasciculações musculares, geralmente traduzindo doença do neurônio motor (ELA). A origem deste quadro é desconhecida.

BIBLIOGRAFIA

1   Rowland LP. Hereditary and acquired motor neuron diseases. Rowland LP (Ed.) *Merrit's Neurology.* Philadelphia, Lippincott Williams & Wilkins, 2000.

DERCUM, SÍNDROME DE
Adiposalgia;
Lipomatose dolorosa;
Neurolipomatose

Esta afecção rara predomina em mulheres de 40 a 60 anos de idade. O quadro clínico traduz-se por manifestações parestésicas e álgicas nos locais onde ocorre deposição de massas gordurosas subcutâneas; uma forma difusa da doença pode ocorrer. As mulheres obesas são mais sujeitas a esta sintomatologia. Massas nodulares dolorosas e de consistência frouxa costumam aparecer sob a pele, podendo eventualmente adquirir uma consistência dura. As manifestações álgicas podem ser intensas, adquirindo, às vezes, um caráter paroxístico. É possível que o quadro álgico dependa de uma compressão exercida pelas massas gordurosas sobre os nervos cutâneos, sinais de depressão do humor e de deterioração mental podem estar associados.

A causa da afecção é desconhecida, sendo possível a participação de uma disfunção endócrina. O tratamento é apenas sintomático.

BIBLIOGRAFIA
1   Joseph HL. Adiposis dolorosa (Dercum´s disease). *Arch Derm* 1956, 74: 332.

DE SANCTIS-CACCHIONE, SÍNDROME DE
Xeroderma pigmentosum com complicações neurológicas Veja síndromes de Sjögren-Larsson e de Rud.

As principais características desta síndrome neurocutânea são: xeroderma pigmentoso; microcefalia; retardo mental; nanismo e hipoplasia genital. Além dessas manifestações, distúrbios da coordenação muscular e da fala podem ser observados.

Nesta síndrome, alterações no metabolismo das porfirinas têm sido descritas; efetivamente, é conhecida a maior sensibilidade ao sol apresentada por estes doentes. Outro aspecto que pode ser observado nestes doentes é a sela túrcica pequena.

A etiopatogenia é desconhecida, embora alguns autores vinculem este quadro a um distúrbio do sistema pituitário-diencefálico. A síndrome provavelmente é transmitida por via autossômica recessiva. O diagnóstico diferencial deve ser considerado com a síndrome de Sjögren-Larsson e de Rud.

BIBLIOGRAFIA
1   Magalini SI. *Dictionary of medical syndromes,* Philadelphia, J B Lippincott, 1971.

DEVIC, SÍNDROME DE
Neuromielite óptica; Doença de Devic; Doença do espectro da neuromielite óptica

O termo neuromielite óptica (NMO) foi utilizado pela primeira vez por Eugène Devic, em 1894, e por seu aluno Fernand Gault, no ano seguinte, para descrever pacientes com comprometimento simultâneo ou sequencial dos nervos ópticos e da medula espinhal por uma doença inflamatória (portanto, uma *síndrome*, conjunto de sinais e/ou sintomas). O epônimo doença de Devic (*Maladie de Devic*) foi proposto pelo neurologista turco Peppo Acchioté no ano de 1907. A escolha do termo *maladie* diverge da descrição original por Devic e Gault, em que a neuromielite óptica havia sido caracterizada como um *type clinique* ou *syndrome*. Na década de 1930, o neurologista inglês Russell Brain, em sua revisão sobre esclerose múltipla, reportou que as diferenças observadas entre a NMO e a esclerose múltipla não justificavam que fossem consideradas doenças diferentes. Essa descrição selou o destino da NMO pelos anos seguintes como uma forma topograficamente restrita de esclerose múltipla (doença de Devic) ou como uma manifestação clínica (síndrome de Devic) de etiologias variadas (infecciosa/parainfecciosa, inflamatória, paraneoplásica, secundária a doenças sistêmicas, carencial/metabólica).

Em 2004, com a descoberta de um anticorpo patogênico que se liga aos canais de água do tipo Aquaporina-4 (AQP-4-IgG) em uma parte dos pacientes com o fenótipo clínico de NMO, iniciou-se uma rápida escalada no conhecimento desta entidade clínica. Embora Fernand Gault já houvesse descrito a presença de sintomas de tronco encefálico em sua tese, a NMO foi historicamente descrita como uma afecção monofásica ou recorrente caracterizada pela ocorrência (simultânea ou não) de neurite óptica e mielite transversa. Com o advento do anticorpo AQP-4-IgG e a comprovação de sua especificidade, novas manifestações foram reconhecidas como parte da síndrome, principalmente a síndrome da área postrema, caracterizada por vômitos ou soluços incoercíveis. Outras manifestações associadas ao espectro da neuromielite óptica são síndromes de tronco cerebral, síndromes cerebrais, narcolepsia sintomática e outras síndromes relacionadas à disfunção do diencéfalo e ao eixo hipotálamo-hipofisário.

A neurite óptica da NMO tende a ter um curso clínico mais grave do que aquelas idiopáticas ou relacionadas à esclerose múltipla, com acuidade visual menor no nadir clínico e pior prognóstico visual a longo prazo. Do ponto de vista radiológico, as lesões na RM com hipersinal em T2 costumam comprometer um segmento longo do nervo e, frequentemente, são vistas lesões no quiasma óptico (Figuras 45 e 46). A mielite aguda da NMO é igualmente um quadro dramático, com evolução rápida e frequentemente levando a comprometimento importante sensitivo, motor e esfincteriano. Os reflexos podem estar inicialmente abolidos, o que pode ser um sinal de mau prognóstico. O aspecto radiológico típico nas mielites agudas da NMO são lesões centromedulares com hiperintensidade de sinal em T2 na RM, com comprometimento de toda ou praticamente toda a medula nos cortes axiais, e longitudinalmente extensas, ou seja, com extensão craniocaudal superior a altura de três corpos vertebrais, o que é conhecido como mielite transversa longitudinalmente extensa (MTLE) (Figura 47). A região mais frequentemente comprometida é a medula cervical, onde as lesões podem ser contíguas a lesões na região dorsal do bulbo. Um achado específico na RM de medula espinhal são as chamadas *bright spotty lesions*, lesões focais com sinal em T2 semelhante ou superior ao do LCR. Na evolução, observa-se, frequentemente, atrofia de longos segmentos medulares, com áreas de hipersinal não contíguas nas sequências ponderadas em T2.

Outros achados radiológicos típicos são as lesões periependimárias no nível do terceiro e quarto ventrículos e do aqueduto cerebral, lesões no corpo caloso e na perna posterior da cápsula interna. Alguns pacientes, especialmente crianças, podem apresentar grandes lesões nos hemisférios cerebrais.

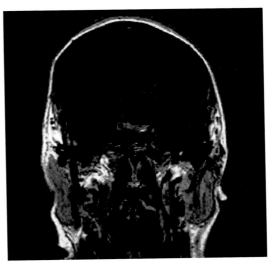

Figura 45 – *RM T1 coronal evidencia espessamento dos nervos ópticos.*

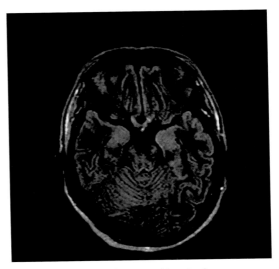

Figura 46 – *RM FLAIR axial demonstra hipersinal e espessamento dos tratos ópticos e do quiasma, caracterizando neurite óptica bilateral.*

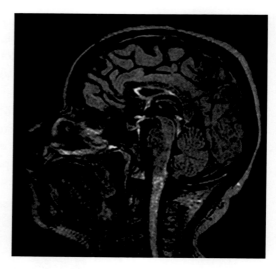

Figura 47 – *RM FLAIR sagital demonstra hipersinal acometendo a área postrema na transição bulbomedular, estendendo-se pela medula espinal cervical, caracterizando mielite longitudinalmente extensa.*

O exame do LCR deve ser interpretado com cautela na NMO: nas fases agudas da doença pode ocorrer pleocitose moderada até muito significativa, inclusive com contagens acima de 1.000 leucócitos/campo, especialmente nas mielites extensas. A presença de neutrófilos e eosinófilos é comum nesta situação. Bandas oligoclonais de IgG (BOC-IgG) podem aparecer em até 30% dos pacientes, porém de forma transitória, desaparecendo após o tratamento do surto. Nas fases de remissão da doença, encontra-se pleocitose ausente ou discreta, com predomínio de linfócitos e ausência de BOC-IgG. Pode persistir mesmo na remissão uma alteração do quociente albumina, refletindo quebra persistente da barreira hematoliquórica.

O anticorpo antiaquaporina-4 sérico é encontrado em aproximadamente 80% dos pacientes com achados clínicos típicos e doença recorrente. A sensibilidade é maior (80 a 90%) naqueles métodos que utilizam a transfecção de moléculas recombinantes de aquaporina em células vivas, porém esses testes ainda não estão amplamente disponíveis em nosso país, sendo mais comuns os testes do tipo ELISA, com sensibilidade de aproximadamente 60%. O anticorpo pode ser detectado no LCR, porém esse achado é ocasionado pela passagem passiva após a quebra da barreira. A pesquisa de AQP4-IgG no LCR não é recomendada na rotina clínica.

O aumento do espectro clínico e radiológico da doença possibilitado pelo surgimento do anticorpo AQP4-IgG levou à necessidade da revisão dos critérios diagnósticos, que se tornaram menos restritivos (Quadro 6). A partir da mais recente revisão, em 2014, propôs-se a adoção do termo *neuromyelitis optica spectrum disorder*. A despeito da maior abrangência dos critérios diagnósticos, a NMO continua sendo uma doença rara, com uma prevalência estimada de 3,9/100.000 habitantes nos Estados Unidos. É considerada proporcionalmente mais frequente em não caucasianos (orientais, afrodescendentes, latinos e caribenhos). A maior prevalência documentada (10/100.000) é na Martinica, país caribenho com amplo predomínio de afrodescendentes na população. A doença tem amplo predomínio feminino, até 9 mulheres para cada homem, e pode ocorrer em qualquer faixa etária, sendo mais comum na quarta e quinta décadas de vida. Os casos pediátricos são especialmente desafiadores por serem praticamente indistinguíveis da encefalomielite aguda disseminada (ADEM) e da esclerose múltipla no momento dos primeiros sintomas, ressaltando a importância da testagem dos anticorpos em todos os fenótipos clínicos de doença desmielinizante nessa faixa etária.

Não existem estudos cegos, randomizados e controlados para o tratamento da NMO, porém os consensos recomendam o tratamento dos surtos com pulso de metilprednisolona, 1 a 2 g/dia, por 3 a 5 dias, e/ou plasmaférese. Há relatos de uso de imunoglobulina e imunoadsorção com resultados favoráveis. Ao contrário do observado na esclerose múltipla, o tempo para início do tratamento parece impactar de forma importante o prognóstico de recuperação após um surto.

Para o tratamento de manutenção, vem-se dando preferência à depleção de linfócitos B com uso de rituximabe. O tratamento com micofenolato de mofetil (1 g, a cada 12 horas) também vem sendo empregado, com resultados favoráveis. Pelo custo elevado dessas medicações, o tratamento mais frequentemente utilizado em nosso meio é a azatioprina, que deve ser empregada na dose de 2 a 3 mg/kg/dia, mantendo-se a associação com prednisona 1 mg/kg/dia, por ao menos 6 meses antes de se iniciar a redução gradual. A taxa de recorrência da doença parece ser maior se for feita retirada total do corticosteroide, de forma que, habitualmente, mantemos 10 a 15 mg/dia de prednisona.

Recentemente, vem sendo dada importância cada vez maior a outro anticorpo, anti-MOG, identificado em pacientes com fenótipo clínico de neuromielite óptica. Esse marcador ainda não está disponível comercialmente. Seu entendimento está em constante evolução, mas já se sabe que é mais comum em pacientes mais jovens, especialmente em crianças, nas neurites ópticas bilaterais concomitantes e na ocorrência concomitante de neurite óptica e mielite, é igualmente frequente em homens e mulheres e está relacionado a melhor prognóstico e menor risco de recorrência. Esses achados mostram a importância de se compreender a neuromielite óptica como uma síndrome, que pode ser secundária a diferentes etiologias, o que pode implicar diferentes estratégias de manejo.

Quadro 6 – Critérios diagnósticos para neuromielite óptica em pacientes adultos.

1	Critérios diagnósticos para pacientes com presença de anticorpos antiaquaporina-4:
	Presença de um sintoma típico.
	AQP-4-IgG positivo (recomendado uso de testes baseados na transfecção de células).
	Exclusão de outros diagnósticos.
2	Critérios diagnósticos para pacientes com ausência de anticorpos antiaquaporina-4 ou teste indisponível:
	Pelo menos dois sintomas típicos ocorrendo em um ou mais surtos, sendo:
	Pelo menos um dos sintomas deve ser de neurite óptica, mielite aguda (com MTLE) ou síndrome da área postrema.
	Disseminação no espaço (dois ou mais sintomas típicos distintos).
	Critério radiológico:
	AQP-4-IgG negativo usando o melhor teste disponível ou teste indisponível.
	Exclusão de outros diagnósticos.
3	Sintomas típicos:
	Neurite óptica
	Mielite aguda
	Síndrome da área postrema: vômitos e/ou soluços inexplicáveis
	Síndromes agudas de tronco cerebral
	Narcolepsia sintomática ou outra síndrome diencefálica com lesões típicas
	Síndrome cerebral sintomática com lesões típicas
4	Critérios adicionais de imagem por ressonância magnética para o diagnóstico de pacientes AQP-4-IgG negativos ou com teste indisponível:
	– Neurite óptica aguda: RM de crânio (a) sem alterações ou apenas com lesões inespecíficas de substância branca, ou (b) RM de nervo óptico com hipersinal em T2 ou com captação de gadolínio com extensão superior a metade do comprimento do nervo ou envolvendo o quiasma óptico.
	– Mielite aguda: RM mostrando lesão intramedular com extensão superior a três corpos vertebrais, ou atrofia medular com extensão superior a três corpos vertebrais em paciente com antecedente compatível com mielite aguda.
	– Síndrome da área postrema: lesão na porção dorsal do bulbo.
	– Síndromes agudas de tronco cerebral: lesões periependimárias no tronco cerebral.

Fonte: Adaptado de Wingerchuk, D.M. *et al.* 2015. International consensus diagnostic criteria for neuromyelitis optica spectrum disorders. *Neurology.*

BIBLIOGRAFIA

1. Jarius S; Paul F; Franciotta D *et al.* Cerebrospinal fluid findings in aquaporin-4 antibody positive neuromyelitis optica: results from 211 lumbar punctures. *J. Neurol. Sci.* 2011, 306, 82-90.

2. Jarius S; Wildemann B. The history of neuromyelitis optica. *J. Neuroinflammation* 2013, 10, 8.

3. Mealy MA; Wingerchuk DM; Palace J *et al.* Comparison of relapse and treatment failure rates among patients with neuromyelitis optica. *JAMA Neurol.* 2014, 71, 324.

4. Wingerchuk DM; Banwell B; Bennett JL *et al.* 2015. International consensus diagnostic criteria for neuromyelitis optica spectrum disorders. *Neurology.*

DIDE E BOTCAZO, SÍNDROME DE

Caracterizada por distúrbios visuais corticais, agnosia espacial e amnésia. No caso relatado por Dide e Botcazo, em 1902, o doente apresentava um amolecimento occipital bilateral traduzido por manifestações neuropsíquicas ao lado da perda da noção topográfica e amnésia de fixação. Com efeito, o referido doente apresentava uma desorientação temporoespacial com fabulação; encontrando-se num quarto de hospital, ele acreditava estar numa estação de trens, exercendo sua antiga ocupação.

A amnésia de fixação nesta síndrome é explicada pela interrupção bilateral do circuito de Papez, pelo menos em parte no nível da fímbria, enquanto as alterações visuais e a agnosia espacial (ou perda da noção topográfica), pela lesão occipital bilateral.

A causa geralmente é vascular, ocorrendo lesão occipital bilateral por comprometimento de ambas as artérias cerebrais posteriores. O prognóstico geralmente é sombrio.

BIBLIOGRAFIA

1. Dide M; Botcazo M. Amnésie continue, cécité verbale pure, perte du sens topographique. Ramollissement double du lobe lingual. *Rev Neurol* (Paris) 1902, 14: 676,.

2. Gil R. Neuropsicologia. São Paulo, Editora Santos, 2002.

DI FERRANTE, SÍNDROME DE
Mucopolissacaridose VIII

Síndrome ainda mal definida na literatura, foi descrita, em 1978, por Di Ferrante e colaboradores a partir de um caso não habitual de mucopolissacaridose em um menino de 5 anos de idade com retardo de crescimento, deficiência intelectual, processo odontoide hipoplásico, osteocondrodistrofia discreta, hepatomegalia, cabelos espessos e mucopolissacaridúria essencialmente de queratan sulfato e heparan sulfato, com as dosagens das enzimas responsáveis pelas mucopolissacaridoses conhecidas normais.

A modalidade de transmissão hereditária é do tipo autossômico recessivo e o defeito bioquímico ocorre pelo déficit da enzima N-acetilglicosamina sulfato-sulfatase. Não há tratamento específico.

BIBLIOGRAFIA

1. Di Ferrante N; Ginsberg LC; Donelly PV *et al.* Deficiencies of glucosamine-6-sulfate or galactosamine-6-sulfate sulfatases are responsible for different mucopolysaccharidoses. Science, 1978, 199: 79-81.

2. Di Ferrante N. N-acetilglucosamine-6-sulfate sulfatase deficiency reconsidered. Science, 1980, 210: 448.

DOOSE, SÍNDROME DE
Epilepsia mioclonicoastática; Epilepsia com crises mioclonicoatônicas veja síndrome de Lennox-Gastaut.

A síndrome de Doose é uma epilepsia generalizada idiopática, pouco comum, com incidência de 1 a 2,2% dos casos de epilepsia iniciados até os 10 anos de idade. As crises costumam aparecer entre 7 meses e 6 anos, com pico entre 2 e 5 anos, em crianças previamente hígidas. História familiar de epilepsia pode estar presente em até um terço dos casos, sugerindo forte componente genético.

As crises características são as mioclônicas, atônicas e mioclonicoatônicas. Pode haver associação com crises de ausência atípica, tônicas ou tonicoclônicas. O principal diagnóstico diferencial deve ser feito com a síndrome de Lennox-Gastaut, levando-se em consideração o predomínio das crises; as crises mioclonicoastáticas predominam na síndrome de Doose e as crises tônicas noturnas na síndrome de Lennox-Gastaut. A presença do estado de mal não convulsivo, especialmente o mioclônico, ocorre com certa frequência e a presença de crises tônicas sugere pior prognóstico. Podem ocorrer crises desencadeadas pela febre.

Inicialmente, o EEG pode ser normal. Com a evolução da doença há o aparecimento de ritmo lento caracterizado por ondas teta de 4 a 7 Hz localizadas nas regiões parieto-occipitais, que podem ser bloqueadas pela abertura ocular, ao lado de surtos de espículas-onda a 3 Hz de padrão generalizado, ativadas durante o sono.

O curso da doença é variável e imprevisível. A desordem é autolimitada em 50 a 89% dos pacientes, com remissão após 3,5 anos e com bom prognóstico cognitivo em cerca de 60% dos pacientes. O tratamento de escolha são fármacos com amplo espectro de ação, como o valproato, fenobarbital, etossuximida, benzodiazepínicos e lamotrigina. Deve-se evitar a carbamazepina, oxcarbazepina e vigabatrina devido ao risco de piora das crises e desencadeamento de estado de mal mioclônico.

BIBLIOGRAFIA

1 Doose H. Myoclonic-astatic epilepsy in early childhood. In: Roger J; Bureau M; Dravet C; Dreifuss FE; Perret A; Wolf P (Eds.) Epileptic syndromes in infancy, childhood and adolescence. Paris, John Libbey London, 1992.

2 Oguni H; Fukuyama Y. Myoclonic-astatic epilepsy of early childhood – clinical and EEG analysis of myoclonic-astatic seizures, and discussion of the nosology of the syndrome. *Brain Dev.* 2001, 23: 757-764.

DOWN, SÍNDROME DE
Síndrome da Acromicria congênita, síndrome de Langdon-Down, Trissomia G, Trissomia 21

Em 1866, Down descreveu uma síndrome, relativamente frequente, que hoje leva seu nome; em 1959, Lejeune e colaboradores foram os primeiros a definir uma anomalia cromossômica nesta síndrome. No presente, várias anormalidades genéticas são reconhecidas na síndrome de Down: 1) trissomia 21 (anormalidade caracterizada pela presença de 47 cromossomos, em virtude de um cromossomo extra no grupo 21); 2) translocação 21 (13-15) (nessa anormalidade, o número total de cromossomos é de 46, com translocação de uma porção do cromossomo 21 a um cromossomo do grupo 13-15); 3) translocação do 21 ao 22; 4) translocação do 21 ao 22 ou isocromossomo 21. A trissomia 21 ocorre em aproximadamente 95% dos casos da síndrome de Down. Aproximadamente 2% dos casos são devidos à translocação e esse tipo de anormalidade pode produzir mongolismo familial. Em cerca de 2 a 3% dos casos, pode ocorrer mosaicismo (mistura de linhas celulares). O sequenciamento do cromossomo 21 mostrou a presença de mais de 300 genes, dos quais pelo menos nove estão relacionados com o desenvolvimento do SNC e a sua atividade funcional. Acredita-se que a duplicação, a hiperexpressão e a interação de genes da região 21q22 sejam responsáveis pela maioria das características clínicas da síndrome de Down.

A frequência estimada do mongolismo, nas crianças da raça branca é de 1/600 nascimentos; a incidência aumenta nos filhos de mães idosas. É a causa mais comum de deficiência intelectual. A deficiência intelectual é variável, desde intensidade moderada à profunda, com QI oscilando entre 25 e 60 na maioria dos casos, com minoria conseguindo a alfabetização. A idade mental atingida com o tempo, os ajustes social e pedagógico conseguidos dependem de fatores ambientais, estimulação intelectual, a reabilitação multiprofissional e da evolução da demência pré-senil mesmo antes da puberdade. Outra característica marcante da síndrome de Down é a hipotonia generalizada com frouxidão e hiperextensibilidade articular, mais evidente nos primeiros anos de vida, determinando atraso nas aquisições motoras, retardando a aquisição da marcha.

O aspecto somático do doente é típico e a simples inspeção do indivíduo permite o diagnóstico até mesmo ao leigo. As características clínicas são de tal modo peculiares e constantes que se repetem monotonamente em todos os doentes. Os aspectos clínicos incluem: estatura baixa, crânio braquicefálico e pequeno; achatamento do dorso nasal e do maxilar; boca e dentes pequenos com protrusão lingual; fendas palpebrais oblíquas, com pregas epicânticas; orelhas pequenas; pescoço curto e largo; extremidades distais com braquimesofalangia e clinodactilia do dedo mínimo, além da presença de sulco simiesco; hipotonia muscular acentuada com hiperflexibilidade nos segmentos de membros; abdome proeminente com diástase dos músculos retos; genitais masculinos hipodesenvolvidos; retardo da maturação óssea nas primeiras fases da vida; cardiopatias congênitas (comunicação interventricular e persistência do canal arterial); a pele torna-se seca e escamosa com o avançar da idade.

Alguns portadores da síndrome apresentam AVC embólicos ou abscessos cerebrais secundários aos defeitos cardíacos; também a ocorrência de moyamoya, uma rara doença cerebrovascular, é possível nesses casos. Há instabilidade atlantoaxial em cerca de 15 a 40% dos casos por frouxidão do ligamento transverso, geralmente assintomática, mas pode causar dor cervical, hiper-reflexia profunda, distúrbios da marcha, distúrbios esfincterianos. A complicação mais grave é a luxação traumática aguda que pode resultar em compressão medular cervical alta. Para participar de esportes que possam causar impactos na cabeça ou pescoço, deve ser avaliado clinicamente e realizar radiografia da coluna cervical lateral em flexão e extensão para a sua liberação. Crises epilépticas não ocorrem mais frequentemente que na população geral, mas a associação com espasmos infantis é maior.

Do ponto de vista neuropatológico, pode-se encontrar atrofia cerebral, particularmente dos lobos frontais e do giro temporal superior. As alterações neurofibrilares e placas neuríticas, similares às encontradas na doença de Alzheimer, podem estar presentes nos doentes com a síndrome de Down que ultrapassam os 40 anos de idade. Algumas deficiências imunológicas, como aumento de IgM e diminuição de IgG no LCR, têm sido detectadas nestes doentes. Também deficiência de atividade do sistema de células T tem sido observada.

O diagnóstico, comumente baseado no quadro clínico, pode ser confirmado por subsídios fornecidos pelos dermatóglifos e pelo cariótipo. É importante a detecção da doença durante a vida intrauterina por meio da amniocentese* e, desde que constatada a anormalidade, há, em determinados países em que é facultado o aborto, a opção de interrupção da gravidez por parte dos familiares. Não é o caso de nosso país.

Quanto ao prognóstico, a maior parte dos doentes morre nos primórdios da idade adulta, entretanto alguns podem atingir a quinta década da vida. As principais causas de morte são as infecções, particularmente as pneumopatias e as cardiopatias congênitas; também nestes doentes é maior a incidência de leucemias agudas. O tratamento da síndrome de Down é apenas sintomático e o aconselhamento genético deve ser considerado com base no estudo cromossômico.

BIBLIOGRAFIA

1 Koiffman CP; Diament A. Cromossomopatias. In: Diament A; Cypel S. *Neurologia Infantil*. Rio de Janeiro, Atheneu, 2005.

2 Menkes JH; Sarnat HB; Maria BL. Clinical Neurology. 7. ed. Lippincott Williams & Wilkins, p. 228, 2006.

3 Rosemberg S. *Neuropediatria*. Rio de Janeiro, Sarvier, 2010.

DRAVET, SÍNDROME DE
Epilepsia mioclônica grave da infância

Descrita por Charlotte Dravet em 1978 e em 1989, teve a denominação mudada para síndrome de Dravet, já que nem sempre as mioclonias estão presentes, especialmente nas formas atípicas de apresentação da doença.

Há um forte componente genético como fator etiológico e as crises febris familiares estão presentes em aproximadamente 50% dos casos. A associação com mutações no gene SCN1A está presente em 70% dos pacientes.

As crises têm início no 1º ano de vida, tipicamente como crises febris clônicas unilaterais ou crises tonicoclônicas generalizadas em crianças previamente normais. Subsequentemente, entre 1 e 4 anos de idade, ocorre o aparecimento de outros tipos de crises como as mioclônicas, ausência atípica, crises parciais complexas e estado de mal epiléptico, associado a atraso cognitivo e problemas comportamentais. A febre, mesmo que branda, altas temperaturas do ambiente, imunizações e fotoestímulo são importantes fatores desencadeantes de crises. Nessa fase, o EEG pode ser normal ou evidenciar padrões lentos simétricos ou assimétricos e fotossensibilidade.

---

* A amniocentese: é uma técnica que consiste na colheita de líquido amniótico para um *screening* pré-natal de alguns defeitos genéticos.

189

Esse período inicial é seguido por um mais agressivo na infância tardia, fase em que as mioclonias se fazem presentes em 80% e ocorre piora motora e cognitiva progressivas, com aparecimento de ataxia, hipercinesia e sinais piramidais. O EEG também mostra deterioração com achados de espícula-onda e multiespícula onda, na frequência de 2 a 3,5 Hz, de padrão generalizado, fotossensibilidade, ao lado de ritmo de base lento.

Na terceira fase, há diminuição das crises e o dano neurológico e cognitivo é irreversível. A mortalidade é extremamente alta.

O diagnóstico diferencial deve ser feito com a epilepsia mioclônica da infância (melhor prognóstico e EEG sem alterações focais ou de atividade de base), síndrome de Lennox-Gastaut (presença de crises tônicas, início mais tardio e ausência de crises febris recorrentes no primeiro ano de vida), síndrome de Doose (predomínio de crises mioclonicoastáticas), epilepsias mioclônicas progressivas (lipofuscinose ceróide) e encefalomiopatias mitocondriais.

O prognóstico é sombrio e a resposta aos fármacos antiepilépticos é insatisfatória. Postula-se que a causa das crises seja a perda de função nos canais de sódio voltagem-dependentes dos neurônios gabaérgicos. Assim, o uso de drogas bloqueadoras dos canais de sódio como a carbamazepina, oxcarbazepina, fenitoína, lamotrigina e vigabatrina está contraindicado. Os fármacos antiepilépticos que podem trazer algum benefício são valproato, topiramato, clobazam, levetiracetam e zonisamida. O stiripentol tem mostrado melhora das crises, quando utilizado em associação com o valproato e clobazam.

BIBLIOGRAFIA

1 Dravet C. Dravet syndrome history. Developmental Medicine & Child Neurology. 2011, 53: *Suppl* 2.

2 Plosker GL. Stiripentol. *CNS Drugs*. 2012, 26: 993-1001.

DRESS *(Drug Reaction with Eosinophilia and Systemic Symptoms) Síndrome da hipersensibilidade medicamentosa*

A síndrome DRESS é uma reação imune de hipersensibilidade a determinados medicamentos, com manifestações cutâneas e sobretudo sistêmicas, que podem levar a quadros graves e óbito. Classicamente, é descrita como uma condição clínica rara, entretanto sua real incidência é desconhecida. A patogênese implica suscetibilidade genética por alterações em regiões do HLA e alguns fatores ambientais, como o herpes vírus 6 (HHV-6) também estão provavelmente implicados.

É necessário, entretanto, que o indivíduo seja exposto a determinados medicamentos, sobretudo alguns antiepilépticos responsáveis pela grande maioria dos casos da síndrome. Os antiepilépticos associados são carbamazepina, lamotrigina, fenitoína e fenobarbital. Esses quatro medicamentos e o alopurinol representam mais de 95% dos casos, embora outros medicamentos também já tenham sido claramente associados (Quadro 7).

Quadro 7 – Medicamentos frequentes associados a DRESS.

Carbamazepina
Lamotrigina
Fenitoína
Fenobarbital
Alopurinol
Vancomicina
Minociclina
Dapsona
Sulfametoxazol

As manifestações clínicas cutâneas características são um *rash* morbiliforme que acomete mais de 50% da superfície corporal. A face e membros superiores são envolvidos primeiramente e edema associado ao *rash* característico. Os casos mais graves e fatais, ocorrem quando o *rash* evolui para uma dermatite esfoliativa extensa, o que acontece em 20 a 30% dos pacientes.

Outra característica cardinal da síndrome é o acometimento sistêmico. A presença de febre, adenopatia generalizada e alterações hematológicas e a mais característica é a eosinofilia. Outros órgãos podem estar envolvidos em graus variáveis (Quadro 8).

Na anamnese, é fundamental a ordem temporal entre a exposição ao fármaco possivelmente implicado e o início da síndrome; os sintomas têm início sempre após 2 semanas de exposição e nunca após 8 semanas. Muitas vezes o diagnóstico é confundido com outras síndromes dermatológicas secundárias ao uso de medicamentos, existindo sistemas complexos de pontuação para melhorar a acurácia do diagnóstico. De forma prática, pelos menos os seguintes sinais ou sintomas são necessários para o diagnóstico: (1) erupção cutânea (morbiliforme ou difusa), que acomete mais de 70% da superfície corporal; (2) febre (38 a 40°C); (3) edema facial e linfonodomegalia facilmente encontrada no exame físico geral. Os exames laboratoriais são uteis na decisão terapêutica. Transaminases > 4 vezes a normalidade e alterações da função renal ou proteinúria, indicam sinais de acometimento sistêmico.

Quadro 8 – Principais sistemas e suas alterações relacionadas à síndrome DRESS.

Coração	Miocardite eosinofílica, pericardite
Gastrintestinal	Diarreia, erosão de mucosa, sangramento
Encéfalo	Encefalite, meningite asséptica
Músculo	Miosite, aumento de CPK
Outros	Tireoidite autoimune, uveíte

O tratamento da síndrome sempre requer a identificação e retirada do fator desencadeante, geralmente antiepilépticos. O tratamento não é consensual, todavia preconiza-se para maioria dos pacientes corticosteroides tópicos e sistêmicos. Casos com envolvimento visceral grave e pouca resposta aos corticosteroides devem receber imunoglobulina humana.

BIBLIOGRAFIA

1 Funck-Brentano E; Duong T-A; Bouvresse S *et al.* Therapeutic management of DRESS: a retrospective study of 38 cases. *J Am Acad Dermatol* 2015; 72(2): 246-252.

2 Cacoub P; Musette P; Descamps V *et al.* The DRESS Syndrome: a literature review. *Am J Medicine* 2011; 124(7): 588-597.

3 Camous X; Calbo S; Picard D; Musette P. Drug reaction with eosinophilia and systemic symptoms: an update on pathogenesis. *Curr Opin Immunol* 2012; 24(6): 730-735.

DUANE, SÍNDROME DE

Síndrome da retração de Duane; Síndrome de Stilling; Síndrome de Stilling-Türk-Duane

Esta síndrome congênita consiste essencialmente em fibrose uni ou bilateral do músculo reto lateral. Observa-se incapacidade do indivíduo para abduzir o olho, ocorrendo retração do globo ocular na tentativa de abdução. Pode ocorrer também limitação da adução, diminuição da fenda palpebral na adução e alargamento na tentativa de abdução.

O defeito é congênito, sendo provável que uma lesão no SNC, em nível supranuclear, determine um sinergismo paradoxal dos músculos reto medial e reto lateral (fisiologicamente, esses músculos obedecem ao princípio de inervação recíproca: quando um se contrai, o outro se relaxa e vice-versa). A ENMG costuma proporcionar subsídios para a caracterização das alterações mencionadas.

O quadro é mais comum no sexo feminino e é de fundo genético, sendo transmitido por um gene autossômico dominante com penetrância incompleta.

BIBLIOGRAFIA

1 Guillaumat L; Morax PV; Offret G. Neuro-Ophtalmologie. Paris, Masson, 1959.

DUCHENNE, DISTROFIA MUSCULAR DE
Atrofia muscular progressiva da infância; Distrofia muscular pseudo-hipertrófica; Paralisia muscular pseudo-hipetrófica

Miopatias, de natureza degenerativa, são doenças caracterizadas por alterações morfológicas e bioquímicas na musculatura esquelética estriada e, muitas vezes, também na musculatura cardíaca. Essas alterações não são secundárias a distúrbios do SNC, ponta anterior da medula espinhal, nervo periférico ou da junção neuromuscular. As distrofias são miopatias caracterizadas por uma degeneração progressiva de fundo genético e que, com fins históricos e de conveniência clínica, têm sido reunidas num mesmo grupo. Importa salientar a ausência de manifestações sensitivas nas miopatias.

A distrofia muscular de Duchenne costuma ter início nos 4 primeiros anos de vida. Os sintomas iniciais são de debilidade dos músculos da cintura pélvica e mais tarde dos músculos da cintura escapular. À medida que a afecção evolui, o doente apresenta dificuldade para subir escadas e para levantar-se do chão. Aprecia-se uma atrofia dos músculos da cintura pélvica, sendo particularmente notável a debilidade dos músculos extensores e abdutores da bacia. Esse déficit obriga o doente a levantar-se do solo "trepando por suas próprias pernas", em uma atitude conhecida como o "levantar miopático" (Figura 48). Com frequência observa-se um aumento de volume da massa gemelar, condição que recebe o nome de pseudo-hipertrofia das panturrilhas (Figuras 49 e 50). Esta manifestação clínica, às vezes, também é constatada nos músculos deltoides e quadríceps femoral. Esses músculos com pseudo-hipertrofia apresentam-se duros à palpação. Ao exame microscópico, constata-se que as fibras musculares são, em grande parte, substituídas por tecido gorduroso e fibrótico. Contraturas ou retrações fibrotendíneas, que limitam os movimentos das articulações do tornozelo, joelho e cotovelo, costumam aparecer no decurso da doença. À medida que o déficit motor e as contraturas musculares progridem, o doente desenvolve deformidade dos pés em equinovaro, de tal sorte que a marcha se faz na ponta dos pés, ocorre lordose lombossacra acentuada e as quedas passam a ser frequentes. Nos últimos anos de evolução da doença, ocorre importante comprometimento da musculatura intercostal, além de escoliose acentuada. Quase todos os doentes acabam confinados a uma cadeira de rodas antes de completarem 20 anos de idade (Figura 51). É comum, nesta forma de distrofia muscular progressiva (DMP), certo grau de deficiência mental (QI entre 70 e 85); esse leve retardo mental parece decorrer da ausência de distrofina no cérebro. Nas fases avançadas da doença, se intensifica a debilidade dos músculos intercostais e o doente perde a sua capacidade de tossir de modo efetivo. O óbito costuma ocorrer no decurso da segunda ou terceira décadas da vida por complicações pulmonares ou cardíacas.

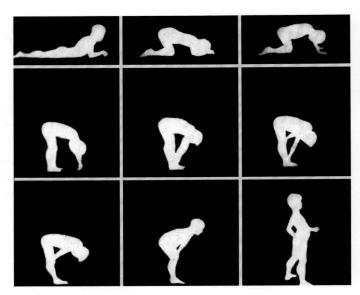

Figura 48 – *Levantar miopático.*

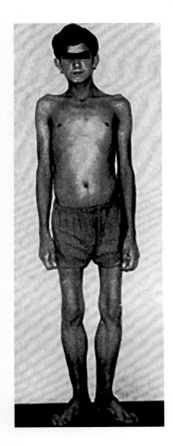

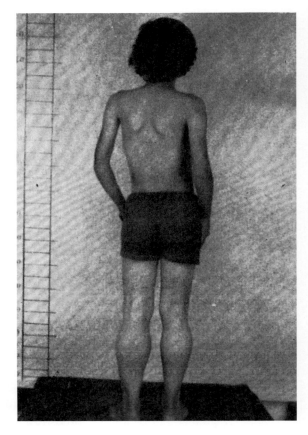

Figura 49 – *Miopatia de Duchenne, com atrofia evidente dos músculos das coxas e pseudo-hipertrofia das panturrilhas.*

Figura 50 – *Distrofia muscular progressiva do tipo Duchenne, com evidente pseudo-hipertrofia das panturrilhas.*

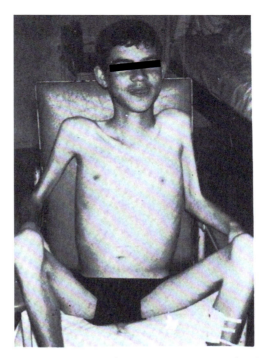

Figura 51 – *Miopatia do tipo Duchenne em indivíduo já confinado à cadeira de rodas, em virtude do déficit motor e das retrações fibrotendíneas. Nesse paciente, era evidente certo grau de retardo mental.*

Tanto a distrofia de Duchenne como a de Becker são determinadas por dois alelos (variantes de um mesmo gene), localizados no braço curto do cromossomo X, na banda Xp21. Por técnicas de biologia molecular e imunológicas foi possível definir que a diminuição, a ausência ou defeito de uma proteína, denominada distrofina (distrofinopatia), são responsáveis pela DMP. Ela é fundamental para manter a integridade da membrana da célula muscular. O padrão de herança desse tipo de miopatia é do tipo recessivo ligado ao sexo. Portanto, a doença é transmitida pela mãe a seu filho. Sua incidência é de um caso para cada 3.500 meninos que nascem. Com base nesse tipo de herança, 50% das filhas de uma mulher portadora serão também portadoras. Na forma recessiva ligada ao sexo, apesar da recessividade, todos os meninos que possuem o gene patológico terão a doença, pois não existe alelo dominante para suprimir o seu efeito no par de cromossomos XY. A ocorrência de casos no sexo feminino, embora excepcional, é possível, desde que as mulheres sejam homozigotas e portadoras, condição que proporciona o gene da doença no par de cromossomos XX. Quando a mulher é heterozigota, o que é a regra, ela transmitirá a afecção para a metade de seus filhos, enquanto a metade das filhas será portadora. Para essa forma de herança, a penetrância e expressividade do gene parecem ser completas, não se observando casos frustros. A ocorrência de casos isolados é possível por meio de mutação na mãe ou no avô materno.

O diagnóstico desse tipo de miopatia geralmente se impõe pelo exame clínico, entretanto alguns exames complementares podem fornecer subsídios para a sua confirmação e para o estudo dos portadores. O estudo da atividade sérica de determinadas enzimas é importante, tanto para a confirmação do diagnóstico como para a detecção dos portadores sãos ou dos afetados em estágio subclínico. São relevantes as dosagens da fosfocreatinocinase (CPK), aldolase, desidrogenase lática (DHL). A CPK costuma estar bastante elevada na DMP forma Duchenne e aproximadamente 80% das mulheres portadoras apresentam elevação dessa enzima. Os achados eletromiográficos caracterizam-se pela presença de potenciais polifásicos de baixa voltagem; o padrão de interferência é normal, porém os potenciais de ação muscular são de duração e amplitude reduzidas. Alterações eletrocardiográficas também são frequentes.

O estudo histológico dos músculos esqueléticos pode revelar áreas com perda da estriação cruzada, deslocamentos dos núcleos para o centro das fibras musculares, proliferação do tecido conjuntivo. As fibras musculares se fragmentam, havendo acúmulo de grandes quantidades de tecido gorduroso nas áreas comprometidas. As lesões das fibras musculares costumam ser irregulares, de sorte de que no seio de um mesmo fascículo encontramos fibras sãs e lesadas. Os estudos histoquímicos e de ultraestrutura têm proporcionado novos subsídios para um melhor conhecimento dos aspectos morfológicos desta miopatia.

Todos os medicamentos empregados até hoje no seu tratamento se revelaram absolutamente inúteis. Alguns autores acreditam no efeito de alguns corticosteroides (prednisona, deflazacort), quando utilizados por longos períodos. Os exercícios e o estiramento muscular, destinados a retardar o ritmo da formação de contraturas, parecem ser benéficos. Em certas fases da doença, há indicação de tenotomia subcutânea para relaxar as contraturas do tendão de Aquiles. O aconselhamento genético, orientado para as portadoras evidentes ou em potencial, deve ser considerado. A terapia gênica parece não proporcionar resultados benéficos. Recentemente novas drogas têm sido introduzidas para tratamento de determinadas formas da miopatia de Duchenne, particularmente em pacientes com mutações chamadas *nonsense* e também com alguns tipos de deleção. De sorte que é cada vez mais essencial ter um diagnóstico molecular destes pacientes para saber se eles se encaixam naquelas mutações tratáveis. Alguns medicamentos indicados são Ataluren – PTC124 e Eteplirsen.

BIBLIOGRAFIA

1 Fenichel GM; Florence JM *et al.* Long-term benefit from prednisone therapy in Duchenne muscular dystrophy. *Neurology* 1991, 41: 1874.

2 Franken RA; Sanvito WL *et al.* Aspectos eletrocardiográficos nas doenças heredodegenerativas do sistema nervoso. *Rev Ass Med Brasil* 1975, 21: 181.

3 Ropper AH; Brown RH. *Principles of Neurology.* In: Adams; Victor´s. New York, McGraw-Hill, 2005.

E

EAGLE, SÍNDROME DE
Estilalgia;
Neuralgia estiloide;
Síndrome do processo
estiloide

O diagnóstico de dor facial atípica é sempre um desafio para o médico; principalmente aquelas desencadeadas por deglutição e sem evidência de doença da orofaringe. No diagnóstico diferencial deve ser considerada a neuralgia do glossofaríngeo.

O processo estiloide do osso temporal é uma projeção óssea, alongada e cônica, que nasce anteriormente ao processo mastóideo. Encontra-se, anatomicamente, entre as artérias carótidas interna e externa, lateralmente à fossa tonsilar. Considera-se normal a apófise estiloide que mede 2,5 cm de comprimento e medidas acima de 3 cm são consideradas anômalas e podem ser responsáveis pelos sintomas clínicos da síndrome. Esse prolongamento foi primeiramente mencionado por Marchetti em 1652, até que Eagle, em 1937, descreveu a síndrome que posteriormente recebeu seu nome. À época, ele a dividiu em duas categorias baseado nos sintomas presentes.

A primeira categoria correspondia à síndrome propriamente dita ou estilalgia, caracterizada por dor faríngea referida na fossa tonsilar, que algumas vezes se irradia para o osso hioide. Os paroxismos de dor podiam ser desencadeados ou exacerbados pela rotação da cabeça, movimentos da língua, pela deglutição ou mastigação e podiam ser acompanhados de sialorreia, sensação de corpo estranho na faringe e, mais raramente, por alteração no timbre da voz. Esses paroxismos apresentavam uma duração de poucos minutos.

A segunda categoria correspondia à síndrome estilocarotídea, caracterizada por dor persistente no trajeto do território carotídeo.

Com o decorrer dos anos, vários outros sintomas foram se incorporando a essa síndrome, como dor irradiada para o pescoço, para a região cervicobraquial, algumas vezes para a língua, tórax ou região temporomandibular. Também são descritos quadros de parestesia em região de face, espasmo laríngeo e disfagia.

A síndrome de Eagle geralmente acomete pacientes entre as idades de 30 e 50 anos, embora existam raras descrições em crianças.

Uma forma secundária à fratura traumática também pode ocorrer. Pacientes com doenças reumáticas parecem ser mais sujeitos a esses sintomas.

O diagnóstico dessa entidade é clínico e confirmado pela palpação da fossa tonsilar, quando pode ser palpada uma formação óssea e o desencadeamento de dor. Uma radiografia simples de crânio em projeção laterolateral, com a cabeça levemente estendida, será necessário para a confirmação diagnóstica; também a neuroimagem (TC, RM) pode fornecer subsídios para o diagnóstico.

O tratamento poderá ser farmacológico ou cirúrgico. O primeiro será realizado com a utilização da associação de corticosteroides e de anestésico local (mepivacaína a 3%) injetado localmente no pilar anterior da fossa tonsilar. O tratamento cirúrgico é o único considerado curativo, pois removerá o agente causal.

BIBLIOGRAFIA

1 Mortellaro C; Biancucci P *et al.* Eagle´s syndrome: importance of a correct diagnosis and adequate surgical treatment. *J Craniofac Surg* 2002 13(6): 755.

2 Teixeira MJ *et al.* Síndrome de Eagle. *Arq Bras Neurocirurg* 1984, 3(2): 57.

EDWARDS, SÍNDROME DE
Trissomia 16-18;
Trissomia 18;
Trissomia E

Determinada por um cromossomo extra no grupo 16-18, foi descrita em 1960 por Edwards e colaboradores.

O quadro clínico costuma se traduzir por múltiplas malformações, condição que raramente permite longa sobrevivência aos afetados. As principais manifestações clínicas compreendem alongamento do diâmetro anteroposterior do crânio (escafocefalia), micrognatia, abertura oral pequena, palato ogival, implantação baixa das orelhas, choro agudo, *pterygium colli*, sindactilia parcial, dedos das mãos imbricados (principalmente o segundo e terceiro dedos), hipoplasia das unhas, hálux curto e fletido dorsalmente, calcâneo proeminente, tórax de pombo, áreas simples nas polpas digitais. Quase sempre está presente uma cardiopatia congênita e outras malformações também podem ocorrer (hérnia umbilical e inguinais, rins policísticos, ureteres duplos).

A etiopatogenia da síndrome é desconhecida; a trissomia geralmente resulta da não disjunção do cromossomo 18. A incidência da afecção é maior no sexo feminino na razão de 3:1. O diagnóstico deve se basear nos aspectos clínicos e no estudo cromossômico (cariótipo). Além da trissomia, outras anomalias cromossômicas têm sido relatadas nesta síndrome: translocações; redisposições estruturais e mosaicos. As anomalias dermatoglíficas devem ser consideradas para a confirmação do diagnóstico, antes mesmo do resultado do cariótipo.

A sobrevivência depende da gravidade das malformações congênitas, sendo pequeno o número de casos que ultrapassa os primeiros meses de vida, a não ser em casos de mosaicismo.

BIBLIOGRAFIA
1   Edwards JH; Harnden DG *et al.* A new trisomic syndrome. *Lancet* 1960, 1: 787.

EKBOM, SÍNDROME DE
Síndrome das pernas inquietas

Costuma manifestar-se por uma desagradável sensação de "formigueiro", "comichão" ou de "alfinetadas" em ambas as pernas (*anxietas tibiarum*); raramente a sensação acomete os membros superiores também. Essas sensações anômalas costumam aparecer por ocasião do repouso, particularmente à noite, e provocam no indivíduo uma necessidade imperiosa de movimentar as pernas. Os movimentos voluntários proporcionam certo alívio aos doentes. Manifestações dolorosas, embora sejam raras, podem se associar ao quadro. Curiosamente, a sensação de desconforto nas pernas é mais acentuada por ocasião de atividades que exigem postura mais ou menos fixa do indivíduo (durante a leitura, no teatro, na sala de aula). Certos indivíduos não conseguem um momento de tranquilidade e, nos quadros mais acentuados, o indivíduo apresenta dificuldade para conciliar o sono e, uma vez adormecido, pode ser despertado pelas sensações desagradáveis nas pernas. O exame neurológico é absolutamente normal. A síndrome de Ekbom (SE) é comumente benigna e idiopática e persiste por anos. Às vezes, ela ocorre antes da instalação de uma polineuropatia, particularmente urêmica.

O quadro afeta ambos os sexos igualmente. A causa da SE ainda é desconhecida, embora relatos de deficiência de ferro (com baixas taxas de ferritina) e anemia tenham sido feitos. Também níveis baixos de ferro têm sido encontrados no LCR nas fases ativas da síndrome. A hipótese aventada é a depleção de ferro nos gânglios da base, levando a uma alteração nos circuitos dopaminérgicos. Esses estudos têm sido feitos por meio do PET-scan e do SPECT. Curiosamente, a infusão de ferro ajuda a suprimir os movimentos involuntários durante semanas. Entretanto, o diagnóstico da SE é puramente clínico. Outros fatores têm sido referidos na SE: doenças da tireoide; gravidez; e uso de certas drogas (antidepressivos, anti-histamínicos).

O tratamento é insatisfatório e numerosas drogas têm sido experimentadas (benzodiazepínicos, procainamida) com insucesso ou resultados benéficos transitórios. Recentemente outras drogas vêm sendo preconizadas: bromocriptina; pramipexol; levodopa; clonazepam; imipramina; ropinirole; gabapentina e baclofeno. O quadro pode evoluir com períodos de melhora e exacerbação; longos períodos assintomáticos podem ocorrer.

BIBLIOGRAFIA

1 Ekbom KA. Restless legs. In: Vinken PJ; Bruyn GW. *Handbook of Clinical Neurology,* v. 8 Amsterdam, North-Holland, 1970.

2 Ropper AH; Brown RH. *Principles of Neurology.* Adams; Victor´s. New York, McGraw-Hill, 2005.

EMERY-DREIFUSS, SÍNDROME DE
Distrofia muscular progressiva, forma benigna ligada ao sexo

Esta forma de distrofia muscular progressiva ligada ao cromossomo X foi primeiro descrita, em 1962, por Emery e Dreifuss, que estudaram oito homens afetados com uma forma benigna de distrofia muscular progressiva, com herança recessiva ligada ao sexo em três gerações de uma família procedente da Virgínia (Estados Unidos).

A distrofia muscular progressiva de Emery-Dreifuss (DMEM) é caracterizada por contraturas precoces e fraqueza muscular lentamente progressiva, que hoje são claramente definidas e compõem a tríade clínica da doença:

Contraturas precoces que geralmente se iniciam antes da fraqueza muscular, e que se instalam nos cotovelos, tendão de Aquiles e músculos cervicais da região posterior, com subsequente limitação da flexão do pescoço.

Fraqueza muscular lentamente progressiva com uma distribuição de predomínio na região umeroperoneal, ou seja proximal nos membros superiores e distal nos membros inferiores.

Déficit na condução cardíaca, desde uma bradicardia sinusal, prolongamento do intervalo PR no eletrocardiograma até um bloqueio cardíaco completo.

A paralisia atrial é quase patognomônica da DMEM. Dessa forma, indivíduos afetados podem morrer subitamente de um bloqueio cardíaco ou desenvolver uma falência cardíaca progressiva, que muitas vezes acontece após a colocação de um marca-passo cardíaco para corrigir uma arritmia.

O envolvimento cardíaco é a manifestação clínica mais séria e importante da doença, podendo levar o paciente à morte súbita. Geralmente, torna-se evidente após o início da fraqueza muscular, mas excepcionalmente pode ocorrer antes. A maioria dos pacientes afetados pela doença manifesta o comprometimento cardíaco ao redor dos 30 anos de idade. Por este motivo, todos os portadores da doença devem ser monitorados em relação ao envolvimento cardíaco, podendo a colocação precoce de um marca-passo cardíaco salvar a vida do paciente.

A distrofia muscular progressiva de Emery-Dreifuss, usualmente, é transmitida de forma recessiva ligada ao cromossomo X. O gene patológico está situado no braço longo do cromossomo X, na banda Xq28. Ele é responsável pela codificação de uma proteína da membrana nuclear denominada "emerina". Quase todos os casos da doença resultam numa ausência total da emerina. O estudo imuno-histoquímico de tecido, fibroblastos, leucócitos ou células de exfoliação bucal pode identificar a ausência da emerina, sendo este um teste simples e de fácil aplicação para identificar casos clinicamente normais de mulheres portadoras do gene que requerem aconselhamento genético.

Ocasionalmente, a doença pode ter um padrão de transmissão autossômico dominante sem diferenças clínicas em relação à transmissão recessiva ligada ao cromossomo X, com comprometimento do gene *1q21*, o qual é responsável pela codificação das lâminas A e C que fazem parte da membrana nuclear.

O nível das enzimas musculares, principalmente a creatinoquinase (CPK), encontra-se moderadamente elevado. A eletroneuromiografia pode contribuir para o diagnóstico, indicando o comprometimento muscular. A biópsia muscular pode mostrar franca alteração distrófica, mas na maioria dos casos a alteração mais evidente é a variação do tamanho das fibras com sua ocasional atrofia. A imuno-histoquímica da biópsia de tecido, fibroblastos, leucócitos ou células de exfoliação bucal para emerina pode confirmar o diagnóstico.

BIBLIOGRAFIA

1   Arahata K *et al.* Emerin deficiency of wich causes Emery-Dreifuss muscular dystrophy, is localized at the inner membrane. *Neurogenetics* 1997, 1: 135.

2   Cullington D; Pyatt JR. Emery-Dreifuss muscular dystrophy with cardiac manifestations. *Br J Hosp Med* (London) 2005, 66 (11): 642.

3   Emery AEH. Emery-Dreifuss muscular dystrophy – a 40 year retrospective. *Neeuromuscular Disorders* 2000, 10: 228.

4   Helbling-Lecterc A; Bonne G & Schwwartz K. Emery-Dreifuss muscular dystrophy. *Eur J Hum Genet* 2002, 10 (3): 157.

5   Huang DS *et al.* Autosomal dominant Emery-Dreifuss dystrophy due to mutations in rod domain of the lamin A/C gene. *Acta Neurol Scand* 2005, 112: 108.

ERB, DISTROFIA DE

Distrofia muscular de Erb; Distrofia pélvica de Leyden-Moebius; Miopatia das cinturas dos membros

Veja distrofia muscular de Duchenne.

Nesta forma de distrofia muscular progressiva (DMP), ambos os sexos são afetados igualmente. O quadro clínico costuma ter início na segunda e terceira décadas da vida. A manifestação clínica inicial pode envolver os músculos da cintura escapular (tipo Erb) (Figura 52) ou da cintura pélvica (tipo Leyden Moebius), porém, no decurso da afecção, ambas as cinturas dos membros acabam comprometidas. O prognóstico é melhor naqueles doentes acometidos, inicialmente, na sua cintura escapular, em virtude do longo tempo que transcorre até o comprometimento da musculatura pélvica. A evolução deste tipo de miopatia é mais lenta do que a do tipo Duchenne, porém a maioria dos doentes encontra-se incapacitada 20 anos após o início dos sintomas.

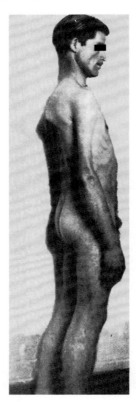

Figura 52 – *Distrofia muscular progressiva tipo Erb (forma escapuloumeral) traduzida por amiotrofia da cintura escapular.*

A etiologia deste tipo de miopatia é obscura, sendo um quadro de natureza genética e a transmissão hereditária se faz de modo autossômico recessivo, por vezes autossômico dominante; os casos esporádicos são frequentes.

Na realidade, o quadro de distrofia das cinturas é desprovido de especificidade. A biópsia muscular, com estudo óptico, histoenzimológico e eletrônico, permite o diagnóstico diferencial com as amiotrofias espinhais progressivas (tipo Kugelberg-Wellander) e com outros tipos de miopatia.

No momento, as distrofias cintura-membros (D CM) são classificadas em tipo I (A, B, C, D e E) e tipo II (A, B. C, D, E, F, G e H). Em todos os tipos já foram identificados os genes e as proteínas responsáveis pela distrofia (Quadro 9).

Quadro 9 – Distrofia herança *Locus* proteína.

Distrofia	Herança	*Locus*	Proteína
DCM 1A	AD	5q22-q34	NI
DCM 1B	AD	1q11-21	Lansina A/C
DCM 1C	AD	3p25	Caveolina –3
DCM 1D	AD	6q22	NI
DCM 1E	AD	7	NI
DCM 2A	AR	15q15	Calpaina-3
DCM 2B	AR	2p13	Disferlina
DCM 2C	AR	13q12	Delta-sarcoglicana
DCM 2D	AR	17q12q21	Alfa-sarcoglicana
DCM 2E	AR	4q12	Beta-sarcoglicana
DCM 2F	AR	5q33-q34	Gama-sarcoglicana
DCM 2G	AR	17q11-q12	Teletonina
DCM 2H	AR	9q3-q34	NI

AD – autossômica dominante; AR – autossômica recessiva; NI – não-identificada.

Outros exames, dosagem da CPK e ENMG, podem fornecer subsídios para confirmar a miopatia. Não há tratamento específico.

BIBLIOGRAFIA

1 Oliveira ASB; Gabbai AA; Moura LS. Miopatias: atualização no diagnóstico e tratamento. *Diagnóstico & Tratamento* 2002, 7: 20.

ERB-DUCHENNE, PARALISIA DE
Síndrome radicular superior

Pode ocorrer em virtude de traumatismos. A avulsão traumática das raízes C5 e C6 pode ocorrer como resultado da tração da cabeça do feto para a passagem dos ombros durante o parto. O quadro caracteriza-se por paralisia proximal do membro superior traduzida por déficit motor dos músculos deltoide, supraespinhoso, bíceps braquial, romboide, infraespinhoso, grande peitoral, subescapular e braquiorradial. O déficit motor determina a perda da abdução do ombro; em consequência, o braço afetado é mantido em rotação interna no ombro, com antebraço pronado e cotovelo estendido. Ao lado do déficit motor, encontramos hipotonia e hipotrofia dos músculos mencionados, além de abolição dos reflexos estilor-radial e bicipital. Pode haver associação de hipoestesia na face lateral do braço, antebraço e mão.

BIBLIOGRAFIA

1 Greenberg DA; Aminoff MJ & Simon RP. *Neurologia Clínica.* Artmed, Porto Alegre, 2005.

2 Sanvito WL. *Propedêutica Neurológica Básica.* Rio de Janeiro, Atheneu, 2010.

ERB-GOLDFLAM, DOENÇA DE
Miastenia grave; Miastenia grave pseudoparalítica; Miastenia gravis; Síndrome de Erb-Oppenheim-Goldflam; Síndrome de Hoppe-Goldflam

O nome miastenia grave pseudoparalítica ou generalizada foi recomendado por Friedrich Jolly, em novembro de 1899, durante o encontro da Sociedade de Psiquiatria e Doenças do Nervo realizado em Berlim, para designar uma condição peculiar de fraqueza muscular com características de flutuação durante o dia, a qual já havia sido descrita anteriormente por Wilhelm Erb de Heidelberg em 1879, Hermann Oppenheim de Berlim em 1887 e Samuel Goldflam de Varsóvia em 1893.

Em 1935, Mary Walker descobriu que a phisostigmina e, posteriormente a neostigmina, ambas inibidoras da enzima acetilcolinesterase, provocava uma melhora efetiva, mas temporária dos sintomas da doença, levando todas as atenções para a junção neuromuscular. Os debates se as anormalidades estavam do lado do nervo ou do lado do músculo da junção neuromuscular ocorreram até 1973, quando Daniel Drachman e colaboradores demonstraram, mediante estudos com toxinas radiativas, que o número de receptores de acetilcolina do músculo de indivíduos miastênicos estava reduzido em cerca de 11 a 30% em relação ao grupo-controle de indivíduos normais.

Três anos mais tarde (1976), Jon Lindstrom e colaboradores demonstraram que, em 85% dos pacientes com miastenia grave (MG), podia-se mensurar anticorpos séricos contrarreceptores nicotínicos de acetilcolina (AChRs). A presença desses anticorpos, associada à perda dos AChRs nos músculos dos indivíduos com MG, é uma evidência convincente de que a MG é uma doença autoimune mediada por anticorpos. Esse grupo de pacientes, nos quais pode-se identificar no sangue anticorpos anti-AChRs, foi denominado soropositivo, e aqueles que não apresentam os anticorpos anti-AChRs foram denominados soronegativos.

Desde então, as atenções voltaram-se para os 10 a 25% dos pacientes soronegativos, nos quais não era possível mensurar no sangue anticorpos anti-AChRs. O sinais clínicos foram descritos como similares nos dois grupos, embora o soronegativo apresentasse com maior frequência a forma ocular pura da MG.

Também o envolvimento localizado de fraqueza muscular – especialmente dos músculos da face, língua e faringe – tem sido identificado como soronegativo. Alguns casos soronegativos apresentam uma significante melhora clínica quando tratados com plasmaférese, o que sugere que a doença seja mediada por anticorpos, porém por um anticorpo diferente daqueles que têm como alvo o receptor de acetilcolina.

Em 2001, vários estudos demonstraram a presença de um anticorpo sérico contra uma proteína específica da membrana muscular da junção neuromuscular denominada tirosinaquinase receptor específico (MuSK), em cerca de 50% dos pacientes soronegativos. Acredita-se que o anticorpo-MuSK possa ser a causa da MG nesses pacientes soronegativos, embora a função da MuSK nas sinapses neuromusculares ainda não seja clara. Inicialmente, acreditava-se que o quadro clínico nesses pacientes se caracterizava por uma fraqueza muscular atípica, porém alguns estudos têm demonstrado sinais clínicos de acentuado envolvimento dos músculos oculares e bulbares com frequentes problemas respiratórios, mas outros estudos não confirmaram tais observações e demonstraram uma apresentação clínica com proeminente comprometimento dos músculos do pescoço, cintura escapular e músculos respiratórios, com pouco envolvimento dos músculos extrínsecos dos olhos. Na realidade, até o momento, a apresentação clínica desse grupo de pacientes ainda não está bem elucidada.

A MG é uma doença autoimune adquirida que compromete a junção neuromuscular. Na maioria dos casos, o alvo do ataque autoimune é o receptor nicotínico da acetilcolina (AChR) localizado na membrana pós-sináptica da junção neuromuscular levando ao bloqueio e à destruição do AChR, mas a destruição é mais séria do que o bloqueio, levando à redução da concentração dos receptores de acetilcolina. Além da ação sobre os AChR, os anticorpos induzem alterações inflamatórias na membrana pós-sináptica, que acarretam alterações morfológicas da membrana caracterizadas por aumento da distância entre o nervo terminal e a membrana pós-sináptica e à alteração do padrão das pregas. O grau de redução dos receptores de acetilcolina correlaciona-se com a severidade da doença. Os fatores envolvidos na indução e início da doença MG autoimune ainda são desconhecidos.

A MG pode ocorrer em qualquer idade, porém sua prevalência está relacionada à idade e sexo, com um pico na segunda e terceira décadas de vida que predomina na mulher, e outro pico na sexta e sétima décadas de vida que predomina no homem. Além disso, classifica-se a MG de início precoce quando o início ocorre antes dos 50 anos, e início tardio quando aparece depois dessa idade. A prevalência da MG é de cerca de 20/100.000.

Clinicamente, a doença se caracteriza por fraqueza muscular e fatigabilidade flutuante no transcorrer do dia – com piora aos esforços físicos e melhora no repouso – e a fraqueza pode variar de intensidade de dia para dia e até mesmo de hora para hora. Em alguns pacientes, a fraqueza muscular pode flutuar de um músculo para outro. Os músculos não esqueléticos, dos vasos sanguíneos, útero e músculo cardíaco não são acometidos na MG.

Em cerca de 90% dos casos, o quadro clínico tem início pelo comprometimento dos músculos extrínsecos do globo ocular – principalmente pelo músculo elevador da pálpebra, levando a uma manifestação de ptose palpebral uni ou bilateral e assimétrica, que costuma ser mais acentuada no final do dia. Porém outros músculos oculares extrínsecos podem ser comprometidos, levando frequentemente à queixa de diplopia. Com o evoluir da doença, pode haver envolvimento dos músculos da fonação, mastigação e da deglutição. Pode também haver comprometimento dos músculos do pescoço (queda da cabeça) e/ou da musculatura proximal dos membros (dificuldade para subir escadas ou para permanecer com os membros superiores elevados). O comprometimento da musculatura do tronco pode dar origem às crises respiratórias pelo envolvimento dos músculos intercostais e diafragma. Em aproximadamente 20% dos casos, a MG é ocular. Fala-se de miastenia generalizada quando o déficit motor ultrapassa o território oculomotor. Osserman distingue vários graus de miastenia:

– Grau I: miastenia localizada (ocular).

– Grau II: miastenia generalizada – leve (IIa) ou moderada (IIb).

– Grau III: miastenia generalizada severa.

– Grau IV: crise miastênica com envolvimento respiratório.

O diagnóstico clínico pode ser confirmado pelas provas farmacológicas com o uso do tensilon ou prostigmina, drogas com ação anticolinesterásica de ação fugaz, que proporcionam melhora rápida e dramática do quadro clínico (Figura 53A e B). Nos exames complementares, deve ser o estudo neurofisiológico: exame eletromiográfico com a prova de estimulação repetitiva, durante a qual se observa uma redução da amplitude do potencial de ação maior ou igual a 10%; e a eletromiografia de fibra única, a qual demonstra maior sensibilidade para a doença. A pesquisa no sangue do anticorpo antirreceptor de acetilcolina e anti-MuSK auxilia na confirmação diagnóstica. A investigação do mediastino, por meio da radiografia convencional ou dos métodos de medicina de imagem (TC, RM), é importante para comprovar a presença de hiperplasia do timo ou timoma.

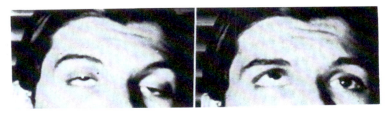

Figura 53 – *Doença de Erb-Goldflam (miastenia grave). Aspecto da paralisia ocular miastênica, antes e após o emprego da prostigmina.*

O diagnóstico diferencial deve ser considerado principalmente com a miopatia ocular, a paralisia labioglossofaríngea, com os tumores infiltrativos do tronco cerebral e com a polimiosite. Também devem ser consideradas as síndromes miastênicas: botulismo; hipertireoidismo; e quadros paraneoplásicos (síndrome de Lambert-Eaton). A MG pode estar associada a tireotoxicose, artrite reumatoide e lúpus eritematoso sistêmico. Um quadro miastênico pode ser induzido pelo medicamento penicilamina e essa miastenia induzida pode desaparecer algum tempo após a suspensão da droga.

O tratamento pode ser desdobrado em sintomático e da doença imunológica propriamente dita. O sintomático é feito com as drogas anticolinesterásicas:

1) Brometo de neostigmina (prostigmina) sob a forma de comprimidos de 15 mg, podendo a dose variar de 3 a 12 comprimidos nas 24 horas.

2) Metilsulfato de neostigmina (prostigmina injetável) sob a forma de ampolas de 0,5 mg, podendo a dose variar de 2 a 6 ampolas nas 24 horas.

3) Brometo de piridostigmina (Mestinon®) sob a forma de comprimidos de 60 mg e ampolas, sendo a dose habitual de 2 a 8 comprimidos/dia ou 2 a 6 ampolas nas 24 horas.

4) Cloreto de ambenônio (Mytelase®) sob a forma de comprimidos de 10 e 25 mg, sendo a dose habitual de 2 a 6 comprimidos/dia.

O tratamento, usualmente, é efetivo nas fases iniciais da doença, provavelmente porque ainda existe um número adequado de receptores. Mas com a evolução da doença, acaba sendo necessário aumentar a dose para controlar o doente. Os efeitos colaterais dos inibidores da colinesterase são relativamente leves e relacionados às sinapses muscarínicas: cólicas intestinais; diarreia; perspiração excessiva; aumento da secreção gástrica e respiratória e bradicardia. A superdosagem desses medicamentos pode determinar uma crise colinérgica, denunciada por um conjunto de sinais e sintomas, a saber: palidez; náuseas; vômitos; hiperidrose; sialorreia; diarreia; dores abdominais; cãibras; fasciculações e agitação ansiosa. É importante ressaltar que o uso de certos medicamentos pode piorar o quadro miastênico e, entre estes, devem ser incluídos: antibióticos (ampicilina, aminoglicosídeos, clindamicina e tetraciclina), benzodiazepínicos; betabloqueadores; fenitoína; carbamazepina; lítio; dantrolene; α-interferon; neurolépticos; magnésio e antiarrítmicos. Algumas drogas podem atuar como adjuvantes no tratamento sintomático da MG: sulfato de efedrina; cloreto de potássio; cálcio; e espironolactona.

O tratamento da doença imunológica pode ser feito com corticosteroides ou outras drogas imunossupressoras (azatioprina ou ciclofosfamida). A estratégia do tratamento deve ser primeiro induzir a remissão da doença e, depois, mantê-la em remissão. O esteroide de eleição é a prednisona, na dose de 1 a 1,5 mg/kg/dia. Devem ser usadas doses elevadas no início do tratamento até ser atingida uma estabilização clínica do paciente e, só então, iniciar a redução da dose de modo gradual; o ideal é manter a remissão com uma dose relativamente baixa de prednisona. Esse tipo de tratamento costuma ser de longo prazo e é efetivo em induzir a remissão da doença em 80% dos pacientes. No início, pode levar a uma piora clínica, mas, após 6 semanas, deve trazer benefícios e, após 3 meses, costuma determinar remissão do quadro miastênico. Seus principais efeitos colaterais e/ou adversos são ganho de peso, cataratas, diabetes melito, insônia, mudança de humor (depressão ou euforia) e osteoporose.

Outra droga imunossupressora eficaz é a azatioprina, que deve ser usada naqueles miastênicos que não respondem à corticoterapia ou que apresentam contraindicação ao uso do corticosteroide. Deve ser usada na dose de 1 a 2 mg/kg/dia. Tem menos efeitos colaterais quando comparada ao corticosteroide, porém ela pode induzir a alterações hepáticas e à irritação gástrica. Este último efeito pode ser amenizado pelo uso de protetores gástricos. Durante o tratamento, o paciente deve ser monitorado com exames hematológicos periódicos e provas para função hepática.

A plasmaférese e o uso de imunoglobulina humana endovenosa também são tratamentos imunedirecionados com benefícios rápidos, porém de curta duração. Os protocolos para terapia com plasmaférese orientam a remoção do volume de plasma diariamente por 5 dias consecutivos. Os estudos indicam uma eficácia com o início da melhora já na 1ª semana e, em geral, seu efeito dura de 1 a 2 meses. Há indícios de que o benefício da plasmaférese seja mais acentuado quando o paciente é tratado concomitantemente com drogas imunossupressoras (corticosteroide ou azatioprina). A imunoglobulina endovenosa tem um efeito semelhante. O procedimento consiste na infusão diária de imunoglobulina humana endovenosa na dose de 0,4 g/kg/dia, por 5 dias consecutivos. A melhora usualmente começa após alguns dias do início do tratamento e persiste por 1 a 2 meses. A opção por esse tipo de tratamento deve ser feita quando há uma piora aguda do paciente ou frente a uma crise miastênica. Para pacientes com crises severas pode ser necessário mais de um curso de plasmaférese ou de imunoglobulina EV.

Outra opção é o micofenolato de mofetil, droga imunossupressora que atua nos linfócitos T e B. Seus efeitos colaterais podem incluir náusea, diarreia, dor abdominal, febre e leucopenia. É usada na dose de 1 g/VO 2 vezes ao dia. Pode ser usada juntamente com os esteroides.

A timectomia é sempre indicada nos casos de neoplasia tímica (timoma) devido ao risco do tumor comprometer estruturas adjacentes no mediastino. Nos pacientes em que existe hiperplasia tímica, a timectomia é mais efetiva nos pacientes com menos de 60 anos de idade e com menos de 5 anos de doença miastênica. Usualmente, o efeito da timectomia não é imediato e parece aumentar o tempo de remissão da doença e pode reduzir a exposição às drogas imunossupressoras.

O miastênico pode apresentar remissões totais ou parciais; as remissões longas são raras. A atividade da doença costuma ser mais evidente durante os primeiros anos. Após 5 a 10 anos do início, os distúrbios se tornam mais ou menos fixos, sendo menos sensível à terapêutica, embora, nesta fase, os doentes sejam menos expostos a uma crise miastênica. Em certos casos, o prognóstico pode ser sombrio, com desfecho fatal em virtude de complicações respiratórias – particularmente pneumonia aspirativa.

BIBLIOGRAFIA

1 Drachman DB. Myasthenia gravis. N Engl J Med 1994, 23: 1797.

2 Hehir MK; Burns TM; Alpers J *et al.* Mycophenolate mofetil in AChr-antibody positive myasthenia gravis: outcomes in 102 patients. *Muscle Nerve*, 2010; 41: 593-598.

3 Meriggioli MN; Sanders DB. Advances in the diagnosis of neuromuscular junction disorders. *Am J Phys Med Rehabil* 2005, 84 (8): 627.

4 Richman DP; Agius MA. Treatment of autoimmune myasthenia gravis Neurology, 2003, 61: 1652.

EULENBURG, DOENÇA DE
Paramiotonia congênita

A paramiotonia congênita com paralisia periódica hipercalêmica e a paralisia periódica hipercalêmica com miotonia são variantes alélicas com modalidade de transmissão autossômica dominante e dependem de funcionamento dos canais iônicos, estando o gene responsável localizado no cromossomo 17q. Ambas as doenças estão ligadas ao mesmo gene (SCN4A).

Na paramiotonia congênita podem ocorrer episódios de paralisia flácida do tipo hiperpotassêmico – que são de curta duração quando acometem os músculos faciais e/ou laríngeos e de longa duração (horas) quando acometem mãos e pernas. O frio precipita o fenômeno miotônico, mas não a paralisia flácida que pode ser induzida por exercício físico seguido de repouso ou por sobrecarga oral de potássio.

Os achados laboratoriais, tanto na paralisia periódica como na paramiotonia congênita, evidenciam taxas séricas do potássio usualmente acima do normal por ocasião dos episódios de fraqueza muscular (esse fato tem levado alguns autores a denominar a paralisia periódica como potássio-dependente). A administração de KCl, desde que atinja no soro uma taxa superior a 7 mEq/L, pode induzir um episódio da paralisia periódica nos indivíduos suscetíveis. Um ECG deve monitorar o indivíduo por ocasião do teste. Esse teste é questionável do ponto de vista ético. O exame ENMG costuma evidenciar descargas miotônicas em todos os músculos, mesmo na vigência de temperaturas normais. A CPK pode estar elevada.

Alguns pacientes com paramiotonia congênita ou formas de paralisia periódica podem, num período tardio de vida, desenvolver miopatia com fraqueza muscular persistente.

Com relação ao tratamento, pacientes com paralisia periódica hipercalêmica podem se beneficiar com o uso profilático de acetazolamida (125 a 250 mg, duas a três vezes ao dia). Também o uso de diuréticos convencionais (hidroclorotiazida) pode prevenir ataques de paralisia. Para a miotonia pode ser útil o uso de mexiletina, procainamida ou lidocaína. O tratamento de um episódio grave de paralisia exige o uso de gluconato de cálcio endovenoso.

BIBLIOGRAFIA

1   Reed UC. Miopatias. In: Diament A; Cypel S. *Neurologia Infantil*, Rio de Janeiro, Atheneu, 2005.

2   Ropper AH; Brown RH. In: Adams & Victor´s: *Principles of Neurology*. New York, McGraw-Hill, 2005.

F

FABRY, DOENÇA DE

Angioqueratoma corporal difuso; Angioqueratoma corporal difuso universal; Deficiência de alfagalactosidase A; doença de Anderson Fabry; Lipidose glicolipídica

Trata-se de uma doença recessiva ligada ao X que resulta de uma deficiência da alfagalactosidase A, que determina o acúmulo lisosomal de glicoesfingolípides, particularmente no endotélio e na musculatura lisa dos vasos dos rins, pulmões, miocárdio e SNC. A doença inicia-se, usualmente, na infância ou adolescência, mas, em alguns pacientes, manifesta-se apenas após a terceira década de vida. As manifestações clínicas iniciais compreendem dores episódicas nas extremidades e uma lesão cutânea característica, denominada *angiokeratoma corporis diffusum*. Tais lesões são vermelho-escuras a negras, papulares e não eritematosas, puntiformes de 0,4 cm de diâmetro, com predileção para os genitais, segmento proximal das coxas e inferior do abdome, poupando a face, o crânio e as regiões palmares e plantares. A dor é um sintoma muito importante nessa enfermidade, tanto na forma de parestesias crônicas ou como episódios álgicos excruciantes principalmente nas mãos e pés (acroparestesia dolorosa). A hipoidrose, usualmente, inicia-se na terceira década e persiste durante toda a vida. Sintomas oftalmológicos ocorrem em mais de 90% dos pacientes e as manifestações renais variam desde proteinúria até insuficiência renal franca. As manifestações cardiovasculares compreendem arritmias, angina e infarto do miocárdio. O gene responsável localiza-se no braço longo do cromossomo X.

A RM demonstra lesões hiperintensas em T2 e FLAIR na substância branca periventricular e dos centros semiovais, semelhantes àquelas da esclerose múltipla. Entretanto, na doença de Fabry, muitas vezes, podem ser observados infartos lacunares. Recentemente, foi descrita a presença de hiperintensidade focal no pulvinar dos tálamos, vista na sequência T1 da RM, como patognomônica dessa doença, mesmo em meninas heterozigotas (Figura 54A e B). O diagnóstico definitivo deve ser buscado pela dosagem laboratorial de alfagalactosidase A. O tratamento é sintomático, visando aliviar as dores e estabilizar as complicações neurológicas, renais e cardiovasculares. Atualmente, existe tratamento específico com a reposição da enzima alfagalactosidase A, entretanto esse tratamento é de alto custo.

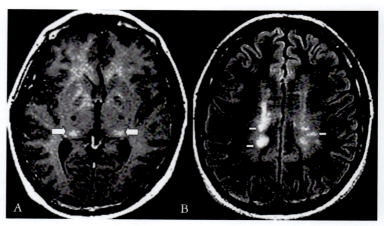

Figura 54A e B – *Doença de Fabry – Imagem axial do encéfalo em T1 (A) mostrando o característico hipersinal no pulvinar de ambos os tálamos. A imagem axial FLAIR (B) demonstra focos de sinal hiperintenso na substância branca periventricular que resulta de dano focal microvascular. Note a semelhança das lesões de substância branca com aquelas vistas em indivíduos com esclerose múltipla. Entretanto, a ocorrência de hipersinal pulvinar em T1 em indivíduo do sexo masculino praticamente assegura o diagnóstico de doença de Fabry.*

BIBLIOGRAFIA

1. Mendes MF; Stanley TM; Medel NM; Li Z; Tedesco DT. The vascular dementia of Fabry's disease. *Dement Geriatr Cogn Disord* 1997, 8: 252.
2. Mitsias P; Levine SR. Cerebrovascular complications of Fabry's disease. *Ann Neurol* 1996, 40: 8.
3. Moore DF; Ye F; Schiffmann F; Butman JA. Increased signal intensity in the pulvinar on T1-weighted images: a pathognomonic MR imaging sign of Fabry disease. *AJNR* 2003, 24: 1096.

FAHR, DOENÇA DE

Calcificações cerebrais não ateroscleróticas idiopáticas; Calcificações cerebrais simétricas; Calcificações dos núcleos da base; Ferrocalcinose idiopatíca familiar, Síndrome extrapiramidal com deposição ferrocalcinosa

Condição descrita pelo patologista alemão Theodore Fahr. Trata-se de uma condição patológica rara, neurodegenerativa, caracterizada por extensas calcificações nos núcleos da base que exibem distribuição bimodal, com picos de incidência em adultos jovens e a partir da sexta década de vida, sem predileção por sexo. Apesar de nem sempre ter expressão clínica, apenas radiológica, classicamente a condição é caracterizada por sintomas extrapiramidais, com parkinsonismo, coreia, distonia, disartria, paresias e distúrbios da fala. Crises convulsivas, síncope, demência subcortical e distúrbios psiquiátricos são outras manifestações neurológicas comuns. A etiopatogênese ainda é desconhecida, visto que os níveis de paratormônio, cálcio e fósforo são normais, apesar das extensas calcificações descritas.

Essa doença pode ser esporádica ou familiar, sendo que o braço curto do cromossomo 14 parece ter um grande papel nesse contexto. A herança pode ser autossômica recessiva ou dominante, com expressividade variável inclusive na mesma família. Os achados neuropatológicos são de calcificações ao longo dos capilares, camada média/adventícia arterial e nas paredes das veias. O elemento predominante é o cálcio, contudo, outros componentes como o zinco, ferro, manganês, fósforo e alumínio estão habitualmente presentes. É provável que essa variabilidade resulte da inclusão de um grupo de doenças pela denominação "doença de Fahr", porém, como não há marcador biológico ou sinal patognomônico da doença, este torna-se um diagnóstico de exclusão.

A TC é o método de escolha para a demonstração das alterações parenquimatosas na doença de Fahr e, usualmente, mostra extensas calcificações nos núcleos lentiformes, tálamos, cerebelo (sobretudo os núcleos denteados), substância branca hemisférica cerebral e cerebelar, sem realce ao meio de contraste iodado (Figura 55A e B). A RM pode mostrar as calcificações com intensidade de sinal variado. Não há tratamento específico que possa limitar a progressão das calcificações. Há um benefício teórico na terapêutica com quelantes, antioxidantes e antagonistas do cálcio.

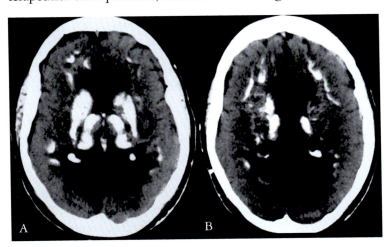

Figura 55A e B – *Doença de Fahr – Imagens axiais de TC sem contraste demonstrando extensas calcificações dos núcleos da base, tálamos e da substância branca dos hemisférios cerebrais.*

BIBLIOGRAFIA
1. Avrahami E; Cohn DF; Feibel M; Tadmor R. MRI demonstration and CT correlation of the brain in patients with idiopathic intracerebral calcifications. *J Neurol* 1994, 241: 381.
2. Benke T; Karner E; Seppi K; Delazer M; Marksteiner J; Donnemiller E. Subacute dementia and imaging correlates in a case of Fahr's disease. *Journal of Neurology, Neurosurgery & Psychiatry* 2004, 75(8): 1163.

FANCONI, SÍNDROME DE

Síndrome de pancitopenia de Fanconi

Descrita por Fanconi, em 1927, em três irmãos entre 5 e 7 anos que apresentavam pancitopenia e defeitos congênitos. As principais manifestações incluem baixa estatura, crânio pequeno, microftalmia, hipoplasia ou agenesia de polegar, deformidades do rádio, pancitopenia, pigmentação da pele de cor castanha. Com menor frequência, os pacientes podem apresentar oligofrenia, ptose palpebral, nistagmo, estrabismo, criptorquidia, surdez, osteoporose, sindactilia, cardiopatia congênita, hipospádia e luxação do quadril. As alterações somáticas podem ser marcantes desde o nascimento, mas também podem ser sutis ou até ausentes. Os doentes com estas alterações marcantes apresentam um risco maior para desenvolver processos malignos e por isso exigem uma vigilância praticamente por toda a vida. Na adolescência ou quando adulto jovem, aumenta muito o risco de desenvolver leucemia mieloide aguda ou síndrome mielodisplasica. Na idade adulta, podem surgir tumores malignos sólidos variados, especialmente de cabeça e pescoço ou esôfago no homem e na vagina ou vulva na mulher. A síndrome de Fanconi deve ser sempre pesquisada nos casos de trombocitopenia seguida de anemia hipo ou aplásica ou pancitopenias. É a causa hereditária mais frequente de aplasia de medula óssea.

Aumentos da hemoglobina fetal, alfafetoproteína e macrocitose são frequentemente encontrados, a ausência não descarta o diagnóstico, mas podem ser úteis para diferenciar uma causa de aplasia de medula hereditária de uma adquirida. A hipersensibilidade das células dos portadores da síndrome de Fanconi ao efeito clastogênico (quebra cromossômica) de agentes como o deopoxibutano e a mitomicina fornece um teste marcador da doença muito confiável, de alta sensibilidade e alta especificidade.

A transmissão hereditária é autossômica recessiva em 98% dos casos. Os genes envolvidos na síndrome de Fanconi são denominados *FANC*, sendo os mais frequentes *FANCA, FANCC, FANCG e FANCD2*. Somente o gene *FANCB* está localizado no cromossomo X. A identificação precisa e precoce da doença no paciente e seus familiares tem estimulado tentativas terapêuticas antes do aparecimento de pancitopenia grave, síndrome mielodisplásica e leucemia mediante transplante de células hematopoiéticas.

BIBLIOGRAFIA

1 Auerbach AD. Fanconi anemia and its diagnosis. *Mutat Res,* 2009, 668(1-2): 4.

2 Smith DW. *Síndromes de malformações congênitas,* São Paulo – Barueri, Manole, 1989.

3 Soulier J. Fanconi anemia. *Hematology Am Soc Hematol Educ Program,* 2011, 2011: 492.

FARBER, DOENÇA DE
Lipogranulomatose

Esta afecção rara costuma ter início nas primeiras semanas de vida. A criança torna-se irritadiça, desenvolve um choro rouco e dificuldade respiratória, são comuns edemas articulares e, nos meses subsequentes, a criança desenvolve nódulos subcutâneos, particularmente nas áreas sujeitas a maior atrito (articulações e regiões glúteas). Do ponto de vista neurológico, além de acentuado retardo psicomotor, ocorre abolição dos reflexos profundos.

A afecção parece depender de uma deficiência de ceramidase com acúmulo de material glicolipídico nos tecidos afetados. O quadro é genético com modalidade de transmissão do tipo autossômico recessivo. A alteração patológica básica é constituída por lesões granulomatosas (o granuloma é formado pela proliferação e intumescimento de células mesenquimais) no tecido conjuntivo, pulmões e fígado. No SNC, neurônios e células da glia encontram-se edemaciados e contêm material de acúmulo. O diagnóstico é feito por biópsia.

Não há tratamento específico e o óbito costuma ocorrer por volta dos 2 anos de idade. Uma forma juvenil da doença, sem comprometimento do sistema nervoso, foi relatada.

BIBLIOGRAFIA
1 Farber S. A lipid metabolism disorder – "disseminated lipogranulomatosis". A syndrome with similarity to, and important difference from, Niemann-Pick and Hand-Schüller-Christian disease. *Am J Dis Child* 1952, 84: 499.

FAZIO-LONDE, SÍNDROME DE
Paralisia bulbar progressiva da infância, síndrome de Brown-Vialetto-van Laere

veja doença de Werdnig-Hoffmann.

A síndrome de Fazio-Londe, embora muito semelhante à de Brown-Vialetto-van Laere, até há poucos anos era considerada distinta devido à surdez neurossensorial presente na segunda. Estudos recentes mostraram alterações genéticas comuns nos genes *SLC52A3, SLC52A2, SLC52A1,* que codificam os transportadores de riboflavina intestinal hRTF3, hRTF2 e hRFT1, o que modificou o prognóstico da maioria dos pacientes que respondem à administração de riboflavina oral ou endovenosa.

Esse quadro, de caráter familial, que se apresenta como paralisia bulbar progressiva e insuficiência respiratória, depende da rarefação celular nos núcleos dos nervos cranianos motores (hipoglosso, núcleo ambíguo, facial e núcleo motor do trigêmeo). Em poucos casos, os núcleos oculomotores podem estar envolvidos; o comprometimento das células da ponta anterior da medula espinhal em nível cervical e torácico, também é possível. O quadro pode aparecer em qualquer idade, mas a forma de Fazio-Londe ocorre com mais frequência em idades mais baixas comparada a forma de Brown-Vialetto-van Laere.

A afecção, que pode acometer ambos os sexos, costuma ter seu início por volta dos 3 anos de idade. O quadro evolui com paralisia bulbar progressiva (dificuldade crescente para falar, deglutir, tossir, respirar), sendo a broncopneumonia a causa mais comum de óbito. Alguns autores consideram este quadro como uma forma clínica da doença de Werdnig-Hoffmann. A herança pode ser autossômica dominante, porém é mais comum a forma autossômica recessiva.

O diagnóstico diferencial deve ser considerado, principalmente com os tumores infiltrativos de tronco cerebral e com a miastenia grave. O tratamento consiste na administração de riboflavina oral na dose de 10 mg/kg/dia.

BIBLIOGRAFIA

1 Bosch AM; Stroek K; Abeling NG *et al.* The Brown-Vialett-van Laere and Fazio-Londe syndromes revisited: natural history, genetics, treatment and future perspectives. *Orphanet J Rare Dis,* 2012, 7: 83.

2 Ciccolella M, Catteruccia M, Benedetti S *et al.* Brown-Vialetto-van Laere and Fazio-Londe overlap syndromes: a clinical, biochemical and genetic study. *Neuromuscul Disord,* 2012, 22(12): 1075-1082.

3 Gilroy J. *Neurologia básica.* Rio de Janeiro, Revinter, 2005.

4 Varadarajan P; Thayanathi V; Pauline LC. Fazio-Londe syndrome: a treatable disorder. *Ann Indian Acad Neurol,* 2015, 18(1): 87-89.

FICKLER-WINCKLER, ATROFIA OLIVOPONTO-CEREBELAR DE

Atrofia olivoponto-cerebelar tipo II

Veja atrofia de Menzel e tipo Schut-Haymaker.

Este tipo de atrofia, que tem início na idade adulta, apresenta, do ponto de vista clínico, ataxia e tremor. Embora apresente semelhanças clínicas com o tipo Menzel, esta forma não costuma evoluir com distúrbios sensitivos e movimentos voluntários anormais, com exceção do tremor. Do ponto de vista anatomopatológico, ocorre uma atrofia olivopontocerebelar, não ocorrendo, entretanto, comprometimento da medula espinhal. A herança é do tipo autossômico recessivo.

BIBLIOGRAFIA

1 Arruda WO. Classificação das ataxias cerebelares hereditárias. *Arq Neuropsiquiat* 1991, 49: 57.

FISHMAN, LIPOMATOSE ENCEFALOCRANIO-CUTÂNEA DE

Trata-se de doença neurocutânea rara traduzida por envolvimento unilateral do SNC (cisto porencefálico e hemiatrofia cortical) e lipomas múltiplos. Outras anormalidade têm sido descritas: hamartomas do escalpo; assimetria craniana; lipodermoide nos olhos.

Do ponto de vista neurológico, os pacientes podem apresentar espasmos infantis, atraso do desenvolvimento neuropsicomotor, calcificações corticais.

BIBLIOGRAFIA

1 Ferreira JAF; Diament A. Síndromes neurocutâneas ou facomatoses. In: Diament A; Cypel S. *Neurologia infantil,* Rio de Janeiro, Atheneu, 2005.

FLYNN-AIRD, SÍNDROME DE

Apresenta como características essenciais miopia, déficit auditivo, dores relâmpagos em trajetos de nervos, rigidez articular e sintomas mentais. Foi descrita em 15 membros de uma família, por Flynn e Aird, em 1965.

Déficit auditivo do tipo neurossensorial e miopia desenvolvem-se na primeira década da vida e são seguidos por ataxia, dores nos membros e face, sintomas articulares e manifestações cerebrais nas segunda e terceira décadas.

As desordens visuais incluem miopia acentuada (90%), catarata bilateral (50%), retinite pigmentar atípica (20%) e cegueira (5%). O déficit auditivo é variável nos diferentes afetados, tendo início na primeira década da vida e progredindo de modo lento, moderado ou rápido.

A neuropatia periférica caracteriza-se por dores relâmpagos nos membros e na face, déficit sensitivo progressivo ao lado de fraqueza e abolição ou diminuição dos reflexos nos membros. Atrofia de pele e tecido subcutâneo foram encontradas em 85% dos casos; com frequência aparecem também cifoscoliose e osteoporose.

A síndrome é de fundo genético, sendo a modalidade de transmissão do tipo autossômico dominante.

BIBLIOGRAFIA

1 Konigsmark BW. Hereditary deafness in man (Second of Three Parts) *New Engl J Med* 1969, 281: 774.

FOIX, SÍNDROME DE

Síndrome da parede lateral do seio cavernoso; Síndrome hipófise-esfenoidal; Trombose do seio cavernoso

Caracteriza-se, fundamentalmente, por uma oftalmoplegia dolorosa. A dor, orbitária e supraorbitária, é acompanhada de paralisia do III°, IV° e VI° nervos cranianos. A oftalmoplegia geralmente é unilateral e, na forma bilateral, costuma ser assimétrica. O quadro álgico traduz comprometimento do ramo oftálmico do nervo trigêmeo.

As causas desta síndrome podem ser tumorais (adenoma cromófobo da hipófise, fibrossarcoma do esfenoide, metástase de carcinoma) e vasculares (aneurisma de carótida interna no seu trajeto intracavernoso, tromboflebite do seio cavernoso).

O diagnóstico depende do quadro clínico e dos exames complementares (angiografia cerebral, TC, RM). Quando houver suspeita de processo inflamatório o exame do LCR é obrigatório. No diagnóstico diferencial, outras patologias devem ser consideradas: patologias primárias da órbita; síndrome de Tolosa-Hunt; herpes zóster oftálmico; oftalmoplegia diabética.

O tratamento depende da causa (tratamento cirúrgico, endovascular, radioterápico, antibióticos, anticoagulantes).

BIBLIOGRAFIA

1 Foix CH. Syndrome de la paroi externe du sinus caverneux (Oftalmoplégie unilatérale à marche rapidement progressive. Algie du territoire de l'opthalmique) Amélioration considerable par le traitment radiothérapique. *Rev Neurol* (Paris) 1922, 38: 827.

FOIX-ALAJOUANINE, SÍNDROME DE
Mielite necrótica; Mielite transversa ascendente; Mielopatia angiodisgenética; Mielopatia necrosante subaguda; Mielopatia necrótica progressiva

Foix e Alajouanine em 1926, a propósito de dois casos, descrevem uma afecção medular a qual propõem chamar de *myélite nécrotique subaigué*, responsabilizando uma endomesovasculite pelo quadro. A afecção que afeta pacientes adultos é caraterizada por um início agudo ou subagudo de paralisia crural, perda sensitiva e incontinência urinária que progride ao longo de 2 a 3 meses de forma ascendente, podendo até comprometer os membros superiores e musculatura respiratória; uma amiotrofia flácida e arreflexia podem aparecer em fase posterior por comprometimento da substância cinzenta. Dor local e sinais de doença sistêmica como febre, prostração, náusea e meningismo são comuns no início do quadro. O óbito pode ocorrer por uma infecção intercorrente (cutânea, renal ou pulmonar).

O exame do LCR mostra dissociação proteíno-citológica com importante aumento da concentração proteica e xantocromia.

A síndrome de Foix-Alajouanine traduz uma lesão caracterizada por necrose medular extensa, com predomínio na região toracolombar (a medula espinhal pode estar amolecida, hiperemiada, edemaciada ou liquefeita), de provável causa veno-oclusiva, afetando a substância cinzenta e branca, frequentemente com deposição de material trombínico espessando a parede dos vasos.

Em certos relatos, embora a similaridade do quadro clínico, os pacientes apresentam um LCR mais reativo (aumento da celularidade) e deixam a dúvida se a desordem seria primariamente inflamatória (variante da síndrome de Devic, sugerido por Katz e Ropper). Por outro lado, vários autores consideram uma malformação arteriovenosa com presença de fístulas durais arteriovenosas, ser responsável pela síndrome de Foix-Alajouanine. Nesses casos, os pacientes têm em média 50 anos de idade e aproximadamente 80% são homens. A malformação geralmente se situa no território torácico baixo ou lombar. A progressão para paraplegia pode ser lenta apesar do início agudo com disestesias e dor tipo ciática. Os sintomas são causados por congestão venosa local seguida de mielopatia congestiva não hemorrágica, e não necessariamente por trombose. A angiografia medular é necessária para o diagnóstico definitivo, mas alguns trabalhos mostram que a RM, angiorressonância ou angiografia por tomografia multislice podem facilitar o diagnóstico. O reconhecimento precoce da síndrome é importante, pois o processo é potencialmente reversível. Técnicas de embolização vascular e procedimentos cirúrgicos podem ser benéficos.

BIBLIOGRAFIA

1   Criscuolo GR; Oldfield EH; Doppman JL. Reversible acute and subacute myelopathy in patients with dural arteriovenous fistulas. Foix-Alajouanine syndrome reconsidered. *J Neurosurg* 1989, 70(5): 833.

2   Katz J; Ropper A. Progressive necrotic myelopathy: clinical course in 9 patients. *Arch Neurol* 2000, 57: 355.

3   Mishra R; Kaw R. Foix-Alajouanine syndrome: an uncommon cause of myelopathy from an anatomic variant circulation. *Southern Med J* 2005, 98(5): 567.

FOIX-CHAVANY-MARIE, SÍNDROME DE

Síndrome opercular; Síndrome perisylviana bilateral congênita

Descrita em 1926, caracteriza-se por apraxia da fala, paralisia bilateral da face, paresia do palato mole, da língua, musculatura da faringe e da mastigação. Neste quadro, ocorre uma dissociação automatico-voluntária, o que vale dizer com preservação das funções automáticas e reflexas.

A síndrome, de natureza congênita, caracteriza-se por atrofia cortical assimétrica, mais acentuada à esquerda com predomínio na região opercular, o que pode ser evidenciado no exame de RM.

A causa dessa síndrome é obscura e o tratamento é puramente sintomático, com medidas fisioterápicas e fonoaudiológicas.

BIBLIOGRAFIA

1   Vasconcelos MG; Fiorot Jr. JA; Sarkovas C *et al.* Forma intermediária de síndrome de Foix-Chavany-Marie/ síndrome de Worster-Drought associada a movimentos involuntários. *Arq Neuropsiquiatr* 2006, 64 (2-A): 322.

FORBES, DOENÇA DE

Dextrinose limite;
Doença de Cori tipo III;
Glicogenose III

Glicogenose que compromete, em graus variáveis de gravidade, o fígado, o coração e a musculatura esquelética. É causada pela deficiência do sistema enzimático que desramifica e degrada o glicogênio. Esse sistema envolve as enzimas amilo--1,6-glicosidase e a 4α-D-glicanotransferase, responsáveis pela degradação do glicogênio em dois pontos catalíticos independentes. A variabilidade fenotípica é explicada pela diferença de expressão no tecido da enzima deficiente. Mais frequentemente, o sistema enzimático é deficiente no fígado e no músculo, representa cerca de 85% dos casos e constitui o subtipo IIIa da doença de Forbes. No subtipo IIIb, o sistema enzimático é deficiente no fígado, mas no músculo a atividade é normal e representa quase 15% dos casos. Extremamente raros são os casos em que há deficiência de apenas uma das enzimas do sistema de degradação. O subtipo IIIc seria presumivelmente decorrente da deficiência apenas da glicosidase, enquanto o subtipo IIId apenas da deficiência isolada da transferase.

É uma doença autossômica recessiva caracterizada por hepatomegalia, hipoglicemia, baixa estatura e, em muitos pacientes, cardiomiopatia e miopatia progressivas. O gene responsável pelo quadro é o *AGL*. Este tipo de glicogenose é mais comum em judeus sefardinos da África do Norte.

O quadro clínico sugestivo nos subtipos IIIa e IIIb nos primeiros anos de vida estão relacionados ao comprometimento do fígado: hipoglicemia cetótica; hepatomegalia; hiperlipidemia; aumento das transaminases. A hepatomegalia está presente desde a infância e pode ser o sinal mais marcante. O fígado é firme e pode estar significativamente aumentado. No subtipo IIIA a cardiomiopatia geralmente aparece na infância, quase sempre após o 1º ano de vida. O comprometimento miopático é mínimo ou ausente.

No período da adolescência e idade adulta, as manifestações hepáticas são pouco proeminentes em consequência da fibrose hepática progressiva. A cardiomiopatia hipertrófica aparece na maior parte dos indivíduos, mas com repercussão clínica variável, muitos são assintomáticos, embora disfunção cardíaca grave e insuficiência cardíaca congestiva possam ocorrer em número menor de pacientes. O aparecimento lento e progressivo de miopatia com fraqueza muscular torna-se mais proeminente na terceira e quarta décadas de vida.

O diagnóstico de presunção pode ser formulado pela demonstração da falta de resposta hiperglicêmica num indivíduo em jejum, após a administração de adrenalina e glucagon. Não obstante, obtém-se resposta hiperglicêmica normal quando a adrenalina ou o glucagon são administrados no período pós-prandial. As biópsias muscular e hepática evidenciam um aumento de glicogênio, com diminuição ou ausência de atividade da amilo-1,6-glicosidase; nos elementos figurados do sangue (eritrócitos e leucócitos) também pode ser observada uma deficiência de enzima desramificante. O exame de ENMG pode evidenciar descargas pseudomiotônicas.

A hepatomegalia associada à hipoglicemia cetótica, o aumento de transaminases e de CPK são elementos importantes para o diagnóstico. Os níveis de transaminases na glicogenose III são os mais altos entre as glicogenoses, geralmente estão acima de 500 até 1.000/L. Os níveis de triglicerídeos e de colesterol também estão elevados. O teste molecular é o exame que confirma o diagnóstico.

O tratamento é sintomático com dieta hiperproteica (3 g/kg) e suplementação com amido de milho para manutenção da euglicemia. Na infância, recomenda-se alimentação a cada 3 ou 4 horas. Ao contrário do recomendado para casos de glicogenose tipo I, a dieta recomendada para a glicogenose III pode incluir frutose e galactose. Monitoração da glicemia e da cetose deve ser regularmente seguida. O prognóstico costuma ser bom. Além da forma infantil, foi descrita uma forma adulta da doença de Forbes.

BIBLIOGRAFIA

1 Dagli A; Sentner CP; Weinstein DA. Glycogen storage disease type III. In: Pagon RA, Adam MP, Ardinger HH, *et al.* editors. *Gene Review*, Seattle, University of Washington, 2010 (update 2012).

2 Forbes GB. Glycogen storage disease; report of a case with abnormal glycogen structure in liver and skeletal muscle. *J Pediatr*, 1953, 42: 645.

3 Jianjun S; Huming L; Yong B *et al.* Polymorphic markers of the glycogen debranching enzyme gene allowing linkage analysis in families with glycogen storage disease type III. *J Med Genet*, 1997, 34: 34.

FOSTER-KENNEDY, SÍNDROME DE
Síndrome frontobasal; síndrome de Gowers-Paton-Kennedy

Em sua expressão completa, caracteriza-se pela presença de atrofia óptica unilateral acompanhada de escotoma central e anosmia, além de edema de papila contralateral. Entretanto, comumente esta síndrome é encontrada de maneira incompleta.

As causas mais frequentes deste complexo de sinais e sintomas já descritos são neoplasias localizadas na face inferior dos lobos frontais e os meningeomas de goteira olfatória. Nestes últimos, a atrofia óptica e a anosmia são ipsolaterais ao tumor, por compressão direta, enquanto o edema de papila ocorre no lado oposto em virtude de efeitos da hipertensão intracraniana. Além das neoplasias, outras doenças podem determinar esta síndrome, tais como abscessos e aneurismas cerebrais gigantes da porção anterior do polígono de Willis.

O diagnóstico baseia-se nos dados de anamnese e achados de exame neurológico. A determinação da etiologia se apoia nos aspectos de neuroimagem principalmente: TC de crânio e RM do encéfalo.

Nessa síndrome, o tratamento cirúrgico deve ser considerado.

BIBLIOGRAFIA

1 Kennedy F. Retrobulbar neuritis as na exact diagnostic sign of certain tumors and abscesses in the frontal lobes. *Amer J Med Sci* 1911, 142: 355.

2 Rengachary SS; Wilkins, RH. Meningiomas. *Principles of Neurosurgery*. Londres, Mosby, 1995.

FOTHERGILL, NEURALGIA DE
Neuralgia essencial do trigêmeo; Prosopalgia; Tic douloureux; Trigeminalgia

A neuralgia do trigêmeo (NT) é um transtorno habitualmente unilateral, paroxístico, caracterizado por dores de curta duração, assemelhando-se a choques elétricos, que têm início e término abruptos e se limitam a uma ou mais divisões do nervo. Esses paroxismos se repetem em intervalos muito curtos de tempo, sendo incontáveis no decorrer do dia. O primeiro relato provável de NT se deve a Arataeus da Capadócia. Em 1756, o francês Nicolaus André foi quem primeiramente a denominou de *tic douloureux*.

Sua incidência na população geral é de 2 a 5/100.000 habitantes e sua prevalência aumenta progressivamente com o avançar da idade. Em 90% das vezes, os sintomas se iniciam após a idade de 40 anos. Embora existam casos familiares, a NT ocorre esporadicamente e não é mais prevalente num determinado grupo étnico, região geográfica ou climática. O sexo feminino é discretamente mais afetado.

Comumente, a dor é desencadeada por estímulos triviais como lavar o rosto, barbear-se, fumar, falar ou escovar os dentes (fatores de gatilho) e, frequentemente, ocorrem paroxismos espontâneos. Pequenas áreas na região nasolabial e/ou região do mento podem ser particularmente susceptíveis ao desencadeamento da dor (áreas de gatilho). Os paroxismos de dor podem durar meses e, com frequência, ocorrem períodos assintomáticos de duração variável.

Segundo a *International Headache Society*, esse quadro álgico é estereotipado para cada paciente, não deve ser acompanhado de déficit neurológico e não pode ser atribuído a outro distúrbio (NT sintomática). As crises lancinantes de dor ocorrem com mais frequência na segunda e terceira divisões do nervo e o lado direito é discretamente mais acometido que o esquerdo. A primeira divisão é menos envolvida, em contraposição às cefaleias primárias, em que o primeiro ramo é o principal veículo do fenômeno álgico. A(s) causa(s) da NT ainda são desconhecidas. Entre elas, a "hipótese da ignição" proposta por Dover e colaboradores que tentam explicar os principais sinais e sintomas da NT. Nessa hipótese, uma agressão trigeminal inicial induz a alterações fisiológicas que proporcionarão o aparecimento de células hiperexcitáveis ligadas a neurônios sensitivos primários. A descarga de qualquer neurônio de células desse grupo pode rapidamente espalhar-se e ativar toda uma população de células nervosas. Os autores, ainda propõem, que essa "agressão" inicial, possa ter diferentes causas: tumorais; inflamatórias (desmielinizante); traumática e por compressão por uma alça vascular anômala por sobre o nervo (artéria cerebelar superior ou artéria cerebelar anteroinferior).

Embora a NT essencial tenha um quadro clínico muito sugestivo, um percentual de pacientes pode estar albergando doença estrutural subjacente, tais como meningeomas, schwanomas e cisto epidermoide localizados na fossa craniana posterior, aneurisma da artéria basilar e doenças desmielinizantes como a esclerose múltipla (pacientes abaixo da idade de maior prevalência para NT). É aconselhável que na avaliação inicial se inclua, para todos os pacientes, a realização de RM de crânio com gadolínio, com o objetivo de afastar quaisquer das possibilidades aqui mencionadas.

O tratamento da NT pode ser clínico ou cirúrgico. O tratamento clínico deve ser realizado, preferencialmente, com um só medicamento e mantido na menor dose suficiente para alívio completo dos sintomas. Cerca de 70% dos pacientes respondem inicialmente ao tratamento. Transcorridas 4 a 6 semanas sem dor, deve-se iniciar o decremento progressivo da droga utilizada.

A utilização de antiepilépticos (AE) no tratamento da NT foi primeiramente proposta por Bergouinan em 1942, que tratou com sucesso um paciente utilizando fenitoína.

Independentemente dos alvos específicos de ação de cada AE, vários deles são eficazes no tratamento da NT. Dos trabalhos disponíveis na literatura, em estudos controlados, a carbamazepina (CBZ), o baclofeno (BCF) e a lamotrigina (LMT) se mostraram mais eficazes que o placebo.

O emprego da CBZ, isoladamente, em doses variáveis (600 a 1.200 mg/dia), tem se mostrado eficaz em cerca de 80% dos pacientes com NT e, entre aqueles que inicialmente responderam a esse medicamento, cerca de 75% continuarão a fazê-lo ao longo dos anos.

O BCF, como monoterapia (10 a 50 mg), constitui outra boa alternativa para iniciar-se o tratamento, com resultados favoráveis bem documentados. Para alguns autores o BCF chega a ser tão eficaz como a CBZ, sendo, geralmente, mais bem tolerado pelo paciente. A associação de CBZ e BCF é benéfica em casos refratários à utilização de um só fármaco.

Mais recentemente, outros AE têm sido utilizados no tratamento da NT como a gabapentina, o topiramato, a oxicarbazepina, o levetiracetam e o zonisamida. Aparentemente com a eficácia comparável às drogas de 1ª linha, porém com estudos clínicos não controlados.

Seja qual for a droga utilizada em monoterapia, os incrementos de dose devem ser sempre graduais, até que se atinja uma supressão importante ou total dos sintomas dolorosos. Se a dose eficaz do medicamento utilizado provoca efeitos colaterais, uma segunda droga deve ser associada. No caso de insucesso terapêutico com a utilização de dois fármacos, a associação de um terceiro trará poucos benefícios. Algumas estratégias terapêuticas podem ser eficazes nas exacerbações dos paroxismos dolorosos, em pacientes previamente sob controle clínico: 1) bloqueio anestésico periférico; e 2) uso de AE intravenoso, sendo a fenitoína uma opção eficaz. Deve ser evitado, por ineficácia clínica, o emprego de analgésicos comuns ou opioides.

Falhas terapêuticas podem ocorrer em cerca de 50% dos pacientes ao longo do tempo e, nessa circunstância, estará indicado o tratamento cirúrgico, com as seguintes opções:

A gangliolise percutânea por radiofrequência propicia melhora imediata, sendo eficaz em 90% dos pacientes e com baixos índices de recorrência. Tem como complicações a anestesia da face ou a anestesia dolorosa da face, de ocorrência mais rara e grave.

A rizólise percutânea retrogasseriana com glicerol é também efetiva, porém com maiores taxas de recorrência em comparação ao procedimento anterior. A compressão percutânea por meio de balão é o procedimento, no momento, menos utilizado uma vez que há necessidade de anestesia geral.

A radiocirurgia por *gama knife*, realizada na região do *entry zone* (tronco cerebral) do nervo trigêmeo, apresenta uma eficácia em torno de 70 a 80% dos pacientes e com níveis baixos de complicação.

A descompressão microvascular da raiz do nervo trigêmeo na fossa craniana posterior (cirurgia de Janetta) é a única forma de tratamento que visa corrigir a causa presumida para esta doença. Cerca de 70% dos pacientes ficam livres da dor por grandes períodos de tempo. Em consequência da não manipulação do nervo, não ocorrem complicações anestésicas na face, tampouco anestesia da córnea.

BIBLIOGRAFIA

1 Ashkenasi A & Levin M. Three common neuralgia. How to manage trigeminal, occipital and postherpetic pain. *Postgrad Medicine* 2004, 116(3): 16.

2 Headache Classification Subcommittee of the International Headache Society. *The International Classification of Headache Disorders,* 3. ed. (version beta). Cephalalgia 2013; 33(9): 629-808.

3 Zakrzewska JM; Coakham HB. Microvascular decompression for trigeminal neuralgia. *Current Opinion in Neurology*; 2012; 25(3): 296-301.

FOVILLE, SÍNDROME DE

Depende de lesão na porção medial da base do pedúnculo cerebral e consiste essencialmente em hemiplegia completa contralateral à lesão, associada à paralisia do olhar para o lado hemiplégico (o doente não pode contemplar sua hemiplegia). A cabeça e os olhos costumam ficar transitoriamente desviados para o lado da lesão; a paralisia facial central faz parte da síndrome.

Na síndrome de Foville protuberancial superior, a paralisia conjugada dos olhos é para o lado da lesão, de modo que o doente contempla sua hemiplegia de maneira completa.

Finalmente, na síndrome de Foville protuberancial inferior, o doente contempla sua hemiplegia de modo parcial, em virtude de a paralisia facial periférica ser ipsolateral à lesão. Nessa forma, ocasionalmente, ocorre hemianestesia no lado hemiplégico (Figura 56A a C).

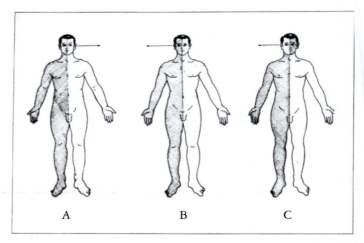

Figura 56A – C – *Síndrome de Foville*. Em A, o doente não pode contemplar a sua hemiplegia (Foville peduncular); em B, o doente contempla a sua hemiplegia de maneira completa (Foville protuberancial superior); em C, o doente contempla a sua hemiplegia de maneira parcial (Foville protuberancial inferior).
Fonte: Reprodução da figura 79 de Guibert, A: Les Grandes Voies de Conduction. Maloine, Paris, 1958.

As principais causas destas síndromes são de natureza tumoral, infecciosa (encefalites) e, principalmente, vascular.

BIBLIOGRAFIA
1 Guibert A. *Les nerfs craniens*. Paris, Maloine, 1966.
2 Rondot P. Syndromes of central motor disorder. In: Vinken PJ; Bruyn GW. *Handbook of Clinical Neurology*, v. 1 Amsterdam, North-Holland, 1969.

FREY-BAILLAGER, SÍNDROME DE
Síndrome auriculotemporal; Síndrome auriculotemporal e da corda do tímpano
Veja síndrome de Bogorad.

Caracteriza-se por hiperidrose, rubor, sensação de calor e, ocasionalmente, dor nas áreas pré-auricular e temporal por ocasião da ingestão de alimentos que estimulam energicamente a salivação.

O quadro pode ocorrer após uma parotidite supurativa, um traumatismo direto sobre a glândula parótida, cirurgia da parótida ou após ressecção da mandíbula. Nessas eventualidades, pode ocorrer lesão do nervo auriculotemporal, e esse nervo, além de proporcionar fibras sensitivas às áreas pré-auricular e temporal, conduz também fibras parassimpáticas vasomotoras e sudoríparas à pele das mesmas áreas. Num período subsequente à lesão do nervo auriculotemporal, por ocasião de sua regeneração por um erro de direcionamento, certas fibras parassimpáticas podem se incorporar às simpáticas. Esse fenômeno explica por que um estímulo gustativo determina hiperidrose, rubor e sensação de calor nas áreas mencionadas.

O bloqueio do nervo auriculotemporal com procaína no nível do trago ou a administração de atropina podem proporcionar alívio temporário ao paciente.

BIBLIOGRAFIA

1 Gorlin RJ; Pindborg JJ. *Syndromes of the head and neck*. New York, McGraw-Hill, 1964.

FRIEDREICH, ATAXIA DE
Ataxia hereditária; Doença de Friedreich; Heredoataxia espinhal

O termo ataxia hereditária, embora não seja completamente descritivo, é adequado para se aplicar a distúrbios relacionados entre si. Usualmente, esses distúrbios são hereditários e familiais e se caracterizam patologicamente por degeneração de algumas porções do sistema nervoso: nervos ópticos; cerebelo; olivas bulbares; e tratos longos (ascendentes e descendentes) da medula espinhal.

A classificação das ataxias hereditárias é hoje bastante abrangente e inclui desde afecções metabólicas (aminacidúrias, deficiência da hexosaminidase), passando pelas mitocondriopatias (síndrome de Leigh, ataxia de Friedreich) até as afecções de natureza imunológica (ataxia-telangiectasia de Louis Bar). Neste texto, abordaremos um grupo de doenças cuja etiologia é obscura, mas que apresenta elementos comuns. A classificação por nós adotada obedece a critérios clinicogenéticos, como aqueles especificados no Quadro 10.

Quadro 10 – Classificação clinicogenética das ataxias.

1. **Ataxias autossômicas recessivas**
Ataxia de Friedreich: cromossomo 9
Ataxia com deficiência de vitamina E: cromossomo 8
Ataxiatelangiectasia: cromossomo 11
Ataxia espástica de Charlevoix-Saguenay
Doença de Refsum
Ataxia associada a:
Mioclonia: cromossomo 21
Hipogonadismo
Ataxia recessiva de início no adulto
Ataxia espinocerebelar tipo 8 (IOSCA)
2. **Ataxias autossômicas dominantes**
Ataxia espinocerebelar tipos SCA 1, 2, 3, 4, 5, 6, 7
Ataxia dentatorrubropalidoluisiana DRPLA (*Haw river syndrome*)
3. **Ataxias ligadas ao X**

Entretanto, em virtude da complexidade do capítulo das heredoataxias e das ataxias adquiridas, nós continuaremos incluindo neste texto alguns epônimos (hoje praticamente obsoletos) como os que seguem no Quadro 11 destacando como modelo a ataxia de Friedreich.

Quadro 11 – Tipos de heredoataxia.

Ataxia de Friedreich
Heredoataxia de Pierre Marie
Distasia arrefléxica hereditária de Roussy-Levy
Síndrome atáxica de Sanger-Brown
Paraplegia espástica familial de Strümpell-Lorrain
Síndrome de Marinesco-Sjögren
Atrofias cerebelares hereditárias:
Atrofia olivopontocerebelar de Déjerine-Thomas
Atrofia do córtex cerebelar de Holmes
Atrofia cerebelar primária da camada granular de Norman
Atrofia tardia do córtex cerebelar de Marie-Foix-Alajouanine
Dissinergia cerebelar mioclônica de Ramsay Hunt

Esse grupo de afecções recebe ainda outras designações: degenerações espinocerebelares familiais; heredodegenerações espinocerebelares; doenças heredodegenerativas. Embora nem todas as formas de degeneração sejam familiais ou hereditárias, elas apresentam similitudes clínicas e patológicas que permitem agrupá-las num mesmo bloco.

A ataxia de Friedreich (AF), embora relativamente rara, é a forma mais comum das heredoataxias. A sua prevalência situa-se entre 1 e 2 para cada 100.000 habitantes nos Estados Unidos e União Europeia. Afeta igualmente ambos os sexos e incide em todas as raças. A sua modalidade de transmissão é autossômica recessiva e o gene responsável se situa na porção proximal do braço longo do cromossomo 9 (9q13-q21). O gene envolvido na AF codifica uma proteína mitocondrial – a frataxina. A anomalia é uma expansão de um trinucleotídeo GAA que leva a uma perda da função da proteína codificada. A mutação consiste em expressão instável de repetições GAA no primeiro íntron do gene da frataxina.

O quadro clínico costuma ter início na segunda infância ou na adolescência, entretanto (por mecanismos genéticos) é possível o início nos primórdios da idade adulta. Clinicamente, a AF é constituída por um complexo sintomatológico que inclui elementos da série cerebelar, piramidal e cordonal posterior. A síndrome cerebelar costuma ter início com distúrbio da marcha (marcha atáxica do tipo ebrioso), sendo também frequente a presença de assinergia tronco-membros. Com a evolução do quadro, surgem dismetria, decomposição dos movimentos, adiadococinesia, nistagmo, voz escandida e tremor cefálico. A síndrome cordonal posterior costuma agravar a instabilidade estática do paciente, com o aparecimento do sinal de Romberg e a marcha pode assumir um aspecto talonante (marcha ataxicotalonante). Outros elementos clínicos, dependentes do comprometimento do cordão posterior, compreendem hipotonia muscular, abolição dos reflexos profundos (principalmente nos membros inferiores) e diminuição ou abolição das sensibilidades vibratória e artrestésica. A síndrome piramidal, que pode ser de exteriorização tardia, quase nunca é completa em virtude do predomínio das manifestações sensitivocerebelares. Habitualmente, o quadro piramidal exterioriza-se pela presença do sinal de Babinski bilateralmente. As deformidades somáticas são comuns e encontramos principalmente o pé cavo (que é, comumente, de aparecimento precoce) e cifoscoliose (cuja presença é menos constante e o aparecimento é tardio) (Figura 57). Outros sinais e sintomas neurológicos podem ocorrer: atrofia óptica; surdez e alteração cognitiva (que pode chegar até à demência). As alterações cardíacas são frequentes (ocorrem em aproximadamente um terço dos casos) e costumam ocorrer após anos de instalação do quadro neurológico. As manifestações incluem cardiomegalia, sopros e alterações eletrocardiográficas. O diabetes melito também pode se associar a este tipo de ataxia.

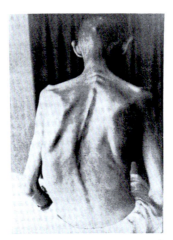

Figura 57 – *Escoliose sinistroconvexa em paciente com doença de Friedreich.*

Do ponto de vista neuropatológico, observa-se atrofia principalmente dos cordões posteriores da medula espinhal e de suas raízes posteriores, dos feixes cerebelares e, muitas vezes, do feixe corticoespinhal da medula. O processo determina destruição, mais ou menos completa, das bainhas de mielina e dos cilindroeixos. A área lesada fica substituída por uma gliose fibrosa. Quase sempre está afetado também o cerebelo, particularmente a camada das células de Purkinje.

É comum o desaparecimento precoce dos potenciais de ação sensitivos nos nervos periféricos. A neuroimagem (RM) evidencia, com maior frequência, a presença de atrofia da medula cervical e, mais raramente, atrofia cerebelar.

O diagnóstico nos casos típicos e com história familial é fácil. Nos casos esporádicos, o diagnóstico diferencial deve ser feito com várias doenças: esclerose múltipla; degeneração combinada subaguda da medula espinhal; malformação de Arnold-Chiari; invaginação basilar; deficiência de vitamina E.

A evolução é lentamente progressiva e a doença pode levar à incapacidade pela incoordenação. Geralmente, antes dos 45 anos o paciente está confinado a uma cadeira de rodas. A morte pode sobrevir por quadros infecciosos ou por complicações cardiopulmonares (edema pulmonar, colapso por assistolia). Medidas sintomáticas incluem tratamento do diabetes melito e de anormalidades cardíacas. Também medidas fisioterápicas e ortopédicas podem trazer algum benefício ao doente. Ensaios clínicos com a droga idebenona não demonstraram benefícios aos doentes.

BIBLIOGRAFIA

1 Anheim M. Les ataxies cérébelleuses autosomiques récessives. *Rev Neurol* 2011; 167: 372-384.

2 Cambier J; Masson M; Masson C; Dehen H. *Neurologie*, Paris, Elsevier-Masson, 2012.

3 Pandolfo M. Friedreich ataxia. *Arch Neurol* 2008; 65: 1296-1303.

FROIN, SÍNDROME DE

Síndrome de coagulação maciça-xantocromia; Síndrome de Lépine-Froin; Síndrome de Nonne-Froin; Síndrome do bloqueio espinhal

Foi descrita pelo médico francês Georges Froin (1874-1932), originalmente em 1903. Ela refere-se a um estado de coagulação maciça do LCR pouco tempo depois de sua extração (segundos). O fenômeno indica um aumento da produção de elementos exsudativos encontrados no LCR presente abaixo do nível de um bloqueio, seja parcial ou completo do canal raquiano. O LCR caracteriza-se por xantocromia, hiperproteinorraquia acentuada (geralmente superior a 1.000 mg/dL) e coagulação após sua extração. Nonne posteriormente, em 1910, salientou que, nesses casos, uma quantidade excessiva de globulinas está presente.

É fundamental ressaltar que as etiologias da síndrome estão relacionadas ao bloqueio parcial ou completo do canal raquiano por obstrução geralmente de origem neoplásica ou inflamatória. Quando esse bloqueio é secundário a um processo mecânico, em geral fratura patológica ou hérnia discal extrusa, utiliza-se ao termo síndrome pseudo-Froin. Nesses casos, é frequente a presença de dor lombar ou ciatalgia concomitante. A partir do bloqueio, abaixo da lesão responsável, ocorre um acúmulo de globulinas e fibrinogênio que provocaria então a coagulação. Dentre as diversas causas, temos: tumores medulares (principalmente intramedulares e da cauda equina); meningite tuberculosa; doença de Pott e aracnoidites crônicas.

BIBLIOGRAFIA

1   Govindarajan R; Khan T. Froin's syndrome: an uncommon mimicker of Guillain–Barre syndrome. *Eur Spine J.* 2012; 21(8): 1674-1675.

2   Mattsson N; Montelius R; Holtz A; *et al.* Coagulation of cerebrospinal fluid – the Nonne-Froin sign. *Practical Neurology.* 2013; 13(4): 273-274.

FUKUHARA, DOENÇA DE
Epilepsia mioclônica com ragged red fibers; MERRF

Este tipo de mitocondriopatia habitualmente se instala de modo súbito em indivíduos aparentemente sadios e a cena clínica costuma ser aberta com um quadro de convulsões subentrantes. Numa fase subsequente, o paciente costuma apresentar síndrome cerebelar progressiva, mioclonias interictais, tremor de ação, surdez de origem central e evolução para um quadro demencial. Com menos frequência, podem ser observados alterações da sensibilidade profunda e distúrbios hipotalâmicos com alterações menstruais. Outras manifestações podem ser encontradas como lipomas cervicais e baixa estatura. Nestes pacientes, raramente encontramos oftalmoplegia, retinite pigmentar, amaurose, hemiplegia e hemianopsia, ao contrário do que ocorre na MELAS e na síndrome de Kearns-Sayre (outras mitocondriopatias). O pico de incidência se situa entre os 12 e 20 anos de idade, sendo descritos casos com início entre os 5 e 42 anos de idade.

Os primeiros casos dessa mitocondriopatia foram descritos por Luft e cols., em 1962 e, desde então, muitos outros foram descritos, com as mais variadas expressões clínicas e denominações como miopatia mitocondrial, encefalopatia mitocondrial, citopatia mitocondrial, oftalmoplegia-*plus*, entre outras. As principais características deste grupo de doenças são a grande variabilidade fenotípica, o acometimento multissistêmico e o modelo de herança absolutamente aleatório e imprevisível.

A doença de Fukuhara é uma das afecções classificadas como encefalopatias mitocondriais, ao lado da síndrome de Kearns-Sayre e da MELAS (*Mitochondrial myopathy, encephalopathy, lactic acidosis, and stroke-like episodes*) que se manifestam, predominantemente, na adolescência ou na idade adulta. Outras mitocondriopatias como a doença de Leigh, síndrome de Canavan e de Alpers – costumam ter início no nascimento ou na infância. As formas, com início a partir da adolescência, apresentam alguns elementos comuns: baixa estatura; desenvolvimento neuropsicomotor normal; surdez neurossensorial; aumento do lactato sérico e presença de fibras vermelhas rasgadas (*ragged red fibers*) no material de biópsia muscular.

O diagnóstico diferencial deve ser considerado com a epilepsia mioclônica juvenil, com a doença de Lafora, com a doença de Unverricht-Lundborg e com a lipofuscinose neuronal.

Nas encefalomiopatias mitocondriais, ocorre uma anormalidade bioquímica na cadeia respiratória da mitocôndria, com alteração em algum sítio da fosforilação oxidativa ou do complexo piruvato-desidrogenase. Em uma única doença, várias enzimas mitocondriais podem estar alteradas, como a acetil-CoA, citocromo-c-oxidase, citocromo b, dentre outras. A alteração bioquímica provoca aumento do lactato sérico e a presença das *ragged red fibers* (Figura 58), que representam a proliferação de elementos mitocondriais abaixo da membrana subsarcolemal.

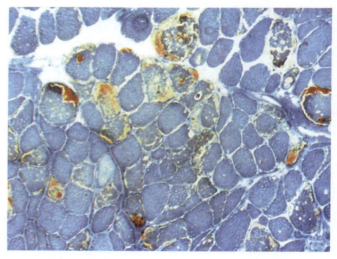

Figura 58 – *Presença de numerosas fibras do tipo ragged-red fibers. TG x 40*
Fonte: Cortesia da Dra. Beatriz Hitomi Kiyomoto.

A herança genética obedece um padrão não mendeliano, sendo as encefalomiopatias mitocondriais consideradas uma das doenças humanas com herança citoplasmática, mitocondrial ou materna. Diversos erros genéticos podem ocorrer como as deleções, geralmente esporádicas; as mutações de ponto, associadas com frequência à herança materna; as depleções, com quantidade diminuída de DNAmit e a sua duplicação.

As mitocôndrias têm seu próprio DNA para codificar proteínas, que é o DNA mitocondrial (DNAmit). O DNAmit é composto de 37 genes, associados com a síntese de subunidades enzimáticas para o sistema de fosforilação oxidativa. Aparentemente, o genoma mitocondrial é controlado pelo genoma nuclear, em um sistema muito complexo. Assim, se a cadeia respiratória celular, presente na mitocôndria, é quebrada em qualquer ponto, não há produção suficiente de ATP e a célula não pode funcionar normalmente. Aqueles tecidos que necessitam de mais energia, como os do cérebro, músculos, coração e olhos, têm maior número de mitocôndrias e, portanto, são mais afetados nas doenças mitocondriais.

A doença de Fukuhara se transmite por via materna, mediante mutação pontual no DNAmit (8344 *point-mutation*). Outras mutações têm sido descritas em mais de 80% dos pacientes com MERRF. As principais características dessa forma de herança são a grande variabilidade de expressão da doença, o acometimento multissistêmico e o modelo hereditário, que é absolutamente aleatório. Nos indivíduos com manifestações menos exuberantes, a mutação genética poderá não ser observada no sangue periférico, sendo a cultura de fibroblastos ou a biópsia muscular o método diagnóstico mais fidedigno.

Praticamente, inexiste tratamento para este tipo de mitocondriopatia. Tem sido tentado o uso de altas doses de carnitina, para impedir a evolução da doença, entretanto os resultados são ainda incertos. Também foi tentado o uso de L-5-hidroxitriptofano.

BIBLIOGRAFIA

1 Fukuhara N *et al.* Myoclonus epilepsy associated with ragged red fibers (mitochondrial abnormalities): disease entity or a syndrome? J Neurol Sci 1980, 47: 117.

2 Kiyomoto BH. Miopatia mitocondrial: apresentação de doze pacientes. Tese de Mestrado – Escola Paulista de Medicina (São Paulo), 1989.

FUKUYAMA, DISTROFIA MUSCULAR-PROGRESSIVA CONGÊNITA TIPO

Fukuyama e colaboradores descreveram em 1960, no Japão, uma forma peculiar de distrofia muscular progressiva congênita traduzida por hipotonia ao nascimento, comprometimento da musculatura da face, retrações fibrotendíneas precoces e acentuado retardo mental. Os critérios de Fukuyama e colaboradores para definir o diagnóstico desse tipo de miopatia são os seguintes: 1) ambos os sexos igualmente afetados; 2) início antes dos 8 meses de idade; 3) atraso do desenvolvimento neuropsicomotor; 4) hiporreflexia ou arreflexia profunda; 5) fraqueza generalizada e simétrica; 6) hipotonia generalizada; 7) comprometimento da musculatura facial; 8) retrações fibro-tendíneas; 9) comprometimento do SNC; 10) taxas elevadas de CPK; 11) quadro histopatológico compatível com distrofia muscular progressiva.

Esse tipo de quadro associa distrofia muscular congênita com malformações do SNC. As alterações do SNC incluem micropoligiria e paquigiria, heterotopias neuronais, hipoplasia do cerebelo e tratos piramidais, além de alterações difusas da substância branca cerebral. A criança pode apresentar crises convulsivas e retardo mental.

O gene responsável pela doença, com *locus* em 9q31, codifica a proteína fukutina. A mutação do gene da fukutina pode alterar a glicosilação da alfadistroglicana com implicações deletérias no músculo e cérebro.

O prognóstico é sombrio, sendo a criança incapaz de andar e a grave incapacidade leva à inanição e morte por volta dos 10 anos de idade.

BIBLIOGRAFIA

1 Levy JA; Alegro MSC *et al.* Distrofia muscular progresiva congénita tipo Fukuyama. Descrição de um caso. *Arq Neuropsiquiat* 1987, 45: 188.

2 Reed UC. Miopatias. In: Diament A; Cypel S. *Neurologia Infantil,* Rio de Janeiro, Atheneu, 2005.

G

GAMSTORP, SÍNDROME DE

Adinamia episódica hereditária; Paralisia periódica hipercalêmica; Síndrome adinâmica hipercalêmica; Síndrome de Westphal com hipercalemia; Síndrome periódica hereditária hipercalêmica

Veja doença de Eulenburg e paralisia periódica de Westphal.

Este tipo de paralisia periódica afeta ambos os sexos, sendo mais grave no sexo masculino. A afecção, que é rara, costuma ter início antes dos 10 anos de idade. O quadro clínico caracteriza-se por crises que podem ser provocadas por jejum prolongado, repouso, após a exposição ao frio ou esforço físico. Também a administração de sais de potássio e a ingestão excessiva de cerveja (essa bebida contém potássio) podem desencadear a crise. A crise, que habitualmente é diurna (na paralisia periódica hipocalêmica costuma ser noturna), desenvolve-se rapidamente com o quadro paralítico se instalando dentro de 30 a 40 minutos; a duração da crise pode chegar até 2 horas. O quadro clínico é mais brando e de duração mais breve do que aquele observado na paralisia periódica hipocalêmica. No início, a debilidade se instala na cintura escapular, coxas e panturrilhas, podendo se estender para braços, mãos e pescoço. Pode haver dificuldade para tossir e deglutir, permanecendo íntegros os músculos respiratórios. O quadro de déficit motor pode se acompanhar do fenômeno miotônico, sendo essa manifestação observável principalmente nos músculos palpebrais. No início da crise, o doente pode se queixar de parestesias. A frequência dos episódios pode ser muito maior na forma hipercalêmica (chegando a várias crises por semana ou, mesmo, diariamente) do que na hipocalêmica. Ao exame, nas fases críticas, podemos observar o fenômeno miotônico espontâneo, nas pálpebras; e o provocado, na eminência tênar e língua. O déficit muscular é evidente e mais ou menos generalizado, apresentando o doente dificuldade para levantar-se de uma cadeira ou subir escadas. Os reflexos profundos podem estar deprimidos ou abolidos.

Essa miopatia metabólica, seguramente, depende dos níveis elevados de potássio; porém o mecanismo íntimo do quadro ainda permanece obscuro. A genética molecular tem proporcionado subsídios para explicar os mecanismos destes tipos de miopatias e, em algumas formas, têm sido mapeados genes para as subunidades alfa do canal de sódio do músculo. O gene defeituoso para a forma hipercalêmica está situado na banda 17q.13.1; já na forma hipocalêmica, esse aspecto ainda não está definido. O modo de transmissão é autossômico dominante.

Durante as crises, alguns exames complementares podem fornecer subsídios importantes: 1) elevação da concentração sérica do potássio; 2) o ECG pode revelar alterações típicas da hipercalemia, com ondas T altas e pontiagudas; 3) o exame eletroneuromiográfico mostra aumento do número de potenciais espontâneos (potenciais de fibrilação), aumento da atividade insercional e presença de potenciais miotônicos; 4) o exame histopatológico (biópsia muscular) pode mostrar degeneração miofibrilar central e mitocondrial, além de formação de vacúolos. O diagnóstico diferencial com a paralisia hipocalêmica é fácil: o nível elevado de potássio sérico, a indução de uma crise com cloreto de potássio e a presença dos potenciais miotônicos ao eletromiograma são dados a favor da forma hipercalêmica.

A maioria das crises costuma ceder espontaneamente; nas crises graves, o quadro pode regredir com a administração venosa de 10 a 20 mL de gluconato de cálcio a 10%. Também tem sido preconizado, em certos casos, o emprego de glicose e insulina em infusão (solução polarizante). Para fazer a profilaxia das crises, o indivíduo deve evitar os esforços físicos e a exposição ao frio, além de tomar diariamente acetazolamida. Drogas beta-adrenérgicas também têm sido indicadas na profilaxia das crises.

Esse epônimo foi banido dos livros de texto modernos e parece que alguns distúrbios como paralisia periódica normocalêmica, miotonia acetazolamidarrespondedora, miotonia *fluctuans* e miotonia *permanens* são variantes da paralisia periódica hipercalêmica. Todas elas são dependentes de mutações no gene codificando a subunidade alfa do canal de sódio no músculo esquelético (*SCN4A*).

BIBLIOGRAFIA

1 Bendheim PE; Reale EO; Berg BO. Beta adrenergic treatment of hyperkalemic periodic paralysis. *Neurology,* 1985, 35: 746.

2 Gamstorp I. Adynamia episodica hereditaria. *Acta Paediat.* (Uppsala), 1956, 108: 1.

3 Reed UC. Miopatias. In: Diament A; Cypel S. *Neurologia Infantil,* Rio de Janeiro, Atheneu, 2005.

GARCIN, SÍNDROME DE

Hemipolineuropatia craniana; Síndrome de Bertold-Garcin; Síndrome de Garcin-Guillain; Síndrome do comprometimento global unilateral dos nervos cranianos

Esta síndrome, descrita por Garcin em 1927, a propósito de tumores infiltrativos da base do crânio, caracteriza-se pelo comprometimento unilateral de todos (ou quase todos) os nervos cranianos (Figura 59A a F).

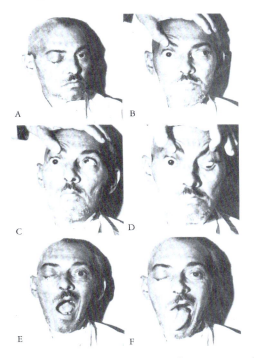

Figura 59A – F – *Síndrome de Garcin determinada por sarcoma da base do crânio, ocorrendo comprometimento dos 12 nervos cranianos do lado direito. Em A, ptose palpebral, em B, paralisia do reto medial; em C, paralisia do reto lateral; em D, paralisia dos músculos abaixadores do globo ocular no olho direito; em E, paralisia facial e do ramo motor do nervo trigêmeo direito (desvio do mento para a direita); em F, paralisia da hemilíngua direita.*

De acordo com os critérios estabelecidos por Garcin, a síndrome compreende:

1) Comprometimento progressivo e unilateral dos nervos cranianos.
2) Ausência de sinais e sintomas de hipertensão intracraniana.
3) Ausência de comprometimento dos tratos longos (feixes de projeção) sensitivos e motores.

Dentre as causas da síndrome, devem ser alinhadas:

1) Sarcomas primários da base do crânio.
2) Tumores invasivo da nasofaringe.
3) Meningites luéticas.

O diagnóstico da síndrome deve se basear nos dados clínicos, enquanto a etiologia frequentemente pode ser determinada pelo estudo por neuroimagem da base do crânio e pela biópsia do tumor. O exame do LCR é fundamental para o diagnóstico das meningites crônicas da base do crânio.

O tratamento cirúrgico em determinados casos e a radioterapia podem trazer certo alívio aos doentes; porém, o prognóstico da síndrome é sombrio.

BIBLIOGRAFIA

1 Garcin R. Le syndrome paralytique unilateral des nerfs craniens. Paris, Thesis, 1927.

GASPERINI, SÍNDROME DE

Esta síndrome parece depender de uma lesão no terço inferior da ponte. Gasperini descreveu em 1912 um caso caracterizado por paralisia de V°, VI° e VII° nervos cranianos de um lado com hemianestesia termodolorosa e déficit motor no lado oposto. A correlação clinicopatológica não foi efetuada com exame *postmortem*.

Este epônimo é obsoleto.

BIBLIOGRAFIA

1 Loeb C; Meyer JS. Pontine syndromes. In: Vinken PJ; Bruyn GW. *Handbook of Clinical Neurology,* v. 2 Amsterdam, North-Holland, 1969.

GASTAUT, SÍNDROME DE
Epilepsia occipital idiopática tardia da infância
Veja síndrome de Panayatopoulos

É a forma mais rara da epilepsia idiopática focal da infância (2 a 7%) com manifestações puramente de lobo occipital. Acomete 0,3% das crianças com crises epilépticas não febris recém-diagnosticadas. O pico de aparecimento é entre os 8 e 9 anos de idade e afeta igualmente ambos os sexos. O componente genético parece estar bastante associado e há história familiar de epilepsia na metade dos pacientes e de enxaqueca em cerca de 20%.

As crises iniciam com sintomas visuais incluindo alucinações elementares positivas, como luzes coloridas piscantes, movimentos circulares em um dos campos visuais ou alucinações elementares negativas, como borramento visual unilateral ou hemianopsia. Podem haver manifestações oculares como piscamento, desvio ou dor ocular. Essas auras podem evoluir para crises hemiclônicas, crises parciais complexas com automatismos (discognitivas) ou para crises tonicoclônicas secundariamente generalizadas. Cerca de 30% dos pacientes apresentam intensa e duradoura cefaleia pós-ictal, muitas vezes com náuseas e vômitos e outras características migranosas. Nesses casos, um quadro de enxaqueca com aura pode ser erroneamente diagnosticado; embora a cefaleia seja migranosa por natureza, as auras não são típicas de enxaqueca. Os eventos epileptiformes são estereotipados para cada paciente e são de curta duração, de alguns segundos até um a três minutos, predominando no período diurno, ao contrário da síndrome de Panayatopoulos. Ocorrem com elevada frequência e os pacientes geralmente apresentam várias crises de curta duração diariamente; a progressão para outras crises ocorre de forma menos frequente.

O EEG interictal evidencia atividade de base normal ao lado de complexos espícula-onda, de alta amplitude, unilaterais ou bilaterais, síncronos ou assíncronos, que ocorrem somente quando os olhos estão fechados e projetam-se na região occipital; com o decorrer da crise, pode haver a difusão para regiões centrais e temporais. Há um aumento das descargas durante o sono e a fotossensibilidade pode estar presente; a fixação visual promove supressão das descargas.

Embora o prognóstico desta síndrome não seja previsível como nas outras formas de epilepsia focal idiopática da infância (rolândica e Panayatopoulos), o controle das crises costuma ocorrer em 50 a 60% dos pacientes e a remissão completa em 95% dos casos até o final da adolescência. Pode haver um déficit cognitivo leve nestes pacientes. Há boa resposta terapêutica à maioria dos fármacos antiepilépticos, especialmente a carbamazepina.

BIBLIOGRAFIA

1   Panayatopoulos CP; Bureau M *et al.* Idiopathic focal epilepsies in childhood. In: Mureau M; Genton P; Dravet C; Delgado-Escueta A V; Tassinari CA; Thomas P; Wolf P. *Epileptic syndromes in infancy, childhood and adolescence.* John Libbey France, 2012.

2   Guerrini R; Pellacani S. Benign childhood focal epilepsies. *Epilepsia* 2012, 53(Supl 3): 9-18.

3   Engel J. Epilepsy syndromes. In: Engel J. (Ed.) Seizure and epilepsy. New York: Oxford Press, 2013.

GAUCHER, DOENÇA DE
Lipidose por acúmulo de cerebrósides

Doença familiar que se caracteriza pelo acúmulo da substância lipídica deglucosilceramide no sistema reticuloendotelial visceral e do sistema nervoso, devido à deficiência da enzima lisossomial glucocerebrosidase. A doença pode se apresentar sob três formas: infantil; juvenil; e adulta. Apenas a forma infantil é que causa manifestações neurológicas. Atualmente, classifica-se a doença em três tipos clínicos distintos:

Doença de Gaucher tipo I, forma crônica visceral pura sem manifestações neurológicas, idade de aparecimento e gravidade clínica variável, com esplenomegalia e hiperesplenismo, comprometimento pulmonar e alterações esqueléticas.

Doença de Gaucher tipo II, forma infantil neuronopática aguda precoce que se inicia ao redor dos 3 meses de idade com visceromegalia, irritabilidade excessiva e estrabismo por oftalmoplegia. O quadro piora rapidamente com trismo, hiperextensão da cabeça, assumindo postura em opistótono. Surgem dificuldades de alimentação, disfagia, laringoespasmo, estridor laríngeo, episódios de apneia, episódios de hipertermia, síndrome pseudobulbar e sinais piramidais. O contato pode permanecer relativamente preservado nas fases iniciais, mas se deteriora em fases mais avançadas e o óbito geralmente ocorre no segundo ano de vida. Convulsões não são proeminentes. O hemograma pode mostrar linfócitos vacuolizados e no exame de medula óssea podem ser vistas as características células de Gaucher com conteúdo lipídico.

Doença de Gaucher tipo III, forma infantil tardia ou juvenil, com início entre 2 e 5 anos, após o 5º ano de vida e na idade adulta, as manifestações neurológicas mais frequentes são crises convulsivas e deterioração mental progressiva. O aparecimento de epilepsia mioclônica progressiva pode tornar o quadro grave e incapacitante. Podem surgir em diferentes associações ataxia, espasticidade, distonia, parkinsonismo, paralisias oculares supranucleares, principalmente do olhar horizontal. A velocidade de deterioração parece menor quanto mais tardio o início dos sintomas. O óbito geralmente ocorre entre a segunda e a quarta década de vida.

O quadro histopatológico caracteriza-se pelo encontro de células de Gaucher no fígado, baço, medula óssea e linfonodos. Esse tipo de célula, com origem retículo-histiocitária, apresenta citoplasma de aspecto fibrilar, é de grande tamanho e cora-se fortemente com PAS. No encéfalo, notam-se focos de perda celular e neuronofagia com a presença das células de Gaucher nas regiões perivasculares.

A doença afeta ambos os sexos (com discreta predominância masculina) e sua transmissão é autossômica recessiva. O gene patológico está localizado no cromossomo 1q21, com incidência de 97% nos casos de etnia judaica. O diagnóstico é suspeitado pelos achados clínicos característicos de cada tipo de doença de Gaucher, reforçado pelo encontro de elevação de fosfatase alcalina e células de Gaucher na medula óssea, fígado e baço. A dosagem enzimática da glucocerebrosidase em leucócitos ou cultura de fibroblastos permite um diagnóstico preciso e definitivo e pode ser usada para diagnóstico pré-natal.

Não existe tratamento específico para as formas com envolvimento do sistema nervoso. O tratamento de reposição enzimática tem mostrado eficiência na melhora das manifestações sistêmicas tanto das formas não neuronopáticas como das formas neuropáticas. Entretanto, o bloqueio da barreira hematoencefálica impede a atuação em nível de SNC. A redução da formação de substrato com o uso de um inibidor da glucosilceramide sintetase (Miglustat) tem sido usado para facilitar a ação da atividade enzimática residual desses pacientes. Terapia gênica ainda não reúne resultados suficientes para considerar uma possibilidade terapêutica atual. O transplante de medula óssea nas formas não neuronopáticas tem mostrado alguns resultados mais encorajadores, mas ainda representa uma terapia complexa e de alto risco.

Aproximadamente 80% dos pacientes falecem antes de completar o 1º ano de vida. Nas formas infantis tardias, o óbito ocorre em 5 a 10 anos após o início a doença. A forma do adulto, não neuropática, é mais comum entre os judeus asquenazim e pode ser tratada pela infusão da enzima deficiente.

BIBLIOGRAFIA

1 David RB *et al. Clinical pediatric neurology.* Demos Medical Publishing, p. 268, 2009.

2 Menkes JH; Sarnat HB; Maria BL. Clinical Neurology, 7th ed. Lippincott Williams & Wilkins, p. 88, 2006.

3 Nagral A. Gaucher disease. *J Clin Exp Hepatol*, 2014, 4: 37-50.

4 Rosemberg S. *Neuropediatria.* Rio de Janeiro, Sarvier, p. 298, 2010.

GÉLINEAU, SÍNDROME DE

Narcolepsia-cataplexia; Síndrome narcoléptica

O termo narcolepsia deriva da palavra francesa *narcolepsie*, que combina o grego *Närke*, (dormência ou estupor) e *lepsis* (ataque). O termo foi criado pelo médico francês Jean-Baptiste-Édouard Gelineau (1859-1906), por isso é também conhecida como síndrome de Gelineau.

Atualmente, conforme a 3ª edição da Classificação Internacional de Distúrbios do Sono da *American Academy of Sleep Medicine* (AASM), a narcolepsia é dividida em tipos 1 e 2.

A narcolepsia tipo 1 é também chamada de "síndrome de deficiência de hipocretina", "narcolepsia-cataplexia" e "narcolepsia com cataplexia". Os últimos dois nomes podem não ser adequados, pois o paciente com narcolepsia tipo 1 pode não apresentar cataplexia, segundo os critérios diagnósticos descritos a seguir. A cataplexia* é caracterizada pela perda súbita do tônus muscular e paralisia dos músculos voluntários sem perda da consciência, normalmente de curta duração, podendo ser desencadeada por emoções.

Para o diagnóstico, o paciente deve apresentar períodos diários de necessidade incontrolável de dormir ou lapsos de sono durante o dia, com sintomas ocorrendo por pelo menos 3 meses. Além disso, é necessária a presença de uma ou ambas das seguintes manifestações: 1) Cataplexia e uma latência do sono médio $\leq$ 8 minutos e dois ou mais períodos de início do sono REM observados no teste das múltiplas latências do sono. 2) A concentração de hipocretina-1 no líquor $\leq$ 110 pg/mL ou < 1/3 dos valores médios obtidos em indivíduos normais com a mesma normatização.

A hipocretina, também conhecida como orexina, é produzida no hipotálamo e tem entre as funções a regulação do ciclo de sono-vigília. Em pessoas com narcolepsia ocorre a morte de neurônios produtores de hipocretina, podendo por essa razão ocorrer a diminuição da concentração da mesma no líquor. Não é claro o que desencadeia essa morte neuronal, no entanto a evidência cada vez mais aponta para uma anomalia do sistema imunológico associada a fatores ambientais e genéticos, em especial a presença do antígeno leucocitário humano (HLA) subtipos DR2/DRB1501 e DQB1602, uma vez que 100% dos pacientes com baixos níveis de Hcrt-1 (neuropeptídio precursor de hipocretina) no LCR são positivos para HLA DQB1*0602. Lembrando que cerca de 26% dos pacientes com níveis normais de hipocretina também têm HLA positivo, sendo essa porcentagem semelhante à observada na população normal.

Embora não faça parte dos critérios de diagnóstico, muitos pacientes apresentam fragmentação do sono noturno, resultando em uma incapacidade de manter o sono contínuo. Além disso, 33 a 80% dos doentes apresentam alucinações hipnagógicas e/ou paralisia do sono. Alucinações hipnagógicas são definidas como experiências oníricas vívidas que ocorrem na transição da vigília para dormir. A paralisia do sono é descrita como incapacidade temporária perturbadora para mover os músculos voluntários nas transições sono-vigília.

A narcolepsia tipo 2 também é chamada de narcolepsia sem cataplexia*. Assim como na narcolepsia tipo 1, o diagnóstico depende de o paciente apresentar períodos diários de necessidade incontrolável de dormir ou lapsos de sono durante

---

* Cataplexia: quadro transitório de atonia muscular generalizada.

o dia, com sintomas ocorrendo por pelo menos 3 meses. Deve ter a latência do sono médio ≤ 8 minutos e dois ou mais períodos de início do sono REM observados no teste das múltiplas latências do sono, mas diferentemente da narcolepsia tipo 1, o paciente deve ter ausência de cataplexia. Quanto aos níveis de hipocretina, a concentração de hipocretina-1 no LCR é > 110 pg/mL ou > 1/3 dos valores médios obtidos em indivíduos normais com a mesma normatização.

Para o diagnóstico da narcolepsia tipo 1, é necessário excluir outras causas que possam explicar melhor o quadro de hipersonolência e alteração no teste das múltiplas latências do sono, tais como apneia do sono, privação crônica do sono, efeito de medicamentos, entre outras.

Fatores associados como fragmentação do sono, paralisia do sono e alucinações hipnagógicas também podem estar presentes. Os fatores desencadeantes da narcolepsia tipo 2 são desconhecidos e não está claro qual papel de fatores genéticos como HLA DQB1*0602, no entanto são descritos gatilhos como traumatismo craniano e doenças virais não especificadas. O tratamento é puramente sintomático e feito apenas com drogas estimulantes do SNC: anfetamina; metilfenidato; antidepressivos tricíclicos e modafinil.

BIBLIOGRAFIA

1 American Academy of Sleep Medicine. International classification of sleep disorders, 3. ed. Darien, IL: American Academy of Sleep Medicine, 2014.

2 Andlauer O; Moore H; Jouhier L *et al.* Nocturnal REM sleep latency for identifying patients with narcolepsy/hypocretin deficiency. *JAMA Neurol* 2013; 6: 1-12.

3 Pizza F; Franceschini C; Peltola H *et al.* Clinical and polysomnographic course of childhood narcolepsy with cataplexy. *Brain* 2013 oct. 18. [E-pub ahead of print]

GELLÉ, SINDROME DE
Síndrome da paralisia cruzada do VIIIº nervo craniano

Descrita por Gellé, em 1901, com o nome de paralisia alterna do nervo acústico por uma lesão pontina.

As características fundamentais consistem em zumbidos, vertigem, dor auricular e surdez unilateral. Esse quadro, dependente de lesão do VIIIº nervo craniano, ocorre precedendo ou sucedendo uma hemiparesia contralateral (o que nem sempre ocorre). O comprometimento associado do Vº e VIIº nervos cranianos é excepcional.

Embora essa síndrome esteja ligada a uma lesão pontina, não existem registros comprobatórios *postmortem*.

BIBLIOGRAFIA

1 Loeb C; Meyer JS. Pontine syndromes. In: Vinken PJ; Bruyn GW. *Handbook of Clinical Neurology.* v. 2, Amsterdam, North-Holland, 1969.

GERLIER, VERTIGEM PARALISANTE DE

*Doença de Gerlier; Vertigem paralisante endêmica; Kubisagari**

Curiosa afecção, de etiopatogenia desconhecida, encontrada sob a forma endêmica em algumas regiões da França, Suíça e Japão. A doença acomete principalmente jovens do sexo masculino que moram em zona rural; o caráter sazonal da afecção é bem marcado, pois ela costuma ocorrer no verão.

O quadro clínico consiste em crises de vertigem, acompanhadas de fotofobia, fotopsia, diplopia e ptose palpebral; numa fase subsequente, o indivíduo apresenta cefaleia nucal, raquialgia, queda de cabeça e fraqueza muscular generalizada. As crises podem ser desencadeadas por esforços físicos, estímulos luminosos, hipoglicemia, visão de objetos em movimento (irritação optocinética). O quadro, que é transitório, pode durar de minutos a horas. Nesta afecção, o quadro vertiginoso é mal caracterizado e seria mais um estado de obnubilação do que propriamente vertigem.

A etiologia é desconhecida, embora se suspeite de um agente infeccioso; parece que na Suíça os indivíduos acometidos com maior frequência são aqueles em contato com gado bovino, e no Japão com cavalos.

Não se conhece um tratamento para a doença, sendo aconselhável o afastamento do indivíduo de animais contaminados e de estábulos. O prognóstico é bom, sendo possíveis recidivas.

BIBLIOGRAFIA

1 Magalini SI. *Dictionary of medical Syndromes,* JB Philadelphia, Lippincott, 1971.

GERSTMANN, SÍNDROME DE

Agnosia digital; Síndrome do giro angular

A síndrome de Gerstmann, que pode ocorrer de modo incompleto, quando plenamente desenvolvida caracteriza-se pela presença de:

1) Agnosia digital, sendo o paciente incapaz de reconhecer os próprios dedos ou os dedos do examinador.

2) Confusão esquerda-direita, tanto no seu próprio corpo como no corpo do examinador.

3) Acalculia (ou discalculia), traduzida pela incapacidade de utilizar os símbolos matemáticos.

---

* *Kubisagari*, em japonês, significa queda da cabeça ou, literalmente, queda do pescoço.

4) Disgrafia ou agrafia pura, sendo o paciente incapaz de escrever (não ocorrem propriamente distúrbios da linguagem ou alexia).

Um quadro de apraxia ideomotora, incluindo apraxia de construção, pode se associar aos demais elementos da síndrome.

A etiologia depende de processos neoplásicos (geralmente, gliomas infiltrativos) e principalmente vasculares isquêmicos, sendo a sede da lesão o giro angular do lobo parietal dominante, geralmente o esquerdo.

BIBLIOGRAFIA

1   Ajuriaguerra J; Hécaen H. *Le cortex cérébral*. Paris, Masson, 1964.
2   Wilkins RH; Brody IA. Gerstmann's syndrome. *Arch Neurol* 1971, 24: 475.

GERSTMANN-STRÄUSLLER-SCHEINKER, SÍNDROME DE
Veja doença de Creutzfeldt-Jakob.

Embora reconhecida como uma doença priônica de fato, a síndrome de Gerstmann-Sträussler-Scheinker (GSS), foi descrita em 1936, como doença degenerativa, pelos neurocientistas austríacos Josef Gerstmann e Ernst Sträussler, em conjunto com o neurocientista russo expatriado Ilya Mark Scheinker. A descrição ocorreu a partir de um caso simultaneamente tratado pelos três, no hospital neurológico vienense. Em 1938, quando a Áustria foi anexada à Alemanha nazista na Segunda Guerra Mundial, nunca mais os três cientistas apesar de sobreviverem ao conflito, conseguiram realizar qualquer feito acadêmico adicional, sendo um exemplo do efeito nefasto da perseguição a médicos judeus pelo nazismo na medicina da época.

Trata-se de uma doença rara, de base genética com transmissão autossômica dominante. Do ponto de vista horizontal, pode ser transmitida por inoculação de fragmento de cérebro homogeneizado em animais de experimentação, material esse obtido em autópsia de seres humanos afetados. As características clínicas e patológicas da síndrome de GSS são semelhantes às da *scrapie*, afecção neurodegenerativa transmissível das ovelhas e cabras. Tanto a *scrapie* como a síndrome de GSS dependem da presença de *príons*, que são partículas proteicas desprovidas de ácido nucleico. Essa partícula proteica aberrante tem capacidade infecciosa e provavelmente é transmitida de hospedeiro a hospedeiro. O *príon* (PrP) pode se localizar no braço curto de um gene do cromossomo 20 em humanos. A doença depende de mutações do gene *PRNP*, mais frequentemente nos códons 102, 117, 198. Essa afecção é rara, com incidência familiar importante, com início na meia-idade e costuma evoluir lentamente (média de duração de cinco anos).

O quadro clínico caracteriza-se por ataxia cerebelar progressiva e demência moderada. Do ponto de vista patológico, ocorre perda neuronal difusa com deposição de placas amiloides nos hemisférios cerebelares e cerebrais, ocorrendo então moderado quadro esponjoso encefálico. Segundo alguns autores, é provável que se trate de uma forma familiar da doença de Creutzfeldt-Jakob, de evolução lenta.

De acordo com critérios clinicopatológicos, três formas de síndrome de GSS têm sido descritas:

1) atáxica;

2) telencefálica (demência, parkinsonismo e sinais piramidais);

3) variante com abundantes placas neurofibrilares.

Não há tratamento específico e apenas medidas de suporte podem ser tomadas.

BIBLIOGRAFIA

1   Zeidman LA; Ziller MG; Shevell M; Gerstmann; Sträussler. Scheinker: the persecution of the men behind the syndrome. *Neurology.* 2014; 83(3): 272-277.

2   Hsiao KK; Cass C *et al.* A prion protein variant in a family with the telencephalic form of Gerstmann-Sträussler-Scheinker syndrome. *Neurology* 1991, w41: 68.

GILLES DE LA TOURETTE, SÍNDROME DE

Doença dos tiques; Maladie des tics, Síndrome de Tourette

Tipo de distúrbio bizarro caracterizado pela presença de tiques múltiplos ao lado de vocalização involuntária, distúrbio sexual e impulsos agressivos. As manifestações vocálicas geralmente traduzem tiques e se expressam por ruídos inarticulados (como latidos, ganidos, grunhidos), além da presença de ecolalia e de uma necessidade incontrolável de verbalizar obscenidades (coprolalia). Foi descrita em 1885 pelo médico francês Georges Gilles de la Tourette.

O quadro tem início na infância, predomina no sexo masculino numa proporção que pode chegar a 4:1 e tem caráter genético com uma herança autossômica dominante, com penetrância variável. Em um terço dos casos, tiques foram observados em outros membros da família.

É habitual que o quadro se instale com tiques simples que podem ser desencadeados pela administração de estimulantes do SNC como anfetamina ou metilfenidato, geralmente prescritos para o controle de hiperatividade destes pacientes. O quadro pode evoluir e novos tiques podem ser acrescentados ao repertório. Os pacientes, com frequência, apresentam comportamentos repetitivos como tocar os circunstantes, a perseveração de palavras ou então a repetição de palavras ou gestos de outras pessoas. Manifestações de cunho obsessivo-compulsivo, ou de cunho explosivo, também podem ser observadas. Cerca de 50% dos afetados podem apresentar hiperatividade e distúrbio da atenção. Em quase 50% dos casos, alguns tiques envolvem automutilação (roer unhas, puxar os cabelos, morder a língua ou os lábios).

Embora não se conheça o substrato fisiopatogênico da síndrome de Gilles de la Tourette (SGT), especula-se que essa desordem possa estar ligada à hiperatividade de células póss-sinápticas dopamino-sensíveis. Usando como referência a coreia de Sydenham, investigações recentes têm responsabilizado infecções estreptocócicas na gênese da SGT de instalação súbita. Essa associação tem sido considerada também para explicar o comportamento obsessivo-compulsivo de início súbito e inexplicável. Foi sugerido mesmo o acrônimo PANDAS (*pediatric autoimmune neuropsychiatric disorders associated with streptococcal infections*) para identificar um subgrupo de pacientes com TOC e/ou SGT e alterações imunológicas.

Existem algumas evidências de "dano orgânico", detectado por testes psicológicos, em aproximadamente metade dos casos. A neuroimagem não costuma fornecer subsídios; no entanto, em alguns casos, a RM pode revelar uma assimetria dos núcleos lenticulares, sendo de menor volume no lado esquerdo. Os achados neuropatológicos de alguns poucos casos não são consistentes. Enfim, a causa da SGL não é conhecida.

A evolução da síndrome é imprevisível: enquanto em alguns adolescentes, o quadro involui de modo espontâneo e permanente, ou apresenta longas remissões, em outros ele persiste por toda a vida. Em virtude da expressividade variável da síndrome (quadros leves, moderados ou graves), o tratamento farmacológico nem sempre se impõe. Para algumas crianças, é suficiente o apoio psicológico e a orientação da família a respeito do problema. Essas crianças não devem ser censuradas nem reprimidas.

No tratamento farmacológico, a primeira opção é a butirofenona (haloperidol), podendo também ser considerada a pimozida. Outro recurso terapêutico é a clonidina, pelos os seus efeitos inibitórios noradrenérgicos, dopaminérgicos e serotoninérgicos.

BIBLIOGRAFIA

1 Kurlan R. Handbook of tourettes'syndrome and related tic and related disorders. New York, Marcel Dekker, 1993.

2 Mercadante MT *et al*. Transtorno obsessivo-compulsivo e tiques. In: Diament A; Cypel S. *Neurologia Infantil,* Rio de Janeiro, Atheneu, 2005.

3   Sanvito WL. *O mau gênio do cérebro*. São Paulo, Girafa, 2006.

4   Jankovic J; Kurlan R. Tourette syndrome: evolving concepts. *Movement disorders. Official Journal of the Movement Disorder Society, 2011*, 26(6), 1149-1156.

GODTFREDSEN, SÍNDROME DE
Síndrome tumoral do seio cavernoso-naso-faríngeo

Este complexo sintomatológico tem como características essenciais:

1) Oftalmoplegia, que costuma se traduzir por paralisia do VI° nervo craniano.

2) Neuralgia ou anestesia do território do trigêmeo.

3) Paralisia do nervo hipoglosso, traduzida por déficit e atrofia de uma hemilíngua.

O comprometimento unilateral dos nervos cranianos mencionados pode ser determinado pela invasão do seio cavernoso por um tumor maligno, com origem na nasofaringe. O V° e VI° nervos cranianos são atingidos pela invasão do seio cavernoso, enquanto o XII° nervo é comprometido (no canal do hipoglosso) por metástases em linfonodos retrofaríngeos.

A radioterapia está indicada nos tumores desta localização, sendo o prognóstico geralmente sombrio.

BIBLIOGRAFIA
1   Godtfredsen E. Ophtalmo-neurological symptoms in connection with malignant nasopharyngeal tumours. *Brit. J. Opth.* 31: 78,1947.

GOLDENHAR, SÍNDROME DE
Disostose mandibulofacial com dermoide epibulbar; Displasia oculoauricular; Displasia oculoaurículo-vertebral

O complexo sintomatológico, conhecido como síndrome de Goldenhar, tem como características essenciais:

1) *Nos olhos:* dermoide epibulbar e/ou lipodermoide.

2) *Nas orelhas:* apêndice dérmicos pré-auriculares e fístulas cegas na região do pré-trago.

3) *Anomalias vertebrais:* hemivértebra, fusão de vértebras cervicais.

Outras manifestações, embora menos constantes, podem ser encontradas no quadro clínico: assimetria craniana; bossa frontal; coloboma; microftalmia; microcórnea; catarata polar; atresia das narinas; hipoplasia mandibular; paralisia facial; implantação baixa dos cabelos; malformações cardíacas e das extremidades. Retardo mental moderado pode ocorrer em 10 a 20% dos casos.

A etiologia é desconhecida, não havendo evidência de distúrbio hereditário. Uma origem malformativa embrionária tem sido aventada, decorrente de anormalidade vascular envolvendo o 1° e o 2° arcos branquiais, olhos e coluna vertebral.

Os cuidados terapêuticos exigem atenção de uma equipe de especialistas (cirurgião, pediatra, dentista etc.), sendo o prognóstico geralmente bom.

BIBLIOGRAFIA

1 Goldenhar M. Associations malformatives de l'oeil et de l'oreille, em particulier le syndrome dermöide épibulbaire-appendices auriculaires-fistula auris congenita et ses relations avec mandibulo-faciale. *J. Génét. Humaine*,1952, 1: 243.

GOLTZ, SÍNDROME DE

As principais manifestações desta síndrome são poiquilodermia com hipoplasia cutânea em focos, sindactilia, anomalias dentárias, unhas distróficas e alterações oculares (estrabismo, coloboma e/ou microftalmia). Com menor frequência, podem ser observadas outras manifestações: retardo mental; microcefalia; alopecia parcial; cardiopatia congênita; escoliose; hipoplasia ou agenesia das clavículas; assimetrias ósseas; além de dismorfias das mãos.

O tratamento preconizado é cirúrgico, com a finalidade de corrigir as dismorfias. A síndrome ocorre quase exclusivamente no sexo feminino e é de natureza genética com modalidade de transmissão do tipo autossômico dominante com penetrância incompleta.

BIBLIOGRAFIA

1 Smith DW. *Síndromes de malformações congênitas,* São Paulo – Barueri, Manole, 1989.

GOODMAN, NEUROPATIA FEMORAL DE
Neuropatia crural

O nervo crural tem origem nas raízes L2, L3 e L4 e inerva os músculos ilíacos, pectíneo, costureiro, quadríceps femoral e acessoriamente o adutor médio da coxa. O seu território de inervação sensitiva compreende face anterior da coxa e face interna do terço inferior da coxa, além da face interna do joelho, perna e pé de modo parcial.

A neuropatia isolada do nervo crural (mononeuropatia) pode ocorrer no decurso do diabetes melito e foi descrita por Goodman, em 1954, a propósito de 17 casos. Nessa forma de neuropatia, o comprometimento motor, quando presente fica limitado ao déficit do músculo quadríceps femoral e traduz-se por dificuldade ou incapacidade para subir escadas (indivíduo caminha mantendo o joelho em extensão, porque uma flexão mínima pode determinar sua queda); atrofia e hipotonia da musculatura da coxa e diminuição ou abolição do reflexo patelar podem acompanhar o déficit motor. Os distúrbios sensitivos traduzem-se por dores particularmente na região anterointerna da coxa, geralmente desacompanhadas de alterações objetivas da sensibilidade. Assim como existem formas com nítido predomínio da sintomatologia motora, também é possível encontrar formas álgicas puras (neuralgias crurais isoladas). A dor comumente se localiza na face anterior da coxa e joelho, embora nas formas atípicas possa se localizar na região lombar ou inguinal; em determinados casos, a dor se limita ao joelho, lembrando um quadro de artrose. A intensidade e o caráter da dor são variáveis, podendo ser moderada e em queimação ou de grande intensidade com um componente causálgico. A dor pode ser desencadeada ou exacerbada pela compressão da arcada crural, da face anterior da coxa ou do côndilo interno do fêmur.

O tratamento deve ser orientado no sentido de manter o diabético compensado nos seus níveis glicêmicos além da administração de complexos vitamínicos (do grupo B, vitamina E) e de analgésicos enérgicos (codeína, fenotiazínicos, amitriptilina, carbamazepina, gabapentina); medidas fisioterápicas devem complementar o tratamento. Embora essas medidas possam ser adotadas, é possível que numa parcela dos doentes haja regressão espontânea.

BIBLIOGRAFIA

1 Goodman JI. Femoral neuropathy in relation to diabetes mellitus; report of 17 cases. *Diabetes* 3, 266,1954.

2 Laplace D. Diagnóstico de las lesions nerviosas periféricas. Barcelona, Elicien, 1973.

3 Mouren P; Serratrice G; Tatossian A. *Les manifestations nerveuses des diabétiques.* Paris, Masson, 1966.

GORLIN-GOLTZ, SÍNDROME DE

Nevomatose basocelular de Gorlin-Goltz; Síndrome do carcinoma basocelular nevoide; Síndrome do nevus basocelular; Síndrome do nevus basocelular múltiplo

A síndrome do nevus basocelular ou síndrome de Gorlin-Goltz recebeu essa denominação em homenagem a Robert Gorlin (patologista) e Robert Goltz (dermatologista), ambos norte-americanos, que descreveram o conjunto de sinais e sintomas que caracterizam a doença. Atualmente, pode ser designada como BCNS, abreviatura em inglês de síndrome do nevus basocelular, catalogada como OMIM [109400]. Trata-se de uma doença autossômica dominante com penetrância variável e prevalência estimada em 1 para 60.000, com predomínio marcado em indivíduos de cor branca, com marcada predisposição pelo desenvolvimento de tumores e múltiplos defeitos do desenvolvimento.

Essa síndrome tem como manifestações principais: nevos basocelulares na face; pescoço; braços e tronco (com risco de transformação carcinomatosa); deficiência mental; distúrbios do comportamento; abaulamento da fronte; prognatismo; dentes malformados; fácies larga; ossos metacarpianos curtos; anomalias das costelas (bífidas, parcialmente ausentes); escoliose.

Existem critérios diagnósticos estabelecidos para esta síndrome. Entre os critérios maiores, temos:

1) Mais de dois carcinomas basocelulares ou um com aparecimento abaixo dos 20 anos de idade.
2) Queratocisto odontogênico de mandíbula, histologicamente confirmado.
3) Pelo menos três *pits* (depressão) palmar ou plantar.
4) Calcificação bilamelar da foice cerebral.
5) Malformações de costela, principalmente fusão e costela bífida.
6) Parente de 1º grau com a doença confirmada.
7) Presença de meduloblastoma desmoplásico cerebelar.

Qualquer um dos critérios menores, adiante relatados, são relevantes:

1) Macrocefalia.
2) Malformações congênitas como fenda labial ou palatina, bossa frontal, severo hipertelorismo.
3) Outras anormalidades esqueléticas como deformidade de Sprengel, deformidade peitoral, sindactilia.
4) Anormalidades radiológicas na sela túrcica, anomalias vertebrais como hemivértebras, fusão ou alongamento dos corpos vertebrais.
5) Fibroma ovariano.

Alterações morfológicas das mãos e dos pés ou lesões radiolucentes com aspecto em "chama de vela" nos ossos das mãos ou dos pés podem estar presentes. O diagnóstico da síndrome de Gorlin-Goltz pode ser firmado na presença de dois ou mais critérios maiores, ou um maior e dois menores.

Um percentual estimado em até 5% dos casos de meduloblastoma cerebelar está associado a esta síndrome. Torna-se importante avaliar a ocorrência de calcificações na foice cerebral de crianças com meduloblastoma, principalmente nos estudos de TC, pela sua presença no diagnóstico da síndrome (Figura 60A e B). Nessa faixa etária, é incomum a ocorrência de carcinomas basocelulares ou queratocistos de mandíbula e o diagnóstico correto, sugerido pela ocorrência de calcificações na foice pode auxiliar na escolha do tratamento mais apropriado.

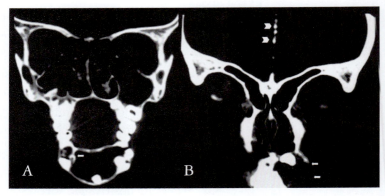

Figura 60A e B – *Síndrome de Gorlin-Goltz* – *Imagens coronais de TC demonstrando calcificações lamelares na foice cerebral (cabeças de setas) e múltiplos cistos mandibulares (setas pequenas), cuja histologia resultou queratocisto odontogênico. Esta criança de 6 anos também apresentava costelas bífidas e história familiar da síndrome do carcinoma basocelular.*

BIBLIOGRAFIA

1 Gorlin RJ et al. The multiple basal-cell nevi syndrome. *Cancer* 1965, 18: 89.

2 Gorlin RJ. Nevoid basal cell carcinoma (Gorlin) syndrome. *Genet Med* 2004, 6: 530.

3 Manfredi M; Vescovi P; Porter S. Nevoid basal cell carcinoma syndrome: a review of the literature. *Int J Oral Maxillofac Surg* 2004, 33: 117.

4 Stavrou T; Dubovsky EC; Reaman GH et al. Intracranial calcifications in childhood medulloblastoma: relation to nevoid basal cell carcinoma syndrome. *AJNR* 2004, 21: 790.

GRADENIGO, SÍNDROME DE

Síndrome da ponta do rochedo; Síndrome de Lannois-Gradenigo

Caracteriza-se pela paralisia do nervo abducente, traduzida por um estrabismo convergente, acompanhada de neuralgia do ramo oftálmico do nervo trigêmeo. Este quadro depende de lesões da ponta do rochedo determinado por uma otite média ou mastoidite. Ocasionalmente, a lesão se estende comprometendo o III°, IV° e VII° nervos cranianos.

A confirmação diagnóstica pode ser proporcionada pelo estudo por neuroimagem (TC, RM) da mastoide e rochedo. O tratamento deve ser, na medida do possível, conservador, mediante o emprego de antibióticos; entretanto, a indicação de tratamento cirúrgico não é infrequente.

BIBLIOGRAFIA

1 Magalini SI. *Dictionary of medical syndromes,* J. B. Philadelphia, Lippincott, 1971.

GREGG, SÍNDROME DE

Embriopatia rubeólica, síndrome da rubéola materna

Trata-se de um quadro congênito caracterizado por catarata, microftalmia, surdez, anomalias cardíacas e do SNC, descrito por Gregg em 1941.

A causa da síndrome é a rubéola adquirida no primeiro trimestre da gravidez; o vírus atinge o SNC fetal por via transplacentária. A rubéola nas primeiras 8 semanas causa catarata e lesões cardíacas congênitas, enquanto a surdez (quando presente) ocorre nas primeiras 16 semanas. Infecções após esse período geralmente não causam sequelas, embora ainda aumente o risco de surdez.

A infecção fetal pelo vírus provoca uma meningoencefalite difusa, com lesão de paredes arteriolares e capilares que causam microinfartos disseminados, além de interferir na proliferação neuronal, levando a microcefalia e calcificações distróficas. A criança apresenta baixo peso por ocasião do nascimento, anomalias cardíacas (estenose pulmonar periférica, persistência do canal arterial, defeitos septais atriais e ventriculares), surdez e retardo mental. São frequentes a microcefalia e as alterações oculares como catarata congênita, microftalmia, uveíte, opacidade corneana e retinopatia pigmentar. Outras manifestações também têm sido descritas: púrpura trombocitopênica; hepatosplenomegalia; deformidades esqueléticas; anomalias orais e geniturinárias.

A síndrome de Gregg é confirmada pelo isolamento do vírus em secreções nasal, lacrimal, na urina e no LCR, além de IgM para rubéola elevada no sangue. Persistência de níveis elevados de IgG podem reforçar o diagnóstico. O exame oftalmológico completo também é muito importante. Os exames de imagem podem revelar calcificações periventriculares, leucomalácia periventricular ou cistos subependimários.

Em virtude da gravidade do quadro, da ineficácia de tratamento antiviral pós-natal, grandes esforços têm sido feitos em todo o mundo para conseguir estratégias preventivas, principalmente com a vacinação. Em casos confirmados de infecção primária pela rubéola na gravidez, a administração de imunoglobulina pode ser considerada, mas a sua eficácia não está comprovada e, em alguns países, nesses casos, é permitida a interrupção da gravidez.

BIBLIOGRAFIA

1. Menkes JH; Sarnat HB; Maria BL. *Clinical neurology.* 7. ed. Ed Lippincott Williams & Wilkins, p. 461, 2006.

2. Rosemberg S. *Neuropediatria.* Rio de Janeiro, Sarvier, p. 284, 2010.

3. Teixeira MAS; Samad AS; Souza MA *et al.* Brazilian experience with rapid monitoring of vaccination coverage during a national rubella elimination campaign. 2011, *Rev Panam Salud Publica* 30(1).

GREIG, SÍNDROME DE
Hipertelorismo;
Hipertelorismo ocular
hereditário
Veja deformidade
de Sprengel.

Caracteriza-se por uma distância anormalmente longa entre os olhos, frequentemente acompanhada de retardo mental e múltiplos defeitos congênitos. As anomalias congênitas, que podem se associar ao hipertelorismo ocular, compreendem: sindactilia; hipotonia muscular; hipoplasia renal; hipospádias; deformidade de Sprengel (veja este epônimo); pescoço curto; anomalias cardíacas e distúrbios auditivos. Na realidade, hipertelorismo significa distância excessiva entre órgãos pares; entretanto, o uso dessa expressão ficou adstrito à área ocular. O hipertelorismo é raro e, geralmente, ocorre sob a forma esporádica, embora a ocorrência familial possa ser observada. O modo de transmissão é autossômico dominante. A causa desta síndrome é obscura, embora alguns atribuam a um desenvolvimento anormal do osso esfenoide.

Uma correção cirúrgica do defeito, às vezes, é possível.

BIBLIOGRAFIA
1 Gorlin RJ; Pindborg JJ. Syndromes of head and neck. New York, McGraw-Hill, 1964.

GRENET, SÍNDROME DE
Paralisia alterna
sensitiva

Nesta síndrome, a lesão compromete a calota do terço médio da protuberância e o quadro se manifesta com anestesia térmico-dolorosa do hemicorpo contralateral à lesão e na hemiface ipsolateral. Em determinados casos, pode haver associação de paralisia dos músculos mastigadores e síndrome hemicerebelar ipsolaterais à lesão.

BIBLIOGRAFIA
1 Loeb C; Meyer JS. Pontine syndromes. In: Vinken PJ; Bruyn GW. *Handbook of Clinical Neurology*, v. 2 Amsterdam, North Holland, 1969.

GRUBER, SÍNDROME DE
Complexo de
Gruber; Disencefalia
esplancnocística

Síndrome congênita caracterizada pela associação de encefalocele, craniosquise, alterações oculares (microftalmia e cistos palpebrais), hipertelorismo ocular, displasias genitais (hipospadias ou epispádias), exotrofia da bexiga, espinha bífida e formações císticas nos rins, fígado e pâncreas. Podem ocorrer também outras manifestações do estado disráfico: raquisquise e meningocele. Polidactilia ocorre ocasionalmente. O quadro é genético, sendo a modalidade de transmissão provavelmente do tipo autossômico recessivo. A síndrome de Gruber é incompatível com a vida.

BIBLIOGRAFIA
1 Liebaldt G; Leiber B. Cutaneous dysplasias associated with neurological disorders. In: Vinken PJ; Bruyn GW. *Handbook of Clinical Neurology*, v. 14, Amsterdam, North Holland, 1972.

GUILLAIN-BARRÉ, SÍNDROME DE

Neuronite infecciosa; Polineurite com diplegia facial; Polineurite idiopática aguda; Polineurite infecciosa; Polirradiculoneurite aguda; polirradiculoneurite primária; Síndrome de Guillain-Barré-Strohl; Síndrome de Landry-Guillain-Barré

Veja síndromes de Landry e de Miller Fisher.

Em 1916, Guillain, Barré e Strohl chamaram a atenção para um quadro radiculoneurítico agudo, caracterizado por déficits motores, abolição dos reflexos profundos, parestesias nos membros, alteração discreta das sensibilidades objetivas, dores à compressão das massas musculares e dissociação proteíno-citológica no LCR. O quadro é hoje conhecido, no meio médico, como síndrome de Guillain-Barré (SGB) ou polirradiculoneurite (PRN) aguda. Em virtude de o quadro evoluir, às vezes, com paralisia rapidamente ascendente e grave comprometimento respiratório, de modo semelhante ao descrito por Landry (em 1859), alguns autores têm usado o epônimo Landry-Guillain-Barré. Entretanto, a "paralisia ascendente de Landry", quase sempre de origem infecciosa, pode ocorrer por lesões dos nervos periféricos (forma neurítica), por lesões radiculares (forma polirradiculoneurite) e por lesões na medula espinhal (forma mielítica). Guillain e Barré especularam que a causa da síndrome poderia ser viral; entretanto, sabe-se, hoje, que a SGB integra um grupo de desordens imunomediadas que tem como alvo os nervos periféricos. A SGB é a causa mais comum de paralisia generalizada aguda. Ocorre em todos os grupos etários, embora seja mais frequente nas faixas de 16 a 25 anos e de 45 a 65 anos; observa-se ligeira predominância no sexo masculino.

As manifestações clínicas iniciais da SGB costumam instalar-se de forma insidiosa, traduzindo-se, em geral, por astenia, ligeira hipertermia, sintomas de infecção respiratória banal ou do tipo digestório, dores articulares e/ou musculares. Numa fase subsequente (48 a 72 horas após), as manifestações neurológicas se instalam, sendo os distúrbios motores os mais evidentes. As paralisias do tipo flácido são extenso-progressivas e simétricas, iniciando-se nos membros inferiores com o envolvimento subsequente da musculatura do tronco, membros superiores e face. A paralisia facial periférica, uni ou bilateral, é uma manifestação frequente, podendo outros nervos cranianos também ser envolvidos (óptico, trigêmeo, glossofaríngeo, vago, espinhal e hipoglosso). A presença de papiledema é rara e costuma se acompanhar de acentuada hiperproteinorraquia. O comprometimento de nervos bulbares pode determinar disfagia, disartria ou disfonia, além de desordens cardiorrespiratórias que podem ensombrecer o prognóstico do quadro. Os distúrbios sensitivos são menos conspícuos do que os motores e, geralmente, traduzem-se por parestesias e dores nos membros. As alterações das sensibilidades objetivas, quando presentes, são moderadas e limitadas às extremidades distais dos membros; entretanto, em certos casos, os distúrbios das sensibilidades profundas são pronunciados, determinando um quadro atáxico, de fácil evidenciação quando o déficit motor é moderado. Distúrbios esfinctéricos não são comuns, embora possa ocorrer (raramente) nas fases iniciais dificuldade para a micção. Desordens neuro-vegetativas podem ocorrer: hiperidrose; alterações vasomotoras; distermias; taquicardia; bradicardia e hipertensão arterial.

Do ponto de vista evolutivo, assiste-se, nas formas de instalação aguda, a uma primeira fase de instalação do quadro neurológico (7 a 10 dias), um período de estado (2 a 3 semanas) e uma terceira fase de resolução da sintomatologia (duas a três semanas). Nas formas leves ou moderadas, a duração é mais breve. A síndrome é de ciclo autolimitado e a recuperação costuma ser completa na maior parte dos casos.

Entretanto, no presente, três subtipos da SGB são identificados:

1) Polirradiculoneuropatia desmielinizante inflamatória aguda.

2) Neuropatia axonal aguda motora e sensitiva.

3) Neuropatia axonal aguda motora.

Até recentemente, a SGB era considerada uma entidade única – ou seja, uma polirradiculoneurite inflamatória desmielinizante aguda. Embora esta represente a forma mais comum de PRN, existem estudos em países da Ásia e América Latina demonstrando que um ataque imune primário pode ocorrer no axônio (respeitando a bainha de mielina). É a forma chamada de "neuropatia motora axonal aguda". O quadro é predominantemente motor e o exame eletrofisiológico não evidencia sinais de desmielinização. A agressão imunológica tem como alvo os antígenos gangliosídicos da membrana axonal. Parece que a evolução e prognóstico são semelhantes à da SGB com componente desmielinizante. Outra forma, denominada "neuropatia axonal aguda motora e sensitiva" parece ser mais severa, com um início fulminante da paralisia, geralmente precedida de uma "infecção gripal" ou um quadro diarreico. Na evolução, os pacientes podem apresentar insuficiência respiratória, amiotrofias acentuadas e generalizadas, além de déficits sensitivos importantes. A investigação eletrofisiológica costuma evidenciar uma degeneração axonal aguda. Estudos histológicos (dados de necrópsia) têm demonstrado uma degeneração grave dos nervos sensitivos e motores, alcançando as raízes motoras. A evolução neste tipo de PRN nem sempre é favorável, podendo determinar o óbito ou sequelas importantes. De sorte que a SGB tem que ser considerada [modernamente] dentro de um espectro de formas clínicas.

Do ponto de vista clínico, outras formas ainda têm sido descritas: síndrome de Miller Fisher, formas disautonômicas; formas com hiponatremia; formas recidivantes (tipo Natrass); formas hiperálgicas.

As alterações anatomopatológicas situam-se nas raízes nervosas e gânglios raqueanos, assim como nos nervos periféricos cranianos e raqueanos. Os aspectos patológicos, dependentes de lesões inflamatórias, caracterizam-se por congestão, edema e infiltração de células mononucleares, ocorrendo também desmielinização segmentar das fibras nervosas; degeneração axonal também pode ocorrer, dependendo da intensidade do processo. O quadro histopatológico da SGB apresenta semelhança com o da neurite alérgica experimental (NAE). Aproximadamente dois terços dos casos da SGB acompanham uma infecção por vírus: citomegalovírus; vírus Epstein-Barr (mononucleose); vírus zika; vírus de alguma forma de hepatite. Enterite por *Campylobacter jejuni* pode ser uma importante infecção preliminar. Uma PRN secundária (ou sintomática) pode estar na dependência de patologias sistêmicas como LES, AIDS, doença de Hodgkin, sarcoidose ou pode ocorrer em pacientes imunossuprimidos.

Os aspectos etiopatogênicos da SGB têm sido amplamente debatidos. A hipótese autoimune – hipersensibilidade retardada, bastante semelhante à da NAE – conta, hoje, com a maioria dos adeptos. Muitos trabalhos confirmam a participação no mecanismo inflamatório dos nervos mediados pelo linfócito T, presumivelmente como uma resposta a uma infecção precipitante ou outro estímulo imunológico, ocorrendo a reação de um antígeno com a mielina. A SGB é uma doença na qual infecções, células T, macrófagos ativados, citocinas, moléculas coestimuladoras, anticorpos antigangliosídeos e moléculas imitadoras podem causar ou pelo menos contribuir para o desenvolvimento da doença.

O diagnóstico deve se basear nos dados clínicos e no exame do LCR. O LCR, obtido por punção lombar, costuma mostrar uma hiperproteinorraquia moderada ou acentuada (que já aparece no fim da 1ª semana e pode alcançar um pico na 4ª semana) sem aumento correspondente do número de células (dissociação proteinocitológica). A eletroforese das proteínas do LCR pode mostrar aumento das globulinas, enquanto a imunoeletroforese costuma mostrar elevação das frações IgA, IgG e IgM. A eletroneuromiografia e a medida da velocidade de condução nervosa também representam meios auxiliares valiosos, particularmente depois da 2ª semana de instalação do quadro neurológico.

O diagnóstico diferencial deve ser considerado principalmente com a poliomielite anterior aguda (nas crianças e nos jovens) e com as manifestações neurológicas da porfiria aguda intermitente. Na poliomielite existe, com frequência, uma fase prodrômica infecciosa acompanhada de febre, sinais de irritação meníngea, e as paralisias costumam ser assimétricas e não há qualquer distúrbio das sensibilidades; finalmente o número de células no LCR costuma estar elevado (linfomononucleares).

A porfiria aguda intermitente caracteriza-se por dor abdominal, confusão mental e pela eliminação de urinas escuras com aspecto de vinho do Porto; alguns doentes podem evoluir com paralisia ascendente do tipo Landry e o exame do LCR pode evidenciar dissociação proteinocitológica. É fundamental para o diagnóstico diferencial a pesquisa do pigmento porfirínico na urina. Outras entidades nosológicas devem ser consideradas no diagnóstico diferencial: compressão medular; mielite transversa; miastenia grave; botulismo; paralisia hipocalêmica; carcinomatose meníngea; neuropatia paraneoplásica; neuroborreliose.

O tratamento da SGB compreende medidas fisioterápicas, suporte respiratório (nas formas com insuficiência respiratória), profilaxia tromboembólica, cuidados oculares quando a paralisia facial está presente e analgesia. Nas formas com paralisias flácidas, deve ser administrado um anticoagulante: heparina subcutânea, na dose de 5.000 UI de 12 em 12 horas. Atualmente, são reconhecidas duas modalidades de tratamento específico que são a imunoglobulina humana intravenosa e a plasmaférese. Não há diferença significativa entre elas quanto à eficácia. Entretanto, a imunoglobulina tem a vantagem de ser facilmente administrada e ter menos efeitos colaterais e/ou complicações. Particularmente em pacientes idosos, é o tratamento de escolha. A dose da IGIV recomendada é de 0,4 g/kg/dia, por 5 dias consecutivos. A imunoglobulina não deve ser usada em pacientes com deficiência congênita de IgA e em pacientes com nefropatia (pode ocorrer insuficiência renal). A plasmaférese (troca de plasma) deve ser programada em cinco a seis sessões (que podem ser realizadas em dias alternados). O procedimento retira fatores circulantes do plasma (anticorpos contra componentes da bainha de mielina, linfocinas etc.). O plasma removido é substituído por albumina. Os riscos da plasmaférese são: infecções pela imunossupressão; transmissão de viroses; edema agudo de pulmão; reações alérgicas; transmissão de doenças priônicas; hipovolemias transitórias com hipotensão arterial. O uso do corticosteroide não é recomendado, entretanto há autores que o recomendam associado à imunoglobulina.

BIBLIOGRAFIA

1 Guillain G; Barre JA; Strohl A. Sur un syndrome de radiculonévrite avec hyperalbuminose du liquide céphalo-rachidien sans reactions cellulaires. *Bull Mem Soc Hôp Paris*, 1916, 40: 1462.

2 Kuwabara S. Guillain-Barré syndrome: epidemiology, pathophysiology and management. *Drugs* 2004, 64(6): 597.

3 Levy JA; Sanvito WL. Polirradiculoneurites: considerações sobre 111 casos. *Rev. Hosp Clin.* 1965, 20:239.

4 van Doorn PA; Ruts L; Jacobs BC. Clinical features, pathogenesis, and treatment of Guillain-Barré syndrome. *Lancet Neurol,* 2008; 7: 939-950.

H

HAKIM–ADAMS, SÍNDROME DE

Hidrocefalia crônica do adulto; Hidrocefalia de pressão intermitente; Hidrocefalia de pressão normal; Hidrocefalia oculta; Síndrome de Hakim

Trata-se de condição clínica descrita originalmente pelo neurocirurgião Salomón Hakim que identificou seu primeiro caso de hidrocefalia de pressão normal (HPN), no Hospital San Juan de Dios, em Bogotá, Colômbia, em 1957, a princípio designada hidrocefalia sintomática oculta. Ulteriormente, com a inclusão de outros pacientes e a participação de Adams, da Universidade de Harvard, resultou em publicação indexada, em 1965.

Classicamente, a síndrome caracteriza-se pela tríade: deterioração cognitiva (alterações neuropsicológicas subcorticais frontais); distúrbios da marcha (ataxia de marcha) e incontinência urinária. Essas alterações estão associadas à dilatação dos ventrículos cerebrais por déficit de reabsorção do LCR, com pressão do LCR normal obtida por punção raquidiana lombar do espaço subaracnóideo. Sabe-se que a realizção de derivação ventriculoperitoneal proporciona melhora clínica na maioria desses casos. É doença insidiosa que acomete principalmente idosos e constitui-se em uma das poucas causas reversíveis de demência, correspondendo em torno de 5% dos casos.

No quadro clínico, as alterações mentais caracterizam-se por perda progressiva da memória (inicialmente recente), apatia e perda da capacidade de concentração; em casos avançados da doença se instala franco processo demencial. Alteração da marcha é a manifestação mais frequente, sendo de aparecimento precoce e do tipo atáxico; alguns pacientes ainda podem desenvolver tetraparesia espástica e até sintomas extrapiramidais, tais como acinesia, tremores e hipertonia. A incontinência urinária, em geral, ocorre em estágios avançados da doença em decorrência da interrupção das vias neuronais periventriculares que se direcionam ao centro sacral da bexiga urinária, levando à hiperatividade do músculo detrusor, confirmada em estudos urodinâmicos.

O diagnóstico desta entidade requer como critério a obtenção de valores normais para a pressão do LCR medida por punção lombar. A monitoração contínua da pressão intracraniana (PIC) permite-nos afirmar que a denominação hidrocefalia de pressão normal somente se justifica por tradição da descrição original, visto que a PIC apresenta oscilações e elevações transitórias, justificando o termo hidrocefalia de pressão intermitente. Atualmente, a denominação mais aceita e difundida para esta síndrome é de hidrocefalia de pressão normal.

A hidrocefalia da síndrome de Hakim-Adams pode ser de natureza idiopática ou secundária. No caso de hidrocefalia secundária, as etiologias mais frequentes são os antecedentes de eventos pregressos ocorridos, tais como hemorragia subaracnóidea, traumatismo cranioencefálico e meningites. Porém, na maioria dos casos não se determina a causa real.

A HPN depende de distúrbio da hidrodinâmica do LCR. Determinadas causas, que atuam nos espaços meníngeos da base do crânio, impedem que o LCR atinja os locais de reabsorção situados na convexidade cerebral. A ectasia do sistema ventricular repercute sobre a substância branca periventricular.

O diagnóstico é confirmado pelos exames de neuroimagem e deve ser identificado como possível causa de demência reversível. A TC e a RM do crânio mostram dilatação ventricular global, com a presença de cornos temporais dos ventrículos laterais aumentados e atrofia cortical menor que a esperada, tal como ocorre em casos de hidrocefalia ex-vácuo devido a doenças degenerativas. Outro achado útil é a presença de sinais de exsudação transependimária nas regiões periventriculares frontais.

De aplicação prática é a determinação do índice de Evans, descrito a seguir (Figura 61), útil na avaliação do grau de hidrocefalia.

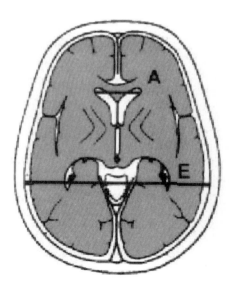

Figura 61 – *Cálculo do índice de Evans. Relaciona, no corte axial de TC cranioencefálica, a distância máxima dos cornos frontais dos ventrículos laterais (A) com a distância máxima entre as tábuas internas no mesmo corte (E). Índice de Evans = A/E. Valor normal < 0,30.*

A RM fornece informações mais precisas e permite a identificação de anormalidades estruturais e a causa da HPN. Além disso, pode ser utilizada para a obtenção de informações fisiológicas adicionais, preferencialmente com o estudo dinâmico do fluxo do LCR. O infiltrado com extravasamento de líquor periventricular é dado significativo, assim como o fechamento do espaço subaracnóideo da convexidade em contraposição às cisternas da base que se encontram dilatadas (Figura 62A e B). A avaliação do volume de ejeção do LCR no aqueduto do mesencéfalo (*aqueduct stroke volume*) é definida como o volume médio de LCR passando através do aqueduto do mesencéfalo em direção craniocaudal durante a sístole cardíaca e em direção inversa durante a diástole cardíaca, registrada em um único ciclo cardíaco, geralmente avaliado por meio de RM com as técnicas de cine-RM.

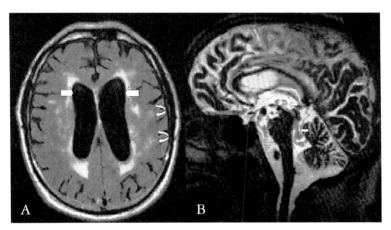

Figura 62A e B – *Hidrocefalia de pressão normal. Imagens de RM, axial FLAIR (A) e sagital T2 (B), demonstrando dilatação do sistema ventricular em grau desproporcional ao alargamento dos espaços do LCR extraventriculares (sulcos e fissuras). Observe-se o aspecto arredondado dos cornos ventriculares (setas largas). As áreas de hipersinal na substância branca periventricular resultam da isquemia de pequenos vasos profundos (setas curvas). A imagem sagital T2 demonstra fluxo rápido e turbilhonado através do aqueduto cerebral, estendendo-se desde o III ventrículo até o segmento inferior do IV ventrículo (setas pequenas).*

No diagnóstico diferencial, nas fases iniciais de alteração da marcha, pode se confundir com a doença de Parkinson. Em virtude da idade de aparecimento da doença, podem surgir alterações sugestivas de fenômenos isquêmicos cerebrais. No entanto, o diagnóstico diferencial mais importante é com a encefalopatia arteriosclerótica subcortical (demência de Binswanger) associada à hipertensão arterial sistêmica e a demência do tipo Alzheimer.

O principal e mais utilizado teste terapêutico é a punção lombar com a retirada em torno de 20 a 30 mL de LCR por sessão (*Tap Test*). A melhora clínica com o teste é indicativa de tratamento cirúrgico. A avaliação da positividade do teste é clínica e corroborada por protocolo específico da propedêutica da marcha. Esse teste, embora invasivo, apresenta regular especificidade. Parece que a drenagem contínua do LCR lombar tem maior especificidade, porém é mais invasiva e sujeita a complicações. As medidas de resistência do fluxo do LCR com teste de infusão contínua de soro fisiológico no espaço subaracnóideo lombar e medida da PIC, embora também apresente alta especificidade, não são utilizadas de rotina e não se incluem na maioria dos protocolos.

O tratamento cirúrgico por meio da derivação ventriculoperitoneal é o mais utilizado. O uso de sistemas com válvulas de pressão regulável externamente parece apresentar maior efetividade com menor risco de hiperdrenagem. Outra opção é a terceiroventriculostomia endoscópica que consiste na fenestração do assoalho do terceiro ventrículo, permitindo que o LCR passe diretamente para o compartimento anterior da cisterna interpeduncular mesencefálica, aumentando o fluxo do LCR sistólico de saída dos ventrículos. As principais complicações desses procedimentos são o desenvolvimento de hematomas subdurais e as infecções.

Em geral, após o tratamento, o primeiro sintoma a melhorar é o distúrbio da marcha. Os melhores resultados são obtidos quando tratados no início da doença. Desse modo, é fundamental que o diagnóstico de HPN seja realizado precocemente.

BIBLIOGRAFIA

1 Eide PK; Sorteberg W. Diagnostic intracranial pressure monitoring and surgical management in idiopathic normal pressure hydrocephalus: a 6-year review of 214 patients. *Neurosurgery* 2010; 66(1): 80-91.

2 Hakim S. *Some observations on CSF pressure:* hydrocephalic syndrome in adults with "normal" CSF pressure [tese]. Bogotá: Universidade Javeriana da Faculdade de Medicina; 1964.

3 Hakim S; Adams RD. The special clinical problem of symptomatic hydrocephalus with normal cerebrospinal fluid pressure: observations on cerebrospinal fluid hydrodynamics. *J Neurol Sci.* 1965; 2(4): 307-327.

4 Marmarou A; Young HF; Aygok GA *et al.* Diagnosis and management of idiopathic normal-pressure hydrocephalus: a prospective study in 151 patients. *J Neurosurg* 2005; 102(6): 987-997.

5 Pereira RM; Mazeti L; Lopes DCP; Gomes Pinto FC. Hidrocefalia de pressão normal: visão atual sobre a fisiopatologia, diagnóstico e tratamento. *Arq Bras Neurocir* 2012; 31(1): 10-21.

6 Sakakibara R; Kanda T; Sekido T *et al.* Mechanism of bladder dysfunction in idiopathic normal pressure hydrocephalus. *Neurourol Urodyn* 2008; 27(6): 507-10.

HALLERMANN-STREIFF, SÍNDROME DE

Discefalia com catarata congênita e hipotricose; Discefalia de François; Dismorfia mandibulofacial; Dismorfia mandíbulo-óculofacial; Síndrome de Ulrich e Fremerey-Dohna

Esta síndrome caracteriza-se essencialmente pela associação de "fácies de pássaro" com catarata congênita, microftalmia, micrognatia e hipotricose. Outras manifestações, embora menos frequentes, podem ser observadas: microbraquicefalia, bossa frontal, platibasia; suturas e fontanelas podem permanecer abertas por longo tempo; hipertelorismo, esclerótica azul, prega antimongólica, estrabismo, nistagmo; nariz em bico de papagaio com pele atrofiada; hipoplasia do maxilar superior, com face pequena; micrognatia; anomalias dentárias, microstomia, lábios finos; orelhas com implantação baixa e atresia do meato acústico externo. Em certos casos, podem ser observados ainda palato ogival, estatura baixa, hipofunção gonadal, manchas café com leite. Retardo mental pode ocorrer em aproximadamente 7% dos casos.

A etiologia é obscura, desconhecendo-se aspectos genéticos nessa afecção. Não há tratamento e o prognóstico, quanto à vida, é bom.

BIBLIOGRAFIA

1 Streiff EB. Dysmorphie mandibulo-faciale (tête d`oiseau) alterations oculaires. *Ophthalmologica* 1950, 120: 79.

HALTIA-SANTAVUORI, DOENÇA DE

LCN 1, Lipofuscinose ceroide neuronal infantil

Veja doença de Batten, doença de Jansky-Bielschowsky, doença de Spielmeyer-Vogt, doença de Kufs.

A doença de Haltia-Santavuori é uma forma de lipofuscinose ceroide neuronal muito rara em nosso meio, altamente prevalente na Finlândia, descrita em 1972, quase 70 anos depois das primeiras descrições deste grupo de doenças neurodegenerativas hereditárias. Geralmente, tem início no primeiro ano de vida, entre 6 e 18 meses de vida e sua progressão é dramática. As aquisições psicomotoras, geralmente, são normais no 1º ano de vida, mas uma desaceleração do crescimento do perímetro cefálico pode ser notada a partir do 6º mês. A partir do 2º ano, inicia-se o processo de rápida deterioração neurológica com o aparecimento de ataxia e desorganização motora, acompanhadas de irritabilidade, distúrbios do sono, perda do interesse social e diminuição da acuidade visual. Ocorre perda das habilidades manuais, perda dos movimentos intencionais dos membros superiores, substituídos por estereotipias semelhantes às da síndrome de Rett. Entre 2 e 3 anos, a perda das aquisições é total, com cegueira e espasticidade progressiva, crises epilépticas e mioclonias. O exame de fundo de olho mostra hipopigmentação da retina e atrofia da papila. O óbito ocorre entre 8 e 13 anos de idade.

O eletroencefalograma mostra alterações evolutivas impressionantes, acompanhando a rápida progressão e deterioração neuronal. Geralmente, inicia-se pela diminuição da reatividade do EEG na abertura e fechamento dos olhos ao redor de 1 ano de idade, os fusos de sono desaparecem ao redor dos 2 anos e, ao redor dos 3, o traçado torna-se isoelétrico. O mesmo ocorre com o eletrorretinograma na mesma idade e os potenciais evocados visuais ao redor dos 4 anos. Os exames de imagem mostram uma rápida e intensa atrofia cerebral progressiva. Os estudos ultraestruturais de biópsias de pele, conjuntiva ou retal mostram inclusões do tipo GRODS.

É uma doença genética de transmissão autossômica recessiva, decorrente de mutações no gene *CLN1* localizado no cromossomo 1p32 que determina deficiência da enzima lisossomial palmitoil tioesterase 1, que pode ser dosada em fibroblastos.

BIBLIOGRAFIA

1 Bennett MJ; Rakheja D. The neuronal ceroid-lipofuscinoses. *Dev Disabil Res Rev*, 2013, 17: 254-259.

2 Haltia M; Rapola J; Santavuori P. Neuronal ceroid-lipofuscinosis of early onset. A report of 6 cases. *Acta Paediatr Scand,* 1972, 61: 241-242.

3 Rosemberg S. Neuropediatria. Rio de Janeiro, Sarvier, p. 316, 2010.

4 Williams RE; Aberg L; Autti T. *et al.* Diagnosis of the neuronal ceroid lipofuscinoses: An update. Biochim *Biophys Acta,* 2006, 1762: 865-872.

HAND-SCHÜLLER-CHRISTIAN, DOENÇA DE

Granulomatose lipoídica; Histiocitose idiopática; Histiocitose X crônica; Xantomatose crânio-hipofisária

A primeira descrição desta doença remonta a 1865, quando Thomas Smith mostrou lesões líticas no crânio e impetigo no couro cabeludo em uma criança de 4 anos. Em 1893, Hand descreveu uma síndrome com exoftalmo, poliúria, lesões ósseas, aumento do fígado, baço e petéquias. Seguiram-se descrições similares de Christian (1920) e Schüller (1926), que Rowlands, em 1928, correlacionou com a descrição de Hand, como uma xantomatose devida a defeito no metabolismo lipídico, o que foi demonstrado ser incorreto por Thanhauser 20 anos depois. Em 1936, Abt e Denenholz deram a designação de doença de Letterer Siwe à síndrome descrita em crianças com hepatosplenomegalia, diátese hemorrágica, adenopatia, anemia e lesões osteolíticas. Mais tarde, foi descrito o granuloma eosinófilo, com lesão óssea solitária. A partir daí, alguns consideram essas três condições manifestações clínicas de uma só doença, enquanto outros as consideram três entidades distintas.

Liechtenstein observou, em 1944, que as três entidades se caracterizavam pela presença de células histiocitárias e, mais tarde, propôs o termo histiocitose X para englobar esse grupo de doenças (Hand-Schüller-Christian, granuloma eosinófilo, Letterer Siwe) que, embora distintas, estão relacionadas entre si por um denominador comum, que é a proliferação de histiócitos de etiologia desconhecida. Mais tarde, foram admitidas formas de transição entre as três entidades.

A histiocitose X caracteriza-se pela presença de um processo não específico do sistema reticuloendotelial (SRE), com proliferação de histiócitos e do retículoendotélio, formando-se tumoração granulomatosa ou xantomatosa que mostra especial afinidade para os ossos, embora possa acometer qualquer órgão, particularmente os relacionados com o SRE como baço, fígado e linfonodos. Foram detectados, por técnicas gênicas, que histiócitos clonais estão presentes em todas as formas de histiocitose, indicando que essa doença pode ser uma desordem de origem neoplásica clonal com grande variação biológica. A incidência na infância é de 80% no sexo masculino e, em adultos, há uma leve predominância no sexo feminino (3:2).

A histiocitose X apresenta três formas clínicas, correspondendo às três entidades clássicas classificadas como grupos I, II e III. Grupo I – forma crônica benigna, frequentemente localizada, confinada ao osso – granuloma eosinófilo; Grupo II – forma crônica disseminada, com lesões esqueléticas, viscerais ou de tecidos moles – doença de Hand-Schüller-Christian; Grupo III – forma aguda maligna, com lesões generalizadas, principalmente de pele, tecidos moles e vísceras – doença de Letterer Siwe.

Cada uma das três entidades apresenta características específicas, apesar de bastante relacionadas.

A doença de Hand-Schüller-Christian é crônica com início em lactentes, podendo persistir até a idade adulta; pode aflorar em adultos jovens, sendo provável que passe despercebida durante toda a infância. Caracteriza-se por uma tríade clássica: lesões osteolíticas isoladas ou múltiplas no crânio (*Map-Skull*) e outros ossos; diabetes insípido e exoftalmo. As lesões não são limitadas ao crânio, podendo atingir outros ossos, vísceras e pele. Nódulos de tecidos moles são frequentes no couro cabeludo, em relação com lesões ósseas. Na pele, em um terço dos casos, surgem lesões eczematosas ou xantomas. Frequentemente, há otite média e outras manifestações otológicas, como pólipos granulomatosos e até invasão da membrana timpânica atingindo a orelha interna. Podem surgir lesões ulcerativas nas gengivas e alvéolos dentários, levando à queda dos dentes, bem como lesões na mucosa da boca, vagina e vulva. O diabetes insípido, caracterizado pela intensa poliúria, pode faltar. O exoftalmo ocorre com maior frequência que o diabetes insípido e pode estar associado a paralisias oculomotoras. A alteração do SRE pode acometer outros órgãos, tais como pulmões, fígado, rins, vasos calibrosos, linfonodos e cérebro. Há remissão dos sintomas em 70 a 85% dos casos, com 15 a 30% dos óbitos, geralmente ocorrendo na idade adulta, após várias crises e remissões da doença.

O diagnóstico é feito pelo quadro clínico, estudo radiológico das lesões ósseas e estudo anatomopatológico das biópsias, conseguidas de estruturas ósseas, auriculares, de linfonodos e pulmonares. Os exames de laboratório pouco auxiliam.

BIBLIOGRAFIA

1 Herwig MC; Wojno T; Zhang Q; Grossniklaus HE. Langerhans Cell Histiocytosis of the Orbit: Five Clinicopathologic Cases and Review of the Literature. *Survey of ophthalmology,* 2013; 58(4): 330-340.

HANSEN, MAL DE
Doença de Hansen; Hanseníase; Leontíase

A hanseníase ou mal de Hansen é uma infecção bacteriana crônica causada pelo *Mycobacterium leprae* (ML), também conhecido como bacilo de Hansen em homenagem ao cientista norueguês que primeiro o descreveu no ano de 1874. O ML é um bacilo obrigatoriamente intracelular, acidorresistente, não cultivável, que cresce melhor nas áreas frias do organismo humano. Isso explica sua tendência em alojar-se principalmente na pele e nervos periféricos, sendo a única *Mycobacteria* que infecta as células de Schwann.

Apesar da Organização Mundial da Saúde (OMS) registrar um decréscimo relevante na prevalência global da doença na última década, ela ainda permanece com incidência elevada em determinados países, sobretudo na população socioeconomicamente vulnerável. A hanseníase é concentrada principalmente na Índia, Brasil, Nigéria e Bangladesh.

Pode ocorrer em qualquer faixa etária, com pico de incidência bimodal, sendo o primeiro entre 5 e 15 anos e o segundo após os 30 anos de idade. Afeta mais homens na proporção de 2:1. O ML tem um período de incubação longo variando de 3 a 5 anos. O principal modo de transmissão é pela eliminação de bacilos pelas vias aéreas superiores de pacientes multibacilíferos, que podem emitir cerca 100 milhões de bacilos por dia. Apesar de muito infectante, o bacilo é pouco patogênico e virulento, com apenas uma minoria dos contactantes desenvolvendo a infecção. Diversos fatores parecem estar implicados nesse processo, sendo os principais a suscetibilidade genética, estado imune individual e contato prolongado com outro indivíduo bacilífero (maior risco).

A OMS divide os casos de hanseníase em dois grupos principais: paucibacilar – quando o paciente tem cinco ou menos lesões de pele sem bacilos; e multibacilar – quando existem seis ou mais lesões de pele ou envolvimento de mais de um tronco nervoso. A classificação de Ridley-Jopling é baseada no nível de resposta imune celular do hospedeiro e subdivide os casos de hanseníase em cinco tipos: tuberculoide (TT); tuberculoide *bordeline* (BT); *bordeline* (BB); lepromatosa *bordeline* (BL); e lepromatosa (LL). Na forma TT, existe uma resposta celular imunomediada muito forte e bem desenvolvida limitando a extensão e severidade da infecção. Na forma LL ocorre o oposto, existe uma resposta imune pobre e, consequentemente, os pacientes têm maior disseminação e extensão da doença. Na forma BB, há uma resposta imune intermediária com características histológicas de ambas, TT e LL. Caso mais características tuberculoides estejam presentes, o portador é considerado BT; enquanto mais alterações lepromatosas são vistas, ele é classificado como BL. Muitos casos de hanseníase começam com lesão única de pele macular, hipopigmentada, conhecida como forma indeterminada (I). A lepra paucibacilar inclui os tipos I, TT e BT, enquanto a doença multibacilar inclui BB, BL e LL.

Na forma LL, lesões hipertróficas de pele (lepromas) são frequentes e os nervos ficam abarrotados de bacilos (perineuro, células de Schwann e axônios). Nas fases iniciais as alterações nervosas são discretas, podendo posteriormente aparecer desmielinização segmentar e degeneração axonal pouco extensa, com proliferação das células de Schwann e fibrose moderada. Nesse tipo, a neuropatia é distal, simétrica e predominantemente sensitiva; quadros de mononeurites múltiplas também podem ocorrer. No tipo TT, ocorre atrofia e despigmentação da pele (manchas acrômicas), sendo o quadro neurológico proeminente. As degenerações axonais são acentuadas, ocorrendo discreta desmielinização segmentar. O quadro neurológico costuma traduzir-se por mononeurite isolada ou múltipla, sendo rara a configuração de um quadro polineurítico.

As manifestações nervosas da hanseníase decorrem de processo inflamatório do tipo neurorradiculomuscular e/ou neurotroncular. Basicamente, a sintomatologia compreende distúrbios motores, sensitivos, tróficos, neurovegetativos, além da hipertrofia de nervos periféricos. No quadro motor, costuma haver comprometimento dos nervos ulnar, mediano e fibular, sendo menos frequente o envolvimento do radial e tibial. Geralmente, o quadro é do tipo paraliticoamiotrófico, com localização eletiva nas extremidades distais dos membros. Nos membros superiores, o comprometimento confere às mãos atitudes características: mão em garra (paralisia do ulnar); mão pêndula (paralisia do radial); mão simiesca (paralisia do ulnar e mediano). Nos membros inferiores, é frequente a amiotrofia da região anterolateral da perna com déficit dos músculos dorsiflexores do pé pelo comprometimento do nervo fibular (esse tipo de alteração determina a marcha escarvante). O comprometimento do nervo facial (Figura 63A e B) geralmente é dissociado, havendo predileção para os músculos do território superior da face (orbicular das pálpebras, supraciliar e frontal). O quadro sensitivo traduz-se por parestesias, dores, hipoestesias ou anestesias. O déficit sensitivo costuma ser termicodoloroso, sendo a sensibilidade tátil menos atingida; excepcionalmente, ocorre comprometimento das sensibilidades profundas. A distribuição do déficit sensitivo pode adotar várias topografias: insular (neurorradiculomuscular); neurotroncular; em faixa; segmentar (anestesia em "luva" e em "meia"); e generalizada. Os distúrbios tróficos podem assumir grande importância no quadro e compreendem alterações da pele e fâneros (pele seca e descamativa, alopecia, alterações ungueais), amiotrofias, ulcerações tróficas, mal perfurante plantar e osteoartropatias neurogênicas (Figura 64). Os distúrbios sensitivotróficos, aliados aos quadros recorrentes de infecção, podem provocar grandes mutilações nas extremidades distais dos membros (acropatias ulceromutilantes). O quadro neurovegetativo inclui alterações vasomotoras, térmicas (locais) e sudorais; a anidrose, às vezes, é um sintoma precoce e pode ser evidenciada pela prova da pilocarpina. Finalmente, o encontro de nervos espessados é de suma importância no diagnóstico e esse elemento deve ser pesquisado cuidadosamente nos seguintes troncos nervosos: ulnar; mediano; radial; fibular; tibial; auricular e facial (Figura 65A e B).

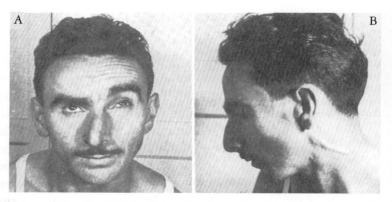

Figura 63A e B – *Mal de Hansen. Em A, paralisia dos músculos do território superior da hemiface direita (ausência de enrugamento da fronte do lado direito); em B, espessamento do nervo grande auricular no mesmo paciente.*

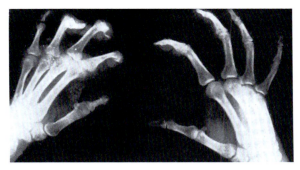

Figura 64 – *Mal de Hansen. Início de reabsorção das falanges distais da mão esquerda em caso de osteoartropatia neurogênica.*

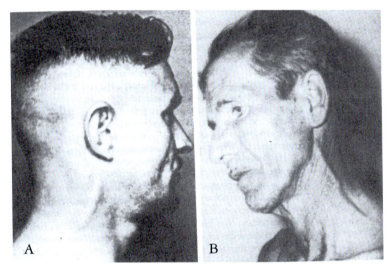

Figura 65 A e B – *Mal de Hansen. Acentuado espessamento do nervo grande auricular em dois pacientes com hanseníase.*

O diagnóstico pode ser facilmente estabelecido nas formas nervosas associadas às lesões cutâneas (máculas, nódulos), por meio da baciloscopia de material linfático subcutâneo; entretanto, nas formas nervosas puras, oligossintomáticas ou atípicas, o diagnóstico nem sempre é fácil. O exame bacteriológico visando a pesquisa do bacilo no muco nasal, lesão cutânea, linfonodo e sangue periférico costuma ser negativo no tipo TT e no grupo I, e positivo no tipo LL e, frequentemente, positivo no grupo BB. Nesses casos, recomenda-se a biópsia de nervo periférico, em geral o nervo sural, para o diagnóstico histopatológico. A reação intradérmica de Mitsuda é um exame em desuso.

O tratamento da hanseníase é realizado de acordo com a classificação clínica do paciente: paucibacilar ou multibacilar. No paucibacilar, é utilizada uma dose mensal de rifampicina

600 mg, associada à dose diária de dapsona 100 mg, durante 6 meses. No paciente multibacilar, é realizada uma dose mensal de rifampicina 600 mg, clofazimina 300 mg e dapsona 100 mg; em associação a uma dose diária de clofazimina 50 mg e dapsona 100 mg durante 12 meses.

É importante ressaltar que, em ambas as formas, o indivíduo não transmite mais o bacilo após a primeira dose de rifampicina. Os quadros neurológicos já estabelecidos não respondem ao tratamento satisfatoriamente. Medidas fisioterápicas e cirúrgicas também podem ser adotadas.

BIBLIOGRAFIA

1 Bradley WG. *Disorders of peripheral nerves.* Oxford, Blackwell, 1974.

2 Julião OF. As manifestações neurológicas da lepra. *Rev Méd.* (São Paulo) 1963, 47: 63.

3 Spozhmy P; Firas GS. Leprosy and peripheral neuropathy. *Journal of Clinical Neuromuscular Disease* 2004, 5(3): 133-145.

HARTNUP, DOENÇA DE

Doença H; Pelagra, ataxia cerebelar; aminacidúria renal; Síndrome de Hart

Descrita em quatro de oito membros da família inglesa Hartnup por Brad e colaboradores, em 1956. É uma doença autossômica recessiva com início na infância, caracterizada por episódios intermitentes de ataxia acompanhados por distúrbios do comportamento e dermatite fotossensível tipo pelagra, distribuídas principalmente em extremidades e face. Surtos da doença podem ser desencadeados pela exposição à luz solar, pela tensão emocional e pela administração de sulfamidas. Deficiência intelectual pode ocorrer em aproximadamente 30% dos casos; o quadro de deterioração intelectual parece ser mais evidente na infância e adolescência e costuma melhorar quando o paciente atinge a idade adulta.

A doença é causada por defeito genético no transportador de aminoácidos neutros monoaminomonocarboxílicos, principalmente o triptofano, denominado B(0)AT1, localizado na membrana apical das células da mucosa do intestino delgado e de células tubulares renais. No intestino, o defeito do transportador prejudica a absorção desses aminoácidos, causando acúmulo na luz intestinal e, no rim, compromete a reabsorção dos mesmos provocando uma aminoacidúria, sem prejuízo da função renal. Esse defeito no transportador de aminoácidos é consequência de mutações no gene *SLC6A19,* localizado no braço curto do cromossomo 5 (Crp15.33).

O triptofano acumulado na luz intestinal é convertido pela triptofanase de bactérias intestinais em compostos indólicos tóxicos ao SNC que são absorvidos. Após a absorção, os indóis são convertidos no fígado em 3-hidroxi-indol (indoxil), onde é conjugado com sulfato de potássio (indican) ou ácido glicurônico e eliminado pelos rins em quantidades excessivas (indicanúria). Outros produtos de degradação do triptofano como a kinurenina e a serotonina são também eliminados. Do ponto de vista bioquímico, a doença é caracterizada por indolúria, triptofanúria e aminoacidúria generalizadas. A alteração do metabolismo do triptofano compromete a formação endógena da nicotinamida, fenômeno responsável pela sintomatologia pelagrosa desta afecção.

O diagnóstico bioquímico depende de cromatografia de aminoácidos e pesquisa de indóis na urina.

O tratamento consiste na administração de dieta hiperprotêica, de ácido nicotínico e medidas preventivas como evitar exposição ao sol e administração de drogas do tipo sulfonamidas. Os sintomas da doença tendem a se atenuar com a idade.

BIBLIOGRAFIA

1 Bröer S. The role of the neutral amino acid transporter B0AT1 (SLC6A19) in Hartnup disorder and protein nutrition. *IUBMB*, 2009, 61(6): 591.

2 Diament A. Aminoacidopatias. In: Diament A; Cypel S. *Neurologia infantil.* Rio de Janeiro, Atheneu, 2005.

3 Patel AB; Prabhu AS. Hartnup disease. *Indian J Dermatol*, 2008, 53(1): 31.

HASHIMOTO, ENCEFALOPATIA DE

Doença de Hashimoto; Encefalopatia Respondedora a Corticoide

A doença de Hashimoto (DH), também chamada de tireoidite crônica autoimune, é a causa mais comum de hipotireoidismo em áreas com aporte suficiente de iodo. Há um infiltrado difuso de linfócitos, principalmente linfócitos B tireoide específico e células T com destruição folicular, um marco da doença. O nome se deve à descrição realizada em 1912 por Hashimoto da patologia de pacientes com infiltrado linfocítico intenso descrito como *struma lynphomatosa*.

Na vigência da doença de Hashimoto, o paciente pode desenvolver uma encefalopatia caracterizada por confusão mental, torpor e mioclonia multifocal. Outras manifestações neurológicas, menos comuns, podem estar presentes: convulsões; hemiparesia; ataxia; quadro psicótico; e tremores incomuns (incluindo aqueles do palato). Uma manifestação cardinal desta encefalopatia são as mioclonias multifocais, sendo o quadro confundido com a doença de Creutzfeldt-Jakob.

Alguns relatos da encefalopatia de Hashimoto fazem referência a pleocitose no LCR e lesões na substância branca no exame de imagem.

A função da tireoide pode estar normal ou rebaixada (hipotireoidismo). Na doença de Hashimoto, são encontrados altos títulos de anticorpos antitireoide, particularmente anticorpos contra tireoide peroxidase e tireoglobulina. Tem sido descrita a produção desses anticorpos no sistema nervoso e sua presença no LCR. A redução dos níveis de T3 e T4 também deve ser considerada no diagnóstico.

Os sintomas da encefalopatia respondem muito bem ao tratamento com corticosteroides e os raros casos refratários podem ser tratados com plasmaférese. Pode haver recorrência do quadro após meses ou anos.

BIBLIOGRAFIA

1 Ferracci F, Morett OG *et al.* Antithyroid antibodies in the CSF. Their role in the pathogenesis of Hashimoto´s encephalopathy. *Neurology* 2003, 60: 712.

2 Ropper AH; Brown RH. *Principles of Neurology.* In: Adams; Victor´s. New York, McGraw-Hill, 2005.

HAW RIVER, SÍNDROME DE
Atrofia dentatorrubropalidoluisiana; Ataxia espinocerebelar tipo 17; Dentatorubral-Pallidoluysian Atrophy (DRPLA); Doença de Naito-Oyanagi

A atrofia dentatorrubropalidoluisiana é uma doença de natureza genética, com modalidade de transmissão autossômica dominante, que ocorre da primeira à sétima décadas da vida. É classificada como uma das apresentações das ataxias espinocerebelares (SCA 17). Manifesta-se como um quadro de ataxia progressiva, mioclonia, epilepsia, coreia, atetose, distonia, demência e parkinsonismo, podendo ocorrer também manifestações psiquiátricas. É observada com maior frequência nos japoneses, sendo também descrita em afroamericanos, sendo nos Estados Unidos denominada síndrome de *Haw River**.

Nesta síndrome, ocorre degeneração neuronal nos núcleos denteado, rubro e subtalâmico, e no globo pálido, com inclusões intranucleares ubiquitina-positivas. A desmielinização pode estar presente no centro semioval, assim como podem ocorrer microcalcificações no globo pálido e degeneração axonal no corno posterior da medula. A neuroimagem (RM crânio) pode fornecer subsídios para o diagnóstico: hipersinal da substância branca em T2.

O diagnóstico diferencial deve ser considerado com a doença de Huntington e com as demais ataxias hereditárias. Nas formas de início precoce da DRPLA, o diagnóstico diferencial deve levar em conta uma série de entidades: doença de Lafora; de Unverricht-Lundborg; ceroide-lipofuscinose; MERRF; sialidose; doença de Gaucher; distrofia neuroaxonal e NBIA.

---

* A expressão inglesa *Haw River* significa "flor do espinheiro".

A expressão fenotípica é variável, causada por alterações no alelo B27 do cromossomo 12p13, que induzem a formação de uma proteína anormal denominada atrofina-1 (DRPLA-*protein*). O número de repetições CAG em pacientes que padecem de DRPLA varia de 49 a 79. O estudo baseado no DNA tem uma sensibilidade de 100% e encontra-se disponível nos centros mais avançados. Nos casos em que a herança é paterna, ocorre antecipação na manifestação dos sintomas e a evolução é mais dramática, com progressão rápida da mioclonia, da epilepsia e do retardo mental, com alterações da substância branca e atrofia do tronco cerebral e cerebelo. Quando a manifestação é tardia, predomina a ataxia, coreoatetose e demência. Não há tratamento específico, sendo necessário o aconselhamento genético.

BIBLIOGRAFIA

1 Allen DC; Loy CT *et al.* Spinocerebellar ataxia type 17: extension of phenotype with putaminal RIM hyperintensity on magnetic resonance imaging. *J Neurol Neurosurg Psych* 76(9): 1320, 2005.

2 Burke JR; Wingfield MS *et al.* The Haw River syndrome> dentatorubropallidoluysian atrophy (DRPLA) in an African-American family. *Nat Genet* 1994, 7: 521.

HEERFORDT, SÍNDROME DE

Febre uveoparotídea; Uveoparotidite

Veja doença de Besnier-Boeck.

Esta síndrome, geralmente determinada pela sarcoidose, traduz-se por uveíte e hipertrofia das glândulas parótidas, associadas a uma assialia. O comprometimento nervoso, traduzido principalmente por uma paralisia facial periférica, é inconstante; é excepcional, embora seja possível, o comprometimento do VIº e do VIIIº nervos cranianos. Na fase inicial do quadro, pode haver febre. Outros elementos incluem edema de papila, meningismo e pleocitose no LCR.

A uveíte anterior, na forma de iridociclite, é o comprometimento ocular mais frequente na sarcoidose. A iridociclite aguda é geralmente bilateral e costuma se apresentar com dor e diminuição da acuidade visual; pode curar sem sequelas. A iridociclite crônica é lentamente progressiva e se apresenta com pouca dor; pode determinar complicações secundárias como catarata e glaucoma. A uveíte posterior na forma de coriorretinite, periflebite, exsudatos retinianos, granulomas coriorretinianos ou do nervo óptico é muito menos comum e pode estar associada à uveíte anterior, o que prejudica o exame dos fundos oculares.

Além dos achados oculares, o exame do doente pode mostrar adenopatias cervicais, eritema nodoso, adenopatias mediastínicas, infiltrações pulmonares. Esta síndrome predomina em mulheres jovens.

O diagnóstico é estabelecido mediante exames específicos para a sarcoidose; também é importante o estudo histopatológico da glândula parótida (sialadenites com células epitelioides). Os achados imunológicos consistem em depressão da hipersensibilidade retardada, sugerindo comprometimento da imunidade celular, além da presença de imunoglobulinas elevadas ou anormais, o que sugere linfoproliferação.

O prognóstico da paralisia facial periférica é bom; entretanto, o comprometimento ocular pode determinar a formação de sinéquias e de exsudatos na câmara anterior do olho e glaucoma secundário, que pode provocar cegueira. Esteroides tópicos e cicloplégicos estão indicados em pacientes com uveíte anterior, corticosteroides sistêmicos podem ser usados nas uveítes anteriores graves.

BIBLIOGRAFIA
1 Chouard CH; Characon R; Morgon A; Cathala HP. *Anatomie, pathologie et chirurgie du nerf facial.* Paris, Masson, 1972.

HEIDENHAIN, SÍNDROME DE
Demência pré-senil com cegueira cortical

Veja doença de Creutzfeldt-Jakob.

Em 1929, Heidenhain descreveu três casos de encefalopatia espongiforme, com dois indivíduos apresentando desde o início sintomas visuais proeminentes, enquanto no terceiro os sintomas sensitivos e atetose surgiram no início, seguidos de alteração visual. A síndrome de Heidenhain é uma variante fenotípica da doença de Creutzfeldt-Jakob esporádica, com substrato anatomopatológico idêntico (degeneração esponjosa e neuronal, astrogliose). Com o avanço do conhecimento sobre a genética na DCJ, hoje sabe-se que esta variante, ocorre, pois apresenta uma proporção maior de metionina (M) do que valina (V) no códon que codifica a proteína PrPc, correspondendo a classificação genotípica M1 (veja doença de Creutzfeldt-Jakob).

É clinicamente marcante, nesta síndrome, a presença de cegueira cortical, que precede ou acompanha o início dos demais sintomas clássicos da DCJs (alterações piramidais, demência e mioclonias). Estima-se que cerca de 20% dos pacientes apresentem manifestações atípicas mesmo durante fases avançadas. A alteração visual mais comum é a hemianopsia homônima, que evolui para cegueira completa. A RM de crânio é útil para o diagnóstico, pois além das características radiológicas usuais da DCJs, apresenta predomínio de alterações na região occipital.

BIBLIOGRAFIA
1 Paty J; Bonnaud E *et al.* Corrélations eletrophysiologiques, cliniques et anatomiques dans un cas de maladie de Creutzfeldt-Jakob (forme de Heidenhain). *Rev Neurol* (Paris) 1978 134: 223.

2 Pinto (Jr) L; Lancellotti CLP *et al.* Forma de Heidenhain da doença de Creutzfeldt-Jakob. Relato de um caso. *Arq Neuropsiquiat* 1986, 44: 60.

HEINE-MEDIN, DOENÇA DE
Paralisia infantil; Poliomielite anterior aguda

A poliomielite anterior aguda é uma afecção infectocontagiosa aguda, determinada por um poliovírus pertencente ao gênero enterovírus da família Picornavíridae e que apresenta três sorotipos: Mahoney (tipo I); Lansing (tipo II); e Leon (tipo III). Não existe imunidade cruzada entre esses três tipos, porém, a infecção por um determinado vírus do grupo confere imunidade permanente para o vírus responsável.

A infecção é mais comum em crianças, mas também ocorre em adultos jovens. Em geral, acomete as crianças menores de 5 anos de idade, particularmente entre os 6 meses e os 3 anos. A transmissão ocorre principalmente por contato direto pessoa-pessoa, pela via fecal-oral ou oral-oral, esta última por gotículas de muco da orofaringe (ao falar, tossir ou espirrar). O vírus penetra pela boca, reproduzindo-se na orofaringe e intestino, de onde alcança o sangue por via linfática para invadir o SNC e seus envoltórios. As más condições habitacionais, a higiene precária e o elevado número de crianças numa mesma habitação constituem fatores que favorecem a transmissão do poliovírus. O período de incubação é de 7 a 14 dias, podendo variar de dois a 30 dias. A doença costuma ocorrer sob forma epidêmica, particularmente nos meses quentes do ano.

Os poliovírus produzem infecções subclínicas, formas inaparentes, em aproximadamente 95% dos indivíduos infectados; infecção sistêmica, com quadro pseudogripal, em aproximadamente 3%; quadro de meningite em 1-2%; quadro paralítico em 0,1 a 0,5%. Esses quadros de infecção inaparente são importantes porque conferem imunidade permanente para o vírus determinante.

As manifestações clínicas iniciais da doença paralítica incluem febre, mal-estar, náusea e ocasionalmente diarreia e vômitos. Essa fase pode durar 3 a 4 dias e ser seguida por um quadro meningítico (com ou sem rigidez de nuca e hipercitose no LCR); esse quadro pode se acompanhar de mialgias. O quadro paralítico pode assumir três formas: espinhal; bulbar e poliencefalítica. A forma espinhal, que é a mais frequente, determina um quadro caracterizado por paralisia flácida, amiotrofia e arreflexia profunda. A paralisia costuma ser unilateral e assimétrica, sendo os membros inferiores comprometidos com maior frequência. Podem ser observadas formas monoplégicas, paraplégicas, tri ou tetraplégicas ou, então, o comprometimento pode ficar limitado a apenas alguns músculos (músculo do ombro, pescoço, coxa etc.). Nessas formas espinhais, pode ocorrer retenção urinária transitória numa pequena porcentagem de casos. As formas espinhais que, às vezes, evoluem com incrível rapidez, podem configurar o quadro da paralisia ascendente de Landry, com início nos membros inferiores (forma bulboespinhal). Nas formas bulbares, é comum o comprometimento dos músculos faríngeos, laríngeos e da língua, além da paralisia respiratória. A insuficiência respiratória pode ocorrer na forma espinhal da doença em virtude da paralisia do diafragma e dos músculos intercostais e abdominais; na forma bulbar, o quadro ocorre pelo comprometimento do centro respiratório. Em todas as formas da doença, a sensibilidade está conservada e existe a persistência de alguma paralisia residual (sequela) após 60 dias do início da doença.

As principais manifestações anatomopatológicas compreendem lesões inflamatórias atingindo as células da coluna ventral da medula espinhal e os núcleos motores da porção inferior do tronco encefálico (Figura 66). Ocasionalmente, outras estruturas do SNC são atingidas (substância negra, hipotálamo, núcleos cerebelares). Os aspectos histopatológicos compreendem necrose de neurônios motores, neuroniofagia, focos inflamatórios hemorrágicos e gliose reacional.

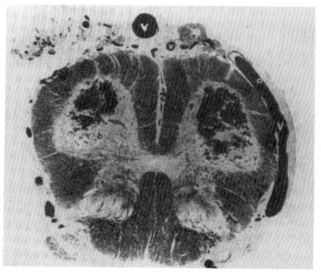

Figura 66 – *Doença de Heine-Medin. Corte de medula espinhal em nível lombar corado pelo método de Weil para a bainha mielínica, onde se vê a estrutura geral do órgão mantida e intensa congestão dos cornos anteriores. V – vasos meníngeos dilatados e congestos. Microfotografia Leitz micro-sumar 24 mm.*

O diagnóstico deve se basear no quadro clínico, embora alguns exames complementares possam proporcionar subsídios importantes. O hemograma pode mostrar leucocitose moderada;

o LCR, límpido e incolor, pode mostrar hipercitose (20 a 500 células/mm^3), no início à custa de polimorfonucleares e ulteriormente com predomínio de linfomononucleares. O vírus pode ser isolado a partir de cultura de material colhido da orofaringe e das fezes, na fase aguda da doença, porém as fezes constituem o material mais adequado para o isolamento do poliovírus. A coleta de amostras fecais com isolamento de vírus selvagem permite a confirmação diagnóstica. As amostras de fezes podem ser colhidas do paciente ou de seus contatos, e devem ser coletadas duas amostras até 14 dias após o início da deficiência motora, com intervalo mínimo de 24 horas entre elas.

O diagnóstico diferencial deve ser considerado principalmente com a polineurite pós-infecciosa e outras infecções que causam paralisia flácida. As mais frequentes são polirradiculoneurite (síndrome de Guillain Barré), mielite transversa, meningoencefalite e outros enterovírus. O exame do LCR é importante para o diagnóstico diferencial.

A prevenção da doença é feita com vacinas. Existem dois tipos de vacina disponíveis, ambas de alta eficácia: a vacina inativada (tipo Salk) e a de vírus atenuados (tipo Sabin). As campanhas de vacinação em massa determinaram uma redução acentuada na incidência da doença no mundo inteiro. No nosso país, encontra-se erradicada em virtude das ações de imunização e vigilância epidemiológica desenvolvidas entre 1980 e 1994, quando o país recebeu o Certificado de Erradicação da Transmissão Autóctone do Poliovírus Selvagem nas Américas. O último isolamento de poliovírus selvagem no país ocorreu em março de 1989.

Não existe tratamento específico da doença, porém após a sua instalação várias medidas devem ser adotadas:

1) Isolamento do doente.

2) Analgésicos para a cefaleia e as mialgias (devem ser evitadas as injeções).

3) Cuidados respiratórios nas formas graves, incluindo ventilação mecânica, traqueostomia; medidas fisioterápicas na fase aguda (posicionamento correto do doente) e no período de convalescença.

4) Medidas fisioterápicas e ortopédicas na fase de sequelas.

BIBLIOGRAFIA

1 De Jesus NH. Epidemics to eradication: the modern history of poliomyielitis. *Virology Journal*, 2007, 4: 70.

2 Melnick JL. Current status of poliovírus infections.*Clin Microbiol R*ev, 1996, 9(3): 293.

3 Mensi C; Pregliasco F. Poliomyelitis: present epidemiological situation and vaccination problems. *Clin Diagn Lab Immunol*, 1998, 5(3): 278.

4 Funasa. Poliomielite: aspectos clínicos e epidemiológicos. *Guia brasileiro de vigilância epidemiológica*, Ministério da Saúde, Fundação Nacional da Saúde, 1998.

HENNOCH-SCHÖNLEIN, PÚRPURA DE

As manifestações clínicas cardinais desta afecção são presença de púrpura, artralgias, dores abdominais e comprometimento renal. Este tipo de púrpura é mais comum em crianças e parece haver, para o seu desencadeamento, um gatilho infeccioso, embora se desconheça a causa da doença. Os sintomas neurológicos, que não são frequentes (1 a 8% dos casos), dependem geralmente da hipertensão arterial, da vasculite e do comprometimento renal. São mais comuns as complicações envolvendo o SNC: acidentes cerebrovasculares isquêmicos ou hemorrágicos; hematoma subdural que podem se traduzir por cefaleia; alterações do estado mental; crises convulsivas e sinais neurológicos focais (hemiparesia, afasia, ataxia). Comprometimento do sistema nervoso periférico, sob a forma de mononeurite ou polirradiculoneurite, também pode ocorrer.

O diagnóstico pode ser confirmado pela demonstração de depósito de IgA nas paredes dos vasos sanguíneos e ao redor deles. Aproximadamente 60% dos pacientes têm níveis séricos elevados de IgA. A doença é de natureza autolimitada, com média de duração de quatro semanas.

O tratamento, nas formas com comprometimento renal, é feito com altas doses de corticosteroide (prednisona) associadas à azatioprina ou ciclofosfamida.

BIBLIOGRAFIA
1 Arita FN; Diament A. Manifestações neurológicas das doenças sistêmicas. In: Diament A; Cypel S. *Neurologia infantil*, Rio de Janeiro, Atheneu, 2005.

HERRICK, SÍNDROME DE
Anemia drepanocítica; Anemia falciforme

A anemia falciforme ou drepanocitose é uma afecção hematológica pertencente ao grupo das hemoglobinopatias. É mais prevalente em negros e transmitida por meio de caracteres genéticos codominantes. O primeiro caso da doença foi descrito pelo médico James B. Herrick (1861-1954), em 1910, apesar de sua fisiopatologia ser pouco compreendida na época. A anemia falciforme depende de uma mutação do gene b localizado no cromossomo 11 (11p15.5) que resulta em uma cadeia anormal de beta-hemoglobina, resultado da substituição do aminoácido valina pelo ácido glutâmico. O aspecto morfológico em foice de parte das hemácias, é bem evidenciado quando elas são expostas a ambientes com concentração baixa de oxigênio. As células afoiçadas, perdem a elasticidade e aderem ao endotélio dos capilares e vênulas, sendo este o processo básico que resulta em fenômenos oclusivos.

A eletroforese de hemoglobina separa a hemoglobina A (normal) da hemoglobina S (anormal) permitindo um melhor conhecimento desse tipo de anemia. A eletroforese também é a base da classificação das drepanocitoses em formas clínicas diversas como a:

1) *S-S homozigóticas:* nesta forma, caracterizada por anemia hemolítica com hepatosplenomegalia, é comum a presença de infartos viscerais e ósseos. A ocorrência é maior em crianças negras das Américas e África, sendo clinicamente grave e raramente permite sobrevida além da adolescência.

2) *S-A:* heterozigótica simples: formas inaparentes da doença que, por ocasião de anoxia local, culminam com infartos renais, esplênicos e raramente cerebrais.

3) *S-C:* forma caracterizada por duplo heterozigotismo. Sua evolução é mais benigna; costuma clinicamente apresentar esplenomegalia e anemia moderada.

4) *S-F:* duplo heterozigotismo. Nesta forma, observa-se a associação de microtalassemia com a drepanocitose; a evolução é semelhante à da forma homozigótica, sendo observada na Itália meridional e Grécia.

Os distúrbios circulatórios deste tipo de anemia, que podem ocorrer em qualquer órgão, são determinados pela menor solubilidade da hemoglobina S que, por ocasião de hipóxias, pode provocar alterações morfológicas das hemácias. Essa alteração citomorfológica pode condicionar diminuição da velocidade sanguínea, aumento da viscosidade do sangue e a formação de trombos. A oclusão trombótica de vasos agrava a hipóxia, fenômeno que incrementa a falcização (círculo vicioso de Harris). Com menor frequência, necroses ósseas (vértebras, costelas, esterno) podem dar origem a embolias gordurosas múltiplas.

O quadro clínico é marcado por crises de dor, antigamente denominadas crises falcêmicas, com manifestações álgicas principalmente no abdome, tórax e extremidades dos membros. As crises de dor são a manifestação mais comum da doença assim como o principal motivo de hospitalização. Ao exame, cerca de metade dos pacientes pode apresentar febre, palidez e taquicardia. Essas crises podem ser desencadeadas por alguns fatores, como infecções, álcool, medicamentos; entretanto, na maioria dos casos, não é estabelecido nenhum desencadeante. O quadro neurológico pode se exteriorizar por manifestações difusas como cefaleia holocraniana, crises convulsivas, agitação, delírio, desorientação e sonolência; também é possível a configuração de quadros neurológicos focais bem definidos, traduzidos por hemiplegia, hemianestesia e/ou afasia.

O AVC é a segunda causa de óbito (a primeira é infecção) e costuma ocorrer em crianças homozigóticas, mas seu risco é maior em todas as faixas etárias. O risco de AVC em crianças com anemia falciforme é 250 a 400 vezes maior do que na população geral. Os infartos isquêmicos costumam ocorrer em grandes vasos e sua prevalência é maior nas crianças, com pico de incidência entre 2 e 8 anos de idade e um segundo pico em adultos maiores de 29 anos. As hemorragias cerebrais costumam ocorrer nos adultos entre 20 e 29 anos. Aproximadamente 66% dos episódios são isquêmicos; os outros são hemorrágicos. As hemorragias subaracnóideas são mais comuns nas crianças, enquanto as hemorragias parenquimatosas predominam nos adultos. Não é habitual que o AVC se instale por ocasião de uma "crise" com manifestações dolorosas, febre, desidratação ou na vigência de infecção. Na anemia falciforme, tanto fatores reológicos (alentecimento da circulação sanguínea, aumento da viscosidade do sangue provocado pela deformação das hemácias) como estruturais dos vasos (espessamento da íntima, formação de trombos murais) podem justificar a patologia vascular cerebral. Tanto os pequenos como os grandes vasos podem ser afetados. Muitos infartos localizam-se nas zonas limítrofes dos grandes vasos cerebrais (hipoperfusão, fatores hemodinâmicos, anemia, fatores estruturais). Outro mecanismo do AVC é a resistência à passagem dos eritrócitos deformados nas arteríolas penetrantes distais.

A RM pode evidenciar infartos no território dos pequenos vasos em aproximadamente 28% e no território dos grandes vasos em 72% dos casos. Também a angiografia cerebral mostra uma alta incidência de patologia de grandes vasos, porém a injeção de contraste intra-arterial é sempre um risco de AVC ou "crise" drepanocítica. Aconselha-se a preparação para a angiografia mediante transfusão de sangue, que reduz a concentração de HbS a menos de 20%. O doppler transcraniano é um elemento fundamental do manejo neurológico dos pacientes com anemia falciforme. Ele deve ser realizado rotineiramente em crianças a partir dos 2 anos de idade, uma vez que fluxo aumentado na artéria carótida interna é capaz de estratificar os pacientes em grupos de risco para a ocorrência de AVC. Os grupos com maior risco devem ser alocados em um protocolo de transfusões repetidas, capazes de reduzir o risco de eventos vasculares. Outras terapias incluem o esforço para aumentar a concentração de hemoglobina fetal como a hidroxiureia. A doença pode se estabilizar após transplante de medula óssea, proporcionada por doador, ou de células-tronco hematopoiéticas. Outros quadros neurológicos têm sido descritos, como meningites bacterianas, abscesso cerebral, mielopatia vascular (infarto medular) e neuropatia periférica (de ocorrência excepcional). Nas neuroinfecções, cabe lembrar que os pacientes sofrem um fenômeno de disfunção esplênica, sendo suscetíveis a infecções sobretudo de germes encapsulados.

BIBLIOGRAFIA

1 Hart RG; Kanter MC. Hematologic disorders and ischemic stroke. A selective review. *Stroke* 1990, 21: 1111,.

2 Kyriakos PP; Balmaceda CM. Hematologic and related diseases, Rowland LP (Ed.), *Merritt's Neurology*, Philadelphia, Lippincott Williams & Wilkins, 2000.

3 Ali, SB; Reid M; Fraser R *et al.* Seizures in the Jamaica cohort study of sickle cell disease. *British Journal of Haematology,* 2010, 151: 265-272.

HERTWIG-MAGENDIE, SÍNDROME DE
Fenômeno de Hertwig-Magendie; Skew deviation

Este quadro caracteriza-se por um desvio oblíquo dos olhos, sendo comum o desvio de um olho para baixo e do outro para cima e para fora. O paciente geralmente apresenta diplopia vertical, além de outros sinais e sintomas associados.

As causas determinantes, que podem ser de natureza vascular, neoplásica ou desmielinizante, costumam provocar lesões no tronco encefálico, particularmente na região pontomesencefálica. Ocasionalmente, esse tipo de desvio é encontrado em lesões cerebelares agudas, com extensa destruição do parênquima de um hemisfério cerebelar, como pode ocorrer nos traumatismos por arma de fogo, abscessos e tumores.

BIBLIOGRAFIA

1 Smith JL, David NJ & Klintworth G – Skew deviation. Neurology 1964, 14: 96.

HODGKIN, DOENÇA DE
Linfogranuloma maligno, Linfoma de Hodgkin

A doença de Hodgkin (DH) é uma neoplasia maligna do sistema linfático, ou seja, um linfoma que afeta primariamente os linfonodos e suas vias. A DH corresponde a 10% do total de linfomas em humanos, apresentando um pico bimodal de incidência, o primeiro aos 20 anos e o segundo aos 65 anos de idade. Apresenta fisiopatologia complexa, destacando-se a presença do vírus Epstein-Barr (EBV) cuja infecção parece ser um fator chave no desenvolvimento da neoplasia. O EBV

283

é encontrado em títulos altos nas células de Reed-Sternberg, sendo estas células derivadas de linfócitos B, consideradas o principal achado anatomopatológico da DH. Outros fatores parecem influenciar a etiopatogenia da doença: ambientais; ocupacionais; e genéticos.

Os sintomas iniciais em geral são inespecíficos, principalmente fadiga e inapetência, seguidos então da manifestação clínica mais comum da doença, a linfonodomegalia que tem predomínio na região cervical e geralmente é indolor.

O diagnóstico deve ser feito por meio de biópsia de linfonodo acometido que, além da análise histopatológica convencional, deve ser analisado com técnicas de imuno-histoquimica próprias, fundamentais para determinar o prognóstico e guiar o tratamento quimioterápico individualmente. Laboratorialmente, também se alteram marcadores como a desidrogenase lática (DHL) que, caso elevada, associa-se com mau prognóstico. Hipercalcemia, anemia normocrômica e eosinofilia são outros exames complementares comumente alterados.

O comprometimento neurológico na DH é raro, sendo estimado entre 0,02 e 0,5% de todos os casos. As manifestações neurológicas no sistema nervoso periférico são mais comuns, em que a polineuropatia sensitiva subaguda é a mais frequente, seguida de paresia de nervos cranianos. Em muitos casos, provavelmente as manifestações neurológicas são resultado do tratamento radioterápico e quimioterápico. Apesar de incomum, é bem documentada a associação da DH com síndromes paraneoplásicas, sobretudo a degeneração cerebelar, coreia, neuromiotonia e encefalite límbica. Manifestações como cefaleia e crises convulsivas são frequentes, embora não necessariamente representem envolvimento direto do SNC pela doença, sendo este extremamente raro. Quando ocorre comprometimento encefálico, este localiza-se no compartimento supratentorial, e tais situações são exclusivas quando existe disseminação sistêmica da doença grave (estágios avançados). As manifestações clínicas incluem crises convulsivas, déficits focais e síndrome de hipertensão intracraniana. Acredita-se que o mecanismo inicial seja invasão dural, com disseminação posterior para o encéfalo; a disseminação hematogênica também é um mecanismo possível descrito. Como as metástases para o SNC, são externamente raras, lesões suspeitas devem ser sempre biopsiadas, pela possibilidade de tratar-se de outra neoplasia simulando a DH.

O tratamento da DH deve ser orientado com radioterapia, quimioterapia ou transplante autólogo de células-tronco. Nas formas radiculomedulares compressivas o tratamento cirúrgico deve ser considerado. Entretanto mesmo com tratamento agressivo e precoce, o prognóstico das formas neurológicas é sombrio, com sobrevida média de 46 meses.

BIBLIOGRAFIA

1   Tan KL; Scott DW; Hong F *et al.* Tumor-associated macrophages predict inferior outcomes in classic Hodgkin lymphoma: a correlative study from the E2496 Intergroup trial. *Blood.* 2012; 120(16): 3280-3287.

2   Labauge R; Izarn P; Castan P. *Les manifestations nerveuses des hémopathies.* Masson, Paris, 1963.

HOLMES, ATROFIA OLIVOCEREBELAR DE

Atrofia olivocerebelar de Gordon Holmes; Atrofia olivocerebelar familial

Veja atrofia olivopontocerebelar de Déjerine-Thomas e doença de Friedreich.

É provável que esta forma de atrofia cerebelar seja uma variante da atrofia olivopontocerebelar (tipo Déjerine-Thomas).

Esta afecção costuma ter início numa fase tardia da vida, comumente na quarta e quinta décadas. O quadro, geralmente, tem início com ataxia nos membros inferiores que, num período subsequente, se acompanha de incoordenação nos membros superiores, disartria e nistagmo.

Os estudos *postmortem* mostram uma atrofia simétrica do cerebelo, com envolvimento do lobo anterior e vermis. O comprometimento predomina nas células de Purkinje e menos nos neurônios corticais e células granulares. Os núcleos olivares também estão envolvidos. Este tipo de atrofia é familial, sendo o modo de transmissão do tipo autossômico dominante.

A evolução é lenta (10 a 30 anos), podendo sobrevir, nas fases finais do quadro, deterioração mental. Não há tratamento efetivo, podendo ser adotadas algumas medidas fisioterápicas no sentido de adaptar o indivíduo ao seu quadro de incoordenação motora.

BIBLIOGRAFIA

1   Contamin F; Sabouraud O. *Éléments de neurologie*, Paris, Flammarion, 1970.

2   Ropper AH; Brown RH. *Principles of neurology.* In: Adams; Victor´s, New York, McGraw-Hill, 2005.

HOLMES, TREMOR DE

Tremor rubral; tremor mesencefálico; miorritmia

São quadros tremulantes associados a lesões encefálicas (principalmente mesencefálicas ou talâmicas) conforme inicialmente descritas por Gordon Holmes em 1904. O tremor de Holmes (TH), também conhecido como tremor rubral ou tremor mesencefálico, é caracterizado como um tremor de repouso de baixa frequência que é acentuado pela postura e movimento.

Nos últimos consensos, para evitar descrições que incluíssem a topografia das lesões, ficou definido que se usaria o termo TH para este tipo de tremor. Foram definidos os seguintes critérios: presença de tremor de repouso e de movimento, de baixa frequência e com relação temporal típica associada à lesão encefálica. A característica inicialmente prevista é de um tremor de repouso e movimento podendo ainda aparecer durante a postura. A ritmicidade do tremor é, frequentemente, irregular, quando comparada com outros tremores, dando a impressão de um movimento espasmódico. A frequência é baixa ao redor de 4,5 hertz. Geralmente, existe um espaço de tempo variável de 2 semanas a 2 anos entre a lesão encefálica propriamente dita e o início do tremor.

O TH é uma das formas mais incapacitantes de tremor, pois pode comprometer o repouso a postura e o movimento voluntário e involuntário. É mais comum que ocorra nas mãos e região proximal dos braços e seja unilateral.

Com relação à fisiopatologia a maioria dos autores acredita que o TH seja um tremor sintomático devido lesões que parecem estar centradas no tronco cerebral, cerebelo e tálamo. A base fisiopatológica do TH é uma combinação de lesões no sistema mesencefálico-cerebelo-talâmico e no sistema nigroestriatal. Oscilações centrais causam esse tremor. A ritmicidade do tremor de repouso é comumente bloqueada durante os movimentos voluntários pelo cerebelo. Se a compensação do cerebelo não ocorre o tremor compromete o movimento causando um tremor de intenção de baixa frequência.

Entretanto, lesões em outras regiões podem desencadear semelhante tremor. As lesões talâmicas posterolaterais secundárias a AVC podem desencadear um tremor de ação que faz parte de um conjunto de manifestações com distonia, atetose e coreia. A combinação de tremor, distonia e grave perda sensitiva é uma importante pista para o diagnóstico de AVC.

Não há um tratamento específico para o TH. Alguns pacientes respondem ao uso de levodopa, anticolinérgicos ou clonazepam. Outros pacientes podem se beneficiar do implante de eletrodos para estimulação cerebral profunda (*deep brain stimulation*). O conhecimento sobre o TH e a terapêutica é baseado nos relatos de casos de pacientes que sofreram AVC, malformações arteriovenosas, tumores, esclerose múltipla e infecções no sistema nervoso central.

BIBLIOGRAFIA

1 Jankovic J; Tolosa E. Parkinson's disease and movement disorders, 5. ed. Philadelphia, Lippincott Williams & Wilkins, USA, 2007.

2 Holmes G. On certain tremors in organic cerebral lesions. *Brain*, 1904; 27: 327-375.

3 Katschnig-Winter P; Koegl-Wallner M; Pendl T *et al.* Levodopa-responsive Holmes' tremor caused by a single inflammatory demyelinating lesion. *Tremor Other Hyperkinet Mov.* 2015; 5.

4 Menéndez DFS; Cury RG; Barbosa ER *et al.* Hypertrophic olivary degeneration and Holmes' tremor secondary to bleeding of cavernous malformation in the midbrain. *Tremor Other Hyperkinet Mov.* 2014; 4.

HOLTERMÜLLER-WIEDEMANN, SÍNDROME DE
Crânio em folha de trevo.

Este curioso quadro dismórfico apresenta como característica essencial um crânio trilobado, em forma de folha de trevo. Além do aspecto do crânio, esta rara síndrome congênita apresenta outras características importantes: 1) orelhas de implantação baixa; 2) hidrocefalia; 3) nariz em forma de bico; 4) prognatismo; 5) exoftalmo; 6) aspecto da calota craniana mesclando porções ósseas com áreas sem osso (lacunas).

Parece tratar-se de uma craniossinostose precoce. O prognóstico é mau e a maioria das crianças morre alguns dias após o nascimento.

BIBLIOGRAFIA
1 Castroviejo IP. Diagnóstico clínico-radiológico em neurologia infantil. Barcelona, Científico-Médica, 1971.

HOMÉN, SÍNDROME DE
Encefalopatia pugilística; Síndrome do boxeador; Síndrome pós-concussional; Encefalopatia Traumática Crônica

Esta síndrome é atribuída ao efeito cumulativo de traumatismos de repetição (golpes subconcussivos). O exame anatomopatológico do cérebro de pugilistas afetados por esta síndrome mostra atrofia córtico-subcortical, rarefação das células de Purkinje (particularmente nas amígdalas cerebelares), despigmentação da substância negra e degeneração neurofibrilar nas áreas basotemporais. As manifestações clínicas, que podem ser oligossintomáticas ou exuberantes, compreendem: instabilidade da marcha; disartria; irritabilidade; tontura; ataxia; tremores nas mãos; alentecimento dos movimentos, face hipomímica; déficit de memória e deterioração mental que pode chegar à demência.

Esse epônimo é obsoleto e, hoje, esse quadro é denominado "encefalopatia traumática crônica", que pode ocorrer em esportistas que praticam modalidades de esporte de impacto de repetição na região craniana: boxeador; jogador de futebol americano; jogador do futebol *association*; atletas que praticam hóquei no gelo etc. Os golpes de repetição no cérebro do atleta determinam a liberação da proteína *tau* em quantidades anormais e o desenvolvimento de emaranhados neurofibrilares – essa *tau*opatia progressiva é responsável pelo quadro demencial.

Os exames de neuroimagem fornecem subsídios para o diagnóstico: RM de crânio; Pet-scan; SPECT; tratografia com reconstrução das estruturas supratentoriais e infratentoriais.

BIBLIOGRAFIA

1   Jablonski S. Eponymic syndrome and diseases. WB Philadelphia, Saunders, 1969.

2   Magalini SI. *Dictionary of medical syndromes,* JB Philadelphia, Lippincott, 1971.

HORTON, CEFALEIA DE

Cefalalgia orbitária paroxística noturna; Cefaleia agrupada ou em "cacho"; Cefaleia em salvas; Cluster headache; Enxaqueca vermelha; Neuralgia de Sluder

O primeiro relato, ainda que incompleto, de um paciente com provável cefaleia em salvas (CS) remonta ao ano de 1641. Gerhard e Van Swieten fizeram a primeira descrição clínica completa de um paciente com uma forma episódica de CS no ano de 1745.

O nome consagrado para essa forma de cefaleia primária nos Estados Unidos, assim como em alguns países europeus, é *cluster headache*, sendo o termo "cefaleia em salvas", uma tradução livre dessa expressão alienígena. Por ter apresentado, num passado ainda recente, uma vasta sinonímia, a CS durante muito tempo, em publicações da literatura, recebeu diferentes designações eponímicas ou não, o que de certa forma propiciou certa confusão e atraso em seu reconhecimento.

A IHS assim descreve a CS: crises de dor de forte intensidade, estritamente unilateral, localizada na região orbitária, supraorbitária, temporal, ou em qualquer combinação dessas áreas. As crises duram entre 15 e 180 minutos (quando não tratada), numa frequência que varia entre uma crise a cada dois dias até oito vezes ao dia. Crises noturnas [despertando o paciente] são frequentes. As manifestações álgicas são acompanhadas de pelo menos um dos sinais e/ou sintomas adiante relacionados:

- Hiperemia e/ou lacrimejamento ipsolaterais.
- Congestão nasal e/ou rinorreia ipsolaterais.
- Edema palpebral ipsolateral.
- Sudorese frontal e/ou facial ipsolaterais.
- Miose e/ou ptose palpebral incompleta ipsolaterais.
- Sensação de inquietação ou agitação.

O diagnóstico deve ser firmado quando o paciente apresenta pelo menos cinco crises preenchendo os critérios expostos.

Sintomas premonitórios, semelhantes aos observados na migrânea, podem também estar presentes, tais como fadiga e bocejos. Em alguns pacientes, um ritmo circadiano é bem nítido, com relatos de crises que ocorrem sempre na mesma hora do dia ou da noite. Durante um surto de salvas, a ingestão de bebidas alcoólicas ou o uso de medicamentos vasodilatadores (principalmente coronarianos) podem desencadear crises; também a prática exagerada de exercícios em ambientes com temperaturas elevadas pode ser um gatilho para crises. Mais de 50% dos pacientes com CS apresentam crises noturnas, que geralmente ocorrem 90 minutos após o início do sono, coincidente com a primeira fase REM. Não é raro o aparecimento de mais de uma crise durante a mesma noite.

A fisiopatologia da CS ainda é obscura. Estudos com PET-scan sugerem a responsabilidade de um *pacemaker* localizado na região posterolateral do hipotálamo. A presença de um componente genético é provável e parece envolver o receptor do tipo 2 da hipocretina. Casos familiais de CS ocorrem em cerca de 5%, sugerindo um componente genético e uma transmissão autossômica dominante.

As crises ocorrem geralmente em salvas que duram semanas ou meses e são separadas por períodos assintomáticos de meses ou até anos. Entretanto, cerca de 10 a 15% dos pacientes apresentam sintomas crônicos, sem períodos de remissão.

As crises de dor ocorrem quase invariavelmente do mesmo lado da cabeça durante um mesmo surto, podendo haver troca de lado [raramente] em surtos subsequentes.

Por motivos ainda desconhecidos, os homens são mais afetados do que as mulheres (4:1). A CS geralmente tem seu início entre os 20 e 40 anos de idade. Sua prevalência na população geral é estimada em 0,1%.

Em que pese a escassez de informações da literatura, existe uma tendência entre os especialistas em afirmar que a CS acompanhará o paciente por toda sua vida. Entretanto, muitos pacientes apresentam um ou dois surtos na vida.

Todo caso atípico, bem como o encontro de alterações no exame neurológico ou clínico, torna obrigatória a investigação complementar (neuroimagem), uma vez que várias doenças intracranianas podem se manifestar clinicamente com crises semelhantes às observadas na CS. É a CS sintomática ou estrutural.

No diagnóstico diferencial da CS, várias entidades nosológicas devem ser consideradas: a hemicrania paroxística; o SUNCT e o SUNA; a hemicrania contínua; a migrânea e a cefaleia hípnica.

Existem na literatura relatos de pacientes em que a CS e a neuralgia do trigêmeo coexistem, constituindo o quadro denominado "síndrome salva-tic" ou "síndrome sálvica-trigeminal". Nesses quadros de "sobreposição", ambas as entidades devem ser tratadas de modo independente, visando uma remissão completa dos sintomas dolorosos.

Pelo fato de as crises de CS serem de curta ou média duração e atingirem seu clímax em minutos, dá-se preferência à utilização de fármacos e vias de administração com maior rapidez de absorção. O sumatriptano de administração subcutânea (autoaplicável), na dose de 6 mg, é a droga de 1ª escolha e que pode ser repetida a cada salva de dor (não ultrapassando a dose de 18 mg nas 24 horas). As contraindicações a esta droga devem ser respeitadas, principalmente nos portadores de coronariopatias e hipertensão arterial não controlada. Pode-se lançar mão do zolmitriptano orodispersível, cuja absorção é relativamente rápida.

A inalação de oxigênio puro (a 100%), com máscara facial, no volume de 6 a 8 L/minuto, por cerca de 15 a 20 minutos, é eficaz em quase 70% dos pacientes. A utilização de oxigênio hiperbárico, embora necessite comprovação em estudos envolvendo séries maiores de pacientes, mostrou-se também eficaz como agente abortivo das crises; entretanto, é um método pouco prático porque necessita de uma câmara hiperbárica.

Os anestésicos tópicos, como a lidocaína por via intranasal (região da fossa pterigopalatina) em solução a 4%, podem ser eficazes em alguns pacientes, instilado uni ou bilateralmente. O emprego de opiáceos e de anti-inflamatórios não hormonais apresentam pouca ou nenhuma eficácia.

Vários fármacos são utilizados na prevenção de crises durante a forma episódica deste tipo de cefaleia ou de modo contínuo nas formas crônicas da CS.

O verapamil, em doses de 240 a 900 mg, é eficaz em cerca de 85% dos pacientes e é, atualmente, considerada uma droga de 1ª linha. Apresenta como principais efeitos colaterais ou adversos bloqueio da condução cardíaca e constipação intestinal. Deve-se respeitar as contraindicações – particularmente os cardiopatas. O corticosteroide (prednisona) em dose de até 1 mg/kg/dia, com decremento a cada 5 dias, é o que age mais rápido no sentido de eliminar o aparecimento de novas crises. Em virtude de sua ação rápida na profilaxia das crises, uma boa estratégia é começar o tratamento com prednisona + verapamil porque este último tem um período de latência para começar a agir e num segundo tempo suspende-se o corticoide. Devemos sempre respeitar as contraindicações do corticosteroide (hipertensão arterial de difícil controle, diabetes melito, osteoporose etc.) e o uso de dieta hipossódica na vigência do tratamento.

O carbonato de lítio na dose entre 600 e 1.200 mg/dia é uma boa opção no tratamento preventivo da CS episódica, embora seja mais indicado nas formas crônicas. A dosagem periódica do lítio sérico pode evitar quadros tóxicos nos pacientes. Seu uso prolongado pode acarretar hipotireoidismo e diabetes insípido. Está contraindicado o uso concomitante de lítio e anti-inflamatórios, diuréticos e de carbamazepina. A metisergida (não mais comercializada no Brasil), em doses de 6 a 12 mg, é eficaz na profilaxia da CS. Para evitar o aparecimento de efeitos colaterais, deve-se iniciar com doses baixas e aumentos graduais até que se alcance os resultados desejados. Entre os efeitos colaterais mais comuns, temos: náuseas; vômitos; tonturas; cãibras e dor abdominal. O uso prolongado (> que 6 meses) pode determinar o aparecimento de complicações fibróticas (cardíaca, pleural, retroperitoneal), embora de ocorrência rara.

Alguns anticonvulsivantes também têm sido preconizados e mostrado, em estudos abertos, bons resultados. O ácido valproico, na dose de 600 a 2.000 mg/dia; o topiramato, na dose de 50 a 125 mg/dia; e, finalmente, a gabapentina, na dose de 900 mg/dia podem ser utilizados.

Esgotadas todas as opções de tratamento clínico e por ser a CS altamente incapacitante ao paciente [pela frequência e intensidade das crises], alguns procedimentos cirúrgicos têm sido recomendados [particularmente nas formas crônicas]: estimulação hipotalâmica; ablação do gânglio do nervo trigêmeo por radiofrequência; ou rizotomia trigeminal.

BIBLIOGRAFIA

1   Ashkenazi A; Schwedt T. Cluster headache – acute and prophylactic therapy. *Headache* 2011; 51: 272-286.

2   Francis GJ; Becker WJ; Pringsheim TM. Acute and preventive pharmacologic treatment of cluster headache. *Neurology* 2010; 75: 463-473.

3   Headache Classification Subcommittee of the International Headache Society. *The International Classification of Headache Disorders,* 3. ed. (version beta). Cephalalgia 2013; 33(9): 629-808.

HORTON, DOENÇA DE
Arterite cranial; Arterite de células gigantes; Arterite temporal

A arterite de células gigantes, arterite temporal (AT) ou arterite de Horton, é uma forma de arterite sistêmica granulomatosa. Compromete vasos de médio e grande calibres, especialmente os ramos da artéria carótida externa. Desenvolve-se quase exclusivamente em pacientes com idade superior a 50 anos e predomina no sexo feminino. Relato de casos familiares de AT são sugestivos de predisposição genética. Embora, até o momento, a AT não possa ser classificada como uma forma de arterite infecciosa, alguns agentes têm sido implicados em sua etiopatogenia, mediante técnicas de detecção de DNA, envolvendo o *Mycoplasma pneumoniae,* a *Chlamydia pneumoniae* e o parvovírus B19.

O quadro clínico da AT geralmente se inicia de forma gradual, com sintomas gerais inespecíficos como astenia, perda de peso e quadro febril. Entretanto, o surgimento de um quadro de dor de cabeça, em pacientes na faixa etária de risco para AT, constitui certamente um marco importante a ser considerado para o diagnóstico desta entidade. Paralelamente, o exame físico do segmento cefálico assume grande importância uma vez que um percentual significativo de paciente evidenciará artéria temporal superficial espessada, de aspecto nodular, dolorosa à palpação e com sua pulsatibilidade diminuída ou ausente. Situação semelhante pode ser encontrada em outras artérias do segmento cefálico. A claudicação da mandíbula e a restrição à abertura da boca podem ser observadas. Menos frequente é a ocorrência de claudicação da língua e dificuldades na deglutição de alimentos sólidos e/ou líquidos. O encontro de áreas de necrose da língua ou de regiões do escalpo, dor dentária ou sintomas vestibulares (nistagmo ou perda auditiva) são de ocorrência excepcional.

Outro marco importante da AT são as manifestações oculares de origem isquêmica, que ocorrem em cerca de 25% dos pacientes e que podem ser irreversíveis em cerca de 1 a 15% dos casos. Podem ocorrer: neuropatia óptica isquêmica anterior; oclusão da artéria central da retina; neuropatia isquêmica posterior; oclusão da artéria ciliorretiniana; amaurose *fugax*; dor ocular; diplopia – reversível ou não. Tem valor preditivo de déficit visual permanente o relato de amaurose *fugax*, claudicação de mandíbula, AVC, ausência de anemia e alta contagem de plaquetas. Em contrapartida, a presença de sintomas gerais, a elevação de enzimas hepáticas ou a concomitância de sintomas do tipo polimialgia reumática, estão associados a risco reduzido para tais complicações.

Tanto o sistema nervoso central como o periférico podem estar comprometidos nesta doença: AVC transitórios ou isquêmicos; quadros demenciais; infartos medulares; mononeuropatias; polineuropatias; hemorragias subaracnóideas. Artérias dos segmentos torácicos e abdominais também podem ser comprometidas pelo processo arterítico, proporcionando o aparecimento de aneurismas nesses segmentos. Cerca de 25% dos pacientes com AT apresentam sintomas clínicos compatíveis com polimialgia reumática, síndrome caracterizada por dores e hipertonia muscular. O consenso atual da literatura é que ambas as entidades sejam integrantes de um mesmo espectro clínico.

Algumas alterações laboratoriais são frequentes na AT. O aumento na velocidade da hemossedimentação (VHS), geralmente acima de 50 mm na 1ª hora; o aumento da PCR e do fibrinogênio plasmático são típicos e marcantes dessa doença. A constatação no hemograma de trombocitose, com contagem de plaquetas acima de 400.000/mm³, em pacientes com suspeita diagnóstica de AT, ao lado das demais alterações citadas, é de alto valor preditivo para o diagnóstico.

O exame de ultrassonografia com doppler colorido da artéria temporal superficial, em ambos os lados, pode contribuir para o diagnóstico de AT. A visualização de um espessamento da parede arterial (como um halo em cortes axiais) pode ser útil tanto como ferramenta de auxílio diagnóstico, como na orientação do local mais adequado para realização da biópsia.

O diagnóstico de certeza de AT é fornecido pela biópsia da artéria temporal, com a demonstração anatomopatológica de vasculite, caracterizada pela presença de infiltrado de células mononucleares e de granulomas. A biópsia normal não exclui o diagnóstico, uma vez que estas alterações típicas não são de ocorrência linear ao longo da parede arterial.

O Colégio Americano de Reumatologia estabelece os seguintes critérios para o diagnóstico de AT:

1) Idade de início igual ou superior a 50 anos.
2) Cefaleia – uni ou bilateral – de início recente.
3) Anormalidades na artéria temporal.
4) VHS superior a 50 mm/1ª hora.

Biópsia da artéria temporal positiva e característica da entidade.

Os corticosteroides ainda permanecem como tratamento de escolha para a AT. A dose de ataque, a dose de manutenção e o tempo total do tratamento ainda são temas controversos. A dose inicial da prednisona – para a maioria dos autores – deve ser de 1 mg/kg ao dia. Essa dose geralmente é suficiente para o desaparecimento dos sintomas em poucos dias. Decrementos da dose inicial após 2 meses de tratamento são recomendados. As doses de manutenção variam de 7,5 a 10 mg/dia. É frequente o recrudescimento dos sintomas clínicos durante a fase de redução do medicamento. O tempo mínimo de tratamento, preconizado pela maioria dos autores, é de 2 anos, embora um tratamento mais prolongado possa ser necessário em pacientes com persistência de sintomas, como febre, perda de peso, VHS elevado e/ou persistência de anemia. A pulsoterapia com metilprednisolona não traz benefícios adicionais no médio prazo e, portanto, não é recomendada. Monitorar o tratamento, tendo como parâmetros o quadro clínico, VHS e PCR, é sempre recomendável.

Quando da ocorrência da perda visual, somente poucos pacientes obterão reversão desse quadro com o início da terapêutica, seja ela com corticosteroide oral ou endovenoso. Nos casos de suspeita clínica de AT, introduzir de imediato a corticoterapia, é sempre recomendável, com a finalidade de se evitar complicações visuais muitas vezes irreversíveis. Devemos também ter em mente as complicações da corticoterapia a longo prazo nesta população de pacientes. Tratamentos coadjuvantes, como a utilização de cálcio e vitamina D, estão recomendados considerando-se a faixa etária afetada pela AT.

O uso do metotrexato (MTX) pode ser útil no controle clínico da AT, como droga de 1ª escolha nos pacientes com intolerância ou contraindicação formal para o uso de corticosteroides, ou como alternativa terapêutica na tentativa de reduzir a dose de prednisona, evitando as suas complicações no longo prazo. O MTX é utilizado em doses crescentes e com uma tomada única semanal, até que a dose de 7,5 a 10 mg seja alcançada. Agentes antifator de necrose tumoral (infliximab e o etanercept) também têm sido utilizados mais recentemente.

BIBLIOGRAFIA
1   Calvo-Romero JM. Giant cell arteritis. *Postgrad Med J* 2003; 79: 511.
2   Ezeonyeji AN; Borg FA; Dasgupta B. Delays in recognition and management of giant cell arteritis: results from a retrospective study audit. *Clin Reumatol* 2011; 30: 259-262.

HUNT-MARIE-FOIX, SÍNDROME DE
Neuropatia do mediano; Síndrome do túnel do carpo

Trata-se de afecção das mãos e costuma evoluir com dores e parestesias no território do nervo mediano. É mais comum na mulher e nas pessoas que exercem uma profissão manual. O movimento das mãos leva à melhora da sintomatologia, o que se explica pela melhora da perfusão do nervo. O quadro costuma ser unilateral, podendo, entretanto, acometer ambas as mãos. A dor costuma exacerbar-se no período noturno e pode ser desencadeada pela pressão ou percussão do nervo mediano no nível do punho e também por movimentos com extensão do punho. A manobra de Phalen consiste em hiperflexão do punho por 30 a 60 segundos, condição que provoca dor e/ou parestesias no punho e mão; o sinal de Tinel é a presença de dor (às vezes como choque) pela percussão da face ventral do punho. As parestesias traduzem-se principalmente por formigamentos e sensação de dormência nos três primeiros dedos da mão. Nas fases mais avançadas do quadro clínico, pode aparecer atrofia da eminência tênar, acompanhada de déficit motor dos três primeiros dedos da mão. Outras alterações podem estar presentes: edema; cianose; ou eritema da mão. O fator local, sob a forma de compressão direta do nervo mediano ou sua isquemia sob o ligamento anular do carpo, parece ser o mecanismo mais comum para explicar a patologia. Podem provocar esse tipo de patologia várias afecções: fratura do punho com fibrose regional; tenossinovites; tumores do nervo ou de tecidos da vizinhança; deformações reumáticas do punho; amiloidose; hipotireodismo e diabetes melito. A síndrome do túnel do carpo é a neuropatia mais frequente da grávida. A obesidade é um fator de risco para esta síndrome.

O diagnóstico deve se basear nos dados clínicos, sendo a ENMG o exame padrão-ouro para confirmar o diagnóstico; outros exames também podem fornecer subsídios importantes – radiografia simples do punho, ressonância magnética do punho, provas das funções tireoidianas, provas reumáticas, glicemia.

Os pacientes na categoria de grau leve, usualmente se queixam de parestesias e dor no território do nervo mediano. Esses sintomas são intermitentes e, tipicamente, pioram à noite, podendo acordar o paciente, o qual movimenta a(s) mão(s) para aliviar os sintomas. Com a evolução, as queixas noturnas passam a ocorrer durante o dia e progressivamente aumentam de frequência. Esse grupo responde bem ao uso de anti-inflamatórios não esteroidais e ao uso de *splint* noturno. Em alguns casos, a infiltração de corticosteroides no canal do carpo, seguida do uso de *splint* por aproximadamente 3 semanas leva mais de 70% dos pacientes a ficarem sem sintomas por cerca de 6 semanas, mas, ao término de 18 meses, um pouco mais de 20% permanecem assintomáticos.

Nos pacientes na categoria de grau moderado, as queixas são de diminuição da sensibilidade no território do nervo mediano abaixo do punho e habilidade reduzida para executar movimentos finos. A dor pode se propagar para o cotovelo e/ou região do ombro. O tratamento conservador pode melhorar os sintomas, entretanto o tratamento cirúrgico com liberação do ligamento transverso do carpo promove maior benefício.

Os pacientes na categoria de grau acentuado apresentam perda sensitiva e atrofia muscular da região tênar, usualmente severa, e a função da mão fica comprometida. Nas formas de grau moderado e acentuado a descompressão cirúrgica se impõe.

As comorbidades (artrite reumatoide, hipotireoidismo etc.) devem ser sempre tratadas.

BIBLIOGRAFIA

1 Gooch C; Fatini T. Peripheral neuropathies. In: Brust J CM. Current neurology. *Diagnosis & Treatment*, 2. ed. New York, McGraw-Hill Lange, 2012.

2 Katze JN; Simmons BP. Carpal tunnel syndrome. *N Engl J Med* 2002; 346.

HUNTER, SÍNDROME DE

Mucopolissacaridose II A e B (MPS II); Síndrome de Hunter-Hurler

Veja síndromes de Hurler, Maroteaux-Lamy, Morquio, Sanfilippo e Scheie.

Esta afecção, descrita por Hunter em 1917, apresenta grande semelhança com a síndrome de Hurler.

Do ponto de vista clínico. devem ser ressaltados os aspectos da face: crânio escafocefálico; eminências supraorbitárias proeminentes; hipertelorismo ocular; dorso nasal achatado com orifícios nasais amplos; lábios grossos com língua proeminente (macroglossia); dentes com espaços amplos. Outras manifestações somáticas incluem: nanismo; pescoço curto; mãos em garra com articulações rígidas; pés cavos, sendo frequente a sindactilia do 5° artelho, hipertricose generalizada; hérnias e hidrocele; hepatosplenomegalia; surdez; cardiopatias; retardo mental.

O defeito básico nesta síndrome é a deficiência da enzima lisossomial iduronato-2-sulfatase, com excreção urinária anormal de heparan sulfato e dermatan sulfato (glicosaminoglicanos). O quadro é de fundo genético, por mutações no gene *I2S* (*IDS*), sendo a transmissão hereditária do tipo recessivo ligado ao sexo (Xq28). Ocorre quase exclusivamente no sexo masculino, mas tem sido bem documentada em pequeno número no sexo feminino.

A síndrome de Hunter é uma doença que compromete múltiplos órgãos e sistemas, com idade de início e ritmo de progressão dos sintomas variáveis. Nesse amplo espectro de expressão fenotípica, identificam-se duas formas clínicas distintas: uma forma severa; e outra discreta. Na forma severa, o fenótipo é semelhante à síndrome de Hurler, porém, sem opacidades corneanas, com início dos sintomas entre 2 e 4 anos, nítido comprometimento neurológico progressivo e grave retardo intelectual. Os comprometimentos esqueléticos e viscerais são intensos, particularmente o cardíaco, quase sempre responsável pelo óbito e esses pacientes, geralmente, não atingem os 15 anos de idade. Na forma discreta, os pacientes apresentam um quadro leve, início mais tardio, preservação intelectual, comprometimento neurológico mínimo e uma sobrevida de 40 ou 50 anos. O fenótipo severo é cerca de três vezes mais prevalente que o discreto.

O diagnóstico depende:

1) Dos dados clínicos.

2) Dos aspectos radiológicos (hiperostose do crânio, sela túrcica alargada e rasa, costelas em forma de espátulas, deformidade do corpo das vértebras).

3) Dos dados laboratoriais (excreção urinária excessiva do heparan sulfato e dermatan sulfato).

4) Dosagem da atividade enzimática.

5) Estudo molecular.

Alguns aspectos permitem o diagnóstico diferencial entre a síndrome de Hurler e de Hunter. Na síndrome de Hunter, não há opacidade da córnea, o retardo mental é menos pronunciado, o comprometimento cardíaco é mais tardio, a modalidade de transmissão hereditária é ligada ao sexo e a sobrevida é mais longa.

Até há poucos anos, não havia uma terapia eficiente para a síndrome de Hunter e o tratamento era puramente sintomático e paliativo, principalmente das complicações cardíacas e respiratórias, causas de óbito precoce nas formas severas. Recentemente, entretanto, foi aprovada e introduzida a terapia de reposição enzimática com iduronato-2-sulfatase recombinante humana (Idursulfase), com infusões endovenosas semanais, que tem demonstrado uma melhora de muitos dos sintomas e sinais da doença como função respiratória, organomegalia, mobilidade articular, proporcionando um bem-estar geral aos pacientes com MPS II. A Idursulfase não atravessa a barreira hematoencefálica, de modo que não interfere nas manifestações cognitivas e comportamentais da MPS II. Pelo comportamento progressivo da doença, recomenda-se o início mais precoce possível.

BIBLIOGRAFIA

1 Diament A; Kok F. Doenças lisossomais (lisossomopatias) – Mucopolissacaridoses. In: Diament A; Cypel S. *Neurologia infantil,* Rio de Janeiro, Atheneu, 2005.

2 Martin R; Beck M; Eng C *et al.* Recognition and diagnosis of mucopolysaccharidosis II (Hunter syndrome). *Pediatrics,* 2008, 121(2): 377.

3 Scarpa M; Almássy Z; Beck M *et al.* Mucopolysaccharidosis type II: European recommendations for the diagnosis and multidisciplinary management of a rare disease. *Orphanet Journal of Rare Diseases,* 2011, 6: 72.

4 Wraith JE; Scarpa M; Beck M *et al.* Mucopolysaccharidosis type II (Hunter syndrome): A clinical review and recommendations for treatment in the era of enzyme replacement therapy. *Eur J Pediatr*, 2008,167: 267.

HUNTINGTON, COREIA DE

Coreia crônica hereditária; Coreia crônica progressiva; Coreia hereditária; Coreia heredodegenerativa; Coreia major; Doença de Huntington

Veja coreia de Sydenham.

Este tipo de coreia foi descrito em 1872 pelo médico norte-americano George Huntington, a partir de observações recolhidas por seu avô, seu pais (ambos médicos) e por ele mesmo. Ele menciona, em seu trabalho original, algumas das principais características da doença: a idade de início; a tendência ao suicídio; e a evolução para a demência.

A doença de Huntington (DH) ocorre no mundo inteiro e em todos os grupos étnicos, especialmente nos brancos. A prevalência da doença nos Estados Unidos e na Europa é de quatro casos para cada 100 mil habitantes. Taxas de incidência mais altas têm sido observadas em regiões geograficamente isoladas como a região do Lago Maracaibo (Venezuela), em que famílias atingidas têm sido confinadas lá por muitas gerações – havendo uma espécie de sequestramento do gene patológico.

A doença afeta igualmente ambos os sexos, em virtude de a modalidade de transmissão hereditária ser do tipo autossômico dominante. O gene defeituoso localiza-se na zona terminal do braço curto do cromossomo 4 (4 p 16.3). O gene normal desta localização codifica uma proteína de alto peso molecular chamada huntingtina, de função ainda desconhecida. Em virtude de uma mutação, o gene defeituoso, chamado *IT-15*, passa a codificar uma huntingtina alterada. Esse gene contém cópias extras de repetição do trinucleotídeo CAG (citosina-adenosina-guanina). Pessoas normais apresentam 11 a 34 repetições do trinucleotídeo, os afetados apresentam de 40 a mais de 100 repetições. A DH mostra uma penetrância completa, de modo que os descendentes de um afetado têm 50% de chances de desenvolver a doença. Nas gerações subsequentes da linhagem afetada, pode ser observado o fenômeno da antecipação, o que vale dizer que a doença aparece mais cedo nas gerações sucessivas; este fenômeno é muito evidente quando a doença é herdada do pai (forma infantojuvenil da DH). A prole enferma, de linhagem materna, costuma apresentar evolução clínica mais arrastada. A doença costuma ter início entre os 30 e 50 anos de idade.

Do ponto de vista clínico, a doença costuma se exteriorizar por uma tríade sintomatológica: distúrbios do movimento (coreia); deterioração mental (demência); e distúrbios comportamentais (alteração da personalidade). Tais manifestações podem ocorrer simultaneamente desde o início do quadro ou uma delas pode preceder as outras por um período variável, até de anos.

O quadro é de início insidioso e, com certa frequência, começa com distúrbios do movimento. É a síndrome coreica, que constitui um dos sintomas cardinais da DH, coreia é uma palavra de origem grega – *zopeix* – que significa "dança", e foi posteriormente latinizada para *choreus*. Na Idade Média, os portadores desses movimentos bizarros eram cercados de misticismo e, com frequência, considerados bruxos ou loucos, motivo pelo qual muitos perderam suas vidas nas "fogueiras purificadoras".

No início, o paciente deixa cair os objetos das mãos, há aparecimento de caretas faciais, movimentos intermitentes das sobrancelhas e da fronte e dar de ombros. Com a progressão da doença, os movimentos bruscos, desordenados e anárquicos se generalizam e invadem a face e os quatro membros. Quando o doente está de pé e parado, há uma movimentação involuntária das pernas e dos braços: na expressão dos neurologistas franceses *Le malade danse sur place* (Figura 67). Outro sinal, que costuma fazer parte do quadro, é a impersistência motora: o coreico é incapaz de manter a língua fora da boca de modo constante. Os movimentos coreicos se exacerbam com o estado emocional, desaparecem durante o sono e costumam parasitar os movimentos voluntários normais. Com a progressão da doença, os atos da vida diária tornam-se cada vez mais difíceis, incluindo a fala (disartria) e a deglutição (disfagia). Nos períodos terminais, os movimentos coreicos podem desaparecer e ser substituídos por rigidez muscular.

Os distúrbios cognitivos podem ser precoces ou tardios e dependem de lesões subcorticais, particularmente nos gânglios da base e região frontobasal. Um elenco de manifestações pode responder pela desagregação cognitiva: déficit da concentração; alentecimento do processamento cognitivo; deterioração da memória e linguagem; além de comprometimento das funções executivas (planejamento e execução dos atos da vida diária). A dificuldade com a memória tem a ver, sobretudo, com a recuperação das lembranças. Também a memória procedural pode estar comprometida, o que vale dizer que o paciente tem dificuldade para incorporar novas habilidades motoras. Os distúrbios da memória, da linguagem e das funções executivas são responsáveis pelo baixo desempenho desses pacientes nas atividades da vida diária.

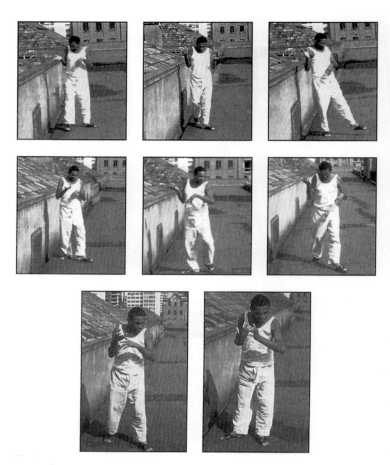

Figura 67 – *Sequência fotográfica de um paciente com coreia de Huntington.*

A síndrome comportamental do huntingtoniano também deve ser ressaltada. Desde o início, podem ocorrer irritabilidade, comportamento impulsivo e episódios de depressão ou crises de agressividade. As taxas de suicídio são mais altas do que na população geral. Embora incomuns, podem ocorrer francas manifestações psicóticas, particularmente do tipo esquizofreniforme. Nos estágios mais avançados, outros sinais e sintomas podem surgir: rigidez muscular; distonia muscular; convulsões. A evolução do quadro clínico é lentamente progressiva, sendo em média de 15 anos a sobrevida do indivíduo.

Os mecanismos bioquímicos da DH são ainda obscuros, entretanto, constata-se que as concentrações do GABA, sua enzima de biossíntese ácido glutamicodescarboxilase (GAD), da acetilcolina e sua enzima de biossíntese colina acetiltransferase estão reduzidas nos gânglios basais, enquanto a concentração de dopamina é normal. Também observa-se diminuição de neuropeptídeos como a substância P, metioninaencefalina, dinorfina e colecistocinina, enquanto a somatostatina e o neuropeptídeo Y estão aumentados. As alterações bioquímicas sugerem subatividade relativa dos circuitos gabaérgicos e colinérgicos com hiperatividade relativa dos circuitos dopaminérgicos. Nos paciente com DH, uma perda neuronal importante tem sido observada no SNC, particularmente no estriado. Esse fenômeno parece depender da estimulação prolongada dos receptores de aminoácidos excitatórios (excitotoxicidade). Várias categorias de aminoácidos excitatórios têm sido identificadas no SNC: NMDA, quisqualate, kainate. A causa da perda neuronal na DH e dos distúrbios bioquímicos ainda não são claras, mas um desequilíbrio entre a produção e a remoção de radicais livres, promovido pela mutação genética, poderia ser responsável pela morte neuronal.

Do ponto de vista neuropatológico, os seguintes aspectos podem ser observados: atrofia cortical, sobretudo nos lobos frontais, determinando dilatação ventricular; na região subcortical, atrofia acentuada do núcleo caudado e putâmen, com perda completa dos pequenos neurônios dessas estruturas; gliose acentuada, particularmente no núcleo caudado. A redução do tamanho do caudado chega a 50%, o que ocorre em menor proporção no putâmen. Rarefação neuronal, em graus variáveis, também ocorre na substância cinzenta cortical, tálamo, núcleos subtalâmicos, núcleo denteado e córtex cerebelar.

O diagnóstico da DH é feito pelo quadro clínico, dados heredológicos e exames complementares. Na década de 1990, foi desenvolvido um teste genético que permite o diagnóstico preditivo da DH. O primeiro teste, disponível desde 1983, era baseado num processo de "análise de ligação" que exige amostras de sangue de vários familiares; ele é probabilístico. O teste moderno, pela análise direta do gene, é mais preciso e requer sangue somente de quem se submete a ele. Entretanto, a utilização desse procedimento de medicina preditiva tem sido questionado por vários motivos: reações psicológicas adversas pela definição diagnóstica pré-clínica de uma doença progressiva e fatal nos dias de hoje; possibilidade de mau uso de tal informação por empregadores, companhias de seguros e agências governamentais. A realização desse teste se constitui num dilema ético para o médico, de sorte que ele pode ser colocado diante de um dilema: o seu dever de informar para prevenir um dano (*duty to warn*), como a constituição de prole com afetados e o direito do indivíduo de não querer saber. Dentro da própria família pode haver conflito de interesse. É o caso de gêmeos monozigóticos (univitelinos), em que um deseja ser testado e o outro não. De sorte que a medicina preditiva, em certas circunstâncias, é uma solução e é um problema.

Outros exames complementares podem fornecer subsídios. O EEG revela perda progressiva da atividade alfa, com alentecimento generalizado do traçado de acordo com a evolução da doença. Os exames de neuroimagem (TC, RM) podem evidenciar atrofia cortical e dilatação ventricular, particularmente acentuada nos polos frontais dos ventrículos laterais. O PET-scan pode revelar baixa ligação aos receptores D1 e D2 da dopamina na DH. As medidas do fluxo sanguíneo cerebral por TC com emissão de fóton único (SPECT) mostram uma redução do fluxo no núcleo caudado maior do que no putâmen. Finalmente, a avaliação neuropsicológica poderá ser útil na confirmação dos distúrbios cognitivos.

O diagnóstico diferencial da DH deve ser considerado com uma série de entidades, tais como a coreia-acantocitose, a coreia paroxística, a doença de Wilson, a atrofia dentatorrubropalidoluisiana. Recentemente, foi reconhecido um distúrbio denominado coreia hereditária benigna, que é herdado de forma autossômica dominante ou recessiva e é caracterizado por movimentos coreiformes que aparecem no início da infância, não progridem durante a idade adulta e não estão associados com demência.

Não há tratamento específico para a DH, principalmente no que tange à demência. Entretanto, o distúrbio dos movimentos pode responder a drogas que atuam nos receptores dopaminérgicos do estriado. As principais drogas utilizadas são o haloperidol, a clorpromazina e a tetrabenazina (a última não disponível no Brasil). Os inibidores da recaptação da serotonina podem ser utilizados para reduzir a agressividade e a agitação. O tratamento cirúrgico por meio de transplante intraestriatal de neuroblastos de estriado fetal é matéria de investigação.

BIBLIOGRAFIA

1. Gilroy J. *Neurologia básica*. Rio de Janeiro, Revinter, 2005.
2. Greenberg DA; Aminoff MJ; Simon RP. *Neurologia clínica*. Artmed, Porto Alegre, 2005.
3. Roberts GW; Leigh PN; Weinberger DR. *Neuropsychiatric disorders*, London, Wolfe, 1993.
4. Sanvito WL. O mau gênio do cérebro. São Paulo, Girafa, 2006.

HURLER, SÍNDROME DE

Dysostosis multiplex; Gargulismo; Lipocondrodistrofia; Mucopolissacaridose I; Mucopolissacaridose IX; Polidistrofia de Hurler; Síndrome de Hunter-Hurler; Síndrome de Pfaunder-Hurler

Veja síndromes de Hunter, Maroteaux-Lamy, Morquio, Sanfilippo e Scheie.

Em 1919, Gertrud Hurler descreveu em crianças um quadro caracterizado por retardo mental, deformidades esqueléticas e opacidade corneana. Esta afecção, a princípio conhecida como síndrome de Hunter-Hurler, hoje é reconhecida como entidade independente, recebendo a denominação de mucopolissacaridose I, em virtude de distúrbio genético do metabolismo dos mucopolissacárides.

A afecção acomete ambos os sexos e costuma ter início nos primeiros anos de vida. A fácies destes pacientes apresenta um aspecto grotesco, sendo mesmo comparada às gárgulas das catedrais góticas (daí a denominação de gargulismo também empregada para esta afecção). Na face, podem ser observados os seguintes aspectos: cabeça grande e abaulada (crânio escafocefálico); supercílios espessos e abundantes, unindo-se na porção medial; achatamento do dorso do nariz, com a ponta arrebitada e com as narinas amplas; hipertelorismo ocular; opacidade da córnea; lábios grossos; boca entreaberta com macroglossia; orelhas volumosas com implantação baixa; maciço facial proeminente. Outras características somáticas incluem: nanismo; pescoço curto, cifose dorsolombar; hipertricose generalizada; abdome proeminente com hepatosplenomegalia e hérnia inguinal e/ou umbilical (Figura 68); genuvalgo, limitação articular; mãos amplas com lesão articular, podendo assumir um aspecto em garra; surdez e cegueira (pela atrofia do nervo óptico); cardiopatias. O retardo mental torna-se evidente no decurso do 2º ano de vida.

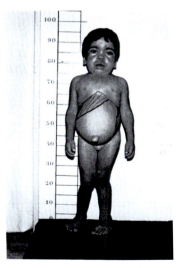

Figura 68 – *Síndrome de Hurler. Neste paciente, chamam a atenção os seguintes aspectos: lábios grossos; boca entreaberta com macroglossia; orelhas volumosas com implantação baixa; maciço facial proeminente; pescoço curto; abdome proeminente com hepatosplenomegalia e hérnia umbilical; genuvalgo (cortesia da Dra. Maria José Nosaki).*

A afecção depende de distúrbio do metabolismo dos mucopolissacarídeos, em virtude da ausência da alfa-L-iduronidase com excreção excessiva de dermatan e heparan-sulfatos na urina. Um acúmulo anormal de glicosaminoglicans pode ser encontrado em vários tecidos; no cérebro ocorre um aumento dos gangliosídeos.

Os achados neuropatológicos mais proeminentes localizam-se na substância cinzenta: os neurônios estão aumentados de tamanho; há vacúolos no citoplasma; a substância de Nissl é escassa; os núcleos são deslocados para a periferia das células. As células estão aumentadas de volume em virtude do material de acúmulo em seu interior; as assim chamadas "células de Hurler" podem ser encontradas em muitos tecidos, incluindo as meninges, valvas cardíacas, córnea e tecido conjuntivo.

A modalidade de transmissão hereditária é do tipo autossômico recessivo; a consanguinidade dos pais é frequente (Figura 69). O parente portador do gene patológico pode ser identificado mediante coloração metacromática do citoplasma dos fibroblastos procedente de biópsia de pele. O diagnóstico pode ser confirmado pela demonstração de importante deficiência da alfa-L-iduronidase em culturas de fibroblastos de pele e leucócitos. O gene para a codificação da alfa-L-iduronidase está localizado no braço curto do cromossomo 4 (4p16.3). A enzima alfa-L-iduronidase, deficiente no Hurler parece ser a mesma enzima que falta na mucopolissacaridose I-S (síndrome de Scheie), sugerindo que essas duas MPS devam ser alélicas.

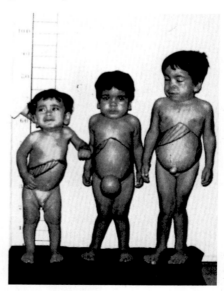

Figura 69 – *O mesmo paciente da Figura 63 ao lado de dois irmãos com o mesmo quadro.*
Fonte: Cortesia da Dra. Maria José Nosaki.

O diagnóstico depende também:

1) Dos dados clínicos.

2) Dos aspectos radiológicos (hiperostose do crânio, sela túrcica alargada e rasa, costelas com a forma de espátulas, deformidade do corpo das vértebras).

3) Dos dados laboratoriais (excreção excessiva de dermatan e heparan-sulfatos na urina, presença nos leucócitos de granulações anormais conhecidas como corpúsculos de Reilly).

A pesquisa da alfa-L-iduronidase pode ser feita no plasma, lágrimas, urina, leucócitos ou nos fibroblastos. A amniocentese, já nos primeiros meses de gestação, permite o diagnóstico desta afecção mediante a constatação nas células fetais de grânulos metacromáticos quando tratadas pelo azul-de-toluidina; outras técnicas podem ser empregadas com a mesma finalidade.

Não há tratamento específico para esta afecção e grande número de doentes falece antes de atingir os 10 anos de idade, em consequência de infecções respiratórias ou insuficiência cardíaca.

BIBLIOGRAFIA

1 Diament A; Kok F. Doenças lisossomais (lisossomopatias) — mucopolissacaridoses. In: Diament A; Cypel S. *Neurologia infantil,* Rio de Janeiro, Atheneu, 2005.

2 Rosemberg S. *Neuropediatria.* Rio de Janeiro, Sarvier, 1992.

HURST, ENCEFALITE DE

Encefalomielite hemorrágica aguda necrosante; Leucoencefalite aguda hemorrágica; Encefalite aguda hemorrágica de Hurst

Veja ADEM.

Esta é considerada uma forma extremamente fulminante de doença desmielinizante, afetando principalmente adultos jovens e crianças. Clinicamente, é precedida com frequência por quadro de infecção respiratória das vias aéreas superiores ou vacinação. Atualmente, é considerada uma variante hiperaguda do ADEM.

As manifestações neurológicas são abruptas, com cefaleia de início súbito, febre, rigidez de nuca e confusão mental. Este quadro inicial pode ser seguido de crises convulsivas focais, hemiplegia, tetraplegia, quadros pseudobulbares e comprometimento progressivo do nível de consciência até o coma profundo. Geralmente os déficits são assimétricos e evoluem rapidamente até o coma.

Os exames complementares incluem leucocitose e VHS elevada. O LCR apresenta pressão de abertura elevada e pleocitose alta (predomínio de linfócitos ou polimorfonucleares); algumas hemácias presentes e proteinorraquia elevada são comuns. Os exames de neuroimagem (TC ou RM de crânio) evidenciam edema difuso dos hemisférios cerebrais com pontos hemorrágicos principalmente na substância branca em relação à cinzenta. Também ocorre necrose das paredes vasculares das arteríolas e vênulas, infiltrados perivasculares de polimorfonucleares e linfócitos, e áreas de desmielinização que ultrapassam as zonas hemorrágicas.

O prognóstico é sombrio e a evolução para o óbito entre três e quatro dias ocorre na maioria dos casos. O diagnóstico diferencial deve ser considerado com o abscesso cerebral, empiema subdural, encefalomielite aguda disseminada e encefalites agudas, particularmente causadas pelo vírus herpes. O tratamento deve ser tentado com corticoides em altas doses inicialmente, a plasmaférese e a imunoglobulina endovenosa devem ser logo administradas naqueles que não apresentarem resposta terapêutica inicial ao corticoide. Alguns autores preconizam a ciclofosfamida como droga de 2ª linha ou mesmo associada desde o início ao esquema de corticoterapia.

BIBLIOGRAFIA

1 Ropper AH; Brown RH. *Principles of neurology.* In: Adams; Victor´s. New York, McGraw-Hill, 2005.

2 Bunyan R; Tang J; Weinshenker B. Acute demyelinating disorders: emergencies and Management. *Neurol Clin.* 2012; 30(1): 285-307.

I

ISAACS, SÍNDROME DE

Neuromiotonia;
Neuromiotonia
Paraneoplásica;
Pseudomiotonia; sín-
drome da atividade
muscular contínua de
Isaacs
Veja Síndrome de
Morvan.

A síndrome de Isaacs atualmente é considerada uma doença neuromuscular autoimune adquirida, assim como a miastenia grave e a síndrome de Eaton-Lambert. O termo neuromiotonia refere-se à atividade excitatória contínua da fibra nervosa, geralmente de etiologia paraneoplásica.

O quadro clínico consiste fundamentalmente em rigidez muscular, cãibras intermitentes, fasciculações, além de dificuldade para falar, mastigar e até respirar. O sintoma inicial costuma ser a rigidez, de caráter progressivo, afetando particularmente a musculatura dos membros inferiores e tronco. Movimentos passivos repetitivos das pernas levam ao aumento da resistência e dor. Nas fases subsequentes, são afetados os músculos da motricidade ocular, respiratórios e da língua. A rigidez muscular não é modificada pelo sono, entretanto desaparece completamente com a curarização do doente. Alguns pacientes podem apresentar hiperidrose e hipertrofia muscular. Podem ocorrer posturas anômalas dos membros semelhantes a espasmos carpal e pedal. A síndrome pode ocorrer nas crianças, adolescentes e adultos jovens e tem início insidioso.

A doença ocorre fundamentalmente pela produção de anticorpos contra os canais de potássio voltagem-dependentes presentes no nervo periférico (VGKC). O quadro pode ser considerado uma síndrome paraneoplásica, já que em 25% dos casos está associada a uma neoplasia, geralmente do pulmão ou timo, precedendo o seu diagnóstico com uma média de 4 anos. Embora específicos, os anticorpos anti-VGKC são encontrados somente em 25 a 45% dos acometidos. Manifestações neurológicas do SNC também são descritas, configurando a síndrome de Morvan.

No exame eletromiográfico, há evidência de atividade muscular contínua; descargas neuromiotônicas se iniciam e se interrompem bruscamente. O exame mostra fibrilações e descargas espontâneas contínuas que aumentam com o movimento voluntário. Em alguns casos, a taxa de CPK encontra-se elevada. Pode ocorrer também pseudomiotonia, não ocorrendo o fenômeno miotônico por percussão. Em virtude das similaridades eletrofisiológicas e clínicas da síndrome de Isaacs com a tetania induzida pela hiperventilação, faz-se necessária uma investigação com dosagem do cálcio, do fósforo, bem como todas as demais investigações dos efeitos eletrofisiológicos da hiperventilação.

Além da etiologia paraneoplásica, uma forma de atividade contínua da fibra muscular tem sido atribuída a uma mutação genética no cromossomo 12, que pode ocasionar uma anormalidade no canal de potássio do nervo periférico.

O tratamento com fenitoína e carbamazepina é considerado de primeira linha para os sintomas neuromiotônicos. A plasmaférese e a imunoglobulina humana venosa devem ser sempre consideradas, e um grupo de pacientes pode se manter assintomático com ciclos regulares deste tratamento, embora a maioria tenha apenas resposta parcial, e outra parcela não apresenta nenhum benefício com essas condutas.

BIBLIOGRAFIA

1 Isaacs H. Syndrome of continuous muscle fiber activity. *J Neurol Neurosurg Psychiat* 1961, 24: 319.

2 Rolak LA. Neurology Secrets. *Hanley*; *Belfus*, Philadelphia, 1993.

3 Ropper AH; Brown RH. *Principles of neurology.* Adams & Victor´s. New York, McGraw-Hill, 2005.

4 Maddison P. Neuromyotonia. *Clin Neurophysiol.* 2006; 117(10): 2118-2127.

ITO, HIPOMELANOSE DE
Incontinência pigmentar do tipo acrômico

Síndrome neurocutânea, com início na primeira infância, descrita por Ito em 1952, constituída de áreas hipopigmentadas na pele (com distribuição obedecendo às faixas metaméricas) ao lado de comprometimento do SNC.

As manifestações neurológicas são variáveis e incluem retardo mental importante, crises convulsivas de difícil controle e atrofia cerebral, geralmente contralateral às lesões cutâneas. Outras manifestações podem ocorrer estrabismo, heterocromia da íris, macrocefalia, hirsutismo.

A afecção tem uma base genética e a modalidade de transmissão é do tipo autossômico dominante, com penetrância variável. Uma forma de mapa genético é Xp11, embora diferentes mutações no *locus* possam dar origem à incontinência pigmentar (síndrome de Bloch-Sulzberger) ou à hipomelanose de Ito.

O diagnóstico depende apenas dos dados clínicos e o tratamento é puramente sintomático.

BIBLIOGRAFIA

1 Schwartz MF *et al.* Hypomelanosis of Ito. *J Pediat* 1977, 90: 236.

J

JACKSON, CRISES CEREBELARES DE
Cerebellar fits;
Crises tônicas de Jackson

Este tipo de crise, descrito em 1906 por Jackson a propósito de um tumor de linha média do cerebelo, é considerado uma manifestação equivalente à rigidez de descerebração. Efetivamente, pode ocorrer tanto em lesões do lobo anterior do cerebelo como em lesões do tronco do encéfalo, por liberação de centros tonígenos reticulobulbares. A rigidez de descerebração foi estudada por Sherrington que, em modelos experimentais, obtinha este estado no gato mediante secção do tronco encefálico do animal em um nível intercolicular. Esse procedimento determina hipertonia exagerada dos músculos extensores do corpo, permanecendo o animal com os membros estendidos, a cabeça em hiperextensão, o dorso arqueado em extensão e a cauda levantada. O quadro referido depende da ausência de influências inibitórias supraespinhais sobre os reflexos miotáticos da medula, com predominância das influências facilitadoras (vestibuloespinhais, reticuloespinhais e cerebeloespinhais). A chegada de impulsos proprioceptivos é fundamental para a ação das estruturas facilitadoras do tono muscular.

No humano, durante o *cerebellar fits*, ocorrem manifestações intermitentes de rigidez de descerebração (ou de decorticação*) traduzidas por hipertonia em extensão dos quatro membros e pescoço, podendo até chegar ao opistótono; neste tipo de crise, a consciência fica comprometida (casos sem comprometimento da consciência têm sido relatados). A crise pode ser desencadeada, ou se torna evidente, pela aplicação de um estímulo nocivo.

Este tipo de crise geralmente é determinado por um quadro de hipertensão intracraniana em virtude do aparecimento de hérnias transtentoriais com compressão da porção rostral do tronco encefálico. A rigidez de descerebração também pode ser observada em determinadas encefalopatias metabólicas (encefalopatia hipoglicêmica e hepática) e nas anoxias encefálicas

---

* Na rigidez de decorticação, ocorre hipertonia dos músculos flexores dos membros superiores e dos extensores nos membros inferiores.

graves. O prognóstico é sempre reservado, e o tratamento deve ser orientado de acordo com a etiologia.

BIBLIOGRAFIA

1 Jackson JH. Case of tumor of the middle lobe of the cerebellum; cerebellar paralysis with rigidity (cerebellar attitude), occasional tetanus-like seizures. *Brain* 1906, 29: 425.

2 Langworthy OR. *The sensory control of posture and movement.* Baltimore, Williams & Wilkins, 1970.

JACKSON, SÍNDROME DE
Síndrome vagoa-cessória-hipoglóssica
Veja síndrome de Schmidt.

Esta síndrome caracteriza-se por paralisia ipsolateral à lesão dos músculos do palato mole, da laringe e da língua, além do comprometimento dos músculos esternocleidomastóideo e trapézio. Esse complexo sintomatológico tem como substrato anatômico lesão dos três últimos nervos cranianos: vago (X°); espinhal (XI°); e hipoglosso (XII°). O comprometimento dos nervos cranianos costuma ocorrer em situação extrabulbar e em nível radicular, embora seja possível a lesão dos mesmos em nível nuclear.

BIBLIOGRAFIA

1 DeJong R. *The neurologic examination.* New York, Hoeber, 1967.

JACOD, SÍNDROME DE
Síndrome da encruzilhada petrosfe-noidal
Veja síndrome de Trotter.

Esta síndrome, quando completa, interessa aos nervos oculomotores (III°, IV° e VI°), o nervo óptico (II°) e o nervo trigêmeo (V°), sendo também frequente a presença de surdez tubária. O quadro clínico traduz-se por manifestações ipsolaterais à lesão como amaurose, oftalmoplegia completa, trigeminalgia e surdez.

As causas desta síndrome geralmente são neoplásicas. Com efeito, tumores com origem na nasofaringe podem se estender para cima e comprometer os nervos cranianos nos forames redondo, oval, óptico e fenda esfenoidal. Sarcomas da trompa de Eustáquio também podem determinar essa síndrome.

O prognóstico desses tumores é sombrio e, geralmente, apenas medidas radioterápicas podem ser adotadas.

BIBLIOGRAFIA

1 Gorlin RJ; Pindborg JJ. *Syndromes of the Head and Neck.* New York, McGraw-Hill, 1964.

JADASSOHN, NEVO SABÁCEO DE

Este tipo de nevo acompanha-se, com certa frequência, de convulsões e deficiência mental. As lesões de pele (nevo sebáceo com hiperpigmentação e hiperqueratose) se localizam, preferentemente, na face (região mediana, desde a fronte até o nariz). Também se localizam nos membros e no tronco. O nevo sebáceo pode ser foco de neoplasias cutâneas. As convulsões podem ser do tipo generalizadas, focais ou ausências.

A TC do crânio pode mostrar atrofia cortical assimétrica e/ou hidrocefalia. A deficiência mental é frequente, embora alguns pacientes apresentem inteligência normal.

Outras manifestações, menos frequentes, podem ocorrer: opacificação da córnea; colobomas das pálpebras; íris e coroide; alopecia circunscrita; hipoplasia dos dentes; coarctação da aorta e nefroblastoma.

BIBLIOGRAFIA

1   Bianchine JW. The nevus sebaceus of Jadassohn. A neurocutaneous syndrome and a potentially premalignant lesion. *Am J Dis Child* 1970, 120: 223.

JANZ, SÍNDROME DE

Epilepsia mioclônica juvenil, Epilepsia mioclônica de Janz

Este tipo de epilepsia foi descrito por Janz e Christian em 1957, em que ocorre excelente resposta ao tratamento, porém com altos índices de recorrência após a retirada das medicações. Há um forte componente genético associado.

É um tipo bastante comum de síndrome epiléptica, idade-relacionada, perfazendo 5 a 10% de todos os casos de epilepsia e cerca de 20 a 27% dos casos de epilepsia generalizada idiopática. Ambos os sexos são igualmente afetados e os sintomas apresentam-se por volta dos 12 a 18 anos de idade. O estado de mal mioclônico pode ser frequentemente encontrado.

É caracterizada clinicamente por uma tríade: (1) mioclonias ao despertar; (2) crises convulsivas tônico-clônicas (90% dos pacientes); e (3) ausências típicas (um terço dos pacientes). As mioclonias são as crises mais comuns e ocorrem geralmente após o despertar, especialmente quando há privação de sono. As ausências tendem a ser menos frequentes e menos severas com o passar dos anos e, geralmente, iniciam em idade mais precoce, por volta dos 5 a 16 anos; algumas crianças diagnosticadas com epilepsia de ausência da infância podem evoluir com epilepsia mioclônica juvenil, aproximadamente em 44% dos casos. As convulsões podem ser precedidas pelos abalos mioclônicos e, geralmente, ocorrem durante a vigília.

Os fatores precipitantes desempenham papel bastante importante neste tipo de epilepsia e devem, sempre que possível, ser evitados. Dentre eles, destacam-se a privação do sono, fotossensibilidade (30% dos pacientes), tensão, cansaço, emoções, entre outros. O *videogame* pode precipitar as crises não só pelo fotoestímulo, mas também pelo estado de excitação que podem causar. A educação quanto à evitação dos fatores precipitantes é um pilar essencial no tratamento destes pacientes.

311

A epilepsia mioclônica juvenil é uma síndrome geneticamente determinada. A história familiar é positiva em cerca de 50 a 60% dos casos. O padrão da herança é complexo e já foram identificados vários genes ligados à ocorrência desta síndrome. Os achados eletroencefalográficos interictais revelam descargas por espículas e poliespículas-onda lenta de padrão generalizado, irregulares, na frequência de 3 a 6 Hz.

O prognóstico quanto ao controle das crises é excelente, embora o índice de recorrência após a suspensão do tratamento seja extremamente alto e muitos pacientes necessitarão dele por toda vida.

O valproato é inquestionavelmente o fármaco mais eficaz (80%), devendo ser usado com parcimônia nas mulheres. O levetiracetam parece ter ótima resposta e não apresenta o efeito pró-mioclônico da lamotrigina. O fenobarbital é eficaz em 60% dos pacientes e o clonazepam apresenta bons resultados no tratamento das mioclonias. As drogas que devem ser evitadas são a carbamazepina, oxcarbazepina, gabapentina, fenitoína, pregabalina, tiagabina e vigabatrina.

BIBLIOGRAFIA

1   Panayiotopolus CP. Syndromes of idiophatic generalized epilepsies not recognized by the International League Against Epilepsy. *Epilepsia*, 2005, 46 (Suppl. 1): 57-66.

2   Panayiotopoulos CP. Juvenile myoclonic epilepsy. In: Panayiotopoulos CP. *The Epilepsies:* Seizures, Syndromes and Management. Bladon Medical Publishing, UK, 2005.

JANSKY-BIELSCHOWSKY, DOENÇA DE

LCN 2,
Lipofuscinose ceroide neuronal infantil tardia, Doença de Bielschowsky

Veja doença de Batten, doença de Haltia-Santavuori, doença de Spielmeyer-Vogt, doença de Kufs.

A doença de Janský-Bielschowsky é uma forma de lipofuscinose neuronal que tem início no período infantil tardio. Foi uma das primeiras formas descritas deste grupo de doenças nos primeiros anos do século XX.

A doença de Janský-Bielschowsky tem início entre 2 e 4 anos de idade, é a forma de LCN mais comum em nosso meio. O quadro clínico em geral começa subitamente com crises epilépticas tipo tônico-clônicas generalizadas (TCG) ou parciais, mas acompanham crises tipo ausência atípicas e principalmente mioclônicas graves, generalizadas, que rapidamente tornam-se resistentes aos tratamentos medicamentosos. O valproato, geralmente, é o antiepiléptico preferido, enquanto pioram com o uso de carbamazepina e eventualmente com a lamotrigina, que podem servir de alerta ao clínico de estar diante de uma epilepsia mioclônica progressiva, que deve ser mais bem investigada.

Também pode iniciar com um atraso do desenvolvimento psicomotor no 3º ano de vida, após um intervalo livre nítido, com deterioração intelectual progressiva, assim como diminuição da acuidade visual, inicialmente discreta, que não levantam suspeitas de uma doença degenerativa cerebral e retiniana. Progressivamente, a regressão neurológica vai ficando mais evidente, sobretudo quando a perda visual torna-se mais acentuada e surgem sinais motores como ataxia e síndrome piramidal. Gradualmente, os pacientes perdem todas as aquisições, apresentam distúrbios de deglutição, evoluindo para amaurose e confinamento ao leito. Geralmente, a sobrevida atinge 10 a 15 anos de doença.

O exame do fundo de olho mostra uma degeneração pigmentar da retina e da mácula que, nas fases iniciais da doença, pode estar aparentemente normal, mas diante de um quadro sugestivo, deve ser complementado com eletrorretinograma, que está alterado precocemente.

O eletroencefalograma é um exame extremamente importante nesta forma de LCN porque mostra alterações bem características, quase patognomônicas. Com fotoestimulação de baixa frequência (1-2 estímulos/seg.) aparecem pontas occipitais praticamente simultâneas à estimulação luminosa. Os exames de imagem mostram uma acentuada atrofia cerebelar e cerebral progressivas. O exame ultraestrutrural de biópsia de pele, conjuntiva ou retal mostra inclusões tipo corpos curvilíneos.

A doença é devida a mutações no gene *CLN2* localizado no cromossomo 11p15, que resulta em deficiência da enzima lisossomial tripeptidil peptidase 1 (TPP1).

BIBLIOGRAFIA

1. Bennett MJ, Rakheja D. The neuronal ceroid-lipofuscinoses. Dev Disabil Res Rev, 2013, 17: 254-59.
2. Mink JW; Augustine EF; Adams HR *et al.* Classification and natural history of the neuronal ceroid lipofuscinoses. *J Child Neurol,* 2013, 28(9): 1101-5.
3. Rosemberg S. *Neuropediatria.* Rio de Janeiro, Sarvier, p. 317, 2010.
4. Williams RE; Aberg L; Autti T *et al.* Diagnosis of the neuronal ceroid lipofuscinoses: An update. *Biochim Biophys Acta,* 2006, 1762: 865-872.

JEAVONS, SÍNDROME DE
Mioclonia palpebral com ausências

É uma forma de epilepsia generalizada idiopática reflexa caracterizada por uma tríade composta por mioclonia palpebral, com ou sem ausência, crises ou paroxismos induzidos pelo fechamento ocular e fotossensibilidade, geneticamente determinada.

As crises iniciam na infância, dos 2 aos 14 anos de idade, com pico entre 6 e 8 anos, com predomínio nas meninas (2:1). As mioclonias palpebrais são o selo da síndrome de Jeavons e cursam com abalos palpebrais, às vezes acompanhados por desvio ocular superior e retropulsão cefálica; podem estar associadas ou seguidas de leve comprometimento da consciência (mioclonia palpebral com ausência). As crises são curtas (3 a 6 segundos), frequentes (várias vezes ao dia) e ocorrem especialmente após o fechamento ocular voluntário, involuntário ou reflexo. A maioria ou totalidade das crises ocorre após o fechamento ocular, na presença de luz. Todos os pacientes são fotossensíveis, não somente na presença de luzes piscantes, como também na luminosidade contínua. Embora possam aparecer durante o curso da doença, tanto as mioclonias de membros como as crises tonicoclônicas generalizadas costumam ocorrer de maneira esparsa, estas últimas geralmente após privação do sono, uso de bebida alcoólica ou modificações inapropriadas da terapia medicamentosa.

O EEG evidencia descargas do tipo espículas e poliespículas generalizadas, de alta amplitude, na frequência de 3 a 6 Hz, tipicamente relacionadas ao fechamento ocular, em ambiente iluminado; a escuridão total suprime as descargas e no sono há diminuição das descargas. O EEG normal é raro, mesmo naqueles pacientes bem controlados.

É uma desordem que costuma perdurar por toda vida; os homens costumam ter melhor prognóstico do que as mulheres e há tendência de a fotossensibilidade desaparecer com a idade. As mioclonias são persistentes e resistentes, mesmo que as crises de ausência estejam controladas.

Os fármacos com melhor resposta são o ácido valpróico, a etossuximida e o clonazepam. Das medicações modernas, o levetiracetam parece ser eficaz tanto no controle das crises, quanto na melhora da fotossensibilidade. A lamotrigina piora as crises. Além da terapêutica medicamentosa, as orientações quanto à mudança de hábitos e o fato de se evitar os fatores precipitantes, são extremamente importantes. Medidas não farmacológicas, como uso de lentes especiais nos pacientes fotossensíveis, são também, de extrema importância.

BIBLIOGRAFIA

1   Panayatiopolus CP. Syndromes of idiophatic generalized epilepsies not recognized by the International League Against Epilepsy. *Epilepsia,* 2005, 46 (Suppl. 1): 57-66.

JOHANSON-BLIZZARD, SÍNDROME DE

Esta síndrome, descrita em 1971, tem como características básicas atraso do crescimento, deficiência mental, hipoplasia das asas do nariz, hipotireoidismo e surdez. Outras manifestações podem ocorrer nesta síndrome: imperfuração anal; hipoplasia dos dentes (com ausência de dentes permanentes); e quadro de má absorção por insuficiência pancreática.

A descrição desta síndrome em três irmãos, numa família com consanguinidade, sugere modalidade de transmissão autossômica recessiva.

BIBLIOGRAFIA

1   Johanson A; Blizzard R. A syndrome of congenital aplasia of the alae nasi, deafness, hypothyroidism, dwarfism, absent permanent teeth, and malabsorption. *J Pediat* 1971, 79: 982.

JOLLIFFE, SÍNDROME DE
Encefalopatia por carência de ácido nicotínico

A carência de ácido nicotínico, cuja ação no sistema nervoso é pobremente compreendida, parece determinar um quadro de confusão mental, rigidez muscular com a presença do sinal da roda dentada e o aparecimento de reflexos primitivos (*grasping* e o reflexo da sucção).

Este quadro pode aparecer em associação com pelagra e com a polineuropatia por deficiência de vitamina B1. A síndrome ocorre com maior frequência em indivíduos idosos.

Os aspectos neuropatológicos são mal conhecidos. O tratamento consiste em administrar ácido nicotínico e outras vitaminas do complexo B. A recuperação é possível, exceto nos casos muito avançados.

A existência desta síndrome hoje é questionada.

BIBLIOGRAFIA

1   Jolliffe N, Bowman KM *et al.* Nicotinic acid deficiency encephalopathy. *Jama* 1940, 114: 307.

JULIEN MARIE-SEE, SÍNDROME DE
Hidrocefalia por hipervitaminose, Síndrome do Pseudotumor Cerebral por Hipervitaminose

Veja Síndrome de Nonne

Este quadro foi descrito em 1951 em crianças que receberam num prazo de 24 horas doses maciças de vitamina A e D. As manifestações clínicas descritas incluíam vômitos, sonolência e fontanelas abauladas. Na época, o tratamento preconizado se limitou a punções liquóricas de alívio.

Sabe-se hoje que a hipervitaminose A é uma das causas do quadro conhecido como pseudotumor cerebral. Esta encefalopatia pseudotumoral depende de um aumento da pressão intracraniana de patogenia ainda obscura. O quadro costuma regredir após cessação completa do medicamento. Este epônimo é obsoleto.

BIBLIOGRAFIA

1   Marie J; See G. Hydrocéphalie aigué bénigne du nourrisson aprés ingestion d´une dose massive et unique de vitamins A et D. *Arch Franc Pediat* 1951, 8: 563.

K

KAHLER, DOENÇA DE
Mieloma múltiplo; Mielomatose; Plasmocitoma
Veja POEMS.

O mieloma múltiplo (MM) é uma neoplasia maligna da linhagem linfoplasmocitária, caracterizada por proliferação monoclonal de plasmócitos. As manifestações clínicas do mieloma múltiplo ocorrem como resultado da expansão destes plasmócitos na medula óssea e de fatores como imunoglobulinas, proteína de Bence-Jones e fatores ativadores de osteoclastos, produzidos por eles. Histopatologicamente o MM é uma malignidade de células B, cuja morfologia das células plasmáticas consiste em formas maduras.

O mieloma múltiplo apresenta predileção pelo gênero masculino e quase a totalidade dos casos ocorre acima dos 40 anos de idade (maior frequência entre 50 e 70 anos). As complicações neurológicas são frequentes e acredita-se que ocorram em 35% dos casos, entretanto a invasão do SNC pela neoplasia é rara, correspondendo a 0,7% dos casos. A presença de sintomas como cefaleia, crise convulsiva e quadros confusionais leves, até encefalopatias agudas e coma são comuns; a causa dessas manifestações quase sempre é resultado dos distúrbios metabólicos secundários à doença.

Os sinais e sintomas mais encontrados são dor óssea, fraqueza, anemia, trombocitopenia, aumento da viscosidade sanguínea e susceptibilidade a infecções recorrentes; falência renal ocorre em menor proporção. Alguns pacientes apresentam como manifestação adicional um implante de células do mieloma, único e agrupado, conhecido como plasmocitoma, sendo sua localização extramedular, mais raramente intramedular.

A principal complicação neurológica é a compressão medular, cujo sintoma inicial mais comum é dor óssea, aguda ou subaguda, referida na região lombar ou dorsal. Esse quadro ocorre como consequência à fratura de um corpo vertebral, ocasionando compressão da medula espinhal e mielopatia com ou sem dor radicular associada. Raramente a compressão da medula espinhal ocorre pela presença de um plasmocitoma, cujo sintoma, em geral, consiste em mielopatia indolor.

A polineuropatia periférica é comum e ocorre por toxicidade do tratamento quimioterápico ou depósitos de substância amiloide, frequente na doença. A neuropatia periférica ocorre clinicamente em aproximadamente 5% dos pacientes com MM e, mesmo entre os assintomáticos submetidos a exame de ENMG, a ocorrência estimada é de 39%. O quadro neuropático é de predomínio sensitivo sendo raro envolvimento motor. Disautonomias e síndrome do túnel do carpo são sugestivas de neuropatia amiloide. Caso esta hipótese seja considerada, deve-se realizar biópsia do nervo sural, reto ou gordura abdominal, pois o diagnóstico de neuropatia amiloidótica implica prognóstico sombrio em relação às demais formas de neuropatia.

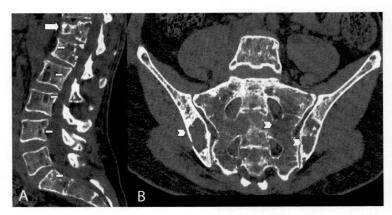

Figura 70A e B – *Doença de Kahler* – *Imagens reformatadas a partir de aquisições multislice de TC da coluna lombossacra de um homem com mieloma múltiplo. A imagem sagital (A) demonstra múltiplas lesões nodulares de dimensões variadas, com aspecto de "saca-bocado", distribuídas em todos os segmentos lombossacros. Observe o colapso parcial da vértebra T12. A imagem coronal (B) demonstra padrão semelhante de comprometimento sacral e dos ossos ilíacos.*

Outro espectro de manifestações neurológicas ocorre como resultado da síndrome de hiperviscosidade sanguínea, cujo quadro é extremamente pleomórfico, desde síndromes vertiginosas, ataxia, alterações neuropsiquiátricas e comprometimento de nervos cranianos (principalmente o V°, VI° e VIII° nervos). Os distúrbios hipotalâmico-hipofisários manifestam-se com diabetes insípido central. Uma manifestação de ocorrência rara é a encefalopatia paraproteinêmica de Wuhrmann, cujo quadro neurológico consiste em alteração do nível de consciência que evolui até o coma, sendo consequência da hiperviscosidade sanguínea na circulação intracerebral.

O diagnóstico do MM requer, além de quadro clínico compatível, alterações de determinados exames laboratoriais caracteristicamente alterados na doença: anemia normocítica;

hipercalcemia; DHL elevada; proteína C-reativa e beta-2-microglobulina altas. O MM é uma das condições em que a VHS é extremamente elevada. Exames laboratoriais com maior especificidade são: eletroforese de proteínas com quantificação de imunoglobulinas; e urina de 24 horas com a pesquisa da proteína de Bence Jones (cadeias leves kappa e lambda) que deve ser especificada na solicitação do exame. O estudo radiológico ósseo (crânio, costelas, esterno, coluna vertebral, pélvis, clavículas, ossos longos das extremidades) pode corroborar o diagnóstico com imagens líticas e osteoporose (Figura 70A e B). A RM de encéfalo é o exame de escolha na suspeita de acometimento do SNC.

O aspirado de medula óssea, em geral na crista ilíaca, deve ser realizado em todos os casos suspeitos. Ele pode confirmar o diagnóstico, quando demonstra um número aumentado de plasmócitos no estudo histológico convencional. Outras técnicas de imunofluorescência e hibridização *in situ* específicas são importantes para guiar o tratamento. A biópsia de medula óssea pode ser realizada nos casos de suspeita da gamopatia monoclonal de significado indeterminado (MGUS).

O tratamento do MM é realizado com diversos esquemas quimioterápicos e imunossupressores (ciclofosfamida, dexametasona, bortezomida, talidomida). Outros procedimentos indicados como terapêutica adjuvante são radioterapia quando existe lesão única e plasmaférese para síndrome de hiperviscosidade. Quadros refratários podem beneficiar-se de transplante de medula óssea, procedimento cada vez mais frequente. Os quadros com comprometimento comprovado do SNC têm prognóstico sombrio; nestes pode ser tentada a quimioterapia intratecal com esquema de metotrexate, c-arabinosídeo e hidrocortisona associados.

BIBLIOGRAFIA

1. Hoffman R; Benz Jr. EJ *et al.* Hematology. *Basic principles and practice.* New York, Churchill-Livingstone, 1991.

2. Labauge R; Izarn P; Castan P. *Les manifestations nerveuses des hemopathies.* Paris, Masson, 1963.

3. Turesson I; Velez R; Kristinsson SY; Landgren O. Patterns of multiple myeloma during the past 5 decades: stable incidence rates for all age groups in the population but rapidly changing age distribution in the clinic. *Mayo Clinic Proceedings.* 2010; 85(3): 225-230.

KAWASAKI, DOENÇA DE

Vasculite sistêmica febril aguda da criança que compromete artérias de médio calibre, particularmente as artérias coronárias, de natureza desconhecida. É mais comum em crianças entre 6 meses e 4 anos de idade, com pico de incidência entre os

18 meses e 2 anos de idade e cerca de 85% dos casos ocorrem abaixo dos 5 anos de idade. Lesões cardíacas como aneurismas de coronárias são a marca registrada da doença de Kawasaki e ocorrem em, aproximadamente, 25% dos casos não tratados que, em 2 a 3% dos casos, evoluem para óbito em consequência da vasculite coronária. Representa hoje a causa mais comum de doença cardíaca adquirida na criança em países desenvolvidos, sendo a segunda vasculite mais comum nesta faixa etária após a púrpura de Hennoch-Schöenlein.

É uma doença universal, predomina no sexo masculino, e sua incidência varia de acordo com características étnicas e raciais de susceptibilidade e exposição aos presumíveis patógenos. A incidência no Japão é de 138/100.000 em crianças abaixo de 5 anos, enquanto nos Estados Unidos é de 17,1/100.000 e no Reino Unido, 8,1/100.000.

A doença provavelmente representa uma resposta inflamatória aberrante a um ou mais patógenos não identificados, em indivíduos geneticamente predispostos.

O quadro costuma se instalar de modo agudo, com febre elevada e persistente, erupção cutânea, hiperemia conjuntival, dos lábios, cavidade oral e língua, além de linfadenopatia cervical, edema de mãos e pés. Aproximadamente 2 semanas depois, tem início a fase subaguda com manifestações articulares e cardíacas. Nessa fase, podem ocorrer sintomas gastrintestinais como diarreia, dores abdominais e hepatite. As manifestações neurológicas são frequentes e podem se traduzir por irritabilidade excessiva, sonolência e até coma. Pode ocorrer um quadro de meningite asséptica, caracterizado por sonolência, rigidez de nuca e LCR com pleocitose moderada.

O diagnóstico é feito pela presença de febre persistente por pelo menos cinco dias e por quatro dos cinco critérios diagnósticos que geralmente aparecem sequencialmente: 1) injeção conjuntival: vermelhidão sem exsudato, bilateral, poupando uma área anelar contornando a íris; 2) eritema de mucosa oral e/ou faríngea, sem exsudato ou úlceras; 3) eritema e edema de mãos e pés; 4) erupção cutânea polimorfa: pode ser maculopapular, anelar ou escarlatiniforme, sem vesículas; 5) linfadenopatia cervical: geralmente unilateral e volumosa, maior que 1,5 cm.

O diagnóstico rápido e precoce é fundamental e a instituição do tratamento deve ser imediata, para evitar as complicações graves e potencialmente letais. O tratamento consiste na administração de imunoglobulina endovenosa, que é a única terapia comprovadamente eficaz para melhorar o prognóstico da coronariopatia, reduzindo a incidência de aneurismas para 2 a 5%. Deve ser administrada de preferência dentro dos primeiros 10 dias de febre, mas deve ser dada em qualquer momento se a criança permanece febril ou com indícios de inflamação ativa. Este tratamento melhora rapidamente o quadro febril e as condições clínicas do paciente em cerca de 80% dos casos. O ácido acetilsalicílico geralmente é associado ao tratamento, embora seu papel nesta fase não seja bem conhecido e comprovado. Quando a doença não responde ao tratamento inicial com imunoglobulina, geralmente repete-se o tratamento mais uma vez e, se necessário, realiza-se uma pulsoterapia com metilprednisolona. Após a resolução da febre, o ácido acetilsalicílico é mantido em doses baixas (3 a 5 mg/kg uma vez por dia) até que o ecocardiograma demonstre inexistência de comprometimento cardíaco.

BIBLIOGRAFIA

1 Arita FN; Diament A. Manifestações neurológicas de doenças sistêmicas. In: Diament A; Cypel S. *Neurologia infantil,* Rio de Janeiro, Atheneu, 2005.

2 Eleftheriou D; Levin M; Shingadia D *et al.* Management of Kawasaki disease. *Arch Dis Child*, 2014, 99: 74.

3 Golshevsky D; Cheung M,; Burgner D. Kawasaki disease. *Australian Family Physician,* 2013, 42(6): 473.

4 Yeom JS; Woo HO; Park JS *et al.* Kawasaki disease in infants. *Korean J Pediatr,* 2013, 56(9): 377.

KEARNS-SAYRE, SÍNDROME DE

Síndrome de Kearns-Sayre-Daroff

Veja doença de Fukuhara.

Trata-se de uma mitocondriopatia multissistêmica, com início na adolescência ou na idade adulta, geralmente antes dos 20 anos de idade. O quadro clínico inclui oftalmoplegia extrínseca progressiva, retinite pigmentar e bloqueio cardíaco, podendo ainda surgir associado a esta tríade um quadro cerebelar, retardo mental ou uma miopatia mitocondrial. Também pode haver associação com diabetes melito, hipoparatireoidismo e acidose tubular renal. O LCR costuma evidenciar uma hiperproteinorraquia, com aumento da fração gamaglobulina.

Assim como ocorre com os demais pacientes com encefalomiopatia mitocondrial, de início na idade adulta, podemos observar baixa estatura, surdez neurossensorial e a presença de *ragged-red fibers* (fibras vermelhas rotas), com aumento do lactato sérico. O exame anatomopatológico também não mostra diferenças marcantes em relação às demais mitocondriopatias. A biópsia de músculo mostra *ragged-red fibers.* Elevação dos níveis de lactato e piruvato é usualmente encontrada no sangue; o lactato pode estar aumentado no LCR. A RM do crânio evidencia leucoencefalopatia e pode haver calcificação dos gânglios da base. O exame *postmortem* pode evidenciar estado esponjoso no cérebro.

Os pacientes com esta síndrome apresentam uma heterogeneidade anormal na atividade da enzima citocromo-c-oxidase, em que fibras sem nenhuma atividade desta enzima são encontradas ao lado de fibras com atividade intensa. É um distúrbio esporádico, associado a anormalidades no DNA mitocondrial, sendo a deleção mais frequentemente encontrada, embora algumas vezes possa haver duplicação, deleções múltiplas ou mesmo pleioplasmia. A deleção é encontrada em 80% dos casos, sendo que os pacientes com maior porcentagem de DNAmit mutante em tecidos não musculares têm uma apresentação clínica mais grave. Não foram observadas diferenças e no tipo de deleção no DNAmit nos pacientes com síndrome de Kearns-Sayre típica e naqueles com oftalmoplegia externa progressiva crônica (OEPC). De sorte que a síndrome de Kearns-Sayre pode ser incluída na categoria de OEPC, quando tem início após os 20 anos de idade.

O tratamento é puramente sintomático em todas as mitocondriopatias. Particularmente na síndrome de Kearns-Sayre o bloqueio de condução cardíaco pode ser tratado com a instalação de um marca-passo. Deve-se tratar o diabetes melito e o hipoparatireoidismo. Para a miopatias, pode-se administrar carnitina.

BIBLIOGRAFIA

1   Hirano M. Mitochondrial diseases. In: Brust J CM. Current Neurology – *Diagnosis & Treatment*. 2. ed. New York, McGraw-Hill Lange, 2012.

2   Lombés A; Jardel C. Maladies mitochondriales. In: Depiennne CH; Goizet C; Brice A. *Neurogénétique*. 2011, Paris, Doin.

KENNEDY, DOENÇA DE

Amiotrofia bulboespinhal ligada ao X; Atrofia muscular bulboespinhal progressiva ligada ao X; Neuronopatia bulboespinhal ligada ao X-recessivo.

A doença de Kennedy foi descrita por William R. Kennedy e associados em 1968 como uma síndrome caracterizada por um tipo de herança recessiva ligada ao cromossomo X, com início na idade adulta, apresentando-se com uma fraqueza da musculatura bulboespinhal lentamente progressiva.

Atualmente esta doença faz parte da classificação das amiotrofias espinhais progressivas (AEP) que constituem um grupo de doenças degenerativas dos motoneurônios das pontas anteriores da medula espinhal e do tronco cerebral, e de natureza genética. Apesar de terem sido descobertos cromossomos alterados relacionados a algumas dessas afecções, ainda não se sabe como estes provocariam as alterações medulares, supondo-se que levariam à deficiência enzimática ou de síntese proteica.

Na doença de Kennedy ocorre o fenômeno da expansão dos trinucleotídeos (CAG) no braço curto do cromossomo X. O gene foi mapeado no Xq11-12, o local do receptor androgênico. O início dos sintomas se dá na adolescência ou na idade adulta (terceira a quinta décadas de vida). Afetando somente homens, o quadro clínico geralmente inclui fraqueza muscular lentamente progressiva, atrofia e fasciculações em músculos do território bulbar e espinhal (musculatura proximal), além de hiporreflexia ou arreflexia. O quadro pode iniciar-se com dor e exaustão muscular precoce, disfagia ou disartria; a fraqueza nos membros demora anos para aparecer. Outras manifestações clínicas como ginecomastia, oligospermia, diabetes mellitus, neuropatia periférica sensitiva, tremor essencial e impotência sexual podem ocorrer.

O diagnóstico é auxiliado pela distribuição característica dos sinais e sintomas, ausência de sinais do neurônio motor superior, progressão lenta e história familiar sugestiva de ligação ao cromossomo X (apesar dos casos esporádicos). O exame ENMG mostra sinais de desnervação e reinervação crônica e potenciais de ação sensitivos diminuídos ou ausentes (apesar da ausência habitual de queixas sensitivas). Observa-se também elevação dos níveis de CPK no sangue.

O diagnóstico diferencial da doença de Kennedy deve ser considerado com a esclerose lateral amiotrófica, doença de Kugelberg-Wellander e a distrofia facioescapuloumeral. Testes genéticos e identificação da mutação do gene receptor de andrógeno (expansão de uma repetição CAG) é um precioso auxiliar no diagnóstico da doença de Kennedy, especialmente nos casos esporádicos e nos afetados moderados. Também é importante identificar as portadoras, assim como homens assintomáticos, o que pode fornecer elementos para o aconselhamento genético e para o tratamento precoce.

Recentes avanços no estudo da patogênese da doença de Kennedy e do papel dos andrógenos têm orientado que o tratamento com altas doses de testosterona poderia compensar a insensibilidade androgênica e prevenir a perda muscular.

BIBLIOGRAFIA

1 Greenland KJ & Zajac JD – Kennedy´s disease: pathogenesis and clinical approaches. Int Med J 2004, 34(5):279.

2 Kennedy WR, Alter M & Sung JH – Progressive proximal spinal and bulbar muscular atrophy of late onset: a sex-linked recessive trait. Neurology 1968, 18:671.

3 Ropper AH & Brown RH – Principles of Neurology. In Adams & Victor´s. McGraw-Hill, New York, 2005.

KERNICTERUS
Encefalopatia bilirrubínica; Hiperbilirrubinemia patológica profunda

Kernicterus significa "núcleo amarelo" e refere-se a uma designação anatomopatológica que descreve a coloração das áreas encefálicas lesadas pelo depósito anormal de bilirrubina não conjugada (bilirrubina indireta – BI) em neonatos que morreram em decorrência de severa icterícia. O acúmulo de BI no SNC tem relação bem definida com os níveis séricos de BI e a idade gestacional, ou seja, maturidade da barreira hematoencefálica. O depósito anormal é simétrico e seletivo em algumas regiões muito específicas do encéfalo, sobretudo nos globos pálidos, núcleos subtalâmicos e hipocampos e menos frequentemente nos putamens, tálamos, hipotálamo, núcleos denteados do cerebelo, núcleos olivares inferiores e nervos cranianos, em particular no núcleo do VIII° nervo. As causas mais comuns de *kernicterus* incluem principalmente a eritroblastose fetal ou outras anemias hemolíticas como a deficiência de glicose 6-fosfato desidrogenase.

O curso e o espectro clínico da doença podem ser variáveis e cerca de 10% dos RN com *kernicterus* apresentam encefalopatia aguda, de características inespecíficas, constituída por um quadro inicial sutil de hipotonia e sonolência, que pode simular sepsis, asfixia ou hipoglicemia. Nesta fase, pode haver algum grau de reversão, porém a doença é letal em cerca de metade dos casos. O dano tecidual resulta em complicações neurológicas permanentes com sinais clínicos de uma encefalopatia crônica não evolutiva (paralisia cerebral discinética) caracterizada por déficit auditivo, retardo mental e distúrbios de movimento decorrentes do dano estrutural nos núcleos da base com coreoatetose, espasticidade, opistótono e rigidez.

A RM permitiu incluir a encefalopatia bilirrubínica no diagnóstico diferencial das afecções dos núcleos da base e é atualmente aceita como o melhor método para demonstrar as características patológicas da encefalopatia bilirrubínica, aguda ou crônica. A RM pode auxiliar na distinção entre encefalopatia bilirrubínica e outras doenças geneticometabólicas ou hipoxicoisquêmicas que ocasionam lesões seletivas dos núcleos da base, que resultem na ocorrência clínica de coreoatetose (Figura 71).

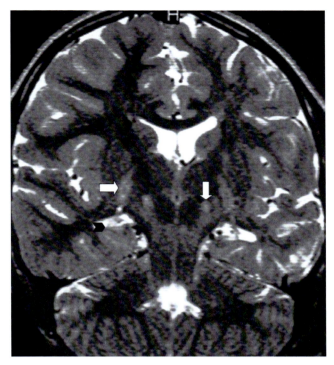

Figura 71 – Kernicterus – *imagem de RM obtida no plano coronal, com ponderação T2. O plano coronal, angulado perpendicular ao eixo longo do hipocampo constitui a melhor aquisição de RM para estudar indivíduos com suspeita de sequela de hiperbilirrubinemia neonatal. Observe o padrão característico de acometimento nos hipocampos, núcleos subtalâmicos e globos pálidos, caracterizado pela ocorrência de hipersinal focal bilateral nestas regiões.*

O tratamento pode ser feito pela remoção mecânica da bilirrubina, por meio da exsanguíneo-transfusão. Outras medidas podem ser consideradas: fototerapia; administração de glicose; albumina humana e plasma sanguíneo. Uso de fenobarbital para acelerar a excreção da bilirrubina.

BIBLIOGRAFIA

1. Hoon AH; Reinhardt EM; Kelley RI *et al. Brain* magnetic resonance imaging in suspected extrapyramidal cerebral palsy: observations in distinguishing genetic-metabolic from acquired causes. *J Pediatr* 1997, 131: 240.
2. Shapiro SM. Birirubin toxicity in the developing nervous system. *Ped Neurol* 2003, 29: 410.

KERNOHAN, FENÔMENO DE

Em casos de hipertensão intracraniana aguda descompensada, pode ocorrer a formação de hérnias internas pelo deslocamento do tecido cerebral através de fendas existentes dentro dos compartimentos intracranianos. Na hérnia transtentorial lateral (hérnia do úncus do giro do hipocampo), ocorre a insinuação do úncus pelo hiato ou fenda formada pela tenda do cerebelo. Em situações de desvio acentuado do tronco encefálico pode ocorrer a compressão do pedúnculo cerebral do lado oposto contra a borda livre da tenda do cerebelo, determinando contusão e necrose em sua porção média ("entalhe de Kernohan"). Em consequência deste fenômeno mecânico, pode se desenvolver hemiplegia ipsolateral à anormalidade pupilar (midríase) e à lesão expansiva supratentorial, determinando um falso sinal de localização.

Embora o deslocamento do tronco encefálico seja praticamente constante nas hérnias laterais, a presença de hemiplegia ipsolateral à hérnia é ocasional (Figura 72). Esse fato ocorre em virtude do espaço entre a borda livre do tentório e o pedúnculo cerebral (mesencéfalo) apresentar variações anatômicas, sendo geralmente amplo, permitindo na maioria dos casos o deslocamento lateral do tronco na região do pedúnculo sem a interferência imediata da tenda; por outro lado, a região do pedúnculo mais próxima da borda do tentório é a porção externa da base do pedúnculo cerebral, constituída pelas fibras corticopontinas da via motora indireta (este elemento anatômico pode servir de defesa ao feixe piramidal). Em casos de hérnias de úncus bilaterais, um mecanismo de amortização pode impedir a ação direta da borda livre do tentório contra o pedúnculo cerebral.

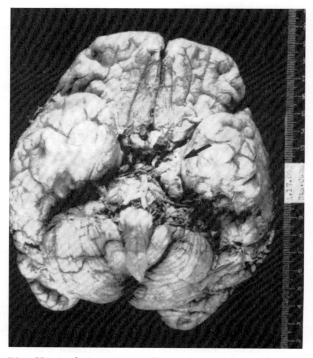

Figura 72 – *Hérnia de úncus (temporal) comprimindo o mesencéfalo.*

BIBLIOGRAFIA

1 Kernohan JW; Woltman, HE. Incisura of the crus due to contralateral *Brain* tumor. *Arch Neurol Psychiat* 1929, 21: 274.

2 Swanson P. History and Physical Examination. *Youmans Neurological Surgery,* V. 1, part II, Approach to the patient, Cap. 11, p. 263-299, 5. ed, 2004, Philadelphia, Saunders.

KING, SÍNDROME DE

Síndrome de King-Denborough

A síndrome de King é considerada uma afecção rara e tem como constituintes essenciais uma miopatia, anomalias faciais e tendência a desenvolver um quadro de hipertermia maligna. As anomalias faciais observadas são fácies alongada, fenda palpebral antimongólica, ptose palpebral, orelhas de implantação baixa, hipoplasia malar, micrognatia e palato ogival. Outras anomalias podem também ser observadas: escápulas aladas; lordose lombar; *pectus excavatum*; escoliose torácica e criptorquidia. Muitos dos achados físicos são resultado da hipocinesia fetal, como contraturas articulares por ocasião do nascimento.

A causa da síndrome é desconhecida e talvez seja uma miopatia geneticamente heterogênea. Determinando manifestações similares em virtude da hipocinesia fetal e do comprometimento muscular pós-natal progressivo. A modalidade de transmissão genética é desconhecida.

BIBLIOGRAFIA

1 Chitayat P *et al.* King´s syndrome: a genetically heterogenous phenotype due to congenital myopathies. Am *J Med Genet* 1992, 43: 954.

2 Reed UC. Miopatias. In: Diament A; Cypel S. *Neurologia infantil,* Rio de Janeiro, Atheneu, 2005.

KINSBOURNE, SÍNDROME DE

Encefalopatia mioclônica da infância, síndrome opsoclo-mioclonia-encefalite, polimioclonia infantil; síndrome dos "olhos dançarinos"

Em 1962, Kinsbourne descreveu uma encefalopatia mioclônica em seis crianças entre 9 e 20 meses de idade, caracterizada por movimentos oculares involuntários anormais caóticos e multidirecionais, chamados de opsoclonias, associados à ataxia e movimentos do tipo abalos bruscos da cabeça, tronco e extremidades. Posteriormente, foi observado que esta afecção pode acometer crianças de ambos os sexos nos primeiros 3 anos de vida.

O quadro clínico, de início agudo ou subagudo, tem como sintomas cardinais: 1) movimentos oculares anormais caracterizados por oscilações rápidas e involuntárias dos olhos (opsoclonos, movimentos oculares anárquicos, dança dos olhos), tanto na direção horizontal como vertical, às vezes associados com piscamentos; 2) movimentos involuntários mioclônicos maciços, violentos dos músculos esqueléticos, localizados particularmente nos membros e tronco. No decurso da afecção, as mioclonias do tronco tornam-se particularmente intensas, a ponto de impedir a criança de andar, permanecer em pé ou mesmo sentada durante muito tempo. Durante o sono, tanto as mioclonias como os movimentos oculares costumam diminuir de intensidade, embora não desapareçam completamente. É possível também a intensificação dos movimentos mioclônicos arrítmicos pela ação de determinados estímulos sensoriais (luminosos, sonoros). Chama a atenção uma mudança abrupta do comportamento da criança, que passa a ter uma irritabilidade extrema, entra em pânico e desespero quando manuseada, acalmando-se apenas fortemente agarrada no colo materno, permanecendo com os olhos fechados.

O quadro clínico desta síndrome é desdobrado em quatro grupos:

Encefalopatia mioclônica associada a provável infecção a vírus: costuma suceder uma infecção benigna das vias aéreas superiores. Tem sido sugerido que a causa da polimioclonia infantil pode residir num distúrbio do mecanismo imunitário, em virtude do achado de anormalidades nas imunoglobulinas (IgG). O exame do LCR é normal, a evolução do quadro é crônica e melhoras surpreendentes têm sido observadas com o uso de ACTH.

Encefalopatia associada à meningite asséptica: parece depender de um processo inflamatório a vírus das meninges e o exame do LCR mostra uma hipercitose.

Encefalopatia mioclônica associada ao neuroblastoma: embora esta forma esteja bem caracterizada, a sua patogenia ainda é obscura. A elevação das catecolaminas não parece ser responsável pelas mioclonias.

Encefalopatia mioclônica de origem indeterminada: o diagnóstico desta forma é feito por exclusão, quando não se consegue apurar a presença de um neuroblastoma ou de um quadro infeccioso.

O substrato anatomopatológico da encefalopatia mioclônica é incerto, e lesões em várias estruturas têm sido responsabilizadas pelo quadro clínico: gânglios da base, cerebelo e suas conexões no tronco encefálico (dento-tálamo-corticais com as olivas bulbares e o núcleo rubro.

É obrigatório, nestes pacientes, a investigação de uma neoplasia oculta, incluindo radiografia de tórax, ultrassonografia abdominal, TC e RM. A dosagem urinária do ácido vanilmandélico deve ser feita, pois habitualmente está elevada nos neuroblastomas. O rastreamento de um neuroblastoma deve incluir obrigatoriamente a realização de estudo cintilográfico ósseo com MIBG (metaiodobenzilguanidina).

A fisiopatologia da encefalopatia mioclônica ainda é apenas parcialmente conhecida, mas acredita-se que um mecanismo autoimune, tanto celular como humoral, seja responsável pela disfunção do SNC e manifestações clínicas da doença, comprometendo cerebelo e tronco cerebral

O tratamento preconizado inclui ACTH intramuscular e corticosteroides orais. O uso de imunoglobulinas EV e imunossupressores também pode ser considerado em casos refratários. O clonazepam pode ser utilizado para controle das mioclonias. O prognóstico das formas não dependentes de neuroblastoma costuma ser bom, podendo, entretanto, deixar como sequela moderado retardo mental. Nos casos associados ao neuroblastoma, pode-se observar cura da criança após ressecção do tumor.

BIBLIOGRAFIA

1   Arroyo H; Tringler N; Santos C. Sindrome de opsoclonus-myoclonus. *Medicina* (B. Aires), 2009, 69 (Supl 1/1): 64.

2   Kinsbourne M. Myoclonic encephalopathy of infants. *J Neurol Neurosurg Psychiat*, 1962, 25: 271.

3   Menkes JH, Sarnat HB; Maria BL. Clinical Neurology. 7. ed. Ed Lippincott Williams & Wilkins, p. 592, 2006.

4   Rosemberg S. *Neuropediatria*. Rio de Janeiro, Sarvier, p. 53, 2010.

KLEIN-WAARDENBURG, SÍNDROME DE

Síndrome de Mende; Síndrome de van der Hoeve-Halbertsma-Waardenburg; Síndrome ptosica-epicântica

Veja síndrome de Mende.

Esta síndrome, descrita por Klein (1947 e 1950) e Waardenburg (1951), tem como características fundamentais albinismo parcial, surdez congênita e displasia da região interocular. A doença, de fundo genético, apresenta modalidade de transmissão autossômica dominante, com penetrância e expressividade variáveis.

O quadro ocular caracteriza-se por um aumento da distância entre os olhos, determinado pelo deslocamento lateral dos cantos internos oculares e pela diminuição das fissuras palpebrais (blefarofimose). Essa displasia confere aos olhos o aspecto de hipertelorismo (pseudo-hipertelorismo). O dorso nasal é amplo e proeminente, e pode haver hipertricose e encanecimento prematuro da porção interna das sobrancelhas; pode haver também uma mancha frontal de cor branca ou cinzenta nos cabelos. Heterocromia uni ou bilateral da íris é frequente; também a surdez nervosa congênita, uni- ou bilateral é frequente e, dependendo de sua gravidade, pode originar mutismo. As placas de despigmentação (vitiligo) tendem a se concentrar na linha média. Outros sinais e sintomas podem ser encontrados ocasionalmente: costelas cervicais; hipoplasia ou ausência das falanges terminais ou de artelhos; hipertelorismo verdadeiro; anomalias da dentição.

A etiopatogenia da síndrome é desconhecida. O diagnóstico deve basear-se nos aspectos clínicos e no caráter heredofamilial da afecção; o exame audiométrico pode auxiliar no diagnóstico. Alguns autores são de opinião que a síndrome de Mende se confunde com a de Klein-Waardenburg, sendo, portanto, ambas expressão de uma mesma patologia. De qualquer modo, o diagnóstico diferencial deve ser considerado com as síndromes de Fuchs, Mende, Ullrich e Langdon-Down.

Com relação ao prognóstico, o distúrbio é compatível com uma sobrevida normal. A surdez bilateral pode dar origem a mutismo (surdomutismo), sendo destarte importante o diagnóstico precoce do déficit auditivo para a programação da conduta terapêutica. O psiquismo destes doentes pode ser normal.

BIBLIOGRAFIA

1 Waardenburg PJ. A new syndrome combining development anomalies of the eyelids, eyebrows and nose root with pigmentary defects of the iris and head and with congenital deafness. *Am J Hum Genet* 1951, 3: 195.

KLEINE-LEVIN, SÍNDROME DE
Hipersonia-bulimia; Hipersonia-megafagia; Hipersonia recorrente; Hipersonolência periódica

Descrita por Kleine e Levin, entre 1925 e 1929, a doença é caracterizada por episódios remitente-recorrentes de hipersonolência grave em associação com distúrbios cognitivos, psiquiátricos e comportamentais.

Segundo a terceira edição da Classificação Internacional de Distúrbios do Sono da *American Academy of Sleep Medicine* (AASM) para confirmar o diagnóstico de síndrome de Kleine-Levin (KLS), o paciente deve apresentar ao menos dois episódios recorrentes de aumento excessivo da duração do sono e sonolência excessiva, persistindo por 2 dias a 5 semanas. Os episódios recorrem, geralmente, mais do que uma vez por ano e pelo menos uma vez a cada 18 meses. Entre os episódios, o paciente não apresenta alteração do estado de vigília, função cognitiva, comportamento e humor. Durante os episódios, o paciente deve apresentar pelo menos um dos seguintes sintomas: disfunção cognitiva; percepção alterada; transtorno alimentar (anorexia ou hiperfagia); comportamento desinibido (como hipersexualidade). E finalmente, para confirmar o diagnóstico, a hipersonolência e sintomas relacionados não devem ser mais bem explicados por outras doenças neurológicas, psiquiátricas ou uso de drogas ou medicamentos.

Acomete mais homens adolescentes e tende a desaparecer na vida adulta. A causa da KLS ainda é desconhecida, mas vários mecanismos têm sido propostos envolvendo predisposição genética e fatores ambientais.

Não há tratamento específico para esta síndrome. E preparados farmacêuticos à base de anfetamínicos ou o metilfenidato podem prevenir ou aliviar as crises em alguns casos. Em virtude de algumas similaridades entre o transtorno afetivo bipolar e a SKL, o carbonato de lítio tem sido empregado com resultados ainda incertos.

BIBLIOGRAFIA

1   American Academy of Sleep Medicine. *International classification of sleep disorders*, 3. ed. Darien, IL: American Academy of Sleep Medicine, 2014.
2   Arnulf I; Zeitzer JM; File J; Farber N. *et al*. Kleine-Levin syndrome: a systematic review of 186 cases in the literature. *Brain* 2005; 128: 2763.
3   Billiard M; Jaussent I; Dauvilliers Y; Besset A. Recurrent hypersomnia: a review of 339 cases. *Sleep Med Rev* 2011; 15: 247.

KLINEFELTER, SÍNDROME DE

Ginecomastia-aspermatogênese

Veja síndrome de Turner.

Esta síndrome, observada apenas no sexo masculino, tem como características fundamentais ginecomastia, atrofia testicular, esterilidade e gonadotrofinas urinárias elevadas; alguns indivíduos apresentam estatura elevada com aspecto eunucoide (Figura 73).

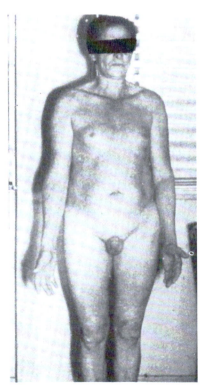

Figura 73 – *Síndrome de Klinefelter. Indivíduo de estatura elevada com aspecto eunucoide; note-se a ginecomastia.*

Essa afecção depende de aberrações dos cromossomos sexuais. Além dos elementos clínicos, já citados, os afetados costumam apresentar ainda escassez de barba, distribuição feminina dos pêlos pubianos e obesidade troncular. Aproximadamente 25% dos doentes com síndrome de Klinefelter (SK) apresentam retardo mental, que comumente não é acentuado; alguns doentes desenvolvem quadros psicóticos com comportamento antissocial. Nesses doentes, é alta a incidência de pneumopatias crônicas, osteoporose e diabetes melito.

A SK depende de uma aneuploidia dos cromossomos sexuais. Aproximadamente 80% dos doentes apresentam cariótipo com 47 cromossomos do tipo XXY; os casos restantes apresentam cariótipos 48, XXXY ou XXYY ou mosaicismo 46 XY/47 XXY. Os doentes com cariótipo 47, XXY apresentam cromatina sexual positiva de maneira idêntica à encontrada em mulheres normais; entretanto, é descrita uma forma da SK em mosaico com achados cromossomo-citológicos cromatino-positivos baixos.

O diagnóstico fundamenta-se nos elementos clínicos, na pesquisa da cromatina sexual e no cariótipo; nos doentes cromatino-negativos e com cariótipo normal, a biópsia gonadal e dosagens hormonais podem fornecer subsídios importantes para o diagnóstico.

O tratamento pode ser feito com andrógenos quando os caracteres sexuais secundários ainda não se desenvolveram; a ginecomastia pode ser tratada por cirurgia plástica. O prognóstico geralmente é bom, não influindo a desindocrinia no tempo de vida do doente.

BIBLIOGRAFIA

1 Beçak W; Frota-Pessoa O. Genética Médica. Rio de Janeiro, Sarvier, 1973.

2 Frota-Pessoa O; Otto PA; Otto PG. *Genética clínica*. Rio de Janeiro, Francisco Alves, 1975.

KLIPPEL-TRENAUNAY-WEBER, SÍNDROME DE

Hemangiectasia hipertrófica; Síndrome ângio-ósteo-hipertrófica

Trata-se de uma síndrome de hipertrofia unilateral do esqueleto e tecidos moles, usualmente afetando um membro inferior. É habitual a presença de angiomatose, *nevus* hipertrófico e varizes. As anormalidades vasculares, geralmente, estão presentes por ocasião do nascimento ou aparecem ainda na infância. A pele da extremidade afetada é quente, áspera e espessada. Podem estar presentes também macrocefalia, anormalidades oculares e visceromegalia. Pode haver deficiência mental e o paciente pode apresentar crises convulsivas.

A síndrome pode ser herdada tanto por meio de modalidade autossômica dominante como pelo traço autossômico recessivo.

BIBLIOGRAFIA

1 Klippel M; Trenaunay P. Naevus variqueaux ostéo-hypertrophique. *Arch Gén Méd*, Paris 1900, 3: 641.

KLIPPEL-WEIL, SÍNDROME DE

Brevicollis; Sinostose congênita de vértebras cervicotorácicas Veja síndrome de Turner.

Caracterizada por pescoço curto, implantação baixa dos cabelos e fusão de vértebras cervicais (fusão congênita de duas ou mais vértebras cervicais e, ocasionalmente, de todas). Outras alterações musculoesqueléticas podem se associar a este quadro dismórfico: assimetria facial; fusão de vértebras torácicas; espinha bífida; costelas cervicais; deformidade de Sprengel (elevação congênita da escápula); platibasia; escoliose; hemivértebras; torcicolo. A movimentação do pescoço, geralmente, é limitada. Também alguns distúrbios neurológicos podem se associar à síndrome de Klippel-Weil: sincinesia bimanual ou movimento em espelho; siringomielia e/ou siringobulbia; surdez; hemiplegia; paraplegia e tetraplegia.

A etiologia ainda é obscura, porém tem sido postulada a hipótese da falta de segmentação dos somitos mesodérmicos, que deve ocorrer entre a 3ª e a 7ª semana da vida intrauterina. Este defeito do desenvolvimento embrionário pode determinar a fusão tanto dos corpos como dos arcos vertebrais. A síndrome pode ser de ocorrência familial, embora este evento não seja frequente. Os casos estudados do ponto de vista genético sugerem herança autossômica dominante, com baixa penetrância e expressividade variável.

No diagnóstico diferencial, deve ser lembrada principalmente a síndrome de Turner, em virtude do pescoço curto e do aspecto exuberante dos músculos trapézios, comuns em ambas as entidades. O tratamento cirúrgico, por laminectomia e descompressão, está indicado quando houver evidência de compressão da medula espinhal.

BIBLIOGRAFIA

1 Gorlin RJ; Pindborg JJ. *Syndromes of the Head and Neck.* New York, McGraw-Hill, 1964.

KLOEPFER, SÍNDROME DE

Caracteriza-se fundamentalmente por oligofrenia, manifestações cutâneas e cegueira. Uma cegueira completa instala-se por volta dos 2 meses de idade, associada a manifestações cutâneas (ampolas) por ocasião de exposição à luz do sol e retardo mental progressivo (demência juvenil); surdez e infantilismo também podem ocorrer. A afecção é de fundo genético, sendo herdada de modo autossômico recessivo. Do ponto de vista anatomopatológico, o cérebro pode mostrar uma rarefação neuronal acentuada no córtex, desmielinização subcortical e gliose.

BIBLIOGRAFIA

1   Nema HV. *Ophthalmic syndromes.* London, Butterworths, 1973.

KLÜVER-BUCY, SÍNDROME DE

Síndrome comportamental pós-lobectomia temporal; Síndrome de Klüver-Bucy-Terzian

Descrita por Klüver e Bucy em 1937, em macacos submetidos à lobectomia temporal bilateral e total. As características essenciais da síndrome compreendem: 1) "agnosia" visual, porque embora os animais fossem capazes de agarrar com precisão pequenos objetos, eles perdiam a capacidade de identificá-los pela visão; 2) exagero do comportamento oral, fenômeno que impulsiona o animal a levar todos os objetos à boca; 3) hiperfagia, manifestação que determina a ingestão volumosa de alimentos (voracidade); 4) hipermetamorfose, condição que torna o animal sensível a todos os estímulos visuais, manifestada pela sua tendência a agarrá-los; 5) comportamento sexual exagerado (hipersexualidade), sendo em alguns casos inadequado (atividade auto-, hetero e homossexual); 6) alteração do comportamento emocional, caracterizada pela diminuição da agressividade (o animal torna-se plácido) e perda de reação ao medo.

Esse modelo exemplar, obtido no *Macacus rhesus,* foi induzida no homem através da remoção de ambos os lobos temporais no tratamento cirúrgico da epilepsia. Essa síndrome tem sido observada também em certas formas de encefalite, particularmente na encefalite herpética.

Entretanto, no homem, a síndrome mostra pequenas diferenças: 1) nem sempre há tendência oral; 2) ocorre um déficit acentuado da memória imediata, assim como alteração da linguagem e alexia; 3) ausência de agnosia visual. É provável que a tendência oral e a agnosia visual no macaco sejam determinadas pela perda da memória imediata. Entretanto, em paciente relatada por Sanvito e colaboradores com quadro de encefalite herpética, a tendência oral era o sintoma mais evidente da síndrome de Klüver-Bucy.

O quadro pós-cirúrgico é determinado pela ressecção bilateral da porção anterior do lobo temporal, do úncus, da porção anterior do hipocampo e do núcleo amigdaloide.

Excetuando os quadros de encefalite herpética, não há tratamento específico para essa síndrome e o prognóstico é reservado.

BIBLIOGRAFIA

1 Klüver H; Bucy PC. "Psychic blindness" and other symptoms following bilateral temporal lobectomy in rhesus monkeys. *Am J Fisiol.* 119: 352, 1937.

2 Sanvito WL; Tilbery ChP *et al.* Síndrome de Klüver-Bucy determinada por encefalite a vírus. Relato de um caso. *Arq Neuropsiquiat* 1982, 40: 251.

KOJEWNIKOFF, EPILEPSIA PARCIAL CONTÍNUA DE

Epilepsia parcial contínua; Síndrome de Kojewnikoff

Veja epilepsia de Bravais-Jackson e síndrome de Rasmussen.

É um tipo de estado de mal focal caracterizado por crises focais motoras unilaterais, geralmente clônicas, que envolvem os músculos faciais ou da extremidade distal do membro superior e que permanecem por um longo período de tempo (dias ou semanas), de maneira contínua ou com breves interrupções. Pode-se observar déficit motor pós-crítico (paralisia de Todd) e, ao contrário de outros movimentos anormais, os abalos musculares não desaparecem durante o sono.

A síndrome origina-se a partir de lesões cerebrais focais, multifocais ou mesmo a partir de distúrbios metabólicos. Pode ocorrer em qualquer idade e é determinada por alterações estruturais focais, do tipo abscesso, alterações isquêmicas, cicatriciais ou tumorais na área rolândica oposta aos abalos clônicos ou mioclônicos, sem outras manifestações ou progressão. O EEG revela uma atividade de base normal e padrão espícula-onda lenta na região rolândica contralateral.

O estado de mal focal motor também pode ser manifestação de alterações metabólicas como a hiperglicemia não cetótica e outros estados hiperosmolares.

O tratamento etiológico dependerá da causa subjacente, porém, as drogas antiepilépticas devem ser sempre utilizadas. Prefere-se o uso de benzodiazepínicos e fenitoína por via endovenosa, uma vez que se trata de uma epilepsia altamente refratária. Nos pacientes com lesões focais e sem resposta à terapia medicamentosa, indica-se a lesionectomia; os casos decorrentes à hiperglicemia não cetótica respondem à insulina, mas não aos fármacos antiepilépticos.

BIBLIOGRAFIA

1 Engel J. Status epilepticus. In: Engel J. (Ed.) *Seizure and epilepsy.* Oxford Press, NY, 2013.

2 Wieser HG; Chauvel P. Simple partial status epilepticus and epilepsia partialis continua of Kozhevnikov. In: Engel J; Pedley T (eds). *Epilepsy: a comprehensive textbook.* Lippincott Williams & Wilkins, 2008.

KORSAKOFF, SÍNDROME DE

Encefalopatia de Korsakoff-Wernicke; Psicose associada com polineurite; Psicose de Korsakoff; Síndrome da amnésia confabulatória

Veja encefalopatia de Wernicke.

A síndrome de Korsakoff (SK) é definida como uma desordem mental que, quando plenamente desenvolvida, é caracterizada pela associação de amnesia (na qual a memória episódica e o aprendizado de novas informações são prejudicados em proporção muito acentuada com relação a outras funções cognitivas), fabulação e desorientação, em um paciente acordado e alerta. A SK frequentemente ocorre após a encefalopatia de Wernicke, constituindo um estado crônico no processo evolutivo.

Embora Hooke, em 1680, tenha observado a associação de abuso de álcool e o desenvolvimento de profunda amnésia, a primeira descrição formal na moderna literatura científica foi feita por Lawson (1878) e Korsakoff (1887). Esses autores descreveram a síndrome comumente, mas não sempre, associada ao abuso de álcool.

Dessa tríade, a amnésia é o elemento mais notável, sendo representada por distúrbio da memória anterógrada traduzido por dificuldade ou impossibilidade de formar novas memórias (memória explícita), vivendo o paciente, por assim dizer, com o seu estoque mnésico. O paciente, colocado diante de uma situação, percebe, interpreta e reage normalmente; porém, alguns minutos mais tarde, já não se lembra dela. É o indivíduo que esquece o tipo de refeição que acabou de fazer ou o texto do e-mail que leu ainda há pouco. Em virtude do déficit da memória de fixação, o paciente não faz novas aquisições, e esta lacuna na memória aumenta a cada dia que passa, ocorrendo também perda de memória retrógrada. Em geral, existe preservação da memória semântica, mas são mais lentos em tarefas de fluência verbal. A memória implícita não está alterada, havendo aquisição e retenção de tarefas motoras (memória de procedimento).

O korsakoviano, frequentemente, apresenta fabulações e falsos reconhecimentos porque reage diante de novas situações com o estoque mnésico antigo. Pode ocorrer também desorientação temporoespacial: é o paciente que se mostra incapaz de localizar o seu quarto ou, então, não é capaz de se situar no tempo, reduzindo a horas ou dias acontecimentos que se desenrolaram em meses ou anos. Este tipo de paciente pode evoluir para confusão mental e até demência, que evolui sobre um fundo de euforia.

Outras funções cognitivas (particularmente a capacidade de concentração, organização espacial, e abstração visual e verbal), que dependem pouco ou não de toda a memória, podem estar prejudicadas também, mas num grau muito menor do que a função mnésica. O paciente é frequentemente carente em iniciativa, espontaneidade e perspicácia.

A SK pode ter início agudo ou insidioso. Para estabelecer o diagnóstico, o paciente deve estar acordado, atento e respondedor, capaz de perceber e compreender a palavra escrita e falada, de fazer deduções apropriadas e de resolver problemas.

A SK foi, inicialmente, reconhecida no decurso do alcoolismo crônico e, com certeza, o fator determinante é uma deficiência em tiamina. A deficiência desta vitamina também pode provocar a encefalopatia de Wernicke que, na opinião de alguns autores, trata-se da mesma doença (síndrome de Korsakoff-Wernicke). Nos alcoólatras crônicos, pode haver associação da SK com polineuropatia periférica. A SK também pode ocorrer em indivíduos não alcoólatras com deficiências vitamínicas (neoplasias digestivas), tumores intracranianos (craniofaringiomas), após traumatismos cranioencefálicos, intoxicação pelo CO, após exérese bilateral do corno de Ammon em epilépticos (com ausência de fabulação nestes casos), e após cingulectomias bilaterais (nestes casos, ocorre quadro korsakoviano transitório com um colorido fabulatório intenso).

Na SK, as lesões traduzem-se por rarefação neuronal, proliferação glial e vascular, e micro-hemorragias, na substância cinzenta periaquedutal e periventricular. A tendência atual é atribuir a amnésia a lesões envolvendo o córtex entorrinal, os corpos mamilares, trato mamilotalâmico, tálamo anterior e também o núcleo dorsomedial do tálamo. Outras regiões que podem ser acometidas são a substância cinzenta septal, núcleos da base do lobo frontal (como núcleo septal, núcleo *accumbens*, banda diagonal de Broca, substância cinzenta periventricular hipotalâmica), giro denteado, hipocampo, giro para-hipocampal e subiculum.

Os principais fatores que afetam o nível de tiamina no cérebro de pessoas dependentes de álcool são predisposição genética, ingestão inadequada de tiamina, absorção reduzida de tiamina, distúrbios no transporte de tiamina e outras deficiências nutricionais.

Um fator genético tem sido postulado para explicar porque somente uma minoria dos etilistas pesados desenvolve a síndrome, a qual é menos comum do que as complicações hepáticas ou gastrintestinais por abuso de álcool. Dois genes têm sido envolvidos no transporte celular de tiamina: THTR1 (produto de gene SLC19A2, localizado no cromossomo 1q23. 2-q23.3); e THTR2 (produto de gene SLCA3, localizado no cromossomo 2q37).

O álcool reduz a absorção de tiamina e a atividade da enzima que a converte em sua forma ativa. Indivíduos com dependência alcoólica tipicamente negligenciam sua dieta e se alimentam de forma inadequada. Além disso, os nutrientes frequentemente são perdidos através de vômitos, diarreia e esteatorreia. Foi demonstrado que o álcool pode interferir com a absorção de tiamina. Danos hepáticos relacionados ao álcool reduzem o estoque e a capacidade de fosforilação da tiamina.

Cerca de 8% da tiamina cerebral está na forma de difosfato de tiamina, um cofator para três importantes enzimas dependentes da tiamina no metabolismo celular cerebral: α-cetoglutarato desidrogenase; transcetolase e piruvato desidrogenase. Uma anormalidade do metabolismo da transcetolase, enzima que requer tiamina-pirofosfato como cofator, poderia predispor à síndrome de Korsakoff, por estar envolvida na síntese de DNA, em três reações enzimáticas do metabolismo da glicose e na depleção de neurotransmissores (principalmente a acetilcolina, além de serotonina, glutamato, aspartato e GABA). A heterogeneidade metabólica de diferentes regiões cerebrais poderia explicar porque algumas áreas são mais vulneráveis à depleção de tiamina. Embora o processo fisiopatológico permaneça desconhecido, o estresse oxidativo tem demonstrado ter grande importância. Isto ocorre por mecanismos de excitotoxicidade, neuroinflamação, lesão da barreira hematoencefálica, alterações na integridade mitocondrial, apoptoses e alterações na função do ácido nucleico. A deficiência de folato também se associa com a redução do nível de tiamina sérico.

Investigações com TC de crânio indicam um grau variável de atrofia cortical em pacientes com SK, com os lobos frontais muitas vezes sendo particularmente afetados. A RM de crânio (Figura 74) também demonstra um grau variável de atrofia cortical, que engloba as estruturas diencefálicas (com atrofia no tálamo, corpos mamilares, e do lobo frontal), com as estruturas do lobo temporal sem alterações importantes. São demonstradas atrofias significativas nos corpos mamilares, no tálamo, e também nos hipocampos. Ocorre generalizada perda de volume de substância branca e cinzenta; mas existe uma perda desproporcional de volume da substância cinzenta somente na porção medial do tálamo, no hipotálamo (incluindo os corpos mamilares) na ínsula esquerda, no corpo caloso e radiação talâmica.

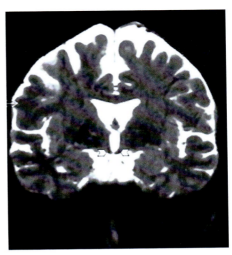

Figura 74 – *Demência de Korsakoff – Imagem de RM no plano coronal T2 demonstra acentuada atrofia dos corpos mamilares neste indivíduo alcoólatra com quadro de demência confabulatória. Para comparação, ver a descrição e imagens relativas à encefalopatia de Wernick.*

Uma situação típica é um alcoólatra trazido ao hospital com uma doença aguda de algum tipo e recebe fluido intravenoso contendo glicose. Isto gera uma repentina necessidade por tiamina como um cofator no metabolismo da glicose, resultando em um estado de deficiência agudamente induzido.

O tratamento deve ser orientado para supressão de ingesta de álcool e administração de vitamina B1 em altas doses (1 g nas primeiras 24 horas, embora não existam estudos controlados comprovando a dose correta). A recuperação do paciente, quando o distúrbio persiste após a fase aguda do quadro, é possível, sendo porém lenta e incompleta. A SK tem melhor prognóstico em mulheres.

BIBLIOGRAFIA

1 Scoville WB; Milner B. Memory deficit produced by bilateral lesions in the hippocampal zone. *Arch. Neurol. Psychiat.* 1958; 79: 475-97.

2 Hazell AS; Faim S; Wertheimer G; Silva VR; Marques CS. The impact of oxidative stress in thiamine deficiency: a multifactorial targeting issue. *Neurochem Int.* 2013; 62: 796-802.

3 Kopelman MD. The Korsakoff Syndrome [Review Article]. *The British Journal of Psychiatry,* 1995; 166: 154-173.

4 Kopelman MD. What does a comparison of the alcoholic Korsakoff syndrome and thalamic infarction tell us about thalamic amnesia? *Neurosci Biobehav Rev.* 2015; 54: 46-56.

5 Thomson AD; Guerrini I; Marshall EJ. The evolution and treatment of Korsakoff's syndrome. Out of sight, out of mind? *Neuropsychol Rev,* 2012; 22: 81-92.

KRABBE, DOENÇA DE
Leucodistrofia com células globoides

A doença de Krabbe é uma afecção familial rara e pode se manifestar em 85 a 90% dos casos, com uma deterioração neurológica infantil precoce grave e rapidamente progressiva, com início dos sintomas entre 3 e 6 meses de idade e óbito geralmente antes dos dois anos de idade. Em 10 a 15% dos casos, o quadro é mais tardio, com idades de início bastante amplas, desde o segundo ano até a quinta década de vida, sob formas infantil tardia, juvenil e adulta, com evoluções clínicas mais lentas.

Na clássica forma infantil precoce, o desenvolvimento neuropsicomotor é normal nos primeiros meses de vida, mas surgem irritabilidade intensa, choro imotivado, hipersensibilidade a estímulos táteis, auditivos e visuais, espasticidade progressiva e perda de aquisições psicomotoras antes dos 6 meses de idade, que dramaticamente evoluem para perda visual com atrofia óptica, deterioração mental, paralisia pseudobulbar, opistótono e estado de descerebração em poucos meses. Caracteristicamente, há também comprometimento do sistema nervoso periférico, traduzido por arreflexia profunda, achado que constitui um sinal muito importante para a suspeita clínica. Há parada do crescimento do perímetro cefálico e nas fases mais avançadas da doença, nota-se uma microcefalia. Por outro lado, raros casos de hidrocefalia podem ocorrer. Crises convulsivas podem ocorrer até como sintomas iniciais. Clonias audiogênicas como as encontradas na doença de Tay-Sachs e episódios febris intermitentes podem estar presentes desde as fases iniciais. Geralmente, a criança não sobrevive além dos 2 anos de idade.

Nas formas mais tardias, o início e a progressão do quadro neurológico são muito variáveis, geralmente mais lentos quanto mais tardios os inícios dos sintomas de comprometimento motor, deterioração intelectual e perda visual. As idades de início podem ser variáveis mesmo entre irmãos. Na forma infantil tardia, com início entre 1 e 3 anos de idade, a irritabilidade, a regressão psicomotora, a rigidez, a ataxia e a perda de visão são os sintomas iniciais mais comuns e o óbito geralmente ocorre após dois anos do início do quadro. Nas formas juvenis, de início entre 3 e 6 anos de idade, pode ocorrer uma deterioração neurológica inicial mais rápida e depois uma evolução mais lenta por vários anos. Nas formas adultas, a doença inicia em idades variáveis entre os 20 e 50 anos.

O defeito básico nesta afecção é uma redução acentuada da atividade da enzima galactosilceramidase (GALC), que segundo conceitos mais recentes, não provoca acúmulo evidente de galactoceramide, mas sim um aumento de um metabólito relacionado denominado psicosina (galactoesfingosina), tóxico para o SNC, particularmente para a substância branca destruindo oligodendrócitos, levando a uma verdadeira leucodistrofia. Essa enzima é codificada por gene localizado no cromossomo 14q21-31. O quadro anatomopatológico caracteriza-se pela presença de desmielinização nos hemisférios cerebrais e cerebelares e particularmente pelo encontro nessas estruturas de células volumosas com citoplasma exuberante e frequentemente multinucleadas (células globoides), que se apresentam isoladas ou em grupos. Nos nervos periféricos, é comum o encontro de fibrose e desmielinização segmentar. Os estudos com microscopia eletrônicas de biópsias de conjuntiva, pele ou nervo periférico revelam inclusões cristaliformes características.

O quadro é de fundo genético, sendo a modalidade de transmissão do tipo autossômico recessivo.

No exame de fundo de olho, encontra-se palidez ou atrofia de papila. O exame do LCR costuma mostrar hiperproteinorraquia e a velocidade de condução nervosa geralmente está intensamente diminuída. A TC e principalmente a RM de crânio fornecem subsídios importantes para o diagnóstico ao evidenciarem patologia da substância branca e hipersinal nos gânglios da base e tálamos. Com os recursos laboratoriais enzimáticos e moleculares atualmente disponíveis, os métodos anatomopatológicos quase não são mais utilizados. Atualmente, o diagnóstico é definido pela demonstração da redução da atividade enzimática da galactosilceramidase no sangue periférico ou através do estudo molecular.

O tratamento dessa doença é puramente sintomático, porém tentativas com transplante hematopoiético de células tronco em crianças pré-sintomáticas e em outras idades com formas leves da doença têm sido aplicadas, com melhora e preservação cognitiva, mas não impedem a deterioração motora periférica progressiva.

BIBLIOGRAFIA

1   Rosemberg S. In: Neuropediatria, Rio de Janeiro, Sarvier, p. 299, 2010.

2   Sedgwick RP; Clay AS; Fuenzalida S. Cerebral Degenerations in Childhood. *Medical Examination,* New York 1975.

3   Wenger DA. Krabbe disease. In: Pagon RA; Adam MP; Ardinger HH *et al.* (Ed.). *Gene Reviews,* Seattle, University of Washington, Seattle, Updated 2011.

KRETSCHMER, SÍNDROME APÁLICA DE

Decorticação ou perda do pallium.

Veja mutismo acinético de Cairns.

Na síndrome apálica, ocorre grave dano a todo o córtex cerebral, traduzindo essa condição geralmente uma encefalopatia anóxica. Esse quadro pode ser determinado por anoxia cerebral prolongada, como costuma ocorrer nas paradas cardíacas e/ou respiratórias e nas hipoglicemias acentuadas.

Nesse estado, o indivíduo apresenta-se com os olhos abertos, porém com o olhar inexpressivo e a contactação com o examinador é precária ou inexiste. De acordo com a orientação de Jouvet, neste estado a perceptividade está profundamente comprometida, enquanto a reatividade está conservada, encontrando-se mesmo, em certos casos, expressividade hiperpática (provavelmente em virtude do comprometimento do córtex cerebral da convexidade com integridade do sistema límbico). Esse quadro pode se acompanhar de hipertonia muscular do tipo rigidez de descorticação.

BIBLIOGRAFIA

1 Kretschmer E. Das apallische syndrom. *Z Ges Neurol Psychiat* 1940, 169: 576,.

2 Sanvito WL. Os comas na prática médica. São Paulo – Barueri, Manole, 1978.

KUFS, DOENÇA DE

Lipofuscinose Ceróide Neuronal 4 (LCN 4), LCN do adulto

Veja doença de Batten, doença de Haltia-Santavuori, doença de Janský-Bielschowsky, doença de Spielmeyer-Vogt.

A forma adulta conhecida como doença de Kufs costuma ter início na terceira ou quarta décadas, com quadro de deterioração mental progressivo, crises convulsivas, mioclonias e ataxia. Cegueira e deterioração da retina não são características desta forma. A base genética dessa forma de LCN é complexa e heterogênea. Esse fenótipo é determinado por mutações em diferentes genes. Inicialmente, a denominação LCN4 foi atribuída a essa forma de LCN, porém estudos genéticos mostraram que a maioria dos casos clássicos em adultos são decorrentes de mutações no gene *LCN6*, com transmissão genética autossômica recessiva (LCN4A). Uma forma autossômica dominante de LCN4, conhecida como doença de Parry, é devida a mutações no gene *DNAJC5* (LCN4B). Esta é a única forma autossômica dominante de LCN.

A doença geralmente inicia após os 30 anos e caracteriza-se pelo aparecimento de ataxia, distúrbios psiquiátricos, demência progressiva, crises epilépticas e mioclonias, sem deterioração visual. A evolução é muito lenta, prolonga-se por 20 a 30 anos.

O diagnóstico é anatomopatológico. O material de biópsia mostra inclusões heterogêneas, mas sempre de padrão filamentar, enquanto na doença de Parry, o material acumulado apresenta-se como GRODS.

BIBLIOGRAFIA

1 Bennett MJ; Rakheja D. The neuronal ceroid-lipofuscinoses. *Dev Disabil Res Rev,* 2013, 17: 254-59.

2 Mink JW; Augustine EF, Adams HR *et al.* Classification and Natural History of the Neuronal Ceroid Lipofuscinoses. *J Child Neurol,* 2013, 28(9): 1101-5.

3 Rosemberg S. Neuropediatria. Rio de Janeiro, Sarvier, p. 318, 2010.

4 Williams RE; Aberg L; Autti T. *et al.* Diagnosis of the neuronal ceroid lipofuscinoses: an update. *Biochim Biophys Acta,* 2006, 1762: 865-72.

KUGELBERG-WELANDER, DOENÇA DE

Amiotrofia espinhal pseudomiopática; Amiotrofia espinhal tipo III; Atrofia espinhal progressiva juvenil; Doença de Wohlfart-Kugelberg-Welander

Veja doença de Werdnig-Hoffmann.

Existe um grupo de afecções, com início na infância, cujas características são atrofias musculares por comprometimento dos cornos anteriores da medula espinhal. São heredopatias classificadas em quatro grupos (MAS I, II, III e IV). A maior parte dos casos é de herança autossômica recessiva e o gene responsável foi identificado no cromossomo 5q11. Esta área contém o gene de sobrevivência do neurônio motor (SMN – *survival motor neuron*) e o gene da proteína inibitória da apoptose neuronal (NAIP – *neuronal apoptosis inhibitory protein*). Quanto mais precoce o início da doença, mais grave e rápida é a sua evolução. A doença de Kugelberg-Wellander se encaixa no grupo III (forma juvenil moderada).

A idade de início da doença se situa entre os 2 e 17 anos, com uma média de idade de 9 anos. As primeiras manifestações do quadro se exteriorizam por dificuldades à marcha, em virtude da debilidade da musculatura proximal dos membros inferiores (marcha do tipo miopático). Com efeito, os indivíduos afetados referem incapacidade para saltar e correr, além de dificuldades para subir escadas e para se levantar quando se encontram na posição de decúbito. O comprometimento dos membros superiores ocorre num período mais tardio da doença. A debilidade é acompanhada de atrofia, particularmente da musculatura proximal dos membros (músculos da cintura pélvica, quadríceps femoral, da cintura escapular e da porção superior dos braços); o comprometimento da musculatura distal dos membros é bem mais raro. As fasciculações podem ser apreciadas, porém elas não são constantes. Com a evolução do quadro os reflexos profundos podem ficar abolidos. Os nervos cranianos costumam estar poupados, com exceção do XI° e XII° nervos, cujo comprometimento pode se traduzir por debilidade dos músculos esternocleidomastóideos e fasciculações da língua. A funções sensitivas permanecem íntegras. Lordose e escoliose podem ocorrer, assim como comprometimento cardíaco.

Existe uma imbricação entre a doença de Kugelberg-Wellander (DKW) e a forma de início da doença de Werdnig-Hoffmann (DWH). Com base na idade de início da doença, Byers e Banker propõem uma classificação constituída de três grupos. A DKW pertence ao grupo III e pode ser considerada uma forma tardia e benigna da DWH.

O quadro histopatológico caracteriza-se por rarefação neuronal na ponta anterior da medula espinhal e, com menor frequência, nos núcleos do XI° e XII° nervos cranianos. A presença de fasciculações e os sinais eletroneuromiográficos indicam comprometimento das células da ponta anterior da medula espinhal; também a biópsia muscular evidencia aspectos histopatológicos sugestivos de atrofia muscular neurogênica. Os subsídios proporcionados pelos exames complementares são importantes em virtude da confusão frequente entre a DKW e um quadro de miopatia.

Não há tratamento específico para a DKW e apenas medidas fisioterápicas e sintomáticas podem ser adotadas. A evolução do quadro é lentamente progressiva, podendo levar à incapacidade física (confinamento a uma cadeira de rodas) depois de duas dezenas de anos. O apoio ventilatório não invasivo é importante para aumentar a sobrevida. Nos casos de início mais tardio o comprometimento da musculatura pode ser discreto e compatível com uma vida normal.

BIBLIOGRAFIA

1 Byers RK; Banker BQ. Infantile muscular atrophy. *Arch Neurol* 1961, 5: 140.

2 Dubowitz V. Chaos in classification of the spinal atrophies of childhood. *Neuromusc Disord* 1991, 1: 77.

3 Sanvito WL. Breviário de Condutas Terapêuticas em Neurologia. Rio de Janeiro, Atheneu, 2014.

KUSSMAUL-MAIER, SÍNDROME DE
Periarterite nodosa; Poliarterite nodosa

As manifestações clínicas das doenças do tecido conjuntivo se revestem de um caráter sistêmico em virtude da distribuição deste tecido no organismo. Do ponto de vista neurológico, as manifestações ocorrem em virtude do comprometimento vascular e são sempre secundárias a esse evento, posto que o tecido conjuntivo inexiste como elemento de sustentação do sistema nervoso. Desde que Kussmaul e Maier descreveram uma doença caracterizada por anemia, caquexia, mau estado geral e sinais de polineurite, sem fator etiológico determinado, tem sido chamada a atenção para os aspectos neurológicos da periarterite nodosa (PAN). A incidência de manifestações neurológicas nos doentes com PAN é relativamente alta, podendo chegar no SNC a 20%, enquanto no sistema nervoso periférico as estimativas são extremamente variáveis, indo de 18 a 52%. Esta afecção difusa do tecido conjuntivo é mais comum no sexo masculino na razão de 3: 1 e usualmente começa entre os 20 e 50 anos de idade. Como a lesão fundamental consiste em alterações inflamatórias necrosantes em artérias de médio ou pequeno calibres (costuma preservar vasos menores: arteríolas e capilares), a sintomatologia é extremamente variável e imprevisível. A fenomenologia clínica dependerá de acometimento isolado de artérias de um sistema ou de múltiplos sistemas (artérias renais, cardíacas, do tubo digestório, do SNC e/ou periférico). As lesões cutâneas incluem *livedo reticularis*, nódulos subcutâneos, úlceras e gangrena digital.

A causa da PAN é desconhecida e reações do organismo a infecções virais ou bacterianas têm sido postuladas. A associação de determinadas patologias à PAN, como a asma, doença do soro ou reação a drogas, sugere um mecanismo autoimune. É possível que imunocomplexos participem da patogenia desta afecção.

Essencialmente, a lesão anatomopatológica reside na degeneração fibrinoide dos vasos de pequeno e médio calibres de todo o organismo. O processo inflamatório e a necrose das paredes arteriais envolvem todas as camadas, com destruição da lâmina elástica interna. Pode ocorrer oclusão do vaso por trombose ou, então, sua rotura, com hemorragia.

Do ponto de vista neurológico, as mononeurites, as neurites múltiplas e as polineurites são as manifestações mais frequentes da PAN. O quadro pode se instalar de maneira súbita, configurando as chamadas "neurites apopletiformes". Geralmente as manifestações de ordem sensitiva (dor, parestesias, déficit sensitivo) precedem os fenômenos motores; no período de estado, o quadro pode ser sensitivomotor. O comprometimento dos membros inferiores é mais frequente, podendo também haver comprometimento dos membros superiores e dos nervos cranianos. Estes últimos raramente são envolvidos, havendo, entretanto, relatos que destacam o envolvimento mais frequente do nervo facial e dos nervos oculomotores.

As manifestações encefalomeníngeas da PAN podem ser classificadas em dois grupos: as terminais; e aquelas que incidem no decurso da afecção. As primeiras, que consistem em crises convulsivas, encefalopatias hipertensivas, hemorragias cerebrais, traduzem repercussão encefálica de lesões extranervosas primárias. Ao lado destas, outros sinais neurológicos evidenciam o comprometimento direto das artérias nutrientes

345

do SNC. Estas manifestações são extremamente variadas: hemiplegias corticais, subcorticais e alternas ou, em outras vezes, sintomatologia meningoencefálicas disseminada, lembrando o quadro de encefalite difusa e, finalmente, verdadeiras hemorragias subaracnóideas.

Os exames cardinais para definir o diagnóstico são a biópsia tecidual (músculo e/ou nervo) ou uma angiografia que evidencie a presença de microaneurismas, particularmente na vasculatura renal e hepática. Outros exames podem também fornecer subsídios: leucocitose com uma eosinofilia inconstante; queda do complemento sérico; presença de imunocomplexos e de antígenos e anticorpos da hepatite B; aceleração da hemossedimentação; alteração do exame de urina.

O tratamento habitualmente é feito com altas doses de corticosteroides, podendo-se obter remissões ou curas em aproximadamente metade dos casos. O uso de ciclofosfamida deve ser considerado em alguns casos; se a ciclofosfamida não for tolerada, pode-se utilizar a azatioprina ou o metotrexato. Também há relatos de tratamento com o uso de lamivudina associada ao HBV (vacina hepatite B). O prognóstico é reservado, havendo, entretanto, pacientes com sobrevida longa.

BIBLIOGRAFIA

1. Pereira CAB; Sanvito WL *et al.* Manifestações neurológicas periféricas da periarterite nodosa. *Arq Neuropsiquiat* 1969, 27: 227.
2. Gilroy J. *Neurologia básica.* Rio de Janeiro, Revinter, 2005.

L

LAFORA, DOENÇA DE

Epilepsia mioclô- nica progressiva tipo 2 (EPM2) ; Mioclonia familiar progressiva; Polimioclonia dos cor- púsculos de Lafora

Veja doença de Unverricht-Lundborg.

A doença de Lafora faz parte do grupo das epilepsias mioclônicas progressivas e apresenta quadro clínico homogêneo caracterizado por epilepsia, mioclonias e demência, além da presença de corpúsculos de inclusão intracelular PAS positivo à biópsia, denominados corpúsculos de Lafora.

Foi descrita por Lafora e Glueck, em 1911, e pode ocorrer em qualquer região do mundo, mas é mais frequente nas regiões onde são comuns casamentos consanguíneos. A herança é autossômica recessiva com grande variabilidade genética e é causada por mutações nos genes *EPM2A,* que codifica a laforina (tirosina fosfatase), mapeado no cromossomo 6q24, e *EPM2B (NHLRC1)*, que codifica a malina (E3-ubiquitina ligase), também mapeado no cromossomo 6, mas no braço curto na posição 6p22. Estas duas enzimas interagem e atuam como um complexo na regulação da síntese de glicogênio. Deficiência na atividade enzimática da laforina ou da malina resulta em acúmulo de agregados de poliglicosan no sistema nervoso, na pele, no fígado e nos músculos. Até próximo de 2010, 48 mutações do *EMP2A* e 51 mutações do *NHLRC1* já estavam catalogadas, que contribuem para a identificação de cerca de 80% dos casos. Aproximadamente 20% dos casos de doença de Lafora permanecem sem identificação genética.

Os sintomas iniciais ocorrem na infância tardia e adolescência, em torno dos 12 aos 18 anos, em um indivíduo previamente normal na primeira década. Alguns pacientes podem apresentar antecedentes de crises epilépticas febris ou afebris na infância. Um número bastante reduzido pode iniciar o quadro de epilepsia progressivamente intratável a partir dos 6 anos de idade. Frequentemente, a maioria das famílias refere o início do quadro a partir da primeira crise epiléptica tonicoclônica generalizada, porém já podem estar presentes os outros tipos de crises que agravarão o curso da doença com as crises mioclônicas, crises occipitais com amaurose transitória, alucinações visuais e fotossensibilidade, ausências atípicas, crises atônicas e crises parciais complexas. As crises mioclônicas e crises occipitais são componentes fundamentais da doença de Lafora. As mioclonias podem ser fragmentadas, simétricas ou maciças, podem ocorrer no repouso, são exacerbadas pela excitação, ruídos, estímulo tátil, ação, atividade motora sustentada ou estimulação luminosa e desaparecem no sono. As alterações do comportamento e a falência escolar também podem aparecer como primeiras manifestações e apresentam um declínio evidente, progredindo rapidamente para demência e déficit visual; a fala se torna difícil e a ataxia e as mioclonias impossibilitam a deambulação. A morte ocorre aproximadamente 10 anos após o aparecimento dos primeiros sintomas.

O EEG rapidamente apresenta desorganização da atividade de base e da arquitetura do sono. Atividade epileptiforme com complexos de espícula-onda e multiespícula onda de projeção generalizada é frequente.

O diagnóstico é feito mediante o quadro clínico e da presença dos corpúsculos de Lafora (corpúsculos de inclusão--PAS positivos), observados no cérebro, medula espinhal, pele, músculo esquelético, coração e retina, podendo assim ser considerada doença de depósito. Tais corpúsculos são facilmente encontrados nas células mioepiteliais de glândulas sudoríparas, sendo a biópsia de pele na região axilar o procedimento menos invasivo e de escolha. A biópsia de pele pode dar eventualmente resultados tanto falso-positivos como falso-negativos. A biópsia hepática pode auxiliar nos casos de biópsia negativa, mas com forte suspeita clínica e, em raríssimos casos, a biópsia cerebral pode ser necessária.

O tratamento é apenas sintomático, com o emprego de anticonvulsivantes, que nas fases iniciais podem mostrar bons resultados, mas o sucesso é limitado e nenhum deles é capaz de interromper o curso progressivo e inexorável da epilepsia. As drogas mais usadas são o clonazepam, levetiracetam, piracetam, fenobarbital, topiramato, valproato e zonisamida. Algumas drogas antiepilépticas podem agravar as mioclonias e devem ser evitadas ou usadas com cautela, tais como a carbamazepina, lamotrigina, fenitoína, vigabatrina e tiagabina. Com a evolução o paciente torna-se caquético e acamado e o óbito costuma ocorrer por infecções recorrentes.

BIBLIOGRAFIA

1 Malek N; Stewart W; Greene J. The progressive myoclonic epilepsies. *Pract Neurol,* 2015, 15: 164.

2 Manreza MLG; Grossman RM *et al. Epilepsia na infância e adolescência.* São Paulo, Lemos Editorial, 2003.

3 Minassian BA. Lafora's disease: towards a clinical, pathologic, and molecular synthesis. *Pediatr Neurol,* 2001, 25(1): 21.

4 Monaghan TS; Delanty N. Lafora disease: Epidemiology, pathophysiology and management. *CNS Drugs*, 2010, 24(7): 549.

LAMBERT-EATON, SÍNDROME DE

Síndrome miastênica associada com carcinoma brônquico; Síndrome miastênica paraneoplásica

Veja doença de Erb-Goldflam.

Trata-se de uma síndrome miastênica de origem présináptica e de mecanismo imunomediado. Em aproximadamente, 50% dos casos depende de uma neoplasia (síndrome paraneoplásica), mas pode sobrevir na ausência de qualquer neoplasia, de modo isolado ou associada a uma outra doença autoimune (anemia perniciosa, hipo ou hipertireoidismo, síndrome de Sjögren, artrite reumatoide, colite ulcerativa, miastenia grave). A incidência desta síndrome é baixa e a estimativa é inferior a 1 para cada milhão de habitantes. A descrição da síndrome foi feita por Lambert, Eaton e Roorke em 1956.

Os sintomas característicos são fraqueza muscular predominantemente proximal e fadigabilidade crescente e global da musculatura (a musculatura facial e ocular extrínseca são relativamente poupadas). Oitenta por cento dos pacientes podem apresentar disautonomia, sendo a boca seca a queixa mais frequente; obstipação e disfunção erétil também podem estar presentes. Os reflexos tendíneos estão hipoativos ou abolidos.

O quadro depende da ação de anticorpos direcionados contra o canal de cálcio voltagem-dependente do tipo P/Q no botão présináptico. Com a redução da entrada do cálcio, ocorre a diminuição da oferta de acetilcolina, o que acarreta a fraqueza muscular.

As formas paraneoplásicas (dependentes geralmente do carcinoma de pequenas células do pulmão) e não paraneoplásicas da síndrome de Lambert-Eaton (SLE) são clinicamente semelhantes.

Os procedimentos diagnósticos devem incluir EMG, pesquisa de anticorpos contra canais de cálcio voltagem-dependente tipo P/Q no sangue e rastreamento para uma doença neoplásica. Os achados eletrofisiológicos evidenciam o chamado fenômeno da potenciação: os potenciais de ação das unidades motoras aumentam em amplitude com a atividade muscular continuada e após alguns segundos de contração voluntária máxima a amplitude dos potenciais de ação começa a diminuir. A pesquisa de anticorpos contra canais de cálcio controlados pela voltagem (VGCCs) tipo P/Q pode ser positiva no soro em mais de 90% dos pacientes com SLE do tipo paraneoplásico ou não.

O diagnóstico diferencial deve ser considerado com miastenia grave (MG), polimiosite e dermatomiosite, polirradiculoneurite crônica.

A ressecção do tumor (quando a SLE for de natureza paraneo-plásica) pode melhorar dramaticamente o quadro miastênico. Pode haver algum benefício com o uso da piridostigmina (Mestinon® 60 mg, quatro vezes/dia). É mais eficaz a 3,4-diaminopiridina na dose inicial de 20 mg/dia até atingir gradualmente 80 mg/dia. Esta droga produz bloqueio da condutância dos canais de potássio dependente da voltagem, o que facilita a liberação de acetilcolina. O principal efeito colateral são parestesias periorais; doses tóxicas podem provocar convulsões. Pode ser usado o cloridrato de guanidina, na dose de 25 mg, três vezes/dia. Os principais efeitos adversos são náuseas, cólicas, complicações renais e hematológicas.

Se o tratamento sintomático falha, pode ser tentada a terapia imunossupressora (corticosteroides, azatioprina, ciclosporina, micofenolato). As doses são as mesmas utilizadas na MG. Esse tipo de tratamento na SLE não tem a mesma eficácia quando comparado com a MG. Nos casos rebeldes, pode ser utilizado o rituximabe.

Quando a fraqueza é acentuada, pode-se recorrer à plasmaférese ou a altas doses de imunoglobulina humana intravenosa, entretanto o benefício é geralmente transitório.

Algumas drogas estão contraindicadas no paciente com SLE: bloqueadores de canal de cálcio; betabloqueadores; procainamida; quinidina; aminoglicosídeos; quinino e lítio.

BIBLIOGRAFIA

1 Lambert EH; Lennon VA. Muscular transmission in nude bearing oat-cell tumor from Lambert-Eaton myasthenic syndrome. *Muscle Nerve* 1982, 5: 39.

2 Sanders DB. Lambert-Eaton myasthenic syndrome: diagnosis and treatment. *Ann NY Acad Sci.* 2003; 998: 500

3 Tranchant Ch; Azulay JPh. Neurologie. *Médicine Sciences Publications,* Paris, 2012.

LANCE E ADAMS, SÍNDROME DE
Mioclonia de ação e de intenção de Lance e Adams
Veja dissinergia cerebelar mioclônica de Ramsay Hunt.

As mioclonias de ação e de intenção, descritas por Lance e Adams em 1963, podem ser determinadas pela anoxia cerebral no decurso de uma parada cardíaca. Na pós-ressuscitação, com a recuperação do estado de consciência, as mioclonias podem se traduzir por abalos arrítmicos e bruscos, provocados pelo movimento e pela manutenção de uma atitude. A ocorrência de salvas mioclônicas pode conferir ao movimento um aspecto de tremor. Também a tosse e o ato de bocejar podem desencadear os movimentos involuntários anormais. Embora seja inconstante, uma descarga sob a forma de pontas, registrada pelo EEG, pode preceder a mioclonia. Segundo Lance e Adams, sua origem é talâmica, entretanto alguns autores acham que esta mioclonia é de origem cortical.

Esse tipo de mioclonia costuma ocorrer nas encefalopatias pós-anóxicas e também na dissinergia cerebelar mioclônica de Ramsay Hunt.

Parece que estas mioclonias são determinadas por uma queda nos níveis de serotonina no cérebro. O tratamento pode ser feito com a administração de 5-hydroxytryptophan (5-HTP) sob a forma oral e endovenosa e em associação com a carbidopa (inibidor periférico da descarboxilase). O uso de clonazepam ou do ácido valproico pode ser benéfico no controle desse tipo de mioclonia. Nos casos rebeldes, pode-se associar piracetam e baclofeno.

BIBLIOGRAFIA

1   Lance JW; Adams RD. The syndrome of intention or action myoclonus as a sequel to hypoxic encephalopathy. *Brain* 1963, 86: 111.

2   Larner AJ; Heafield MTE. Post anoxic action myoclonus. *J R Soc Med* 1993; 86: 310.

LANDAU-KLEFFNER, SÍNDROME DE
Síndrome da afasia adquirida com epilepsia na infância
Veja síndrome de Lousseau-Beaussart

Em 1957, Landau e Kleffner descreveram o caso de seis crianças que, a despeito de apresentarem um quadro de epilepsia leve, perderam suas capacidades de linguagem e tornaram-se afásicas. Mais tarde, este quadro foi denominado síndrome de Landau-Kleffner ou afasia epiléptica adquirida.

Esta rara síndrome caracteriza-se pela perda da linguagem em associação a alterações eletroencefalográficas não específicas e crises epilépticas autolimitadas. Acomete crianças entre 3 e 8 anos de idade, com pico entre 5 e 7 anos e maior incidência no sexo masculino (2:1). O desenvolvimento neuropsicomotor, incluindo a linguagem, geralmente é normal antes do aparecimento da doença.

As crises epilépticas clínicas ocorrem em 80% das crianças, mas não são necessárias para o diagnóstico. São usualmente controladas com os fármacos antiepilépticos e costumam remitir na adolescência.

O início da afasia é geralmente subagudo, progressivo e com flutuações espontâneas. O achado mais comum é de agnosia verbal auditiva; inicialmente, ocorre dificuldade na compreensão das palavras, seguida por inarticulação e diminuição progressiva da fala até o mutismo. Ocorrem períodos de piora e de melhora durante o curso da doença. Depois de um período variável, ocorre a estabilização da afasia, que usualmente melhora antes da idade adulta.

Na metade dos casos, há presença de alterações comportamentais como hiperatividade, às vezes associada a déficit atencional, distúrbios de personalidade com características psicóticas, sintomas do espectro autista, prejuízo no desenvolvimento afetivo, com agressividade e ataques de raiva. Estes distúrbios podem se apresentar em graus variáveis e podem piorar a dificuldade de comunicação.

Os achados do EEG são variáveis e podem mostrar padrão espícula-onda generalizado, às vezes predominando nas regiões temporais ou descargas focais nas regiões temporais ou em outras regiões, intensificados durante o sono. Nos casos em que aparecem alterações focais, o principal diagnóstico diferencial deve ser feito com a epilepsia rolândica, que apresenta descargas focais centrotemporais, também exacerbadas no sono, sendo que muitos autores postulam que a síndrome de Landau-Kleffner poderia representar, em conjunto com a atividade por ponta-onda contínua durante o sono, uma evolução atípica da epilepsia benigna com pontas centrotemporais (epilepsia rolândica).

Os achados de neuroimagem estrutural são usualmente normais e o FDG-PET pode evidenciar alterações focais de hipo/hipermetabolismo.

O prognóstico é bastante variável. A epilepsia tem um curso geralmente favorável, com desaparecimento das crises na adolescência. Todavia o quadro cognitivocomportamental e de linguagem apresenta evolução incerta; uma proporção significativa dos indivíduos afetados mantém déficit de linguagem permanente. Atualmente, a síndrome é classificada dentro das encefalopatias epilépticas, o que requer uma abordagem terapêutica mais agressiva, sobretudo nos casos de início precoce.

Para o tratamento das crises epilépticas, recomenda-se o uso de fármacos com amplo espectro de ação. A instituição de terapia com corticosteroides de modo precoce, especialmente altas doses de prednisona, parece ter resultados substanciais na linguagem, cognição e no EEG, sendo que, embora baseada em evidencias limitadas, parece ser a modalidade terapêutica de escolha nesta desordem.

BIBLIOGRAFIA

1 Beaumanoir A. The Landau-Kleffner syndrome. In: Roger J; Bureau M; Dravet C; , Dreifuss FE; , Perret A; Wolf P (Ed.). *Epileptic syndromes in infancy, childhood and adolescence.* John Libbey London, 1992.

2 McVicar K; Shinnar S. Landau-Kleffner syndrome, electrical status epilepticus in slow wave sleep, and language regression in children. *Ment Retard Dev Disabil Res Rev* 2004, 10: 144-9.

3 Tassinari CA; Cantaluppo G *et al.* Encephalopathy related to status epilepticus during slow sleep (ESES) including Landau-Kleffner syndrome. In: Mureau M; Genton P; Dravet C; Delgado-Escueta AV;

Tassinari CA; Thomas P; Wolf P. *Epileptic syndromes in infancy, childhood and adolescence.* John Libbey France, 2012.

LANDING, DOENÇA DE

Lipidose por gangliósido G4 tipo sistêmico infantil tardio; Síndrome de Landing-Oppenheimer

Veja doença de Niemann-Pick; Tay-Sachs; Lipidose neurovisceral familial de Landing-O'Brien e síndrome de Hurler.

As principias manifestações clínicas desta gangliosidose G4 incluem deterioração psicomotora, hepatosplenomegalia e aspectos radiológicos semelhantes aos da síndrome de Hurler. A afecção costuma ter início nos primeiros 6 meses de vida. Estas crianças apresentam uma suscetibilidade aumentada às infecções e, geralmente, não sobrevivem além dos 2 anos de idade. O óbito pode ocorrer por infecção pulmonar ou insuficiência cardíaca congestiva.

A anormalidade bioquímica específica desta afecção é o acúmulo de monosialogangliósido (G4) na substância cinzenta do cérebro. A biópsia de fígado ou de reto e o material colhido da medula óssea podem evidenciar células histiocitárias espumosas semelhantes às encontradas na doença de Niemann-Pick.

Não há tratamento específico para esta afecção. A relação entre a gangliosidose G4, a doença de Tay-Sachs e as mucopolissacaridoses têm sido consideradas na literatura.

BIBLIOGRAFIA

1   Saifer A; Wishnow DE. Disturbances of lipid metabolism. In: Vinken PJ; Bruyn GW. *Handbook of Clinical Neurology,* v. 10 Amsterdam, North-Holland, 1970.

LANDING E O'BRIEN, LIPIDOSE NEUROVISCERAL FAMILIAL DE

Gangliosidose GM1 generalizada tipo I; Pseudo-Hurler

Veja síndrome de Hurler.

Nesta lipidose neurovisceral, as manifestações clínicas podem ser evidentes desde o nascimento. Os recém-nascidos afetados são hipotônicos e apresentam dificuldade para sugar; nas fases subsequentes rapidamente se instala um quadro de deterioração psicomotora; nas fases finais, estas crianças apresentam rigidez de descerebração. A mancha vermelho-cereja na retina pode ser encontrada em aproximadamente 50% dos doentes. Certas características faciais (bossas frontais proeminentes, base do nariz achatada, macroglossia, orelhas grandes e de implantação baixa) e as deformidades esqueléticas (disostoses múltiplas) são similares às encontradas na síndrome de Hurler. Hepatosplenomegalia pode ocorrer por volta dos 6 meses de idade.

Essa afecção, que depende de erro inato no metabolismo dos lipídeos, ocorre em virtude da deficiência da betagalactosidase A, B e C. A enzima betagalactosidase é codificada no cromossomo 3p 21.33 e sua deficiência pode determinar uma diversidade de fenótipos. O acúmulo de gangliósido GM1 ocorre no cérebro, fígado e baço; também ocorre um acúmulo de mucopolissacárides em outras vísceras. Os aspectos patológicos caracterizam-se por atrofia cerebral com depósito de material lipídico nos neurônios, além de histiocitose visceral e vacuolização de células do epitélio do glomérulo renal.

O diagnóstico diferencial com a síndrome de Hurler deve ser considerado: 1) na lipidose neurovisceral a excreção de mucopolissacárides é normal; 2) a ausência da betagalactosidase nos leucócitos, pele, urina e vísceras é importante para ser firmado o diagnóstico da lipidose neurovisceral; 3) se a betagalactosidase estiver também deficiente na síndrome de Hurler, a investigação deverá ser complementada pela análise para a atividade da alfa-L-iduronidase, enzima deficiente nesta síndrome. A pesquisa de enzimas em cultura de fibroblastos de líquido amniótico pode proporcionar o diagnóstico pré-natal desta afecção, numa prole de família reconhecidamente afetada. A lipidose neurovisceral é transmitida por via autossômica recessiva.

Não há tratamento específico para esta afecção, ocorrendo o óbito entre 6 meses e 2 anos de idade.

BIBLIOGRAFIA
1   Ropper AH; Brown RH. *Principles of Neurology*. In: Adams & Victor´s. New York, McGraw-Hill, 2005.

LANDOUZY-DÉJERINE, DISTROFIA MUSCULAR DE
Distrofia muscular facioescapuloumeral

Veja distrofia muscular de Duchenne.

Este tipo de miopatia incide igualmente em ambos os sexos e pode ter início desde a 1ª até a 4ª década da vida. Caracteriza-se pela prevalência do déficit motor e das atrofias musculares na face e na cintura escapular (Figura 75A e B). Pode haver também, nas fases mais avançadas da doença, comprometimento da musculatura da cintura pélvica. Em virtude do comprometimento da musculatura facial, o doente não consegue assobiar, estalar os lábios e ocluir completamente as pálpebras (estes doentes dormem com as pálpebras semicerradas). Alguns doentes apresentam eversão do lábio inferior ao lado do lábio superior saliente ("lábio de tapir"). Comumente, o riso é transversal e ocorre desaparecimento das rugas e dos sulcos faciais, fatores que contribuem para a redução da mímica facial. A atrofia da musculatura da cintura escapular tem como corolário déficit dos segmentos proximais dos membros superiores (principalmente incapacidade ou dificuldade para elevação dos membros). A evolução desta forma de miopatia costuma ser muito longa.

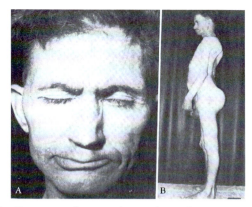

Figura 75A e B – *Forma facioescapuloumeral (Landouzy-Déjerine) da distrofia muscular progressiva em paciente do sexo masculino com aproximadamente 30 anos de evolução do quadro. Note-se, também, o comprometimento da musculatura da cintura pélvica.*

As taxas das enzimas séricas (CK, aldolase, desidrogenase lática) raramente se encontram elevadas. Os aspectos eletromiográficos e histopatológicos são assemelhados aos observados na distrofia de Duchenne. O diagnóstico diferencial dever ser considerado com amiotrofias neurogênicas, polimiosite e miopatias mitocondriais.

A doença é de base genética e a modalidade de transmissão hereditária é do tipo autossômico dominante, não havendo portanto predileção por sexo. A penetrância é quase completa, não obstante sinais e sintomas nos pais possam ser muito discretos e devem ser cuidadosamente procurados. O gene patológico localiza-se na banda 4q35, entretanto o produto do gene ainda não foi identificado.

Não há tratamento específico, devendo ser considerado o aconselhamento genético. Cirurgia plástica poderá ser indicada nos pacientes com amimia facial.

BIBLIOGRAFIA
1 Ropper AH; Brown RH. In: Adams; Victor's. *Principles of Neurology.* New York, McGraw-Hill, 2005.

LANDRY, SÍNDROME DE
Paralisia ascendente de Landry; Paralisia de Landry-Guillain-Barré

Veja síndrome de Guillain-Barré.

Landry, em 1859, descreveu alguns casos caracterizados por paralisia rapidamente ascendente, acompanhada ou não de comprometimento respiratório. A paralisia flácida, comumente, tem início nos membros inferiores, atingindo rapidamente a musculatura do tronco, membros superiores e, por fim, aquela inervada pelos nervos bulbares. Embora dos dez casos que relatou apenas dois tivessem sido fatais, Landry ressaltou o caráter grave do quadro e sua possível evolução mortal. Em

1949, Haymaker e Kernohan, revendo casos da síndrome de Guillain-Barré e de Landry, verificaram em ambas alterações anatomopatológicas idênticas, propondo, então, o epônimo Landry-Guillain-Barré. Entretanto, se na paralisia ascendente de Landry a evolução grave é a regra, na síndrome de Guillain-Barré a regra é a evolução benigna, além do que a paralisia ascendente pode ocorrer em outros tipos de patologia (porfiria aguda intermitente, mielites).

A paralisia ascendente de Landry, quase sempre de origem infecciosa, pode ser determinada por lesões dos nervos periféricos (forma neurítica), por lesões das raízes nervosas (forma polirradiculoneurítica) e por lesões medulares (forma mielítica). Entre as causas responsáveis pelo quadro, alinham-se poliomielite anterior aguda, mielite ascendente, epidurites, polirradiculoneurites, porfiria aguda intermitente.

O exame do LCR é obrigatório e pode fornecer importantes subsídios para o diagnóstico etiológico.

O tratamento depende da causa e o médico deve estar atento, particularmente nas fases iniciais do quadro. Os doentes devem ser internados em instituições que disponham, para uso imediato, de instalações e equipamentos para assistência respiratória. Os sintomas precoces de insuficiência respiratória aguda são ansiedade, inquietação, agitação e tosse fraca. Nestes casos, a intubação traqueal (ou traqueostomia) deve ser considerada, seguida de respiração assistida.

BIBLIOGRAFIA

1 Haymaker W; Kernohan J. *The Landry-Guillain-Barré syndrome.* Medicine (Baltimore) 1963, 28: 59.

2 Tilbery Ch P; Sanvito WL *et al. Forma respiratória da porfiria aguda intermitente.* A propósito de dois casos com tetraplegia. *Neurobiol* (Recife) 1975, 38: 199.

LAURENCE-MOON-BIEDL, SÍNDROME DE

Síndrome de Laurence-Biedl; Síndrome de Laurence-Moon-Biedl-Bardet

Veja síndrome de Bardet-Biedl e de Prader-Willi.

Esta síndrome, de fundo genético, tem como características essenciais: obesidade; retinite pigmentar; retardo mental; e hipogonadismo. Como sinais associados, podem ser encontrados: baixa estatura; ataxia; sindactilia; surdez e anomalias dentárias; também a associação com diabetes melito tem sido relatada. Estes pacientes podem apresentar alterações renais e hipertensão arterial e, com menor frequência, distúrbios cardíacos e hepáticos.

As alterações oculares são importantes para o diagnóstico desta síndrome e, geralmente, têm início com diminuição da acuidade visual no período noturno ou na obscuridade (hemeralopia); o indivíduo pode chegar à amaurose nos primórdios da idade adulta. O exame dos fundos oculares costuma mostrar uma retinite pigmentar; em determinados casos pode ocorrer atrofia óptica.

Já na infância o quadro está estabelecido, sendo mais frequente no sexo masculino. A etiopatogenia é desconhecida, embora se saiba tratar-se de quadro genético com modalidade de transmissão do tipo autossômico recessivo; a expressividade nem sempre é completa. O diagnóstico diferencial deve ser considerado com a síndrome de Prader-Willi. O prognóstico é reservado e não há tratamento específico.

Embora não exista consenso, atualmente acredita-se que esta não é uma entidade única e que as síndromes de Laurence-Moon e de Bardet-Biedl são entidades clínicas distintas. Ambas são afecções autossômicas recessivas raras e as manifestações clínicas são distintas nas diferentes famílias. A síndrome de Laurence-Moon é considerada muito rara. Nela, a retinite pigmentar, o retardo mental e o hipogonadismo ocorrem em associação com uma paraparesia espástica progressiva, acompanhada de fraqueza muscular distal, porém não há polidactilia. A baixa estatura é uma característica desta síndrome e o retardo mental é mais grave.

BIBLIOGRAFIA

1 Tridon P; Thiriet M. Malformations associés de la tête et des extremités. Paris, Masson, 1966.

LAYZER, SÍNDROME DE

Mieloneuropatia do óxido nitroso

Veja doença de Litchtheim.

Em 1978, Layzer descreveu uma série com 15 pacientes, sendo 14 deles dentistas com manifestações clínicas compatíveis com uma mielopatia subaguda, que após investigação meticulosa, foi atribuída a intoxicação pelo óxido nitroso (ON), um anestésico de uso comum entre esses profissionais na época. Treze deles tinham abusado intencionalmente da substância durante meses a anos, dois tinham sido expostos acidentalmente, pois seus consultórios eram recintos pouco ventilados.

O ON é um anestésico de baixa potência, com efeitos adversos neurológicos incomuns, exceto se ocorrer exposição prolongada, conforme descrito na série original de Layzer. Seus efeitos colaterais mais comuns são náuseas, vômitos e distúrbio miocárdico, sobretudo no período pós-anestésico.

No quadro clínico da mielopatia, predominam sintomas sensitivos, geralmente parestesias com predomínio nos membros inferiores, ataxia sensitiva, sinal de Lhermitte. Entre os sintomas associados, destacam-se perda de força nos membros inferiores, impotência sexual e distúrbio esfincteriano. O exame físico sugere sinais e sintomas de uma polineuropatia sensitivomotora associada ao acometimento da coluna posterior e lateral da medula espinhal, ou seja, manifestações muito semelhantes ao quadro da degeneração combinada subaguda medular espinhal, secundária à deficiência de vitamina B_{12}. A RM de coluna pode evidenciar lesões na medula espinhal, sobretudo no segmento torácico alto ou cervical baixo, em sua porção posterior. Quanto à fisiopatologia, parece que a incapacidade para ressintetizar a metionina a partir da homocisteína, causada pelo anestésico, seria responsável pela degeneração medular espinhal.

BIBLIOGRAFIA

1 Layzer RB. Myeloneuropathy after prolonged exposure to nitrous oxide. Lancet 1978, 2: 1227.

2 Rowland LP. Occupational and environmental neurotoxicology. In: Merritt´s Neurology. Lippincott Williams & Wilkins, Philadelphia 2000.

3 Doran M; Rassam SS; Jones LM; Underhill S.. Toxicity after intermittent inhalation of nitrous oxide for analgesia. *BMJ (Clinical Research Ed.), 328* 2004, (7452), 1364-1365.

LEBER, DOENÇA DE
Atrofia de Leber; Atrofia óptica hereditária; Atrofia óptica primária hereditária

A atrofia óptica primária de Leber é uma doença caracterizada por um rebaixamento visual, acometendo ambos os olhos, mostrando em seu estágio inicial hiperemia da papila seguida de atrofia. Ambos os olhos costumam ser afetados, porém a deficiência pode começar num olho e, mais tarde (meses ou anos depois), atingir o outro. Na maioria dos pacientes, a perda visual começa entre 18 e 25 anos, porém a idade de início pode ser muito mais tarde (até na terceira idade). A atrofia das papilas determina um distúrbio sério da visão central, sendo, contudo, excepcional a perda total da visão. A instalação do déficit visual pode ser agudo ou subagudo e não costuma ser progressivo. Pode estabilizar em pacientes mais jovens e até melhorar. A palidez das papilas desenvolve-se gradualmente, podendo ser encontrada uma atrofia completa em aproximadamente dois terços dos casos; muitos pacientes apresentam palidez apenas do setor temporal das papilas. Manifestações neurológicas associadas são raras, embora tenham sido relatados casos de tremor palatal e síndrome de Parinaud. A síndrome de Wolff-Parkinson-White (pré-excitação cardíaca) ocorre em aproximadamente 10% dos pacientes ou em parentes assintomáticos.

A afecção predomina nitidamente no sexo masculino e é transmitida pela mãe, com mutação do DNAmit. A etiologia deste tipo de atrofia óptica é obscura, embora uma causa viral tenha sido postulada; também um defeito dos compostos cianídricos tem sido aventado na gênese do quadro. Os aspectos patológicos incluem uma perda de células ganglionares da região da fóvea retiniana, com acentuada atrofia dos nervos ópticos, além de desmielinização do feixe maculopapilar, do quiasma e tratos ópticos, estando poupado o córtex visual.

Embora classicamente considerada uma doença hereditária recessiva ligada ao sexo, hoje é aceita como uma doença mitocondrial. Uma 11778 *point mutation* é encontrada em aproximadamente 50% dos pacientes. Essa mutação converte o 3400 aminoácido da NADH desidrogenase de arginina para histidina. Alterações nos nucleotídeos 4160 e 3460 também foram descritas no DNAmit destes pacientes. Essa forma de transmissão genética explicaria o acometimento de indivíduos do sexo feminino ou a ausência de história familiar.

O diagnóstico desta doença deve ser considerado em todos os casos de neuropatia óptica do jovem do sexo masculino, com início agudo ou subagudo. O início em idade muito precoce ou mais avançada, o acometimento do sexo feminino ou uma história familiar negativa não permite o descarte da hipótese de doença de Leber. O diagnóstico é estabelecido por análise do DNA mitocondrial. A determinação do potencial evocado visual sequencial é útil para avaliar a progressão da atrofia óptica. O diagnóstico diferencial deve ser considerado com as demais causas de atrofia óptica, com a esclerose múltipla, tumores selares e parasselares.

Embora seja questionável, a eficácia de qualquer medida terapêutica nesta afecção, alguns preconizam a administração de doses maciças de vitamina B12 e a proibição de fumar. As infecções urinárias pela *Escherichia coli* ou pelo bacilo piociânico devem ser rapidamente debeladas em virtude da formação de compostos cianídricos pela pululação destes germes.

BIBLIOGRAFIA

1   Paulus W *et al.* Central nervous system involvement in Leber´s optic neuropathy. *J Neurol* 1993, 240: 251.

2   Sanvito WL *et al.* Doença de Leber. Estudo genético de uma família. *Arq Neuropsiquiat* 1976, 34: 194.

LEIGH, SÍNDROME DE

Encefalomielopatia infantil necrosante; Encefalomielopatia necrosante subaguda; Síndrome de Wernicke nas crianças

Veja doença de Fukuhara e encefalopatia de Wernicke.

A síndrome de Leigh é uma grave encefalopatia degenerativa de origem mitocondrial da infância caracterizada por uma regressão no desenvolvimento neuropsicomotor, com quadro clínico extremamente polimorfo, com regressão tanto mental como das habilidades motoras. É a doença mitocondrial mais comum da infância. Compromete ambos os sexos e pode ocorrer desde as primeiras semanas de vida até a idade adulta, com formas infantis precoces, infantis tardias, juvenis e mesmo adultas, porém, tipicamente, em cerca de 75% dos casos, a doença começa dentro dos primeiros 2 anos.

O curso da doença é variável, geralmente insidioso e progressivo, mas pode ter início subagudo e até mesmo agudo. Um comportamento intermitente com períodos de agudização alternados com períodos de acalmia, com ou sem recuperação parcial ou completa, constitui um perfil peculiar da doença, que tem importante valor para a suspeita diagnóstica.

O quadro clínico é bastante variável; muito frequentemente, inclui paralisia de nervos cranianos, sobretudo motores oculares, nistagmo, hipotonia, sinais de liberação piramidal, sinais extrapiramidais variados como distonia, rigidez, tremores, movimentos coreicos, síndrome cerebelar, crises epilépticas e arreflexia. Vômitos recorrentes e, em especial, irregularidades respiratórias características por disfunção do tronco cerebral, com hiperpneia seguida de apneia (*dispneia sine matéria*) frequentemente acompanham o quadro. Nos casos infantis precoces, distúrbios alimentares e prejuízo do desenvolvimento ponderoestatural associam-se ao quadro neurológico. A sobrevida é variável, pode variar de 1 mês a 21 anos, a maioria evolui para óbito nos primeiros anos de doença, sendo a média ao redor de 2,4 anos. Crises epilépticas ocorrem em 30 a 40% dos casos.

Os aspectos anatomopatológicos caracterizam-se por áreas difusas de necrose incompleta do tronco cerebral e do encéfalo, envolvendo particularmente a substância cinzenta periaquedutal. Com exceção dos corpos mamilares, que costumam estar poupados, a distribuição das lesões assemelha-se à da encefalopatia de Wernicke. Microscopicamente, as lesões espongiformes mostram perda neuronal, desmielinização, gliose e proliferação vascular. Outras alterações consistem em desmielinização focal dos nervos periféricos, lesões nas células da ponta anterior da medula espinhal, núcleo denteado, substância negra e gânglios da base.

A acidose láctica está presente em mais de 90% dos casos, há aumento do lactato no LCR, que também pode mostrar uma hiperproteinorraquia, sugerindo uma alteração mitocondrial. A RM do crânio pode evidenciar as características, mas não patognomônicas, alterações de hipersinal em imagens ponderadas em T2 no putâmen, globo pálido, núcleo caudado, região periaquedutal e pedúnculos cerebrais; pode ocorrer também acometimento eventual da substância cinzenta, núcleo subtalâmico, corpos restiformes, pedúnculos cerebelares superiores e substância branca cerebral. O estudo com espectroscopia revela picos de lactato nos ventrículos e nas áreas comprometidas. A ENMG pode mostrar comprometimento do sistema nervoso periférico associado ao quadro de encefalopatia. Em vida, o diagnóstico de certeza de síndrome de Leigh muitas vezes é difícil, exige um diagnóstico diferencial amplo, e depende da combinação de um quadro clínico consistente, anormalidades bioquímicas como o encontro de lactato no LCR e achados típicos na RM de encéfalo, complementada pela espectroscopia.

A síndrome de Leigh é uma afecção mitocondrial genética extremamente heterogênea. A herança pode ser autossômica recessiva nos casos decorrentes de mutações nucleares, ligada ao X nas mutações nucleares da subunidade $E_{1\alpha}$ do complexo PDH (PDHC) e de transmissão materna nos casos de mutações no DNA mitocondrial. Com o sequenciamento de nova geração, a identificação de novas mutações nucleares vem aumentando. Até 2013, foram identificadas mutações em 35 genes diferentes, de origem nuclear ou mitocondrial, envolvendo todos os cinco complexos da cadeia respiratória, levando à síndrome de Leigh. O DNA mitocondrial codifica 13 proteínas estruturais dos complexos I, III, IV e V, enquanto aproximadamente 77 outras subunidades são codificadas por genes nucleares.

A maioria dos casos de síndrome de Leigh são decorrentes de quatro grupos de defeitos mitocondriais. A causa mais comum de síndrome de Leigh por mutações em genes nucleares é o comprometimento do complexo IV ou citocromo oxidase (COX). É constituído por 13 subunidades, 3 codificadas pelo DNA mitocondrial e 10 por genes nucleares. O gene nuclear mais frequentemente envolvido nesta forma de mitocondriopatia é o *SURF1*, localizado no cromossomo 9q34. A maioria dos pacientes com mutações no *SURF1* comprometendo a COX apresenta alterações na RM envolvendo tronco cerebral e núcleos subtalâmicos.

Mutações do gene mitocondrial *ATPase* 6, relacionado ao complexo V, constituem a causa mais comum de síndrome de Leigh por herança materna (MILS), se a carga de heteroplasmia for maior que 90%, ou NARP se a carga for de 50 a 60%.

Deficiência do complexo I é o defeito mais comumente encontrado nas formas de início na infância e representa cerca de um terço de todos os casos de distúrbios da oxidação fosforilativa (OXPHOS). O complexo I é constituído de 45 subunidades, 7 codificadas por DNA mitocondrial e 38 por DNA nuclear. Pacientes com deficiência de complexo I tipicamente tem um desenvolvimento normal inicial e se os sintomas iniciarem antes dos 6 meses, as manifestações clínicas habituais são hipotonia, distúrbios alimentares, vômitos, encefalopatia, epilepsia e distúrbios na motricidade ocular. Se o quadro iniciar após os 6 meses, apresenta-se como retardo psicomotor, sinais piramidais, distonia, ataxia, epilepsia, insuficiência ponderoestatural, vômitos e atrofia óptica.

A síndrome de Leigh também pode ser causada por mutações em genes que formam o complexo piruvatodesidrogenase (PDHC). A deficiência da subunidade $E_{1\alpha}$ ligada ao sexo da PDHC é a mais comum. Quando associada à deficiência do componente E_3, a herança é autossômica recessiva. Nestes casos, a doença tem início precoce, entre 3 e 6 meses de idade, com comprometimento mais grave no sexo masculino. A instituição de dieta cetogênica nestes casos tem mostrado efeitos benéficos não somente na normalização do ácido láctico e melhora nas imagens controladas por RM, mas prevenindo lesões cerebrais.

A determinação da modalidade de transmissão hereditária torna-se importante por permitir um aconselhamento genético adequado ou mesmo um diagnóstico pré-natal medianteexame do vilo coriônico.

Não há tratamento específico para a síndrome de Leigh. Recentemente, têm sido descritos casos de doença multissistêmica incluindo a síndrome de Leigh, síndrome nefrótica e crises epilépticas focais com mutações nucleares em genes envolvidos na síntese da coenzima Q10, que atua no transporte de elétrons dos complexos I e II ao complexo III, comprometendo a subunidade 2 da decaprenildifosfato sintase. Nestes casos, a administração de coenzima Q10 tem resultados excelentes. Suplementação com coenzima Q10, L-carnitina e vitaminas do complexo B como tiamina e riboflavina podem mostrar uma certa melhora em alguns casos, geralmente transitória, mas que não interrompe a evolução para novas exacerbações do processo até chegar ao óbito.

BIBLIOGRAFIA

1 Leigh D. Subacute necrotizing encephalomyelopathy in an infant. *J Neurol Neurosurg Psychiat* 1951, 14: 216.

2 Marie SKN. Encefalopatias mitocondriais. In: Diament A; Cypel S. *Neurologia infantil.* Rio de Janeiro, Atheneu, 2005.

3 Rosemberg S. *Neuropediatria*, Rio de Janeiro, Sarvier, p. 343, 2010.

4 Ruhoy IS; Saneto RP. The genetics of Leigh syndrome and its implications for clinical practice and risk management. *The Application of Clinical Genetics,* 2014, 7: 221.

LEJEUNE, SÍNDROME DE
Síndrome do miado do gato

Lejeune e colaboradores descreveram, em 1963, em três casos, um quadro caracterizado por retardo psicomotor e choro assemelhado ao miado do gato.

A fácies, nesta síndrome, costuma apresentar certas características como micrognatia, orelhas de implantação baixa, hipertelorismo ocular, fendas palpebrais oblíquas, pregas epicânticas, nariz em sela, face arredondada nos lactentes, encanecimento prematuro dos cabelos. Outras manifestações podem ser encontradas: hipotonia muscular; varias anomalias esqueléticas; malformações do coração e das vias geniturinárias.

A etiopatogenia é desconhecida, embora se saiba tratar-se de um quadro de fundo genético. A síndrome costuma ser determinada por uma deleção parcial do braço curto do cromossomo 5; em aproximadamente 10% dos casos pode ocorrer translocação cromossômica.

O diagnóstico deve se basear nas manifestações clínicas, nos achados dermatoglíficos e nos estudos cromossômicos (cariótipo); a síndrome predomina no sexo feminino. Não há tratamento específico, sendo as medidas adotadas puramente sintomáticas.

BIBLIOGRAFIA

1 McCracken JS; Gordon RR. "Cri-du-chat" syndrome, a new clinical cytogenetic entity. Lancet 1: 23, 1965.

LEMP
(Leucoencefalopatia multifocal progressiva)
PML

A leucoencefalopatia multifocal progressiva é uma doença infecciosa desmielinizante e inflamatória do SNC causada pela ação do vírus JC (JCV), que acomete sobretudo indivíduos com comprometimento da imunidade, como a AIDS, doenças linfoproliferativas, pós-transplantados, usuários de imunossuprassores ou quimioterápicos. Fisiopatologicamente, o JCV é um vírus com marcado neurotropismo, sobretudo pelos oligodendrócitos, promovendo seu aumento volumétrico nuclear, com inclusões virais, gliose reativa, além de astrócitos bizarros nos estudos histopatológicos.

Após o início da epidemia da AIDS, na década de 1980, houve um incremento substancial na incidência da LEMP, sendo cerca de 85% dos casos relacionados à infecção pelo HIV. Após a introdução da HAART (*highly active antiretroviral therapy*), para o tratamento da infecção pelo HIV, houve marcada redução da incidência da LEMP e uma melhora discreta da sobrevida. Clinicamente os sintomas neurológicos são heterogêneos, geralmente um défict focal progressivo, subagudo, sem remissões. Os principais achados semiológicos são hemiparesia, parestesias, afasia, alterações cognitivas, cegueira cortical, ataxia e crises convulsivas.

Atualmente a LEMP ganhou interesse adicional pela sua associação com a utilização de medicamentos conhecidos como anticorpos monoclonais, por exemplo o natalizumabe, utilizado no tratamento da esclerose múltipla.

A RM representa o método de imagem de escolha para o diagnóstico e seguimento clínico dos pacientes com LEMP. A RM tipicamente demonstra lesões multifocais da substância branca, inicialmente subcorticais, que podem atingir o córtex. Quando há comprometimento de ambos hemisférios, este, em geral é assimétrico, embora diversos outros padrões radiológicos já tenham sido descritos. Uma particularidade é o fato de as lesões pouparem os nervos ópticos e a medula espinhal. As lesões apresentam hipersinal nas sequências ponderadas em T2, FLAIR e T1 SE com pulso de transferência de magnetização devido ao seu substrato desmielinizante (Figura 76A e B).

A confirmação diagnóstica é realizada através do PCR quantitativo para o JCV no LCR. Em casos duvidosos, a biópsia ainda permanece o exame padrão-ouro para o diagnóstico. Não existe tratamento específico para a doença, entretanto alguns pacientes podem se recuperar, sobretudo HIV-positivos quando virgens de tratamento antiviral e com introdução precoce da HAART. Nos casos associados ao natalizumabe, a plasmaférese é recomendada para remover rapidamente o fármaco do organismo e restaurar a imunidade do SNC.

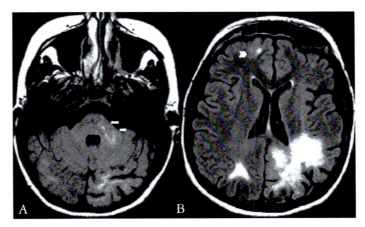

Figura 76A e B – *LEMP – Imagens axiais FLAIR demonstrando padrão típico de imagem de leucoencefalopatia multifocal progressiva. Observe a multiplicidade de lesões na substância branca de ambos os hemisférios, com padrão assimétrico e em diferentes períodos de evolução lesional. As lesões menores, mais incipientes, são subcorticais e aqui estão demonstradas nos lobos frontais, enquanto a lesão maior, aqui demonstrada no lobo parietal esquerdo, atinge o córtex e está associada à atrofia. As lesões tendem a confluir e estenderem-se ao esplênio do corpo caloso. O comprometimento do tronco e cerebelo, adjacente ao IV° ventrículo também é frequente nessa doença.*

BIBLIOGRAFIA

1. Garrels K; Kucharczyk W; Wortzman G *et al.* Progressive multifocal leukoencephalopathy: clinical and MR response to treatment. *AJNR Am J Neuroradiol* 1996, 17(3): 597.

2. Hoffmann C; Horst HA; Albrecht H *et al.* Progressive multifocal leucoencephalopathy with unusual inflammatory response during antiretroviral treatment. *J Neurol Neurosurg Psychiat*ry 2003, 74: 1142.

3. Manji H; Miller RF. Progressive multifocal leucoencephalopathy: progress in the AIDS era. *J Neurol Neurosurg Psychiat* 2000, 69: 569.

4. Thurnher M M; Post M J D; Rieger A *et al.* Initial and Follow-up MR Imaging Findings in AIDS Related Progressive Multifocal Leukoencephalopathy Treated with Highly Active Antiretroviral Therapy. *AJNR Am J Neuroradiol* 2001, 22: 977.

5. Major E. History and current concepts in the pathogenesis of PML. *Clev Clin J Med.* 2011; 78 Suppl 2(Suppl_2): S3-7.

LENNOX-GASTAUT, SÍNDROME DE
Encefalopatia epiléptica da infância com pontas-ondas lentas difusas

Representa uma das formas mais graves de epilepsia na infância devido à alta frequência das crises, farmacorresistência e frequente associação à deterioração cognitiva e comportamental.

Caracteriza-se por uma tríade composta por: 1) apresentação clínica com múltiplos tipos de crises epilépticas, sendo as mais frequentes as crises tônicas, atônicas e ausências atípicas; 2) padrão eletroencefalográfico característico, constituído por alentecimento da atividade de base, presença de complexo ponta-onda lenta (1,5 a 2,5 Hz) de projeção difusa e predomínio anterior e descargas por polipontas (trem de espículas) durante o sono (Figuras 77 e 78); 3) comprometimento cognitivo.

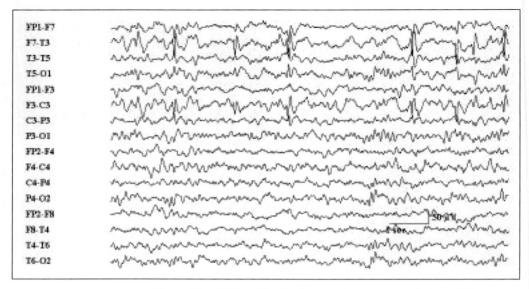

Figura 77 – EEG evidenciando complexo ponta-onda lenta difuso.

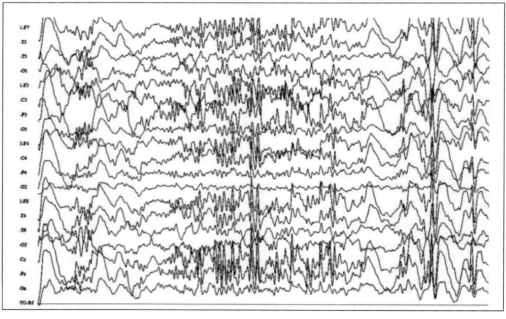

Figura 78 – EEG evidenciando polipontas difusas durante o sono.

Costuma ocorrer em crianças na idade pré-escolar, de 1 a 8 anos de idade, com pico entre 3 e 5 anos. A apresentação mais precoce, antes dos 2 anos de vida geralmente ocorre nos casos evolutivos da síndrome de West. Os meninos são ligeiramente mais acometidos e a incidência desta síndrome entre as epilepsias varia de 3 a 10%.

Com relação ao fator etiológico, aproximadamente 60% dos casos são sintomáticos e ocorrem naqueles pacientes com encefalopatia prévia secundária a várias causas como: encefalopatia hipóxico-isquêmica, causas infecciosas, displasias corticais, neurofacomatoses, desordens metabólicas/genéticas, entre outras; nos outros 40% a causa não é conhecida, perfazendo o grupo de causa criptogênica ou provavelmente sintomática. Do grupo sintomático, cerca de 10-25% dos casos têm história prévia de síndrome de West.

A maioria dos pacientes com síndrome de Lennox-Gastaut (75%) apresenta dois ou mais tipos de crises. As crises tipicamente encontradas são: as crises tônicas, que ocorrem em até 95% dos pacientes, sendo extremamente importantes para o diagnóstico e com predomínio durante o sono N-REM; as ausências atípicas que apresentam início insidioso, maior duração e não são desencadeadas pela hiperventilação e fotoestímulo, o que as difere das ausências típicas. Muitas crianças (50 a 75%) apresentam quadro de estado de mal não convulsivo, muitas vezes pouco perceptível clinicamente, quando pode ocorrer uma alteração gradual do estado mental e da resposta à atenção, sendo que o registro por vídeo-EEG é o melhor método diagnóstico nestes casos. As crises atônicas estão presentes em 10 a 60% dos casos e apresentam um impacto significativo na vida dos pacientes e familiares, devido ao alto risco de quedas e traumatismos. Muitos necessitam uso de capacetes de proteção cefálica. Outros tipos de crises como as tônico-clônico generalizadas, mioclônicas e parciais complexas (discognitivas) podem estar presentes, em um menor número de pacientes.

A resposta clínica ao tratamento medicamentoso é pouco eficaz e a maioria dos pacientes permanece com crises a despeito do regime politerápico. Os fármacos com melhor resposta terapêutica são aqueles com amplo espectro de ação como o valproato, associado a benzodiazepínicos (especialmente o clobazam), a lamotrigina, o levetiracetam e o topiramato, este último, principalmente nos casos de crises atônicas. Algumas medicações que ainda não estão disponíveis no mercado brasileiro, como a zonisamida e a rufinamida, têm mostrado resultados interessantes na abordagem terapêutica destes pacientes. Quanto ao tratamento cirúrgico, a calosotomia parece ter importante papel no tratamento das crises atônicas, com considerável melhora da qualidade de vida e o eletrodo do nervo vago evidencia resultados positivos nas crises de ausência atípica e aumento do nível atencional dessas crianças.

BIBLIOGRAFIA

1 Beaumanoir A; Dravet C. The Lennox-Gastaut syndrome. In: Roger J; Bureau M; Dravet C; Dreifuss FE; Perret A; Wolf P (Ed.) *Epileptic syndromes in infancy, childhood and adolescence.* John Libbey London, 1992.

2 Crumrine PK. Management of seizures in Lennox-Gastaut syndrome. *Pediatr Drugs.* 2011, 13: 107-118.

3 Muzkat M; Rizzutti S; Pereira MM. Epilepsias refratárias na infância. In: Cukiert A (Ed.) *Tratamento clínico e cirúrgico das epilepsias de difícil controle.* São Paulo, Lemos Editorial, 2002.

4 Cukiert A; Cukiert CM; Burattini JA *et al.* Long-term outcome after callosotomy or vagus nerve stimulation in consecutive prospective cohorts of children with Lennox-Gastaut or Lennox-like syndrome and non-specific MRI findings. *Seizure* 2013, 22: 396-400.

LENOBLE-AUBINEAU, SÍNDROME DE
Nistagmo-mioclonia; Nistagmo mioclônico

Esta síndrome, descrita em 1906, caracteriza-se por nistagmo congênito, fasciculações musculares e tremores nas extremidades dos membros; distúrbios vasomotores e reflexos exaltados também podem fazer parte do quadro.

A etiologia é desconhecida, sendo o quadro possivelmente congênito e familial. Não há tratamento, entretanto o quadro não é evolutivo.

BIBLIOGRAFIA

1 Magalini SI. *Dictionary of medical syndromes,* Philadelphia, Lippincot, 1971.

LERMOYEZ, SÍNDROME DE
"A vertigem que faz ouvir"; Zumbidos-surdez-vertigem

Esta afecção pode ocorrer na terceira e quarta décadas da vida. O quadro clínico caracteriza-se por uma sequência de eventos: zumbidos de intensidade progressiva e surdez, sintomas que diminuem ou desaparecem quando o quadro vertiginoso se estabelece (ao contrário da sequência da síndrome de Ménière, em que zumbidos e surdez sucedem a vertigem). O comprometimento cocleovestibular, frequentemente unilateral, pode afetar ambos os lados. Manifestações prodrômicas do tipo alérgico (urticária) podem ocorrer nesta síndrome.

A etiopatogenia é obscura e um fator alérgico tem sido postulado para explicar a gênese desta síndrome. Lermoyez acreditava num espasmo da artéria auditiva interna.

O diagnóstico deve se basear nos dados clínicos, constituindo a audiometria e outros exames otológicos meios auxiliares valiosos. O tratamento deve ser orientado com dieta hipossódica, vasodilatadores (ácido nicotínico, flunarizina) e depressores vestibulares. No presente este epônimo é obsoleto.

BIBLIOGRAFIA

1   Lermoyez M. Le vertige qui fait entendre (Angiopasm labyrinthique) *Ann Mal Oreille* 1929, 48: 575.

LESCH-NYHAN, SÍNDROME DE
Gota juvenil com automutilação e coreoatetose.

Em 1964, Lesch e Nyhan descreveram dois irmãos com quadro caracterizado por coreoatetose, retardo mental e automutilação. Seegmiller, Rosenbloom e Kelly, em 1967, demonstraram uma anomalia metabólica na biossíntese da purina decorrente de completa deficiência de atividade da enzima hipoxantina-guanina fosforibosiltransferase (HGFRT) na síndrome de Lesch-Nyhan. A doença é de fundo genético, sendo a herança recessiva ligada ao cromossomo X. O gene defeituoso foi mapeado no braço longo do cromossomo X (Xq 26.1) e numerosos pontos de mutação têm sido encontrados. A doença é praticamente exclusiva do sexo masculino, entretanto, até o momento pelo menos cinco representantes do sexo feminino, geralmente portadoras assintomáticas, foram descritas com deficiência de HGFRT. A deficiência da enzima hipoxantina-guanina-fosforibosil-transferase determina um acúmulo de ácido úrico nos tecidos e no sangue. Na síndrome de Lesch-Nyhan, a deficiência da atividade da HGFRT é completa. A deficiência parcial da HGFRT sem sintomas neurológicos associada à gota é conhecida como síndrome de Seegmiller-Kelly. Atualmente, considera-se que entre as duas síndromes há um *continuum* de manifestações neurológicas nos pacientes com deficiência de HGFRT.

Pacientes com síndrome de Lesch-Nyhan são normais ao nascimento. Um dos primeiros sinais pode ser o encontro de cristais alaranjados nas fraldas ou cristalúria com obstrução do trato urinário. Entre os três e seis meses de idade pode ficar aparente um atraso motor com hipotonia, demora para sustentar a cabeça e sentar sem apoio e aparecimento progressivo de movimentos atetoides e distonia de ação intensa, generalizada, que pode levar à incapacidade para permanecer em pé e andar, confinando os pacientes à cadeira de rodas. Os movimentos involuntários coreoatetóticos e balismo permanecem mas não são evidentes no repouso, mas estão associados com movimentos voluntários e aumentam com a excitação e ansiedade. Disartria, disfagia e opistótono ocorrem frequentemente. Comprometimento piramidal aparece com a progressão da doença. A compulsiva automutilação dolorosa, com mordeduras de lábios ou dedos pode começar desde o início da erupção dentária mas geralmente surge entre 2 e 16 anos de idade. Os pacientes podem apresentar comportamentos agressivos periódicos contra familiares e amigos. Apesar destes comportamentos, quando contidos ou fora dos períodos de agressividade, as crianças são alegres e engajadas. Do ponto de vista cognitivo-intelectual, as crianças apresentam retardo mental leve a moderado e distúrbios de concentração. Todos os sintomas decorrentes da hiperuricemia como artrites agudas, tofo, litíase renal e de vias urinárias, doença renal podem estar presentes.

A fisiopatologia dos distúrbios neurológicos e comportamentais permanece desconhecida. Estudos neuropatológicos não demonstraram alterações morfológicas características. Os primeiros estudos neuroquímicos apontaram para uma disfunção de neurotransmissores, com diminuição de terminações dopaminérgicas no estriado e aumento da serotonina e 5-hidroxi-indolacético. Estudos recentes *in vivo* com tomografia por emissão de pósitrons confirmaram as alterações no sistema dopaminérgico na síndrome de Lesch-Nyhan.

O diagnóstico depende do quadro clínico e do encontro de níveis elevados de ácido úrico no sangue. A atividade enzimática da HGFRT pode ser mensurada em hemácias ou fibroblastos. O estudo molecular define e caracteriza rapidamente a mutação envolvida, identifica com precisão mulheres portadoras, as mutações *de novo* e permite o diagnóstico pré-natal.

O prognóstico é reservado e a maioria dos pacientes morre antes dos 20 anos de idade de infecção respiratória; o óbito pode ocorrer também por insuficiência renal. Nos cuidados, a extração dos dentes é útil no sentido de evitar automutilações através de mordeduras. Uso de protetor para a cabeça e enluvamento das mãos também podem contribuir para evitar os autotraumas. O alopurinol poderá ser empregado com o objetivo de evitar as complicações periféricas da hiperuricemia. Alguns estudos sugerem que a gabapentina pode reduzir a automutilação. Outros tratamentos, como a estimulação cerebral profunda no globo pálido, terapia de reposição de L-triptofano, necessitam provar sua eficácia e segurança a longo prazo.

BIBLIOGRAFIA

1   Lesch M; Nyhan WL. Familiar disorder of uric acid metabolism and central nervous system function. *Amer J Med* 1964, 36: 561.

2   Torres RJ; PUIG JG. Hypoxanthine-guanine phosphoribosyltransferase (HPRT) deficiency: Lesch-Nyhan syndrome. *Orph J Rare Dis,* 2007, 2: 48.

LEVINE-CRITCHLEY, SÍNDROME DE
Coreia-acantocitose

É um distúrbio degenerativo multissistêmico caracterizado por manifestações neurológicas variadas e acantocitose. Costuma ocorrer na quarta e quinta décadas da vida; entretanto formas juvenis e do idoso têm sido relatadas.

As manifestações neurológicas incluem movimentos coreicos, discinesias orofaciais e distonia. Manifestações neuropsiquiátricas são correntes: transtornos obsessivo-compulsivos, desordem de personalidade e demência. Ao quadro descrito pode se associar uma neuropatia axonal (perda de massa muscular, déficit motor e arreflexia). A presença de crises convulsivas é possível. A doença é progressiva, com média de duração de 14 anos.

Do ponto de vista anatomopatológico, observa-se degeneração neuronal e proliferação astrocítica nos gânglios da base e substância negra, além de neuropatia axonal. Os achados da RM são semelhantes aos da Coreia de Huntington.

A neuroacantocitose é familiar (casos esporádicos são possíveis). O gene patológico está localizado no cromossomo 9q21. O tratamento é apenas sintomático dos movimentos involuntários, porém a resposta é medíocre.

BIBLIOGRAFIA
1 Pedley TA; Rowland LP. Neurological syndromes with acanthocytes. In: *Merrit's neurology*. Ed Lewis P Rowland. Lippincott Williams & Wilkins, Philadelphia, 2000.

LEWIS-SUMNER, SÍNDROME DE (SLS)
Neuropatia sensitivomotora desmielinizante multifocal

É uma neuropatia sensitivomotora desmielinizante multifocal, sendo considerada cinco vezes menos frequente que a PDIC. Pacientes com SLS apresentam um envolvimento assimétrico dos membros superiores, com déficit sensitivo distal no território dos nervos mediano e/ou ulnar. Um início puramente sensitivo, com queixa de formigamento, parestesias ou dor no território destes nervos é observado em cerca de 30% dos casos. Quando se inicia nos membros inferiores, ocorre um déficit sensitivomotor distal e assimétrico. O curso da doença é progressivo ou recorrente. Ela pode mimetizar uma neuropatia por vasculite.

O estudo eletrofisiológico pode ajudar no diagnóstico, demonstrando desmielinização multifocal, bloqueio de condução de predomínio nos membros superiores e envolvimento multifocal dos nervos sensitivos. Anticorpos anti-GM1 no soro estão ausentes. O nível de proteína no LCR é normal ou discretamente aumentado. A SLS caracteriza-se por responder ao tratamento com imunoglobulina venosa e corticosteroides. O tratamento com imunoglobulina é semelhante ao da PDIC, devendo ser a primeira opção. O uso de corticosteroides (prednisona) na dose de 1 mg/kg/dia é recomendado naqueles pacientes que não responderam à imunoglobulina após três a quatro ciclos. A plasmaférese não está indicada nestes casos.

BIBLIOGRAFIA

1   Sun A; Zhang Y; Liu X *et al.* [Clinical and electrophysiological characteristics and therapeutic analysis of 9 patients with Lewis-Sumner syndrome]. *Zhonghua Yi Xue Za Zhi.* 2016; 96(11): 859-62.

LEWY, DOENÇA DE

Demência com corpúsculos de Lewy na região cortical; Demência de Lewy; Doença com corpúsculos de Lewy difusos

Veja doença de Alzheimer e Parkinson.

Frederick Lewy, trabalhando no laboratório de Alois Alzheimer, na segunda década do século XX, descreveu alterações histopatológicas no tronco cerebral de pacientes com "paralisia agitante", que foram designadas como corpúsculos de Lewy (CL), os quais pareciam restritos a estas estruturas. Em 1961, Okazaki e colaboradores observaram estes corpúsculos no córtex cerebral de dois pacientes com demência e sintomas extrapiramidais. Kosaka verificou a predominância no sexo masculino 3:1, distúrbio de memória como sintoma principal, estados psicóticos e hipotensão ortostática. Em 1988, Burkhardt e colaboradores, após concluírem uma metanálise, recomendaram a distinção entre essa doença e a demência na doença de Parkinson.

A demência com corpúsculos de Lewy (DCL) foi reconhecida a partir de 1990, constituindo a segunda causa mais comum de demências degenerativas (20 a 30%), após a doença de Alzheimer (DA). As diretrizes de consenso para o diagnóstico clínico e patológico foram adotadas a partir de 1996. Além de demência, as características clínicas distintivas incluem: alucinações visuais, parkinsonismo, flutuações cognitivas, disautonomia, distúrbios do sono e sensibilidade a neurolépticos. Está incluída no grupo conhecido como sinucleinopatias.

Geralmente, a doença afeta indivíduos na sexta década de vida ou mais, podendo a idade de início variar entre 50 e 83 anos. Está presente em 0,7% da população acima de 70 anos de idade e a relação entre homens e mulheres afetados é de 3 ou 4:1. O tempo médio de sobrevida é de 5 anos; entretanto, existem alguns casos com quase 20 anos de duração.

Do ponto de vista macroscópico, o cérebro é similar àquele da DA. A presença de CL em regiões subcorticais e corticais, denominados clássicos e corticais, respectivamente, ocorre conjuntamente com a formação de placas senis neocorticais e raramente com o desenvolvimento de emaranhados neurofibrilares. Em núcleos subcorticais do tronco cerebral, mostram sua morfologia clássica, que se caracteriza pela presença de inclusões neuronais intracitoplasmáticas, únicas ou múltiplas, esféricas, medindo de 8 a 30 μ, contendo um centro hialino eosinofílico e uma auréola periférica de coloração clara. À microscopia eletrônica, o núcleo é composto por filamentos intermediários e justapostos, associados com material granular denso. A auréola é composta por filamentos intermediários, dispostos de forma radial, associados com material granular elétron-denso e estruturas vesiculares.

Nos neurônios do córtex cerebral, os CL são menores e pouco definidos, podendo adquirir formato esférico, ovoide ou reniforme, sem a auréola clara, sendo compostos de filamentos intermediários dispostos em arranjo frouxo associados com material granular elétron-denso. Os principais componentes dos CL são proteínas neurofilamentares, ubiquitina e alfassinucleína.

Os CL clássicos, facilmente identificados pela coloração com hematoxilina-eosina ou por métodos imunohistoquímicos específicos para ubiquitina e alfassinucleína, são encontrados na DCL, como na DP, nos neurônios da substância negra, *locus ceruleus*, núcleo motor dorsal do vago, tálamo, núcleo basal de Meynert, hipotálamo e substância inominada. Os CL corticais, somente identificados por métodos imunohistoquímicos, são localizados em neurônios piramidais pequenos e médios, especialmente nas camadas IV, V e VI, sobretudo no córtex insular, no giro do cíngulo e no lobo temporal, amigdala, córtex entorrinal e transentorrinal, mas raramente na formação hipocampal.

Outras alterações patológicas importantes são os neuritos de Lewy, que são prolongamentos neuronais dilatados, contendo inclusões ovoides e fusiformes imunorreativos à ubiquitina e à α-sinucleína, usualmente localizados na área CA2/3 do hipocampo, mas também presentes na amígdala e no núcleo basal de Meynert e em outros núcleos do tronco cerebral. É ainda incerto o seu significado para a patogênese da DCL.

A presença de alucinações tem sido correlacionada com a densidade de CL, particularmente no córtex para-hipocampal e temporal inferior. Os CL têm sido observados na coluna intermediolateral da medula espinhal, no hipotálamo e no núcleo dorsal do vago, possivelmente correlacionando com manifestações disautonômicas. Existe uma perda marcante de neurônios dopaminérgicos na área cinzenta periaquedutal, que pode estar associada à sonolência excessiva diurna.

Nível reduzido de acetilcolina-transferase nas regiões corticais tem sido associado com a presença de alucinações, com a gravidade da demência ou do declínio cognitivo. A densidade aumentada de receptores muscarínicos pós-sinápticos de acetilcolina está associada com delírios. Falha na regulação do receptor de dopamina D2 e diminuição da afinidade de receptores D3 têm sido demonstradas no *striatum* de pacientes com intolerância aos neurolépticos. Déficits serotoninérgicos também ocorrem.

A maioria dos casos de DCL são esporádicos. Numerosos fatores genéticos parecem estar relacionados. A triplicação do gene da alfassinucleína (SNCA) tem sido associada com herança autossômica dominante; mas existem famílias com duplicação, e outras que não apresentaram estas alterações. Outras mutações genéticas têm sido descritas.

Existem evidências de alterações inflamatórias e imunológicas, com ação de ubiquitina ligases, como dorfina, e cinases ciclina-dependentes.

Uma variedade de sintomas e sinais pode ocorrer, podendo ser divididos em cinco categorias: déficit cognitivo, quadros neuropsiquiátricos, disfunção motora, desordens do sono e disfunção autonômica.

As flutuações na cognição e nos níveis de alerta podem ocorrer no início do curso doença e estima-se ser uma característica em 60 a 80% dos casos. Este fenômeno se refere a períodos de tempo em que a cognição e o nível de consciência são próximos do normal, em contraste com outros períodos de sonolência ou confusão que podem durar segundos ou até dias. A gravidade, duração, e o tipo de sintomas envolvidos nas flutuações são bastante variados, mesmo para um dado paciente. Episódios podem ser sutis, como um breve declínio na capacidade de executar uma atividade de vida diária, ou podem ser dramáticos o suficiente para suspeitar de um acidente vascular cerebral ou crise convulsiva. Os cuidadores muitas vezes descrevem episódios em que os pacientes parecem perder a consciência, tornam-se confusos ou se comportam de maneira bizarra, com mutismo ou acinesia, ou tornam-se excessivamente sonolentos.

O déficit de memória pode não necessariamente ocorrer nos estágios iniciais da doença, mas é usualmente evidente com sua progressão. Muitos pacientes apresentam disfunção executiva, com dificuldade de compreender instruções complexas ou com várias etapas, e de resolver problemas. Outros apresentam bloqueios de alguns termos verbais, perdendo a sequência do pensamento. Uma avaliação neuropsicológica pode evidenciar quadros afásicos, apráxicos e discalculia, o que significa que o quadro demencial é cortical. Muitos notam problemas visuais, mas somente pequenas anormalidades são encontradas pelos oftalmologistas. O padrão dos déficits neuropsicológicos são diferentes daqueles percebidos na DA, com perda de memória menos marcante e de início mais tardio do que os comprometimentos visuoespacial, atencional e da função executiva–frontal, que são mais marcantes. A cópia de figura (pentágonos), os testes de subtração seriada com o número sete ou soletrar a palavra MUNDO ao contrário e o desenho do relógio estão mais alterados do que a memória e o grau de orientação. Desorientação espacial e dificuldade de reconhecer pessoas podem ocorrer. Sintomas iniciais incluem dificuldade para dirigir veículos automotores. Alguns acreditam que o seu próprio reflexo no espelho é outra pessoa, chegando a ter conversações.

Quanto às alterações neuropsiquiátricas, elas podem ser diferentes de um paciente a outro: as alucinações visuais, uma característica importante e que tende a persistir, ocorrem em 75% dos pacientes. Elas são também um sinal precoce e podem preceder o parkinsonismo. São bem formadas, com falsas percepções de insetos, animais ou pessoas. Podem ser em preto e branco ou em cores e, às vezes, são assustadoras. Muitos pacientes reconhecem que as experiências visuais são alucinações ou ilusões; depressão (30 a 50% dos pacientes) e ansiedade também podem ocorrer. Alucinações auditivas, táteis ou olfatórias são incomuns. Agitação ou agressividade tendem a ocorrer mais tarde no curso da doença. Delírios, desordens somatoformes, apatia e bradifrenia são comuns.

Sinais e sintomas parkinsonianos espontâneos (isto é, não relacionado à exposição de antagonistas da dopamina) são característicos: rigidez muscular, bradicinesia, tremor de repouso (mais leve e menos frequente do que na doença de Parkinson) e a marcha típica. Mioclonias, fala arrastada e hipofonética ocorrem em alguns pacientes. Diferentemente da doença de Parkinson, o acometimento é de predomínio axial, bilateral e simétrico. Nos estágios iniciais, os sinais extrapiramidais podem estar ausentes em 50 a 75% dos casos.

A sensibilidade a neurolépticos ocorre em 30 a 50% dos indivíduos. Reações agudas podem ocorrer como parkinsonismo grave e irreversível, piora clínica, rebaixamento do nível de consciência, desenvolvimento de síndrome neuroléptica maligna e morte. Este dado é um critério de suporte para o diagnóstico da DCL. Mas, uma história de tolerância aos neurolépticos não exclui a possibilidade de DCL.

A desordem do comportamento do sono (DCS) de movimento rápido dos olhos ("REM", ou *rapid eye movement*) é uma parassonia caracterizada por ausência de atonia músculo-esquelética, normalmente encontrada no sono REM, associada à atividade motora proeminente. Os pacientes podem gritar, esmurrar, chutar e saltar para fora da cama, enquanto sonham. Os sonhos são vívidos e assustadores, frequentemente têm um tema de perseguição ou de ataque, com o paciente tentando proteger a si ou a um companheiro. Muitos pacientes apresentam sonolência diurna excessiva. Outras desordens incluem insônia, apneia obstrutiva ou central do sono, síndrome das pernas inquietas e movimento periódico dos membros. As DCS ocorrem em 85% dos indivíduos com DCL, podendo preceder o diagnóstico clínico da doença em 20 anos.

As disfunções autonômicas incluem: hipotensão ortostática e instabilidade neurocardiovascular, quedas frequentes, síncopes, impotência sexual, incontinência urinária ou retenção, constipação e outros sintomas gastrintestinais.

O diagnóstico de DCL é apropriado para aqueles que desenvolvem parkinsonismo um ano antes ou em qualquer momento após o início do déficit cognitivo e/ou quadro neuropsiquiátrico (alucinações visuais e/ou flutuações).

Para a investigação clínica, a cronologia dos fatos deve ser considerada, pois o ritmo de progressão do declínio cognitivo e a presença de determinadas alterações não cognitivas podem ser elucidativos para o diagnóstico. Não existem testes específicos para o diagnóstico da DCL *in vivo*. Os testes neuropsicológicos são muito importantes. O eletroencefalograma pode demonstrar atividade de ondas lentas proeminentes e ondas agudas transitórias no lobo temporal, não específicas. À RM, nota-se preservação do volume do lobo temporal medial e do hipocampo, e não se observa, geralmente, uma atrofia de lobo occipital, diferindo dos pacientes acometidos por doença de Alzheimer. Os exames de SPECT e PET podem demonstrar, respectivamente, hipoperfusão e hipometabolismo parietal e occipital, além de baixa atividade dopaminérgica no *striatum*. A cintilografia do miocárdio com MIBG (123-l-metaiodobenzil-guanidina) costuma mostrar uma hipoperfusão, representando inervação cardíaca simpática pós-ganglionar reduzida..

O diagnóstico de certeza só se obtém com o estudo neuropatológico.

O diagnóstico diferencial deve ser feito com outras síndromes demenciais, *delirium*, síndromes parkinsonianas, paralisia supranuclear progressiva, doença de Creutzfeldt-Jakob e outras desordens psiquiátricas.

O tratamento é direcionado para os sintomas. Como os medicamentos são pouco tolerados na DCL, estratégias não farmacológicas e comportamentais objetivam modificar fatores ambientais que podem piorar o quadro. O treino do cuidador é fundamental para o bem-estar do paciente e seus familiares. O déficit cognitivo e os sintomas neuropsiquiátricos podem melhorar com inibidores da colinesterase, especialmente a rivastigmina, não havendo piora do parkinsonismo. A memantina tem demonstrado pouco benefício, havendo relatos de piora de delírios e alucinações. Com relação aos sintomas motores, a levodopa é considerada a droga de escolha, preferencialmente em monoterapia, na menor dose possível. Seu uso deve ser monitorizado, pelo risco aumentado de alucinações visuais e delírios, além de maior ocorrência de flutuações. Neurolépticos convencionais e antidepressivos tricíclicos devem ser evitados, por apresentar reações agudas caracterizadas por piora acentuada do parkinsonismo, redução do nível de consciência ou desenvolvimento de hipertermia maligna. Em pacientes com psicose incapacitante, uma tentativa com inibidor de colinesterase ou/e redução da dose de agentes antiparkinsonianos devem ser considerados inicialmente. Neurolépticos atípicos podem ser utilizados em baixa dose, como clozapina, quetiapina, aripiprazol, ziprasidona, paliperidona e risperidona, porém reações adversas têm sido descritas. Os inibidores seletivos da recaptação da serotonina são efetivos e bem tolerados no tratamento da depressão. Quando isso não ocorre, a alternativa é a mirtazapina. Como opção para o controle da agitação, vale relacionar a carbamazepina e o clonazepam. Os benzodiazepínicos, quando usados por longo tempo, podem piorar o estado confusional, causando desordem de marcha e agitação paradoxal. Para a hipotensão ortostática, utilizam-se fludrocortisona, midodrina e a combinação de ambos.

Como todas as demências degenerativas, a DCL progride inexoravelmente para o óbito.

BIBLIOGRAFIA

1   Vann Jones SA; O´Brien JT. The prevalence and incidence of dementia with Lewy bodies: a systematic review of population and clinical studies. *Psychol Med* 2014; 44: 673-83.

2   Oda H; Ishii K, Terashima A *et al.* Myocardial scintigraphy may predict the conversion to probable dementia with Lewy bodies. *Neurology* 2013; 81: 1741.

3   McKeith IG; Dickson DW; Lowe J *et al.* Diagnosis and management of dementia with Lewy bodies: Third report of the DLB consortium. *Neurology.* 2005; 65: 1863-72.

LHERMITTE, SÍNDROME DE

Oftalmoplegia internuclear anterior; paralisia internuclear; Síndrome do fascículo longitudinal medial

Este tipo de oftalmoplegia foi descrito por Jean Lhermitte, em 1923, e caracteriza-se por paralisia do reto medial na latero-versão com conservação de sua função na convergência ocular. O quadro pode ser uni ou bilateral.

Esta manifestação, relativamente rara, depende de comprometimento do fascículo longitudinal medial, entre os núcleos do III° e VI° nervos cranianos.

As principais patologias determinantes desta síndrome do tronco cerebral são as doenças vasculares e a esclerose múltipla.

BIBLIOGRAFIA

1   Guillaumat L; Morax PV; Offret G. *Neuro-ophtalmologie,* v. I, Paris, Masson, 1959.

LHERMITTE-DUCLOS, DOENÇA DE

Gangliocitoma displásico do cerebelo, ganglioneuroma difuso do córtex cerebelar, hipertrofia do cerebelo, Purkinjeoma, hamartoma do cerebelo, gangliocitoma mielínico difuso do córtex cerebelar, hipertrofia das células granulares do cerebelo

Veja Síndrome de Cowden, Síndrome de Bannayan-Riley-Ruvalcaba.

A doença de Lhermitte-Duclos (DLD), também conhecida como gangliocitoma displásico do cerebelo, é uma condição altamente incomum, que associa características de uma neoplasia e de um hamartoma, composta de uma folia cerebelar expandida por neurônios hipertróficos da camada granular interna.

Foi inicialmente descrita em 1920, por Lhermitte e Duclos (sob o nome de "ganglioneurome myélinique diffus de l'écorce cérébelleuse"). Naquele mesmo ano, Spiegel relatou outro caso semelhante, mas o reconhecimento do epônimo foi dado aos primeiros.

A maior incidência ocorre na terceira e quarta décadas de vida, embora a idade de apresentação tem variado do nascimento até a sexta década. Não há preponderância por sexo. Ocorrência familiar não é excepcional.

Em alguns pacientes, o quadro clínico é semelhante ao de um processo expansivo de fossa craniana posterior, associado com disfunção cerebelar (que é incomum), com sinais e sintomas de hipertensão intracraniana. Paralisia de nervo craniano, instabilidade da marcha, ataxia e deterioração neurológica repentina como resultado de hidrocefalia obstrutiva podem ocorrer. Várias anormalidades adicionais têm sido descritas como macrocefalia em 50% dos casos, megalencefalia, siringomielia, anormalidades esqueléticas tais como polidactilia e assimetria craniana, múltiplos hemangiomas e lesões cutâneas.

No exame anatomopatológico, a folia cerebelar hipertrófica pode não ser aparente à inspeção da superfície cerebelar. Nos achados microscópicos, a principal característica é a maciça substiutição e expansão da camada granular interna por grandes neurônios com núcleos vesiculares e nucléolos proeminentes além da presença de axônios irregularmente mielinizados e hipertróficos pertencentes a esses neurônios, sendo, porém, menores do que as células de Purkinje. Essas alterações podem ser uni ou bilaterais. Existem evidências de não haver atividade proliferativa na lesão, e o crescimento é lento.

Demonstraram-se mutações no gene PTEN/MMAC1 (gene da fosfatase e homólogo de tensina, com função de supressão tumoral, envolvido no controle do ciclo celular, programando apoptose e mediando os sinais de adesão e migração), situado no cromossomo 10, por deleção numa porção crítica do exon 5 do mesmo, favorecendo uma etiologia genética, inclusive para síndrome de Cowden. A patogênese da DLD, na maioria dos casos, é relacionada com a perda da influência inibidora de PTEN na via PI3K, resultando em efeitos deletérios sobre a migração neuronal e regulação do tamanho da célula. A ativação da via Akt/mTOR desempenha um papel importante no processo de hipertrofia, o que sugere que os inibidores de mTOR, tais como CCI-779, são um tratamento potencial para DLD.

A associação entre a DLD e a síndrome de Cowden foi inicialmente descrita por Padberg e colaboradores, em 1991; e Albrecht e colaboradores, em 1992, e hoje se sabe que pode representar uma verdadeira síndrome neurocutânea, classificada como facomatose, denominada "Cowden and Lhermitte–Duclos disease complex (COLD)". Concluiu-se que a detecção de uma destas duas desordens deve orientar a pesquisa da outra, mas associação nem sempre ocorre. Alguns pacientes com DLD não apresentam mutações germinativas em PTEN.

Importantes subsídios para o diagnóstico são fornecidos pela tomografia axial computadorizada (massa cerebelar não específica) e pela RM. Esta é a modalidade de escolha para o diagnóstico e revela característico padrão giriforme não captante de contraste, com aumento da folia cerebelar, que perde suas folhas secundárias e alarga assimetricamente o hemisfério cerebelar afetado. As lesões são hipointensas em T1 e demonstram muito leve ou nenhum realce com Gadolínio-DTPA. Em T2, as lesões apresentam hipersinal bem circunscrito e um único padrão estriado com bandas isointensas dentro da área de hiperintensidade (Figura 79A e B). A espectroscopia pode ser importante no diagnóstico diferencial com outras doenças.

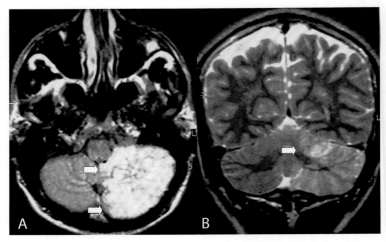

Figura 79A e B – *Doença de Lhermitte-Duclos* – *Imagens de RM no plano axial FLAIR (A) e coronal T2 (B) demonstrando extensa lesão no hemisfério cerebelar esquerdo, que não cruza a linha média, mas determina nítida expansão hemisférica. A lesão exibe aspecto estriado característico, sugerindo espessamento das folias cerebelares, com hipersinal levemente heterogêneo em T2 e FLAIR, sem impregnação pelo gadolínio.*

O diagnóstico diferencial, com técnicas de imuno-histoquímica, deve ser feito principalmente com os gliomas, hamartomas, tumor de células ganglionares, astrocitoma de células gigantes subependimário e glioblastoma de células gigantes.

A ressecção cirúrgica, quando indicada nos casos sintomáticos, diminui a hipertensão intracraniana e pode ser curativa. Embora a lesão seja benigna, recorrências após a ressecção cirúrgica podem ocorrer.

BIBLIOGRAFIA

1. Robinson S; Cohen AR. Cowden disease and Lhermitte-Duclos Disease: characterization of a new phakomatosis. *Neurosurgery*, 2000; 46(2): 371.

2. Nowak D; Trost H. Lhermitte-Duclos disease (dysplastic cerebellar gangliocytoma): a malformation, hamartoma or neoplasm? *Acta Neurol Scand*, 2002; 105: 137-145.

3. Abel TW; Baker SJ; Fraser MM *et al*. Lhermitte-Duclos disease: a report of 31 cases with immunohistochemical analysis of the PTEN/AKT/mTOR pathway. *J Neuropathol Exp Neurol*, 2005; 64: 341-349.

4. Kumar R; Vaid VK; Kalra SK. Lhermitte–Duclos disease: case based uptodate. *Childs Nerv Syst*, 2007; 23: 729-732.

5. Huang S; Guobin Zhang G; Zhang J. Similar MR imaging characteristics but different pathological changes: a misdiagnosis for Lhermitte-Duclos disease and review of the literature. *Int J Clin Exp Pathol*. 2015; 8: 7583-7587.

LICHTHEIM, SÍNDROME DE

Degeneração combinada subaguda da medula; Esclerose posterolateral; Mielose funicular; Síndrome neuroanêmica; Síndrome neuroaquílica, Síndrome de Dana

Veja síndrome de Layzer.

No final do século XIX, Liechtenstein e Litchtheim descreveram os primeiros relatos de manifestações neurológicas associadas a anemia megaloblástica, principalmente lesões típicas nas colunas posteriores e laterais da medula espinhal, as quais posteriormente Russell cunhou o termo para descrevê-las "Degeneração combinada subaguda da medula" (DCSM). A deficiência de vitamina B12, além de determinar anemia megaloblástica, pode ser a etiologia de um amplo espectro de manifestações neurológicas, desde polineuropatias sensitivas oligossintomáticas, alterações visuais, neuropsiquiátricas, até síndromes demenciais graves; entretanto, a mielopatia é a alteração neurológica mais característica. A síndrome de Litchtheim acomete igualmente ambos os sexos e sua maior frequência ocorre entre os 60 e 70 anos de idade. Dentre as causas mais comuns de anemia megaloblástica, a anemia de Addison-Biermer (anemia perniciosa) é a mais associada a DCSM. Outras condições mórbidas carenciais entretanto (p. ex.: gastrectomias, esteatorreias) podem ocasionar a síndrome, assim como estados caquéticos, pelagra, dietas vegetarianas estritas (veganas). A exposição ao óxido nitroso pode determinar mieloneuropatias por distúrbio do metabolismo da B12 (veja síndrome de Layzer).

A instalação do quadro clínico é subagudo na maioria dos pacientes, entretanto casos de instalação insidiosa não são raros, o que pode gerar confusão diagnóstica. As manifestações clínicas iniciais, invariavelmente consistem em parestesias simétricas, acometendo os membros inferiores. Pode ocorrer dor neuropática, de moderada a grave intensidade; as dores assumem um caráter constritivo ou fulgurante em alguns pacientes. Este quadro inicial costuma acompanhar ou ser seguido de marcha instável, que posteriormente define uma síndrome atáxica sensitiva, em virtude do comprometimento da propriocepção. O sinal neurológico mais comum é a perda da sensibilidade cineticopostural, que pode ser acompanhada de síndrome piramidal nos membros inferiores e sinal de Babinski bilateral. O sinal de Lhermitte (sensação de choque ou agulhadas, que percorre o dorso e membros após a flexão do pescoço), alterações vesicais e disfunção sexual também ocorrem esporadicamente. Nas formas com predomínio de lesões corticoespinhais o doente pode apresentar hiperreflexia profunda, sinais de automatismo medular e marcha espástica. Nas formas predominantemente sensitivas, a sintomatologia lembra a da *tabes dorsalis*; entretanto, na maior parte das vezes a sintomatologia é mista, sendo excepcional um quadro puramente motor nesta síndrome.

Outras manifestações que podem ocorrer no decurso da DCSM ou isoladamente nos pacientes com anemia megaloblástica são a neuropatia óptica e distúrbios neuropsíquicos.

A neuropatia óptica, traduzida por rebaixamento da acuidade visual e atrofia bilateral da papila, é apreciada com maior frequência no sexo masculino. Os distúrbios psíquicos, quando presentes, geralmente são discretos (apatia, depressão do humor, dismnésia), podendo ocasionalmente se configurar um estado confusional ou francamente psicótico e até demência que pode simular a doença de Alzheimer. Diversas formas clínicas da síndrome são descritas de acordo com o predomínio dos achados semiológicos: 1) forma pseudotabética; 2) forma paraplégica; 3) forma polineurítica; 4) forma com comprometimento de nervos cranianos; 5) forma neuropsiquiátrica.

Sob o aspecto anatômico, as lesões medulares predominam nas regiões dorsal superior e cervical inferior. Geralmente o comprometimento é combinado, atingindo os cordões posteriores e os tratos corticoespinhais, embora um acometimento quase exclusivo dos cordões posteriores seja possível (Figuras 80 e 81). Do ponto de vista histológico, o quadro inicial é de edema da bainha de mielina, que se torna delgada e de diâmetro aumentado; esta lesão do tipo vacuolar confere às porções dorsolaterais da medula um aspecto esponjoso. Embora as lesões predominem nas bainhas de mielina, os axônios não ficam indenes. O encéfalo também pode mostrar alterações como lesões esponjosas no corpo caloso e na substância branca dos hemisférios.

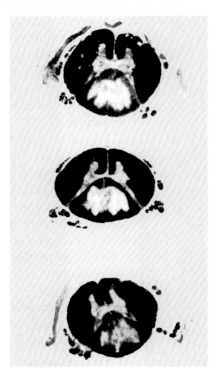

Figura 80 – Mielose funicular (doença de Litchtheim). Degeneração do cordão posterior da medula torácica. Método de Weigert-Pal.

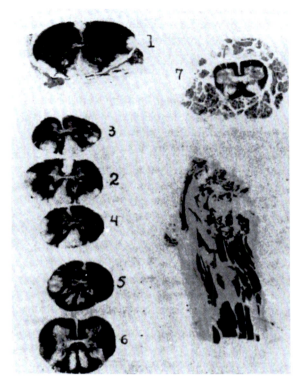

Figura 81 – *Mielose funicular (doença de Litchtheim)*. 1. Intumescimento cervical: degeneração dos cordões posterior, lateral e anterior; 2. Região torácica alta com as mesmas degenerações; 3, 4 e 5 – Região torácica com degeneração dos cordões posterior e lateral; 6. Região lombar alta com degeneração em apenas uma área paramediana do cordão posterior; 7. Região lombar sem degeneração dos cordões. Método de Weigert-Pal.

A investigação do quadro anêmico é detalhada na descrição da anemia de Addison-Biermer. O LCR habitualmente é normal. A RM da medula espinhal é útil para descartar mielocompressão, mas pode evidenciar lesões sob a forma de hipersinal em T2, visíveis nos cordões posteriores e/ou nos tratos piramidais, na região cervical baixa. A recuperação do quadro de mielopatia pode ocorrer totalmente, parcialmente ou não responder a reposição da vitamina. Alguns autores advogam que a ausência do sinal de Babinski e o teste de Romberg negativo correlacionam-se com melhor prognóstico de recuperação após a reposição. Quando o diagnóstico é realizado numa fase precoce da doença, as chances de sucesso terapêutico são grandes; entretanto, nas fases avançadas o doente não costuma responder às medidas terapêuticas.

O tratamento é realizado com a administração de vitamina B_{12} (cianocobalamina), na dose de 1.000 mcg dia IM, durante várias semanas, na fase subsequente, utiliza-se uma dose idêntica, mas com periodicidade semanal e posteriormente, mensal, durante vários anos ou por tempo indeterminado. O uso de corticosteroides tem sido preconizado, sempre associado a vitamina B12. Medidas fisioterápicas auxiliam a recuperação.

BIBLIOGRAFIA

1 Cambier J; Masson M; Dehen H. *Neurologia*. Rio de Janeiro, Guanabara-Koogan, 2005.

2 Contamin F; Sabouraud O. *Élements de neurologie*, v. II, Paris, Flammarion, 1970.

LITTLE, DOENÇA DE
Diplegia cerebral; Diplegia espástica congênita; Paralisia cerebral; Paralisia cerebral infantil

Este quadro foi descrito por Little, em 1862, que na oportunidade salientou a importância do traumatismo obstétrico em sua etiopatogenia. A paralisia cerebral (PC) caracteriza-se por um distúrbio cerebral não progressivo e não hereditário, com início antes ou no momento do parto ou mesmo após o nascimento. Embora seja difícil conceituar a PC, admite-se hoje que esta condição represente um conjunto sindrômico cujas principais manifestações são: déficits motores com distribuição variável (monoplegia, hemiplegia, paraplegia, tetraplegia); alterações do tono muscular, traduzidas, em geral, por espasticidade e, menos frequentemente, por hipotonia; incoordenação muscular; movimentos involuntários anormais (atetóticos, coréicos, coreoatetóticos); retardo mental. A designação PC, embora largamente empregada, sofre restrições em amplos setores, e alguns autores preferem empregar nestes casos a designação encefalopatias infantis não evolutivas.

O quadro clínico da PC varia amplamente, indo desde quadros monossintomáticos até a forma completa. É importante assinalar que nem sempre há correspondência entre os graus de comprometimento mental e motor, podendo ocorrer casos com acentuada espasticidade e sem retardo mental e vice-versa. As manifestações motoras têm expressão variável, sendo frequentes as hemiplegias espásticas e as diplegias crurais espásticas; entretanto, formas com hipotonia muscular difusa podem ocorrer, constituindo a chamada encefalopatia atônica de Foerster. As hipercinesias também são frequentes, tendo como expressão principalmente a atetose dupla; outras hipercinesias, como movimentos coreicos, coreoatetóticos, tremores, espasmos de torção e balismos também podem ocorrer. O quadro atáxico, que traduz comprometimento da esfera cerebelar, caracteriza-se por incoordenação estática e cinética. O retardo mental é frequente, sendo o grau de deficiência extremamente variável. As manifestações convulsivas são comuns na PC, particularmente nas formas hemiplégicas e tetraplégicas.

As causas da PC são múltiplas, cabendo destacar, entretanto, os traumatismos de parto. A gênese das lesões tem sido atribuída à hipóxia dos centros nervosos encefálicos, circunstância que pode ocorrer no período pré-natal, perinatal ou pós-natal. Esses fatos tornam importante a caracterização das condições de parto, do boletim Apgar e da evolução do recém-nascido. É importante assinalar que a prematuridade representa um alto risco, sendo essas crianças mais susceptíveis à PC por ocasião de anoxias ou hemorragias intracranianas. Entre outras condições que podem determinar PC, devemos ressaltar: malformações congênitas do SNC, *kernicterus,* hemorragias intracranianas, traumatismos cranioencefálicos no período pósnatal imediato, encefalites, meningites, subnutrição da gestante. Exames complementares podem fornecer subsídios para o diagnóstico, prognóstico e tratamento: o EEG, a ultrassonografia no recém-nascido e no lactente, a TC e a RM. Também os testes psicológicos (testes de personalidade e inteligência) são importantes na avaliação da parte mental.

Esse tipo de doente deve ser cuidado por uma equipe multiprofissional que inclua neurologista infantil, ortopedista, pediatra, fisiatra, fisioterapeuta, psicólogo, fonoaudiólogo e professores especializados. Na espasticidade devem ser adotadas medidas farmacológicas (diazepínicos, baclofeno, tizanidina, toxina botulínica), fisioterápicas e até cirúrgicas; os antiepilépticos estão indicados nas formas convulsivas. A cooperação da família na recuperação destes doentes é fundamental, devendo ser evitados os extremos prejudiciais: superproteção ou negligência do tratamento com rejeição da criança.

Ao concluir, é preciso deixar claro que a doença de Little é a forma diplégica da PC e, nela, a maioria das crianças apresenta inteligência normal ou próxima do normal.

BIBLIOGRAFIA
1 Castroviejo IP. Diagnóstico Clínico-radiológico em Neurologia Infantil. Barcelona, Científico-Médica, 1971.
2 Rosemberg S. *Neuropediatria.* Rio de Janeiro, Sarvier, 1992.

LOUIS-BAR, SÍNDROME DE
Ataxiatelangiectasia; Síndrome de Boder-Sedgwick; Telangiectasias cefalocutâneas

Em 1941, Madame Louis-Bar descreveu esta síndrome; porém, somente em 1958 Boder e Sedgwick a definiram amplamente e propuseram o nome ataxiatelangiectasia.

Essa afecção costuma associar telangiectasias céfalo-oculocutâneas a uma síndrome cerebelar progressiva e a uma deficiência imunitária. A síndrome costuma ter início nos primeiros anos de vida com um quadro de ataxia cerebelar caracterizado por marcha atáxica, astasia-abasia e disartria. Ao redor dos 5 anos de idade podem ser apreciadas telangiectasias na conjuntiva ocular, mais tarde as telangiectasias afetam as orelhas externas, as pálpebras, o dorso do nariz e outras partes do corpo (orofaringe, palato duro e mole, língua, pescoço, tórax, dorso das mãos, pés, pregas dos cotovelos e joelhos). Outros sinais e sintomas podem ser observados nas fases avançadas da doença: expressão torpe ou triste; estrabismo; nistagmo; coreoatetose; encanecimento e sequidão dos cabelos; manchas café com leite. Um retardo mental moderado pode ser observado por volta dos 10 anos de idade.

Ao binômio ataxiatelangiectasia frequentemente está associada hipoplasia do timo, com uma disgamaglobulinemia específica (deficiência de IgA). A IgG e a IgE também podem estar baixas, enquanto a IgM está em níveis normais ou altos, porém com peso molecular diminuído. A incidência de câncer nestes pacientes é aproximadamente mil vezes superior à que se vê na população-controle da mesma faixa etária. Parece que estes pacientes são mais susceptíveis a tumores do sistema retículo-endotelial (linfossarcomas, linfomas, leucemias); também carcinomas do estômago, fígado, ovário, glândulas salivares, boca e mama podem ocorrer. Em virtude da deficiência imunitária, a maioria das crianças apresenta crises repetidas de infecções sinopulmonares e muitas podem desenvolver bronquiectasias.

Do ponto de vista anatomopatológico, ocorre degeneração progressiva do cerebelo, particularmente com rarefação das células de Purkinje e em cesto; veias calibrosas têm sido verificadas nas meninges que envolvem o cerebelo. Nas estruturas extranervosas pode ser observada hipoplasia do timo, além de sinais de infecção pulmonar crônica (bronquiectasias).

A etiopatogenia ainda é obscura, sendo desconhecido o mecanismo da alteração imunológica. Esta afecção apresenta caráter familial, sendo a modalidade de transmissão hereditária do tipo autossômico recessivo, com uma incidência de 1/100.000. O gene responsável pela doença foi mapeado no cromossomo 11 e já foi identificado (gene *ATM*); mutações do gene têm sido detectadas.

O diagnóstico deve se basear na história familial, no quadro clínico e na verificação de deficiência de IgA, IgG2 e IgG4 e também da IgE ao exame imunoeletroforético. Estes pacientes apresentam também taxas elevadas da alfafetoproteína, dado que pode ser utilizado no rastreamento para o diagnóstico pré-natal. Outros exames complementares podem fornecer subsídios para o diagnóstico: hemograma (linfopenia), neuroimagem (atrofia do cerebelo). Estes pacientes apresentam uma sensibilidade incomum aos efeitos da radiação ionizante, de sorte que o uso de Raios X deve ser evitado. O diagnóstico diferencial, nas fases iniciais da síndrome, deve ser considerado com a ataxia de Friedreich, os tumores de cerebelo, a síndrome de Sturge-Weber e de von Hippel-Lindau.

Os indivíduos afetados raramente vivem além dos 20 anos de idade, em virtude de doenças pulmonares de natureza infecciosa e neoplasias malignas. É também frequente a associação de um tipo particular de diabetes melito caracterizado por hiperglicemia, com raros episódios de glicosúria, com ausência de cetose e com resistência periférica à insulina. O tratamento dessa afecção é puramente sintomático: controle das infecções; fisioterapia; e classe especial na escola.

BIBLIOGRAFIA

1 Boder E; Sedgwick RP. Ataxiatelangiectasia. A familial syndrome of progressive cerebellar ataxia, oculocutaneous telangiectasia and frequent pulmonary infections. Pediatrics 1958, 21: 525.

2 Louis-Bar D. Sur une syndrome progressif comprenant des télangiéctasies capillaries cutanés et conjonctivales symétriques a disposition naevoid et des troubles cerebelleux. *Conf Neurol* 1941, (Basel) 4: 32.

3 Swift M, Morell D *et al.* Incidence of cancer in 161 families affected by ataxia telangiectasia. *N Engl J Med* 1991, 325: 1831.

LOUSSEAU-BEAUSSART, SÍNDROME DE

Epilepsia benigna da infância com pontas centrotemporais; Epilepsia rolândica.

Veja síndrome de Landau-Kleffner

A epilepsia rolândica é a forma de epilepsia idiopática focal mais conhecida da infância e representa 15% das epilepsias não febris que se iniciam antes dos 13 anos de idade. O pico de início se dá entre os 5 e 8 anos, sendo que 83% dos casos começam dos 4 aos 10 anos de idade.

As crises são pouco frequentes, com predomínio durante o sono, tendendo a desaparecer espontaneamente até os 18 anos de idade. São crises focais e consistem em: 1) sintomas unilaterais sensitivomotores (30% dos casos); 2) manifestações orofaríngeas (53% dos casos); 3) interrupção da fala (40% dos casos); 4) hipersalivação (30% dos casos). Na metade dos casos pode haver progressão para hemiconvulsões (com frequente paralisia de Todd) ou para crises convulsivas tonicoclônicas generalizadas.

O achado eletroencefalográfico típico são as pontas que se projetam na região centro-temporal; podem ser uni ou bilaterais e são desencadeadas durante o sono N-REM, mas não pela hiperpneia. Nos EEGs seriados de uma mesma criança, pode-se observar as descargas centrotemporais ora à direita e ora à esquerda, isoladas ou agrupadas, de baixa ou de alta amplitude, localizadas ou com pontas em outra localização. A frequência, localização e persistência desses achados não determinam as manifestações clínicas, severidade e frequência das crises ou o prognóstico. Sabe-se que as alterações do EEG podem permanecer mesmo após a remissão das crises.

Na forma típica da doença, com presença de achados clínico-eletroencefalográficos patognomônicos, não ocorrem alterações estruturais, sendo que a RM é um exame desnecessário.

Estudos sugerem presença de componente genético, com herança genética complexa; estudos epidemiológicos sugerem susceptibilidade compartilhada com a enxaqueca, que pode afetar 15% dos portadores.

Embora a epilepsia tenha um comportamento benigno, vários estudos demonstram possível associação com disfunções cognitivas e comportamentais sutis, especialmente na esfera de atenção, tarefas visuoespaciais e alterações de linguagem, que podem interferir com o aprendizado. O tratamento medicamentoso parece não influenciar nestas alterações.

Muitos profissionais optam por não tratar os pacientes, já que as crises costumam não trazer maiores danos, ocorrem no período noturno e interferem pouco com as atividades de vida diária. Todavia, o tratamento deve ser instituído especialmente naqueles pacientes que apresentam crises frequentes ou crises generalizadas. Embora a carbamazepina seja o fármaco mais frequentemente utilizado, existem relatos de piora das descargas e de problemas de linguagem associados ao seu uso, assim como com a lamotrigina, levando, em alguns casos, à instalação de estado de mal epiléptico ou espícula-onda contínua do sono (reação paradoxal); prefere-se a utilização do valproato e do sultiame, este último, não disponível no mercado brasileiro.

A remissão costuma ocorrer em 99,8% dos casos até os 18 anos de idade, com pico aos 13 anos. Não costuma haver recorrência e raramente os pacientes evoluem com outros tipos de crise. A normalização do EEG acontece tardiamente após a remissão das crises.

BIBLIOGRAFIA

1 Panayiotopoulos CP,; Bureau M *et al.* Idiopathic focal epilepsies in childhood. In: Mureau M; Genton P; Dravet C; Delgado-Escueta AV; Tassinari CA; Thomas P; Wolf P. *Epileptic Syndromes in infancy, childhood and adolescence.* John Libbey France, 2012.

2 Vannest J; Tenney JR *et al.* Cognitive and behavioral outcomes in benign childhhod epilepsy with centrotemporal spikes. *Epilep Behav* 2015, 45: 85-91.

3 Guerrini R; Pellacani S. Benign childhood focal epilepsies. *Epilepsia* 2012, 53 (Supl 3): 9-18.

LOWE, SÍNDROME DE

Síndrome de Lowe-Bickel; Síndrome oculocerebrorrenal

Descrita em 1952 em crianças, é uma heredopatia do tipo recessivo ligada ao sexo, e a maioria dos afetados pertence ao sexo masculino; entretanto, casos esporádicos (heterozigotos) foram descritos em meninas. O gene foi mapeado no braço longo do cromossomo X (Xq25.26) e codifica uma proteína similar ao inositol polifosfato-5-fosfatase do complexo de Golgi.

A sintomatologia tem início nos primeiros anos de vida e caracteriza-se por: 1. sinais oculares (catarata, acompanhada ou não de glaucoma); 2. sinais renais (aminacidúria, albuminúria, glicosúria intermitente, acidose tubular); 3. sintomas neuropsíquicos (retardo mental, hipotonia muscular, arreflexia ou hiporreflexia, convulsões); 4. sinais ósseos (raquitismo, osteoporose); 5. outros sinais (atraso no crescimento, craniostenose, cistos dentários, fraturas ósseas, criptorquidia).

A síndrome depende de erro no metabolismo de aminoácidos, com distúrbio no seu transporte intestinal e renal, fenômeno que acarreta aminacidúria generalizada com raquitismo e acidose tubular renal. Os aspectos patológicos incluem alterações renais tubulares e parenquimatosas, enquanto as alterações neuropatológicas, além de inespecíficas, são variáveis.

O diagnóstico deve se basear no quadro clínico, na aminacidúria generalizada e na acidose metabólica. O prognóstico não é bom em virtude do acentuado retardo mental, das alterações oculares congênitas e dos defeitos metabólicos. O tratamento é apenas sintomático e de correção cirúrgica de algumas anormalidades congênitas (catarata, criptorquidia).

BIBLIOGRAFIA

1 Lowe CU; Terrey M; Maclachlan EA. Organic-aciduria, decreased renal ammonia production, hydrofthalmos and mental retardation. *Amer J Dis Child* 1952, 83: 164.

2 Ropper AH; Brown RH. *Principles of neurology.* In: Adams & Victor´s. New York, McGraw-Hill, 2005.

3 Smith DW. *Síndromes de malformações congênitas,* São Paulo – Barueri, Manole, 1989.

LUFT, SÍNDROME DE

Miopatia mito-condrial

Veja doença de Fukuhara.

A microscopia eletrônica permitiu o reconhecimento de anormalidades mitocondriais ao nível dos músculos esqueléticos. Luft e colaboradores, em 1962, foram os primeiros a descrever estas alterações num indivíduo adulto com processo miopático associado a numerosas anormalidades mitocondriais e hipermetabolismo geral não dependente de disfunção da tireoide. Nos últimos 40 anos, apenas um paciente com quadro semelhante ao relatado por Luft e colaboradores foi referido na literatura. Nos dois casos até agora descritos, a doença ocorreu de modo esporádico no primeiro paciente e no segundo foi excluída a deleção do DNAmit. A microscopia evidenciou uma estrutura anormal da mitocôndria, com a inclusão de corpúsculos osmiofílicos e inclusões paracristalinas. Estas mitocôndrias mantêm sua capacidade de síntese de ATP e ADP, porém deixam de reter cálcio.

Esta síndrome, embora extremamente rara, é importante por representar um marco na identificação das doenças mitocondriais. A partir da descrição inicial de Luft e colaboradores, um grupo heterogêneo de doenças do ponto de vista clínico, porém com substrato anatomopatológico comum (proliferação mitocondrial anômala), passou a ser estudado e novas doenças foram identificadas.

BIBLIOGRAFIA

1 Engel AG; Frazini-Armstrong C. *Myology basic and clinical*. New York, McGraw-Hill, 1994.

2 Luft R *et al*. A case of severe hypermetabolism of non-thyroid origin with a defect in the maintenance of mitochondrial respiratory control, a correlated clinical, biochemical and morphological study. *J Clin Invest* 41: 1776, 1962.

LUYS, SÍNDROME DO CORPO DE
Balismo; Hemibalismo; Síndrome do núcleo subtalâmico

O corpo de Luys está em situação subtalâmica, entre a zona incerta e a substância negra. A eletrocoagulação do corpo de Luys determina hemibalismo e, de forma menos duradoura e menos característica, hemicoreia e hemiatetose. Para obter estes resultados, nos trabalhos experimentais, é necessário que o globo pálido e a alça lenticular estejam íntegros.

Os balismos, do ponto de vista semiológico, são movimentos involuntários de grande amplitude, abruptos, contínuos, rápidos e rítmicos; localizam-se predominantemente nos segmentos proximais dos membros. Os movimentos são estereotipados e podem ser violentos, sobrevindo muitas vezes em descargas que arremessam o membro em várias direções. Esta hipercinesia é relativamente rara, costuma afetar um hemicorpo (hemibalismo) e traduz lesão do núcleo subtalâmico contralateral (corpo de Luys); o bibalismo, embora seja possível, é de ocorrência excepcional. A intensidade dos movimentos costuma determinar fadiga muscular e o paciente, por vezes, assume posturas forçadas, objetivando alcançar certo repouso (p. ex.: mantém sob contenção o membro superior comprometido sobre o peito).

As principais causas do balismo são os acidentes vasculares cerebrais (isquêmicos e hemorrágicos); outras causas são possíveis (metástases, tuberculomas, sífilis).

O tratamento do balismo deve ser iniciado o mais precocemente possível com neurolépticos (haloperidol, clorpromazina); deve ser associado um corticoide (dexametasona) quando a causa for um processo expansivo. Nas formas rebeldes ao tratamento conservador, poderá ser tentado o tratamento cirúrgico pelo método estereotáxico com atuação sobre o núcleo ventrolateral do tálamo.

BIBLIOGRAFIA

1 Hermann H; Cier JF. *Tratado de Fisiologia.* Barcelona, Toray-Masson, 1970.

2 Trelles O; Cuba JJ; Genaro Herrera C. Hemibalismo. In: Asenjo A. *Síndromes neurológicos y neuroquirúrgicos.* Buenos Aires, Inter-Médica, 1966.

LYME, DOENÇA DE

Borreliose de Lyme; Erythema chronicum migrans; Infecção de Lyme; Neuroborreliose

Em 1975, o Departamento de Saúde Pública de Connecticut (EUA), em conjunto com investigadores da Divisão de Reumatologia da Universidade de Yale, descreveu na comunidade de Lyme pacientes com quadro poliarticular em crianças e jovens com aspecto semelhante à artrite reumatoide juvenil. O quadro apresentava uma prevalência três vezes maior que a artrite reumatoide juvenil e ocorria em áreas rurais de Lyme. Podia haver mais de um membro da família afetado, a doença atingia o seu pico no verão e em 25% dos casos havia o relato de uma erupção cutânea precedendo a artralgia. Esta doença passou a ser conhecida como artrite de Lyme. O eritema foi reconhecido, na época, como semelhante ao provocado pela picada do carrapato *Ixodes ricinus.*

Hoje sabe-se que a doença de Lyme (DL) é uma afecção multissistêmica observada com frequência crescente no hemisfério norte. Ela é causada pela espiroqueta *Borrelia burgdorferi,* que é transmitida ao homem pela picada de carrapatos. Nos Estados Unidos, a espécie de carrapatos que geralmente transmite a DL é a *Ixodes dammini,* e na Europa é a *Ixodes ricinus.*

A doença costuma evoluir com manifestações precoces e tardias, pode se instalar dias a semanas após a picada do carrapato e o quadro clínico pode ser desdobrado em três estágios. No primeiro estágio chamam a atenção as manifestações cutâneas: pápula e/ou mácula e, com frequência, eritema migrans. Acompanhando este quadro cutâneo, observam-se sintomas semelhantes a um estado gripal: fadiga; mal-estar; febre e mialgia. Embora menos frequentes, outras manifestações podem ocorrer como cefaleia, fotofobia, rigidez de nuca, artralgia, dores abdominais, sintomas respiratórios e até linfadenopatia.

No segundo estágio (que pode se instalar semanas a meses após a fase cutânea), aproximadamente 15% dos pacientes desenvolvem manifestações neurológicas, com comprometimento do SNC e/ou periférico. As manifestações neurológicas mais comuns são cefaleia, náuseas, vômitos, fadiga, irritabilidade e rigidez de nuca. Aproximadamente dois terços dos pacientes apresentam quadro de encefalite; outros quadros neurológicos, como mononeurite múltiplas, mielite transversa, coreia, ataxia cerebelar e síndrome de Guillain-Barré, têm sido relatados. O exame do LCR pode mostrar hipercitose (à custa de linfócitos), aumento de proteínas e glicorraquia normal; às vezes há aumento de IgG, com bandas oligoclonais. Neste segundo estágio da doença, o comprometimento cardíaco ocorre em aproximadamente 8% dos casos, sendo geralmente difuso com distúrbios do ritmo cardíaco e grau variado de bloqueio atrioventricular.

No terceiro estágio da doença, a artrite é a manifestação mais evidente, ao lado das complicações neurológicas. Estima-se que 60% dos pacientes apresentam, nesta fase, dores articulares com sinovite difusa, sendo o joelho a articulação mais envolvida. Em 10% dos pacientes, a artrite torna-se crônica. Do ponto de vista reumatológico, podem ser encontradas calcificações dos ligamentos musculotendíneos e perda de cartilagem. Os testes sorológicos para doença reumática são negativos. As manifestações neurológicas nesta fase são semelhantes às da esclerose múltipla, com sinais e sintomas neurológicos evoluindo com surtos e remissões.

O diagnóstico da DL é confirmado pelo encontro de anticorpos séricos contra a *Borrelia burgdorferi* por meio de várias técnicas (imunofluorescência, ELISA, hemaglutinação, Western-Blot). Os anticorpos tipo IgM são detectáveis cerca de 6 semanas após o eritema migratório, permanecem por aproximadamente um mês e desaparecem. Os anticorpos IgG são detectáveis cerca de 8 semanas após o eritema e permanecem com altos títulos por anos. Resultados falso-negativos podem ocorrer por coleta precoce da amostra de soro ou pelo uso de antibióticos. Resultados falso-positivos podem ocorrer devido à reatividade cruzada com outras espécies de Borrelia e treponemas. Nesta última situação, o teste contra *Treponema pallidum* pode contribuir para o diagnóstico diferencial. A identificação do DNA da *Borrelia burgdorferi* no sangue e por reação em cadeia por polimerase no LCR são métodos sensíveis para o diagnóstico.

Os estudos de RM podem ser normais ou demonstrar focos de hipersinal na substância branca subcortical dos hemisférios cerebrais. O diagnóstico diferencial deve incluir lesões vasculares, desmielinizantes e infecciosas. O comprometimento de nervos cranianos, particularmente do óptico e do facial, com impregnação anômala associada a espessamento focal e impregnação das meninges intracranianas é o mais típico da doença e deve sempre levantar a suspeita de neuroborreliose (Figura 82A e B). O comprometimento medular não é raro e caracteriza-se usualmente pela presença de múltiplas lesões com realce anômalo ao longo da medula, com mínima expansão focal.

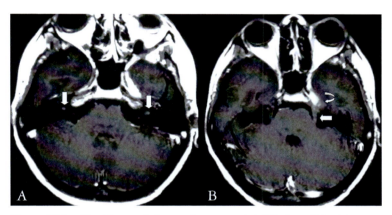

Figura 82A e B – *Doença de Lyme – Imagens axiais T1 do encéfalo após a injeção endovenosa do agente de contraste paramagnético (gadolínio) mostrando impregnação anormal de diversos nervos cranianos (V nervo – seta horizontal, complexo VII/VIII – setas verticais), bem como impregnação nodular parasselar esquerda (seta curva). Esta paciente apresentava paralisia facial bilateral com eritema migratório nos membros superiores.*

O tratamento da DL deve ser realizado com cefriaxone endovenoso, se necessário, corticosteroides, principalmente se houver comprometimento cardíaco. Como medidas preventivas, evitar áreas infestadas por carrapatos, usar repelentes e roupas protetoras.

BIBLIOGRAFIA
1 Duffy S. Lyme disease. *Clinics North America* 1987, 1: 511.
2 Halperin JJ. Central nervous system Lyme disease. *Curr Neurol Neurosci Rep* 2005, 5: 446.
3 Stanek G; Strie F. Lyme borreliosis. *Lancet* 2003, 362: 1639.

M

MACHADO-JOSEPH, DOENÇA DE

Degeneração estriatonigral autossômica dominante; Degeneração nigroespinodenteada com oftalmoplegia internuclear; Doença açoriana do sistema nervoso; Doença de Joseph; Doença de Machado, Ataxia espinocerebelar tipo 3 – SCA3 Veja doença de Friedreich.

A SCA3 (de *espinocerebelar ataxia*) corresponde à doença de Machado-Joseph (14q32.1). Ela foi descrita inicialmente em famílias originárias dos Açores. Na sua forma habitual, expressa-se por ataxia cerebelar e espasticidade, mas o quadro pode comportar sinais extrapiramidais e uma polineuropatia motora. O quadro é de fundo genético, sendo a modalidade de transmissão do tipo autossômico dominante, quando ocorre mutação do gene (SCA/MJF) localizado no braço longo do cromossomo 14. Essa doença tem sido descrita em outros países, entretanto sua ocorrência está associada à expansão portuguesa ultramarina.

As manifestações clínicas são variadas, observando-se como sinais maiores ataxia cerebelar (98%), sinais piramidais (75%), sinais de comprometimento do neurônio motor periférico (63%), sinais extrapiramidais (19%). Sinais menores também podem estar presentes como oftalmoplegia internuclear progressiva, distonia, fasciculações de língua e face, retração palpebral (*bulging eyes*).

Paula Coutinho e Corino de Andrade propõem classificar esta afecção em três tipos: I – de início precoce (por volta da segunda década da vida) tem evolução mais rápida que os demais tipos e há predomínio de sinais piramidais e extrapiramidais. II – de início um pouco mais tardio, próximo da quarta década da vida, apresenta evolução mais lenta e predominam sinais cerebelares e piramidais. III – de início mais tardio, a partir da quinta década de vida, evolui de forma mais lenta e predominam sinais cerebelares e atrofia muscular de localização distal.

O diagnóstico é confirmado solicitando-se o teste genético especifico para mutação do gene SCA/MJF, já disponível comercialmente. O número de repetições CAG presentes apresenta correlação com o prognóstico. Na prática clínica, a RM de crânio é o exame inicial diante da suspeita clínica, atrofia cerebelar e dos pedúnculos cerebelares superiores são características (Figuras 83 e 84).

Os estudos anatomopatológicos costumam revelar perda neuronal e gliose reacional na substância negra, núcleo denteado cerebelar, núcleos de nervos cranianos pontinos, coluna de Clarke e ponta anterior da medula espinhal. O diagnóstico diferencial deve ser feito sobretudo com outras doenças heredodegenerativas (principalmente atrofias olivopontocerebelares e ataxia de Friedreich), com a atrofia espinopontina de Boller-Segarra (que alguns autores acreditam tratar-se da mesma doença) e com o quadro clínico inicial da esclerose lateral amiotrófica.

A doença de Machado-Joseph tem sido descrita em outras etnias: japoneses, chineses, negros, indianos, espanhóis, italianos, judeus e australianos.

Não há tratamento específico para este tipo de enfermidade. O aconselhamento genético deve ser considerado, particularmente entre os açorianos.

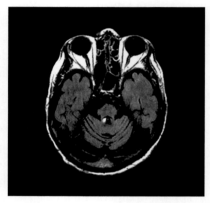

Figura 83 – *RM FLAIR axial evidencia atrofia do cerebelo e dos pedúnculos cerebelares superiores, com alargamento dos espaços de LCR entre as folias cerebelares.*

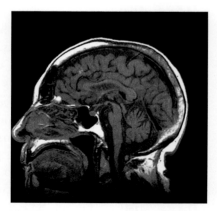

Figura 84 – *RM T1 sagital mostra a atrofia cerebelar com alargamento dos espaços liquóricos entre as folias cerebelares e a atrofia da proeminência da ponte.*

BIBLIOGRAFIA

1 Coutinho P; Andrade C. Autosomal dominant system degeneration in portuguese families of the Azores Island: a new genetic disorder involving cerebellar, pyramidal, extrapyramidal and spinal cord motor functions. Neurology, 1978, 28: 703.

2 Rüb U; Brunt ER; Deller T. New insights into the pathoanatomy of spinocerebellar ataxia type 3 (Machado-Joseph disease). *Curr Opin Neurol* 2008; 21: 111-116.

MARBURG, DOENÇA DE

Variante de Marburg da esclerose múltipla

A doença de Marburg é considerada uma variante da esclerose múltipla, que tem evolução fulminante e rapidamente fatal. É um quadro raro, com poucos relatos detalhados na literatura. Tem apresentação monofásica, progressiva, sem períodos de remissão. Usualmente, acomete adultos jovens, sendo este o primeiro evento neurológico, embora em poucos casos possa se apresentar como uma evolução fulminante da esclerose múltipla em seus períodos mais avançados. A manifestação clínica costuma expressar o envolvimento de qualquer região do SNC e, dependendo do processo inflamatório e da maciça desmielinização, o paciente pode evoluir para o estupor ou coma. A morte ocorre devido ao acometimento do tronco cerebral. A RM do crânio evidencia extensos focos de hipersinal em T2, confluentes com impregnação após injeção endovenosa de gadolínio, refletindo quebra de barreira hematoencefálica, compatível com desmielinização em atividade, além de múltiplas lesões irreversíveis.

A etiologia é desconhecida, porém postula-se que esta manifestação esteja associada à presença da proteína básica da mielina imatura. Os estudos neuropatológicos evidenciam extensa desmielinização, perda axonal, edema, infiltrado linfomonocitário com a presença de macrófagos, porém poucas placas podem ser evidenciadas. O diagnóstico diferencial deverá ser considerado com a esclerose múltipla, forma progressiva e principalmente com a encefalomielite disseminada aguda (ADEM). O tratamento deve ser orientado com altas doses de corticosteroides, imunoglobulinas e plasmaférese. O prognóstico é sombrio.

BIBLIOGRAFIA

1 Johnson MD; Lavin P; Whetsell Jr WO. Fulminant monophasic multiple sclerosis, Marburg´s type. *J Neurol Neurosurg Psychiat* 1990, 53: 918.

2 Wood DD; Bilbao JM; O`Connor P *et al.* Acute multiple sclerosis (Marburg type) is associated with developmentally immature myelin protein. *Neurology* 1996, 40: 18.

MARCHIAFAVA-BIGNAMI, SÍNDROME DE

Degeneração do corpo caloso; Degeneração primária do corpo caloso; Demência alcoólica progressiva; Doença de Marchiafava; Encefalopatia calósica desmielinizante.

Esta síndrome, descrita em 1903, foi inicialmente reconhecida em italianos bebedores de vinho. Posteriormente, foram relatados casos em outros grupos étnicos, em indivíduos fazendo uso imoderado de bebidas alcoólicas (fermentadas ou destiladas) ou malnutridos.

O quadro é de etiopatogenia obscura e embora seja mais frequente nos grandes alcoólatras, também tem sido registrado em indivíduos com carências nutritivas. Esta afecção também tem sido descrita em associação com a mielinólise central da ponte e com a encefalopatia de Wernicke, tanto em alcoólatras como não alcoólatras, sugerindo uma possível etiopatogenia comum. Também uma predisposição heredológica não pode ser descartada, em decorrência da maior frequência em italianos.

A lesões fundamentais costumam ocorrer na região axial do corpo caloso, que pode mostrar necrose recente ou antiga e desmielinização. Lesões mais ou menos extensas na substância branca dos hemisférios cerebrais também podem ocorrer. As lesões podem determinar um quadro de desconexão inter-hemisférica traduzido por apraxia, agrafia e síndrome de Balint.

As manifestações clínicas, com início na meia idade ou na terceira idade, podem se instalar de modo progressivo ou súbito. Podem abrir a cena clínica do quadro disfasia e dispraxia. Nas fases subsequentes, um complexo sintomatológico constituído por rigidez muscular, tremores, convulsões generalizadas e deterioração mental pode ser encontrado. Em alguns casos, é nítido o predomínio da sintomatologia mental com agitação, alucinação e demência. Nas fases finais, podem ocorrer coma e morte do paciente. Existem formas leves ou moderadas, sem prejuízo da consciência, com lesões parciais do corpo caloso (evidenciadas pela RM) e de evolução favorável.

A neuroimagem (RM do crânio) permite o diagnóstico em vida, o que não ocorria na era pré-imagem, quando o diagnóstico era possível somente pela necropsia (Figura 85).

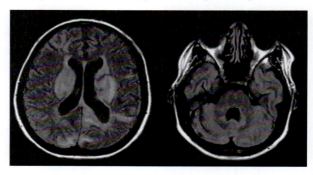

Figura 85 – *RM FLAIR axial demonstra hipersinal acometendo os pedúnculos cerebelares médios e o corpo caloso, notadamente na região do esplênio, relacionado à desmielinização tóxica pelo abuso de álcool.*

O benefício da tiamina no tratamento é controverso, embora se reconheça que a deficiência desta vitamina seja frequente nos alcoólatras crônicos. O tratamento deve ser orientado com antiepilépticos e sedativos, além da supressão do álcool.

BIBLIOGRAFIA

1 Chang KH; Cha SH; Han MH *et al.* Marchiafava-Bignami disease: serial changes in corpus callosum on MRI. *Neuroradiology* 1992, 34: 480.

2 Heinrich A; Runge U; Khau AV. Clinicoradiologic subtypes of Marchiafava-Bignami disease. *J Neurol* 2004, 251: 1050.

MARCUS GUNN, FENÔMENO DE

Síndrome de Gunn; Síndrome de Marcus Gunn
Veja síndrome de Marin Amat.

Caracterizada por uma ptose palpebral, geralmente congênita e unilateral, que se desfaz durante a mastigação, bocejo ou movimentação da mandíbula. A pálpebra é incapaz de se elevar voluntariamente, porém o faz de modo automático e involuntário quando o indivíduo abre a boca. A manifestação comumente é unilateral, embora possa ocorrer bilateralmente.

A associação de movimentos mandibulopalpebrais nesta síndrome sugere a presença de conexões aberrantes entre o III°, V° e VII° nervos cranianos, seja no trajeto periférico ou no tronco encefálico. A síndrome, geralmente, é congênita com etiologia desconhecida.

BIBLIOGRAFIA

1 Wartenberg R. Winking-jaw phenomenon. *Arch Neurol Psychiat* 1948,59: 734.

MARDEN-WALKER, SÍNDROME DE

Presente no período neonatal e tem como características fundamentais anormalidades oculofaciais, miopatia congênita e contraturas musculares. O quadro é de natureza genética e o seu padrão de transmissão hereditária é do tipo autossômico recessivo.

BIBLIOG2RAFIA

1 Linder N; Matot I *et al.* Congenital myopathy with oculo-facial abnormalities (Marden-Walker syndrome). Am *J Med Genet* 1991, 39: 377.

MARIE-FOIX, HEMIPLEGIA CEREBELAR DE

Síndrome de Marie-Foix

Síndrome látero-pontina que depende de um amolecimento vascular isquêmico no território das artérias circunferenciais curtas, destruindo o pedúnculo cerebelar médio e a raiz do nervo trigêmeo; ocasionalmente, outras estruturas como tratos piramidal e espinotalâmico ficam comprometidas.

O quadro clínico costuma se exteriorizar por sinais cerebelares (ataxia, dismetria, disdiadococinesia) e anestesia da hemiface, ipsolateralmente à lesão. Em alguns casos, pode-se encontrar hemi-hipoestesia termodolorosa e hemiparesia no lado oposto à lesão.

BIBLIOGRAFIA

1 Kissel P; Schmitt J; André J M. Syndromes du tronc cérébral. *Encycl Méd Chir, Système Nerveux* 1975, 17039 A-10,7.

MARIE-FOIX-ALAJOUANINE, ATROFIA CEREBELAR TARDIA DE

Atrofia cortical tardia com predominância vermiana
Veja doença de Friedreich.

Este tipo de atrofia cerebelar geralmente ocorre sob a forma esporádica e numa fase tardia da vida, havendo nítido predomínio no sexo masculino. Embora as causas deste tipo de atrofia não estejam ainda bem definidas, é possível que uma boa parcela de casos dependa de etilismo crônico ou de um carcinoma a distância (atrofia cerebelar paraneoplásica). Entretanto, apesar da ausência quase constante do fator familial, um componente genético não pode ser descartado nesta afecção.

O quadro clínico costuma ter início entre 50 e 70 anos de idade com distúrbios do equilíbrio e da marcha. Na posição ortostática, o doente apresenta instabilidade com aumento da base de sustentação; a marcha é incoordenada, sendo os passos irregulares e desiguais (marcha do tipo ebrioso). A dismetria e a assinergia podem ser evidenciadas pelas manobras clássicas. Nos membros superiores, o quadro é menos florido.

Do ponto de vista anatomopatológico, a atrofia predomina na região vermiana anterior e nas porções adjacentes dos lobos laterais. Ao exame histológico, é evidente a extrema rarefação das células de Purkinje. A neuroimagem (TC e RM) proporciona subsídios importantes para o diagnóstico deste tipo de atrofia.

A evolução do quadro é lenta, sendo possível períodos de estabilização dos sintomas; mas uma deterioração mental pode se associar ao quadro cerebelar em alguns casos.

BIBLIOGRAFIA

1 Contamin F; Sabouraud O. *Èlements de neurologie,* v. 2 Flammarion, Paris, 1970.

MARÍN AMAT, SÍNDROME DE

Fenômeno de Marcus Gunn invertido.
Veja fenômeno de Marcus Gunn.

A abertura forçada ou ampla da boca determina o fechamento de um olho; esta manifestação foi descoberta por Marín Amat como "fenômeno de Marcus Gunn invertido". Considerado um movimento associado entre os músculos orbicular da pálpebra e pterigoideo externo, este fenômeno traduziria um erro de direcionamento das fibras regeneradas após uma paralisia facial. Com efeito, dentro deste conceito, a síndrome representaria uma sincinesia entre o nervo facial e o ramo motor do nervo trigêmeo.

O movimento palpebromandibular pode aparecer também nas primeiras semanas que se seguem à instalação de uma hemiplegia ou no decurso da esclerose lateral amiotrófica, como corolário de um estímulo aplicado à córnea. Neste caso, o movimento patológico associado indica lesão das vias cortico-trigeminais no lado da córnea estimulada.

BIBLIOGRAFIA

1 Wartenberg R. Winking-jaw phenomenon. *Arch Neurol Psychiat.* 1948, 59; 7734.

MARINESCO-SJÖGREN, SÍNDROME DE

Síndrome de Marinesco-Garland; Síndrome de Torsten-Sjögren

Constituída essencialmente por uma tríade: ataxia, oligofrenia e cataratas congênitas. A ataxia costuma ter início nos primeiros anos de vida e a criança, quando chega a andar, o faz tardiamente e com aumento da base de sustentação. A ataxia é do tipo cerebelar e o exame anatomopatológico pode mostrar atrofia do córtex cerebelar. A catarata é bilateral, sendo frequente a amaurose. O retardo mental é acentuado, alguns pacientes podem apresentar nanismo.

Os dados genéticos sugerem transmissão do tipo autossômico recessivo. O tratamento é puramente sintomático.

BIBLIOGRAFIA

1 Sjögren T. Hereditary congenital spinocerebellar ataxia accompanied by congenital cataract and oligophrenia. *Conf Neurol* 1950, 10: 293.

MAROTEAUX--LAMY, SÍNDROME DE

Mucopolissacaridose VI A e B; Nanismo polidistrófico Veja síndromes de Hunter, Hurler, Morquio, Sanfilippo e Scheie.

Forma rara de mucopolissacaridose descrita por Maroteaux e Lamy, em 1963. A afecção resulta de mutações no gene da arilsulfatase B, localizadas no cromossomo 5 (*5q13-q14*), que codifica a enzima, também chamada de N-acetilgalactosamina 4-sulfatase, de herança autossômica recessiva. A redução ou ausência de atividade da enzima causa uma degradação incompleta e acúmulo celular do glicosaminoglicano dermatan sulfato, com dano celular. O comprometimento é multissistêmico progressivo e apresenta um amplo espectro sintomático, de instalação lenta ou rápida. A displasia óssea é marcante e característica e inclui baixa estatura, disostose múltipla e doença articular degenerativa. Atualmente a doença é desdobrada em

401

duas formas: uma forma clássica (A) e uma forma moderada (B). Formas rapidamente progressivas podem ter início logo após o nascimento com excreção aumentada de glicosaminoglicanos e alterações esqueléticas graves, baixa estatura e óbito na segunda ou terceira décadas de vida. Formas mais lentas apresentam um fenótipo mais moderado e a sobrevida atinge a quarta ou a quinta década de vida.

Os aspectos faciais desta afecção incluem opacificação progressiva da córnea, hipertelorismo ocular, dorso nasal achatado com orifícios nasais amplos. Outras manifestações somáticas compreendem: atraso do crescimento com nanismo, encurtamento tanto do tronco como dos membros, genuvalgo, cifose com protrusão do esterno, hepatosplenomegalia na maioria dos casos. Infecções de vias aéreas superiores, apneia do sono, surdez, redução da função pulmonar, alterações cardíacas miocárdicas ou valvares podem ser encontradas. Há hipoplasia do processo odontoide, podendo haver instabilidade da coluna cervical e subluxação atlantoaxial, com risco de uma compressão medular. Espessamento das meninges com ou sem espessamento ósseo podem causar hidrocefalia obstrutiva comunicante, atrofia óptica e cegueira. O acúmulo de glicosaminoglicano no retináculo de músculos flexores associado com as alterações ósseas no carpo pode levar a uma compressão do nervo mediano. O nível intelectual costuma ser normal ou ocorrer um leve retardo mental.

Até a introdução da terapia de reposição enzimática com galsulfase, o manuseio clínico era limitado a medidas de suporte e transplante hematopoiético de células tronco. A galsulfase atualmente é amplamente disponível e constitui uma terapia específica que proporciona uma melhora clínica prolongada, com bom perfil de segurança. O prognóstico é variável, depende da idade de início, ritmo de progressão dos sintomas e, agora, do início precoce da terapia de reposição.

BIBLIOGRAFIA

1   Giuliani R; Harmatz P; Wraith JE. Management guidelines for mucopolysaccharidosis VI. *Pediatrics,* 2007, 120(2): 405.

2   Maroteaux P; Lévêque B. *et al.* Une nouvelle dysostose avec elimination urinaire de chondroitime-sulfateB. *P Méd* 1963, 71: 1849.

3   Swaiman KF; Wright FS. *The practice of pediatric neurology,* v. 1. Saint Louis, Mosby, 1975.

4   Valayannopoulos V; Nicely H; Harmatz P *et al.* Mucopolysaccharidosis VI. *Orph J Rare Dis,* 2010, 5: 5.

MARTIN-BELL, SÍNDROME DE

Síndrome do X frágil

Trata-se de quadro de descrição relativamente recente e raro; ocorre em ambos os sexos. As crianças afetadas apresentam quadro de deficiência mental (DM) leve a moderada e algumas características somáticas sugestivas como fácies alongada e estreita, hipoplasia malar e prognatismo, orelhas grandes e em abano, lábios grossos, palato ogival. Pode aparecer na adolescência uma macrorquidia. Estas crianças podem apresentar distúrbios de comportamento como hiperatividade, impulsividade, ato de morder o pulso e tendência à raiva imoderada e, até mesmo, um componente autístico pode estar presente. Outras manifestações neurológicas têm sido relatadas, como distúrbio de linguagem e epilepsia. É uma das causas mais comuns de deficiência mental, sendo ultrapassada apenas pela síndrome de Down; entretanto, nem todos os afetados são mentalmente atrasados.

Embora as alterações fenotípicas sejam mais exuberantes nos meninos, nem todos os afetados as apresentam, de sorte que em crianças do sexo masculino com DM de etiologia não determinada deve ser considerada a realização do cariótipo. Aproximadamente um terço das meninas heterozigóticas para o X frágil apresenta leve grau de DM associada ou não a algumas alterações somáticas.

O cromossoma X frágil apresenta uma constrição na porção terminal de seus braços longos. Esta anomalia pode ser evidenciada pela cultura das células em meio carente de ácido fólico, que pode revelar o sítio frágil entre as bandas 27 e 28 do braço longo do X (*Xq27.3*).

O diagnóstico do X-frágil pode ser feito por método não invasivo com a análise de raízes de cabelo (identificação do produto gênico FMRP na raiz do cabelo). O diagnóstico pré-natal é possível em células do líquido amniótico ou sangue fetal. A neuroimagem (RM, SPECT) pode evidenciar alterações: atrofia vermecerebelar; aumento do IV° ventrículo; hipoperfusão da base dos lobos frontais. O EEG também pode fornecer subsídios.

Não há tratamento específico para esta afecção; entretanto medidas sintomáticas são relevantes no tratamento da epilepsia e da hiperatividade. Nos distúrbios da linguagem, é importante a orientação de fonoaudiólogos. O aconselhamento genético, em famílias de risco, deve ser considerado.

BIBLIOGRAFIA

1   Diament A. Deficiência mental. In: Diament A; Cypel S. *Neurologia infantil*, Rio de Janeiro, Atheneu, 2005.
2   Rosemberg S. Neuropediatria. Rio de Janeiro, Sarvier, 1992.

MCARDLE, DOENÇA DE

Doença de Cori tipo V; Glicogenose V; Glicogenose por deficiência de miofosforilase; Síndrome de McArdle-Schmid-Pearson

A glicogenose tipo V é um erro inato do metabolismo de expressão essencialmente muscular.

Costuma ter início na infância ou adolescência, apresentando o doente dificuldade para desempenhar as mesmas atividades físicas que seus companheiros. Aparecem cãibras dolorosas por ocasião dos esforços físicos, enquanto no repouso os sintomas desaparecem. Hemoglobinúria transitória pode ocorrer em alguns casos. Excepcionalmente, a debilidade é persistente e o quadro não costuma se acompanhar de hipotrofia muscular. O exame neurológico do indivíduo, na fase assintomática, é inteiramente normal. Por ocasião da prova de esforço em condições de isquemia (movimento da mão e antebraço com um manguito de pressão insuflado no braço), o paciente costuma apresentar contratura dolorosa dos músculos do antebraço ao mesmo tempo em que não ocorre elevação da taxa do ácido lático em virtude da deficiência da miofosforilase (incapacidade para metabolizar glicogênio em glicose-1-fosfato, ácido láctico e pirúvico).

O quadro histopatológico à microscopia óptica traduz-se por um aumento da concentração do glicogênio no músculo, logo abaixo do sarcolema; estudos histoquímicos do músculo podem sugerir a ausência da atividade da miofosforilase. Apenas estudos bioquímicos quantitativos podem confirmar o diagnóstico. A ausência da elevação da taxa do ácido láctico durante o teste de esforço também constitui uma prova indireta para o diagnóstico desta miopatia. Além do déficit da miofosforilase, foram evidenciadas outras deficiências enzimáticas: fosforilase-betacinase; amilo 1,6-glicosidase; glicose-fosfato-isomerase; fosfofrutocinase e outras enzimas glicolíticas.

Não há tratamento específico para este tipo de miopatia; entretanto, a administração de frutose por via oral ou de glucagon por via muscular tem sido tentada. A dieta deve ser rica em proteínas e deve ser recomendada a suplementação de vitamina B_6. O prognóstico costuma ser bom, devendo o doente evitar os esforços físicos. Quadros de insuficiência renal, embora raros, têm sido descritos no decurso desta afecção, particularmente naqueles indivíduos que apresentam mioglobinúrias após exercícios físicos. Hipotrofia muscular também pode ocorrer, embora seja excepcional, na musculatura proximal dos membros.

BIBLIOGRAFIA

1 McArdle B. Skeletal muscle glycogenoses other than type II. In: Allan JD; Raine DN. *some inherited disorder of brain and muscle.* Edinburgh, Livingstone, 1969.

2 Ramos JLA; Diament A. Erros inatos do metabolismo dos carboidratos. In: Diament A; Cypel S. *Neurologia infantil,* Rio de Janeiro, Atheneu, 2005.

MECKEL-GRUBER, SÍNDROME DE

Esta síndrome depende de defeito de fechamento do tubo neural. As manifestações incluem encefalocele posterior, microcefalia, hipoplasia cerebral e cerebelar, além de defeitos associados da face, pescoço, membros, rins, fígado e genitália.

BIBLIOGRAFIA

1 Greer, M. Structural malformations. In: Merritt´s neurology. (Rowland LP Ed.) Philadelphia, Lippincott Williams; Wilkins, 2000.

MCLEOD, SÍNDROME DE

Neuroacantocitose

Esta doença faz parte de um grupo heterogêneo de síndromes chamado de neuroacantocitoses (síndromes em que há associação de manifestações neurológicas e a presença de acantócitos no sangue periférico). Este grupo é didaticamente classificado em outros três subgrupos:

Síndromes de neuroacantocitose principais: coreoacantocitose, síndrome de McLeod, doença Huntington-like tipo II, neurodegeneração associada a pantotenato quinase.

Neuroacantocitose associada a distúrbios das lipoproteínas.

Acantocitose nas doenças sistêmicas em que achados neurológicos podem estar presentes.

Na síndrome de McLeod, os pacientes iniciam os sintomas entre 25 e 60 anos, com uma evolução lenta da doença, com cerca de 30 ou mais anos de duração (mais prolongada que a coreoacantocitose, principal diagnóstico diferencial devido à grande similaridade fenotípica) e apresentam grupo sanguíneo caracterizado pela ausência do antígeno Kx (por expressão fraca dos antígenos Kell), acantócitos elevados no sangue periférico e níveis de CPK entre 300 e 3.000 mg/dL.

Cerca de um terço dos pacientes apresenta um quadro coreico, indistinguível daquele apresentado na doença de Huntington, e a maioria dos pacientes desenvolverá coreia no decorrer da doença. Diferente da coreoacantocitose, raramente apresentam mordedura labial e de língua, disfagia, distonia ou parkinsonismo. Manifestações psiquiátricas são comuns incluindo depressão, quadros de "esquizofrenia-like", psicose e transtorno obsessivo-compulsivo. Crises convulsivas ocorrem em cerca de metade dos pacientes.

Outros achados neurológicos incluem fraqueza muscular, polineuropatia axonal sensitivomotora e miopatia. Miocardiopatia ocorre em cerca de 60% dos casos, manifestando-se com fibrilação atrial, arritmias malignas ou miocardiopatia dilatada, representando assim um risco importante como causa de morte entre os acometidos.

A doença pode fazer parte de uma "síndrome de genes contíguos" no cromossomo X, que inclui também: doenças granulomatosas crônicas, distrofia muscular de Duchenne ou retinite pigmentosa ligada ao X. Este fato é de especial importância para meninos com doença granulomatosa crônica, para que sejam rastreadas as possíveis complicações associadas a estas doenças.

O tratamento das síndromes de neuroacantocitose é sintomático, porém com tais medidas a expectativa e qualidade de vida dos pacientes pode ser aumentada consideravelmente, desde que sejam adotadas adequadamente.

BIBLIOGRAFIA

1 Jung HH; Danek A; Frey BM. McLeod syndrome: a neurohaematological disorder. *Vox Sang* 2007, 93(2): 112-121.

2 Hewer E; Danek A; Schoser BG *et al.* McLeod myopathy revisited: more neurogenic and less benign. *Brain* 2007, 130(Pt 12): 3285-3296.

3 Jung HH; Brandner S. Malignant McLeod Myopathy. *Muscle Nerve* 2002, 26: 424-427.

4 Oechslin E; Kaup D; Jenni R, Jung HH. Cardiac abnormalities in McLeod syndrome. *Int J Cardiol* 2009, 132(1): 130-132.

5 Jung HH; Danek A; Walker RH. Neuroacanthocytosis Syndromes. *Orphanet Journal of Rare Diseases* 2011, 6: 68.

MEIGE, SÍNDROME DE

Espasmo facial de Meige; Paraespasmo facial de Sicard Veja síndrome de Brueghel.

Esta síndrome costuma ter início com blefarospasmo, seguido mais tarde por distonia oromandibular e faríngea. De sorte que além do blefarospasmo, pode-se observar abertura forçada da boca, retração dos lábios, espasmo do platisma, protrusão da língua. Às vezes, observam-se também desvio lateral da mandíbula e bruxismo. Movimentos distônicos em outros segmentos do corpo podem ocorrer em alguns pacientes e tremor essencial pode também estar associado. O quadro clínico caracteriza-se por contraturas bilaterais e simétricas do músculo orbicular das pálpebras, determinando oclusão involuntária dos olhos por alguns segundos. A sintomatologia se exacerba em ambientes iluminados ou a céu aberto e diminui em ambientes obscurecidos ou quando o paciente se utiliza de óculos escuros. Outras condições que agravam o blefarospasmo: olhar para cima; fadiga; tensão emocional; assistir à televisão; caminhar; dirigir; falar e até mastigar. Aproximadamente 12% dos pacientes são funcionalmente cegos devido à inabilidade de abrir voluntariamente os olhos.

A síndrome típica de Meige afeta mais mulheres do que homens e ocorre, com maior frequência, na sexta década de vida.

Embora seja excepcional, podem ocorrer remissões espontâneas. O tratamento proposto para esta síndrome hoje é a infiltração dos grupos musculares comprometidos com toxina botulínica.

BIBLIOGRAFIA

1 Guillaumat L; Morax PV; Offret G. Blépharoespasmes. *Neuro-ophtalmologie*, v. I, Paris, Masson, 1959.

2 Ropper AH; Brown RH. *Principles of neurology*. In: Adams & Victor´s. New York, McGraw-Hill, 2005.

MELAS
(Mitochondrial Myopathy, Encephalopathy, Lactic acidosis, and Stroke-like episodes)

A síndrome caracterizada por miopatia mitocondrial, encefalopatia, acidose lática e episódios de acidente vascular cerebral (MELAS) é um dos fenótipos clássicos da doença neurológica de etiologia mitocondrial, com envolvimento multissistêmico, incluindo músculos esqueléticos, sistema nervoso central, músculo cardíaco, olhos e, mais raramente, musculatura gastrintestinal. A primeira manifestação da doença, geralmente é o sintoma *stroke-like*, ocorre usualmente na adolescência, sendo menos frequente em crianças e após os 40 anos de idade.

Desde a infância, pode ser observado atraso no desenvolvimento neuropsicomotor, baixa estatura, déficit de atenção ou dificuldades de aprendizado. A miopatia, intolerância ao exercício e fatigabilidade também podem ocorrer precocemente, antecedendo à manifestação cerebrovascular da doença. A migrânea é usualmente observada nestes pacientes e nos seus familiares. Os episódios *stroke-like* são considerados a principal característica desta síndrome. Eles têm início com cefaleia e vômitos, que podem persistir por vários dias. Este quadro poderá ser seguido por crises tônico-clônicas generalizadas, alterações visuais (hemianopsia, cegueira cortical) e hemiplegia. Outras alterações visuais podem ser persistentes: retinite pigmentar, atrofia do nervo óptico e oftalmoplegia internuclear. Alguns pacientes podem apresentar surdez e diabetes tipo II. A miocardiopatia hipertrófica, os distúrbios de condução cardíaco e alterações gastrintestinais, caracterizadas por dor abdominal secundária à pancreatite, colite isquêmica ou obstrução intestinal também podem fazer parte do quadro clínico. Mais raramente, são descritos sintomas secundários à neuropatia periférica, síndrome nefrótica ou alterações psiquiátricas. Com a progressão da doença, a encefalopatia evolui para um quadro demencial. A mortalidade nesses pacientes depende da deterioração mental, alterações da condução cardíaca ou à glomerulosclerose.

O diagnóstico diferencial deve ser considerado com várias entidades tais como as demais mitocondriopatias (síndrome de Kearns-Sayre, doença de Leigh, MERRF), além da síndrome do anticorpo antifosfolípide (SAAF) e as demais causas de tromboembolismo.

A síndrome é geneticamente heterogênea e, pelo menos, 14 mutações distintas do DNA-mit já foram identificadas. A mais frequente (80% dos casos) é uma mutação pontual A G no nucleotídeo 3.243 do gene *tRNALeu (UUR)*.

As alterações multissistêmicas observadas nestes pacientes parecem ser secundárias a uma fosforilação oxidativa transitória. Dessa forma, acredita-se que os infartos cerebrais sejam secundários a alterações parenquimatosas e a uma angiopatia mitocondrial dos pequenos vasos. A acidose lática é uma característica muito importante dessa doença, porém não causa manifestações clínicas. Nos pacientes com manifestações neurológicas exuberantes, a acidose ática poderá estar ausente, embora possa ser detectada no exame do LCR. A CPK sérica poderá estar elevada nos pacientes com MELAS, sendo este aumento mais evidente após as manifestações agudas da doença.

A biópsia muscular revela alteração no tamanho das fibras tipo I e II, a presença das fibras vermelhas rasgadas (*ragged red fibers*) e aumento da atividade subsarcolemal. Na microscopia eletrônica, é possível observar o aumento do número e tamanho das mitocôndrias. O diagnóstico é confirmado pela análise da mutação mitocondrial no músculo esquelético. Embora seja possível observar essas mutações no sangue ou no folículo capilar, o diagnóstico genético é dificultado pelo maior índice mitótico destas células. O exame de neuroimagem (RM crânio) pode mostrar áreas isquêmicas corticais que não obedecem ao território dos grandes vasos. A elevação das taxas do ácido lático no sangue e no LCR pode fornecer subsídios para o diagnóstico. O EEG pode evidenciar anormalidades, porém raramente alterações focais.

A administração da coenzima Q10 ou da L-arginina pode trazer algum benefício. O tratamento sintomático deve ser realizado para as crises convulsivas, comprometimento cardíaco e gastrintestinal.

BIBLIOGRAFIA

1 Cambier J; Masson M; Masson C; Dehen H. Neurologie (13 ed.). Paris, Elsevier-Masson, 2012.

2 Sproule DM; Kaufmann P. Mitochondrial encephalopathy, lactic acidosis, and stoke-like episodes: basic concepts, clinical phenotype, and therapeutic management of MELAS syndrome. *Ann N Y Acad Sci* 2008; 1142: 133.

MELKERSSON-ROSENTHAL, SÍNDROME DE

Edema recorrente da face-paralisia de Bell-língua fissurada; Queilite granulomatosa; Síndrome de Melkersson Veja doença de Besnier-Boeck-Schaumann.

Consiste essencialmente numa paralisia facial periférica recorrente, edema de face e uma língua fissurada ou plicada. A afecção costuma ter início na segunda infância ou na adolescência e afeta ambos os sexos; a instalação do quadro é geralmente progressiva. Da tríade sintomatológica descrita, a língua fissurada ou escrotal é o primeiro elemento a ser notado, pois este aspecto está presente praticamente desde o nascimento. A este aspecto da língua, se associam uma infiltração cutaneomucosa (edema) de uma hemiface, interessando notadamente o lábio superior; o edema que atinge a comissura bucal pode dar lugar a uma queilite. A instalação da paralisia facial periférica, com tendência à recidiva, pode ser tardia. A paralisia facial é muito semelhante à paralisia facial periférica *a frigore,* com a particularidade de ser geralmente incompleta. As recidivas podem ser múltiplas, e estes eventos podem determinar sequelas residuais.

Formas frustras da síndrome têm sido caracterizadas por exibir apenas um dos elementos clínicos da síndrome (formas monossintomáticas). Outras manifestações têm sido assinaladas nas formas complicadas: hipoacusia; hipoageusia; paresia de membros; quadros encefalíticos; meningites linfocitárias.

Os aspectos histopatológicos da mucosa infiltrada (de fragmentos obtidos por biópsia) têm demonstrado tecido edemaciado com infiltrados linfocitários inespecíficos ou lesões granulomatosas do tipo sarcoidósico. A etiologia da afecção permanece obscura, embora várias hipóteses tenham sido formuladas (virose, alergia, sarcoidose).

Embora não haja evidências através de ensaios clínicos, o uso de corticosteroides parece beneficiar os aspectos neurológicos. Em alguns casos, a descompressão do nervo facial tem sido preconizada. O tratamento cirúrgico – com ressecção parcial dos lábios – deve ser considerado.

BIBLIOGRAFIA

1   Chouard CH; Charachon R; Morgon A; Cathala HP. *Anatomie, pathologie et cirurgie du nerf facial.* Paris, Masson, 1972.

MENDE, SÍNDROME DE

Veja síndrome de Klein-Waardenburg.

A síndrome de Mende é, sob muitos aspectos, semelhante à de Klein-Waardenburg. Caracteriza-se pela associação de albinismo parcial, com hábito mongoloide e surdomutismo.

O quadro clínico completo compreende albinismo parcial, com áreas despigmentadas particularmente na cabeça (cabelos), sobrancelha, barba e pêlos pubianos; fácies mongoloide, surdez congênita, lábio fendido, distúrbio do crescimento, dentição retardada e deficiência mental.

Essa afecção, descrita em 1926 por Mende, é de caráter genético, sendo a modalidade de transmissão hereditária do tipo autossômico dominante.

BIBLIOGRAFIA

1 Gorlin RJ; Pindborg JJ. *Syndromes of the Head and Neck.* MacGraw-Hill, New York, 1964.

MÉNIÈRE, DOENÇA DE

Hidropsia endolinfática; Hidropsia labiríntica; Síndrome de Ménière.

É uma afecção cocleovestibular caracterizada pelas crises de vertigem e zumbidos. A repetição das crises determina um déficit auditivo unilateral que, com a evolução do quadro, pode chegar à surdez neurossensorial. Os zumbidos podem preceder a vertigem por semanas ou até meses ou, então, só aparecem no decurso dos acessos vertiginosos; também podem aparecer como uma espécie de "aura", de tal sorte que determinados pacientes são capazes de prever as suas crises pela sensação de ouvido cheio e zumbidos. A perda auditiva é progressiva e costuma se intensificar por ocasião de novas crises, mas como o quadro é comumente unilateral, o doente pode não perceber o rebaixamento auditivo durante muito tempo. A vertigem é o "sintoma maior" que comumente leva o doente ao médico. Habitualmente, trata-se do grande acesso vertiginoso caracterizado pela típica sensação de rotação, acompanhada de um cortejo vegetativo (sensação de mal-estar, palidez, suores profusos, náuseas e vômitos). Nesta fase, o doente é obrigado a permanecer no leito, inerte com os olhos fechados, pois qualquer movimento ou mesmo a abertura dos olhos pode exacerbar o quadro. As crises podem durar desde minutos até dias ou semanas. Embora o grande acesso vertiginoso seja frequente, o quadro pode se traduzir, às vezes, por outro tipo de sensação (instabilidade, sensação de pulsão). Após a crise, o doente pode permanecer com sensação de instabilidade nas pernas durante algumas horas ou mesmo dias. Nos períodos críticos, o exame pode evidenciar nistagmo e alterações do equilíbrio; entretanto, nesta fase o médico deve se abster de qualquer exame em virtude do sofrimento que o mais leve movimento pode impor ao doente. A frequência das crises pode ser diversamente apreciada, desde de duas ou três com pequeno intervalo até períodos de acalmia de meses ou anos. Nos períodos intercríticos, pode haver remissão parcial ou total dos sintomas. A doença é relativamente frequente, sendo mais comum em adultos entre a terceira e a quinta décadas da vida. Estima-se uma incidência de 46 afetados para cada 100 mil habitantes. A distribuição é igual entre os sexos.

A fisiopatologia desta afecção ainda é obscura, acreditando-se que haja uma hipertensão endolinfática (que tem sido comparada ao glaucoma). A hipertensão parece ser causada pelo aumento da produção da endolinfa ou por uma deficiência na sua reabsorção. O exame anatomopatológico evidencia dilatação dos espaços endolinfáticos, da cóclea e sáculo, além de alterações degenerativas dos órgãos endolinfáticos. A etiologia da doença de Ménière ainda não é matéria pacífica. Pulec (citado por Lopes Filho) aponta os seguintes fatores etiológicos nesta afecção: alergia; sífilis congênita ou adquirida; insuficiência suprarrenal; hipopituitarismo; hipotireoidismo; traumatismo cranioencefálico; otite média crônica. Também doenças imunomediadas e predisposição genética devem ser equacionadas.

O diagnóstico da doença deve se basear nos aspectos clínicos e nos testes audiométricos; as provas calóricas têm menor valor e devem, sempre que possível, ser realizadas com o registro eletronistagmográfico. O estudo do osso temporal por TC ou RM é obrigatório nestes casos. Em determinados pacientes, outros exames devem ainda ser realizados: teste de tolerância à glicose; hemoglobina glicada; reações sorológicas para sífilis; determinação da T4 livre e do TSH; investigação de processos alérgicos.

O tratamento etiológico deve ser indicado sempre que possível, como no caso da alergia alimentar ou sífilis. Entretanto, na maior parte dos pacientes, não se consegue estabelecer o agente etiológico; nestes casos, adotam-se medidas sintomáticas nos períodos críticos e busca-se evitar a repetição das crises nos períodos intercríticos. O tratamento do doente nas fases críticas compreende repouso no leito, sedativos, antieméticos e depressores do aparelho vestibular. A atropina injetável (0,5 a 0,25 mg) pode proporcionar bons resultados nesta fase; outras drogas – como droperidol e fentanil – também têm sido utilizadas. Durante as crises, o paciente deve abster-se da leitura. Nos períodos intercríticos, vários tratamentos têm sido preconizados, com resultados incertos ou duvidosos. Entre outras medidas, preconizam-se dietas de restrição muito severas (hipossódicas e pobres em líquidos, com supressão de cafeína e bebidas alcoólicas), sulpirida, meclizina, clonazepam, lorazepam, diuréticos e bloqueadores de canal de cálcio como a betaistina, cinarizina e a flunarizina. Outros medicamentos como corticosteroides e anti-histamínicos também têm sido preconizados. O tratamento cirúrgico deve ser reservado aos casos rebeldes e prolongados (com mais de 2 anos de evolução), desde que o comprometimento seja unilateral (o que ocorre em mais de 90% dos casos). O procedimento cirúrgico (labirintectomia destrutiva) leva à cura definitiva, mas determina surdez. A gentamicina intratimpânica, que destrói seletivamente a porção unilateral labiríntica afetada, é outro procedimento que poderá ser adotado. Outros procedimentos que têm sido indicados são: *shunt* endolinfático e neurectomia vestibular.

BIBLIOGRAFIA

1 Chan Y. Differential diagnosis of dizziness. *Curr Opin Otolaryngol Head Neck Surg* 2009; 17: 200.

2 Lopes Filho OC. *Temas de otorrinolaringologia.* São Paulo – Barueri, Manole, 1977.

MENKES, DOENÇA DE

Doença do cabelo retorcido; Kinky hair disease; tricopoliodistrofia
Veja doença de Wilson

Descrita por Menkes e colaboradores em cinco irmãos que apresentavam alterações cerebrais associadas com anomalias macro e microscópicas muito peculiares dos cabelos. Os cabelos geralmente são curtos, escassos, espessos, esbranquiçados e quebradiços; vistos ao microscópio óptico mostram tipicamente um aspecto espiralado, retorcido no seu próprio eixo (*pili torti*), variações de calibre como contas de um rosário (*monolethrix*), alternância de segmentos com nódulos e quebras com segmentos normais (*trichorrexis nodosa*). Os cílios e as sobrancelhas também são alterados. A esse quadro, associam-se manifestações clínicas graves que podem ter início desde o período neonatal, mais frequentemente nos primeiros meses, de um atraso acentuado do desenvolvimento neuropsicomotor, retardo mental e, caracteristicamente, um quadro de crises epilépticas focais e generalizadas de difícil controle. O estado neurológico agrava rapidamente com aparecimento de espasticidade, opistótono e evolução para um estado vegetativo. O paciente apresenta algumas dismorfias faciais como micrognatia, palato ogival, conferindo um aspecto denominado querubim. Alterações ósseas semelhantes às encontradas no escorbuto, fraturas ósseas frequentes e hematomas subdurais podem ocorrer.

Trata-se de uma afecção genética com modalidade de transmissão recessiva ligada ao sexo que compromete o metabolismo do cobre. É causada por mutações no gene *ATP7A*, mapeado no locus Xq13.3. Esse gene codifica a proteína ATPase transportadora de cobre através da membrana celular, prejudicando a absorção intestinal, resultando em má distribuição do metal no organismo, que se acumula em quantidades anormais em determinados tecidos, comprometendo a síntese de enzimas cobre-dependentes. Os níveis de cobre são baixos no fígado e em todas as áreas do cérebro, porém estão elevados notadamente na mucosa intestinal e rins. Em cerca de 90% dos casos, as mutações do gene ATP7A estão ligados à forma clássica da doença de Menkes. Cerca de 6% dos casos apresentam formas mais atenuadas da doença, com apresentações neurológicas atípicas e sobrevida mais longa, e em cerca de 3% sob a forma mais atenuada conhecida como síndrome do corno occipital. Na síndrome do corno occipital, as manifestações clínicas incluem retardo mental leve, manifestações de comprometimento do tecido conjuntivo como alterações do cabelo, frouxidão cutânea e ligamentar, hérnias inguinais, luxação de quadril, divertículo vesical, disautonomia e manifestações esqueléticas, com osteopenia, displasias ósseas e a característica calcificação óssea occipital exostótica, palpável e visível na radiografia de crânio. As alterações laboratoriais do cobre são encontradas, mas não há comprometimento vital grave e a sobrevida é longa.

Mutações no gene *ATP7B*, localizado no cromossomo 13q14, estão relacionadas com a doença de Wilson, também conhecida como degeneração hepatolenticular, outra doença do metabolismo do cobre.

As outras alterações patológicas da forma clássica da doença de Menkes compreendem alterações no tecido conjuntivo, artérias cerebrais e sistêmicas com aspecto tortuoso e lúmen irregular, degeneração focal e extensa da substância cinzenta cortical, com perda neuronal e gliose, importante rarefação das células de Purkinje no cerebelo.

O diagnóstico deve se basear nos dados clínicos. As taxas de cobre e ceruloplasmina são muito baixas na doença, porém deve ser lembrado que, no período neonatal, os níveis do metal são fisiologicamente baixos e não atingem os níveis do adulto até 1 mês de idade. Assim, essas determinações devem ser realizadas seriadamente nos casos suspeitos, para demonstrar que essa elevação não ocorre. A elevação do cobre nos fibroblastos permite o diagnóstico intrauterino. A neuroimagem por TC e RM de encéfalo com angiorressonância arterial podem evidenciar áreas de atrofia cortical, bem como a tortuosidade dos vasos.

Nenhum tratamento parece eficaz para a doença já instalada. Recomenda-se o uso de histidinato de cobre (600 mg/dia) subcutâneo, que normaliza os níveis séricos, mas os resultados são incertos nos casos já neurologicamente comprometidos; o efeito protetor é mais evidente quando aplicado no período neonatal em irmãos de pacientes, diagnosticados no período pré-sintomático. Os casos clássicos da doença de Menkes geralmente não ultrapassam os três anos de idade.

BIBLIOGRAFIA

1   Menkes JH. Disorders of metal metabolismo. In: *Rowland LP Merrit's textbook of neurology.* Williams; Wilkins, Baltimore, 1995.

2   Menkes JH; Alter M *et al.* A sex-linked recessive disorder with retardation of growth, peculiar hair and focal cerebral and cerebelar degeneration. *Pediatrics,* 1962, 29: 764.

3   Rosemberg S. Neuropediatria. Ed Sarvier, p. 371, 2010.
4   Yasmeen S; Lund K; De Paepe A *et al.* Occipital horn syndrome and classical Menkes Syndrome caused by deep intronic mutations, leading to the activation of ATP7A pseudoexon. *Eur J Hum Gen,* 2014, 22: 517.

MENZEL, ATROFIA OLIVOPONTO-CEREBELAR DE
Atrofia olivoponto-cerebelar tipo Menzel; Atrofia olivopontocerebelar tipo I Veja Atrofia tipo Fickler-Winckler e tipo Schut-Haymaker.

Este tipo de atrofia costuma ter início na meia-idade com ataxia, tremor, movimento involuntário e distúrbios sensitivos. Os achados neuropatológicos incluem atrofia olivopontocerebelar, podendo ocorrer perda de fibras dos funículos lateral e posterior da medula espinhal. A modalidade de transmissão hereditária é do tipo autossômico dominante.

BIBLIOGRAFIA
1   Arruda WO. Classificação das ataxias cerebelares hereditárias. *Arq. Neuropsiquiat.* 1991, 49: 57.

MIESCHER, SÍNDROME DE

Esta síndrome costuma associar *acantose nigricans,* diabetes melito e múltiplas anormalidades. A síndrome completa compreende, além da *acantose* e do diabetes melito, infantilismo, retardo mental, hipertricose, *cútis verticis gyrata* e deformidades dos dentes.

É provável que se trate de doença genética com padrão de herança do tipo dominante, porém com escassa penetrância.

BIBLIOGRAFIA
1   Jablonski S. *Eponymic syndromes and diseases.* WB Saunders, Philadelphia, 1969.

MILLARD-GLUBER, SÍNDROME DE
Hemiplegia alterna abducente facial; Hemiplegia alterna inferior; Paralisia de Gluber; Síndrome de Millard.

Esta síndrome depende de comprometimento protuberancial ventral anterior (Figura 86) e tem como fatores etiológicos processos expansivos (gliomas, hematomas, tuberculomas) ou vasculares (isquêmicos ou hemorrágicos).

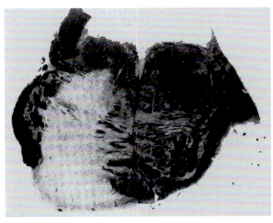

Figura 86 – *Síndrome da hemiplegia alterna inferior ou de Millard-Gluber. Amolecimento da metade do pé da protuberância. Método de Weigert-Pal.*

Do ponto de vista clínico, a síndrome se caracteriza por:

1. Hemiplegia contralateral à lesão.

2. Paralisia facial periférica e paralisia do reto lateral (estrabismo convergente, diplopia) ipsolaterais à lesão, traduzindo comprometimento dos nervos facial e do abducente.

O tratamento deste quadro depende da etiologia, sendo o prognóstico sempre reservado.

BIBLIOGRAFIA

1 Loeb C; Meyer JS. Pontine syndromes. In: Vinken PJ; Bruyn GW. *Handbook of Clinical Neurology,* v. 2. Amsterdam, North-Holland, 1969.

MILLER-DIEKER, SÍNDROME DE

Esta síndrome é determinada por um desenvolvimento incompleto de cérebro fetal do 2º ao 4º mês. O cérebro apresenta-se com superfície lisa (lissencefalia) e/ou com formação deficiente das circunvoluções (paquigiria).

Do ponto de vista clínico, estas crianças apresentam deficiência mental importante, hipotonia muscular, convulsões. Ao exame do doente, é frequente o encontro de microcefalia, nariz pequeno e orelhas de implantação baixa. A dismorfia facial é caracterizada por face larga, hipoplasia hemifacial, ponte nasal larga, nariz pequeno com narinas antevertidas, lábio superior fino. Ainda outras anormalidades são observadas, como opacificação das córneas, micrognatia, pescoço curto, dedos com poli ou sindactilia. Criptorquidia e malformações cardíacas podem estar associadas.

O EEG pode revelar, às vezes, hipsarritmia.

O quadro é de fundo genético e depende de anormalidade no cromossomo 17 (*17p13.3*). A modalidade de transmissão hereditária é provavelmente do tipo autossômico recessivo.

O prognóstico é sombrio, ocorrendo o óbito antes dos 2 anos de idade.

BIBLIOGRAFIA

1 Dobyns WB; Curry CJR *et al.* Clinical and molecular diagnosis of Miller-Dieker syndrome. *Am J Hum Genet* 1991, 48: 584.

2 Miller JQ. Lissencephaly in two siblings. *Neurology* 1963, 23: 841.

MILLER FISHER, SÍNDROME DE

Ataxia-arreflexia-oftalmoplegia; síndrome de Fisher
Veja Síndrome de Guillain-Barré, Encefalite de Bickerstaff.

Considerada uma variante da síndrome de Guillain-Barré, apresenta como características fundamentais a arreflexia profunda, ataxia e oftalmoplegia, além de dissociação proteinocitológica no LCR. O quadro atáxico é do tipo cerebelar e a oftalmoplegia é do tipo extrínseco, embora os reflexos pupilares sejam "lentos" em alguns casos.

Os aspectos fisiopatológicos não são conhecidos e um mecanismo autoimune tem sido postulado para esta afecção. O anticorpo GQ1b (presente em mais de 90% dos casos), além de um marcador desta síndrome, parece desempenhar papel na sua fisiopatologia, assim como em uma entidade que acredita-se pertencer ao mesmo espectro etiopatogênico, a encefalite de Bickerstaff.

O tratamento é o mesmo preconizado para a síndrome de Guillain-Barré. O prognóstico é bom e a recuperação, geralmente completa, costuma ocorrer no prazo de 12 semanas. Existem casos de descritos recorrência.

BIBLIOGRAFIA
1 Fisher M. An unusual variant of acute idiopathic polyneuritis (syndrome of ophtalmoplegia, ataxia and arreflexia). *N Engl J Med* 1956, 255: 57.
2 Lo, Y. Clinical and immunological spectrum of the Miller Fisher syndrome. *Muscle & Nerve*, (nov.), 2007, 615-627.

MILLS, SÍNDROME DE

Hemiplegia ascendente; Paralisia ascendente progressiva unilateral; Paralisia espinhal ascendente progressiva

Este quadro caracteriza-se pela instalação de uma paralisia lentamente progressiva, com início no membro inferior e subsequente comprometimento do membro superior ipsolateral (progressão em "mancha de óleo"). O déficit motor é mais evidente no membro inferior, local onde se inicia, não sendo comum o comprometimento do nervo facial. Num período avançado do quadro, pode haver envolvimento do lado oposto de modo semelhante. A hemiplegia espástica e puramente motora costuma se acompanhar de amiotrofias sem fasciculações.

Embora a síndrome de Mills seja considerada uma paralisia espinhal, há evidências que processos cerebrais possam determiná-la. Cossa e colaboradores, em 1952, demonstraram atrofia cerebral pronunciada em quatro doentes com esta síndrome, particularmente no lobo paracentral. Alguns processos patológicos têm sido responsabilizados como agentes determinantes desta síndrome: a sífilis medular; espondilose cervical; anomalias da coluna cervical. O exame do LCR costuma ser normal na forma primária da síndrome, bem como o EEG.

O diagnóstico diferencial deve ser considerado principalmente com a esclerose lateral amiotrófica e com a esclerose múltipla. Não há tratamento para as formas primárias desta síndrome ("de fundo degenerativo"), sendo a evolução do quadro lentamente progressiva (em muitos anos).

A existência da síndrome de Mills é questionada, em virtude da falta de correlações clinicopatológicas consistentes.

BIBLIOGRAFIA

1 Cossa P; Martin P *et al.* Revision du syndrome de Mills. *P Méd* 1952, 60: 419.

2 Rondot P. Syndromes of central motor disorder. In: Vinken PJ; Bruyn GW. *Handbook of Clinical Neurology,* v. 1. North-Holland, Amsterdam,1969.

MILROY-MEIGE-NONNE, SÍNDROME DE

Edema crônico hereditário; Elefantíase congênita hereditária; Linfedema hereditário; Trofoneurose

Trata-se de um quadro traduzido fundamentalmente por edema de membros inferiores, aparentemente determinado por estase linfática. A afecção, que predomina no sexo feminino, pode ser observada desde o nascimento ou ter início na infância; excepcionalmente o quadro tem início na idade adulta.

A instalação do quadro é gradual, por edema uni ou bilateral, com início nos tornozelos e extensão ascendente até os joelhos ou mesmo acima desses níveis. Inicialmente, o edema é mole ou firme, sendo a pele de cor normal; nos períodos mais avançados do quadro, o edema pode tornar-se duro, assumindo a pele um aspecto empedrado ou, então, pode ocorrer um grau acentuado de hiperqueratose pardacenta com ou sem ulcerações. Sobre este quadro, podem se instalar infecções recorrentes com linfangites, circunstância que vem agravar a afecção primária. Embora não sejam frequentes, algumas manifestações neurológicas podem ocorrer nestes doentes: retardo mental; epilepsia; espinha bífida.

Do ponto de vista anatomopatológico, há certa evidência de aplasia ou hipoplasia dos vasos linfáticos. A etiologia é obscura, sendo a afecção de fundo genético, com modalidade de transmissão autossômica dominante; a expressividade pode variar de uma geração para outra.

BIBLIOGRAFIA

1 Goodman RM. Transtornos genéticos. Barcelona, Salvat, 1973.

MINAMATA, DOENÇA DE

Esta afecção ocorreu de maneira endêmica, entre 1953 e 1956, na baía de Minamata, no Sul do Japão.

Do ponto de vista clínico, caracteriza-se por manifestações atáxicas, surdez neurossensorial e neuropatia óptica retrobulbar com ambliopia para, numa fase subsequente, se instalar atrofia do nervo óptico. A este complexo sintomatológico podem se associar manifestações extrapiramidais, distúrbios psíquicos, crises convulsivas, disartria, disfagia, podendo o indivíduo evoluir até para coma; as sequelas são frequentes e graves. O quadro depende de intoxicação crônica do sistema nervoso por compostos mercuriais orgânicos, evento que ocorre pela ingestão de peixes contaminados. A cidade de Minamata tem como principal indústria uma fábrica de fertilizantes, cujos detritos, contendo compostos mercuriais, eram lançados na baía.

O quadro anatomopatológico mostra lesões generalizadas no SNC, envolvendo particularmente a camada granular do córtex cerebelar e determinadas porções do córtex cerebral.

Estudos com neuroimagem (TC crânio) em sobreviventes, anos após a intoxicação, evidenciou áreas de diminuição da atenuação, bilaterais e simétricas, no córtex visual e atrofia difusa dos hemisférios cerebelares e verme.

O tratamento feito com agentes queladores dos compostos mercuriais, praticamente nenhum resultado produz.

BIBLIOGRAFIA

1 McAlpine D; Araldi S. Minamata disease, an unusual neurological disorder caused by contaminated fish. Lancet 2: 1958, 629.

2 Ropper AH; Brown RH. *Principles of neurology*. In: Adams & Victor´s. New York, McGraw-Hill, 2005.

MIRAS (Mitochondrial Recessive Ataxic Syndrome)
Veja SANDO.

A neuropatia atáxica faz parte de um grupo de condições chamado de POLG-*related disorders*. As condições deste grupo reúnem aspectos clínicos de sinais e sintomas similares, envolvendo músculos, nervos e funções cerebrais. O espectro ataxianeuropatia agora inclui condições previamente denominadas *Mitochondrial Recessive Ataxia Syndrome (*MIRAS*)* e *Sensory Ataxia Neuropathy Dysarthria and Ophthalmoplegia* (SANDO).

Os pacientes dentro do "espectro ataxianeuropatia" têm problemas com a coordenação e equilíbrio (ataxia) e distúrbio na função dos nervos (neuropatia). A neuropatia pode ser classificada como sensitiva, motora ou mista. A oftalmoplegia também é uma manifestação cardinal do espectro. Alguns pacientes podem apresentar disfunção cerebral severa (encefalopatia) e convulsões. Outros sinais e sintomas incluem mioclonias, depressão do humor, migrânea, cegueira, doença hepática.

BIBLIOGRAFIA

1 Moraes CT, Shanske S, Tritschler HJ *et al. mtDNA depletion with variable tissue expression:* a novel genetic abnormality in mitochondrial diseases. *Am J Hum Genet* 1991; 48 (3): 492.

MIYOSHI, DISTROFIA DE

Veja miopatia distal de Wellander.

Trata-se de uma miopatia distal, prevalente no Japão, mas encontrada em todas as partes do mundo. A doença é de fundo genético, sendo o padrão de herança do tipo autossômico recessivo e o gene defeituoso encontra-se no cromossomo 2p17. A mutação leva a uma ausência da proteína muscular disferlina.

O quadro costuma se instalar no adulto jovem, com fraqueza e atrofia dos músculos das pernas, sendo a manifestação proeminente no gastrocnêmio, peroneiro e músculo solear. Após anos de evolução, há comprometimento dos músculos das coxas, dos glúteos e músculos dos membros superiores, até a sua porção proximal. A CK sérica costuma estar muito aumentada no início da doença.

É digno de nota que diferentes membros de uma família, com a ausência da disferlina, podem apresentar padrão proximal (LGMD) ou distal (tipo Miyoshi) da doença, sugerindo que fatores adicionais atuem na deficiência de disferlina.

BIBLIOGRAFIA

1 Miyoshi K, Kawai H, Iwasa M *et al.* Autossomal recessive distal muscular dystrophy as a new type of progressive muscular dystrophy. *Brain* 1986, 109: 31.

MOEBIUS, SÍNDROME DE

Agenesia nuclear congênita; Aplasia nuclear congênita; diplegia facial congênita; Paralisia congênita abducentefacial; paralisia congênita do VI° e VII° nervos; Paralisia congênita oculofacial

A síndrome de Moebius (SM) consiste essencialmente na paralisia bilateral do nervo facial acompanhada de estrabismo convergente bilateral. Esta sintomatologia fundamental pode se acompanhar de atrofia de língua, atrofia do palato mole, ptose palpebral uni ou bilateral, paralisia dos músculos mastigadores, aplasia do músculo peitoral, sindactilia, hipogonadismo e retardo mental.

A diplegia facial confere a estes pacientes uma inexpressividade de mímica ("fácies de máscara") e dificuldade para determinados atos motores, como fechar os olhos e a boca, sendo praticamente impossível o choro e o riso.

Do ponto de vista etiopatogênico, duas teorias procuram explicar a gênese da SM: degenerativa e displásica. É mais provável que seja de origem displásica, com defeito de desenvolvimento dos núcleos dos nervos cranianos (VI° e VII°) e/ou defeito primário dos músculos derivados dos dois primeiros arcos branquiais. Os estudos anatomopatológicos ainda não permitem uma conclusão definitiva; lesões extensas têm sido verificadas no tronco do encéfalo, assim como aplasia ou hipoplasia dos músculos faciais e oculares. Os estudos de neuroimagem, particularmente RM, têm proporcionado elementos para confirmar anomalias de desenvolvimento do tronco do encéfalo.

O exame eletroneuromiográfico e a biópsia de músculo podem fornecer subsídios para o diagnóstico desta síndrome. O tratamento cirúrgico para proteger a córnea e as correções cirúrgicas dos defeitos associados devem ser considerados. O prognóstico quanto à vida, por se tratar de anomalias congênitas e não evolutivas, é bom.

BIBLIOGRAFIA

1 Brackett LE; Demers LM; Mamourian AC *et al.* Möbius syndrome in association with hypogonadotropic hypogonadism. *J. Endocrinol. Invest.* 1991, 14: 599.

2 Van Allen MV; Blondi FC. Neurologic aspects of Möbius syndrome. *Neurology* 1960, 10: 249.

MOERSCH-WOLTMAN, SÍNDROME DE

Síndrome do homem rígido; Stiff-man syndrome; Síndrome da pessoa rígida
Veja síndrome de Isaacs.

Trata-se de uma rara afecção de origem autoimune, caracterizada por rigidez muscular progressiva e flutuante, sobre a qual se enxertam espasmos musculares dolorosos, geralmente desencadeados por algum estímulo e dificuldade de marcha. A doença foi descrita originalmente Moersch e Woltman em 1924, com a publicação de uma série com 14 casos. A fisiopatologia desta afecção é atribuída a existência de anticorpos contra o ácido glutâmico descarboxilase (anti-GAD). A etiologia autoimune da síndrome também é amparada pela presença de outros autoanticorpos (das células da parede gástrica) e a coexistência de doenças autoimunes, como diabetes melito tipo I, vitiligo, tireoidopatia, associada a melhora dos sintomas após plasmaférese ou uso de corticosteroides. Os anticorpos anti-GAD, são encontrados em 70% dos pacientes, e naqueles com anticorpo anti-GAD negativo, é recomendado a pesquisa do anticorpo antianfifisina, implicado em uma variante paraneoplásica da síndrome.

O distúrbio é duas vezes mais comum na mulher sendo mais frequente em adultos de meia-idade, mas pode ocorrer até mesmo na infância. As manifestações iniciais do quadro são dor e contratura da musculatura particularmente do tronco e abdome, posteriormente evoluindo com comprometimento da musculatura do pescoço e da porção proximal dos membros. Em alguns casos o início dos sintomas é relacionado a um desencadeante de origem emocional. Os espasmos musculares dolorosos podem ser precipitados por determinados estímulos (mastigação, deglutição, movimentos voluntários, ruídos) e costumam se acompanhar de manifestações adrenérgicas, como taquicardia e hiperidrose. Acredita-se que os diversos relatos de morte súbita são secundários a disautonomias. Ocasionalmente ocorre disfagia e dificuldade respiratória. Em virtude da rigidez não seletiva, ou seja, tanto músculos agonistas como antagonistas são comprometidos, o paciente assume uma postura em extensão; ocasionalmente a intensidade dos espasmos é de tal ordem que podem provocar fraturas. Manifestações neuropsiquiátricas heterogêneas também estão presentes. Durante o sono e anestesia geral, a rigidez desaparece.

O exame eletromiográfico dos músculos comprometidos revela atividade muscular contínua, mesmo durante o repouso, embora os potenciais de ação sejam normais. O EEG é normal bem como a análise rotineira do LCR; porém a concentração da IgG pode estar aumentada e bandas oligoclonais podem estar presentes. O diagnóstico diferencial deve ser considerado com a síndrome de Isaacs, esclerose múltipla, tétano e certas formas de encefalomielite.

O tratamento da síndrome da pessoa rígida tem sido feito com diazepam (60 mg diariamente) ou clonazepam, com resultados satisfatórios, no que se refere aos sintomas; a plasmaférese e os corticosteroides podem ser empregados, assim como imunoglobulina humana mensalmente. Outras drogas como o baclofeno (sistêmico ou intratecal), vigabatrina, tizanidina, gabapentina podem ser utilizadas como segunda linha de tratamento. Casos com rigidez localizada em um grupamento muscular podem ser tratados com toxina botulínica. O rituximabe foi utilizado com sucesso em alguns relatos isolados, mas seu uso ainda não é consensual.

BIBLIOGRAFIA

1   Blum P; Jankovic J. Stiff-person syndrome. An autoimmune disease. *Mov Disord* 1990, 6: 12.

2   Grimaldi LME; Marino G; Braghi S *et al.* Heterogeneity of autoantibodies in Stiff-man syndrome. *Ann Neurol* 1993, 34-57.

3   Ciccoto G; Blaya M; Kelley, RE. Stiff Person Syndrome. *Neurologic Clinics, 31* 2013, (1), 319-328.

MOLLARET, MENINGITE DE

Meningite endotelioleucocitária multirrecorrente benigna

Uma forma recidivante e autolimitada de meningite foi descrita em 1944 pelo médico francês Pierre Mollaret. Esta afecção, cuja incidência é maior em adultos jovens, caracteriza-se por episódios de febre, cefaleia e rigidez de nuca, acompanhados de alterações específicas do LCR. Cada episódio tem início súbito e pode excepcionalmente apresentar crise convulsiva, alucinações ou paralisia de nervos cranianos associados. O episódio costuma resolver-se entre 2 e 5 dias, com intervalos de semanas a meses até que um novo evento ocorra. Nos períodos intercríticos, o indivíduo permanece assintomático e o exame do LCR é normal.

A análise do LCR característica, nas primeiras 24 horas apresenta pleocitose com células mononucleares gigantes, chamadas de células de Mollaret. A pressão inicial pode estar normal ou ligeiramente alta, sendo o aspecto do LCR límpido ou opalescente (excepcionalmente turvo); a hipercitose pode ser acentuada (1.000 a 2.000 céls/mm³) e a hiperproteinorraquia é moderada, sendo a taxa de glicose e de cloretos normais. A partir do 2º dia, a reação celular começa a atenuar-se até a completa normalização, geralmente em menos de 1 semana.

Muito se tem especulado sobre a etiologia deste tipo de meningite. Atualmente, o vírus herpes simples tipo II (HSV-II), é o agente etiológico mais implicado, sendo encontrado em 85% dos casos. A pesquisa do vírus por PCR no líquor é recomendada, pois pacientes com recorrências frequentes podem se beneficiar da profilaxia com antivirais como o aciclovir.

No diagnóstico diferencial, algumas doenças consideradas são outras meningites virais ou bacterianas recorrentes (fístulas do LCR ou imunodeficiências), neurossarcoidose, meningite fúngica, carcinomatose meníngea, doença de Behçet e síndrome de Vogt-Koyanagi-Harada. Existe uma associação ainda não totalmente esclarecida entre a meningite de Mollaret e tumores epidermoides do SNC, sobretudo quando já foram cirurgicamente manipulados.

O tratamento é puramente sintomático, mas o uso de aciclovir venoso nas primeiras 48 horas do início dos sintomas demonstrou acelerar a recuperação. O uso de corticosteroides é controverso. A afecção não costuma deixar sequelas. A história natural desta entidade é resolver-se completamente após um longo período de recorrências, em geral entre 5 e 10 anos após o primeiro episódio.

BIBLIOGRAFIA

1 Kwong YL; Woo E; Fong PC *et al.* Mollaret's meningitis revisited. Report of a case with review of the literature. Clin. Neurol. *Neurosurg.* 1988, 90 (2): 163.

2 Mollaret P. Méningite endotelio-leucocytaire multirrécorrente bénigne. Syndrome nouveau ou maladie nouvelle? *Rev Neurol* (Paris) 1944, 76: 57.

3 Farazmand P; Woolley PD; Kinghorn GR. Mollaret's meningitis and herpes simplex virus type 2 infections. *International Journal of STD – AIDS* 2011; 22(6): 306-7.

4 Sarikcioglu L; Sindel M. Pierre Mollaret (1898-1987) and his legacy to science. *Journal of neurology, neurosurgery, and psychiatry 2007*; 78(10): 1135.

MOLLARET E GOULON, COMA "DÉPASSÉ" DE

Coma grau IV; Coma vegetativo; Desfalecimento cardiorrespiratório agudo

Em 1959, Mollaret e Goulon enunciaram o conceito de coma *dépassé*, afirmando que, além da abolição das funções da vida de relação, este tipo de coma exige também a abolição de importantes funções da vida vegetativa. Com efeito, neste tipo de coma, o paciente é mantido pelo emprego do respirador artificial e pelo tratamento do colapso vascular, de tal modo que o referido estado se prolonga enquanto o coração é capaz de assegurar a vascularização das principais vísceras. Desta maneira, o paciente em coma *dépassé* representa uma "preparação coração-pulmão", configurando {às vezes] a situação paradoxal da "morte dissociada" (cérebro morto-coração vivo).

Na era da terapia intensiva e dos transplantes de órgãos, a caracterização de coma irreversível (ou morte encefálica) deixou de ter interesse apenas acadêmico. A principal causa deste tipo de coma é a parada cardíaca e/ou respiratória, ocasião em que os pacientes são ressuscitados e mantidos por intermédio de modernas técnicas de reanimação. Nesses casos, quando estamos autorizados a suspender os recursos de reanimação? Em 1968, um comitê da *Harvard Medical School* estabeleceu um conceito de coma irreversível (denominado na época "morte cerebral") com o propósito de emitir um novo critério de morte. Entretanto, esse documento já está ultrapassado e, no momento, os critérios aceitos por grande parte da comunidade médica mundial para se estabelecer o diagnóstico da morte encefálica são os seguintes:

1) coma profundo (arreativo e aperceptivo) por seis horas ou mais;

2) é obrigatório definir a causa do coma e devem ser descartados do protocolo comas ocorridos na vigência de hipotermia, provocados por drogas depressoras do SNC ou distúrbios eletrolíticos graves;

3) apneia;

4) ausência de reflexos do tronco cerebral: pupilas midriáticas e não reativas ou pupilas mediofixas, abolição dos reflexos oculocefálico e vestíbulo-ocular, abolição do reflexo corneano, do vômito (reflexo faríngeo) e abolição do reflexo da tosse;

5) é obrigatório realizar o teste da apneia pelos seguintes procedimentos: manter o paciente no respirador com fluxo de O_2 a 100% durante 10 minutos – desconectar o tubo do respirador –, instalar cateter traqueal de oxigênio com fluxo de 6 litros/minuto – observar se há o surgimento de movimentos respiratórios por 10 minutos ou até atingir pCO_2 = 55 mmHg;

6) a definição de morte encefálica clínica deve ser comprovada por um exame complementar: angiografia cerebral, doppler transcraniano, tomografia por emissão de fóton único, PET-scan, cintilografia radioisotópica, monitoração da pressão intracraniana, EEG;

O diagnóstico de morte encefálica (ME) deve ser definido por dois médicos, atualmente não existe obrigatoriedade que um dos médicos seja neurologista, entretanto nenhum deles deve ser integrante da equipe de remoção e transplante de órgãos. Desde que preenchidos os critérios para definição de ME, o intervalo entre o primeiro e o segundo exame deve ser de 6 horas. Esses critérios são adotados para indivíduos adultos. Na criança, o intervalo mínimo exigido para as avaliações clínicas pode variar de 12 horas (1 a 2 anos incompletos), 24 horas (dois meses a 1 ano incompleto), 48 horas (7 dias a 2 meses incompletos).

Além da hipotermia, uso de substâncias depressoras do SNC e distúrbios eletrolíticos graves, outras situações podem dificultar o diagnóstico de ME: choque; encefalite do tronco cerebral; distúrbio metabólico grave; traumatismo facial múltiplo (ao dificultar o exame neurológico). O coma *dépassé* nem sempre traduz ME e pode ser reversível.

BIBLIOGRAFIA

1 Mollaret P; Goulon M. Le coma dépassé. *Rev Neurol* (Paris) 1959; 101: 3.

2 Sanvito WL. Motricidade reflexa na morte cerebral. *Arq Neuropsiquiat*, 1972; 30: 45.

3 Wijdicks EFM; Varela PN; Gronseth GS *et al*. Evidence-based guideline update: Determining *Brain* death in adults. Reports of the American Academy of Neurology. *Neurology,* 2010; 74: 1911.

MOORE, SÍNDROME DE

Epilepsia abdominal

Trata-se de um quadro paroxístico, próprio da infância, caracterizado por dores abdominais em cólica (geralmente periumbelicais) que podem se acompanhar de borborigmos, náusea e vômitos, palidez, sudorese e raramente emissão de gases e fezes. A existência de contração concomitante do colo pode ser demonstrada pelo enema opaco ao estudo radiológico. A duração da crise é de alguns minutos e costuma se acompanhar de prostração e sonolência no período pós-crítico. Embora possa haver num mesmo doente a associação de manifestações viscerais e convulsivas, estes fenômenos nem sempre ocorrem.

O diagnóstico pode ser firmado pela periodicidade do quadro, pelo descarte de uma patologia intrínseca e estrutural do abdome, pelos achados eletroencefalográficos e pela resposta ao tratamento antiepiléptico. O diagnóstico diferencial deve ser considerado com a "enxaqueca abdominal", o que nem sempre é fácil.

BIBLIOGRAFIA

1 Gastaut H; Broughton R *et al.* Generalized non-convulsive seizures without local onset. In: Vinken PJ; Bruyn GW. *Handbook of Clinical Neurology,* v. 15. Amsterdam, North-Holand, 1974.

2 Moore MT. Paroxysmal abdominal pain; a focal symptomatic epilepsy. *Jama* 1944, 124: 561.

MNGIE, SÍNDROME

Mitochondrial Neurogastrintestinal Encephalopathy Syndrome; Myoneurogastrintestinal encephalopaty Syndrome; POLIP syndrome

É uma doença mitocondrial autossômica recessiva rara, comumente aparecendo entre as segunda e quinta décadas da vida. Ao contrário das doenças mitocondriais típicas determinadas por mutações no DNAmit, a MNGIE é determinada por mutações no gene *TYMPE*, que codifica a enzima *thymidine phosphorilase*. Uma forma secundária de MNGIE, denominada MNGIE sem leucoencefalopatia pode ser determinada por mutações no gene POLG.

A MNGIE é uma desordem multissistêmica com predominância dos sintomas gastrintestinais, que podem incluir distúrbio da motilidade gastrintestinal podendo determinar uma pseudo-obstrução em virtude de as contrações musculares (peristalse) do trato gastrintestinal tornarem-se ineficientes causando má-absorção, borborigmos, sensação de saciedade, diarreia, constipação, gastroparesia, náusea, vômitos, perda de peso e diverticulite. O quadro neurológico (menos exuberante) pode incluir leucoencefalopatia difusa (geralmente assintomática), neuropatia periférica e miopatia. Outros sinais e sintomas podem ocorrer: degeneração retiniana; oftalmoplegia; deficiência auditiva. Os portadores de MNGIE são magros e podem atingir um estado caquético. A biópsia muscular pode contribuir para o diagnóstico e a RM pode evidenciar a leucoencefalopatia.

BIBLIOGRAFIA

1 Cambier J; Masson M; Masson C; Dehen H. Neurologie (13 ed.), Paris, Elsevier-Masson, 2012.

MORGAGNI-STEWART-MOREL, SÍNDROME DE

Craniopatia metabólica; Hiperostose frontal interna; Síndrome de Morgagni

Esta afecção, cuja causa é desconhecida, acomete preferencialmente as mulheres. A sintomatologia costuma ter início por ocasião da menopausa, e o quadro clínico tem como características essenciais cefaleia, obesidade, hirsutismo, fadiga e sonolência. Outras manifestações podem ocorrer: vertigem; convulsões; amnésia; quadro depressivo; angústia e ideias delirantes. Algumas mulheres podem exibir um quadro de virilismo acentuado, com hirsutismo e distribuição masculina de pêlos.

A radiografia simples do crânio (principalmente na incidência de perfil) demonstra a hiperostose, particularmente na tábua interna do osso frontal.

A associação entre a hiperostose e a sintomatologia descrita nem sempre é constante, existindo casos com hiperostose e sem sintomas e vice-versa. Esse fato tem levado muitos a questionar a existência da hiperostose frontal interna como entidade clínica. O tratamento é apenas sintomático.

BIBLIOGRAFIA

1   Contamin F; Sabouraud O. *Élements de neurologie*, v. 2. Paris, Flammarion, 1970.

MORQUIO, SÍNDROME DE

Mucopolissacaridose IV;
Osteocondrodistrofia;
Queratossulfatúria;
Síndrome de Morquio-
Brailsford
Veja síndromes de
Hunter, Hurler
Maroteaux-Lamy,
Sanfilippo e Scheie.

Trata-se de doença de acúmulo lisossomial hereditária autossômica recessiva que afeta gravemente o desenvolvimento do sistema esquelético, principalmente as cartilagens, comprometendo o SNC apenas secundariamente. São reconhecidas duas formas da doença: tipo A, por deficiência da enzima N-acetilgalactosamina-6 sulfatase, codificada pelo gene localizado no cromossomo 16q24; tipo B, por deficiência da β-galactosidase, codificada pelo gene localizado no cromossomo 3p21-pter. Essas deficiências determinam acúmulo progressivo dos glicosaminoglicanos condroitin-6-sulfato e queratan sulfato, causando displasia esquelética sistêmica. Geralmente, o tipo A é mais grave que o tipo B.

Na síndrome de Morquio tipo A, forma mais comum da doença, o acúmulo dos glicosaminoglicanos causa baixa estatura, hipoplasia ou ausência do processo odontoide, com instabilidade atlantoaxial e manifestações neurológicas por compressão lenta ou aguda da medula espinhal, tórax em quilha, cifoescoliose, genuvalgo, hipermotilidade articular nas mãos e marcha anormal. Na face, observamos boca ampla, maxilar proeminente, maxilar curto e dentes separados. A conformação do tórax, do pescoço e a cifose dorsolombar conferem ao doente uma postura semiagachada (Figura 87). Os ossos são poróticos e costuma ocorrer achatamento das vértebras; nas extremidades distais dos membros superiores, observamos punhos aumentados com mãos disformes (Figura 88). Geralmente, são assintomáticos ao nascimento, mas a maioria dos sinais e dos sintomas está presente já no final do 1º ano. Outras complicações que podem estar presentes na evolução incluem comprometimento pulmonar, fraqueza muscular, doença valvar cardíaca, surdez, opacificação de córnea. Frequentemente, apresentam dificuldades em procedimentos anestésicos por estreitamentos de vias aéreas e pulmões pequenos com prejuízo restritivo. Pacientes com formas graves, geralmente, não sobrevivem além das segunda ou terceira décadas de vida. Entretanto, o tipo A da síndrome de Morquio apresenta uma variabilidade fenotípica ampla com padrões de comprometimento mais atenuados, com início bem mais tardio dos sintomas, que podem começar a partir da segunda década.

Na síndrome de Morquio tipo B, menos grave que o tipo A, existe um atraso do crescimento, anormalidades ósseas e opacidades corneanas. O desenvolvimento intelectual geralmente é normal, mas ocasionalmente pode ser encontrado retardo intelectual e surdez neurossensorial. A RM pode mostrar dilatação ventricular e alterações progressivas na substância branca. A síndrome de Morquio tipo B apresenta a mesma deficiência enzimática da gangliosidose GM1 (síndrome de Landing-O'Brien), mas diferem do ponto de vista clínico e bioquímico.

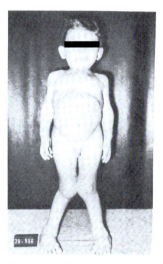

Figura 87 – *Síndrome de Morquio. Principais características somáticas do paciente focalizado: pescoço curto; tórax anormalmente curto com porção anterior em quilha; genuvalgo (cortesia da Dra. Maria José Nosaki).*

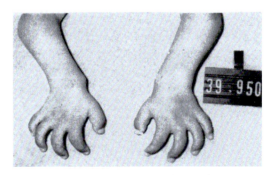

Figura 88 – *Aspecto das extremidades distais dos membros superiores do mesmo paciente da Figura 87: punhos alargados com mãos disformes (aracniformes).*

Do ponto de vista anatomopatológico, ocorre desenvolvimento irregular dos corpos vertebrais, da cartilagem articular e das epífises dos ossos longos, com necroses assépticas focais.

O diagnóstico deve se basear em dados clínicos, nos achados radiológicos (osteoporose, platispondilia, alterações epifisárias) e laboratoriais (excreção excessiva de queratan sulfato na urina). A dosagem da atividade enzimática em leucócitos e fibroblastos e o estudo molecular fecham o diagnóstico formalmente.

Não há cura para a doença. Tentativas com transplante hematopoiético de células tronco e diminuição de substrato mostram limitações no controle da doença. Recentemente, em 2014, foi aprovada a administração de terapia enzimática de reposição nos Estados Unidos, com custos extremamente elevados. Não proporciona a cura dos pacientes, os resultados ainda são incipientes, mas parece aliviar a manifestação dos sintomas, com melhora da qualidade de vida se iniciada precocemente.

BIBLIOGRAFIA

1 Diament A; Kok F. Doenças lisossomais (Lisossomopatias) – Mucopolissacaridoses. In: Diament A; Cypel S. *Neurologia Infantil*, Rio de Janeiro, Atheneu, 2005.

2 Menkes JH; Sarnat HB; Maria BL. *Child neurology*. Ed. Lippincott Williams; Wilkins, p. 78, 2006.

3 Tomatsu S; Yasuda E; Patel P *et al.* Morquio A syndrome; diagnosis and current and futures therapies. *Pediatr Endocrinol Rev*, 2014, 12(01): 141.

4 Tomatsu S; Sawamoto K; Alméciga-Diaz CJ *et al.* Impacto of enzyme replacement therapy and hematopoietic stem cell transplantation in pacientes with Morquio A syndrome. *Drug Design, Development and Therapy*, 2015, 9: 1937.

MORTON, METATARSALGIA DE

Doença de Morton; Neuralgia de Morton; Neuroma digital; Pé de Morton; Síndrome de Morton

É um quadro de pé doloroso que predomina na mulher de meia-idade e ocasionalmente pode ocorrer no homem. O quadro álgico é recorrente e se apresenta sob a forma de dor queimante. Geralmente, é unilateral e a dor costuma localizar-se entre os 3º e 4º espaços metatarsianos, com irradiação para as regiões vizinhas do pé. A dor pode persistir no repouso e prejudicar o sono. Ela pode ser desencadeada pela compressão dos 3º e 4º metatarsianos.

O quadro habitualmente depende de compressão do nervo digital pela cabeça do metatarso ou, então, pela compressão do nervo plantar por um tumor (neurofibroma). O diagnóstico é clinicorradiológico (radiografias do pé).

O tratamento deve ser tentado com medidas conservadoras (analgésicos/anti-inflamatórios, infiltração com procaína/corticosteroides). Às vezes, há indicação de tratamento cirúrgico.

BIBLIOGRAFIA

1 Hollander JL. *Arthritis and allied conditions.* Lea & Febiger, Philadelphia, 1966.

MORVAN, SÍNDROME DE
Coreia fibrilar de Morvan

Caracterizada por atividade contínua da fibra muscular, sendo referida como uma "neuromiotonia", ao lado de hiperidrose, perda de peso, insônia, ansiedade, agitação e alucinações. Foi descrita por Morvan em 1890.

O quadro clínico da síndrome de Morvan é caracterizado por fasciculações musculares e manifestações disautonômicas. As fasciculações costumam ter início nas massas gemelares e podem adotar uma progressão ascendente, atingindo a musculatura das coxas e do tronco. As manifestações disautonômicas podem traduzir-se por algias difusas, sinais cutâneos (sudorese profusa, acroeritema) e alterações cardiovasculares (taquicardia, hipertensão arterial). Alguns doentes podem apresentar também alterações psíquicas do tipo insônia, ansiedade, agitação e alucinações. Não se apreciam movimentos do tipo coreiforme nesta síndrome.

O quadro depende da ação de autoanticorpos contra os canais de potássio voltagem-dependente (anti-VGKC). Entretanto, parece que os autoanticorpos não têm como alvos os canais de potássio, mas sim as proteínas associadas ao receptor (Caspr2 e Lgil) e que o quadro clínico é diferente segundo o anticorpo associado. A encefalite límbica pura está mais associada aos anti-Lgil, enquanto os anti-Caspr2 são encontrados na síndrome de Morvan ou nas neuromiotonias puras. Nem todos os casos da síndrome de Morvan mostram anticorpos anti-VGKC.

A afecção pode ocorrer no adolescente e adulto jovem, sendo o quadro de bom prognóstico; entretanto têm sido relatados casos fatais, com evolução de meses. A plasmaférese promove benefícios no tratamento desta entidade.

BIBLIOGRAFIA

1 Barber PA; Anderson NE; Vincent A. Morvan`s syndrome associated with voltage-gated K channel antibodies. *Neurology* 2000; 54: 771.

MORVAN, PANARÍCIO ANALGÉSICO DE
Panarício de Morvan

O panarício analgésico de Morvan se localiza particularmente nos dedos das mãos e pode ocorrer na lepra e siringomielia. Depende fundamentalmente de comprometimento troficossensitivo dos tecidos. É comum a presença de ulcerações tróficas indolores e múltiplas nos membros superiores, principalmente na face palmar das mãos e dedos (Figura 89). Nas fases mais tardias do quadro, além das ulcerações cutâneas, ocorrem distúrbios tróficos nos planos profundos, sendo possível mutilações das extremidades com eliminação de falanges distais. Pode se configurar um quadro de acropatia ulceromutilante nos membros superiores.

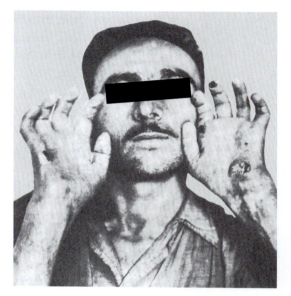

Figura 89 – *Paciente com neuro-hanseníase, expondo a face palmar de ambas as mãos com múltiplas ulcerações (panarício analgésico de Morvan).*

BIBLIOGRAFIA
1. Charcot JM. Clinique des maladies du système nerveux. Babé, Paris, 1892.

MOHR-TRANEBJAERG, SÍNDROME DE
Síndrome surdez-distonia-neuropatia óptica
Veja Síndrome de Woodhouse-Sakati.

A síndrome de Mohr-Tranebjaerg (SMT), ou síndrome da surdez-distonia-neuropatia óptica é uma rara desordem neurodegenerativa progressiva, ligada ao cromossomo X, devido a mutações no gene *TIMM8A* (translocase da membrana interna da mitocôndria 8-homólogo A), ocorrendo quase que exclusivamente em homens. Caracteriza-se por perda auditiva neurossensorial progressiva, que surge no início da infância e costuma ser o primeiro sintoma da síndrome. A maioria dos indivíduos afetados apresenta profunda perda auditiva por volta de 10 anos de idade.

Ataxia progressiva e lenta ou distonia na adolescência, embora o início destes sintomas possa variar entre os indivíduos afetados. Alguns apresentam distonia, enquanto outros, ataxia, mas ambas são progressivas ao longo do tempo. A distonia tende a ser focal, segmentar ou multifocal na distribuição de início, com uma predileção para a parte superior do corpo, envolvendo variavelmente a cabeça, pescoço e membros superiores. A maioria dos pacientes apresenta progressão ou generalização de sua distonia independentemente da idade de início. Sinais piramidais e instabilidade postural podem ocorrer.

Desenvolvimento de fotofobia durante a adolescência com redução lenta e progressiva na acuidade visual secundária à atrofia óptica ao redor de 20 anos de idade e cegueira em meados da idade adulta.

Quadro adicional de declínio cognitivo e distúrbios de comportamento podem ocorrer por volta de 40 anos de idade, incluindo mudanças na personalidade, comportamentos agressivos ou paranoicos e demência.

As mulheres podem ter deficiência auditiva leve e distonia focal. A evolução depende da gravidade da doença, podendo o paciente alcançar 60 anos de idade. Sua incidência é rara, tendo sido relatada em cerca de 100 pessoas no mundo.

No exame da eletrorretinografia de campo total ERG, detectou-se redução das amplitudes das respostas fotópticas, escotópicas e ao *flicker* de 30 Hz, demonstrando uma disfunção generalizada da retina, com redução da função dos cones e bastonetes, demonstrando progressiva degeneração da retina.

A proteína produzida a partir do gene *TIMM8A* é encontrada no interior das mitocôndrias e forma um complexo com uma proteína muito semelhante chamada TIMM13. A maioria das mutações no gene resulta na ausência de proteína TIMM8A funcional no interior da mitocôndria, o que impede a formação do complexo TIMM8A/TIMM13. Esse complexo tem a função de transportar outras proteínas dentro da mitocôndria. A síndrome apresenta um padrão de transmissão genética autossômica recessiva ligado ao cromossomo X.

O tratamento sintomático pode ser feito de forma convencional com clonazepam, biperideno ou toxina botulínica.

BIBLIOGRAFIA

1 Destriza JMP; Domingo A; Schmidt TGPM *et al.* First report of two brothers with Panay ancestry with Mohr-Tranebjaerg syndrome. *19º International Congress of Parkinson's Disease and Movement Disorders*, San Diego, United States, 2015: 1328 poster.

2 Tranebjærg L. Deafness-Dystonia-Optic Neuronopathy Syndrome. *GeneReviews* [online]. Last Update: January 31, 2013.

3 HA AD; Parrat KL; Rendtorff ND *et al.* The phenotypic spectrum of dystonia in Mohr-Tranebjaerg syndrome. *Mov Disord* 2012; 27: 1034-40.

MOSCHCOWITZ, DOENÇA DE

Microangiopatia trombótica; Púrpura trombocitopênica trombótica (PTT); Síndrome de Upshaw-Schulman

A púrpura trombótica trombocitopênica (PTT) foi identificada por Moschcowitz em 1924, em uma jovem com 16 anos, que apresentou quadro súbito de febre, anemia, insuficiência renal, comprometimento neurológico e falência cardíaca, vindo a falecer após 2 semanas do início do quadro. Esta síndrome clínica caracteriza-se pela presença de púrpura trombótica (com numerosas tromboses capilares e arteriais), anemia hemolítica, febre, acometimento renal e neurológico do SNC. A PTT embora clinicamente distinta, compartilha elementos fisiopatológicos semelhantes à síndrome hemolítica urêmica (SHU). Modernamente, é aceito que sejam espectros de uma mesma entidade nosológica, em que a PTT seria o polo com predomínio de manifestações neurológicas e a SHU o polo com predomínio de alterações renais. Após a descrição de Moschcowitz, Amorosi e Ultmann descreveram em 1964 uma série extensa de casos em que algumas características clínicas frequentes ficaram conhecidas como a "pentade da PTT", caracterizadas por trombocitopenia, anemia hemolítica microangiopática, acometimento neurológico, anormalidades da função renal e febre.

Do ponto de vista anatomopatológico, a lesão fundamental é constituída por degeneração fibrinoide do tecido subintimal dos pequenos vasos (artérias, arteríolas e capilares), acompanhada de hiperplasia das células endoteliais destes vasos. Esse processo, denominado angiopatia, acaba culminando com oclusão dos vasos por trombos plaquetários (microangiopatia trombótica). Esse tipo de lesão, ocorre com maior frequência, no fígado, rins, coração, encéfalo, pâncreas e glândulas suprarrenais. As lesões do parênquima cerebral mais frequentes são as hemorragias petequiais. As oclusões vasculares predominam na substância cinzenta dos hemisférios cerebrais e no tronco encefálico; elas ocorrem em mais de 70% dos pacientes e habitualmente causam déficits focais evanescentes; com sequela em poucos pacientes.

A PTT é uma afecção rara e acomete sobretudo jovens, incluindo crianças, com ligeiro predomínio no sexo feminino. Além da pentade descrita, é frequente hematúria microscópica e ocasionalmente melena. Outras manifestações clínicas encontradas são palidez cutânea, fadiga, icterícia, colúria. As manifestações neurológicas transitórias mais comuns são (1) alterações mentais, caracterizadas por síndromes confusionais, agitação, delírio e coma; (2) hemiplegia e/ou hemianestesia; (3) crises convulsivas, em geral generalizadas; (4) alterações visuais, caracterizadas por turvação da visão, hemianopsias e edema de papila.

A PTT é idiopática em 40% dos casos, entretanto 27% dos pacientes está associada a alguma doença autoimune, neoplasia ativa, uso de medicamentos quinidina (o mais associado), quimioterápicos, ciclosporina e antiagregantes plaquetários como a ticlopidina ou o clopidogrel. Sabe-se que muitos casos antes considerados idiopáticos são hereditários, nestes casos a PPT também pode ser chamada de síndrome de Upshaw-Schulman.

Outras condições menos associadas são cirurgia cardiovascular e gravidez. O diagnóstico da PTT é sugerido principalmente pelo quadro clínico característico associado às alterações hematológicas, em que o esfregaço do sangue periférico deve ser realizado para excluir outras causas de trombocitopenia e eventualmente visualizar a presença de esquizócitos. Exames laboratoriais adicionais obrigatórios são ureia, creatinina DHL e bilirrubinas, para corroborar a etiologia da hemólise. Em todos os pacientes, com quadro clínico e laboratorial de PTT, o diagnóstico deve ser confirmado pela mensuração da atividade da proteína ADAMTS13, com atividade inferior a 10% (sendo este dado altamente sugestivo). O diagnóstico diferencial além da SHU, deve ser feito com a coagulação intravascular disseminada (CIVD).

A PTT é uma emergência médica, e o tratamento com plasmaférese deve ser rapidamente instituído. A plasmaférese é o procedimento terapêutico mais eficiente e, desde que iniciada precocemente, a perspectiva de remissão ocorre em dois terços dos casos. Outras medidas consideradas no tratamento, dependendo da evolução clínica do paciente, são corticosteroides (metilprednisolona 1g EV por 3 a 5 dias) ou associação de ciclofosfamida com rituximabe.

BIBLIOGRAFIA

1 Hoffman R; , Benz Jr EJ *et al. Hematology:* basic principles and practice. Churchill-Livingstone, 1991 New York.

2 Laubauge R; Izarm P; Castan P. *Les manifestations nerveuses des hémopathies.* Paris, Masson, 1963.

3 Moatti-Cohen M; Garrec C; Wolf M, *et al.* Unexpected frequency of Upshaw-Schulman syndrome in pregnancy-onset thrombotic thrombocytopenic purpura. *Blood,* 2012, 119(24), 5888-5897.

MOUNT E REBACK, COREOATETOSE PAROXÍSTICA DE

Coreoatetose paroxística familiar

Em 1940, Mount e Reback descreveram uma nova síndrome afetando 27 membros de uma família e caracterizada por episódios de movimentos coreoatetóticos paroxísticos e distônicos. Posteriormente, outros relatos confirmaram esta nova entidade mórbida.

Duas formas deste tipo de coreia paroxística foram descritas: a cinetogênica; e a não cinetogênica. Na forma cinetogênica, os movimentos surgem no repouso após exercícios físicos. A doença predomina no sexo masculino (4: 1), é de natureza familiar e costuma ter início dos 5 aos 15 anos de idade. Os movimentos do tipo distônico ou coreoatetótico têm início súbito e duram até 30 segundos e os episódios podem recorrer até dezenas de vezes ao dia. Não há perda da consciência. O EEG não evidencia anormalidades, mesmo durante os episódios. Essa forma é a mais comum e é a que mais se assemelha com episódios epilépticos. A modalidade de transmissão é do tipo autossômico dominante. O quadro costuma responder bem aos antiepilépticos (fenitoína, fenobarbital, carbamazepina).

A forma não cinetogênica é de início mais precoce (nos 5 primeiros anos de vida), e o quadro clínico consiste de episódios paroxísticos de movimentos coreoatetóticos e de anomalias posturais. Os episódios duram de 5 minutos a 2 horas e não se acompanham da perda da consciência ou distúrbio dos esfíncteres. Os episódios podem ser desencadeados pelo uso de bebidas alcoólicas e de café, pela fadiga e pelas emoções. As crises são menos frequentes do que na primeira forma. O eletroencefalograma, geralmente normal, pode mostrar alterações não específicas e não epilépticas. A afecção se transmite de forma autossômica recessiva, parece não encurtar a vida dos afetados, e o exame neurológico fora dos episódios descritos é normal. Nessa segunda forma, o tratamento é feito com clonazepam.

BIBLIOGRAFIA

1 Rosemberg S. *Neuropediatria.* Rio de Janeiro, Sarvier, 1992.

MOWAT-WILSON, SÍNDROME DE

Hirschsprung Disease-Mental Retardation Syndrome

Trata-se de uma doença autossômica dominante recentemente delineada por Mowat e colaboradores em 1998, descrevendo seis pacientes, semelhantes ao descrito por Lurie e colaboradores em 1994, ainda sem um consenso quanto aos critérios diagnósticos clínicos, causada por mutações ou deleções do gene *ZEB2*, mapeado no *locus* 2q22-23.

Todos os pacientes com a síndrome apresentam deficiência intelectual, geralmente moderada a grave, importante comprometimento da fala e linguagem, com preservação relativa da linguagem receptiva e traços faciais peculiares (98% dos casos) incluindo hipertelorismo, olhos encovados, microftalmia, ponte nasal larga, sobrancelhas espessas, columela proeminente, mento proeminente, lobos auriculares voltados para cima. A maioria dos pacientes apresenta múltiplas anomalias congênitas, tais como agenesia do corpo caloso (46% dos casos), doença de Hirschsprung (54% dos casos), defeitos cardíacos congênitos e anomalias urogenitais. Também são comuns a presença de epilepsia (70-75% dos casos), retardo do crescimento com microcefalia, obstipação crônica naqueles casos sem doença de Hirschsprung, que recentemente vem sendo descritos com maior frequência.

A incidência da síndrome ainda é mal conhecida, certamente ainda subdiagnosticada, mas considera-se que esteja entre 1:50.000 e 1:70.000 nascidos vivos. As mutações e as deleções do gene *ZEB2* são identificadas em praticamente 100% dos casos de síndrome de Mowat-Wilson. A maioria dos pacientes com a síndrome apresenta mutações de novo do gene *ZEB2*, raros casos familiares são conhecidos.

Não há tratamento específico. Necessita de assistência médica multidisciplinar para assistência aos distúrbios neurológicos, cardíacos, urológicos, gastrintestinais, ortopédicos entre outros.

BIBLIOGRAFIA

1 Adam MP; Conta J; Bean LJH. Mowat-Wilson syndrome. In: Pagon RA; Adam MP; Ardinger HH *et al. Gene Reviews.* University of Washington, 2013.

2 Mowat DR; Croaker GDH; Cass DT *et al.* Hirschsprung disease, microcephaly, mental retardation, and characteristic facial features: delineation of a new syndrome and identification of a locus at chromosome 2q22-q23. *J Med Genet*, 1998, 35: 617.

3 Paz JA; Kim CA; Grossens M *et al.* Mowat-Wilson syndrome: neurological and molecular study in seven patients. *Arq Neuropsiquiatr,* 2015, 73(1): 12, 2015.

MOYAMOYA, DOENÇA DE

A doença de Moyamoya (DMM) é uma doença cerebrovascular progressiva crônica caracterizada por estenose ou oclusão bilateral das artérias em torno do polígono de Willis com destaque para a circulação colateral arterial. "Moyamoya" é uma palavra japonesa que significa inchado, obscuro, ou nebuloso, como uma "nuvem de fumaça" no ar. O termo foi proposto por Suzuki e Takaku para descrever a aparência angiográfica da rede vascular colateral.

A doença foi descrita pela primeira vez no Japão em 1957, por Takeuchi e Shimizu, e sua etiologia não é totalmente conhecida. A elevada incidência na população japonesa e asiática, juntamente com uma ocorrência familiar de aproximadamente 10 a 15% dos casos, sugere fortemente uma origem genética, com modo de herança autossômica dominante com penetrância incompleta.

O gene RNF213, no cromossomo 17q25.3, é um importante fator de susceptibilidade nas populações da Ásia Oriental. Outros cromossomos associados são: 3p24.2-p26, 6q25, 8q23 e 12p12. Foram observadas associações da DMM com vários alelos da classe II dos genes do antígeno leucocitário humano (HLA).

Algumas substâncias que estimulam a angiogênese se encontram em níveis mais elevados: fator de crescimento de fibroblastos; fator de transformação do crescimento beta (TGF-); fator de crescimento derivado das plaquetas; e fator de crescimento de hepatócitos (na bifurcação da carótida e no fluído cerebrospinal).

Os achados patológicos incluem estreitamento intimal resultante de estenoses ou oclusões da porção terminal da artéria carótida de ambos os lados. Em crianças, os achados são limitados a um lado. Ocorrem numerosos pequenos canais vasculares (ramos anastomóticos e perfurantes) ao redor do polígono de Willis. Aneurismas comumente se desenvolvem nas porções periféricas das artérias cerebrais. O tecido cerebral de pacientes com DMM normalmente revela atrofia cortical e evidências de hemorragia ou múltiplas isquemias (pequenas), comumente encontradas nos gânglios da base, tálamo, hipotálamo, cápsula interna, mesencéfalo e regiões subcorticais. Sangramento no espaço intraventricular é frequentemente observado.

Tradicionalmente, os pacientes com a aparência angiográfica de moyamoya e sem fatores de risco conhecidos são considerados como tendo doença de moyamoya, enquanto aqueles com uma das condições associadas, citadas adiante, são classificados como tendo a síndrome de moyamoya: 1) aterosclerose; doenças infecciosas (meningite; infecção por *Propionibacterium acnes*, leptospirose, HIV); 2) condições hematológicas (doença falciforme, betatalassemia, anemia de Fanconi, esferocitose hereditária, homocistinúria, deficiência de Fator XII, trombocitose essencial); 3) vasculites e doenças autoimunes (lúpus eritematoso sistêmico, poliarterite nodosa e doença vascular pós-infecciosa, doença de Graves e tiroidite, síndrome de Sneddon e síndrome do anticorpo antifosfolípide, diabetes melito tipo 1); 4) doenças do tecido conjuntivo e síndromes neurocutâneas (neurofibromatose tipo 1, esclerose tuberosa, síndrome de Sturge-Weber, facomatose pigmentovascular IIIb, hipomelanose de Ito, pseudoxantoma elástico, síndrome de Marfan); 5) desordens cromossômicas (síndromes de Down, Turner e de Alagille); 6) outras vasculopatias (vasoespasmo após hemorragia subaracnóidea, radioterapia cerebral, displasia fibromuscular); 7) outras doenças cardiovasculares extracranianas (cardiopatia congênita, síndrome de Williams, coartação da aorta, estenose da artéria renal); 8) doenças metabólicas (glicogenose tipo I, hiperfosfatasia, oxalose primária); 9) traumatismo craniano; tumores cerebrais; malformação cavernosa; sarcoidose pulmonar; hipogonadismo hipergonadotrófico e dismorfismo; doença renal policística.

A doença é encontrada predominantemente em japoneses e asiáticos, embora também ocorra em caucasianos. No Japão, a incidência anual é 0,35 a 0,94 por 100 mil habitantes, e a prevalência é 3,2 a 10,5 por 100 mil habitantes. No oeste dos Estados Unidos, encontraram uma incidência de 0,086 por 100.000. Há um predomínio do sexo feminino, com uma relação homem-mulher de 1:2. A idade de início apresenta distribuição bimodal, de 5 a 14 anos e outra, de 35 a 49 anos.

As manifestações clínicas são variáveis e incluem ataque isquêmico transitório, AVC isquêmico, AVC hemorrágico e epilepsia. A isquemia é o modo predominante de apresentação, particularmente em crianças. Alguns pacientes têm apenas um ou alguns eventos, enquanto outros têm recorrências múltiplas. Em crianças, episódios sintomáticos de isquemia podem ser desencadeados por exercício, choro, tosse, esforço, febre, ou hiperventilação. O déficit neurológico mais frequente é hemiparesia. Podem ocorrer afasia, convulsões, atividade mental alterada, distúrbios visuais, distonia, coreia ou discinesia.

A progressão da doença pode ser avaliada mediante angiografia cerebral e classificada conforme os estágios de Suzuki, dividido em seis etapas. Esta progressão é mais bem visualizada nas crianças, enquanto os adultos podem permanecer no mesmo estágio. No entanto, esta classificação é subjetiva, sendo difícil de definir os estágios com precisão. Inicialmente, ocorre estreitamento apenas da bifurcação da carótida interna e, posteriormente, vai ocorrendo desaparecimento dos vasos na base do cérebro e apenas a circulação colateral é vista a partir da artéria carótida externa. A TC e/ou RM do crânio podem detectar infarto cerebral (especialmente em zonas de fronteira superficial e profunda) e hemorragia (Figura 90). Dilatação dos sulcos, acompanhada de aumento ventricular focal indicando perda de volume, é encontrada geralmente na fase crônica da doença. A RM com imagens de alta resolução da parede vascular demonstrou realce concêntrico das artérias carótidas internas distais, enquanto os pacientes com doença aterosclerótica intracraniana, em geral, têm aumento focal e excêntrico do segmento arterial sintomático. Nas imagens de ressonância, também é possível encontrar o "sinal da hera", um padrão linear de sinal aumentado nas leptomeninges e espaços perivasculares, cuja causa é o lento fluxo colateral retrógrado através dos vasos piais ingurgitados via anastomose leptomeníngea. A angiorressonância arterial suplantou a angiografia convencional na maioria dos centros como a modalidade de imagem principal para avaliar a síndrome de moyamoya (Figura 91). A angio-TC também pode demonstrar os vasos anormais. Embora agora utilizada com menos frequência, angiografia cerebral convencional é o padrão-ouro para o diagnóstico da DMM e deve apresentar: estenose ou oclusão na porção terminal da artéria carótida interna e/ou nas porções proximais das artérias cerebral anterior ou média; ramos vasculares anormais próximos das lesões oclusivas ou estenóticas na fase arterial; estes achados estão presentes bilateralmente. A ultrassonografia com doppler transcraniano é uma forma não invasiva para avaliar a hemodinâmica intracraniana e a estenose das artérias.

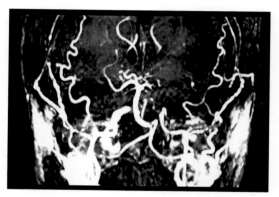

Figura 90 – *Angio-RM 3D TOF demonstra ausência do sinal de fluxo habitual das artérias carótidas internas e cerebrais médias, com a presença de pequenos vasos colaterais profundos com aspecto "esfumaçado" – padrão MoyaMoya.*

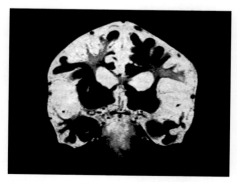

Figura 91 – *RM T2 coronal evidencia múltiplas áreas sequelares nos lobos parietais e temporais, não sendo caracterizado o sinal de fluxo habitual das artérias carótidas internas e cerebrais médias. Notam-se múltiplos pequenos flow-voids na região das cisternas basais, que representam pequenos vasos colaterais profundos.*

Para crianças e adultos com moyamoya e AVC agudo, o tratamento é principalmente sintomático e dirigido para a redução da pressão intracraniana elevada, melhorando o fluxo sanguíneo cerebral, e controle de convulsões. Drenagem ventricular e/ou a remoção de hematoma são, muitas vezes, necessários para pacientes com hemorragia intracerebral. Agentes antiplaquetários, vasodilatadores e anticonvulsivantes são usualmente prescritos, mas a eficácia não está estabelecida. As técnicas cirúrgicas visam aumentar a perfusão cerebral e melhorar o prognóstico, seja mediante bypass entre a artéria temporal superficial e artéria cerebral média, seja mediante transplante de omento (cirurgia raramente realizada).

BIBLIOGRAFIA

1   Suzuki J; Kodama N. Moyamoya disease – a review. *Stroke* 1983; 14(1): 104-109.

2   Ryoo S; Cha J; Kim SJ *et al.* High-resolution magnetic resonance wall imaging findings of moyamoya disease. *Stroke* 2014; 45: 2457-2460.

3   Pandey P; Steinberg GK. Neurosurgical advances in the treatment of moyamoya disease. *Stroke* 2011; 42: 3304-3310.

4   Masuda J; Ogata J; Yamaguchi T. Moyamoya disease. In: Mohr JP; Choi DW; Grotta JC; Weir B; Wolf PA. *Stroke – pathophysiology, diagnosis, and management.* 4th ed. Philadelphia, Churchill Livingstone, 2004.

MÜNCHMEYER, DOENÇA DE

Miosite ossificante progressiva

Trata-se de uma afecção rara de fundo provavelmente genético. Acomete igualmente ambos os sexos e costuma ter início na primeira infância. O quadro clínico, geralmente, tem início na região cérvico-escapulodorsal por uma tumefação muscular que pode ser acompanhada de aumento da consistência dos músculos, limitação dos movimentos e elevação da temperatura local. Estas manifestações podem regredir em alguns dias ou semanas. A doença evolui por surtos e, ao fim de alguns anos, o doente apresenta verdadeira ossificação das fáscias musculares, das aponeuroses e tendões. Os grupos musculares mais comprometidos são os paravertebrais, periescapulares e das raízes dos membros, e o quadro acaba por determinar limitação progressiva dos movimentos. A morte, geralmente, ocorre por infecção respiratória no início da idade adulta.

A etiologia é desconhecida, sendo provável que se trate de uma heredopatia transmitida por um gene autossômico dominante. Até o momento, nenhum defeito metabólico foi constatado nesta afecção. O diagnóstico, geralmente, é feito pelo exame radiológico que evidencia as ossificações no corpo dos músculos esqueléticos. O diagnóstico diferencial deve ser considerado com a calcinose universal. Não há tratamento específico para este tipo de miopatia.

BIBLIOGRAFIA

1   Contamin F; Sabouraoud O. *Éleménts de neurologie,* v. 2. Paris, Flammarion, 1970.

N

NAFFZIGER, SÍNDROME DE

Síndrome do desfiladeiro escalênico; Síndrome do escaleno anterior; Síndrome escalênica

Esta síndrome é traduzida, fundamentalmente, por uma neuralgia do plexo braquial (plexalgia) determinada pela compressão do músculo escaleno anterior, com ou sem costela cervical. Efetivamente, o plexo braquial e a artéria subclávia podem sofrer compressão entre uma costela cervical e o músculo escaleno anterior; entretanto, mesmo na ausência de costela anômala, uma hipertrofia do músculo escaleno pode ser suficiente para determinar a síndrome. O plexo braquial transita pelo desfiladeiro escalênico, entre os músculos escaleno inferior e médio, que formam a parede posterior do desfiladeiro, e o escaleno anterior, que constitui sua parede anterior; a artéria subclávia está situada na frente do plexo braquial, no ângulo posterior formado pelo escaleno anterior e a 1ª costela.

O quadro clínico costuma exteriorizar-se por dor unilateral que pode distribuir-se desde o pescoço até a mão, afetando comumente a face ulnar do membro. A dor costuma apresentar um caráter surdo e persistente, embora possa apresentar-se sob a forma aguda e com um caráter cortante ou de descarga elétrica. Qualquer esforço físico com o membro afetado (lavar roupa, levantar peso) pode desencadear ou exacerbar a manifestação álgica; também a elevação do membro pode provocar o mesmo efeito. O fenômeno doloroso pode se acompanhar de parestesias (entorpecimento e formigamento) com a mesma distribuição; estas parestesias costumam prevalecer nas primeiras horas do dia e frequentemente acordam o paciente. Desde que esta sintomatologia dolorosa permaneça por longo tempo podem ocorrer: déficit motor e amiotrofias, localizados principalmente no antebraço e mão; desordens vasomotoras e edema, localizadas principalmente na mão. Ao exame, a manobra de Adson pode determinar a interrupção do pulso radial com reprodução das queixas do paciente. Esta manobra consiste em rodar a cabeça do paciente para o lado do membro afetado; a seguir, deve-se estender a cabeça, abduzir o membro e pedir ao paciente que inspire profundamente. A postura da cabeça coloca o músculo escaleno anterior sob tensão, enquanto uma inspiração profunda aciona o escaleno como músculo acessório da respiração e eleva a 1ª costela. Estes procedimentos podem tracionar e comprimir o feixe neurovascular no desfiladeiro escalênico.

Este quadro costuma ocorrer com maior frequência em mulheres, podendo a gravidez ou os traumatismos de coluna cervical e/ou de membros superiores agir como fatores desencadeantes. O diagnóstico diferencial deve ser considerado com outras causas de cervicobraquialgias (hérnia de disco cervical, espondilose cervical, tumor de Pancoast).

O tratamento conservador consiste na infiltração do músculo escalênico anterior com soluções anestésicas. Medidas complementares devem ser adotadas em determinados casos: correção da postura viciosa; redução de peso nos obesos; uso de suporte adequado no caso de mamas volumosas e pêndulas; proscrição de esforço físico; utilização de travesseiro sob o ombro no lado afetado durante o sono. O tratamento cirúrgico deve ser reservado àqueles casos rebeldes às medidas conservadoras e consta de secção do músculo escaleno anterior com liberação do feixe neurovascular; nos casos com presença de costela cervical, esta deve ser ressecada.

BIBLIOGRAFIA

1 Finneson BE. *Síndromes dolorosas.* Salvat, Madrid, 1970.
2 Laplane D. Diagnóstico de las lesiones nerviosas periféricas. Barcelona, Elicien, 1973.

NARP, SÍNDROME

Veja síndrome de Leigh.

NARP é um acrônimo que embute um complexo sintomatológico caracterizado por neuropatia periférica, ataxia e retinite pigmentar. É uma mitocondriopatia com alteração no DNAmit por meio de mutação no gene *MT-ATP6* (ocorre uma redução na função da mitocôndria para elaborar ATP). Existe uma heterogeneidade genética, a transmissão podendo ser autossômica recessiva ou materna.

A gravidade de algumas desordens mitocondriais depende da porcentagem de alteração mitocondrial em cada célula. Muitos indivíduos com a síndrome NARP abrigam seja uma m.8993T > G ou m.8993T > C na mutação de ponto no gene *ATP6* em 70 a 90% da mitocôndria. Quando a mutação está presente em uma alta porcentagem (maior do que 90%), essa condição provoca um quadro mais severo, conhecida como síndrome de Leigh maternalmente herdada (também conhecida pelo acrônimo MILS – *Maternally Inherited Leigh Syndrome*). De tal sorte que crianças com proporção muito alta de mutações de

NARP ATPase 6 desenvolvem MILS, uma encefalomiopatia devastadora caracterizada por regressão psicomotora, crises convulsivas, acidose láctica e lesões necrosantes subagudas nos gânglios da base e outras estruturas da substância cinzenta do cérebro e tronco cerebral. O exame de RM do crânio contribui para firmar o diagnóstico. Na NARP o nível da citrulina no sangue está diminuído. O estudo genético é fundamental e o diagnóstico pode ser firmado no período prenatal.

O diagnóstico diferencial da NARP deve ser considerado com a doença de Refsum, abetalipoproteinemia e outras mito-condriopatias.

O tratamento dessas síndromes ainda é precário e fica limitado a medidas sintomáticas e administração de suplementos nutricionais.

BIBLIOGRAFIA

1   Brust J CM. Current neeurology. *Diagnosis & Treatment.* New York, Mcgraw Hill, 2012.

2   Holt IJ; Harding AE; Petty RK *et al.* A new mitochondrial disease associated with mitochondrial DNA heteroplasmy. *Am J Hum Genet* 1990, 46: 428.

NBIA (Neurodegeneration with brain iron accumulation)

PKAN; Aceruloplasminemia; Síndrome de degeneração pigmentar do globo pálido; Síndrome progressiva de degeneração palidal

A neurodegeneração associada ao acúmulo encefálico de ferro (NBIA) define um grupo heterogêneo de doenças neuro-degenerativas progressivas caracterizadas por acúmulo excessivo de ferro no cérebro, particularmente nos gânglios da base.

A NBIA pode ser didaticamente dividida em duas principais síndromes: 1 – neurodegeneração associada à pantotenotoquinase (PKAN), previamente conhecida como doença de Hallervorden-Spatz; e 2 – PLAN (neurodegeneração PLA2G6 associada). Posteriormente, com o avanço dos métodos diagnósticos moleculares genéticos outras patologias causadoras de NBIA foram incorporadas, principalmente a aceruloplasminemia, neuroferritinopatia e doença de Kufor-Rakeb.

PKAN

Esta desordem neurológica, de transmissão autossômica recessiva, é a principal síndrome associada a NBIA. Ela foi descrita em 1922 pelos neuropatologistas alemães Julius Hallervorden e Hugo Spatz. Após a Segunda Guerra Mundial, diversas atividades criminosas foram atribuídas aos dois médicos, principalmente suas participações no programa nazista de "eutanásias", conhecido como T4. Em virtude das atrocidades de guerra, cometidas pelos pequisadores, a denominação doença de

Hallervorden-Spatz foi substituída pelo acrônimo PKAN. Ela é causada pela mutação no gene PANK2, localizado no cromossomo 20. O gene mutante resulta na disfunção de uma enzima regulatória conhecida como pantotenotoquinase-2. Esta enzima participa principalmente da biossíntese da coenzima A (CoA) e fosforilação do pantotenato (vitamina B_5). A CoA é essencial para síntese de ácidos graxos e metabolismo energético, postulando-se que seu decréscimo causa um acúmulo de produtos neurotóxicos, como a cisteína, em regiões do encéfalo com alta demanda metabólica como os gânglios da base. O excesso de cisteína atua como quelante do ferro, causando dano no tecido. Assim, observam-se depósitos de ferro nos globos pálidos e parte reticulada da substância negra (o cérebro mostra pigmentação cor de ferrugem), com a presença de axônios esferoides. A doença tem início entre os 2 e 4 anos de idade geralmente. A instalação é gradual, com manifestações extrapiramidais e distonia proeminente dominando o quadro. O envolvimento oromandibular é precoce, seguido de coreoatetose, parkinsonismo e disfunção piramidal com espasticidade. Deterioração mental variável acompanha a evolução do quadro palidopiramidal, resultando em síndromes demenciais graves. Nas etapas tardias da doença podem aparecer mioclonias de ação, espasmos de torção, disartria e manifestações oculares (atrofia óptica, nistagmo, e/ou retinite pigmentar). Raramente, os indivíduos sobrevivem após 10 a 15 anos do início dos sintomas.

Quadros atípicos da PKAN, entretanto, podem ocorrer. Estes, em geral, têm início entre os 20 e 30 anos de idade, com sintomas iniciais envolvendo à fala e linguagem associados a manifestações neuropsiquiátricas (distúrbios de personalidade, comportamento obsessivo, depressão e labilidade emocional). Posteriormente, são observadas as manifestações extrapiramidais menos severas que a forma clássica, disfunção piramidal e acinesia. As anormalidades comportamentais do sono REM quase sempre estão presentes. O diagnóstico é baseado em critérios clínicos compatíveis, associados ao exame de neuroimagem, sendo a RM de crânio, além de sensível, o principal exame complementar para o diagnóstico. Ela evidencia importante hipointensidade do globo pálido e da substância negra, compatível com depósitos de ferro nestas estruturas; na sequência T2 pode estar presente uma pequena área de hiperintensidade na região medial do pálido – sinal do "olho do tigre" (Figura 92A e B).

PLAN

A PLA2G6 associada à neurodegeneração é causada por uma mutação no gene *PLA2G6*, que resulta no defeito da enzima fosfolipase A2. A enzima não funcionante tem como resultado final acúmulo de produtos tóxicos, sobretudo do metabolismo do acido araquidônico, culminando em neurodegeneração progressiva. A PLAN ocorre precocemente na infância, manifestando-se com uma síndrome hipotônica axial, ataxia cerebelar, distonia e disfunção piramidal. O quadro é acompanhado de declínio psicomotor progressivo, sintomas psiquiátricos e declínio cognitivo. A RM de crânio também é caracterizada por deposição de ferro nos gânglios da base. A síndrome de Karak, é um fenótipo que não ocorre exclusivamente na infância, acometendo também adultos jovens. A síndrome neurológica que domina o quadro é a ataxia cerebelar, acompanhada de parkinsonismo e distonia respondedoras a levodopa. Curiosamente, a RM de crânio pode ser normal ou, mais frequentemente, demonstrar atrofia cerebelar isolada ou atrofia cortical semelhante à doença de Lewy.

ACERULOPLASMINEMIA

A aceruloplasmia é uma doença autossômica recessiva, resultando em uma mutação do gene da ceruloplasmina, que desempenha um papel chave na remoção do ferro dos tecidos do corpo. O acúmulo ocorre com mais frequência nos gânglios basais, tálamo, cerebelo, fígado e pâncreas. Tais características explicam a tríade clínica clássica da doença: diabetes melito; manifestações neurológicas diversas; e degeneração pigmentar da retina. A aceruloplasminemia tem tratamento específico com quelantes do ferro como o deferasirox 500 mg a 1.000 mg dia associado ao zinco (capaz de diminuir a absorção do ferro), demonstrou benefício somente na fase pré-sintomática.

As demais formas de NBIA, em sua maioria, dispõem somente de tratamento sintomático sendo o baclofeno o mais utilizado. Alguns pacientes respondem temporariamente à levodopa ou toxina botulínica. Casos com distonia grave, tiveram resultados satisfatórios com o implante de DBS.

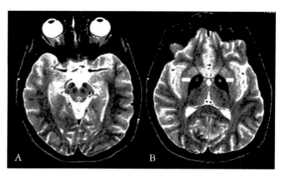

Figura 92A e B – *PKAN – Imagens axiais T2 com ponderação spin-echo, demonstrando marcado hipossinal nos globos pálidos e porção reticular da substância negra bilateral, secundário à deposição de ferro. Observe o foco de hipersinal na porção central dos globos pálidos, que caracteriza o "sinal do olho de tigre" (setas).*

BIBLIOGRAFIA

1 Hayflick SJ. Pantothenate kinase-associated neurodegeneration (formerly Hallervorden – Spatz Syndrome), 2003, 207, 106-107.

2 Dooling EC; Schoene WC; Richardson EP. Hallervorden-Spatz syndrome. *Arch Neurol* 1974, 30: 70.

NIEMANN-PICK, DOENÇA DE

Esfingolipidose; Fosfatolipidose; Lipidose esfingomielínica

Trata-se de uma forma rara de lipidose familial, caracterizada pelo acúmulo de esfingomielina e colesterol no sistema nervoso e nas vísceras, incluindo fígado, baço, coração, pulmões, rins, medula óssea, pâncreas e linfonodos. Depósitos de esfingomielina e gangliosídeos são encontrados no SNC (cérebro e medula espinhal). Podem ser encontradas as chamadas células espumosas ("células de Niemann-Pick") na medula óssea e em vários outros órgãos. A doença ocorre sobretudo em crianças e raramente tem início na idade adulta.

São descritas quatro formas da doença: 1) forma infantil (Grupo A), que é a forma clássica da doença; 2) forma com comprometimento visceral e sem envolvimento do sistema nervoso (Grupo B); 3) forma juvenil (Grupo C), cuja evolução é moderada; 4) forma adulta (Grupo D ou *Nova-Scotia*).

A forma infantil, que é a mais frequente, costuma ter início nos primeiros meses de vida; ambos os sexos são igualmente afetados, sendo nítido o predomínio nos judeus (grupo asquenazim). O quadro clínico consiste essencialmente em retardo psicomotor, déficit do crescimento, hepatosplenomegalia e presença de manchas cor vermelho-cereja na retina. Outras manifestações clínicas podem ser encontradas: alterações dérmicas (palidez ou hiperpigmentação generalizada); mioclonias; convulsões e espasticidade.

A evolução do quadro é variável, podendo o óbito ocorrer dentro de alguns meses ou anos, sendo entretanto excepcional que a criança atinja o 5° ano de vida. A etiologia é desconhecida, sabendo-se, entretanto, que há uma alteração no metabolismo da esfingomielina em virtude da deficiência da enzima esfingomielinase. Todos os tipos de doença podem ser transmitidos por via autossômica recessiva.

O diagnóstico pode ser confirmado pela constatação de "células espumosas" no material colhido da medula óssea ou mediante biópsia de órgãos. Também a demonstração de deficiência de esfingomielinase em leucócitos ou cultura de fibroblastos tem valor diagnóstico. A detecção intrauterina da doença de Niemann-Pick é possível pela colheita de líquido amniótico e determinação da deficiência de esfingomielinase em fibroblastos da pele (cultura de tecido).

Nenhum tipo de tratamento parece impedir a evolução fatal desta afecção, embora medidas como a radioterapia, administração de drogas citostáticas e esplenectomia tenham sido já empregadas. Na forma juvenil (tipo C), o uso do miglustat, um inibidor da biossíntese da glicoesfingolipidose, parece ser benéfico.

BIBLIOGRAFIA

1 Ropper AH; Brown RH. *Principles of neurology*. In: Adams & Victor´s. New York, McGraw-Hill, 2005.

2 Patterson MC; Vecchio D; Prady H *et al.* Miglustat for treatment of Niemann-Pick C disease: a randomised controlled study. *The Lancet Neurology*, 2016, 6 (9), 765-772.

NIJMEGEN, SÍNDROME DE

Foi descrita em 1981 em pacientes holandeses, embora a maioria dos pacientes vivesse na Polônia, República Tcheca e Holanda, e tivesse ancestrais na região da Boêmia.

Faz parte de um conjunto de síndromes da instabilidade cromossômica, que inclui ataxiatelangiectasia (A-T), síndrome ATDL (Desordem A-T *like),* anemia de Fanconi e síndrome de Bloom.

Não há predileção por sexo e parece ter maior prevalência no Leste Europeu e Europa Central, particularmente República Tcheca e Polônia. É uma desordem autossômica recessiva rara, caracterizada pela mutação no braço longo do cromossomo 8 (8q21), que codifica a proteína nibrina (Nbs1/p95), promovendo a formação da nibrina truncada. Ocorrem aberrações citogenéticas típicas nos cromossomos 7 e 14, e aumento da sensibilidade à radiação; imunodeficiência predominantemente humoral, com deficiência de IgA e IgG, podendo também ocorrer agamaglobulinemia. A imunidade celular também pode estar comprometida com porcentagens reduzidas de CD3+ e CD4+, assim como decréscimo na relação CD4+/CD8+. Por esse motivo, os pacientes apresentam predisposição a infecções, principalmente, do trato respiratório. Ocorre também declínio da função intelectual com a idade, mais evidente após os 14 anos de idade, com leve ou moderado retardo mental.

Esses pacientes apresentam microcefalia, mais evidente após o segundo ano de vida; "fácies de passarinho"; anormalidades da pigmentação da pele, como manchas café com leite ou vitiligo; baixa estatura; maturação sexual comprometida no sexo feminino. Outras anomalias ainda podem ocorrer: diminuição da espessura do córtex cerebral, agenesia do corpo caloso, cistos aracnoides, desordem na migração neuronal e hidrocefalia.

O diagnóstico é baseado nas características fenotípicas e estudos laboratoriais, como análise citogenética, avaliação da imunidade humoral e celular e teste de sensibilidade à radiação.

O prognóstico dos pacientes com essa síndrome é reservado a longo prazo. A morte prematura ocorre devido a processos malignos ou a complicações infecciosas; poucos sobrevivem até os 20 anos de idade. As doenças malignas são principalmente do tipo linforreticulares, em consequência da exposição à radiação ionizante. Até o momento, não há tratamento específico para a síndrome de Nijmegen.

BIBLIOGRAFIA

1 Cerosaletti KM; Lange E; Stringham HM *et al.* Fine localization of the Nijmegen breakage syndrome gene to 8q21: evidence for a common founder haplotype. *Am J Hum Genet* 1998, 63(1): 125.

2 Chrzanowska KH; Stumm M; Bekiesiska-Figatowska M *et al.* Atypical clinical picture of the Nijmegen breakage syndrome associated with developmental abnormalities of the brain. *J Med Genet* 1981, 38(1): E3.

3 Weemaes CM; Hustinx TW; Scheres JM *et al.* A new chrmossomal instability disorder: the Nijmegen breakage syndrome. *Acta Paediatr Scand* 1981, 70(4): 557.

NONNE, SÍNDROME DE

Encefalopatia pseudotumoral; Hipertensão intracraniana benigna; Pseudotumor cerebral; Pseudotumor cerebri*; Hipertensão intracraniana idiopática*

Em 1904, Nonne descreveu uma síndrome caracterizada por sinais e sintomas de hipertensão intracraniana, sem substrato anatomopatológico específico e de etiologia desconhecida, denominando-a pseudotumor cerebral. Posteriormente, com a melhor compreensão fisiopatológica da doença, sua denominação foi trocada pela hipertensão intracraniana idiopática. De fato, o pseudotumor cerebral é uma síndrome em que existe hipertensão intracraniana sem nenhuma evidência de qualquer processo patológico que ocupe o espaço intracraniano.

Essa síndrome, apesar de idiopática, é ligada a certos fatores que facilitam sua instalação (ver adiante). A maioria dos casos costuma ocorrer em adultos jovens com sobrepeso ou obesidade (acima de 20% do seu peso ideal), principalmente no sexo feminino com maior incidência entre 20 e 40 anos de idade.

O quadro clínico tem como sintoma principal a cefaleia, que pode assumir qualquer padrão, inclusive simulando a enxaqueca. Uma minoria não apresenta cefaleia e somente papiledema bilateral (moderado ou acentuado) ou raramente baixa acuidade visual progressiva isolada. O exame do fundo de olho, além de papiledema, pode mostrar congestão venosa, exsudatos e/ou hemorragias. Por definição, não deve haver nenhum déficit neurológico, exceto a paresia do VI° nervo craniano, em geral unilateral, secundária à hipertensão intracraniana. A hipertensão intracraniana, contrasta com o bom estado geral e clínico do paciente. Assim, a presença de crise convulsiva ou de alteração do nível de consciência pode sugerir processos tóxicos ou dismetabólicos. O principal diagnóstico diferencial é a trombose venosa cerebral.

A evolução do quadro costuma ocorrer durante alguns meses (2 a 6 meses), excepcionalmente ultrapassa 1 ano de duração. Embora o prognóstico seja benigno, pacientes com quadro de baixa acuidade visual merecem seguimento cuidadoso e medidas terapêuticas enérgicas, já que a amaurose irreversível pode ser uma das complicações da doença.

Quando existem alguns dos fatores desencadeantes ou facilitadores da instalação da síndrome de hipertensão intracraniana benigna, estes devem ser corrigidos quando possível. Dentre os principais, estão:

1) Modificações endócrinas: hipotireoidismo, hipoparatireoidismo, doença de Addison, uso de anticoncepcionais, gestação e obesidade.

2) Alterações vasculares: síndrome da veia cava superior, hipertensão das câmaras cardíacas direitas.

3) Medicamentos: hipervitaminose A (crônica ou aguda), antibióticos (tetraciclinas, sulfas, ácido nalidíxico), lítio, hormônio do crescimento, levotiroxina, amiodarona, corticosteroides (principalmente sua retirada).

Os exames complementares geralmente não evidenciam anormalidades, mas o estudo com a RM de crânio com angiorressonância é obrigatório, principalmente para excluir trombose venosa cerebral. A RM também pode evidenciar sinais indiretos de hipertensão intracraniana como: sela túrcica parcialmente vazia, eversão das papilas ópticas, tortuosidade do trajeto dos nervos ópticos e ventrículos diminuídos de tamanho (ventrículos laterais em fenda). O exame do LCR é importante para descartar processos inflamatórios, além de confirmar a hipertensão intracraniana (pressão maior que 25 mmHg em adultos). Qualquer alteração no LCR, exceto a manometria, exclui o diagnóstico de síndrome de Nonne.

O tratamento deve ser orientado com o afastamento dos fatores desencadeantes ou facilitadores. A perda de peso, em muitos casos, pode ser uma medida benéfica para resolução do quadro. A hipertensão intracraniana deve ser tratada principalmente quando existe perda visual, mesmo que mínima. Os agentes inibidores da anidrase carbônica, como a acetazolamida são os mais eficazes. A furosemida ou topiramato também podem ser utilizados. Punções lombares repetidas são recomendadas em intervalos curtos de tempo, em casos com sintomas visuais. O uso de corticosteroides é controverso. A indicação de tratamento cirúrgico (derivação lomboperitoneal) deve ser reservada àqueles casos com rebaixamento progressivo da acuidade visual. Outro tipo de cirurgia que poderá ser indicado é a fenestração da bainha dos nervos ópticos. O uso de *stents* nos seios venosos cerebrais parece promissor, mas ainda é considerado um tratamento controverso.

BIBLIOGRAFIA

1 Greer M. Management of benign intracranial hypertension (pseudotumor cerebri). Clin Neurosurg 1968,18: 161.

2 Wall M. Idiopathic intracranial hypertension. Neurologic Clinics 1991, 9: 73.

3 Ko MW. Idiopathic intracranial hypertension. *Current Treatment Options in Neurology*, *13*(1), 2011, 101-118.

NORMAN, ATROFIA CEREBELAR DE

Atrofia cerebelar primária da camada granular de Norman

Trata-se de uma afecção hereditária, transmitida de modo autossômico recessivo. Costuma ter início de modo precoce, geralmente no fim do primeiro ano de vida. Ao quadro cerebelar, geralmente nítido, costuma se associar retardo mental. Sinais piramidais, extrapiramidais, crises convulsivas e microcefalia podem eventualmente fazer parte do quadro.

Do ponto de vista anatomopatológico, chama a atenção o desaparecimento ou a extrema rarefação das células da camada granular e seus prolongamentos. É provável que esta atrofia esteja presente desde o nascimento, sendo, portanto, congênita.

O quadro nem sempre é evolutivo, sendo possível mesmo uma certa melhora do indivíduo por meio de medidas fisioterápicas. A situação nosológica desta condição ainda é incerta em virtude do pequeno número de casos estudados.

BIBLIOGRAFIA

1 Contamin F; Sabouraud O. *Éléments de Neurologie*. Paris, Flammarion, 1970.

NORRIE, DOENÇA DE

Degeneração oculoacústico-cerebral congênita progressiva

Trata-se de síndrome congênita rara, afetando apenas os varões, caracterizada por cegueira bilateral, opacidade do vítreo e da córnea, cataratas e microftalmia.

O quadro acusticocerebral pode se traduzir por hipacusia e retardo mental. As alterações anatomopatológicas caracterizam-se por lesões das células sensoriais da retina, dos nervos e tratos ópticos e do corpo geniculado lateral. A doença é de fundo genético, sendo a herança recessiva ligada ao sexo, com penetrância completa e expressividade variável. Um gene chamado norrin, localizado no cromossomo X, tem sido implicado.

Não há tratamento e, quanto ao prognóstico, observa-se cegueira em praticamente todos os casos, retardo mental em aproximadamente dois terços dos casos e surdez em um terço.

BIBLIOGRAFIA

1 Magalini SI. *Dictionary of medical syndromes.* JB Philadelphia, Lippincott, 1971.

2 Ropper AH; Brown RH. *Principles of Neurology.* In: Adams & Victor´s. New York, McGraw-Hill, 2005.

O

OHTAHARA, SÍNDROME DE

Encefalopatia epiléptica infantil precoce
Veja encefalopatia de Aicardi, síndrome de Lennox-Gastaut, síndrome de West.

Foi inicialmente descrita por Ohtahara em 1976. Os sintomas iniciais ocorrem geralmente até o 3º mês de vida, com maior incidência no 1º mês. A criança apresenta alterações no exame neurológico como hipotonia, hipertonia ou sinais motores focais. O tipo de crise predominante é o espasmo tônico, que pode ocorrer isolado ou agrupado, tanto durante o sono, quanto na vigília. Na metade dos casos, podem ocorrer outros tipos de crises como focais motoras ou hemiconvulsivas; as mioclonias são raras.

O eletroencefalograma típico evidencia o padrão surtos-supressão, que está presente tanto durante o sono quanto na vigília. Dependendo do fator etiológico, tal padrão pode ser assimétrico.

Os fatores etiológicos habitualmente encontrados são as anormalidades estruturais cerebrais, sendo que os exames de imagem são fundamentais na sua definição. As anormalidades estruturais incluem síndrome de Aicardi, porencefalia, hidrocefalia, hemimegaloencefalia, lisencefalia, displasia e disgenesia cerebral. De forma menos frequente, podem estar associadas às desordens mitocondriais e alterações genéticas.

O tratamento é desapontador. As medidas terapêuticas utilizadas são o ACTH, ácido valpróico, altas doses de fenobarbital e a dieta cetogênica, com limitado sucesso. Alguns pacientes são submetidos a procedimentos cirúrgicos como hemisferectomias e ressecções focais, nos casos de displasia.

Recentemente, a Liga Internacional Contra a Epilepsia reconheceu a síndrome de Ohtahara e a encefalopatia de Aicardi como duas síndromes eletroclínicas caracterizadas por encefalopatia, que ocorrem no período neonatal e que contribuem para a alta incidência de comprometimento neurológico e morte nas crianças afetadas. Aquelas que sobrevivem ao período inicial podem desenvolver sinais e sintomas da síndrome de West e Lennox-Gastaut.

BIBLIOGRAFIA

1 Mizrahi EM; Milh M. Early severe neonatal and infantile epilepsies. In: Mureau M; Genton P; Dravet C; Delgado-Escueta AV; Tassinari CA; Thomas P *et al. Epileptic syndromes in infancy, childhood and adolescence.* John Libbey France, 2012.

2   Berg A; Berkovic SA; Brodie J *et al.* Revised terminology and concepts for organization of seizures and epilepsies: report of the ILAE Comission on Classification and Terminology, 2005-2009. *Epilepsia* 2010, 51: 679-685.

ONDINE, SÍNDROME DE

Maldição de Ondine; Síndrome da apneia central; Síndrome da hipoventilação alveolar central congênita

O nome Maldição de Ondine faz referência à história de Ondine e Hans do escritor alemão Friedrich Heinrich Karl de la Motte (1811). Trata-se de uma lenda germânica que nos conta sobre o terrível castigo que uma ninfa (Ondine, deusa da água), condenou o seu amante quando descobriu que este a enganava. Nada menos, sentenciou-o a ser responsável permanente por sua respiração, isto é, que o infiel não podia esquecer-se um minuto sequer de que devia respirar, sob pena de morrer por falta de oxigênio. O que vale dizer que a personagem perdeu o controle autonômico da respiração. O termo maldição de Ondine pode ser considerado pejorativo, sendo o seu uso desencorajado.

A presença de hipoventilações relacionadas com o sono e a mutação do gene PHOX2B são suficientes para o diagnóstico de síndrome da hipoventilação central congênita (SHCC). Embora seja uma doença congênita, algumas pessoas com o genótipo PHOX2B podem manifestar a doença mais tardiamente, até mesmo na vida adulta, especialmente após a exposição a um fator estressor como anestesia geral ou uma doença respiratória grave.

O gene *PHOX2B* está relacionado com o desenvolvimento do sistema autonômico, de forma que outras alterações autonômicas podem estar associadas (p. ex.: diminuição da variabilidade da frequência cardíaca ou hipotensão arterial), além de tumores neurais (como ganglioneuromas ou ganglioneuroblastomas) e a doença de Hirschsprung (presente em aproximadamente 16% dos pacientes com SHCC). Os pacientes podem apresentar também disfunção da deglutição, alterações oculares, além de alterações cognitivas (especialmente em pacientes nos quais a hipoventilação não seja bem controlada).

É importante considerar o diagnostico diferencial com outras doenças que podem apresentar hipoventilação central, como malformação de Chiari, lesões no SNC, doenças metabólicas, distrofias musculares, síndrome de hipoventilação da obesidade, dentre outras.

O tratamento é um suporte ventilatório adequado, consistindo, nos primeiros 3 a 5 anos de vida, em ventilação invasiva, através de ventiladores ciclados por volume e limitados por pressão. Outra possibilidade seria a instalação de um estimulador diafragmático (marca-passo) para os pacientes que necessitem de ventilação contínua e ausência de doença pulmonar.

BIBLIOGRAFIA

1 American Academy of Sleep Medicine. International classification of sleep disorders, 3. ed. Darien, *IL: American Academy of Sleep Medicine,* 2014.

2 Macey PM; Woo MA; Macey KE *et al.* Hypoxia reveals posterior thalamic, cerebellar, midbrain, and limbic deficits in congenital central hypoventilation syndrome. *J Appl Physiol* 2005; 98: 958.

3 Weese-Mayer DE; Berry-Kravis EM; Ceccherini I; *et al.* An official ATS clinical policy statement: Congenital central hypoventilation syndrome: genetic basis, diagnosis, and management. *Am J Respir Crit Care Med* 2010; 181: 626.

OPALSKI, SÍNDROME DE

Hemianalgesia alterna sub-bulbar; Síndrome sub-bulbar. Veja síndrome de Wallenberg

Esta síndrome depende de lesão focal na região sub-bulbar, comprometendo o segmento espinhal do nervo trigêmeo, o trato piramidal, o feixe espinocerebelar, o trato espinotalâmico lateral e as vias oculossimpáticas.

Sob o aspecto clínico, podemos observar ipsolateralmente à lesão: hipoestesia termodolorosa na hemiface; hemiparesia respeitando a face, em virtude da lesão interessar o trato piramidal após sua decussação na pirâmide bulbar; síndrome hemicerebelar; síndrome de Claude Bernard-Horner. E no lado oposto à lesão: hemianestesia nos membros e tronco, respeitando a face.

Embora essa síndrome possa apresentar todos os elementos da síndrome de Wallenberg, na prática as manifestações mais constantes são a hemianestesia alterna e a hemiparesia. Esta última manifestação não faz parte da síndrome de Wallenberg. A causa da síndrome é vascular, estando comprometida a artéria espinhal posterior.

BIBLIOGRAFIA

1 Rondot P. Syndromes of the central motor disorders. In: Vinken PJ; Wright GW. *Handbook of Clinical Neurology,* v. I, North-Holland, Amsterdam, 1969.

OTA, SÍNDROME DE

Facomatose de Ota-Sato; Mancha mongólica; Melanose oculocutânea

A síndrome de Ota caracteriza-se pela presença de nevo pigmentar unilateral nos territórios supridos pelo nervo trigêmeo (I^a e II^a divisões do nervo). O nevo geralmente se apresenta sob a forma de mancha hiperpigmentada (cor marrom-escuro) e costuma se distribuir pela porção anterior do couro cabeludo, região frontal, lobo da orelha, pálpebras, corneoconjuntiva, esclera e íris, nariz e área zigomática. O comprometimento da úvea, da papila e do nervo óptico pode estar associado. Às vezes, podem ser observadas em qualquer parte do corpo manchas azuladas, semelhantes às encontradas na região sacra de crianças mongoloides.

O sexo feminino é acometido com maior frequência e a pigmentação pode ser notada por ocasião do nascimento ou durante a primeira década da vida; parece que os indivíduos da raça amarela são mais suscetíveis à doença. Comumente este tipo de melanose tem caráter benigno, sendo excepcional sua degeneração maligna.

BIBLIOGRAFIA

1 Jablonsky S. *Eponymic syndromes and diseases.* WB Saunders, Philadelphia, 1969.

P

PAGET, DOENÇA DE

Osteíte deformante.

Trata-se de afecção de etiologia obscura, consistindo a lesão primária numa destruição seguida de proliferação de tecido ósseo. A doença pode se limitar ao comprometimento de um só osso (forma monostótica) ou se estender a quase todo o esqueleto (forma poliostótica), atingindo particularmente o crânio e a coluna vertebral. O osso "pagetoide" é fraco e os esforços físicos comuns da vida diária podem determinar deformidades em certas porções do esqueleto (encurvamento dos ossos longos e achatamento dos ossos planos).

É uma afecção da idade adulta e costuma ocorrer em aproximadamente 3% da população após os 40 anos de idade; afeta igualmente ambos os sexos. A evolução do quadro é lentamente progressiva; porém, as alterações ósseas nem sempre têm expressão clínica. As formas assintomáticas da doença de Paget são descobertas casualmente por ocasião de um exame radiológico indicado com outra finalidade.

Basicamente, a lesão é representada por uma reabsorção osteoclástica do osso; este quadro se faz acompanhar por uma ativa, desorganizada e grosseira proliferação de nova camada óssea. O osso "pagetoide", além das deformidades que provoca, pode se fraturar com certa facilidade. Uma degeneração sarcomatosa dos ossos comprometidos, embora seja rara, pode ocorrer.

As manifestações neurológicas dessa doença são bastante polimorfas. O comprometimento ósseo se acompanha de um achatamento e deformidade do crânio; entretanto, esse aspecto frequentemente não tem expressão clínica. Contudo, o comprometimento da base do crânio pode ter sérias repercussões sobre as estruturas nervosas: 1) provocar estreitamento dos forames de passagem dos nervos cranianos e das cavidades da orelha interna; 2) determinar invaginação basilar.

Dentre os nervos cranianos, o VIII° é o mais acometido, e esse comprometimento tem como corolário um quadro de surdez progressiva; além da compressão do nervo acústico, a própria cóclea pode ser comprometida. É possível também a compressão dos nervos ópticos, com rebaixamento da acuidade visual e atrofia óptica. Outras lesões envolvendo nervos cranianos podem determinar anosmia, distúrbios oculomotores, trigeminalgia. A impressão basilar, geralmente assintomática, pode ocorrer de maneira espontânea ou ser desencadeada por um traumatismo. O quadro neurológico nesses casos costuma ser polimorfo e inclui manifestações cerebelares, piramidais, sensitivas, além de paralisias de nervos cranianos bulbares; se a invaginação basilar for acentuada, pode determinar quadro de hipertensão intracraniana com hidrocefalia. Quadros medulares podem se desenvolver em virtude da estenose do canal raqueano ou pelo achatamento, luxação ou fratura da vértebra "pagetoide". A mielopatia determinada por estenose do canal raqueano é de instalação lenta e costuma se manifestar com dor, déficits sensitivomotores nos membros inferiores e distúrbios esfinctéricos. Às vezes, o quadro é puramente radicular. O exame do LCR pode mostrar hiperproteinorraquia e bloqueio do canal raqueano e, nesses casos, há indicação de uma laminectomia descompressiva.

O diagnóstico da doença fundamenta-se no quadro clinicorradiológico. No crânio, o aspecto radiológico é inconfundível, observando-se um aumento na densidade dos ossos ("tufos de algodão"). Também a invaginação basilar e outras alterações vertebrais mais baixas (achatamentos, luxações, fraturas) podem ser evidenciadas pelo estudo radiológico convencional (Raio X) ou pela TC e RM (Figura 93A a C).

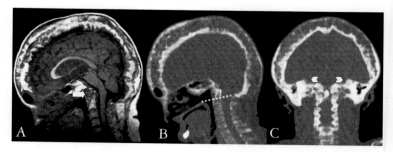

Figura 93A – C – *Doença de Paget – Imagem de RM sagital T1 (A) e reformatações sagital (B) e coronal (C) de tomografia multislice demonstram aumento da espessura da tábua óssea do crânio com acentuado alargamento diplóico heterogêneo em toda a extensão da calota. Há invaginação vertebrobasilar, demonstrada no plano sagital pela extensão superior de C1 e do processo odontoide de C2 além da linha de Chamberlain, que une o palato duro e a margem posterior do forame magno (linha pontilhada em B). A RM é o melhor método para demonstrar a compressão do tronco encefálico em decorrência da invaginação vertebrobasilar (seta em A). Observe ainda a estenose dos condutos auditivos internos na imagem coronal (cabeça de seta em C), secundária ao espessamento ósseo adjacente.*

Nos exames laboratoriais, devem ser valorizados o aumento da fosfatase alcalina no soro e a excreção alta de hidroxiprolina na urina; o cálcio urinário pode estar aumentado nas fases de predomínio do processo osteoclástico sobre a atividade proliferativa dos osteoblastos.

O tratamento inclui uma dieta rica em proteína e suplementação de vitamina C. Pode ser administrada calcitonina com o objetivo de inibir o processo osteolítico. Calcitonina de salmão é dada em injeções subcutâneas, nas doses de 50 a 100 unidades, diariamente. Algum benefício nas lesões osteolíticas, e mesmo na reversão de quadros neurológicos, tem sido observado no tratamento de longo prazo. Modernamente, podem ser usados os bifosfonados, que são análogos do pirofosfato e diminuem a reabsorção óssea evidenciada pela fosfatase alcalina. O efeito desses medicamentos persiste por meses ou anos após a sua interrupção. O etidronato apresenta uma atividade comparável à da calcitonina.

BIBLIOGRAFIA

1   In Cecil. *Tratado de Medicina Interna*. Elsevier, Rio de Janeiro, 2005.

2   Rosenberg RN. Bone disease. In: *Merritt's Neurology*. (Rowland LP Ed.) Philadelphia, Lippincott Williams; Wilkins, 2000.

PANAYATOPOULOS, SÍNDROME DE

Epilepsia parcial idiopática benigna da infância com paroxismos occipitais de início precoce; Epilepsia do sistema autonômico Veja síndrome de Gastaut.

A síndrome de Panayatopoulos é a segunda forma mais frequentemente encontrada de epilepsia focal idiopática da infância, seguindo a epilepsia rolândica. Costuma ocorrer entre 1 e 14 anos de idade, com pico entre 4 e 5 anos. As crises são relativamente raras, porém podem ter longa duração (estado de mal epiléptico autonômico), de até horas. Predominam no período noturno, especialmente durante o sono. Pode ser considerada como um exemplo de epilepsia do sistema autonômico. Tem provável origem genética, embora não seja comum a história familiar positiva.

A característica clínica mais importante desta síndrome é a presença de sintomas autonômicos em crianças normais, o que muitas vezes causa atraso no diagnóstico, já que a associação a eventos epileptiformes nem sempre é feita. Os sintomas visuais primários não são frequentes.

As crises compreendem uma constelação de sintomas autonômicos (principalmente vômitos), alterações comportamentais, desvio unilateral dos olhos, além de outras manifestações ictais convencionais. A consciência e a fala usualmente são preservadas no início da crise, tornando-se comprometidas com a progressão ictal. A crise, geralmente, se inicia com a manifestação autonômica (81%), sobretudo o vômito ictal (74 a 82%). Outros componentes autonômicos podem estar presentes, como palidez, cianose, incontinência urinária/fecal, midríase, miose, hipersalivação, tosse, alterações de temperatura, diarreia, alterações cardiorrespiratórias e manifestações sincopais. Após a manifestação autonômica inicial, ocorre o desvio lateral dos olhos, com ou sem desvio cefálico, perda de consciência e, em 30% dos casos, componentes clônicos ou tônicos unilaterais ou até crise convulsiva tônico-clônica secundariamente generalizada. A duração da crise varia de poucos minutos até horas.

Os achados do EEG interictal revelam espículas ou complexo espícula-onda que predominam nas regiões occipitais, embora possam estar presentes nas regiões frontais e centro-temporais, com morfologia similar aquelas encontradas na epilepsia rolândica. As descargas são ativadas durante o sono e quando os olhos estão fechados. Frequentemente, são evidenciados múltiplos focos, que podem mudar de localização de um exame para outro. As alterações eletroencefalográficas, geralmente, permanecem mesmo após a remissão das crises.

A despeito do caráter benigno da epilepsia, algumas alterações na esfera neuropsicológica podem ser encontradas, como alterações específicas do aprendizado, percepção visual anormal por comprometimento do processamento visuoespacial.

O curso da doença é favorável e, geralmente, as crises desaparecem até o 2º ano após o seu início. Alguns pacientes evoluem para um quadro de epilepsia rolândica, que também é autolimitado. De forma geral, devemos lembrar que as crises autonômicas apresentam maior risco de parada cardiorrespiratória. Os fármacos antiepilépticos de escolha são o ácido valpróico e a carbamazepina.

BIBLIOGRAFIA

1 Panayiotopoulos CP; Bureau M *et al.* Idiopathic focal epilepsies in childhood. In: Mureau M; Genton P; Dravet C, Delgado-Escueta AV; Tassinari CA; Thomas P; Wolf P. *Epileptic syndromes in infancy, childhood and adolescence.* John Libbey France, 2012.

2 Guerrini R; Pellacani S. Benign childhood focal epilepsies. *Epilepsia* 2012, 53(Supl 3): 9-18.

3 Engel J. Epilepsy syndromes. In: Engel J. (Ed.) *Seizure and Epilepsy.* NY, Oxford Press, 2013.

PANCOAST, SÍNDROME DE

Síndrome de Pancoast-Tobias; Síndrome do ápice pulmonar Veja síndrome de Claude Bernard-Horner.

Esta síndrome pode ser observada no carcinoma do ápice do pulmão (tumor de Pancoast). O quadro clínico consiste em intensa dor local com irradiação para o ombro, axila e membro superior ipsolaterais. A manifestação álgica pode ser acompanhada de parestesias, paresias e amiotrofias nos segmentos considerados. Uma síndrome de Claude Bernard-Horner (ptose palpebral incompleta, miose e enoftalmo), geralmente, faz parte do quadro.

O diagnóstico pode ser confirmado pelo estudo radiológico do tórax, broncoscopia e citologia do escarro. O tratamento deve ser cirúrgico desde que possível; a radioterapia e a quimioterapia são, geralmente, empregadas nestes casos. O prognóstico é sombrio.

BIBLIOGRAFIA

1 Pancoast HK. Superior pulmonary sulcus tumor, characterized by pain, Horner's syndrome, destruction of bone, and atrophy of hand muscles. *Jama* 1932, 99: 1391.

PAPILLON-LÉAGE E PSAUME, SÍNDROME DE

Disostose orofaciodigital; Displasia linguofacial; Síndrome orodigitofacial.

Esta síndrome, descrita em 1954 por Papillon-Léage e Psaume, é basicamente uma malformação hereditária da mucosa bucal com desenvolvimento anormal dos freios intrabucais. As principais anomalias desta síndrome encontram-se na boca: lábio superior incompletamente fendido; ocasionalmente, distância curta entre o lábio superior e nariz; a língua pode ser lobulada com freio curto, podendo ocorrer em alguns casos tumores benignos; o palato pode ser fendido; anomalias dentárias (caninos supranumerários, ausência dos incisivos laterais inferiores, mau posicionamento das peças dentárias). O crânio pode apresentar uma base hipoplásica com bossa frontal. Os olhos costumam apresentar hipertelorismo, ocorrendo ocasionalmente microftalmia; a mandíbula pode ser hipoplásica. Este quadro dismórfico pode se acompanhar de retardo mental moderado em aproximadamente 50% dos casos.

Alterações neuropatológicas podem ocorrer em aproximadamente 10% dos casos e compreendem cisto porencefálico, higroma subdural, hidrocefalia, agenesia parcial do corpo caloso, microcefalia. Outras anormalidades ainda são possíveis: sindactilia; braquidactilia; alopecia frontal; cabelos espessos; rins policísticos.

A modalidade de transmissão hereditária parece ser do tipo dominante ligada ao sexo, com penetrância variável. Não há tratamento e o prognóstico é reservado.

BIBLIOGRAFIA

1 Gorlin RJ; Psaume J. Orodigitofacial dysostosis a new syndrome. A study of 22 cases. *J Pediat* 1962, 61: 520.

PARINAUD, SÍNDROME DE

Paralisia da verticalidade ocular; Paralisia supranuclear da elevação

Esta síndrome é atualmente definida como uma paralisia do olhar conjugado vertical (especialmente do olhar para cima), com vários graus de paralisia da convergência ocular, sendo ressaltada a conservação do "fenômeno dos olhos da boneca" – reflexo oculocefálico. O quadro completo compreende três tipos de sinal:

– paralisia do olhar para cima;

– paralisia do olhar para baixo;

– paralisia da convergência ocular.

A lesão responsável por essa síndrome provavelmente determina interrupção das fibras oculomotoras supranucleares na região da comissura branca posterior ou em suas proximidades por diante da lâmina quadrigêmea. Numerosos processos patológicos podem determinar este quadro, sendo, entretanto, o tumor da glândula pineal a sua causa mais comum.

O diagnóstico sindrômico depende dos dados semiológicos, podendo os exames complementares, particularmente a TC ou a RM do crânio, fornecer importantes subsídios para o diagnóstico topográfico e etiológico. O tratamento pode ser cirúrgico, dependendo da natureza e do estadiamento do tumor; em determinadas circunstâncias apenas uma operação de derivação é exequível.

BIBLIOGRAFIA

1   Recondo J. Les mouvements conjugues oculaires et leurs diverses modalités d´atteinte. Paris, Masson, 1967.
2   Wilkins RH; Brody IA. Parinaud´s syndrome. *Arch Neurol* 1972, 26: 91.

PARKINSON, DOENÇA DE

Mal de Parkinson;
Paralisia agitante;
Parkinsonismo.
Veja AMS, PSP.

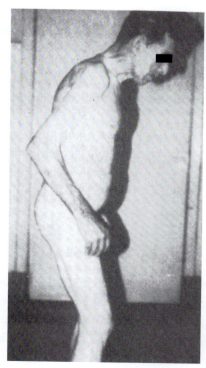

Figura 94 – *Atitude característica do paciente parkinsoniano.*

A síndrome parkinsoniana (SP) (Figura 94) considerada um distúrbio da esfera extrapiramidal, caracteriza-se, clinicamente, por um tremor de repouso, bradicinesia e rigidez muscular plástica (ou em roda dentada). Nas formas clínicas avançadas, costuma ocorrer instabilidade postural. Com a presença de dois sintomas desses quatro listados, determina-se o diagnóstico de SP.

A prevalência da doença de Parkinson idiopática (DPI) é avaliada, na terceira idade, em torno de 150 casos/100.000 habitantes, o que a torna a doença neurodegenerativa mais frequente depois da doença de Alzheimer.

A causa da DPI permanece obscura. Observa-se um progressivo processo neurodegenerativo da via nigroestriatal, originada na substância negra em sua parte compacta, e que se projeta para o *striatum* (conjunto funcional dos núcleos caudado e putâmen). Tal processo neurodegenerativo interfere diretamente no funcionamento das vias direta e indireta que interligam os núcleos da base do encéfalo (caudado, putâmen, globo pálido e núcleo subtalâmico) com o tálamo e com diversas regiões corticais. Estas vias agem inicialmente como facilitadora (via direta) e inibidora (via indireta) dos movimentos. Tais ações interligadas permitem o ajuste fino dos movimentos e do tônus muscular, possibilitando um menor gasto energético e uma maior harmonia na movimentação. Ainda um fator genético tem sido incriminado.

O parkinsonismo pós-encefalítico foi descrito, sobretudo, como sequela da encefalite epidêmica que assolou o mundo após a Primeira Guerra Mundial (1914-1918). O parkinsonismo vascular ou arteriosclerótico (para alguns de existência questionável) se deve a microinfartos do cérebro que lesam a substância negra, as vias nigrostriatais ou os núcleos da base, provocando uma ruptura dos sistemas dopaminérgicos do cérebro. Das causas tóxicas, é preciso lembrar da intoxicação pelo manganês, mais comum no Chile e norte do Brasil, que provoca lesões palidais; na intoxicação pelo monóxido de carbono (CO), o quadro parkinsoniano assume uma forma acinético-hipertônica e depende de lesões necróticas bilaterais do pálido. A SP medicamentosa ou iatrogênica decorre da impregnação de estruturas extrapiramidais por neurolépticos (haloperidol, clorpromazina, tetrabenazina, risperidona etc.), reserpina, flunarizina, e os quadros são, na maioria das vezes, reversíveis com a suspensão da droga. Na década de 1980, foi caracterizado, do ponto de vista clínico e neuropatológico, um quadro similar à DP em jovens viciados em drogas, que usaram sob a forma injetável um análogo da meperidina. A metil-fenil-tetra-hidro-piperidina (MPTP), que tem como metabólito ativo o MPP+, além de ser uma espécie de "heroína artificial" extremamente tóxica para as células da substância negra, tem também estrutura química assemelhada a certos herbicidas (Paraquat, Maneb). Essas descobertas têm despertado o interesse pelo estudo de toxinas ambientais na etiologia da DPI. De sorte que alguns pesticidas, herbicidas e fungicidas estariam relacionados ao desencadeamento do mal de Parkinson, particularmente pela exposição prolongada. Entretanto, além do fator exógeno, pesquisadores têm investigado um fator endógeno relacionado a um acúmulo de produtos tóxicos do metabolismo da dopamina.

Tem sido sugerido que uma deficiência enzimática na substância negra determina uma falência do sistema de desintoxicação celular com acúmulo de radicais livres e outros radicais (superóxidos, lipídios peróxidos) com nítidos efeitos citotóxicos. Essa teoria privilegia o conceito de que algum tipo de processo de envelhecimento, prematuro ou acelerado, ocorre na substância negra desses indivíduos que, então, ficam sujeitos à ação deletéria da provável toxina ambiental. A síndrome produzida pelo MPTP seria um modelo da doença natural.

Também deve ser mencionado o parkinsonismo-plus, hoje denominado síndrome parkinsoniana atípica, quadro em que manifestações parkinsonianas participam de um complexo sintomatológico mais abrangente por comprometimento neurodegenerativo de outras áreas do sistema nervoso, além da via nigroestriatal. É o caso da atrofia de múltiplos sistemas, da paralisia supranuclear progressiva, da atrofia olivopontocerebelar, da demência de corpos de Lewy e outras, como pode ser observado no Quadro 12.

Ocorre ainda um quarto grupo das doenças heredodegenerativas que podem apresentar um quadro de SP em sua manifestação inicial da doença. Neste grupo, incluem-se a doença de Wilson e a doença de Huntington. A manifestação clínica mais comum dessas doenças é um quadro coreiforme, porém podem iniciar com sintomas da SP causando confusão e atraso no diagnóstico. Também incluídas no Quadro 12.

Quadro 12 – Parkinsonismo: classificação.

Primário

    Doença de Parkinson idiopática (DPI)

Secundário

    Infeccioso e pós-infeccioso: encefalites virais

    Tóxico: manganês, CO, MPTP, mercúrio, herbicidas

    Medicamentoso: neurolépticos, reserpina, flunarizina, cinarizina

    Hipoparatireoidismo

    Vascular

    Traumatismos cranioencefálicos recorrentes

    Processos expansivos intracranianos

    Hidrocefalia de pressão normal (HPN)

Parkinsonismo-*plus* ou síndromes parkinsonianas atípicas

    Paralisia supranuclear progressiva

    Atrofia de múltiplos sistemas

    Degeneração corticobasal

    Demência de corpos de Lewy

    Doença de Wilson

    Doença de Huntington

A DPI pode ter aparecimento esporádico em 70% dos casos ou ter história familiar positiva em 30% dos casos. Estima-se que 25% da população de pacientes com DPI tem uma das 13 mutações conhecidas. Até o presente momento foram descritos 13 genes associados à DPI. As mutações são descritas como PARK1 até PARK13, sendo dominante e com penetrância variável em 7 casos (PARK1, 3, 4, 5, 8, 10, 11), recessiva em 4 casos (PARK 2, 6, 7, 9), ligada ao X em um caso (PARK12) e ainda desconhecida na mutação PARK13. Diversos *loci* são descritos e diversas proteínas foram evidenciadas: alfassinucleína, parkin, ubiquitina, PINK1, DJ-1, LRRK2, ATP13A2, GYGF2 e OmiHtrA2. As idades de início costumam se situar entre 20 e 60 anos e a neuropatologia ainda permanece obscura em muitos casos. Ainda não existe uma correlação clínica entre o tipo de mutação e a mudança de conduta conforme a forma genética do caso.

O diagnóstico da DPI nas suas fases iniciais nem sempre é fácil. Em alguns casos, os sintomas não motores podem preceder a síndrome parkinsoniana em alguns anos, sendo esta denominada fase pré-sintomática. Os estudos de Braak e

465

colaboradores mostraram uma degeneração de neurônios desde a base do tronco cerebral previamente ao início dos sintomas motores. Tais degenerações explicariam o aparecimento de sintomas como a perda olfatória, a depressão, a obstipação e a alteração do sono, que podem preceder a doença em até 10 anos.

Às vezes, os primeiros sinais e sintomas motores são incaracterísticos: alterações no talhe da escrita; perda da agilidade para os atos motores da vida diária; dores do tipo reumático; queixa de pernas amarradas; fraqueza num hemicorpo; lentidão para caminhar, para se despir, para se alimentar, para se barbear; quadro depressivo. A síndrome, quando plenamente desenvolvida, caracteriza-se pela presença de bradicinesia, rigidez muscular plástica e tremor de repouso.

A bradicinesia é responsável pela movimentação pobre e lenta do doente. A marcha é lenta e se processa mediante pequenos passos, com perda dos movimentos de balanceamento dos membros superiores; às vezes, a marcha se acelera e só um obstáculo é capaz de interrompê-la, a este fenômeno denomina-se festinação. A mímica é pobre (hipomimia ou amimia), sendo a fácies inexpressiva ou congelada, não traduzindo os estados emocionais do doente. Quando a bradicinesia fica limitada a um hemicorpo, pode dar impressão de hemiparesia. A fala é monótona e sem modulação (fala monocórdica), e no fim de uma frase o doente pode repetir palavras ou sílabas (palilalia). O talhe da escrita se altera e é característica da síndrome a micrografia (letras miúdas). Também é corolário da bradicinesia a dissinergia oculocefálica, isto é, o doente, ao dirigir os olhos para um determinado lado não acompanha com a cabeça o movimento dos olhos.

A rigidez muscular é global e plástica, permanecendo os membros nas atitudes que lhe são impostas, como se fossem de cera (rigidez cérea). Na rigidez parkinsoniana, o exagero dos reflexos tônicos de postura determina o aparecimento do fenômeno da "roda dentada", que se traduz pelo caráter intermitente da resistência que oferece uma articulação durante sua movimentação passiva (como se fosse uma catraca). A rigidez parkinsoniana confere ao doente uma atitude característica: cabeça em ligeira flexão; tronco ligeiramente inclinado para a frente; flexão moderada da perna sobre a coxa e do antebraço sobre o braço; com exagero da pinça digital nas mãos (ver Figura 94). A atitude lembra, um pouco, a posição do alpinista. Ao deambular, em virtude dos fenômenos acinético-hipertônicos, o doente o faz como se fosse um bloco, com o tronco inclinado para a frente, como que à procura de seu centro de gravidade.

O tremor, que aparece durante o repouso, afeta mais comumente as mãos, conferindo a elas gesto semelhante ao de "enrolar pílulas" ou de "contar dinheiro". Por ocasião de um movimento voluntário, o tremor diminui ou desaparece. O tremor pode atingir também as extremidades distais dos membros inferiores e a face (lábios, língua e, principalmente, o mento). Sua frequência é de quatro a oito oscilações por segundo. O tremor cessa durante o sono. Embora o tremor não seja, habitualmente, um sintoma incapacitante, ele costuma provocar constrangimento ao doente com repercussões importantes no seu estado psicológico.

A instabilidade postural constitui um sintoma tardiamente observado na DPI. Geralmente, só é observado vários anos após aparecimento dos sintomas motores (mais de 5 a 10 anos dos sintomas iniciais). Quando observado precocemente (nos primeiros 5 anos do diagnóstico), pode sugerir síndrome parkinsoniana atípica e estar associada a um comprometimento cerebelar.

Outros sinais e sintomas ainda podem fazer parte da SP: exagero dos reflexos axiais da face (particularmente do orbicular das pálpebras), sialorreia (que geralmente traduz bradicinesia no ato de deglutir), hipersecreção sebácea (fácies empomadada do parkinsoniano), edema dos membros inferiores, depressão do humor, quadro de inquietação muscular (acatisia).

O diagnóstico da SP e DPI é principalmente clínico, não havendo exame ou marcador biológico específico para confirmar a hipótese feita. Atualmente, podem-se realizar, como exames de imagem complementar ao diagnóstico clínico, a ultrassonografia da substância negra mesencefálica e a tomografia com emissão de pósitrons com dopamina marcada. A ultrassonografia pode sugerir o comprometimento da substância negra não sendo exclusivo da DPI. A tomografia com emissão de pósitrons com dopamina marcada sugere também comprometimento dopaminérgico no *striatum* não sendo exclusivo dos pacientes com DPI. Dessa forma, não se pode prescindir do diagnóstico clínico para SP e a DPI. Constituem sinais radiológicos da paralisia supranuclear progressiva: atrofia do teto-mesencefálico (também chamada de sinal do beija-flor devido ao aspecto em corte coronal do tronco cerebral), hipersinal periaquedutal e dilatação do terceiro ventrículo. São características radiológicas da atrofia de múltiplos sistemas: diminuição do volume do putâmen; alteração do sinal do putâmen à difusão e ao T2 (halo de hipersinal); atrofia do tronco cerebral (em cruz sendo chamado de *hot cross*) e cerebelo; e alteração do sinal do trato corticoespinhal. Tais manifestações radiológicas da paralisia supranuclear progressiva e da atrofia de múltiplos sistemas são mais comumente observadas nas fases mais tardias das doenças, podendo o exame radiológico, na fase inicial, ser considerado normal.

Dependendo da sintomatologia, várias formas clínicas da DPI podem ser caracterizadas: a tremulante, a acinético-hipertônica; a bradicinética, a lateralizada, aquela com manifestações disautonômicas e a forma completa.

Do ponto de vista fisiopatológico, as alterações mais importantes na SP envolvem a substância negra e os núcleos da base. O estudo da fisiologia dos núcleos da base, em animais de experimentação, tem sido possível pela observação dos resultados de ablação e do registro, pela técnica de microeletrodos, do funcionamento das células nervosas. Esses estudos têm demonstrado que existem conexões polissinápticas múltiplas do *striatum* provavelmente relacionadas com processamento de informações para o movimento direto e para seu ajuste, sobretudo por meio da modulação da atividade corticoespinhal. As interconexões múltiplas e recíprocas estabelecem mecanismos de *feedback* do subtálamo ao globo pálido e dos núcleos da base ao córtex cerebral. Além da dopamina, outros neurotransmissores (acetilcolina, GABA, noradrenalina, serotonina) e neuropeptídeos também são candidatos putativos na fisiopatologia da SP.

Há duas superfamílias de receptores para a dopamina no *Striatum*, denominadas D1, D2. A superfamília D1 (que inclui os receptores D1 e D5) recebe projeções da substância negra parte compacta com ação excitatória da dopamina e modulação no funcionamento da via direta. A superfamília D2 (que inclui os receptores D2, D3 e D4) recebe projeções da substância negra [*pars compacta*] com ação inibitória da dopamina e modulação no funcionamento da via indireta.

Com relação ao tremor, tem-se observado que as intervenções cirúrgicas no núcleo ventrolateral do tálamo determinam alguma melhora do quadro parkinsoniano. É possível que o tremor parkinsoniano dependa de uma cadeia de eventos como vai adiante relatado. O dano da via inibidora nigrostriada determina uma hiperexcitação do *striatum* e este fenômeno proporciona uma facilitação da atividade de neurônios talâmicos sob a forma de surtos oscilantes, atividade essa sincronizada no núcleo ventrolateral. Esses focos de descargas rítmicas dirigem-se para áreas localizadas no córtex cerebral de maneira independente. Há uma relação somatotópica estrita no sentido de um foco talâmico excitar um grupo de células do trato piramidal relacionado com movimentos da mão, antebraço, perna ou pé. Cada grupo de neurônios talâmicos é capaz de apresentar atividade em frequência independente de seus vizinhos. O fato de o tremor envolver mais comumente a mão talvez possa ser explicado pela maior área ocupada por esse segmento corpóreo no trato piramidal.

O *striatum* apresenta ação inibidora sobre a atividade motora mediante influência moduladora sobre o pálido. Na SP, o *striatum* deixa de ser modulado pelo controle dopaminérgico da substância negra, condição que determina a bradicinesia pela intensa ação inibidora sobre a atividade motora.

A rigidez parece resultar de uma desregulação de um sistema de equilíbrio inibição-facilitação, que tem seu controle a partir de estruturas suprassegmentares sobre os arcos reflexos, mas que depende principalmente do paleostriado que, ao não ser inibido pelo neostriado, atua livremente sobre os motoneurônios gama, provocando aumento do tono muscular.

Do ponto de vista neuropatológico, as alterações das formações pigmentadas do tronco cerebral e notadamente da substância negra parecem, em virtude de sua constância, desempenhar papel fundamental na determinação da síndrome. A degeneração da substância negra predomina nitidamente na parte compacta, e o exame histológico revela o desaparecimento de um grande número de neurônios pigmentados, com atrofia dos neurônios restantes. É possível também a evidenciação, de maneira quase constante, da presença de corpúsculos de Lewy; tratam-se de inclusões neuronais intracitoplasmáticas de alfassinucleína, de forma arredondada, acidófilas, comportando uma zona central densa e um halo periférico. Além da substância negra, outras formações pigmentadas do tronco cerebral (*locus coeruleus,* núcleo dorsal do vago) são sede de lesões análogas. Outras estruturas, como o córtex cerebral e os gânglios da base (pálido), podem se apresentar alteradas; porém, essas lesões são inconstantes e, para a maior parte dos autores, carecem de especificidade. Os métodos histoquímicos vieram complementar os estudos histológicos clássicos: normalmente a substância negra e o *striatum* encerram 80% da dopamina, enquanto nos parkinsonianos o teor de dopamina dessas formações está bastante reduzido, chegando até a décima parte de seu valor normal.

A depleção de dopamina no estriado seria responsável pelos distúrbios motores, enquanto a do sistema mesolímbico responderia pelas alterações cognitivas e afetivas. Já a depleção de noradrenalina no hipotálamo e em outras áreas cerebrais dá origem à disautonomia da SP.

O diagnóstico da DPI é essencialmente clínico e o diagnóstico diferencial deve ser considerado com quadros depressivos, hipotireoidismos, hidrocefalia, tremor essencial, parkinsonismos secundários (tóxicos, medicamentosos), parkinsonismo atípico e parkinsonismo heredodegenerativo.

Os tipos de tratamento empregados na SP podem ser de seis ordens: 1) farmacológico; 2) fisioterápico; 3) terapia ocupacional; 4) fonoaudiológico; 5) apoio psicológico; 6) cirúrgico.

Alguns autores optam por inicialmente avaliar clinicamente os pacientes e dividi-los em três grupos antes do início da terapia antiparkinsoniana: pacientes com sintomas leves e sem incapacitação, pacientes com algum grau de incapacitação e menos de 70 anos e pacientes com incapacitação grave ou com mais de 70 anos (ou incapacitado e ainda profissionalmente ativo). No primeiro grupo, com sintomas leves e sem incapacitação, o tratamento sugerido inclui desde observação clínica sem medicação até o uso de inibidores da MAO B, anticolinérgicos ou amantadina. No segundo grupo, com algum grau de incapacitação, porém com menos de 70 anos, sugere-se iniciar a terapia com o uso de agonistas dopaminérgicos (dando sempre preferência pelos não ergolínicos). Já no grupo dos pacientes incapacitados ou com mais de 70 anos (ou incapacitados e ainda profissionalmente ativos), sugere-se o uso imediato de levodopa.

Até a década de 1960, o tratamento do parkinsoniano repousava nos antiparkinsonianos de síntese (anticolinérgicos), que haviam suplantado completamente os alcaloides da beladona. Esses medicamentos devem ser administrados em doses progressivas em virtude de seus efeitos colaterais. Entre os principais efeitos colaterais, alinham-se boca seca, distúrbios da acomodação visual, náuseas, confusão mental, declínio cognitivo, retenção urinária, tonturas e zumbidos nos ouvidos. Essas drogas estão contraindicadas nos indivíduos portadores de glaucoma, idosos e nos prostáticos. A eficácia desses fármacos é limitada; eles podem atuar sobre o tremor e a rigidez, mas não sobre a bradicinesia. No mercado farmacêutico brasileiro, estão disponíveis dois tipos de anticolinérgico para o tratamento da SP: biperideno e triexifenidil. Ressalta-se a contraindicação de uso em idosos devido ao risco de declínio cognitivo e de aparecimento de *delirium*.

O principal fármaco utilizado no tratamento da DPI e na SP é a levodopa, que atravessa a barreira hematoencefálica e, no SNC, é transformada em dopamina pela ação da enzima dopadescarboxilase. Daí a importância de se associar à levodopa um inibidor dessa enzima para impedir o seu desdobramento, no sangue, em dopamina, que não atravessa a barreira. É o caso da associação da levodopa com a benzerasida ou com a carbidopa. O tratamento deve ser iniciado com doses baixas e, se possível, assim mantido, em virtude dos efeitos colaterais da droga nos tratamentos de longo prazo. A droga deve ser ingerida no intervalo das refeições, com o estômago vazio e com água, para evitar a competição da levodopa com a proteína do alimento, o que reduz sua absorção e, consequentemente, sua eficácia. A levodopa mostra-se muito eficaz para o tratamento da DPI em aproximadamente 80% dos pacientes. É particularmente útil no combate ao binômio acinesia-rigidez e menos eficaz para o tremor. Seu emprego atrasa o aparecimento de incapacidade grave. Não existem contraindicações absolutas. Deve ser evitada nos pacientes com antecedentes psicóticos e deve ser usada com cautela nos cardiopatas e glaucomatosos. Os principais efeitos colaterais da levodopa são anorexia, náuseas (raramente seguidas de vômitos), tontura, diarreia, movimentos involuntários anormais (coreoatetóticos, distônicos) e manifestações psiquiátricas.

Os pacientes em regime de levodopaterapia após alguns anos apresentam, com frequência, flutuações motoras e sintomas psiquiátricos que são sintomas extremamente desagradáveis. Tais flutuações podem ser até mesmo incapacitantes, dificultando bastante o controle da doença. São flutuações: 1) acinesia do fim-de-dose ou encurtamento da duração do efeito (*wearing-off*); 2) hipercinesias (movimentos coreoatetóticos e distônicos); 3) efeito *on-off*; 4) distúrbios da marcha e aumento da instabilidade postural, podendo ocorrer o fenômeno do *freezing*. A manifestação mais temível é o fenômeno *on-off,* que consiste na passagem súbita de um bom controle terapêutico, ou da fase discinética do quadro, a uma franca acinesia e rigidez, ou a um estado de acinesia acompanhado de hipotonia muscular. A duração do fenômeno pode ser de minutos a horas, e deixa o paciente emocionalmente arrasado.

Para reduzir a dose da levodopa e as flutuações, dependentes de seu uso, podem ser utilizados inibidores da catecol-O-metiltransferase (entacapone, tolcapone). O uso de entacapone é mais difundido pela facilidade de administração e controle. O uso de tolcapone requer controle de função hepática, o que dificulta um pouco mais o seu uso. Os inibidores da catecol--O-metiltransferase só devem ser usados em associação com a administração da levodopa não apresentando melhora quando em uso isolado.

Os agonistas dopaminérgicos não ergolínicos modernos – pramipexole, ropinirole – têm sido largamente usados devido à boa ação na rigidez e na acinesia (que são os sintomas mais incapacitantes) e uma ação melhor no tremor em comparação com a levodopa. O uso da levodopa por vários anos dá origem a flutuações no quadro clínico, que podem ser incapacitantes e de difícil manejo. Uma estratégia interessante é retardar a introdução da levodopa e usar um agonista da dopamina isoladamente ou associado à levodopa em doses baixas. O uso de pramipexole ainda permite uma titulação de doses para melhor ajuste do paciente desde 0,125 mg a cada 8 horas até 1,5 mg a cada 8 horas. Recomenda-se para o aumento das doses intervalos não inferiores há 3 semanas. São reações adversas do uso do pramipexole que devem sem monitoradas: alterações comportamentais; edema de panturrilha; quadro compulsivo com jogos e compras; hipersexualidade; e piora da postura arqueada (do esquiador).

O tratamento dos distúrbios neuropsiquiátricos decorrentes da levodopa (inquietação, confusão mental, agitação, alucinações) ou do próprio parkinsonismo pode ser feito com clozapina (com os devidos cuidados com seus efeitos colaterais) ou com olanzapina e quetiapina. Esta última é considerada a droga de 1ª escolha por mais fácil manejo e menor risco de impregnação dos núcleos da base.

Outra droga preconizada no tratamento da SP é o deprenil, que é um inibidor específico da monoamino-oxidase do tipo B. O efeito do deprenil deve-se à inibição da MAO-B, além da inibição do *uptake* da dopamina. Isso significa que o deprenil não provoca um aumento crítico da atividade dopaminérgica. As doses se situam entre 5 e 10 mg/dia. Destaca-se ainda a rasagilina, que é um outro inibidor seletivo da monoamino-oxidase do tipo B e que tem uma ação mais efetiva nos casos que já apresentam flutuações motoras durante a terapêutica com levodopa.

Outras drogas como bromocriptina, amantadina, pergolide e piribedil poderão ser utilizadas em associação ou não com a levodopa. Nos casos com um componente depressivo, é vantajosa a associação de um composto tricíclico (amitriptilina, imipramina).

Diversos estudos já foram realizados, avaliando as principais drogas usadas na SP, sem evidências inequívocas e irrefutáveis de neuroproteção. Podemos citar os estudos DATATOP com o uso de selegilina, ELLDOPA com o uso de levodopa e CALM-PD com agonista dopaminérgico que interrogam o efeito neuroprotetor de cada droga sem a evidencia inequívoca. Novos estudos com implante de células-tronco para produção de dopamina e células heterólogas dopaminérgicas no estriado não demonstraram resultados animadores em humanos. Ainda se pode citar o uso recente no *striatum* de vetores virais para produção de descarboxilase de aminoácidos aromáticos e fatores neurotróficos em animais ainda em fases de testes.

A fisioterapia e a terapia ocupacional são medidas complementares importantes no manejo destes pacientes e deve ser orientada para o equilíbrio, postura corporal, alongamentos, treino da marcha. Deve ser preconizado o tratamento cinesioterápico visando treinos de transferências, treino de marcha e condicionamento motor. Nos quadros de parkinsonismo atípico o tratamento fisioterápico se faz mister, sendo de grande valia. A atenção individualizada no tratamento fisioterápico para os pacientes com SP é fundamental para boa evolução do quadro.

O papel da fonoaudiologia é importante para melhorar a fala e no tratamento da disfagia. Tal acompanhamento permite evitar ou retardar broncoaspirações silenciosas que podem levar a infecções respiratórias graves e aumentar o risco de morte. A fonoterapia é de grande importância nos quadros de parkinsonismo plus, podendo melhorar a fala e a deglutição e retardando a necessidade de assistência à ingesta alimentar com uso de sondas.

O apoio psicológico é fundamental e deve ser proporcionado pelo médico-assistente, pessoal paramédico e familiares. O paciente deve ser estimulado a prosseguir no seu trabalho e, se for aposentado, a manter atividades, como uma espécie de terapia ocupacional: "Quem se ocupa não se preocupa". A ocupação, efetivamente, faz bem ao corpo e à mente.

O tratamento cirúrgico pode ser de três modalidades: cirurgia ablativa; estimulação cerebral profunda (conhecida pela sigla em inglês DBS – *deep brain stimulation*); e implante de substância negra embrionária. O implante de substância negra embrionária enfrenta ainda grande resistência de origem religiosa e ética, não apresentando ainda resultados satisfatórios comprovados. Por sua maior eficácia, menor lesão estrutural e possibilidade de ajuste posterior à estimulação cerebral profunda (DBS), suplanta em muito a cirurgia ablativa (que lesa o tecido cerebral e não oferece oportunidade de ajuste posterior). Existe uma tendência atual em realizar as cirurgias de DBS mais precocemente para evitar o abuso de uso de levodopa e controlar melhor as complicações motoras do uso da medicação. Os principais alvos do DBS são o núcleo subtalâmico e o globo pálido interno nos quadros de predomínio rígido e acinético e o tálamo (na região do núcleo ventral intermédio ou VIM) para pacientes com quadros mais tremulantes. Para realização do DBS, é necessário que o paciente tenha boa resposta com o uso da levodopa, sendo que os efeitos da estimulação mimetizam os efeitos do uso da droga. Como condição para realização do procedimento de implante do DBS, é necessário que não existam comprometimentos cognitivos (sendo solicitado um prévio exame neuropsicológico) e que o paciente passe por uma adequada avaliação fonoterápica prévia.

BIBLIOGRAFIA

1 Duvoisin RC. Parkinson´s Disease. *A guide for patient and family*. Raven, New York, 1978.
2 Ferraz HB. Doença de Parkinson. *Prática clínica e terapêutica*. Wilson Luiz Sanvito (Editor). Rio de Janeiro, Atheneu, 2005.
3 Ropper AH; Brown RH. *Principles of Neurology*. In: Adams & Victor´s. New York, McGraw-Hill, 2005.
4 Sanvito WL; Villares JCB. Doença de Parkinson: aspectos clínicos, fisiopatológicos e terapêuticos. *Rev Ass Med Brasil* 1984, 30: 108.
5 Coppedè F. Genetics and epigenetics of Parkinson's disease. *Scientific World Journal*. 2012; 2012: 489830.
6 Rothwell JC. The motor functions of the basal ganglia. *J Integr Neurosci* 2011; 10: 313-15.
7 Braak H; del Tredici K; Rub U *et al*. Staging of brain pathology related sporadic Parkinson's disease. *Neurobiol Aging* 2003; 24: 197-211.

PARRY-ROMBERG, SÍNDROME DE

Hemiatrofia facial progressiva; Trofoneurose; Trofoneurose facial; Hemiatrofia facial de Parry-Romberg.

Nesta síndrome é evidente uma assimetria facial em virtude da atrofia de uma hemiface. A atrofia alcança todos os tecidos da hemiface comprometida (pele, tecido celular subcutâneo, músculos, tecido ósseo), conferindo a esse lado um aspecto fundido e enrugado. Ocasionalmente, a atrofia se estende a outras partes do corpo (língua, palato mole, cartilagem nasal, órbita, olho), podendo mesmo comprometer todo um hemicorpo (Figura 95A a C).

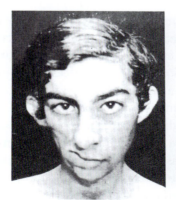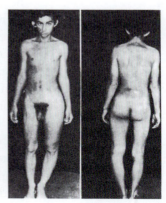

Figura 95A – C – *Síndrome de Parry-Romberg. Atrofia da hemiface direita em paciente com atrofia congênita do hemicorpo direito.*

Essa afecção pode ser congênita ou adquirida. Nos casos congênitos, as crianças nascem com hemiatrofia facial que se acompanha, às vezes, de atrofia dos demais segmentos do hemicorpo; esta forma congênita pode se acompanhar de retardo psicomotor. As formas adquiridas costumam ter início na segunda década da vida, com atrofia progressiva de uma metade da face e, excepcionalmente, de ambas as metades. Raramente, nestas formas, a atrofia se estende a todo um hemicorpo e o retardo mental, quando presente, é de grau moderado. As principais manifestações que podem se associar à hemiatrofia facial são:

1) Pele e fâneros: vitiligo, hiperpigmentação da pele, esclerodermia "em golpe de sabre", canície e/ou calvície (estas alterações jamais ultrapassam a linha paramediana).

2) Neurológicas: enxaqueca, crises epilépticas, neuralgia do trigêmeo, síndrome de Claude Bernard-Horner.

A etiopatogenia é obscura, e alguns fatores têm sido sugeridos para explicar a gênese do quadro (infecções, processos vasculares, traumatismos locais, alterações simpáticas). Os exames de neuroimagem (TC ou RM do crânio) podem evidenciar uma hemiatrofia cerebral ipsolateral à hemiface comprometida, podendo, a título excepcional, ser do lado oposto. Para alguns a condição é uma espécie de lipodistrofia com desaparecimento da gordura na camada dérmica e subcutânea (uni ou bilateral).

O tratamento é apenas sintomático (convulsões, enxaquecas), podendo em alguns casos estar indicada uma cirurgia reparadora.

BIBLIOGRAFIA

1 Gorlin RJ; Pindborg JJ. *Syndromes od the head and neck*, New York, McGraw-Hill. New York, 1964.

PARSONAGE-TURNER, SÍNDROME DE

Neuralgia amiotrófica; Neurite braquial; Paralisia aguda escapuloumeral; Paralisia amiotrófica dos músculos periscapulares; Plexite braquial; Síndrome paralítica dolorosa da cintura escapular

Embora este quadro tenha merecido a atenção dos autores desde a Segunda Guerra Mundial, somente em 1948 foi adequadamente sistematizado por Parsonage e Turner, que lhe deram o nome de neuralgia amiotrófica.

Trata-se de uma neurite aguda do plexo braquial, podendo interessar com frequência os músculos torácico longo, musculocutâneo e axilar. A síndrome é de instalação aguda e se caracteriza por dor no nível do ombro, seguida de quadro paralítico-amiotrófico da cintura escapular. A dor, localizada sobretudo no ombro e braço, é de forte intensidade e de caráter variável (em queimação ou perfurante). Pode ser exacerbada pela palpação dos músculos da região ou, então, pelos movimentos do ombro, e costuma desaparecer gradualmente assim que se estabelece a paralisia amiotrófica. Embora a manifestação álgica possa ser bilateral, a paralisia amiotrófica costuma ser unilateral.

A etiopatogenia da síndrome é obscura, embora diversas hipóteses tenham sido sugeridas para explicar o processo neurítico ou radiculoneurítico. O mecanismo alérgico (ou imunoalérgico) tem sido postulado pela semelhança da afecção com as neuropatias pós-soroterápicas. Em razão da frequência de estados infecciosos, precedendo a neuralgia amiotrófica, é possível que se trate de afecção imunológica (reação imunológica humoral exagerada na fase de convalescença de doenças infecciosas). Esta síndrome pode estar associada ao diabetes melito, lúpus eritematoso sistêmico e periarterite nodosa, além de poder aparecer após imunizações ou infecções virais. O diagnóstico diferencial deve ser considerado com a poliomielite anterior aguda, atrofia muscular espinhal e hérnia de disco cervical. A ENMG fornece importantes subsídios para confirmar o diagnóstico.

O tratamento deve ser orientado com analgésicos e corticosteroides. Medidas fisioterápicas (calor local e cinesioterapia) devem ser implementadas após a resolução do fenômeno álgico. O prognóstico é geralmente favorável, entretanto nos casos com paralisias amiotróficas acentuadas a recuperação pode demorar de 1 a 2 anos. O quadro pode deixar sequelas motoras.

BIBLIOGRAFIA

1 Parsonage MJ; Turner JW. Neuralgic amyotrophic; the shoulder-girdle syndrome. *Lancet,* 1948; 254: 973.

PATAU, SÍNDROME DE

Síndrome de Bartholin-Patau; Trissomia D1; Trissomia 13.

Em 1960, Pa*tau* e colaboradores publicaram um trabalho sobre os achados cromossômicos nesta entidade e definiram amplamente esta síndrome. O quadro genético é determinado pela presença de um cromossomo 13 extra, quase sempre por trissomia simples pela não disjunção de um cromossomo do grupo 13, mas raros casos podem resultar de translocação robertsoniana ou mosaico. É um quadro grave, com prevalência de 1/6.500 nascimentos, é a terceira trissomia autossômica mais comum, após as trissomias 21 e 18. É elevada a taxa de óbito fetal ou natimortos e dos que nascem vivos, somente 20% sobrevivem um mês e 5% os primeiros 6 meses.

O quadro clínico pode se traduzir por retardo psicomotor, discrania (arrinencefalia, hipotelorismo, microcefalia, holoprosencefalia, agenesia do corpo caloso); alterações oftálmicas (microftalmia, coloboma da íris); surdez congênita, orelhas de implantação baixa; lábio leporino e/ou fissura palatina; micrognatia; polidactilia, unhas dos dedos largas e hiperconvexas; hiperflexibilidade do polegar; sulco palmar único; hemangiomas capilares múltiplos; hérnia inguinal e/ou umbilical; malformação de órgãos internos (coração, rins, urogenital); artéria umbilical única, aplasia radial, além de hipotonia ou hipertonia muscular, com membros inferiores em tesoura. A síndrome de Pa*tau* está associada a uma prevalência de epilepsia em 25 a 50% dos casos

A patogenia desta síndrome é desconhecida. Quanto ao prognóstico, é preciso considerar que múltiplos defeitos congênitos são geralmente incompatíveis com a vida; poucas crianças sobrevivem além dos 6 meses de idade. O diagnóstico pode ser feito pelo quadro clínico e pelo cariótipo; as anomalias dermatoglíficas são comuns, porém não patognomônicas da síndrome. Não há tratamento, a mortalidade é elevada antes dos 6 meses de idade e somente um número muito reduzido de pacientes sobrevive muitos anos. Alguns autores sugerem que certas formas citogenéticas da síndrome de Pa*tau* podem estar relacionadas com sobrevidas longas. O tratamento dos poucos sobreviventes envolve ação multidisciplinar para correção e controle das diferentes malformações associadas. O aconselhamento genético é complexo, depende da avaliação clínica, história familiar e da citogenética envolvida.

BIBLIOGRAFIA

1 Nelson KE; Hexem KR; Feudtner C. Impatient hospital care of children with trisomy 13 and trisomy 18 in the United States. *Pediatrics,* 2012, 129(5): 869.

2 Pa*tau* K; Smith DW *et al.* Multiple congenital anomaly caused by na extra autosome. *Lancet,* 1960, 1: 790.

3 Plaiasu V; Ochiana D; Motei G *et al.* Clinical relevance of cytogenetics to pediatric practice. Postnatal findings of Pa*tau* syndrome. Review of 5 cases. *Maedica A Journal of Clinical Medicine.* 2010, 5: 178.

PELIZAEUS-MERZBACHER, DOENÇA DE

Aplasia axial extracortical; Esclerose cerebral infantil crônica; Esclerose familial centrolobar. Veja doença de Seitelberger.

Trata-se de uma rara doença familial de transmissão recessiva ligada ao sexo, comprometendo quase exclusivamente pacientes do sexo masculino, caracterizada por um lento e progressivo comprometimento da formação da mielina, levando a uma hipomielinização difusa da substância branca. Decorre de mutações no gene *PLP1*, codificador da proteína proteolipídica componente essencial da mielina central e da sua isoforma D20 localizada no interior dos oligodendrócitos, resultando em mielinização defeituosa da substância branca. O gene está localizado no cromossomo X (*Xq21.2-Xq22*). A doença de Pelizaeus-Merzbacher e a paraplegia espástica tipo 2 ligada ao sexo estão em extremos opostos do espectro clínico de doenças causadas por mutações no gene *PLP1*, geralmente por deleções ou duplicações. Cerca de 20% de pacientes masculinos com quadro clínico compatível não apresentam mutações detectáveis no gene *PLP1*.

No presente, são reconhecidas duas formas clínicas da doença:

1) Forma conatal, grave, já aparente ao nascimento ou nas primeiras semanas de vida, com nistagmo pendular, hipotonia, fraqueza faríngea, estridor. Crises convulsivas podem aparecer na evolução e as deficiências motoras são intensas. A hipotonia é substituída por severa espasticidade progressiva de extremidades. Não chegam a andar e nem fazer uso funcional dos membros superiores. A expressão verbal fica gravemente afetada e a compreensão é pobre. A microcefalia é importante. Distúrbios de deglutição podem requerer alimentação por sonda ou gastrostomia.

Geralmente, sobrevivem até a primeira década, mas com cuidados de suporte rigorosos podem sobreviver até a terceira década ou mais.

2) Forma clássica, tem início mais tardio, geralmente nos primeiros 5 anos de vida com hipotonia, tremor de cabeça, ataxia e quadriparesia espástica. Os pacientes apresentam nistagmo na maioria dos casos. Geralmente, conservam uso funcional voluntário parcial dos membros superiores, podem chegar a deambular com o uso de recursos de apoio, mas, geralmente, deixam de andar no final da primeira década com a progressão da espasticidade. Há microcefalia adquirida moderada e atrofia óptica, surgem prejuízos cognitivos, mas podem atingir algum nível de escolaridade, a fala e a linguagem geralmente chegam a desenvolver. Comprometimento extrapiramidal pode surgir na evolução. A sobrevida geralmente atinge a sexta ou sétima décadas.

Do ponto de vista neuropatológico, observam-se extensas áreas de hipomielinização, descontínua, alternando-se com ilhas normalmente mielinizadas, principalmente ao redor de pequenos vasos, condição que confere um aspecto tigroide às áreas examinadas, sem reação inflamatória e os axônios são relativamente preservados (Figura 96). Segundo alguns autores, a doença de Seitelberger seria uma variante do Pelizaeus-Merzbacher, não se constatando na primeira área com mielina normal.

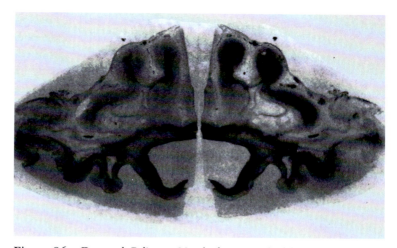

Figura 96 – *Doença de Pelizaeus-Merzbacher. Corte dos lobos frontais, corado pelo método de Weigert-Pal, note-se a ausência de mielinização da substância branca, demonstrada pela falta de coloração. Criança de 9 anos de idade, branca, do sexo masculino.*

O diagnóstico da doença de Pelizaeus-Merzbacher pode ser feito mediante quadro clínico, associado a elementos complementares de neuroimagem por RM e neurofisiológicos, por potenciais evocados visuais, auditivos e somatossensitivos intensamente comprometidos, mas não são patognomônicos. Duplicações e deleções gênicas podem ser detectadas por métodos citogenéticos (FISH) e mais, recentemente, pelo sequenciamento exômico. Não há tratamento específico para esta afecção.

BIBLIOGRAFIA

1. Diament A; Heredodegenerações. In: Diament A; Cypel S. *Neurologia Iinfantil*, Rio de Janeiro, Atheneu, 2005.
2. Hobson GM; Kamholz J. *PLP1* – Related disorders; Pagon RA; Adam MP; Ardinger HH *et al.* (Ed.). Gene Reviews, Seattle (WA): University of Washington (Update 2013).
3. Menkes JH; Sarnat HB; Maria BL. In: Child Neurology, Ed. Lippincott, Williams; Wilkins, p. 201, 2006.
4. Rosemberg S. *Neuropediatria*, Rio de Janeiro, Sarvier, p.331, 2010.

PELLIZZI, SÍNDROME DE

Macrogenitossomia precoce; Puberdade precoce; Síndrome pineal.

Esta síndrome foi descrita por Pellizzi, em 1910, com a suposição de que o pinealoma determinava macrogenitossomia. Com efeito, puberdade precoce em meninos e amenorreia pós-puberal em meninas podem ser determinadas por tumores da região pineal. No caso da puberdade precoce, mais comum no sexo masculino, o processo expansivo ao atuar sobre o hipotálamo posterior suprime prematuramente uma ação inibidora sobre a secreção dos fatores liberadores das gonadotrofinas. Do ponto de vista neurológico, o quadro pode exteriorizar-se por hidrocefalia, paralisia do olhar vertical (síndrome de Parinaud), anormalidades pupilares, sonolência e sintomas de hipertensão intracraniana. O comprometimento dos tratos corticoespinhais pode também ocorrer. Do ponto de vista endocrinológico, além da puberdade precoce e da amenorreia pós-puberal, pode ocorrer também um quadro de diabetes insípido. Os principais tumores da região pineal são os gliomas, teratomas e pinealomas. O diagnóstico do processo expansivo depende da neuroimagem (TC ou RM do crânio).

O tratamento geralmente é cirúrgico (operação de derivação através de válvulas ou ressecção da massa tumoral) associado ou não à radioterapia. O prognóstico depende da natureza histológica do tumor e do estágio do processo neoplásico.

BIBLIOGRAFIA
1   Magalini SI. *Dictionary of medical syndromes,* JB Philadelphia, Lippincott, 1971.

PENA-SHOKEIR II, SÍNDROME DE

Síndrome cérebro-oculofacial e óssea.

Trata-se de quadro genético, cuja modalidade de transmissão hereditária é autossômica recessiva.

O quadro clínico inclui anquiloses múltiplas (artrogripose neurogênica), microcefalia, microftalmia, catarata, nistagmo, micrognatia. No sistema nervoso, foi observada a diminuição da substância branca do cérebro, a qual se mostra mesclada com substância cinzenta. Ao exame neurológico, constatam-se hipotonia muscular e hiporreflexia generalizada. Entre outras manifestações, a criança pode apresentar hirsutismo, cifose, osteoporose.

O quadro é evolutivo no sentido de parada do crescimento, caquexia e óbito, que ocorre geralmente por infecções pulmonares. A morte costuma ocorrer antes dos 5 anos de idade.

BIBLIOGRAFIA
1   Pena SDJ; Shokeir MHK. Autosomal recessive cérebro-oculofacial skeletal syndrome. *Clin Genet* 1984, 5: 285.

PENFIELD, SÍNDROME DE

Epilepsia diencefálica; Tempestade simpática.

Descrita por Penfield em 1929, em um paciente com traumatismo de crânio, é caracterizada como uma epilepsia diencefálica, com sintomas disautonômicos; todavia, existe pouca evidência para embasar uma teoria epiléptica para a tempestade simpática e os fármacos antiepilépticos não mostram eficácia no seu tratamento. Em estudos posteriores, foi referida como "ataque" do tronco encefálico, espasmos em descerebração tônica, desregulação central ou crises cerebelares tônicas. Estudos recentes têm usado os termos de hiperatividade simpática paroxística, desregulação disautonômica paroxística, tempestade disautonômica ou disautonomia simples, para melhor defini-la. Acredita-se que haja um desequilíbrio entre os tônus parassimpático/simpático, levando a uma hiperatividade simpática, que promove os sintomas.

É caracterizada por episódios súbitos e paroxísticos de agitação e distonia em associação a sintomas disautonômicos. Estes sintomas podem incluir taquicardia, hipertensão arterial, hipertermia, dilatação pupilar, diminuição do nível de consciência, diaforese e dessincronização da ventilação. Como estes sintomas são inespecíficos e podem ocorrer em outras situações como sepse, crises epilépticas, entre outras, pode haver demora no diagnóstico e tratamento da hiperatividade simpática.

Compromete cerca de 15 a 33% dos pacientes comatosos, com traumatismo de crânio grave, especialmente com lesão axonal difusa. Podem ocorrer nas primeiras 24 horas até semanas após o trauma. Embora ocorra com maior frequência nos pacientes com trauma craniano, pode ser encontrada também naqueles com AVC, anoxia grave, hidrocefalia, tumores e hemorragia subaracnóidea.

O tratamento visa reduzir os potenciais eventos adversos provocados pela atividade simpática prolongada. As medicações frequentemente utilizadas são aquelas com ação direta nos receptores de cálcio voltagem-dependentes (gabapentina), antagonistas GABA-A (propofol, diazepam, lorazepam) e GABA-B (baclofeno), agonistas dopaminérgicos (bromocriptina) e de opiáceos (morfina, metadona, fentanil), todos com ação central direta, na mediação do fluxo simpático. Os agonistas alfa-adrenérgicos (clonidina) e betabloqueadores (propranolol) parecem ter efeitos tanto centrais quanto periféricos. A presença da tempestade simpática aumenta o risco de morbidade e maior período de internação, especialmente em UTI.

BIBLIOGRAFIA

1   Lemke, DM. Sympathetic storming after severe traumatic brain injury. *Critical Care Nurse,* 2007, 27: 30-37.

2   Lump, D; Moyer M. Paroxysmal sympathetic hyperactivity after severe brain injury. *Curr Neurosci Rep,* 2014, 14: 494.

PICK, DOENÇA DE

*Atrofia de Pick;
Demência de Pick;
Síndrome de Arnold Pick.
Veja doença de
Alzheimer.*

Arnold Pick descreveu a doença que leva seu nome em 1892. Em 1911, Alois Alzheimer descreveu a degeneração espongiforme de neurônios e as inclusões intraneuronias eosinofílicas que agora são conhecidas como "corpúsculos de Pick". Onari e Spatz propuseram, em 1926, os seguintes critérios diagnósticos: "As lesões caracterizam-se por atrofia frontotemporal bilateral, respeitando as circunvoluções rolândicas e a porção posterior da primeira circunvolução temporal. Pode haver também discreto comprometimento dos lobos parietais, sendo sempre poupado os lobos occipitais. Os gânglios da base também são envolvidos numa alta porcentagem de casos. Ocorre dilatação importante dos cornos anteriores dos ventrículos laterais. Sob o aspecto histológico, observam-se rarefação neuronal (mais evidente nas camadas superficiais do córtex cerebral), gliose astrocitária e esponjose. Nas áreas comprometidas, alguns neurônios remanescentes apresentam inclusões argentófilas contendo *tau* (corpúsculos de Pick). Essas inclusões costumam estar presentes particularmente nos cornos de Ammon e são constituídas por neurofilamentos, vesículas e corpos lipídicos complexos. As placas senis e de degeneração neurofibrilar não costumam estar presentes". Estudos subsequentes, porém, identificaram vários pacientes com corpúsculos de Pick tendo uma distribuição de lesões corticais que era diferente daqueles descritos por Onari e Spatz, como por exemplo, uma atrofia circunscrita do córtex parietal.

O critério diagnóstico para a doença de Pick tem sido criticado, porque essa denominação implica achados puramente histológicos, ou uma síndrome clínica característica que poderia ocorrer mesmo na ausência desses corpúsculos. Essa confusão taxonômica pode ser evitada pela introdução da expressão "doença dos corpúsculos de Pick", para designar pacientes com estas inclusões. Em paralelo, o emprego de "síndrome ou complexo de Pick" descreve os achados clínicos e "doença de Pick" pode se referir tanto aos achados histológicos e/ou clínicos. O "complexo de Pick" inclui a demência frontotemporal, a afasia primária progressiva, a degeneração corticobasal, a doença frontotemporal com a doença do neurônio motor e a paralisia supranuclear progressiva.

A doença de Pick predomina no sexo feminino e costuma ter início na fase pré-senil da vida (entre os 50 e 60 anos); os casos familiais são frequentes. Entretanto, esse tipo de demência é raro e representa menos que 2% da frequência da doença de Alzheimer. Quanto à etiopatogenia, postula-se uma desordem do metabolismo da proteína *tau*, que se apresenta hiperfosforilada. O fenótipo da demência frontotemporal está associado com várias formas histopatológicas e tem sido ligado ao cromossomo 17q21-22 em várias famílias. Essa é a região do cromossomo onde ocorrem mutações nos exons 9, 10, 12 e 13, gerando predomínio de três proteínas *tau* repetidas.

O início, quase sempre gradual, caracteriza-se por uma deterioração das funções nervosas superiores: abstração; senso moral; autocrítica; atenção; memória. O paciente pode se apresentar apático, com perda da iniciativa ou, então, eufórico, logorreico, com frases e gestos estereotipados; nesta fase da doença já pode ser observada bulimia. Após 2 ou 3 anos, o paciente fica praticamente demenciado podendo estar preservadas certas funções cognitivas (p. ex.: orientação no espaço). Os distúrbios de linguagem são frequentes, mas inconstantes. A redução da linguagem se traduz por uma dificuldade para nomear os substantivos (ou objetos), sendo comuns frases estereotipadas, assim como o fenômeno da ecolalia e palilalia; com a evolução do quadro, o paciente chega ao mutismo, com dificuldade de compreensão da linguagem. A síndrome apráxico-agnósica (comum na demência de Alzheimer) não costuma estar presente na demência de Pick; as crises convulsivas raramente ocorrem. Na fase terminal, após 3 a 5 anos de evolução, a demência é completa.

Dos exames complementares, apenas a neuroimagem (TC e RM) pode fornecer subsídios para o diagnóstico, particularmente a RM ao evidenciar atrofia frontotemporal (Figura 97A e B).

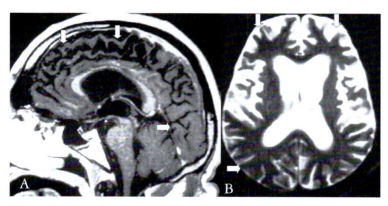

Figura 97A e B – *Imagem sagital T1 (A) e axial T2 (B) mostrando atrofia seletiva dos lobos frontais, com discreto predomínio à esquerda. O padrão cortical de atrofia com aspecto em lâmina é típico da doença. Observe a diferença da espessura do córtex frontal afilado (setas verticais) e o córtex occipital normal (setas horizontais).*

Também a tomografia por emissão de pósitrons (PET-scan) e o SPECT podem auxiliar no diagnóstico. O exame do LCR e o EEG são quase sempre normais. O diagnóstico diferencial deve ser considerado com a doença de Alzheimer, com a hidrocefalia de pressão normal, com os processos expansivos frontais e com as demências vasculares.

O tratamento é puramente sintomático, sendo utilizado inibidores da recaptação da serotonina, neurolépticos e bromocriptina.

BIBLIOGRAFIA

1 Kertesz A. Pick complex: an integrative approach to frontotemporal dementia: primary progressive aphasia. Corticobasal degeneration, and progressive supranuclear palsy (Article) Neurology 2003 9(6): 311.

2 Kertesz A; Munoz D. Pick's disease, frontotemporal dementia, and Pick complex: emerging concepts (Review). Arch Neurol 1998, 55(3): 302.

3 Uchihara T; Ikeda K; Tsuchiya. Pick body disease and Pick syndrome. *Neuropathology* 2003, 23(4): 318.

PICKWICK, SÍNDROME DE

Síndrome da apneia do sono hipercápnica; Síndrome da obesidade-hipoventilação (SOH) Veja SAOS.

Em 1837, Charles Dickens, no seu "Escritos póstumos do Clube Pickwick", descreveu o seu personagem Joe como um jovem gordo, rubicundo e permanentemente sonolento. A síndrome é uma alteração respiratória do sono induzida pela obesidade. O uso do termo síndrome de Pickwick é desencorajado pela *American Academy of Sleep Medicine* (AASM), pois tem sido utilizado indiscriminadamente para pessoas obesas. O termo recomendado na 3ª edição da classificação internacional das doenças do sono seria "síndrome da obesidade-hipoventilação (SOH)" ou ainda "apneia do sono hipercápnica, relacionada com hipoventilação associada à obesidade".

A SOH é caracterizada pela obesidade e hipercapnia diurna ($PaCO_2$ arterial > 45 mmHg) que não pode ser completamente atribuída a uma doença cardiopulmonar ou neurológica subjacente. A hipercapnia piora durante o sono e é frequentemente associada com grave dessaturação do oxigênio arterial. A maioria dos pacientes com SOH (80 a 90%) apresenta a SAOS associada.

BIBLIOGRAFIA

1 American Academy of Sleep Medicine. *International classification of sleep disorders*, 3. ed. 2014, Darien, IL: American Academy of Sleep Medicine.

2 Littleton SW; Mokhlesi B. The pickwickian syndrome-obesity hypoventilation syndrome. *Clin Chest Med* 2009; 30: 467-78, vii-viii.

3 Mokhlesi B. Obesity hypoventilation syndrome: a state-of-the-art review. *Respir Care* 2010; 55: 1347-62.

PIERRE MARIE, HEREDOATAXIA CEREBELAR DE

Ataxia cerebelar hereditária com espasticidade; Ataxia de Marie; síndrome de Nonne-Marie; Síndrome de Pierre Marie Veja ataxia de Friedreich.

Parece que as atrofias olivocerebelares (Alajouanine, Déjerine-Thomas, Holmes, Marie e Roussy) são variações de um processo neurodegenerativo modulado por diferentes combinações de fatores genéticos e ambientais. A heredoataxia de Pierre Marie costuma ter início após os 20 anos de idade e afeta igualmente ambos os sexos. Comumente, o quadro clínico tem início com manifestações cerebelares, sob a forma de ataxia axoapendicular. A síndrome piramidal costuma se exteriorizar por hiper-reflexia profunda, sinal de Babinski e espasticidade. Os distúrbios da sensibilidade profunda, quando presentes, são moderados, sendo o quadro clínico dominado pela síndrome piramidocerebelar. No decurso da doença, podem ocorrer diminuição da acuidade visual e, até mesmo, amaurose; ao exame fundoscópico, atrofia óptica bilateral pode ser encontrada. As paralisias oculares podem ser encontradas em aproximadamente um terço dos casos, sendo o III° e o IV° nervos os mais afetados. Nesta forma de heredoataxia, raramente se observam pés cavos.

Os aspectos neuropatológicos compreendem vários graus de degeneração neuronal, envolvendo o cerebelo, tronco do encéfalo, medula espinhal e córtex cerebral. O cerebelo pode mostrar rarefação das células de Purkinje e do núcleo denteado, além de degeneração das vias cerebelípetas. O trato corticoespinhal pode mostrar desmielinização e perda de axônios.

Do ponto de vista genético, afirma-se que a modalidade de transmissão hereditária é autossômica recessiva na ataxia de Friedreich e autossômica dominante na ataxia de Pierre Marie; entretanto essa assertiva é parcialmente correta porque cerca de 20% dos casos são esporádicos. O gene defeituoso da ataxia de Pierre Marie está localizado no cromossomo 6.

A evolução desse tipo de ataxia é lentamente progressiva, podendo ocorrer em alguns pacientes amaurose. Esta forma de ataxia é desacompanhada de comprometimento cardíaco. O diagnóstico diferencial deve ser considerado com outras formas de ataxia heredodegenerativas e com a esclerose múltipla. Não existe tratamento específico.

BIBLIOGRAFIA
1   Contamin F; Sabouraud O. *Éléments de Nneurologie.* Paris, Flammarion, 1970.

PIERRE MARIE, SÍNDROME LACUNAR DE

Síndrome lacunar

Esta síndrome pode ocorrer em indivíduos portadores de hipertensão arterial, habitualmente acima dos 50 anos de idade. O substrato anatomopatológico desta síndrome é constituído por uma microangiopatia, que compromete eletivamente as porções terminais de ramos perfurantes da artéria cerebral média bilateralmente. As lesões estruturais costumam se localizar em pequenas artérias que irrigam as regiões subcorticais do cérebro e são constituídas por microateromas, lipo-hialinose e necrose fibrinoide. Estas pequenas artérias são terminais e sua estenose ou obstrução pode determinar pequenas áreas isquêmicas disseminadas pela cápsula interna, tálamo, putâmen e ponte (Figura 98).

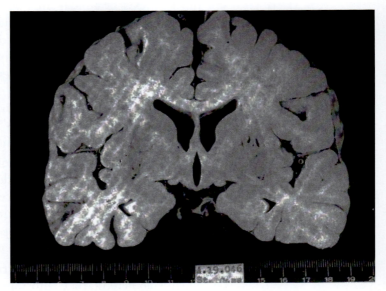

Figura 98 – *Síndrome lacunar de Pierre Marie. Note-se o aspecto lacunar do corpo estriado bilateralmente.*

O quadro clínico caracteriza-se pela repetição de "pequenos ictos", que regridem parcialmente, podendo deixar sequelas mínimas. Ao cabo de algum tempo de evolução, o paciente pode apresentar quadro piramidal misto (deficitário e de liberação), crises de choro e/ou riso espasmódicos, além de manifestações de deterioração mental. Hoje com os recursos da neuroimagem (particularmente com a RM de crânio), é possível observar as pequenas e múltiplas áreas isquêmicas *in vivo*, o que antes só era possível no exame *postmortem*.

O tratamento deve visar os fatores de risco, especialmente o controle da pressão arterial sistêmica.

BIBLIOGRAFIA
1. Garcia JH; Khang-Loon H. Pathology of hypertensive arteriopathy. *Neurosurg Clin North America* 1992, 3: 497.
2. Melaragno (Filho) R; Sanvito WL. *Doenças Vasculares do Encéfalo*. São Paulo – Barueri, Manole, 1975.

PIERRE ROBIN, SÍNDROME DE

Micrognatia-glossoptose; Síndrome de Robin.

Esta síndrome é caracterizada fundamentalmente pela associação de micrognatia, glossoptose e fissura palatina. A glossoptose caracteriza-se pelo deslocamento da língua para trás, em direção à faringe, condição que pode determinar dificuldade à deglutição, além de dificuldade respiratória, e propiciar a aspiração de secreções. Ao exame físico, os seguintes sinais podem ser encontrados nesse quadro malformativo-dismórfico: cabeça (hidrocefalia ou microcefalia); olhos (catarata, glaucoma, microftalmia); nariz (base achatada); mandíbula (micrognatia); palato fendido; boca (glossoptose); orelhas (implantação baixa, surdez de condução); outras anormalidades (malformações cardiovasculares, anormalidades esqueléticas, sindactilia, nanismo). O retardo mental ocorre em aproximadamente 20% dos casos.

Essa síndrome, que tem uma base malformativa (síndrome do 1º arco), pode ser induzida em animais de experimentação por diversos agentes teratogênicos (fármacos, dietas deficientes em riboflavina, irradiação e tóxicos).

O tratamento deve ser orientado no sentido de prevenir a queda da língua mediante posicionamento da criança nos primeiros meses de vida. A correção da fissura palatina deve ser considerada.

BIBLIOGRAFIA

1 Smith JL; Stowe FR. The Pierre Robin syndrome (glossoptose, micrognatia, cleft palate): a review for 39 cases with emphasis on associated ocular lesions. *Pediatrics* 1961, 27: 128, 1961.

PITRES, AFASIA AMNÉSTICA DE

Veja afasia motora de Broca e afasia sensorial de Wernicke.

Dentre as formas particulares de afasia, merece atenção a chamada afasia amnéstica. Essa forma de afasia é caracterizada pela dificuldade que os doentes apresentam para nomear objetos. A dificuldade de evocar a palavra fica evidenciada sobretudo mediante prova de denominação de objetos (avaliação da conservação do substantivo). Quando, por exemplo, apresenta-se ao doente um relógio, ele pode, ao ser inquirido, responder que "é um objeto para ver as horas", sendo entretanto incapaz de nomeá-lo. Este tipo de afasia geralmente representa um estado evolutivo de patologia cerebral de natureza neoplásica ou vascular. Na patologia tumoral, costuma traduzir a fase inicial da afasia, enquanto na patologia vascular pode representar o *reliquat* de uma forma mais complexa de afasia.

A lesão responsável costuma localizar-se na região temporoparietal posterior do hemisfério dominante para a linguagem. A patologia vascular geralmente é de natureza isquêmica e habitualmente depende de comprometimento da artéria cerebral posterior esquerda.

BIBLIOGRAFIA

1   Lhermitte F; Gautier JC. Corrélations anatomo-cliniques dans l'aphasie. *Rev Praticien* 1965, 15: 2309, 1965.

POEMS
(Polyneuropathy-Organomegaly-Endocrinopathy-M protein-Skin changes)

Trata-se de uma doença multissistêmica rara que inclui polineuropatia, organomegalia, endocrinopatia, presença de proteína M e lesões cutâneas.

Essa afecção costuma estar associada ao mieloma osteosclerótico ou plasmocitoma. A proteína M é usualmente o IgG ou IgA e está invariavelmente associada com a cadeia leve de lambda. A doença é mais comum no homem e o acrônimo POEMS nem sempre está presente com os seus cinco componentes [pelo menos no início do quadro]. A polineuropatia é inflamatória crônica desmielinizante, com predomínio de alterações motoras (sendo os membros inferiores mais comprometidos do que os superiores); os nervos cranianos costumam estar poupados com exceção de papiledema, que pode ocorrer em aproximadamente 60% dos pacientes. A polineuropatia é acompanhada por hepatosplenomegalia, hipogonadismo, ginecomastia, hipotireoidismo, hiperpigmentação da pele, hipertricose e edema. Pode ocorrer linfadenopatia numa minoria. Outras manifestações podem ocorrer no decurso da doença: cardiomiopatia; derrame pleural; ascite; hipertensão pulmonar; falência renal; eventos trombóticos; insuficiência cardíaca congestiva.

A abordagem diagnóstica é feita pelo encontro de uma gamopatia monoclonal com cadeia lambda de IgG ou IgA. A identificação de células plasmáticas monoclonais pode ser feita pela biópsia de lesão óssea esclerótica. Também o estudo radiológico auxilia na detecção de lesões ósseas escleróticas. Estudo radiológico do tórax e do abdome também é recomendado. O exame do LCR pode mostrar níveis elevados das proteínas totais. A polineuropatia pode ser confirmada pela ENMG. Biópsia de nervo e de pele podem ser solicitadas. O exame da medula óssea costuma mostrar menos de 5% de plasmócitos.

Se a lesão óssea está confinada a uma área, a radioterapia (ou mesmo a ressecção cirúrgica) pode ser útil e melhorar a polineuropatia em 50% dos casos. O tratamento clínico pode ser feito com uma combinação de prednisona e melphalan; também tem sido tentado o transplante autólogo de célula tronco. Relatos ocasionais de resultados benéficos com tamoxifeno ou alfainterferon têm sido feitos. Parece não haver evidências de benefício com a plasmaférese e a imunoglobulina intravenosa.

BIBLIOGRAFIA

1   Caswell R; Warner T; Metha A; Ginsberg L. POEMS syndrome. *Pract Neurol* 2006; 6: 111.

2   Waldenström JG. POEMS: a multifactorial syndrome. *Haematologia* 1992; 77: 197.

POMPE, DOENÇA DE

Doença de Cori tipo II; Doença de acúmulo de glicogênio tipo II; Glicogenose generalizada de forma neuromuscular; Deficiência de maltase ácida.

A forma clássica da doença de Pompe, descrita em 1932, é uma forma grave e rara de glicogenose, de início precoce, neonatal, que leva à morte no 1º ano de doença. Atualmente, são classificadas e reconhecidas pela idade de início, órgãos envolvidos, gravidade e ritmo de progressão em forma infantil precoce, infantil tardia e juvenil.

É uma doença genética hereditária autossômica recessiva, por mutações no gene *GAA* que codifica a enzima lisossomial alfa 1,4 glicosidase, conhecida como maltase ácida. O gene que codifica a maltase ácida já foi mapeado na porção distal do braço longo do Cr17q21.23. Em consequência da deficiência da enzima lisossomial, ocorre um acúmulo excessivo de glicogênio no coração, fígado, rins, músculos esqueléticos, glândulas endócrinas, tronco cerebral, corno anterior da medula espinhal.

Na forma clássica, chama a atenção o comprometimento neuromuscular, traduzido pela intensa hipotonia desde as primeiras semanas de vida, fraqueza e atraso nas aquisições motoras. A criança é incapaz de sustentar a cabeça ou de se manter sentada, os reflexos profundos costumam estar diminuídos ou abolidos. Contrasta com esse quadro de hipotonia e fraqueza acentuadas a palpação fácil dos músculos, que não estão hipotróficos, ao contrário estão aumentados e endurecidos pela acúmulo de glicogênio. A sucção e a deglutição costumam ficar perturbadas, em virtude de comprometimento bulbar e/ou muscular. É frequente o comprometimento de nervos cranianos particularmente do facial e do hipoglosso; a língua geralmente apresenta-se protrusa, aumentada e imóvel pela macroglossia. Do ponto de vista clínico, o acometimento cardíaco pode ser apreciado precocemente, sendo o sintoma mais evidente e determinante do prognóstico. Ao exame, observa-se taquicardia e, por vezes, sopro sistólico, dispneia, crises de cianose e hepatomegalia. A sobrevida, nesta forma da doença, é curta, geralmente não ultrapassa o 1º ano de vida sem tratamento.

A radiografia do tórax mostra cardiomegalia e o ECG encurtamento do PR, alterações dos complexos QRS, sinais de sobrecarga ventricular esquerda. As transaminases e a CPK podem estar elevadas. A ENMG mostra alterações miopáticas, ao lado de potenciais de fibrilação, aumento da atividade insercional e pseudomiotonia. As biópsias de músculo esquelético e fígado mostram acúmulo anormal de glicogênio nesses tecidos. O diagnóstico pode ser rapidamente confirmado pela dosagem de maltase ácida em sangue colhido em papel filtro, em comparação com a dosagem feita em fibroblastos que é mais trabalhosa, cara e demorada. A confirmação conclusiva pode ser feita por estudo molecular.

A variante infantil não clássica da doença de Pompe, geralmente inicia no 1º ano de vida com atraso motor e fraqueza muscular lentamente progressiva, que evolui para insuficiência respiratória e morte depois de alguns anos. A cardiomegalia também está presente, mas geralmente não constitui fator de maior risco.

As formas juvenis caracterizam-se por aparecimento de fraqueza muscular proximal e insuficiência respiratória, com comprometimento cardíaco geralmente discreto.

Tão logo seja feito o diagnóstico de doença de Pompe, deve ser iniciado o tratamento de reposição enzimática, atualmente disponível, com a-glicosidase (Myozyme), por infusão endovenosa lenta de 20 a 40 mg/kg/dose a cada 2 semanas. Em, cerca de metade dos pacientes, ocorrem reações alérgicas adversas, às vezes anafiláticas, o que recomenda uma infusão lenta e acompanhada de vigilância e cuidados de suporte com antitérmicos, anti-histamínicos e corticosteroides, em centros equipados para isso. A reposição enzimática nos casos precoces quando iniciada antes dos 6 meses e antes da necessidade de assistência ventilatória, melhorou a sobrevida, o tempo de independência da ventilação, reduziu a massa cardíaca e melhorou significativamente as aquisições motoras. Nas formas mais tardias, em estudo randomizado duplo-cego em crianças com marcha independente e sem assistência ventilatória, tiveram uma melhor preservação da função motora e da capacidade vital na 78ª semana de tratamento.

BIBLIOGRAFIA

1 Brito-Avô L; Alves JD; Costa JM *et al.* Recomendações para o diagnóstico da forma tardia da doença de Pompe. *Acta Med Port,* 2014, 27(4): 525.

2 Leslie N; Tinkle BT. Glycogen storage disease type II (Pompe disease). In: Pagon RA; Adam MP; Ardinger HH *et al.* (Ed.). *Gene Reviews,* Seattle, University of, Washington, 2007 aug 31 (Updated 2013 May 9).

3 Topczewski A; Sanvito WL *et al.* Doença de Pompe. Estudo clínico e anatomopatológico de um caso. *Arq Neuropsiquiatr*, 1974, 32: 147.

POTT, MAL DE

Doença de Pott; Espondilodiscite tuberculosa; Espondilite tuberculosa; Tuberculose espinhal.

Esta forma de tuberculose espinhal foi descrita por Sir Percival Pott em 1779, apesar de já ser observada em múmias egípcias e peruanas. Resulta da infecção pelo *micobacterium tuberculosis*, com acometimento do esqueleto axial, usualmente caracterizada por febre, dor local, aumento da velocidade de hemossedimentação (VHS) e déficit neurológico focal.

A região mais acometida é a transição toracolombar e a disseminação hematogênica é a via mais comum. A infecção, usualmente, inicia-se pela face anterior do platô vertebral e, depois, se estende ao disco intervertebral adjacente, caracterizando a espondilodiscite clássica. A partir daí, pode haver a formação de abscessos epidurais e paravertebrais, principalmente no interior dos músculos adjacentes, notadamente do psoas. A ocorrência de abscesso calcificado no interior do músculo psoas é virtualmente patognomônico de tuberculose, principalmente se houver "deformidade em giba". Crianças e adultos jovens são afetados com maior frequência.

O quadro clínico costuma ter início com dores de localização vertebral, geralmente acompanhadas de contratura paravertebral; radiculalgias uni ou bilaterais também podem ocorrer nesta fase. Nas fases subsequentes, pode aparecer cifose ou cifoscoliose em virtude do achatamento vertebral. Uma paraplegia crural costuma se instalar de maneira gradual, caracterizando-se pelos distúrbios sensitivomotores, esfinctéricos e pela espasticidade, às vezes, a instalação da paraplegia é súbita.

Os exames de imagem (Figura 99A a C) demonstram estreitamento do espaço discal, aumento dos tecidos moles paravertebrais, comprometimento vertebral e cifose, por redução da altura do corpo vertebral acometido. Como o processo infeccioso dissemina-se sob os ligamentos longitudinais, as coleções são maiores que a extensão longitudinal do acometimento vertebral e mais frequentes nas regiões paravertebrais anteriores do que no espaço epidural. A disseminação subligamentar pode levar ao acometimento de vértebras e discos distantes do ponto de origem, criando, assim, áreas intercaladas poupadas e acometidas (*skip areas*). A combinação de abscesso paravertebral com fino realce de suas paredes e a presença de lesão óssea vertebral e do disco intervertebral adjacente é altamente sugestiva de espondilodiscite tuberculosa, mais que de infecção piogênica (espondilodiscite piogênica).

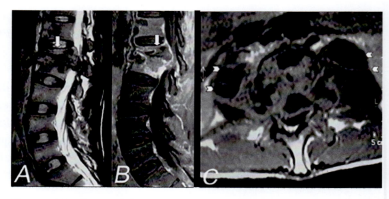

Figura 99A e B – *Mal de Pott* – *Imagens de RM da coluna lombar no plano sagital T2 (A) e T1 pós-gadolínio (B), em indivíduo com espondilodiscite tuberculosa L1/L2. Observe a redução do espaço discal anterior em L1/L2 associado ao aumento dos tecidos moles paravertebrais e cifose, determinada pela redução da altura dos corpos vertebrais acometidos, principalmente L1 (seta vertical). Note-se como o processo infeccioso dissemina-se formando coleção sob o ligamento longitudinal anterior e compromete outros corpos vertebrais adjacentes. C – A imagem axial T1 pós-gadolínio demonstra a formação de coleções paravertebrais no interior dos músculos psoas (cabeça de setas).*

O tratamento dessa afecção, na ausência de comprometimento medular, deve visar a imobilização do paciente e a administração de drogas tuberculostáticas. Entretanto, nos casos em que a compressão medular é demonstrada nos estudos de imagem, além da imobilização e do uso de drogas tuberculostáticas, o tratamento cirúrgico deve ser aventado, visando basicamente a descompressão medular evitando assim o dano estrutural irreversível.

BIBLIOGRAFIA

1   Moon MS. Tuberculosis of the spine. Controversies and a new challenge. *Spine* 1997, 22: 1791.
2   Bernaerts A; Vanhoenacker FM; Parizel PM; Van Goethem JW; Van Altena R; Laridon A; De Roeck J; Coeman V; De Schepper AM. Tuberculosis of the central nervous system: overview of neuroradiological findings. *Eur Radiol* 2003, 13: 1876.

POURFOUR DU PETIT, SÍNDROME DE

Veja síndrome de Claude Bernard-Horner.

O quadro de excitação do simpático cervical, denominado síndrome de Pourfour du Petit, foi descrito por Biffi em 1846.

Essa síndrome, cujo quadro clínico é praticamente o oposto da síndrome de Claude Bernard-Horner, se traduz fundamentalmente por uma tríade: midríase homolateral à lesão, acompanhada de alargamento da fenda palpebral e ligeiro exoftalmo. A midríase nunca é acentuada, e os reflexos pupilares geralmente se mantêm; a midríase pode mesmo ser latente, tornando-se evidente através da prova dos colírios (a instilação de droga simpaticomimética provoca midríase mais acentuada e duradoura no lado comprometido).

Esta síndrome é rara e pode preceder a síndrome deficitária. As principais causas determinantes são tumores mediastínicos, aneurisma da crossa da aorta, lesões do ápice pulmonar, pleurisias, costela cervical, tumores retrofaríngeos.

BIBLIOGRAFIA
1   Guillaumat L; Morax PV; Offret G. *Neuro-ophtalmologie*. Paris, Masson, 1959.

PRADER-WILLI, SÍNDROME DE

Distrofia hipogenital com tendência diabética; Síndrome de Prader-Labhart-Willi-Fanconi. Veja síndrome de Angelman.

Esta síndrome, descrita em 1956 por Prader, Labhart e Willi, tem como características fundamentais retardo mental, baixa estatura, obesidade, hipogonadismo e hipotonia muscular. As extremidades dos membros (mãos e pés) são pequenas e frequentemente os testículos não descem às bolsas escrotais (criptorquidia). Um quadro de diabetes melito pode estar associado.

O retardo mental geralmente é leve, mas pode ser acentuado, variando o nível intelectual entre 20 e 90; é evidente, nestas crianças, um retardo do desenvolvimento psicomotor. A hipotonia muscular é muito marcada na primeira infância, podendo inclusive a mãe referir pobreza dos movimentos fetais por ocasião da gestação; hipotonia ao nascimento, o recém-nascido pode apresentar dificuldade de sucção, necessitando também de alimentação por sonda em certos casos, simulando muito uma miopatia congênita. A partir dos 2 anos de idade, a criança começa a desenvolver uma obesidade centrípeta, com acúmulo de gordura no tronco e raízes dos membros. Outras manifestações podem se associar à sintomatologia básica descrita: face peculiar; fronte estreita; fendas palpebrais amendoadas; base nasal estreita; lábio superior fino; baixa estatura; hipogonadismo; palato ogival; clinodactilia ou sindactilia parcial; atraso na dentição. Com o crescimento, frequentemente surgem distúrbios do comportamento como conduta manipuladora, sintomas obsessivo-compulsivos, voracidade excessiva para obtenção de comida, pouca habilidade social, distúrbios de aprendizagem. Tem boas atitudes domésticas e boa capacidade perceptiva visuoespacial. Distúrbios do sono decorrentes da obesidade são frequentes.

O quadro parece ser mais frequente no sexo masculino e, geralmente, é esporádico. A afecção é de fundo genético e está ligada ao cromossomo 15, geralmente por falta de expressão de genes paternos na região *15q11.13*, geralmente por deleção (70%), mas pode resultar de dissomia uniparental de origem materna (25%) ou ainda defeitos no centro de *imprinting*. A prevalência estimada da síndrome de Prader-Willi varia de 1/10.000 a 1/30.000 nascidos vivos. Na síndrome de Angelman, esses mesmos mecanismos ocorrem com o material genético oriundo da mãe.

Não há tratamento específico, medidas de orientação nutricionais são muito importantes para evitar a obesidade mórbida, seguimento endocrinológico, neurológico, psiquiátrico, além do pediátrico são necessários.

BIBLIOGRAFIA

1 Cohen Jr. MM; Gorlin RJ. The Prader-Willi syndrome. *Am J Dis Children*, 1969, 117: 213.

2 Jin DK. Systematic review of the clinical and genetic aspects of Prader-Willi syndrome. *Korean J Pediatr*, 2011; 54(2): 55.

PREOBRASCHENSKI, SÍNDROME DE

Síndrome da artéria espinhal anterior

Esta síndrome, descrita por Preobraschenski em 1904, instala-se geralmente de maneira súbita (sob a forma de icto medular), podendo a paralisia ser precedida, durante breves momentos, por raquialgia intensa. A paraplegia ou tetraplegia (dependendo do nível da lesão) que se instala é flácida, enquanto o distúrbio sensitivo é dissociado, poupando as sensibilidades tátil e profundas, e comprometendo as sensibilidades térmica e dolorosa até o nível da lesão. Os distúrbios esfincterianos, sob a forma de incontinência urinária e de fezes, são praticamente constantes. Formas parciais desta síndrome também têm sido relatadas, sendo, entretanto, a síndrome de Brown-Séquard (amolecimento de uma hemimedula) de ocorrência excepcional.

O quadro anatomopatológico caracteriza-se por amolecimento isquêmico, com uma necrose interessando os dois terços anteriores da medula espinhal. As causas dos amolecimentos medulares são múltiplas: aneurisma dissecante da aorta descendente; aterosclerose da aorta; cirurgia torácica com ligadura de artérias intercostais; arterite sifilítica; periarterite nodosa; embolias; aortografias. Com maior frequência, as mielomalácias são determinadas por afecções raquianas ou intrarraqueanas que interferem com a vascularização da medula: leucemias agudas; doença de Hodgkin; linfossarcomas; metástases vertebrais.

A evolução do quadro é variável, podendo-se observar desde tetraplegias flácidas mortais até formas que se acompanham do retorno de uma atividade medular automática. A principal causa de mortalidade é infecciosa (infecção urinária, broncopneumonia, infecções sistêmicas tendo como porta de entrada escaras infectadas).

O tratamento na fase aguda consiste num correto posicionamento do doente, mudança de decúbito a intervalos regulares, cuidado com os esfíncteres, movimentação passiva. Nesta fase, a anticoagulação com heparina subcutânea, deve ser considerada. Numa fase subsequente, medidas fisioterápicas mais enérgicas devem ser adotadas.

BIBLIOGRAFIA

1 Corvin JL. Anatomie et pathologie artérielles de la moelle. Paris, Masson, 1961.

2 Lazzorthes G. Pathology, classification and clinical aspects of vascular ddisease of the spinal cord. In: Vinken PJ; Bruyn GW: *Handbook of Clinical Neurology,* v. 12, Amsterdam, North-Holland, 1972.

PRES (Posterior reversible encephalopathy syndrome)
Síndrome da Encefalopatia Posterior Reversível Veja Síndrome de Call Fleming.

A síndrome da encefalopatia posterior reversível (do inglês *Posterior reversible encephalopathy syndrome* – PRES), foi originalmente descrita por Hinchey e colaboradores, em 1996. Apesar de sua descrição recente, não é uma condição rara, e pode ser fisiopatologicamente caracterizada por um edema vasogênico transitório, que ocorre em determinadas áreas do encéfalo (sobretudo as posteriores), como resultado de uma condição clínica. Assim, a PRES pode ser definida como um distúrbio de etiologia multifatorial, em que a via final é uma anormalidade da autorregulação vascular cerebral, resultando em edema vasogênico e encefalopatia. As condições clínicas associadas com maior frequência são eclampsia, encefalopatia hipertensiva e uso de alguns medicamentos, como a ciclosporina (Quadro 13).

Quadro 13 – Principais condições clínicas etiológicas da PRES.

Situações clínicas:
Eclâmpsia
Encefalopatia hipertensiva
Sepse
Reumatológicas:
LES, granulomatose de Wegener, periarterite nodosa
Anemia falciforme
Insuficiência renal aguda/diálise
Medicamentos:
Imunossupressores:
Ciclosporina
Tacrolimus
Metotrexato
Outras:
Citarabina, cisplatina, imunoglobulina humana, adriamicina, ciclofosfamida, interferon-alfa
Cocaína
Anfetamínicos

O quadro clínico é heterogêneo, sendo classicamente descrito como semelhante ao observado durante um episódio de encefalopatia hipertensiva. Os sintomas mais característicos são cefaleia intensa, de início súbito, crise convulsiva, alterações visuais, rebaixamento do nível de consciência e déficit neurológico focal. Apesar de consagrado pelo uso, o termo PRES não é preciso, já que o edema não está relacionado exclusivamente às regiões posteriores do encéfalo, acometendo áreas frontotemporais ou distribuição difusa no encéfalo; nesses casos, correlacionando-se com apresentações clínicas mais atípicas. Adicionalmente, cabe citar que, em uma minoria de casos, a encefalopatia não é reversível.

A PRES é um diagnóstico dependente de métodos de neuroimagem para sua confirmação, sobretudo a RM de encéfalo, considerado o exame de escolha (Figura 100A e B). Os achados radiológicos principais na RM são:

Em T1, áreas hipointensas de predomínio subcortical sem impregnação pelo gadolínio.

Presença de hipersinal em T2/FLAIR, com aspecto digitiforme, denotando edema vasogênico, que raramente se estende ao tronco encefálico.

Na sequência com difusão (DWI), áreas de restrição, em que a natureza vasogênica do edema pode ser confirmado nas lesões visualizadas em T2/FLAIR, e ausência de restrição verdadeira no mapa de ADC.

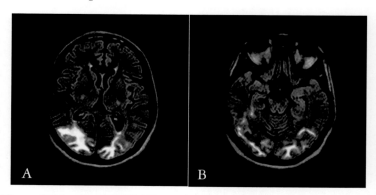

Figura 100A e B – *RM FLAIR axial evidencia hipersinal na substância branca subcortical das regiões posteriores dos lobos occipitais e temporais, caracterizando edema vasogênico com predomínio das áreas de fronteira vascular entre os territórios irrigados pelas circulações anterior e posterior.*

A TC de crânio não é indicada caso a RM possa ser realizada. Ela pode ser normal, demonstrar focos de hipoatenuação, predominando nas regiões subcorticais, com algumas áreas de extensão ao córtex.

Embora incomum, cabe mencionar a associação com a síndrome de Call-Fleming (síndrome da vasoconstrição cerebral reversível), que pode ser idiopática ou estar relacionada com as mesmas etiologias observadas na PRES, sobretudo os medicamentos. O diagnóstico é corroborado quando se observa o aspecto de estenose segmentar arterial "contas-de-rosário" (vasoespasmo) na ângio-TC ou ângio-RM associada a alterações da RM mencionadas na PRES.

O tratamento é focado na resolução do fator etiológico (p. ex.: reduzir pressão arterial, retirar o fármaco responsável etc.), além de suporte clínico. A maioria dos pacientes, após 2 semanas do início dos sintomas estão recuperados. O doppler transcraniano tem se mostrado uma ferramenta útil para controle de cura, realizando-se exames seriados em curtos intervalos.

BIBLIOGRAFIA

1 Hugonnet E; Da Ines D; Boby H *et al.* Posterior reversible encephalopathy syndrome (PRES): features on CT and MR imaging. *Diagnostic and Interventional Imaging*, 2013 94(1), 45-52.

2 Hugonnet E; Da Ines D; Boby H *et al.* Posterior reversible encephalopathy syndrome (PRES): features on CT and MR imaging. *Diagnostic and Interventional Imaging*, 94(1), 2013, 45-52.

3 Lee VH; Wijdicks EFM; Manno EM *et al.* Clinical spectrum of reversible posterior leukoencephalopathy syndrome. *Archives of Neurology*, 2008 65(2), 205-210.

PYLE, SÍNDROME DE

Displasia craniometafisária; Doença de Pyle.

Trata-se de uma displasia familiar, descrita em 1931 por Pyle, com início na infância, afetando ambos os sexos, sendo caracterizada fundamentalmente por espessamento progressivo dos ossos do crânio e das extremidades metafisárias dos ossos longos. Alguns casos têm sido diagnosticados incorretamente como osteopetrose ou leontíase óssea em virtude das alterações radiológicas cranianas. Entre as manifestações clínicas desta displasia podemos observar região frontal proeminente, hipertelorismo, base do nariz achatada e alargada, mandíbula proeminente, atrofia óptica com amaurose, surdez e expressão facial pobre. As manifestações neurológicas no decurso desta afecção, geralmente, são pobres e dependem do comprometimento do crânio pela deformidade óssea (hipertelorismo e anormalidades de nervos cranianos, com perda da visão e audição, paralisia facial). Raros casos de estenose do forame magno podem levar à quadriplegia. Casos de malformação de Chiari tipo I já foram relatados na doença. O achado de deficiência intelectual, nesses casos, é excepcional. Pacientes com síndrome de Pyle têm uma vida normal exceto nos casos mais graves.

Do ponto de vista anatomopatológico, além do comprometimento dos ossos longos, podem ocorrer também lesões dos ossos chatos do crânio, traduzidas por hiperostose mais ou menos extensa da abóbada ou dos ossos do maciço facial (aspecto de leontíase óssea). Por ocasião do comprometimento dos ossos do maciço facial, os seios paranasais geralmente se ossificam, evento que pode ocorrer também na apófise mastoidea.

A afecção tem caráter genético, com modalidade de transmissão autossômica dominante em alguns casos e recessiva em outros. A forma dominante, que tem uma evolução menos grave, é devida à mutações no gene *ANK*, localizado no cromossomo 5p15.2-p14.1, que codifica a proteína envolvida no transporte de pirofosfato para a matriz óssea. A forma recessiva, entretanto, decorrente de anormalidade gênica localizada no cromossomo 6q21-22, de função ainda desconhecida, é tipicamente mais grave que a forma dominante.

Em determinados casos, pode estar indicada uma descompressão cirúrgica no nível dos forames, coanas. O prognóstico geralmente é reservado.

BIBLIOGRAFIA

1   Diament A; Wajntal A; Saldanha PH. Síndrome de Pyle com fragmentação cromossômica. *Arq Neuropsiquiatr*, 1971, 29: 93.

2   Oppenheimer C; Oliveira BCG *et al.* Síndrome de Pyle: relato de caso. *Arq Neuropsiquiatr*, 1996, 54: 120.

3   Pyle E. A case of unusual bone development. *J Bone Joint Surg,* 1931, 13: 874.

4   Tanaka M; Arataki S; Sugimoto Y *et al.* Chiari type I malformation caused by craniometaphyseal dysplasia. Acta Med Okayama, 2013, 67(6): 385.

R

RAEDER, SÍNDROME DE

Neuralgia paratrigeminal de Raeder; Síndrome paratrigeminal de Raeder; Síndrome pericarotídea

Esta síndrome de ocorrência rara, foi descrita originalmente por Neiden em 1884; mas foi George Raeder, um neurologista norueguês que, em 1918 e 1924, publicou os cinco primeiros casos desta síndrome, com o título de *Paratrigeminal paralysis of* óculo-*pupillary sympathetic*. De sorte que Raeder relatou pela primeira vez a relação entre "paralisia do nervo simpático oculopupilar" (miose e ptose palpebral incompleta), com preservação da sudorese no lado comprometido e dor do tipo nevrálgico em território trigeminal ipsolateral. Para este autor, os ramos trigeminais mais envolvidos no fenômeno álgico dessa síndrome, eram o oftálmico e mais raramente o maxilar. À época, a área paratrigeminal, na fossa média do crânio, foi implicada como a principal sede da lesão. Embora Horner, em 1869, houvesse descrito características clínicas do envolvimento dos nervos simpáticos cervicais, Raeder reconheceu que a "síndrome de Horner" poderia resultar de uma lesão em qualquer localização no trajeto destas fibras simpáticas, mas a expressão clínica completa dessa síndrome poderia sofrer variações na dependência da sede da lesão. Na literatura médica, não ocorreram mais relatos dessa síndrome até o ano de 1950. Boniuk e Schlezinger, em 1962, encontraram a descrição de mais 12 casos, todos na língua inglesa, entretanto sem evidências de envolvimento de nervos cranianos em região parasselar. Anos mais tarde, uma revisão crítica da literatura, concluiu que muitos dos casos já relatados, tratavam, na verdade, de pacientes com crises de cefaleia em salvas. Posteriormente a essa revisão crítica, os novos relatos de síndrome de Raeder foram divididos entre os que apresentavam lesão na área paratrigeminal e aqueles com localização incerta e um curso clínico benigno.

No presente, o termo "síndrome de Raeder" deve ser evitado sempre que possível, exceto nos casos de dor frontal unilateral, miose e ptose palpebral incompleta sem envolvimento de outros nervos cranianos e desde que descartados os diagnósticos de enxaqueca e cefaleia em salvas.

Para Solomon, a essência dessa síndrome se caracterizaria por uma cefaleia homolateral aos sintomas da síndrome de Horner. Essa síndrome (ptose palpebral parcial) pode ser encontrada em boa parte dos casos de cefaleia em salvas, muito embora outros sinais de ativação autonômica como lacrimejamento, congestão ocular e rinorreia sejam os sintomas acompanhantes da dor mais proeminentes. Esse mesmo autor chama a atenção quanto a necessidade de investigação, mediante neuroimagem, sempre que houver envolvimento de outros nervos cranianos além do trigêmeo, com a finalidade de se excluir lesão estrutural na área paratrigeminal ou na fossa média.

Em 1978, Vijayan e Watson relataram seis pacientes com paralisia oculossimpática e cefaleia ipsolateral. A principal conclusão desses autores foi que a sede da lesão, em seus pacientes, era pericarotídea e não paratrigeminal. Na atualidade, sabemos que diferentes patologias da artéria carótida tais como a dissecção, a displasia fibromuscular e a trombose constituem importantes causas de doença vascular cerebral e muitos pacientes apresentam sintomas clínicos da síndrome de Raeder.

BIBLIOGRAFIA

1 Boniuk M; Schlezinger NS. Raeder´s paratrigeminal syndrome. *Am J Ophtal* 1962, 52: 1074.

2 Goadsby PJ. "Paratrigeminal" paralysis of oculo-pupillary sympathetic system. *J Neurol Neurosurg Psychiat* 2002, 72: 297.

3 Raeder G. "Paratrigeminal" paralysis of oculo-pupillary sympathetic. *Brain* 1924, 47: 149.

4 Solomon S. Raeder syndrome, *Arch Neurol* 2001, 58(4): 661.

RAMSAY HUNT, DISSINERGIA CEREBELAR MIOCLÔNICA DE

Ataxia dentocerebelar; Atrofia dentorrúbrica; Dissinergia cerebelar progressiva
Veja ataxia de Friedreich, e doenças de Fukuhara, Lafora e Unverricht-Lundborg.

Em 1921, Ramsay Hunt descreveu, a propósito de vários casos, um complexo sintomatológico caracterizado pela associação de mioclonias, crises convulsivas e quadro cerebelar progressivo. O estudo *postmortem* de um dos casos evidenciou lesões no pedúnculo cerebelar superior e no núcleo denteado do cerebelo.

A afecção costuma ter início na segunda infância, adolescência ou no início da idade adulta. É nítido o caráter heredofamilial da afecção, sendo a modalidade de transmissão provavelmente do tipo autossômico recessivo.

As manifestações clínicas desta afecção traduzem-se por: 1) mioclonias que costumam se intensificar por ocasião de atos motores voluntários (mioclonias intencionais); 2) crises convulsivas generalizadas; 3) síndrome cerebelar progressiva (ataxia, adiadococinesia, assinergia e tremor cinético). O quadro não costuma evoluir com deterioração mental, elemento importante para o diagnóstico diferencial com a epilepsia mioclônica progressiva.

Os aspectos neuropatológicos caracterizam-se por rarefação no núcleo denteado do cerebelo e desmielinização no pedúnculo cerebelar superior. A etiologia é desconhecida e formas sintomáticas têm sido descritas na vigência da ataxia de Friedreich, da epilepsia mioclônica progressiva e da epilepsia mioclônica com *ragged red fibers* (MERRF). Os exames complementares não fornecem subsídios para o diagnóstico.

O tratamento é apenas sintomático (anticonvulsivantes); para as mioclonias pode ser tentado o clonazepam ou o ácido valpróico.

BIBLIOGRAFIA
1   Contamin F; Sabouraud O. *Éléments de neurologie*, v. 2, Paris, Flammarion, 1970.

RAMSAY HUNT, SÍNDROME DE

Herpes zóster auricular; Neuralgia do gânglio geniculado; Neuralgia geniculada; Neuralgia de Ramsay Hunt, Herpes zóster óptico.

Esta síndrome caracteriza-se por paroxismos de dor localizados particularmente no meato acústico externo e processo mastóideo, associado à paralisia do nervo facial ipsilateral (Figura 101A a C). O quadro álgico costuma se acompanhar de vesículas herpéticas, localizadas em torno do meato acústico externo e/ou membrana timpânica. Diminuição da acuidade auditiva e vertigem também podem acompanhar o quadro.

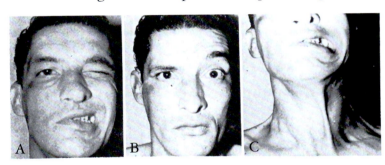

Figura 101A – C – *Síndrome de Ramsay Hunt. Paralisia facial periférica direita de etiologia herpética: à esquerda, desvio dos traços fisionômicos para a esquerda com ausência de oclusão do olho direito; no centro, ausência de enrugamento na fronte direita; à direita, ausência de contração do platisma direito. Na orelha direita, podem ser observadas cicatrizes das vesículas herpéticas. Este paciente apresentava também um quadro vestibular, traduzido por sensação vertiginosa e nistagmo horizontal.*

A síndrome é determinada por um agente viral, o vírus varicela-zóster (VZV) que se localiza neste caso, no gânglio geniculado (VII° nervo craniano). A síndrome pode ser considerada manifestação do herpes-zóster no território do nervo facial.

O tratamento na fase aguda é recomendado com corticosteroides (prednisona), principalmente se iniciado em até 72 horas após o início dos sintomas, associado ao valaciclovir via oral 1.000 mg de 8 em 8 horas por 7 dias ou aciclovir por 10 a14 dias via endovenosa em pacientes imunossuprimidos ou com meningoencefalite associada. Atualmente preconiza-se o uso do aciclovir venoso para pacientes com paralisia facial grave desde o início ou pacientes com evidência clínica de meningite asséptica (cefaleia, febre, sinais meníngeos) associada e líquor inflamatório. A paralisia facial sequelar e meningoencefalite concomitante são as complicações mais observadas.

BIBLIOGRAFIA

1 Ropper AH; Brown RH. *Principles of Neurology.* In: Adams & Victor´s. New York, McGraw-Hill, 2005.

2 Sigwald J; Raverdy Ph. Nerfs craniens. *Encycl Méd Chir Paris,* Système Nerveux 17085 A-30, 4-1964.

3 Nagel M; Gilden D. Neurological complications of varicella zóster virus reactivation. *Curr Opin Neurol.* 2014; 27(3): 356.

RASMUSSEN, ENCEFALITE DE

Síndrome de Rasmussen
Veja síndrome de
Kojewnikoff.

Em 1958, no Instituto Neurológico de Montreal, Rasmussen e colaboradores revelaram um achado inesperado no estudo histopatológico de material cirúrgico removido do cérebro de três crianças submetidas a tratamento cirúrgico devido a crises epilépticas parciais intratáveis. Os achados eram sugestivos de uma encefalite crônica, mais ou menos localizada, e que progredira ao longo dos anos na ausência de qualquer indício clínico. Desde então, relatos do mesmo grupo e de outros autores têm confirmado a existência de uma forma rara de encefalite focal crônica associada à epilepsia refratária e que pode se associar à deficiência neurológica progressiva e deterioração cognitiva.

A encefalite de Rasmussen (ER) pode ser considerada como responsável pelo aparecimento do tipo II da epilepsia parcial contínua (atualmente denominada epilepsia parcial contínua de Rasmussen), devendo a forma de Kojewnikoff permanecer restrita ao tipo I (focal).

Trata-se de encefalite que compromete indivíduos sadios e com desenvolvimento normal, com ausência de história imediatamente anterior de doença infecciosa ou de distúrbio imunológico. Usualmente, compromete crianças e adolescentes, podendo ocorrer também em adultos. Além das crises focais motoras clônicas e mioclônicas unilaterais, podem ocorrer outros tipos de crises, como as discognitivas e tonicoclônicas secundariamente generalizadas. Durante a evolução as crises tornam-se progressivamente refratárias, com períodos recorrentes de estado de mal epiléptico. Em períodos evolutivos mais tardios, observa-se a instalação de importante déficit motor e sensitivo no hemicorpo alvo das crises e deterioração mental.

O EEG pode evidenciar tanto alterações focais na área motora contralateral, ou o que é mais frequente, atividade multifocal e alentecimento difuso no hemisfério comprometido. Os achados anatomopatológicos revelam alterações inflamatórias inespecíficas no hemisfério afetado.

A neuroimagem estrutural e funcional revela uma atrofia hemisférica progressiva nos casos típicos (Figura 102). No início, a RM pode ser normal, mas pode-se observar alterações de metabolismo no PET e no SPECT. Subsequentemente, ocorrem alterações hiperintensas no córtex e no núcleo caudado, assim como áreas de edema, que depois se tornam atróficas e são visualizadas nas sequências de T2 e FLAIR da RM. As manifestações iniciais envolvem o córtex frontal, temporal e insular, embora possam ocorrer também em regiões mais posteriores.

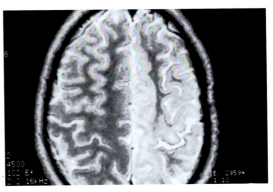

Figura 102 – *RM de encéfalo com hipersinal em T2 e hemiatrofia à esquerda.*

A etiologia do processo permanece especulativa; porém, achados histopatológicos sugerem quadro inflamatório localizado, possivelmente de origem viral, ou mesmo autoimune, provavelmente desencadeado pela infecção viral. O curso da doença pode ser subagudo ou crônico. Estudos sugerem relação causal principalmente com o citomegalovírus e com o Epstein-Baar. Estudos mais recentes sugerem que a doença possa ser desencadeada por alterações imunomediadas pelas células T. Os achados anatomopatológicos preponderantes são alterações inflamatórias por células T, ativação microglial e nódulos microgliais, seguido por perda neuronal e astrogliose restrita ao hemisfério acometido.

O manejo da ER inclui o tratamento dos sintomas e do quadro inflamatório subjacente. Já que a epilepsia, nesses casos, é altamente refratária aos fármacos antiepilépticos, o objetivo é tentar suprimir as crises mais graves, evitando-se uma politerapia pesada, a fim de limitar os efeitos colaterais e interações medicamentosas. O resultado das terapias imunomodulatórias incluindo imunossupressores, imunoglobulina EV, corticoides, plasmaférese e anticorpos monoclonais tem mostrado resultados variáveis. Existem poucos dados em relação aos benefícios da terapia antiviral. O tratamento definitivo é a cirurgia (hemisferectomia – Figura 103). A decisão de quando operar estes pacientes não é uma tarefa fácil, já que embora saibamos que a cirurgia é a melhor opção terapêutica, quando o déficit motor ainda não está plenamente instalado, podemos provocar um déficit importante após o procedimento, não esquecendo que este déficit será invariavelmente instalado com o decorrer da doença; todavia a intervenção cirúrgica precoce é a melhor oportunidade para transferência da área de linguagem, se o hemisfério dominante estiver envolvido. Se o procedimento cirúrgico for retardado, pode-se perder a oportunidade da transferência da área de linguagem. A cirurgia precoce promove a melhor oportunidade para um bom prognóstico tanto em relação à eliminação das crises, quanto da reserva funcional.

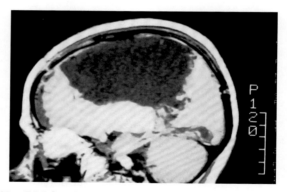

Figura 103 – RM de crânio pós-hemisferectomia.

BIBLIOGRAFIA

1 Engel J. Epilepsy syndromes. In: Engel J. (Ed.) *Seizure and Epilepsy*. Nova York, Oxford Press, 2013.

2 Granata T; Hart Y; Andermann F. Rasmussen's Encephalitis. In: Mureau M; Genton P; Dravet C; Delgado-Escueta AV; Tassinari CA; Thomas P; Wolf P. *Epileptic syndromes in infancy, childhood and adolescence*. John Libbey France, 2012.

3 Farrel MA; Cheng L et al. Citomegalovirus and rasmussen's encephalitis. *Lancet* 1991, 337: 1551.

RAYMOND-CESTAN, SÍNDROME DE

Esta síndrome pode ocorrer por lesão dorsal superior da ponte, determinada por oclusão de ramos circunferenciais longos da artéria basilar. As características essenciais da síndrome incluem:

- Ataxia ipsolateral e tremor intencional grosseiro (por comprometimento dos pedúnculos cerebelares médio e superior).

- Paralisia ipsolateral dos músculos da mastigação acompanhada de déficit sensitivo na mesma hemiface (por comprometimento do núcleo motor e sensitivo do V° nervo).

- Déficit de todas as modalidades sensitivas no hemicorpo contralateral (por comprometimento do lemnisco medial e do trato espinotalâmico).

- Hemiparesia contralateral (incluindo a face) pode ocorrer nos casos de extensão ventral da lesão (por comprometimento do trato corticoespinhal).

- Desvio conjugado dos olhos, contra lateralmente à lesão, com paralisia dos movimentos oculares horizontais (por comprometimento do núcleo para-abducente ou do fascículo longitudinal medial).

BIBLIOGRAFIA

1   Lai EC. Brainstem disease. In: Rolak LA. *Neurology Secrets.* Hanley; Belfus, Philadelphia, 1993.

REFSUM, DOENÇA DE

Doença de acúmulo do ácido fitânico; Doença de Refsum-Thiébaut; Heredoataxia hemeralópica polineuritiforme; Neuropatia hipertrófica do tipo Refsum; Síndrome de Refsum

Em 1945-1946, Sigvald Refsum, a propósito de quatro casos pertencendo a duas famílias, isolou uma nova entidade clínica que denominou *heredopathia atáctica polyneuritiformis*, porém atualmente o epônimo "doença de Refsum" goza de ampla aceitação na comunidade médica mundial.

A doença de Refsum (DR) está catalogada, hoje, entre as desordens peroxissomiais e depende de um déficit na degradação de um ramo da cadeia de ácidos graxos, com acúmulo no sangue do ácido 3,7,11,15 tetrametil-hexadecanoico (ácido fitânico). Este ácido tem como precursores substâncias contendo clorofila e fitol. O defeito de oxidação do ácido fitânico ocorre por deficiência de uma alfa-hidroxilase específica. Trata-se de uma heredopatia com modalidade de transmissão autossômica recessiva; a consanguinidade é encontrada numa porcentagem relativamente alta dos casos.

A DR, que é rara, compromete igualmente ambos os sexos e pode ter seu início na infância, sendo porém mais comum na segunda e terceira décadas da vida. No início do quadro, são comuns manifestações oculares, como cegueira noturna e restrição concêntrica do campo visual, em virtude da retinite pigmentar que se instala. Em seguida, pode se desenvolver um complexo sintomatológico por surtos sucessivos, intercalados com períodos de remissão quase completos. Assim, é possível desdobrar o quadro clínico nos elementos adiante discriminados:

— Polineuropatia periférica: traduz-se principalmente por parestesias e déficits sensitivo motores, predominando nos membros inferiores, com abolição ou diminuição dos reflexos profundos. Nos surtos subsequentes, podem se instalar amiotrofias distais e queda do pé bilateralmente. A abolição das sensibilidades profundas (vibratória e artrestésica) é evidente em alguns casos. Espessamento de nervos periféricos pode ser encontrado.

— Ataxia: este elemento é corolário do déficit das sensibilidades profundas (ataxia sensitiva).

— Hipoacusia: pode ocorrer em um terço dos casos e é do tipo neurossensorial (pode chegar à anacusia). A anosmia também é frequente.

— Cardiomiopatia: é menos frequente do que as manifestações até aqui consideradas. Costuma se traduzir por taquicardia sinusal, alterações da condução, alargamento de QT, anomalias do segmento ST e da onda T. Necrose miocárdica e insuficiência cardíaca têm sido assinaladas.

— Anomalias ósseas: pés cavos, cifoscoliose e displasias (atingindo ombro, cotovelo e joelho).

— Outras manifestações: ictiose, cataratas e anormalidades pupilares.

Dos exames complementares, é importante considerar os níveis elevados do ácido fitânico no soro, cuja evidenciação é possível mediante cromatografia gasosa. O exame do LCR pode mostrar hiperproteinorraquia, com dissociação proteíno-citológica. O ECG pode mostrar principalmente alteração da condução, e o exame ENMG mostra padrão de neuropatia periférica. A deficiência enzimática pode ser demonstrada em cultura de fibroblastos de pele.

O tratamento deve ser orientado com uma dieta pobre em fitol e clorofila (frutas, outros vegetais e manteiga devem ser suprimidos da dieta). A plasmaférese, com o propósito de reduzir os depósitos de ácido fitânico pode ser útil no início do tratamento. As infecções devem ser prontamente debeladas, em virtude das exacerbações que podem determinar nesta afecção. Medidas fisioterápicas estão indicadas na presença de polineuropatia periférica. O prognóstico depende das infecções intercorrentes e do grau de comprometimento cardíaco. As medidas dietéticas, desde que adotadas precocemente, podem dar resultados benéficos.

BIBLIOGRAFIA

1 Refsum S. Heredopathia atactica polyneuritiformis reconsideration. *World Neurol* 1960, 1: 334.

2 Steinberg D; Mize CE *et al.* Phytanic acid in patients with Refsum´s syndrome and response to dietary treatment. *Arch Intern Med* 1970 125: 75.

REICHERT, SÍNDROME DE

Neuralgia do gânglio geniculado; Neuralgia do nervo de Jacobson; Neuralgia do ramo timpânico

Trata-se de uma neuralgia "incompleta", afetando o ramo timpânico do nervo glossofaríngeo. O quadro clínico costuma se traduzir por paroxismos dolorosos, com duração de segundos, localizados no conduto auditivo externo. Às vezes, a manifestação álgica pode ocorrer também na face e região retroauricular. Na assim chamada neuralgia "completa" ou neuralgia essencial do glossofaríngeo, o paroxismo doloroso habitualmente se inicia no nível dos pilares amigdalianos anteriores e faringe, podendo irradiar-se no sentido do conduto auditivo externo ou em direção ao ângulo da mandíbula. Na neuralgia essencial do glossofaríngeo, a dor pode ser desencadeada pela deglutição, tosse ou bocejo, fato que não ocorre na neuralgia do ramo timpânico.

O tratamento da neuralgia do ramo timpânico é feito pela secção do nervo glossofaríngeo em situação intracraniana, se o tratamento farmacológico (carbamazepina) não for efetivo.

BIBLIOGRAFIA

1 Reichert FL. Tympanic plexus neuralgia. True tic douloureux of the ear or so-called genyculate neuralgia: cure effected by intracranial section of the glossopharyngeal nerve. *Jama* 1933, 100: 1744.

REMAK, PARALISIA DE

Síndrome radicular média
Veja síndromes de Erb-Duchenne e Síndrome de Déjerine-Klumpke.

Esta paralisia depende de lesão isolada de C7. O quadro apresenta grande semelhança com a paralisia do nervo radial; entretanto, na paralisia radicular, o músculo braquiorradial (longo supinador) é respeitado, fenômeno que não ocorre na paralisia do nervo.

Na síndrome de Remak, ocorre particularmente paralisia de extensão do punho e dos dedos; costumam estar respeitados o músculo braquiorradial, que depende da raiz C6, e os pequenos músculos da mão, dependentes da raiz C8. O reflexo tricipital fica abolido, enquanto os déficits sensitivos são moderados ou inexistem. Nos quadros de evolução crônica pode ocorrer atrofia dos músculos extensores dos membros.

Essa síndrome é observada principalmente nos quadros compressivos, sendo também conhecida como "paralisia das muletas".

BIBLIOGRAFIA

1 Laplane D. Diagnóstico de las lesiones nerviosas periféricas. Jims, Barcelona, 1973.

RENDU-OSLER, DOENÇA DE

Doença de Osler-Weber-Rendu; telangiectasia hemorrágica hereditária, Angiomatose heredofamilial

Trata-se de um distúrbio vascular autossômico dominante caracterizado fundamentalmente pela presença de telangiectasias múltiplas, reconhecido pela primeira vez no século XIX, e descrito por Rendu, Osler, Weber e Hanes.

A telangiectasia hemorrágica hereditária (THH) tem uma variedade de manifestações clínicas, sendo as mais comuns: epistaxe; sangramento gastrintestinal (hematêmese, melena); anemia ferropriva por perda sanguínea; juntamente com telangiectasia mucocutânea característica (bochechas, orifícios nasais, mucosa nasal, lábios, porção distal da língua, conjuntiva ocular e orelhas). Hematúria e hemoptise também podem ocorrer. Além disso, malformações arteriovenosas (MAV) podem ocorrer nas circulações pulmonares (50% dos pacientes), hepáticas (33%), no útero e bexiga. O comprometimento do sistema nervoso, embora raro (10% dos pacientes), manifesta-se sob a forma de hemorragias meníngeas, cerebromeníngeas e hematomas intracranianos. Os angiomas medulares, nesta doença, são excepcionais.

Esse quadro afeta ambos os sexos igualmente e costuma ter início na infância. As taxas de prevalência estão entre 1:5.000 e 1:8.000, sendo mais elevadas em certas populações geograficamente isoladas, como nos afro-caribenhos de Curaçao e Bonaire.

Mutações genéticas podem causar a THH, havendo três genes principais: HHT1 (cromossomo 9 q 34.1, associado com mutações em ENG, cujo produto de proteína é a endoglina); HHT2 (cromossomo 12 q 31, associado com mutações em ACVRL1, e o produto de proteína é o receptor de ativina-cinase Tipo I, ALK-1); JPHT (corresponde a uma síndrome de sobreposição polipose – THH juvenil e representa cerca de 1% dos casos; é devida a mutações no MADH4, cujo produto de proteína é Smad4). Dois outros genes THH foram localizados nos cromossomos 5 (HHT3) e 7 (HHT4). A endoglina e a

ALK-1 são glicoproteínas transmembranas expressas abundantemente em células endoteliais vasculares.

A epistaxe é normalmente o primeiro sinal e o mais comum e ocorre muitas vezes na infância, tornando-se recorrente. As telangiectasias mucocutâneas e gastrintestinais desenvolvem-se progressivamente com a idade. As MAV pulmonares geralmente se tornam evidentes após a puberdade, embora possam estar presentes durante a infância. O desenvolvimento de MAV no cérebro também parece ocorrer durante a infância.

Os pacientes com MAV pulmonares têm maior risco de complicações neurológicas, podendo ocorrer eventos cerebrais embólicos catastróficos (abscesso cerebral e AVC embólico), e ataques isquêmicos transitórios. O risco de enxaqueca, nestes pacientes, é aproximadamente o dobro em comparação com pacientes sem THH.

Em geral, o diagnóstico é baseado no exame clínico, presença de anemia e deficiência de ferro, triagem para MAV pulmonar e cerebral, e história familiar de THH.

A RM cerebral é o exame não invasivo mais sensível. Isso geralmente implica anestesia geral em crianças. O momento ideal e a frequência de RM para o rastreio de *shunt* AV não está estabelecido. Exames angiográficos apresentam risco de complicações hemorrágicas e são importantes para o tratamento por embolizações.

A anemia deve ser corrigida antes que se torne sintomática. O tratamento de MAV pulmonares também é importante para prevenir o sangramento, insuficiência cardíaca, tromboembolismos e abscesso cerebral paradoxal.

Tratamentos para evitar hemorragias, ou para sangramentos secundários recorrentes têm apresentado resultados encorajadores: antioxidantes (N-acetilcisteína); agentes antiangiogênicos (antagonista de VEGF, bevacizumab); preparações de estrogênio (etinilestradiol e noretisterona); tamoxifeno; ácido tranexâmico e ácido aminocapróico. No entanto, esses medicamentos apresentam efeitos pró-trombóticos e os pacientes com THH apresentam maior risco de doença tromboembólica. MAVs cerebrais assintomáticas, geralmente, não são tratadas porque os riscos potenciais de intervenção superam os benefícios previstos. Se necessário, elas podem ser tratadas com excisão cirúrgica, abordagens endovasculares ou radioterapia estereotáxica. Telangiectasia capilar cerebral não é lesão cirúrgica.

O tratamento das complicações hemorrágicas é feito da mesma forma que em pacientes não portadores de THH.

Apesar da mortalidade associada com a THH, a expectativa de vida é surpreendentemente boa.

BIBLIOGRAFIA

1 Govani FS; Shovlin CL. Hereditary haemorrhagic telangiectasia: a clinical and scientific review. *Eur J Hum Genet* 2009; 17: 860-71.

2 Abdalla SA; Letarte M. Hereditary haemorrhagic telangiectasia: current views on genetics and mechanisms of disease. *J Med Genet* 2006; 43: 97-110.

3 Kjeldsen AD; Møller TR; Brusgaard K *et al.* Clinical symptoms according to genotype amongst patients with hereditary haemorrhagic telangiectasia. *J Intern Med* 2005; 258: 349-55.

RETT, SÍNDROME DE

Demência-ataxia-autismo; Doença de Rett

Esta síndrome foi descrita em 1966 pelo médico austríaco Andreas Rett, mas só a partir de 1983 passou a ser conhecida internacionalmente. Trata-se de um quadro neurológico progressivo que acomete quase que exclusivamente o sexo feminino. A prevalência da síndrome de Rett (SR) é estimada em 1/1.0000 meninas, sendo mais frequente que a fenilcetonúria e é a segunda causa de deficiência mental em meninas. O quadro é de natureza genética esporádica em 99,5% dos casos e ocorre por mutação espontânea ligada a um defeito localizado no cromossomo Xq28. O gene envolvido (MECP2), presente em 96% dos casos clássicos, é dominante com letalidade nos indivíduos masculinos homozigotos e tem ação repressora da transcrição do DNA e supressora de outros genes nas fases críticas da maturação neuronal e desenvolvimento da arborização dendrítica. Cerca de 10 a 15% de casos típicos de SR não mostram alterações no gene MECP2. O gene *CDKL5*, situado no locus Xp22, tem sido descrito em pequeno número de casos, principalmente naqueles em que o quadro epiléptico é precoce, antes dos 6 meses de idade.

Rosemberg e colaboradores, a propósito de cinco casos relatados, referem os critérios elaborados por Hagberg e colaboradores para a definição do diagnóstico nos casos clássicos: 1) sexo feminino; 2) períodos pré e perinatal normais, com desenvolvimento psicomotor essencialmente normal nos 6 primeiros meses e geralmente normal nos 12 a 18 meses; 3) perímetro craniano no nascimento normal, com desaceleração do crescimento entre 6 meses e 4 anos; 4) regressão precoce do comportamento social e psicomotor (perda das habilidades adquiridas), com desenvolvimento de disfunção de comunicação e sinais de demência; 5) perda da atividade manual entre 1 e 4 anos de idade; 6) estereotipias manuais tipo "torcer, lavar, bater" que aparecem entre 1 e 4 anos de idade; 7) aparecimento de apraxia do andar ou do tronco também entre 1 e 4 anos de idade.

Formas atípicas em meninas com a mutação genética têm sido descritas, com quadros incompletos como com preservação da linguagem, ausência de estereotipias, retardo mental, autismo. Meninos podem apresentar a forma clássica em situações de aneuploidia tipo 47XXY em razão da presença do segundo cromossomo X.

Podem apresentar episódios intermitentes de hiperventilação *sine materia*, com padrão respiratório desorganizado durante a vigília. Ao redor dos 3 a 4 anos de vida o quadro está definido, sendo comum, nesta fase, a presença de crises convulsivas. A epilepsia ocorre em 70 a 80% das crianças com SR, com registro ao EEG de descargas rolândicas ativadas pelo sono. Em cerca de 50% dos casos, os pacientes não conseguem adquirir marcha independente.

A RM de crânio, geralmente, é normal, podendo mostrar atrofia frontal ou cerebelar por ocasião da adolescência.

A sobrevida, às vezes, é longa. Após os 4 anos, o quadro já está bem definido com demenciação e alheiamento e apresenta um período de estabilização, conhecido como pseudoestacionário até o final da primeira década de vida. Após os 10 anos de idade, pode ter início em idades variáveis um longo período de deterioração, com duração de décadas, em que ocorre atrofia muscular, retrações e cifoescoliose, piorando a autonomia motora, emaciação, distúrbios tróficos dos pés, em contraste com uma melhora do contato visual, das crises convulsivas e até mesmo das estereotipias.

Não há tratamento específico, resume-se ao tratamento puramente sintomático. Pesquisas em busca de um tratamento estão em andamento, muitas em fase II com acetato de glatirâmer, dextrometorfan, desipramine, IGF-1, entre outras.

BIBLIOGRAFIA

1 Menkes JH; Sarnat HB; Maria BL. Clinical Neurology. 7. ed. Ed Lippincott Williams & Wilkins, p. 210, 2006.

2 Rosemberg S; Arita F *et al.* Sindrome de Rett. Análise dos primeiros casos diagnosticados no Brasil. *Arq Neuropsiquiatr*, 1987, 45: 143.

3 Rosemberg S. *Neuropediatria.* Rio de Janeiro, Sarvier, p. 143, 2010.

4 Wang H; Pati S; Pozzo-Miller L *et al.* Targeted pharmacological treatment of autism spectrum disorders: fragile X and Rett syndromes. *Front Cell Neurosci,* 2015, 9: 1-23.

REYE, SÍNDROME DE

Encefalopatia com degeneração gordurosa das vísceras

A síndrome de Reye (SR), descrita como uma entidade clinicopatológica em 1963, consiste essencialmente na associação de encefalopatia e acúmulo de tecido gorduroso em vísceras. A afecção afeta ambos os sexos, sendo mais frequente na infância e de ocorrência excepcional no adulto. O pico de incidência se situa entre 1 e 7 anos de idade. Trata-se de uma doença grave, cuja mortalidade pode chegar a 50%, e sua etiologia permanece ainda obscura.

A SR tem sido relacionada a uma infecção viral e comumente está associada a epidemias de influenza B ou casos esporádicos de influenza A ou, então, à varicela. O curso clínico da doença é do tipo bifásico, com um período inicial caracterizado por febre e quadro moderado de infecção do trato respiratório superior com duração de 4 a 7 dias; com menor frequência este período prodrômico é representado por sintomas gastrintestinais. Ao fim desse tempo, o paciente, que parecia melhorar, inicia uma segunda fase da doença com vômitos, agitação psicomotora, crises convulsivas e coma; alguns pacientes assumem uma postura de decorticação. Estudos epidemiológicos têm mostrado uma associação estatística significante entre o uso de ácido acetilsalicílico e o desenvolvimento da SR. Esses estudos, entretanto, não são afirmativos da determinante etiológica da doença.

Do ponto de vista anatomopatológico, observa-se uma metamorfose gordurosa maciça do fígado; a biópsia hepática revela a presença de gotículas de gordura dentro do hepatócito, sem evidência de alterações inflamatórias ou de necrose. Estudos de ultraestrutura do hepatócito evidenciam intumescimento da mitocôndria, com dissolução da matriz mitocondrial. A esteatose pode estar presente também no miocárdio, no epitélio tubular renal e no pâncreas. No cérebro observa-se edema pronunciado, sendo frequente a presença de hérnia de uncus e/ou das amígdalas cerebelares.

Os dados laboratoriais relevantes nessa síndrome são os seguintes: 1) elevação das transaminases; a determinação do tempo de protrombina evidencia que a sua atividade é de 50 a 60% do normal; 2) elevação das taxas de amônia; 3) hipoglicemia inconstante. O exame do LCR habitualmente não revela anormalidades, bem com a neuroimagem. O EEG pode mostrar anormalidades inespecíficas em virtude das crises convulsivas e da hipertensão intracraniana. O diagnóstico diferencial deve ser considerado com meningites bacterianas, encefalites virais, intoxicação por drogas e encefalopatias metabólicas.

Embora a etiopatogenia permaneça obscura, como já foi referido, alguns propõem uma patologia mitocondrial cerebral e hepática, seja dependente de uma infecção viral, de um outro fator exógeno (ácido acetilsalicílico), ou mesmo de um erro inato do metabolismo.

As medidas terapêuticas devem visar basicamente o quadro hepático e a hipertensão intracraniana. O comprometimento hepático deve ser tratado com a esterilização da flora intestinal por meio da neomicina (por sonda ou enema) para evitar a produção de amônia, além do uso de soluções glicosadas hipertônicas. O edema cerebral deve ser combatido utilizando-se soluções hipertônicas de manitol a 20%, glicerol ou a dexametasona. As crises convulsivas devem ser tratadas com fenitoína endovenosa. Outros procedimentos também têm sido adotados (diálise peritoneal, plasmaférese) com resultados incertos. A taxa de mortalidade ainda permanece elevada mesmo em grandes centros, acima de 20% e graves sequelas ocorrem em pelo menos 30% dos sobreviventes.

BIBLIOGRAFIA

1 Casella EB. Síndrome de Reye. In: Diament A; Cypel S. *Neurologia Infantil,* Rio de Janeiro, Atheneu, 2005.

2 DeVivo DC. Reye's syndrome. In: *Merritt's Neurology.* Rowland LP (Ed.). Philadelphia, Lippincott Williams & Wilkins, 2000.

3 Pugliese A; Beltramo T; Torre D. Reye's and Reye's – like syndromes. *Cell Biochem Funct,* 2008, 26: 741.

4 Reye RDK; Morgan G; Baral J. Encephalopathy and fatty degeneration of the viscera. A disease entity in childhood. *Lancet,* 1963, 2: 749.

RICHARDS-RUNDLE, DOENÇA DE

Este quadro é caracterizado por déficit auditivo acentuado, deficiência mental, ataxia, atrofias musculares e falta de desenvolvimento sexual. Esta doença foi descrita, em 1959, em cinco de 13 irmãos de pais consanguíneos. Todos os afetados mostraram, na infância, um quadro similar com déficit auditivo importante que evoluiu para uma surdez por volta dos 5 a 6 anos de idade. Uma ataxia axial importante também estava presente na infância, levando a uma incapacidade deambulatória antes dos 10 anos de idade. Atrofias musculares nos membros (extremidades distais) aparecem precocemente, provocando deformidades nas mãos e pés. Ao exame neurológico dos afetados, podia-se constatar nistagmo horizontal, hipotonia muscular, arreflexia dos patelares e aquileus, surdez neurossensorial e deficiência mental. Os caracteres sexuais secundários estavam ausentes em todos os afetados (hipogonadismo).

A modalidade de transmissão hereditária é do tipo autossômico recessivo.

BIBLIOGRAFIA

1 Konigsmark BW. Hereditary deafness in man (Second of Three Parts). *N Engl J Med* 1969, 281: 774.

RICHNER-HANHART, SÍNDROME DE
Tirosinemia tipo II

Trata-se de um distúrbio no metabolismo da tirosina por déficit da enzima hepática tirosina-aminotransferase. O quadro é genético, sendo a herança do tipo autossômico recessivo. O gene desta tirosinemia foi localizado no cromossomo 16.

O quadro clínico inclui manifestações oculares (congestão, fotofobia, úlceras), cutâneas (queratose palmoplantar) e neurológicas (deficiência mental, tendência à automutilação, distúrbios da linguagem).

O tratamento está baseado na dieta com baixos teores de fenilalanina e tirosina.

BIBLIOGRAFIA

1 Diament A. Aminoacidopatias. In: Diament A; Cypel S. *Neurologia Infantil,* Rio de Janeiro, Atheneu, 2005.

RILEY-DAY, SÍNDROME DE
Disautonomia familial; Neuropatia sensitiva hereditária tipo III

Este distúrbio congênito do sistema nervoso autônomo foi descrito em 1949 por Riley e colaboradores. Embora os sintomas autonômicos sejam proeminentes, esta condição afeta também outras partes do sistema nervoso e o desenvolvimento somático geral. A modalidade de transmissão hereditária é do tipo autossômico recessivo e praticamente só acomete judeus do grupo Ashkenazy; sendo excepcionalmente rara em não judeus. O defeito genético se localiza no cromossomo 9q31-q33. O diagnóstico pré-natal é possível.

Esta síndrome pode ser reconhecida logo após o nascimento, traduzindo-se nesta fase por episódios de cianose, vômitos, febre de origem obscura, choro débil e dificuldade de sucção. No decurso da evolução, certas manifestações, como ausência de secreção lacrimal ("choro sem lágrimas"), hiperidrose, hipotensão postural ou hipertensão após estresse, desordens da termorregulação, diarreia ou constipação, podem ser observadas. Além dos sintomas mencionados, pode haver evidência de outros distúrbios neurológicos: disartria; disfagia; incoordenação muscular; hiporreflexia; indiferença à dor; que pode ser responsável pela instalação de úlceras de córnea; e lesões dermatológicas. Até mesmo distúrbios comportamentais podem estar presentes, como irritabilidade, automutilação e atitudes negativistas. Na idade escolar, a criança costuma apresentar baixa estatura, escoliose, marcha incoordenada e fala anasalada; o desempenho escolar costuma ser pobre. Vinte por cento dos pacientes adultos apresentam comprometimento renal e a biópsia de rim revela glomerulosclerose do tipo isquêmico.

O distúrbio metabólico primário é desconhecido. Níveis séricos de noradrenalina e dopamina estão marcadamente elevados durante crises disautonômicas. Há também aumento dos níveis de diidroxifenilanina e redução da concentração de diidroxifenilglicol. A excreção de ácido homovanílico e do ácido vanilmandélico pode estar reduzida. Vômitos coincidem com níveis elevados de dopamina; a hipertensão arterial pode estar correlacionada com o aumento dos níveis de noradrenalina. A hipotensão postural é explicada pela desnervação periférica simpática, enquanto a hipertensão arterial é atribuída à supersensitividade por desnervação nos efetores simpáticos.

Os estudos anatomopatológicos, realizados em um número reduzido de casos, têm demonstrado anormalidades no SNC (formação reticular do tronco encefálico e cordão posterior da medula espinhal) e nos gânglios do sistema nervoso autônomo. Tem sido constatada evidência de desmielinização na formação reticular bulbopontina e nos tratos medulares dorsolongitudinais, além de degeneração e perda celular nos gânglios simpáticos cervicais, torácicos, celíacos e pélvicos.

O prognóstico é reservado e nas primeiras fases da doença as crianças costumam contrair infecções e podem morrer de pneumonia ou septicemia. Os pacientes que conseguem atingir a idade adulta apresentam melhora do quadro, e sobrevidas longas têm sido relatadas. Entre estes pacientes estão incluídas mulheres, que podem engravidar e ter crianças normais. Outras causas de óbito – na infância, adolescência, adulto jovem – têm sido referidas: hemorragia gástrica; desidratação; morte durante o sono; parada cardiorrespiratória.

O diagnóstico depende de dados clínicos e heredológicos, podendo também certos exames proporcionar subsídios importantes para a confirmação diagnóstica: prolongada resposta hipoglicêmica à insulina; ausência de rubor após injeção intradérmica de histamina; teste farmacológico da metacolina. No ECG, um intervalo QT prolongado ocorre em um terço dos casos e os pacientes podem apresentar arritmias cardíacas.

Não há tratamento específico, podendo ser adotadas medidas para evitar ulceração da córnea e para combater infecções.

BIBLIOGRAFIA

1 Johnson RH; Spalding JMK. *Disorders of the Autonomic Nervous System.* Blackweel, Oxford, 1974.

2 Okada M; Teixeira MJ. Distúrbios autonômicos na criança. In: Diament A; Cypel S. *Neurologia infantil,* Rio de Janeiro, Atheneu, 2005.

3 Riley CM *et al.* Central autonomic dysfunction with defective lacrimation: report of five cases. *Pediatrics* 1949, 3: 468.

RILEY-SMITH, SÍNDROME DE

Esta síndrome foi descrita em 1960, nos vários membros de uma família que exibiam macrocefalia, pseudopapiledema e hemangiomas cutâneos múltiplos. Retardo mental não costuma ocorrer nesta afecção.

Segundo Riley e Smith, é provável que a síndrome dependa de um gene autossômico simples, em situação heterozigótica. Os exame complementares (LCR, imunoeletroforese, EEG, radiológicos) não proporcionam subsídios para um melhor conhecimento dessa síndrome.

BIBLIOGRAFIA

1 Riley HD; Smith JS. Riley-Smith´s syndrome. In: Vinken JP; Bruyn GW: *Handbook of Clinical Neurology,* v. 14 Amsterdam, North-Holland, 1972.

ROCHON-DUVIGNEAUD, SÍNDROME DE

Síndrome da fenda esfenoidal ou da fissura orbitária superior

Em sua passagem através da fissura orbitária superior, para penetrar na órbita, podem ser lesados os nervos oculomotores (III°, IV°, VI°) e o ramo oftálmico do trigêmeo (V°). A síndrome completa caracteriza-se, no lado da lesão, por oftalmoplegia completa, anestesia ocular e, às vezes, exoftalmo.

As causas são principalmente neoplasias: meningiomas; osteomas; cistos dermoides; tumor de células gigantes; tumores da órbita.; tumores nasofaríngeos; gliomas do nervo óptico (estes, raramente). Também granulomas eosinófilos, angiomas locais ou de vizinhança, infecções e traumatismos podem determinar esta síndrome.

BIBLIOGRAFIA

1 Ropper AH; Brown RH. *Principles of Neurology.* In: Adams & Victor´s. New York, McGraw-Hill, 2005.

2 Sanvito WL. *Propedêutica Neurológica Básica.* São Paulo – 2° edição, Atheneu, 2010.

ROLLET, SÍNDROME DE

Síndrome do vértice da órbita

Nesta síndrome, além do comprometimento dos nervos que transitam pela fissura orbitária superior (veja síndrome de Rochon-Duvigneaud), ocorrem atrofia óptica e amaurose por lesão do II° nervo; a presença de exoftalmo e quemose é ocasional. As principais causas são neoplásicas (glioma do nervo óptico, tumor da órbita), vasculares (aneurismas infraclinoideos da carótida interna) e traumáticas.

BIBLIOGRAFIA

1 Ropper AH; Brown RH. *Principles of Neurology.* In: Adams & Victor's. New York, McGraw-Hill, 2005.

ROSE, TÉTANO CEFÁLICO DE

Esta forma de tétano pode se seguir a um ferimento na face ou, então, depende de uma porta de entrada na cavidade bucal (cárie dentária, amigdalectomia). As contraturas musculares, nesta forma de tétano alto, costumam ficar limitadas aos músculos mastigadores (trismo), podendo ocorrer espasmos faríngeos e glóticos, sempre perigosos. A este quadro podem se associar paralisias faciais periféricas e, com menor frequência, paralisias oculomotoras; o comprometimento de outros nervos cranianos (IX°, X°, XII°) é excepcional. O prognóstico do tétano cefálico é reservado.

BIBLIOGRAFIA

1 Bodechtel G. Diagnostic différentiel des maladies neurologiques. Paris, Doin, 1965.

ROSENBERG-CHUTORIAN, SÍNDROME DE

Esta síndrome caracterizada por surdez, polineuropatia e atrofia óptica, foi descrita em 1967 em três membros de uma família. O déficit auditivo se instala precocemente e evolui para uma surdez neurossensorial por volta dos 5 a 6 anos de idade. Ocorre um certo retardo do desenvolvimento motor e a criança começa a andar ao redor dos 2 anos. Mais tarde, entre os 5 e 10 anos de idade, se instala um quadro de polineuropatia caracterizado por fraqueza e atrofias musculares nas pernas, mãos, com abolição ou diminuição dos reflexos profundos dos membros; também se instala um déficit das sensibilidades táctil e artrestésica nas extremidades distais dos membros. A biópsia muscular pode mostrar grave atrofia neurogênica. A diminuição da acuidade visual costuma ocorrer mais tarde, já na idade adulta, e depende de atrofia óptica bilateral; não há anormalidade na retina. A modalidade de transmissão hereditária parece ser recessiva, ligada ao sexo.

BIBLIOGRAFIA

1 Konigsmark BW. Hereditary deafness in man (second of three parts). *N Engl Med J* 1969, 281: 774.

ROTHMUND-THOMSON, SÍNDROME DE

Distrofia cutânea congênita

Trata-se de uma dermatose hereditária caracterizada por atrofia da pele, distúrbios da pigmentação (hipo e hiperpigmentação) e telangiectasias. O quadro cutâneo, que costuma ter início no 1º ano de vida, habitualmente é acompanhado por cataratas de aparecimento mais tardio (dos 4 aos 7 anos de idade). Outras manifestações, como nanismo proporcionado, alopecia, nariz em sela, defeitos dentários e hipogonadismo, podem ocorrer; retardo mental ocorre em pequeno número de casos.

A etiologia é desconhecida, sendo o quadro de fundo genético com provável transmissão do tipo autossômico recessivo; frequentemente os afetados são produtos de casamentos consanguíneos.

A única medida terapêutica factível é a extirpação da catarata. A doença costuma ser progressiva nos primeiros anos de vida e depois tende a permanecer estável; a transformação carcinomatosa das lesões cutâneas é possível.

BIBLIOGRAFIA

1 Jablonski S. *Eponymic Syndromes and Diseases.* WB Saunders, Philadelphia, 1969.

ROUSSY-LÉVY, DISTASIA ARREFLÉXICA HEREDITÁRIA DE

Síndrome de Roussy-Lévy
Veja ataxia de Friedreich e doença de Charcot-Marie.

Esta forma de heredoataxia foi descrita em 1926 por Roussy e Lévy a propósito de sete casos de uma doença familial caracterizada por alteração da marcha, arreflexia profunda generalizada, pé cavo bilateral e sinal de Babinski. Alguns autores consideram esta afecção uma variante da ataxia de Friedreich e da amiotrofia peroneira de Charcot-Marie, não lhe conferindo, portanto, foros de uma entidade clínica autônoma. No entanto, o quadro se distingue da ataxia de Friedreich em dois aspectos importantes: 1) ausência de sinais cerebelares típicos, nistagmo e disartria; 2) presença de amiotrofias distais. A doença habitualmente tem início na infância, adolescência ou nos primórdios da idade adulta. A evolução é lentamente progressiva, com tendência à estabilização. A transmissão hereditária provavelmente se faz por via autossômica dominante. O defeito genético encontra-se no cromossomo 1 e o gene mostra penetrância variável.

O quadro neuropatológico é similar ao observado na ataxia de Friedreich, com a particularidade da rarefação neuronal na ponta anterior da medula espinhal.

O exame ENMG pode mostrar aspecto de desnervação, enquanto a velocidade de condução nervosa pode estar diminuída. Esses dados sugerem componente periférico nesta afecção, assemelhado ao da amiotrofia peroneira. Não há tratamento específico.

BIBLIOGRAFIA

1 Roussy G; Lévy G. Sept cas d'une maladie particulaire: troubles de la marche, pieds bots et arrefléxie tendineuse généralisée, avec accessoirement légère maladresse des mains. *Rev Neurol* 1926, (Paris) 1: 427.

RUBINSTEIN-TAYBI, SÍNDROME DE
Síndrome de Rubinstein

Esta síndrome tem como características essenciais: falange terminal do polegar curta e larga, com os demais dedos engrossados (braquidactilia); baixa estatura; retardo psicomotor e uma fácies peculiar. Ao exame podemos observar: 1) na cabeça: fronte proeminente, microcefalia, epicanto com prega antimongoloide, catarata, coloboma, atrofia óptica, nariz com a base alargada ou achatada e a ponta em bico, orelhas de conformação defeituosa e de implantação baixa, palato alto e mandíbula hipoplásica (micrognatia). Nesta dismorfia, a face vista de frente tem semelhança com a de uma tartaruga; 2) no tronco: nanismo; 3) nos membros: braquidactilia e dermatóglifos palmares anormais (os polegares e os háluces são alargados ou achatados em forma de paleta). Retardo do desenvolvimento psicomotor faz parte do quadro, sendo estas crianças geralmente hipotônicas. Ocasionalmente, ocorrem crises epilépticas, podendo o EEG mostrar anormalidades difusas. Outras anormalidades ainda podem estar presentes: criptorquidia; hérnias inguinais; suscetibilidade às infecções respiratórias; cardiopatias congênitas.

A etiologia é desconhecida, sendo possível que o defeito genético seja multifatorial. O estudo radiológico pode mostrar um atraso da ossificação. Não há tratamento, sendo o prognóstico bom quanto à vida.

BIBLIOGRAFIA

1 Rubinstein JH; Taybi H. Broad thumbs and toes and facial abnormalities. A possible mental retardation syndrome. *Am J Dis Child* 1963, 105: 588.

RUD, SÍNDROME DE
Veja síndrome de Sjögren-Larsson.

A síndrome de Rud tem como características essenciais: ictiose congênita; manifestações epilépticas; retardo mental; nanismo e infantilismo. Outras anormalidades têm sido encontradas associadas às manifestações básicas desta síndrome: hipogonadismo; anemia macrocítica; aracnodactilia; atrofia muscular; polineuropatia periférica e retinite pigmentar.

A etiologia é desconhecida, sendo a síndrome de fundo genético com provável transmissão autossômica recessiva. O tratamento é puramente sintomático, sendo o prognóstico reservado.

BIBLIOGRAFIA

1   York-Moore ME; Rundle AT. Rud's syndrome. *J Ment Def Res* 1962, 6: 108.

RUKAVINA, SÍNDROME DE

Neuropatia amiloidótica II; Neuropatia amiloidótica hereditária tipo Indiana; Neuropatia amiloidótica hereditária tipo Rukavina Veja doença de Corino de Andrade e síndrome de van Allen.

Este tipo de neuropatia amiloidótica hereditária foi descrito em Indiana (EUA) por Rukavina e colaboradores (1956) em um grupo de ascendência suíça. Numa etapa subsequente, Mahloudji e colaboradores (1969) estudaram este tipo de neuropatia em pacientes de origem germânica radicados em Maryland (EUA), com a particularidade de pertencerem a 11 famílias descendentes de um matrimônio comum em 1775.

Esta neuropatia acomete ambos os sexos e o quadro costuma ter início nas quarta e quinta décadas da vida. Nas fases iniciais, é comum a instalação de uma síndrome do túnel do carpo bilateralmente; ulteriormente pode se desenvolver um quadro de polineuropatia distal simétrica, comprometendo tanto os membros superiores como os inferiores. Opacificação do vítreo é frequente, enquanto as manifestações gastrintestinais comumente são discretas. Na pele das mãos e dos antebraços podem ser observadas alterações semelhantes às da esclerodermia.

A etiologia é desconhecida e o padrão de herança parece ser autossômico dominante. O diagnóstico pode ser confirmado pela biópsia de nervo periférico. O tratamento é apenas sintomático, justificando, às vezes, uma descompressão do canal carpiano. A opacificação do vítreo pode exigir uma evacuação cirúrgica do mesmo. O quadro evolui lentamente e o óbito pode ocorrer entre 14 e 40 anos após o início da sintomatologia.

BIBLIOGRAFIA

1   Bradley WG. Disorders of Peripheral Nerves. Oxford, Blackwell, 1974.

2   Mahloudji M; Teasdall RD *et al.* The genetic amyloidosis, with particular reference to hereditary neuropathic amyloidosis, type II (Indiana or Rukavina type). *Medicine (Balt)* 1969, 48: 1.

RUSSELL-SILVER, SÍNDROME DE

Esta síndrome inclui crianças com baixa estatura, disostose craniofacial, braços curtos, hemi-hipertrofia congênita, desproporção entre crânio e face (crânio de tamanho normal com ossos faciais pequenos). Outras manifestações: anormalidades do desenvolvimento genital em um terço dos casos; retardo no fechamento das fontanelas.

Habitualmente, são encontradas taxas elevadas das gonadotrofinas urinárias. A doença é de fundo genético e o padrão de herança parece ser autossômico dominante.

BIBLIOGRAFIA

1 Ropper AH; Brown RH. *Principles of Neurology*. In: Adams & Victor´s. New York, McGraw-Hill, 2005.

S

SAETHRE-CHOTZEN, SÍNDROME DE
Acrocefalossindactilia do tipo III

Nesta síndrome, de fundo hereditário, ocorre fechamento prematuro da sutura coronária, o que pode determinar cranioestenose (às vezes acentuada a ponto de provocar hipertensão intracraniana). O defeito genético é do tipo autossômico dominante e foi identificado no cromossomo 7p22, sendo a expressividade variável.

Ao exame do doente podem ser observadas as seguintes manifestações: braquicefalia; hipoplasia dos maxilares; hipertelorismo; órbitas rasas; ptose palpebral; malformação auricular; sindactilia; polegares e artelhos volumosos e clavículas curtas. Com menos frequência, podem ser encontrados: deficiência mental; baixa estatura; surdez; estrabismo; criptorquidia; malformações renais.

BIBLIOGRAFIA
1 Matushita H. Cranioestenose. In: Diament A; Cypel S. *Neurologia Infantil,* Rio de Janeiro, Atheneu, 2005.
2 Smith DW. *Síndromes de Malformações Congênitas,* São Paulo – Barueri, Manole, 1989.

SAAF (Síndrome do Anticorpo Antifosfolípide)
Síndrome de Hughes Veja Síndrome de Asherson.

A síndrome do anticorpo antifosfolípide (SAAF) ou síndrome de Hughes é uma desordem multissistêmica autoimune caracterizada por: presença no soro de pelo menos um tipo de autoanticorpo, conhecido como anticorpo antifosfolípide (aFL), o qual é dirigido contra fosfolipídios aniônicos e pode ser detectado como anticoagulante lúpico ou como vários tipos de anticorpos: anticardiolipina IgG e IgA e isotipos IgM; 2-glicoproteína I; protrombina; anexina V; fosfatidilserina; fosfatidilinositol e outros; presença de pelo menos uma manifestação clínica característica da doença, sendo as mais comuns: tromboses venosas ou arteriais; perda fetal inexplicável e recorrente, geralmente dentro das primeiras dez semanas de gestação.

A SAAF pode ser encontrada como uma condição primária ou em associação com desordens reumatológicas autoimunes comuns, particularmente o lúpus eritematoso sistêmico (LES). Pode ocorrer também após exposição a certas drogas, incluindo procainamida, propranolol, hidralazina, quinina, fenitoína, clorpromazina, interferon alfa, amoxicilina e quinidina, e doenças sistêmicas como infecções e malignidades. Apesar do nome, o anticoagulante lúpico está associado a uma maior tendência a fenômenos trombóticos.

Os anticorpos antifosfolípides (aFL) foram encontrados em cerca de 9% das pacientes com aborto, 14% com AVC, 11% com infarto do miocárdio, e 10% com trombose venosa profunda. O local mais comum de trombose arterial é o cérebro. Uma variedade de outras síndromes neurológicas tem sido associadas com o aFL, como déficits cognitivos e lesões de substância branca cerebral.

Existem manifestações clínicas relacionadas ao aFL que não fazem parte da classificação de SAAF, como livedo reticular, trombocitopenia, doenças cardíacas valvares e nefropatias. Outras alterações que podem ser encontradas são: trombose pulmonar; hemorragia alveolar difusa; gangrenas digitais; vasculites cutâneas e ulcerações de pele; isquemia em órgãos do aparelho digestório e consequente sangramento; *amaurosis fugax*; oclusão arterial ou venosa de retina; neuropatia óptica isquêmica.

Em pacientes com resultado inicial para aFL positivo, o teste deve ser repetido depois de pelo menos 12 semanas para confirmar a persistência de anticardiolipina, anti- 2-glicoproteína I, ou anticoagulante lúpico. Transitoriamente os níveis elevados de anticardiolipina IgG ou IgM, bem como um teste de anticoagulante lúpico positivo, podem ocorrer em indivíduos normais e em caso de infecções virais ou outras infecções. Testes de confirmação são necessários para preencher os critérios laboratoriais para aFL. Do ponto de vista neurológico, a RM do crânio pode demonstrar alterações subcorticais isquêmicas difusas, infartos cerebrais ou doença oclusiva dos seios venosos.

Os pacientes assintomáticos e positivos para aFL devem ter acompanhamento médico, sem necessidade de medicamento específico. No entanto, se eles apresentarem alto risco de AVC, tais como aqueles com LES, hipertensão, diabetes e/ou hiperlipidemia, eles podem ser medicados com ácido acetilsalicílico ou clopidogrel. Para os pacientes sintomáticos e positivos para aFL, o tratamento é feito com anticoagulantes como heparina não fracionada e varfarina. A hidroxicloroquina é útil por reduzir trombos venosos e reverter a ativação plaquetária induzida por IgG contra aFL. Pode auxiliar na proteção contra lesões cardíacas e deve ser utilizada rotineiramente em pacientes com LES, particularmente portadores de aFL.

BIBLIOGRAFIA

1 Miyakis S; Lockshin MD; Atsumi T *et al.* International consensus statement on an update of the classification criteria for definite antiphospholipid syndrome (APS). *J Thromb Haemost,* 2006; 4: 295-306.

2 Cervera R; Piette JC; Font J *et al.* Antiphospholipid syndrome: clinical and immunologic manifestations and patterns of disease expression in a cohort of 1.000 patients. *Arthritis Rheum,* 2002; 46: 1019-27.

3 Ruiz-Irastorza G; Crowther M; Branch W; Khamashta MA. Antiphospholipid syndrome. *Lancet,* 2010; 376(9751): 1498-509.

SANDHOFF, DOENÇA DE

Gangliosidose GM tipo II, deficiência de hexosaminidases A e B Veja doença de Tay-Sachs.

Esta afecção tem o mesmo fenótipo da doença de Tay-Sachs. É uma doença de natureza hereditária, de transmissão autossômica recessiva. É decorrente de alteração na unidade beta das hexosaminidases A e B, consequente a mutações no gene HEXB, localizado no cromossomo 5q13. A doença de Sandhoff predomina na população geral, sem predileção étnica pelos judeus e costuma evoluir com visceromegalia moderada pela deposição de material lipídico nos rins, fígado e medula óssea.

O quadro clínico consiste essencialmente em deterioração mental progressiva, amaurose, mancha vermelho-cereja na retina, espasticidade, megalencefalia e rigidez de descerebração na fase final. A evolução para o óbito costuma ocorrer 2 a 3 anos após a instalação do quadro clínico.

Os aspectos patológicos caracterizam-se pela deposição de gangliosídeos no SNC e na retina; com o acúmulo de material lipídico ocorre degeneração dos neurônios e gliose. As deficiências das hexosaminidases A e B também levam a um acúmulo hepatosplênico de um outro gangliosídeo denominado globósido (N-acetilgalactosaminil-digalactosilglucosil-ceramido).

O diagnóstico pode ser firmado pela demonstração da deficiência das enzimas específicas nos leucócitos ou em cultura de fibroblastos cutâneos. A possibilidade do diagnóstico pré-natal existe pela pesquisa da enzima no líquido amniótico. Não há tratamento específico para esta afecção.

Casos com fenótipo idêntico aos da doença de Tay-Sachs e Sandhoff, mas com dosagens enzimáticas das hexosaminidases normais, deve levantar a suspeita de uma deficiência do ativador enzimático GM2 devida a mutações no gene *GM2A*, mapeado no cromossomo C5q32-33. Esta forma da doença é conhecida como variante AB da gangliosidose GM2.

BIBLIOGRAFIA

1 O'Brien JS. Five gangliosidoses. *Lancet* 1969, 2: 481.

2 Rosemberg S. *Neuropediatria.* Rio de Janeiro, Sarvier, p. 294, 2010

3 Swaiman KF; Wright FS. The practice of pediatric neurology. Mosby, Saint Louis, 1975.

SANDIFER, SÍNDROME DE

Esta síndrome, em homenagem ao neurologista Paul Sandifer, foi inicialmente relatada por M. Kinsbourne em 1962, como uma desordem do trato gastrintestinal superior com manifestações neurológicas, ocorrendo em crianças e adolescentes. A síndrome de Sandifer é uma combinação de doença do refluxo gastresofágico com torcicolo espasmódico e movimentos distônicos do corpo, com ou sem hérnia hiatal e esofagite. Esta síndrome é provavelmente subdiagnosticada.

Supõe-se que o posicionamento da cabeça propicia alívio do desconforto abdominal causado pelo refluxo ácido. O verdadeiro mecanismo patofisiológico desta condição ainda é desconhecido. Devido à dificuldade diagnóstica, não é raro o paciente ser avaliado por vários especialistas diferentes.

Vários distúrbios subjacentes podem se apresentar com torcicolo. O primeiro passo deve ser sempre um exame físico cuidadoso e completo, que deve incluir todos os sistemas. Exames de imagem devem ser executados para excluir doenças potencialmente fatais subjacentes em crianças com torcicolo, em particular, se existem sintomas neurológicos adquiridos. Além de tumores cranioespinhais (tumor da fossa craniana posterior, osteoblastoma cervical, glioma pontino), problemas oftalmológicos e infecções do SNC, encefalomielite disseminada, hematoma epidural vertebral espontâneo, cisto aracnoide na fossa posterior, aneurisma da artéria comunicante anterior, e torcicolo psicogênico também devem ser lembrados. Na ausência de resposta ao tratamento clínico para o refluxo, este pode ser resolvido mediante fundoplicatura precoce por via laparoscópica.

BIBLIOGRAFIA

1 Frankel EA; Shalaby TM; Orenstein SR. Sandifer syndrome posturing: relation to abdominal wall contractions, gastroesophageal reflux, and fundoplication. *Dig Dis Sci.* 2006; 51: 635-40.

2 Lehwald N; Krausch M; Franke C *et al.* Sandifer syndrome – a multidisciplinar diagnostic and therapeutic challenge. *Eur J Pediatr Surg* 2007; 17: 203-206.

3 Tumturk A; Kaya Ozcora G; Kacar Bayram A *et al.* Torticollis in children: an alert symptom not to be turned away. *Childs Nerv Syst,* 2015; 31: 1461-70.

4 Per H; Canpolat M; Tümtürk A *et al.* Different etiologies of acquired torticollis in childhood. *Childs Nerv Syst.* 2014 mar; 30(3): 431-40.

SANFILIPPO, SÍNDROME DE

Heparitinúria;
Mucopolissacaridose III
A e B
Veja síndromes de
Hunter, Hurler,
Maroteaux-Lamy,
Morquio e de Scheie.

As manifestações clínicas desta mucopolissacaridose se tornam evidentes entre os 3° e 5° anos de vida. Predomina no quadro clínico acentuado retardo mental que costuma evoluir para deterioração mental completa, podendo ocorrer no decurso da doença distúrbios comportamentais acentuados, sob a forma de agitação e agressividade. Tanto as dismorfias como as visceromegalias podem ser muito discretas, a ponto de não chamarem muito a atenção para uma doença como a mucopolissacaridose. Entretanto, em outros pacientes as dismorfias são mais nítidas e a face destes doentes apresenta bossas frontais salientes, dorso nasal deprimido com orifícios nasais amplos, supercílios espessos, rebordo orbitário saliente, lábios espessos, boca frequentemente entreaberta com respiração nasal ruidosa. Outras manifestações clínicas que podem estar presentes são pescoço curto, hipertricose difusa, hepatosplenomegalia moderada, rigidez das articulações, com mãos em garra e surdez neurossensorial.

São conhecidos quatro subtipos desta síndrome denominados A, B, C e D. Em cada entidade, há um envolvimento enzimático na degradação do heparan-sulfato. O tipo A depende da deficiência da sulfamidase, enquanto no tipo B ocorre deficiência da enzima N-acetil-alfa-D-glicosaminidase. No tipo C, a deficiência é da acetil-CoA-alfaglicosaminídeo-N-acetil-transferase. Existe ainda um quarto tipo (tipo D) que depende da deficiência da N-acetilglicosamina-6-sulfato sulfatase, específica apenas para heparan-sulfato. Os diferentes quadros bioquímicos são de expressão clínica semelhante. O padrão de herança dos quatro subtipos é autossômico recessivo.

O diagnóstico deve se basear: 1) nos dados clínicos; 2) nos aspectos radiológicos (corpos das vértebras ovoides, hipoplasia da porção lateral dos acetábulos; 3) nos dados laboratoriais (excessiva excreção urinária de heparan-sulfato); 4) Dosagens enzimáticas no soro, fibroblastos e linfócitos confirmam o diagnóstico.

Além desses elementos, é possível também o encontro de grânulos metacromáticos nos linfócitos periféricos, nos fibroblastos cultivados (biópsia cutânea), nas células da medula óssea e no LCR.

O tratamento é apenas sintomático (sedação dos pacientes agitados) e o óbito costuma ocorrer antes dos 20 anos de idade.

BIBLIOGRAFIA

1 Diament A; Kok F. Doenças Lisossomais (Lisossomopatias) mucopolissacaridoses. Rio de Janeiro, Atheneu, 2005.

2 Menkes JH; Sarnat HB; Maria BL. In: *Child Neurology,* Ed. Lippincott, Williams & Wilkins, p. 77, 2006.

3 Rosemberg S. In: *Neuropediatria.* Rio de Janeiro, Sarvier, p. 307, 2010.

4   Sanfilippo SJ; Podosin R *et al.* Mental retardation associated with acid mucopolysacchariduria (Heparan sulfate type). *J Pediatr* 1963, 63: 837.

SANGER-BROWN, ATAXIA DE

Ataxia de Pierre Marie
Veja ataxia de
Friedreich.

Esta forma de heredoataxia, cujo início costuma ocorrer nos primórdios da idade adulta, associa ataxia cerebelar, atrofia óptica, paralisias oculomotoras e hiperreflexia profunda. Geralmente nesta forma não aparecem nistagmo, deformidades da coluna e pés cavos. Os aspectos clínicos e anatomopatológicos desta ataxia são bastante semelhantes aos observados na ataxia de Pierre Marie, razão pela qual são hoje consideradas a mesma entidade.

BIBLIOGRAFIA

1   Pereyra Käfer J; Poch GF. *Neurologia.* Buenos Aires, Lopez, 1969.

SANTAVUORI, DOENÇA DE

Trata-se de uma variante de lipofuscinose ceroide de natureza genética, com modalidade de transmissão do tipo autossômico recessivo. É mais frequente na Escandinávia.

A doença costuma ter início entre os 12° e 18° meses de vida e a criança, cujo desenvolvimento neuropsicomotor até então era normal, torna-se atáxica. A criança apresenta microcefalia, atrofia óptica e degeneração macular e retiniana. O quadro neurológico inclui também mioclonias, hipotonia muscular e distúrbios visuais, além de deterioração psicomotora. A doença é rapidamente evolutiva e a morte ocorre dentro de 1 a 3 anos, aparecendo no estágio final uma postura de descerebração com cegueira.

O estudo histopatológico de biópsias de conjuntiva e de músculo mostra uma sobrecarga lipídica no citoplasma dos neurônios. A RM evidencia uma atrofia cerebral. Do ponto de vista neuropatológico, a atrofia cerebral é importante. Ocorre uma despopulação neuronal quase total do córtex cerebral e cerebelar. A presença de uma gliose astrocitária muito importante e de numerosos macrófagos é observada. Os neurônios preservados do SNC, periférico e autônomo, as células gliais e do endotélio vascular apresentam lipopigmentos autofluorescentes. Há uma perda considerável da mielina. A retina apresenta-se atrófica. Também as vísceras apresentam o mesmo lipopigmento do SNC.

Por técnicas de biologia molecular, foi possível localizar o gene patológico no braço curto do cromossomo 1.

BIBLIOGRAFIA

1 Baumann N; Turpin JC; Hauw JJ. Manifestations nerveuses des lipi-doses. Encycl Méd Chir (Paris). *Neurologie* 17-162-D-10, 1993.

2 Johnson WG. Lysosomal and other storage diseases. In: Merritt´s Neurology. Rowland LP (Ed.). Philadelphia, Lippincott Williams & Wilkins, 2000.

SÃO LUÍS, ENCEFALITE DE

Encefalite americana de São Luís; Encefalite de Saint Louis

Esta encefalite recebeu o nome em epígrafe porque a epidemia mais importante desta afecção ocorreu na cidade de São Luís (St. Louis), localizada no estado do Missouri nos Estados Unidos, no verão de 1933; quando foram registrados 10.000 casos, sendo 1.000 deles fatais. O agente etiológico desta encefalite, o vírus St. Luis, pertence a família Flaviridae, assim como o vírus da febre amarela, vírus da dengue e o vírus West Nile, cujo quadro clínico se assemelha com este último. Caracteristicamente são vírus de RNA, que se multiplicam no citoplasma das células que infectam.

O quadro predomina no verão, sendo transmitido por mosquitos da espécie Culex (nos Estados Unidos), com período de incubação entre 8 e 15 dias. As manifestações clínicas ini-ciais incluem febre alta (a temperatura pode atingir até 40°C), taquicardia, mialgias e secreções nas vias aéreas superiores e conjuntivas. Esta fase que dura aproximadamente 5 dias, cor-responde ao período de viremia. A fase subsequente cursa com cefaleia intensa, fotofobia, rigidez de nuca, confusão mental, convulsões, além de persistência da febre alta. Apenas uma mi-noria dos infectados desenvolve encefalite, sendo o fator de ris-co mais importante a idade, maior que 60 anos. A recuperação costuma ocorrer após 2 a 3 semanas de evolução tormentosa, podendo deixar como sequela epilepsia, retardo cognitivo per-manente e/ou distúrbios comportamentais. Nas formas graves, o doente pode evoluir para coma e morte; a taxa de mortalidade atinge aproximadamente 25% dos casos, e quase a totalidade dos casos fatais está na faixa etária maior que 60 anos.

O exame do LCR mostra hipercitose (100 a 500 células/mm^3), com predomínio de linfócitos em cerca de 80% dos pa-cientes, além de discreto aumento de proteínas e glicorraquia normal ou levemente consumida. O exame de neuroimagem geralmente é normal ou apresenta alterações inespecíficas. O diagnóstico é feito pela demonstração de anticorpos IgM, pelo método ELISA no sangue; o grande fator de confusão no diag-nóstico, está na acurácia do ELISA, permitir a confirmação da infecção apenas quando realizado entre o final do período de viremia e o início do período clínico de meningoencefalite. Ao exame anatomopatológico, observam-se congestão vascular e hemorragias no córtex cerebral (predominando na substância cinzenta) e nas meninges.

Não há tratamento específico ou vacina para esse tipo de encefalite, sendo possível apenas medidas de suporte e sintomáticos (antieméticos, analgésicos, antiepilépticos e antitérmicos).

BIBLIOGRAFIA

1 Jubelt B; Miller JR. Viral infections. In: *Merritt's Neurology*. Rowland LP (Ed.). Philadelphia, Lippincott Williams; Wilkins, 2000.

2 Salimi H; Cain M; Klein R. Encephalitic Arboviruses: Emergence, Clinical Presentation, and Neuropathogenesis. 2016, *Neurother J Am Soc Exp Neurother*.

SAOS
(Síndrome da apneia obstrutiva do sono)
Síndrome da Apneia e Hipopneia Obstrutiva do Sono (SAHOS); Apneia do Sono Veja síndrome de Pickwick.

Segundo a 3ª edição da Classificação Internacional de Distúrbios do Sono da *American Academy of Sleep Medicine* (AASM), a SAOS está incluída no grupo de distúrbios respiratórios relacionados com o sono, juntamente com distúrbios de apneia central do sono, distúrbios de hipoventilação relacionados com o sono e distúrbios de hipoxemia relacionados com o sono. Comumente, os pacientes apresentam critérios de diagnóstico para mais de um destes grupos, em particular a sobreposição do diagnóstico de apneia obstrutiva e central do sono.

A SAOS é caracterizada por episódios repetidos de obstrução das vias aéreas superiores durante o sono. Quando essa obstrução é parcial é chamada de hipopneia e quando completa de apneia. Os eventos respiratórios, muitas vezes, resultam em reduções na saturação da oxiemoglobina no sangue e geralmente terminam com despertares breves do sono.

Para o diagnóstico é necessário ser realizado um estudo do sono, como a polissonografia, para quantificar o índice de eventos respiratórios obstrutivos, além de classificar o tipo de evento. No adulto, o índice de eventos respiratórios menor que 5 por hora de sono é considerado normal. Um índice de eventos respiratórios maior ou igual a 15 por hora já é o suficiente para o diagnóstico de SAOS. Quando o índice de eventos respiratórios é maior ou igual a 5 e menor que 15, é necessário a associação com o quadro clínico para confirmar o diagnóstico. Nessa situação, é obrigatório pelo menos uma das quatro características clínicas descritas a seguir para confirmar o diagnóstico: 1) o paciente se queixa de sonolência diurna, sono não reparador, fadiga ou sintomas de insônia; 2) o paciente acorda com interrupção da respiração, engasgos ou ofegante; 3) o parceiro de cama ou outro observador relata ronco habitual, interrupções de respiração, ou ambos durante o sono do paciente; 4) o paciente diagnosticado com hipertensão, uma desordem de humor, disfunção cognitiva, doença da artéria coronária, AVC, insuficiência cardíaca congestiva, fibrilação atrial, ou diabetes melito tipo 2.

Nas síndromes da apneia central do sono, também ocorre a redução ou cessação do fluxo aéreo; no entanto, devido à ausência ou redução do esforço respiratório, diferentemente da SAOS. Apneia central ou hiperpneia pode ocorrer de forma cíclica ou intermitente. Pacientes com apneia central do sono de várias etiologias também podem apresentar SAOS. Essas podem ser subdivididas em: Apneia central do sono com respiração de Cheyne-Stokes; apneia central devido a uma desordem médica sem respiração de Cheyne-Stokes; apneia central do sono devido a respiração periódica por alta altitude; apneia central do sono causada por medicação ou substância; apneia central do sono primária; apneia central do sono primária da infância; apneia central do sono primária da prematuridade; apneia central do sono emergente do tratamento.

O tratamento da apneia do sono é variável, dependendo da etiologia, especialmente quanto ao tipo de apneia (central ou obstrutiva). Para a apneia obstrutiva, o tratamento pode incluir a modificação de estilo de vida, como perda de peso, modificação da posição na cama, diminuição de consumo de álcool, retirada de medicamentos que possam predispor a apneia como benzodiazepínicos, além da investigação e tratamento de hipotireoidismo.

Muitas vezes, é necessária a utilização de terapias mecânicas, como dilatadores e válvulas nasais, aparelhos intraorais e terapia com aparelhos de pressão positiva. Nesse último caso, a pressão pode ser contínua (CPAP, do inglês *continuous positive airway pressure*), ou a pressão ter dois níveis (BIPAP, do inglês *bilevel positive airway pressure*). Por vezes, não é possível tratar as apneias centrais do sono com CPAP ou BIPAP, sendo necessário um sistema que também corrija as alterações do controle autonômico da respiração.

Diversas abordagens cirúrgicas têm sido aplicadas para o tratamento da SAOS, sendo as indicações e resultados por vezes controversas. Entre elas estão a uvulopalatofaringoplastia, a cirurgia de avanço bucomaxilofacial e amigdalectomia. Uma nova perspectiva de tratamento é o implante de estimulador do nervo hipoglosso, que induz a contração da língua e a abertura das vias aéreas, reduzindo assim os índices de apneia.

BIBLIOGRAFIA

1 American Academy of Sleep Medicine. International classification of sleep disorders, 3. ed. Darien, IL: *American Academy of Sleep Medicine*, 2014.

2 Bradley T; McNicholas W; Rutherford R *et al.* Clinical and physiological heterogeneity of the central sleep apnea syndrome. *Am Rev Respir Dis* 1986; 134: 217-21.

3 Eckert DJ; Jordan AS; Merchia P; *et al.* Central sleep apnea: Pathophysiology and treatment. *Chest* 2007; 131: 595-607.

4 Berry RB; Brooks R; Gamaldo CE *et al.* for the American Academy of Sleep Medicine. The AASM Manual for the Scoring of Sleep and Associated Events: Rules, Terminology and Technical Specifications, Darien, IL. American Academy of Sleep Medicine, 2014.

SATOYOSHI-YAMADA, ESPASMO MUSCULAR RECORRENTE DE ORIGEM CENTRAL DE

Esta afecção rara, descrita em 1967, caracteriza-se por cãibras na ausência de rigidez muscular.

O quadro clínico consiste essencialmente em cãibras musculares, com início nos membros inferiores, comprometendo nas fases subsequentes a musculatura do tronco, dos membros superiores e da face (particularmente os músculos mastigadores). As cãibras, cuja frequência vai de algumas poucas a várias centenas por dia, podem ser precedidas por certo grau de hipotonia muscular. O exame eletroneuromiográfico é importante para o diagnóstico.

A etiologia desta afecção é obscura, e uma das hipóteses patogênicas postula uma descarga excessiva dos motoneurônios alfa na medula espinhal e tronco encefálico, fenômeno que pode depender da falta periódica da ação inibitória das células de Renshaw.

O tratamento orientado com fenitoína, sulfato de quinino e clorpromazina parece ser eficaz na abolição do espasmo muscular intermitente.

BIBLIOGRAFIA

1 Satoyoshi E; Yamada K. Recurrent muscle spams of central origin. *Arch Neurol* 1967, 16: 254.

SCHEIE, SÍNDROME DE

Mucopolissacaridose I S
Veja síndromes de
Hunter, Hurler,
Maroteaux-Lamy,
Morquio e Sanfilippo.

Scheie e colaboradores descreveram esta síndrome em 1962 como uma variante mais discreta da síndrome de Hurler. Este tipo de mucopolissacaridose é de pouco interesse em neurologia porque geralmente não envolve o sistema nervoso. As alterações somáticas são menos acentuadas que as da síndrome de Hurler. Não costuma ocorrer retardo mental e a longevidade dos afetados é maior do que na síndrome de Hurler.

A fácies, que é característica, costuma apresentar os seguintes aspectos: boca ampla, sobrancelhas abundantes, orifícios nasais amplos; mandíbula quadrada; opacidade corneana; retinite pigmentar; macroglossia. Outras manifestações somáticas incluem pescoço curto; hipertricose generalizada; articulações rígidas, com mãos em garra. É frequente a presença de síndrome do túnel do carpo, podendo também ocorrer um quadro de insuficiência aórtica. Manifestações psicóticas sérias têm sido relatadas na idade adulta. Formas com alterações dismórficas mais evidentes e comprometimento intelectual discreto são diagnosticados como MPS I HS (síndrome Scheie-Hurler).

O defeito básico parece ser idêntico ao da síndrome de Hurler, isto é, uma deficiência de alfa-L-iduronidase com excreção de quantidades excessivas na urina do sulfato de heparitina e do sulfato de dermatina. Na síndrome de Scheie o defeito genético encontra-se no cromossomo 4 (4p16.3) e o modo de transmissão hereditária é autossômico recessivo; é causada por um gene alélico com a síndrome de Hurler.

BIBLIOGRAFIA

1 Diament A; Kok F. Doenças Lisossomais (Lisossomopatias) mucopolissacaridoses. In: Diament A; Cypel S: *Neurologia Infantil*, Rio de Janeiro, Atheneu, 2005.

2 Menkes JH; Sarnat HB; Maria BL. In: Child neurology, Ed. Lippincott, Williams & Wilkins, p. 77, 2006.

3 Rosemberg S. *Neuropediatria*, São Paulo, Sarvier, p. 306, 2010.

SCHILDER, DOENÇA DE

Doença de Schilder-Foix; Encefalite subcortical progressiva; Encephalitis periaxialis diffusa; Esclerose cerebral difusa; Esclerose mielinoclástica difusa; Leucoencefalite subcrônica

A doença de Schilder é atualmente conhecida como esclerose mielinoclástica difusa (EMD). É uma doença rara da infância, de curso progressivo com períodos de exacerbação da atividade da doença. Os três primeiros relatos de desmielinização difusa do cérebro, com evolução fatal, foram feitos por Schilder em 1912, 1913 e 1924, porém estes casos foram revistos posteriormente, e o relato de 1913 foi identificado como adrenoleucodistrofia e o 1924 como panencefalite esclerosante subaguda. O caso de 1912 foi confirmado como uma síndrome clínica e patológica distinta, rara e de etiologia desconhecida.

Considerada uma variante da esclerose múltipla na infância, manifesta-se com sintomas semelhantes àqueles observados na esclerose múltipla, sendo frequente o acometimento visual, surdez, hemiplegia e tetraplegia, embora alterações cognitivas e outros sinais de comprometimento cortical sejam frequentemente observados. Não raramente, observa-se a presença de cefaleia, vômitos e crises convulsivas. Há desmielinização hemisférica, bilateral e simétrica, acometendo também cerebelo e tronco cerebral. O centro semioval geralmente é acometido (Figuras 104 e 105A e B), com preservação das fibras em U e dos axônios em uma fase inicial. Nas lesões agudas, observa-se intenso infiltrado perivascular por linfócitos e células gigantes, com pequenas lesões associadas a áreas de desmielinização maciça. Evolutivamente, observa-se degeneração axonal intensa associada a áreas de necrose com posterior cavitação.

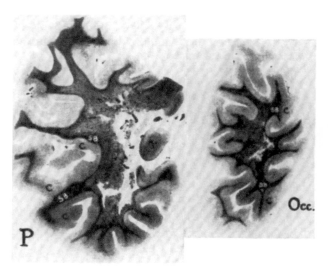

Figura 104 – *Doença de Schilder. Cortes dos lobos parietal (P) e occipital (Occ) corados pelo método de Weil para mielina. SB – Faixa de substância branca normal sob o córtex C. A esta faixa segue-se a desmielinização do centro oval. T = tálamo.*

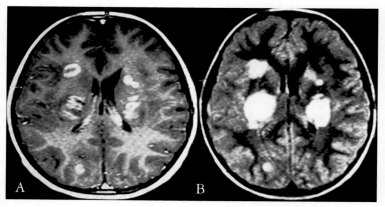

Figura 105A e B – *Doença de Schilder – Imagens de RM Axial T1 pósgadolínio (A) e Axial FLAIR (B) mostrando múltiplas lesões na substância branca com edema perilesional e impregnação anelar. As lesões têm características de processo desmielinizante, assimétricas nos hemisférios cerebrais. Observe que todas as lesões têm sinais de atividade inflamatória (quebra da barreira hematoencefálica).*

A doença costuma ter início na infância ou na adolescência, sendo o sexo masculino o mais atingido, na proporção de 2: 1. O quadro pode se instalar de modo agudo ou subagudo. Na forma aguda, o doente pode evoluir para descerebração, coma e morte em algumas semanas ou poucos meses. Nas formas subagudas e crônicas a duração da doença pode se estender de 1 a 2 anos, ou até mais. Ocasionalmente, a presença de cefaleia e papiledema pode levar à confusão com processo expansivo intracraniano (forma pseudotumoral da doença de Schilder).

A RM do encéfalo habitualmente mostra extensas lesões de natureza desmielinizante, por vezes confluentes e assimétricas nos hemisférios cerebrais, podendo acometer também o tronco e cerebelo. As mesmas caracterizam-se por iso/hipossinal em T1 e hipersinal em T2 e FLAIR, exibindo frequentemente um padrão de impregnação anelar incompleta após a administração de agente paramagnético (gadolínio), denotando quebra da barreira hematoencefálica (Figura 105). O exame do LCR evidencia aumento das gamaglobulinas e presença de bandas oligoclonais. O diagnóstico diferencial deve ser considerado com as leucoencefalopatias da infância, como a adrenoleucodistrofia e a panencefalite esclerosante subaguda, além da esclerose múltipla. A terapêutica com corticosteroides é ineficaz, sendo prescritos apenas tratamentos sintomáticos.

BIBLIOGRAFIA

1 Kotil K; Kalayci M *et al.* Myelinoclastic diffuse sclerosis (Schilder´s disease): report of a case and review of the literature. *Br J Neurosurg* 2002, 16: 516.

2 Scolding N. The differential diagnosis of multiple sclerosis, *Neurology in Practice 71*(suppl) II: ii9, 2001.

SCHINDLER, DOENÇA DE

Trata-se de uma rara neurolipidose, identificada em 1988, determinada por um déficit da glico-hidrolase lisosssomal alfa--N-acetilgalactosaminidase, que leva ao acúmulo e aumento de excreção urinária de glicopeptídeos e oligossacarídeos contendo alfa-N-acetilgalactosaminil.

Clinicamente, apresenta uma heterogeneidade muito grande, o mesmo genótipo pode estar presente em casos de doença progressiva grave com evolução para um estado vegetativo ou totalmente assintomáticos. As formas mais graves costumam se instalar entre o 9º e 15º meses de vida e comumente se traduz por crises convulsivas do tipo generalizadas, fraqueza muscular, incoordenação e nistagmo. O quadro é de evolução rápida e caminha para uma deterioração mental, cegueira cortical, crises de mioclonias e tetraplegia espástica, em 3 a 4 anos. Não há comprometimento visceral.

O diagnóstico é definido pela determinação do déficit enzimático em alfa-N-acetilgalactosaminidase em leucócitos ou no plasma. Os exames de neuroimagem evidenciam atrofia dos hemisférios cerebrais, do cerebelo e do tronco cerebral.

Do ponto de vista neuropatológico, assemelha-se à distrofia neuroaxonal infantil (doença de Seitelberger), com esferoides axonais em todo neocórtex, entidades diferenciadas pela deficiência enzimática. A afecção é de natureza genética e a modalidade de transmissão é do tipo autossômico recessivo. O gene patológico está localizado no cromossomo 22. O diagnóstico pré-natal é possível. O aconselhamento genético deve ser considerado.

BIBLIOGRAFIA

1 Baumann N; Turpin JC; Hauw JJ. Manifestations nerveuses des lipidoses. *Encycl Méd Chir*, Paris, Neurologie 17-162-D-10, 1993.

2 Menkes; John H; Sarnat Harvey B; Maria Bernard L. *Child Neurology*, 7. ed., p. 91, 2006.

3 Wang AM; Schindler D; Desnick RJ. Schindler disease: The molecular lesion in the α-N-acetylgalactosaminidase gene that causes an infantile neuroaxonal dystrophy. *J Clin Invest*, 1990, 86: 1752-6.

SCHMIDT, SÍNDROME DE

*Síndrome vagoacessória
Veja síndrome de
Jackson.*

Este quadro é uma variante da síndrome de Jackson e depende de comprometimento dos nervos vago e espinhal (ramos interno e externo). Do ponto de vista clínico, o paciente apresenta paralisia velolaríngea associada à paralisia dos músculos esternocleidomastóideo e trapézio. Ambas as síndromes dependem de lesões extrabulbares que atingem os nervos antes que estes abandonem o crânio.

BIBLIOGRAFIA

1 DeJong R. *The neurologic Examination*. New York, Hoeber, 1967.

SCHOLZ-GREENFIELD, DOENÇA DE

*Leucodistrofia
metacromática*

Essa afecção se caracteriza pela presença de desmielinização de produtos do catabolismo lipídico não sudanófilo, sendo, entretanto, metacromáticos quando tratados pelo cresil-violeta. Essa propriedade depende do acúmulo de sulfátidos em virtude do déficit de arilsulfatase A.

O quadro clínico costuma ter início na infância, entre os 12 e 20 meses de idade. As primeiras manifestações clínicas são observadas comumente por ocasião da aquisição da marcha, traduzindo-se por espasticidade e quedas frequentes. Às vezes, o quadro clínico tem início com uma síndrome cerebelar ou com crises convulsivas. A evolução se faz no sentido de uma tetraplegia espástica que pode se acompanhar de sinais cerebelares, nistagmo, atetose, tremor grosseiro nas mãos, paralisia pseudobulbar, cegueira, surdez e deterioração mental progressiva. A presença de neuropatia periférica também é comum. Ao exame do fundo de olho pode se observar atrofia óptica nas fases avançadas da doença.

A leucodistrofia metacromática depende de uma deficiência de arilsulfatase A, condição que determina acúmulo de sulfátidos no SNC, nervos periféricos, túbulos renais, fígado e vesícula biliar. Ocorre uma desmielinização difusa no cérebro e cerebelo, sendo possível o encontro de grânulos metacromáticos no SNC, nervos periféricos e outros tecidos e órgãos.

Formas clínicas de início tardio, entre os 5 e 15 anos de idade, são mais raras e podem ter como primeira manifestação um baixo rendimento escolar. Estas formas são de evolução mais lenta e se caracterizam pelo predomínio da deterioração mental. Além da forma juvenil, também formas adultas têm sido identificadas. Estas formas são raras e costumam se exteriorizar por sintomas psiquiátricos e espasticidade muscular. A leucodistrofia metacromática é de fundo genético e acomete ambos os sexos, sendo a herança do tipo autossômico recessivo. O gene que codifica a arilsulfatase A localiza-se no cromossomo 22q13-31; diversas mutações já foram identificadas.

O diagnóstico desta afecção pode ser confirmado pela demonstração de corpúsculos metacromáticos na urina e/ou nos nervos periféricos no fragmento da biópsia. Também é importante a demonstração do defeito enzimático específico (arilsulfatase-a) na urina, nos leucócitos e fibroblastos. A colecistografia ou o estudo ultrassonográfico pode evidenciar vesícula excluída, em virtude do acúmulo de substância metacromática nas paredes vesiculares. Este dado é relevante para o diagnóstico pela raridade de colecistopatia de outras causas na criança de baixa idade. Na esfera neurológica, o LCR pode mostrar hiperproteinorraquia, enquanto uma diminuição da velocidade de condução nervosa e outras anormalidades eletroneuromiográficas atestam o comprometimento do sistema nervoso periférico. Os exames de neuroimagem (TC e RM) mostram alterações da substância branca características de uma leucodistrofia.

O tratamento é apenas sintomático, e a evolução conduz o doente à rigidez de descerebração e morte em alguns anos. Na forma adulta, cujo início pode ocorrer nas terceira ou quarta décadas da vida, a evolução é mais lenta e, na maioria dos casos, pode ultrapassar os dez anos.

BIBLIOGRAFIA

1   Kok F; Diament A. Doenças Lisossomais (Lisossomopatias) – Esfingolipidoses. In: Diament A; Cypel S. *Neurologia infantil,* Rio de Janeiro, Atheneu, 2005.

2   Rosemberg S. *Neuropediatria,* Rio de Janeiro, Sarvier, 1992.

SCHULTZE, ACROPARESTESIAS DE

Acroparestesias de Putnam-Schultze; Acroparestesias noturnas Veja síndromes de Hunt-Marie-Foix e de Naffziger.

Este quadro é caracterizado pela presença de sensações parestésicas nas mãos e, menos frequentemente, nos pés. Estas sensações traduzem-se por formigamentos ou sensação de adormecimento de um ou mais dedos. Este tipo de acroparestesia costuma ocorrer no período noturno, despertando o indivíduo que procura alívio através da fricção ou compressão das áreas afetadas. O quadro é mais frequente nas mulheres na época da menopausa e também nas obesas.

A etiopatogenia é obscura, embora várias hipóteses tenham sido postuladas: tração ou compressão do plexo braquial; desequilíbrio hormonal na menopausa; compressão vascular no nível do desfiladeiro escalênico. O diagnóstico diferencial deve ser considerado com a síndrome do túnel do carpo (Hunt-Marie-Foix), hérnia de disco cervical, espondilose cervical e síndrome do desfiladeiro escalênico (Naffziger).

O tratamento consiste em adotar medidas de ordem psicológica, dando ênfase á benignidade da afecção, além da correção de eventuais distúrbios que possam agravar o quadro (anemia, distúrbios vasculares, disfunções hormonais, comprometimentos osteoligamentares, obesidade).

BIBLIOGRAFIA

1   Lhermitte F; Auquier L; Lechat P. *Dictionnaire de la douleur.* Paris, Roussel, 1974.

SCHUT-HAYMAKER, ATROFIA OLIVOPONTO CEREBELAR DE

Atrofia olivopontocerebelar tipo IV. Veja atrofia tipo Menzel e tipo Fickler-Winckler.

Este tipo de atrofia costuma ter início entre as segunda e a quarta décadas da vida. O quadro clínico é de ataxia espinocerebelar, podendo ocorrer também paraplegia espástica.

Do ponto de vista neuropatológico, além da atrofia olivopontocerebelar, ocorre comprometimento variável de células do corno anterior da medula espinhal, de tratos espinocerebelares e dos funículos posteriores. Também núcleos de nervos cranianos (IX°, X° e XII°) podem estar comprometidos. A herança é do tipo autossômico dominante.

BIBLIOGRAFIA

1   Arruda WO – Classificação das ataxias cerebelares hereditárias. *Arq Neuropsiquiat* 1991, 49: 57.

SCHWARTZ-BARTTER, SÍNDROME DE

Hiponatremia cerebral com secreção inapropriada de hormônio antidiurético; (SIADH) Síndrome da secreção inapropriada do hormônio antidiurético.

Esta síndrome ocorre pela secreção inapropriada de hormônio antidiurético (SIADH), sendo uma das causas importantes de hiponatremia, sobretudo em diversas patologias do sistema nervoso central. A hiponatremia, independente da sua etiologia, leva a um estado hiposmolar, que pode ser classificado em três categorias de acordo com dois parâmetros: o volume extracelular e a excreção urinária de sódio. Estas categorias de hiponatremia são: 1) hipovolêmica, 2) normovolêmica e 3) hipervolêmica. A SIADH é uma causa de hiponatremia normovolêmica, em que a produção do hormônio antidiurético (HAD) permanece contínua, mesmo em um estado de hiposmolaridade (o que antagonizaria sua produção), assim determina hiposmolaridade plasmática com hiponatremia, pois persiste uma natriurese importante.

Não há evidência clínica nessa síndrome de desidratação, permanecendo normal o turgor da pele e a pressão arterial. Clinicamente as manifestações só ocorrem quando o nível sérico de sódio está abaixo de 130 a 125 mEq/L, e o quadro pode se manifestar com cefaleia, irritabilidade, distúrbios do nível de consciência; quando os níveis estão entre 115 e 125 mEq/L, letargia, desorientação, agitação, depressão respiratória e psicose podem ocorrer. Sintomas graves como parada respiratória, crise convulsiva e coma estão presentes quando a sua concentração cai abaixo de 115 a 120 mEq/L. Quanto mais rápida a instalação da hiponatremia, mais sintomático o paciente se apresentará.

Do ponto de vista etiológico, pode-se dividir a SIADH em quatro grupos: neoplasias; doenças do SNC; doenças pulmonares e medicamentos. A neoplasia mais comum é o carcinoma pulmonar de pequenas células; nestes casos, o mecanismo predominante é a secreção ectópica de HAD pelo tumor. A SIADH pode complicar muitas doenças neurológicas: TCE; meningite bacteriana; encefalites; AVC; HSA; pós-operatório de procedimentos neurocirúrgicos. Nestes casos, o mecanismo parece ser mediado por lesão direta da neuro-hipófise ou por ativação patológica do eixo hipotálamo-hipófise-adrenal. As afecções pulmonares mais associadas são a tuberculose, pneumonia estafilocócica, abscesso pulmonar, histoplasmose. Finalmente, os principais fármacos que podem induzir a esta síndrome são: AINE; carbamazepina; ciclofosfamida; vincristina; antidepressivos ISRS; antipsicóticos; narcóticos; barbitúricos; tiazídicos e anestésicos. Os critérios diagnósticos da SIADH são basicamente os mesmos descritos por Bartter e Schwartz em 1967 e são atualmente divididos em critérios essenciais e suplementares. O tratamento com restrição hídrica pode ser suficiente para a regressão da sintomatologia; a administração de água pode determinar piora da sintomatologia ou recidiva do quadro. Somente o paciente sintomático, com sódio abaixo de 125 mEq/L, deve receber tratamento com reposição de sódio e casos refratários à administração de solução salina podem se beneficiar de dimeclociclina. A reposição deve ser calculada cuidadosamente para evitar a síndrome da desmielinização osmótica, associada a correção rápida da natremia. No paciente assintomático, deve ser feita somente a restrição de água.

BIBLIOGRAFIA

1   Bartter FC; Schwartz WB. The syndrome of inappropriate secretion of antidiuretic hormone. *Am J Med* 1967, 42: 790.

2   Lien Y-H; Shapiro J. Hyponatremia: clinical diagnosis and management. *The American journal of medicine*. 2007; 120(8): 653-658.

SCHWARTZ-JAMPEL, SÍNDROME DE

Condrodistrofia miotônica

Trata-se de uma afecção heredofamilial com três formas de apresentação. A forma neonatal costuma ser grave pelo comprometimento neuromuscular pré-natal, podendo a criança nascer com retrações articulares, além de dificuldade respiratória e alimentar. A criança pode apresentar episódios de apneia obstrutiva do sono, sendo recomendada polissonografia e uso de aparelho de ventilação das vias aéreas por pressão positiva durante o sono. O quadro clínico consiste fundamentalmente em miotonia generalizada, hipertrofia muscular, baixa estatura, fácies peculiar e anormalidades osteoarticulares (condrodistrofia). Os aspectos faciais compreendem ossos faciais hipoplásicos; micrognatia; blefarofimose. Outras anormalidades somáticas podem ocorrer: pescoço curto; cifoescoliose; *pectus carinatum*. Nessa afecção, ocorre uma limitação progressiva da mobilidade articular. O tratamento da miotonia deve ser orientado com uma das seguintes drogas: procainamida; mexiletina; fenitoína; carbamazepina ou diazepam; entretanto os resultados são precários.

Existe um segundo tipo, de início mais tardio, com modalidade de transmissão hereditária autossômica recessiva. Essa forma foi mapeada no cromossomo 1p34-p36-1; o gene desse *locus* codifica a proteína perlecan e a falta absoluta dessa proteína é incompatível com a vida. No terceiro tipo, a modalidade de transmissão é autossômica dominante e o *locus do gene* ainda não foi identificado.

Nessa síndrome, a CPK está ligeiramente aumentada e o exame ENMG evidencia potenciais bizarros de alta frequência (descargas miotônicas). Curiosamente, os potenciais são prolongados e persistentes e não ocorre silêncio durante o repouso, anestesia geral e após curarização generalizada. O diagnóstico diferencial com a síndrome de Isaacs deve ser considerado. Os aspectos histológicos (biópsia muscular) são compatíveis com uma miopatia.

BIBLIOGRAFIA

1   Reed UC. Miopatias. In: Diament A; Cypel S. *Neurologia infantil,* Rio de Janeiro, Atheneu, 2005.

2   Spaans F; Theunissn P *et al.* Schwartz-Jampel syndrome. Clinical, eletromyographic, and histologic studies. *Muscle Nerve* 1990, 13: 516.

SDRC (SÍNDROME DE DOR REGIONAL COMPLEXA)

Causalgia; Distrofia Reflexo-Simpática, SDRC-I; SDRC-II Veja síndrome de Steinbrocker.

Trata-se de uma dor neuropática, geralmente determinada por trauma de um nervo rico em fibras autonômicas (mediano, tibial posterior). O trauma precipitante da SDRC pode ser menor (leve a moderado) ou maior (fratura). Esta síndrome pode ocorrer também como corolário de uma paralisia (hemiplegia ou monoplegia).

Os critérios para o diagnóstico da SDRC incluem: 1) a presença de um evento nociceptivo inicial (trauma) ou imobilização; 2) uma dor contínua com hiperalgesia e alodínia; 3) presença de atividade anormal vasomotora e sudomotora (cianose e/ou rubor local, distúrbios da sudorese, edema e pele fina); 4) ausência de afecção que explique o grau de dor e disfunções autonômicas.

O quadro álgico, localizado na porção distal de um membro, não tem a distribuição típica de uma raiz ou nervo. É típica a atitude do paciente, mantendo o segmento de membro imóvel e protegido para evitar a dor ou a sua exacerbação. Embora a fisiopatologia seja obscura, é inegável o papel do sistema simpático e sua relação com o SNC, o que pode acarretar uma resposta inflamatória neurogênica periférica com liberação de peptídeos algógenos.

O tratamento é sempre um desafio para os terapeutas e deve ser conduzido por uma equipe multiprofissional. O combate à dor é o objetivo primeiro e deve ser feito com AINE, antidepressivos tricíclicos, neuromoduladores (carbamazepina, gabapentina, lamotrigina, valproato de sódio). O uso de cortisona (prednisona) pode ser útil e sempre deve ser tentado. A fisioterapia é uma arma preciosa e deve-se insistir na mobilização do membro afetado. Um acompanhamento psicológico deve ser recomendado, particularmente naqueles casos de evolução prolongada. Nos casos rebeldes, pode-se tentar bloqueio do gânglio estrelado e, até mesmo, simpatectomia.

O comprometimento das vias simpáticas pós-ganglionares dos nervos periféricos determina as alterações na pele, como anidrose ou hiperidrose, edema por vasoplegia, paralisia da piloereção.

Em virtude da rica sinonímia desta síndrome (distrofia reflexo-simpática, atrofia de Sudeck, síndrome ombro-mão, causalgia), a Associação Internacional para o Estudo da Dor propôs a denominação SDRC e a desdobrou em dois tipos: SDRC I (antiga distrofia reflexo-simpática), em que não há uma lesão clara de um nervo; SDRC II (antiga causalgia), que depende de lesão definida de um nervo.

BIBLIOGRAFIA

1   Gooch C, Fatini T. Peripheral neuropathies. In: Brust J CM. *Current Neurology. Diagnosis & Treatment*, 2. ed. New York: McGraw-Hill Lange; 2012.

SECKEL, SÍNDROME DE

Nanismo com cabeça de pássaro; Nanismo com perfil de pássaro; Nanismo de Virchow-Seckel

Veja síndrome de Cockayne.

Em 1960, Seckel descreveu dois casos de nanismo com "cabeça de pássaro" em pacientes sem parentesco. Trata-se geralmente de feto hipermaturo, apresentando estas crianças peso e estatura abaixo do normal por ocasião do nascimento.

As principais manifestações clínicas da síndrome são nanismo proporcionado, microcefalia, nariz proeminente, cabelos escassos, estrabismo, micrognatia. Os aspectos da face costumam conferir ao indivíduo um "perfil de pássaro". Estes pacientes costumam apresentar retardo mental, que é menos acentuado do que na síndrome de Cockayne. Os pacientes aprendem a andar e falar, apesar de acentuada microcefalia.

Outras manifestações podem fazer parte do quadro: luxação bilateral dos quadris; cifoescoliose; rins ectópicos e pequenos; fígado deformado; hipoplasia genital com formação de cloaca das vias geniturinárias e do reto.

Não se conhece a etiopatogenia da síndrome, embora se saiba que o quadro é de fundo genético; a herança é provavelmente do tipo autossômico recessivo. Os estudos anatomopatológicos têm demonstrado cérebro de peso escasso, com hemisférios cerebrais pequenos. O quadro parece ser compatível com duração normal da vida, sendo o tratamento apenas sintomático.

BIBLIOGRAFIA

1 Harper RG; Orti E; Baker RK. Bird-headed dwarfs (Seckel´s syndrome); a familial pattern of developmental, dental, skeletal, genital and central nervous system anomalies. *J Pediat* 1967, 70: 799.

2 Traeger EC; Rapin I. Cerebral degenerations of childhood. In: *Merritt´s Neurology.* Rowland LP (Ed.). Philadelphia, Lippincott Williams & Wilkins, 2000.

SEGAWA, DOENÇA DE

Distonia hereditária progressiva com flutuação diurna; Variante de Segawa Veja doença de Ziehen-Oppenheim.

Trata-se de um tipo peculiar de distonia, de ocorrência rara, que incide na infância e adolescência. A característica marcante desta afecção é a flutuação diurna do quadro distônico e a notável resposta à levodopa. É um tipo de distonia dopassensível. A doença predomina no sexo feminino, sendo o quadro hereditário geralmente do tipo autossômico dominante com penetrância variável, mas uma forma recessiva pode ocorrer. Habitualmente o quadro distônico tem início antes dos 5 anos de idade e as manifestações começam nos membros inferiores e acabam alcançando os membros superiores, apresentando uma progressão em "N". É notável a piora da sintomatologia no decorrer do dia e a ação benéfica do sono.

Nas formas com transmissão hereditária autossômica dominante, numerosas mutações do gene GTP ciclo-hidroxilase I, mapeado no cromossomo 14q22.1, foram detectadas; nas formas com transmissão recessiva, uma mutação no gene da tirosina hidroxilase foi detectada, mapeado no cromossomo 11p15.5, mas não podem ser chamadas de doença de Segawa.

Embora a fisiopatologia seja obscura, acreditam alguns autores que a doença de Segawa se origine de uma diminuição da atividade da enzima tirosina hidroxilase, que responde pela transformação da tirosina em dopamina nos circuitos dopaminérgicos nigrostriatais. Isso acaba comprometendo as projeções estriatais diretas para a *pars reticulata* da substância negra e para o segmento medial do globo pálido.

O tratamento é feito com levodopa, em doses baixas, iniciando com 1 mg/kg/dia, aumentadas gradativamente até atingir o máximo benefício, ou causar efeitos colaterais como vômitos, sonolência ou discinesias, geralmente oscilando entre 5 e 20 mg/kg/dia com boa resposta.

BIBLIOGRAFIA

1 Araújo AQC; Miranda SBM. Doença de Segawa – distonia progressiva sensível à L-dopa. Relato de caso. *Arq Neuropsiquiat* 51(4): 532, 1993.

2 Gordon N. Segawa's disease: dopa-responsive dystonia. *Int J Clin Pract* 2008, 62(6): 943.

3   Nygaard TG *et al.* Dopa-responsive dystonia: Long-term treatment response and prognosis. *Neurology 1991,* 41: 174.

4   Segawa M. Hereditary progressive dystonia with marked diurnal fluctuation. *Brain Dev* 2011, 33: 195.

SEITELBERGER, DOENÇA DE

Distrofia neuroaxonal infantil
Veja NBIA.

Costuma ter início entre o final do 1º ano ou no decorrer do 2º, sempre antes do 24º mês, com deterioração psicomotora global lenta e progressiva. As manifestações iniciais que chamam a atenção após esse intervalo livre são a hipotonia marcante, atrofia muscular e fraqueza progressivas, com perda do controle postural e das habilidades motoras, simulando uma miopatia ou uma amiotrofia espinhal progressiva. Associa-se rapidamente a regressão mental. Crises convulsivas são raras, quando presentes são tardias. O exame neurológico é muito peculiar, associa a hipotonia e fraqueza generalizadas, motilidade extremamente reduzida, frequentemente em posição de batráquio, com sinais de liberação piramidal como hiper-reflexia e sinal de Babinski. Outras alterações importantes quase sempre presentes são os movimentos oculares involuntários anormais, estrabismo e atrofia óptica.

A etiologia é desconhecida e a degeneração do sistema nervoso ainda não tem uma base metabólica elucidada; sabe-se que a afecção é de fundo genético com transmissão autossômica recessiva. Do ponto de vista neuropatológico, ocorre uma degeneração dos axônios centrais mielinizados e não mielinizados e periféricos, que se intumescem e ficam abarrotados de perfis membranotubulares, dando origem aos chamados "esferoides eosinofílicos", que são dilatações axonais focais e representam a alteração fundamental dessa doença. A visualização dessas formações é possível pela microscopia eletrônica, de biópsias de conjuntiva, pele ou nervo periférico, único método que permite o diagnóstico em vida, uma vez que ainda não há marcador biológico conhecido.

O exame ENMG diante de um quadro clínico sugestivo pode ser muito útil no diagnóstico ao mostrar sinais de desnervação, com velocidades de condução normais. A neuroimagem (TC e RM) pode demonstrar atrofia dos hemisférios cerebelares, mas a alteração mais característica é a hiperintensidade de sinal proeminente e difusa do córtex cerebelar, núcleo denteado e tratos piramidais na sequência T2 da RM. O diagnóstico diferencial deve ser considerado com PKAN-2. O tratamento é apenas sintomático, e o óbito costuma ocorrer alguns anos após o início da doença.

BIBLIOGRAFIA

1 Haberland C, Brunngraber EC; Witting LA. Infantil neuroaxonal dystrophy. *Arch Neurol* 1972, 26: 391.

2 Menkes, JH; Sarnat, HB; Maria, BL. Child Neurology, 7. ed., p. 209, 2006.

3 Rosemberg S. *Neuropediatria,* Rio de Janeiro, Sarvier, p. 321, 2010.

SELTER-SWIFT-FEER, DOENÇA DE

Acrodínia;
Dermatopolineurite;
Pink disease;
Trofodermatoneurose.

A acrodínia é uma afecção própria da infância, caracterizada por rubor, edema e parestesias dolorosas nas mãos e pés, além de fotofobia, sialorreia, anorexia, insônia, irritabilidade, taquicardia e hipertensão arterial. As erupções eritrêmicas e pruriginosas, que podem ocorrer nos dedos, artelhos e face é que deram origem à denominação *pink disease* nos países anglo-saxões.

A doença atinge particularmente crianças entre os 6 meses e os 6 anos de idade. O exame anatomopatológico pode evidenciar vários graus de degeneração de nervos periféricos, principalmente nas suas porções distais.

Parece que a intoxicação mercurial constitui a principal causa da acrodínia, embora não seja a única. A prova mais importante para a confirmação do quadro tóxico é a demonstração de mercúrio na urina.

O tratamento pode ser feito com a administração de BAL e EDTA; o prognóstico é favorável e a maior parte dos pacientes se recupera sem sequelas.

BIBLIOGRAFIA

1 Dekaban A. *Neurology of Early Childhood*, Baltimore, Williams & Wilkins, 1970.

SHARP, SÍNDROME DE

Doença mista do tecido conjuntivo; Síndrome de superposição

A doença mista do tecido conjuntivo (DMTC) foi originalmente descrita por Sharp em 1972, como uma colagenose com altos títulos de um autoanticorpo denominado anti-ENA (modernamente chamado de ribonucleoproteína anti-U1). Nesta síndrome, costuma ocorrer uma "superposição" de manifestações clínicas do LES, da esclerodermia e da polimiosite; às vezes, podem estar associadas também a artrite reumatoide, a dermatomiosite e a síndrome de Sjögren.

Muitas vezes, o diagnóstico é difícil e retrospectivo, pois as síndromes demoram anos para se sobreporem. Os elementos clínicos cardinais presentes que auxiliam o diagnóstico são o fenômeno de Raynaud, a artrite, o empastamento e o edema nas mãos, a fraqueza muscular, as mialgias, a disfagia e a dispneia. A doença é rara, sua prevalência é de 3: 100.000 habitantes, além de afetar predominantemente mulheres jovens.

Diversas manifestações neuropsiquiátricas podem fazer parte do quadro: meningite asséptica; crises convulsivas; neuropatia periférica; estado psicótico isolado. A neuropatia do trigêmeo é a manifestação neurológica mais comum e geralmente é a manifestação inicial da doença. Cefaleia também é comum, geralmente com características migranosas. Estima-se que até 50% dos pacientes com DMTC tenham algum grau de surdez neurossensorial. Embora relatada, a ocorrência de vasculite do SNC é rara, assim como a mielite transversa aguda ou a síndrome da cauda equina.

A principal causa de morbidade da doença atualmente é a hipertensão pulmonar. O tratamento da DMTC é feito com corticosteroides e /ou outros imunossupressores.

BIBLIOGRAFIA

1 Cambier J; Masson M; Dehen H. *Neurologia.* Rio de Janeiro, Guanabara-Koogan, 2004.

2 Jasinska D; Boczon J. Melkersson. Rosenthal syndrome as an early manifestation of mixed connective tissue disease. *European Journal of Medical Research.* 2015; 20: 100.

SHY-DRAGER, SÍNDROME DE

Hipotensão ortostática idiopática; Insuficiência autonômica idiopática; Síndrome disautonômica-discinética e hipotensão ortostática
Veja AMS

Este tipo de desordem é de natureza degenerativa e de etiologia desconhecida. Costuma ocorrer no indivíduo de meia-idade, provocando uma disfunção autonômica progressiva; um debilitamento grave ou o óbito pode ocorrer entre 5 e 15 anos depois de instalada a afecção. Lesões dos núcleos pigmentados do cérebro e anormalidades extrapiramidais associadas podem desempenhar um importante papel na gênese dos sintomas.

O exame histológico à autópsia tem mostrado alterações degenerativas nos gânglios autonômicos na periferia e nas células pré-ganglionares da coluna intermediolateral da medula espinhal. No cérebro, praticamente todos os núcleos dos nervos cranianos podem sofrer degenerações e alterações semelhantes podem ocorrer no hipotálamo, sistema nigrostriado, núcleos pontinos e globo pálido. Estudos bioquímicos *postmortem* revelaram acentuada depressão das atividades enzimáticas da biossíntese de catecolaminas nos gânglios simpáticos e nos neurônios centrais do *locus coeruleus*; a substância negra pode estar igualmente afetada em pacientes com sintomas extrapiramidais. Mais especificamente, a dopaminobeta-hidroxilase, que converte dopamina em noradrenalina, encontra-se diminuída nos gânglios simpáticos enquanto a tirosina hidroxilase, a enzima que limita a velocidade de reação na biossíntese de catecolaminas, está diminuída no *locus coeruleus*. Em pacientes com manifestações parkinsonianas, a tirosina hidroxilase pode estar depletada na substância negra.

A patogênese da doença não é bem conhecida. Trata-se de uma degeneração multissistêmica e algumas observações sugerem que a disfunção neuronal pré-ganglionar pode ser um evento precoce, talvez primário. Em primeiro lugar, a degeneração dos neurônios pré-ganglionares pode ser proeminente em muitos pacientes. Em segundo lugar, embora os níveis plasmáticos basais de noradrenalina possam ser normais em alguns pacientes, sugerindo que os neurônios adrenérgicos pós-sinápticos estejam funcionais, o estresse não causa elevação normal da noradrenalina plasmática, sugerindo uma disfunção das vias autonômicas centrais. Finalmente, drogas de ação indireta, como a tiramina, que causam uma ativação simpática pela liberação de noradrenalina endógena, podem exercer efeitos normais em pacientes com óbvias anormalidades simpáticas. Entretanto, estudos mais recentes indicam que a anormalidade pré-ganglionar pode não ser o fenômeno primário em todos os casos. Assim, os neurônios pré-ganglionares da coluna intermediolateral podem estar histologicamente normais em alguns casos da doença. Os terminais pré-ganglionares colinérgicos, nos gânglios simpáticos, podem estar bioquimicamente normais com lesões bioquímicas e histológicas pós-ganglionares demonstráveis, Finalmente, o padrão de déficits enzimáticos nos neurônios adrenérgicos dos gânglios simpáticos não é totalmente consistente com uma disfunção transsináptica. É possível que várias subpopulações diferentes estejam agora incluídas nessa categoria de doenças e que as respectivas patogêneses sejam diferentes. Na verdade, vários observadores já sugeriram que pelo menos duas entidades podem constituir a insuficiência autonômica idiopática. A primeira poderia consistir unicamente numa insuficiência autonômica, enquanto a segunda poderia ser caracterizada por uma insuficiência autonômica associada a vários sinais neurológicos, incluindo desordens do movimento semelhantes às da doença de Parkinson. A grande superposição clínica entre esses grupos é também consistente com a existência de um amplo *continuum*, e não de entidades distintas.

A expressão clínica da síndrome é polimorfa. Existem formas com presença de manifestações parkinsonianas (degeneração estriatonigral), em outras predomina o quadro cerebelar e, em outras ainda, predomina o quadro disautonômico.

O quadro clínico costuma ter início com impotência sexual, urgência miccional ou incontinência urinária e anidrose. A afecção progride em meses (ou anos), com a instalação de hipotensão postural (tonturas, vertigens, desmaios na posição ortostática).

A hipotensão arterial pode ser induzida pela ingestão de alimentos (hipotensão pós-prandial, que ocorre 10 a 15 minutos após uma refeição). Pode haver fraqueza generalizada, diplopia intermitente, disfagia, diarreia, incontinência fecal ou obstipação. É possível o aparecimento de desordem do movimento traduzido por bradicinesia, tremor, rigidez, mioclonias e distúrbio da marcha; sinais de disfunção olivopontocerebelar também podem aparecer. A presença de neuropatia periférica é rara, assim como demência do lobo frontal. Pode ocorrer estridor inspiratório por desnervação de músculos laríngeos.

Na esfera autonômica, pode ser observada a síndrome de Horner e anidrose até com temperatura ambiente elevada. Muitas provas podem ser utilizadas para evidenciar o quadro disautonômico (cardiovagal, adrenérgica, sudomotora etc.). Nas pupilas, observa-se miose após a administração ocular de soluções diluídas de metacolina ou midríase após instilação de adrenalina diluída; esses aspectos sugerem uma supersensibilidade de desnervação, respectivamente parassimpática e simpática. Por outro lado, a ausência de midríase após instilação ocular de cocaína sugere que os estoques endógenos de noradrenalina estão deficientes. A ausência de sudorese à elevação da temperatura ambiente e a ausência do reflexo axônico após aplicação intradérmica de histamina sugerem a desnervação de estruturas cutâneas. A presença de resposta anormalmente acentuada da pressão arterial à infusão endovenosa de noradrenalina é consistente com uma supersensibilidade de desnervação generalizada. A disfunção vagal pode manifestar-se pela ausência de arritmia sinusal, ausência de bradicardia após massagem dos seios carotídeos, ausência do aumento da acidez gástrica após hipoglicemia por insulina.

No diagnóstico diferencial, é preciso equacionar outras doenças que podem se acompanhar de disautonomia com hipotensão arterial, como polirradiculoneurite, neuropatia diabética, neuroamiloidose, doença de Wernicke, porfiria aguda intermitente, síndrome de Riley-Day, *tabes dorsalis*.

No tratamento da síndrome de Shy-Drager, pode-se utilizar meias elásticas, 9-alfa-flúor-cortisona (Florinefe), cloreto de sódio com suplementação de potássio. Também é recomendada a utilização de agentes simpaticomiméticos orais, como a efedrina ou a hidroxianfetamina. Em alguns casos, a indometacina pode ser útil no combate à hipotensão arterial. Recomenda-se não utilizar drogas do tipo IMAO, em virtude da supersensibilidade de desnervação. Outro cuidado é eliminar da dieta queijos, vinhos, feijão, passas, bananas, carne defumada. Quando houver associação com quadro parkinsoniano, pode-se acrescentar drogas antiparkinsonianos. O prognóstico da doença é reservado.

BIBLIOGRAFIA

1   Maciel JA. *Síndrome de Shy-Drager.* Tese de doutorado. São Paulo – Universidade de Campinas (Unicamp), 1984.

2   Shy GM; Drager GA. A neurological syndrome associated with orthostatic hypotension. *Arch Neurol* 2: 511, 1960.

SHY-MAGEE, DOENÇA DE

Central core disease;
Doença do núcleo central

Esta afecção foi descrita em 1956 como uma forma de miopatia congênita não progressiva. Caracteriza-se por hipotonia e debilidade muscular, observadas desde o nascimento ou nos primeiros meses de vida. O desenvolvimento mental costuma ser normal, sendo evidente um atraso do desenvolvimento motor. Geralmente, essas crianças começam a andar depois dos 4 anos de idade e na idade adulta ainda persistem certas dificuldades motoras como incapacidade para saltar, correr, subir escadas, levantar-se do solo etc. O déficit motor costuma ser proximal e predomina nos membros inferiores. Não ocorrem amiotrofias e nem distúrbios sensitivos.

Essa miopatia é de fundo genético, com um padrão de herança autossômico dominante (cromossomo 19q12-13.2). São descritas mutações no gene do receptor da rianodina, proteína integrante do canal liberador de cálcio. Alguns autores consideram a miopatia do núcleo central e a nemalínica como variantes de uma mesma doença. Pacientes com a doença do núcleo central e membros de sua família podem apresentar hipertermia maligna quando submetidos à ação de anestésicos.

O diagnóstico só pode ser estabelecido pela biópsia muscular, evidenciando o exame histológico a presença de um foco central constituído de material fibrilar aberrante na fibra muscular (coloração pelos métodos da hematoxilina-eosina e tricrômico de Gomori). O estudo histoquímico para enzimas mostra que o foco central está desprovido de enzimas oxidativas (não havendo atividade da fosforilase).

Os estudos de ultraestrutura têm evidenciado ausência das mitocôndrias e mostram camadas em Z com aspecto em ziguezague. O exame ENMG mostra potenciais miopáticos; as enzimas séricas costumam estar normais. O quadro não é evolutivo, sendo portanto relativamente benigno.

BIBLIOGRAFIA

1 Ropper AH; Brown RH. *Principles of Neurology.* In: Adams & Victor´s. New York, McGraw-Hill, 2005.

SICARD-COLLET, SÍNDROME DE

Nessa síndrome, estão comprometidos os nervos glosso-faríngeo (IX°), vago (X°), espinhal (XI°) e hipoglosso (XII°). As patologias que determinam essa síndrome se situam no forame rasgado posterior e forame condiliano anterior. Quando o quadro é completo, vamos encontrar, ipsolateralmente à lesão, os seguintes elementos: 1) hemiparalisia velopalatina, laríngea e faríngea; 2) arreflexia palatina e faríngea; 3) paralisia atrófica dos músculos esternocleidomastoideo e trapézio; 4) anestesia da parede posterior da faringe e laringe; 5) hipoageusia ou ageusia do terço posterior da língua; 6) paralisia da hemilíngua.

As principais causas são tumorais (tumores da base do crânio, ouvido e parótida; infiltrações leucêmicas), vasculares (aneurismas, angiomas) e inflamatórias.

BIBLIOGRAFIA

1 Ropper AH; Brown RH. *Principles of neurology.* In: Adams & Victor´s. New York, McGraw-Hill, 2005.

2 Sanvito WL. *Propedêutica neurológica básica.* 2° Edição – São Paulo, Atheneu, 2010.

SILVER, SÍNDROME DE

Síndrome de Russel-Silver

Esta síndrome, descrita em 1953 por Silver e colaboradores, caracteriza-se fundamentalmente por baixa estatura, hemi-hipertrofia corporal e desenvolvimento sexual anormal. O nanismo ocorre já na vida intrauterina, de tal sorte que por ocasião do nascimento a criança apresenta pequena estatura. O desenvolvimento sexual é precoce, constatando-se uma elevação das gonadotrofinas urinárias. Existe um atraso evidente da idade óssea em relação à idade sexual; outro critério importante para o diagnóstico é a assimetria significativa entre ambos os hemicorpos. Outras manifestações ainda podem ocorrer: dedo mínimo curto e curvado para dentro; sindactilia; fácies triangular; situação da boca orientada para baixo. Alguns pacientes apresentam retardo mental.

A etiologia é desconhecida, sendo o quadro de fundo genético, com modalidade de transmissão autossômica dominante. Esta síndrome e a de Russel apresentam muitos aspectos semelhantes, e para alguns trata-se da mesma doença. Não há tratamento específico.

BIBLIOGRAFIA

1   Castroviejo PI. Diagnóstico clínico-radiológico en neurologia infantil. Barcelona, Científico-Médica, 1971.

2   Silver HK; Kiyasu W *et al.* Syndrome of congenital hemihypertrophy shortness stature and elevated urinary gonadotropins. *Pediatrics* 1953, 12: 368.

SJÖGREN, SÍNDROME DE

Síndrome de Gougerot-Sjögren

A síndrome de Sjögren (SS) é um distúrbio do tecido conjuntivo, sendo o quadro definido por critérios clínicos. Trata-se de uma doença inflamatória crônica de natureza autoimune que afeta glândulas exócrinas, particularmente as glândulas lacrimais e salivares. Parece que a SS está entre as doenças autoimunes mais comuns, com estimativa de que atinge 1% da população. Costuma ocorrer na população de meia-idade (entre os 30 e 60 anos de idade), sendo mais comum na mulher. Devem estar presentes no mínimo duas das seguintes manifestações: xerostomia (boca seca); xeroftalmia (olhos secos); queratoconjuntivite seca. Biópsia dos lábios pode mostrar sialoadenite e também biópsia de glândula salivar pode evidenciar alteração. As manifestações neurológicas mais comuns são polineuropatia sensitiva distal, mononeuropatias, neuropatias cranianas (V°, VII° e VIII°), mononeurite múltipla, neuropatias compressivas (túnel do carpo), neuropatia autonômica. A neuropatia do V° nervo craniano (trigêmeo), parece ser a mais frequente. Também comprometimento do SNC, embora raro, pode estar presente: hemiparesia; afasia; ataxia cerebelar; crise convulsiva; mielite transversa; mielopatia crônica; meningite asséptica. As manifestações neurológicas dependem de vasculite, embora possa haver uma infiltração direta de células mononucleares. Pode se associar a SS um quadro de polimiosite.

O diagnóstico é clínico e pode ser confirmado por biópsia de glândula salivar e pesquisa de anticorpos Ro (SSA) e La (SSB). O tratamento é feito com ciclofosfamida e prednisona. Pode estar indicada pulsoterapia com metilprednisolona. Também pode ser empregada a imunoglobulina endovenosa.

BIBLIOGRAFIA

1   Adoni T; Mutarelli EG. Manifestações neurológicas na síndrome de Sjögren. In: Cossermelli W. Síndrome de Sjögren. *Segmentofarma*, São Paulo, 2005.

SJÖGREN-LARSSON, SÍNDROME DE

Ictiose congênita-diplegia espástica-retardo mental. Veja síndromes de De Sanctis-Cacchione, de Little e de Rud

Em 1957, Sjögren e Larsson descreveram uma síndrome caracterizada por ictiose congênita, paralisia espástica nos membros inferiores e retardo mental. Esta afecção, descrita em camponeses do norte da Suécia, parece ser mais comum nesse país, embora tenha sido relatada ulteriormente em outras regiões do mundo.

O quadro espástico predomina nos membros inferiores (diplegia espástica), podendo incapacitar completamente o indivíduo em virtude das retrações fibrotendíneas e da hipotrofia muscular; ao exame ainda constatam-se hiper-reflexia profunda e sinal de Babinski bilateralmente. A espasticidade, nas fases avançadas da doença, pode atingir também os membros superiores. O retardo mental é acentuado e a ictiose, que é generalizada, costuma predominar nas áreas de flexão dos segmentos corpóreos, assim como nas regiões palmoplantares. A ictiose pode ser congênita ou aparecer após o nascimento. Em alguns casos, podem ocorrer crises convulsivas. Ao exame do fundo de olho, pode ser constatado um quadro de degeneração pigmentar da retina. Outros sinais e sintomas são ocasionais: aumento da separação entre os dentes; problemas de dicção e hipertelorismo ocular.

A etiopatogenia da síndrome é desconhecida, embora se saiba tratar-se de uma afecção de fundo genético. O modo de transmissão hereditária é autossômico recessivo, afetando igualmente ambos os sexos; a consanguinidade dos pais pode ser observada em famílias com mais de um afetado. O diagnóstico deve se basear nos aspectos clínicos e heredofamiliais e no diagnóstico diferencial devem ser consideradas as seguintes entidades: paralisia cerebral; síndrome de Rud; síndrome de DeSancitis-Cacchione.

A maioria dos doentes com a síndrome de Sjögren-Larsson falece antes de atingir a terceira década da vida. Não há tratamento específico e apenas medidas fisioterápicas e ortopédicas poderão ser tentadas, além da administração de drogas antiespásticas.

BIBLIOGRAFIA

1 Sjögren T; Larsson T. Oligophrenia in combination with congenital ichthyosis and spastic disorders. A clinical and genetic study. *Acta Psychit Neur Scand* (Suppl) 1957, 113: 1.

SMITH-LEMLI-OPITZ, SÍNDROME DE

Esta síndrome foi descrita em 1964, por Smith e colaboradores em três pacientes. As características fundamentais da síndrome compreendem microcefalia, nariz curto, aumento da distância nasolabial, ligeira micrognatia, fissura palatina ou úvula bífida, ptose palpebral, pregas epicânticas internas, estrabismo convergente, orelhas de implantação baixa, pescoço curto, retardo mental acentuado, hipotonia muscular, sulcos palmares simiescos, sindactilia do segundo e terceiro artelhos. Embora menos frequentes, outras manifestações podem participar do quadro dismórfico (desenvolvimento incompleto da genitália externa, criptorquidia, estenose pilórica).

A etiopatogenia é obscura, embora se saiba tratar-se de afecção de fundo genético; a modalidade de transmissão hereditária é provavelmente do tipo autossômico recessivo. O diagnóstico deve se basear nos aspectos clínicos, embora os dermatóglifos possam fornecer subsídios ao mostrar um sulco palmar único e numerosos verticilis digitais. Estas crianças geralmente morrem durante o 1º ano de vida; o tratamento é meramente sintomático.

BIBLIOGRAFIA
1   Smith D; Lemli L; Opitz JM. A newly recognize syndrome of multiple congenital anomalies. *J Pediat* 64: 210, 1964.

SNEDDON, SÍNDROME DE

Acidente vascular cerebral isquêmico com livedo reticular

A síndrome de Sneddon (SS) é caracterizada pela associação de AVC isquêmico com livedo racemoso (LR). Ela foi primeiramente descrita por Kimming em 1959 e, em 1960, por Champion e Rook. Cinco anos mais tarde, Sneddon relatou seis pacientes com uma coloração da pele azulada e generalizada (denominada LR), com "vários acidentes cerebrovasculares de natureza limitada e benigna" e nenhum relato de autópsia.

Estima-se que a incidência de SS é de 4 por 1 milhão por ano na população em geral e, geralmente, ocorre em mulheres entre as idades de 20 e 42 anos, com ocorrência familiar rara. Há relatos de casos em meninas de 10 anos de idade e mulheres de 64 anos. É uma causa rara de AVC (0,25 a 0,50%) e a taxa de mortalidade, em 6,2 anos, é estimada em 9,5% ao ano.

Atualmente, esta síndrome é considerada uma manifestação clínica presente em diferentes doenças, com envolvimento da pele, do cérebro, de válvulas cardíacas, dos rins e dos olhos.

O LR é uma manifestação cutânea de fundo vascular e costuma se exteriorizar por lesões irregulares grandes e interrompidas, caracterizadas por descoloração da pele, cianose permanente e aspecto reticular característico. Pode preceder o AVC por anos, e situa-se nos membros (100%), tronco (84-89%), nádegas (68 a 74%), face (15 a 16%), nas mãos ou nos pés (53 a 59%). Outras manifestações dermatológicas incluem acrocianose, fenômeno de Raynaud e, menos frequentemente, necrose circunscrita da pele.

A doença vascular cerebral ocorre principalmente devido à isquemia (ataques isquêmicos transitórios e infartos cerebrais, lacunares ou não) nas zonas de perfusão da artéria cerebral média ou artéria cerebral posterior. Hemorragia intracerebral, subaracnóidea ou intraventricular são incomuns.

O curso clínico parece ser progressivo e inclui deterioração cognitiva, convulsões, distúrbios psiquiátricos, desordens do movimento e maior envolvimento arterial, surgindo manifestações clínicas como cefaleia (sintoma inespecífico mais frequente), hipertensão arterial, envolvimento de válvulas cardíacas, dos rins e dos olhos (oclusão arterial ou venosa).

Na literatura americana, o livedo reticular é usado de forma intercambiável com LR, apesar de sua base fisiopatológica diferente. O livedo reticular é causado por vasoconstrição temporária, enquanto o LR resulta de comprometimento persistente do fluxo sanguíneo periférico causado por lesões obstrutivas de artérias subcutâneas de pequeno e médio calibres, devidas à hiperplasia focal e segmentar da camada íntima endotelial e proliferação de células da camada média de músculos lisos, podendo ocorrer trombose, não havendo aterosclerose ou processos inflamatórios. Além disso, ocorre dilatação capilar compensatória que causa estagnação sanguínea, resultando na descoloração malhada.

Os achados patológicos no cérebro mostraram múltiplas tromboses, pequenos infartos corticais e leucoencefalopatia, com alguns vasos mostrando oclusão fibrótica e recanalização, com reação granulomatosa nas leptomeninges (nem sempre observada). A SS é, provavelmente, transmitida por padrão autossômico dominante com penetrância completa ou incompleta. Foram identificadas mutações em CECR1 (região do cromossomo 22, referente à síndrome do olho do gato).

A etiopatogenia exata é desconhecida e cerca de 50% dos casos são idiopáticos. Os hormônios femininos, os contraceptivos orais e a hipertensão arterial estão correlacionados com a progressão da doença. A presença frequente de anticorpos antifosfolípides (aFL) em até 40 a 50% dos casos sugere que a SS é parte de um espectro clínico da síndrome do anticorpo antifosfolípide (SAAF), não ficando claro como o processo trombótico ocorre em casos sem a presença de aFL. Várias anormalidades têm sido relatadas em casos isolados: níveis elevados de fator VII da coagulação; diminuição dos níveis de proteína S e C; alteração da agregação plaquetária; aumento nos níveis tromboglobulina; modificações da razão entre o ativador e inibidor do plasminogênio tecidual; deficiência de antitrombina III familiar; deficiência de proteína S.

Desse modo, algumas formas de SS foram descritas: primária ou idiopática, em que não se identifica um fator causal; autoimune com ou sem aFL, coexistindo ou não com LES ou doença *lúpus-like* e uma forma trombofílica. Casos sem quaisquer outros sinais patológicos, exceto LR, devem ser rotulados como "LR idiopático generalizado", que não pode existir como uma entidade separada, mas pode representar uma fase muito precoce da SS.

Qualquer paciente com suspeita de SS deve ser submetido aos seguintes exames: avaliação completa cardiovascular; ressonância magnética cerebral; angiografia cerebral e biópsia de pele. Devem ser pesquisados: anticoagulante lúpico; anticorpos anticardiolipina IgM e aFL; FAN; presença ou não de trombocitopenia e/ou leucopenia; VDRL; crioglobulinas; antitrombina-III; proteína C; proteína S. O LCR é geralmente normal.

As lesões cerebrais podem ser mais claramente detectadas por RM do que por TC. Elas são, muitas vezes, pequenas e multifocais, localizadas predominantemente na substância branca profunda periventricular ou na ponte. Hemorragias cerebrais são raramente encontradas. A angiografia cerebral é anormal em até 75% dos pacientes, podendo demonstrar principalmente uma arteriopatia obliterante não inflamatória com estenose e/ou oclusão dos vasos intracranianos.

O diagnóstico diferencial inclui as seguintes doenças com LR generalizado: LES; poliarterite nodosa; crioglobulinemia; vasculite livedoide; arteriosclerose e vasculites do SNC.

O tratamento ideal continua a ser um problema não resolvido e a anticoagulação a longo prazo tem sido recomendada para eventos isquêmicos cerebrais baseados na patogênese presumida. Existem resultados controversos no tratamento com agentes imunomoduladores. A nifedipina pode reduzir sintomas da pele, mas não previne complicações cerebrovasculares.

BIBLIOGRAFIA

1   Kalashnikova LA; Nasonov EL; Sotyanovich LZ *et al.* Sneddon's syndrome and the primary antiphospholipid syndrome. *Cerebrovasc Dis.* 1994; 4: 76-82.

2   Dutra LA; Braga-Neto P; Pedroso JL; Barsottini OG. *Sneddon's syndrome:* case report and review of its relationship with antiphospholipid syndrome. Einstein (São Paulo). 2012; 10(2): 230-232.

3   Wu S; Xu Z; Liang H. Sneddon's syndrome: a comprehensive review of the literature. *Orphanet J Rare Dis.* 2014; 9: 215-221.

SPIELMEYER-VOGT, DOENÇA DE

LCN 3, Lipofuscinose ceroide neuronal juvenil, doença de Batten juvenil
Veja doença de Batten, doença de Haltia-Santavuori, doença de Janský-Bielschowsky, doença de Kufs.

A doença de Spielmeyer-Vogt, descrita desde os primeiros anos do século XX, representa a forma juvenil das lipofuscinoses ceroides neuronais.

O sinal de alerta mais marcante, precoce e quase invariável desta forma de LCN é a perda visual insidiosa e rapidamente progressiva que inicia entre 4 e 7 anos, levando à cegueira funcional em curto prazo. O comprometimento visual pode permanecer isolado por algum tempo, mas começam a surgir sinais de declínio intelectual com distúrbios de aprendizagem, distúrbios de atenção e memória entre 7 e 10 anos. As crises epilépticas aparecem geralmente ao redor dos 10 anos de idade, com predomínio de crises tonicoclônicas generalizadas, mas crises parciais complexas e principalmente mioclônicas ocorrem na evolução do quadro, aumentando a frequência e a intensidade. O controle das crises é variável.

Os pacientes podem apresentar manifestações psiquiátricas, com distúrbios sociais, de pensamento, queixas somáticas, depressão e agressividade a partir dos 8 a 10 anos de idade.

Ao redor dos 12 aos 14 anos, metade dos pacientes começa a apresentar sintomas motores extrapiramidais, o restante mais tarde, de padrão rígido, hipocinético, disartria, enquanto tremores, quando presentes, são discretos e inconstantes. Sinais piramidais e ataxia podem se agregar ao quadro extrapiramidal. Anormalidades de condução cardíaca têm sido relatadas mais tardiamente. O exame de fundo de olho mostra uma retinose pigmentar, com extinção progressiva do eletrorretinograma. A pesquisa de linfócitos vacuolizados no sangue periférico é de fácil execução e pode constituir elemento muito importante na condução diagnóstica. O eletrencefalograma não tem características específicas como na forma infantil tardia, geralmente mostram alterações no ritmo de base e aumento da atividade irritativa. Os exames de imagem antes dos 10 anos geralmente são normais, após essa idade podem mostrar uma atrofia cerebral moderada. O exame ultraestrutural de biópsias de pele, conjuntiva ou retal mostram inclusões citoplasmáticas tipo *fingerprints*.

A evolução da doença leva a uma demência progressiva na segunda década, ao confinamento ao leito ao redor dor 20 anos e a uma morte prematura na terceira década de vida.

Essa forma de LCN é devida a mutações no gene *CLN3* localizado no cromossomo 16p12, que codifica a proteína transmembrana lisossomial chamada batenina, de função ainda desconhecida.

BIBLIOGRAFIA

1 Bennett MJ; Rakheja D. The neuronal ceroid-lipofuscinoses. *Dev Disabil Res Rev,* 2013, 17: 254.

2 Mink JW; Augustine EF; Adams HR *et al.* Classification and Natural History of the Neuronal Ceroid Lipofuscinoses. *J Child Neurol,* 2013, 28(9): 1101.

3 Rosemberg S. *Neuropediatria.* Rio de Janeiro, Sarvier, p. 317, 2010.

4 Williams RE; Aberg L; Autti T *et al.* Diagnosis of the neuronal ceroid lipofuscinoses: an update. *Biochim Biophys Acta*, 2006, 1762: 865-72.

SOTOS, SÍNDROME DE

Gigantismo cerebral

Esta síndrome, descrita em 1964, tem como características fundamentais: macrocefalia; retardo mental; gigantismo e traços acromegálicos. O crescimento ósseo generalizado está aumentado nos primeiros anos de vida. Crises convulsivas são frequentes.

Os exames de neuroimagem (TC e RM) podem evidenciar grau moderado de dilatação do sistema ventricular. O EEG pode mostrar apenas anormalidades inespecíficas; a radiografia das extremidades distais, nos primeiros anos de vida, pode mostrar idade óssea superior à idade cronológica.

A etiopatogenia do quadro é obscura, não tendo sido até o momento demonstrada qualquer disfunção endócrina.

BIBLIOGRAFIA

1 Sotos JF; Dodge PK *et al.* Cerebral gigantism in childhood. *New Engl J Med* 1964, 271: 109.

SPRENGEL, DEFORMIDADE DE

Elevação congênita do ombro; Scapula elevata *Veja síndrome de Klippel-Feil.*

Esta deformidade congênita, caracterizada por elevação do ombro, usualmente é unilateral. Nessa alteração, a escápula é mais larga no seu eixo transversal e mais curta no sentido vertical, com uma rotação interna. A deformidade escapular pode se acompanhar de escoliose, fitas fibrosas entre a escápula e as costelas, além de fibrose do músculo trapézio. A abdução do ombro, além de um ângulo de 90°, é impossível.

Ao quadro de deformidade, podem se associar siringomielia, costela cervical e a síndrome de Klippel-Feil. Essa deformidade depende de um defeito do desenvolvimento fetal, que ocorre na nona semana da gestação. A anomalia consiste na ausência da migração da escápula da região cervical para sua posição normal. O tratamento consiste em correção cirúrgica, e o momento ideal para essa intervenção se situa entre os 4 e 7 anos de idade.

BIBLIOGRAFIA

1 Swaiman KF; Wright FS. Enfermedades Neuromusculares en el Lactante y en el Niño. *Pediátrica,* Barcelona, 1972.

STARK-KAESER, SÍNDROME DE

Amiotrofia espinhal progressiva tipo I; Amiotrofia hereditária escápulo-peroneira. Veja doença de Charcot-Marie, doença de Kugelberg-Welander e doença de Werdnig-Hoffmann.

Trata-se de uma forma de amiotrofia espinhal progressiva hereditária, cuja modalidade de transmissão é autossômica dominante; casos esporádicos têm sido registrados. Uma ligação com o cromossomo 12 foi evidenciada. Costuma ter início entre os 30 e 50 anos de idade.

A amiotrofia, que evolui lentamente no adulto, apresenta uma distribuição peculiar: proximal nos membros superiores e distal nos membros inferiores. O quadro costuma ter início pelos membros inferiores por atrofia dos músculos das panturrilhas e dorsiflexores dos pés. Nas fases subsequentes, a musculatura das coxas e da cintura pélvica é atingida; nos membros superiores, apenas a musculatura dos ombros é comprometida. Entretanto, nas fases avançadas da afecção, pode haver comprometimento de músculos dos braços, pescoço, face, da deglutição e da musculatura ocular extrínseca. Os reflexos aquileus podem ficar abolidos precocemente, fenômeno que costuma ocorrer com outros reflexos profundos num período mais tardio do quadro; as fasciculações são excepcionais e não costuma haver distúrbios sensitivos.

O exame de ENMG evidencia fibrilações e a biópsia muscular mostra atrofia. O único caso com estudo anatomopatológico (relatado por Kaeser) mostrou que as lesões musculares eram de natureza neurogênica, com degeneração das células da ponta anterior da medula espinhal, além de lesões dos núcleos do VII°, IX° e X° nervos cranianos. O diagnóstico diferencial deve ser considerado com a doença de Charcot-Marie.

A evolução é lentamente progressiva, não havendo tratamento específico para esta afecção.

BIBLIOGRAFIA

1   Cambier J; Le Bigot P; Delaporte P. Amyotrophies spinales progressives. *Encycl Méd Chir,* Paris, Système Nerveux 17081 A-10, 1-1975.

2   Cambier J; Masson M; Dehen H. *Neurologia.* Rio de Janeiro, Guanabara-Koogan, 2005.

STEELE-RICHARDSON-OLSZEWSKI, SÍNDROME DE

Paralisia supranuclear progressiva; PSP Veja doença de Parkinson.

Esta doença foi descrita pela primeira vez por Steele, Richardson e Olszewski em 1964. Trata-se de uma condição rara, responsável por cerca de 5 a 8% dos casos de parkinsonismo. O pico de incidência ocorre entre os 50 e 80 anos, sendo mais comum no sexo masculino. A paralisia supranuclear progressiva (PSP) é considerada uma síndrome de parkinsonismo atípico pelo seu componente rígido-acinético. Alguns autores a incluem no grupo das *tau*opatias, pela presença de emaranhados neurofibrilares associados à fosforilação inadequada da proteína *tau*. Recentemente, houve o relato de uma mutação silente no cromossomo 17, especificamente no gene *tau* em um paciente com achados patológicos característicos de PSP.

Habitualmente, o quadro clínico tem início com instabilidade da marcha, quedas frequentes e fala monótona. Com a progressão do quadro, o paciente apresenta certo grau de bradicinesia, distonia cervical e rigidez plástica. A limitação dos movimentos oculares conjugados no sentido vertical é um sinal cardinal desta síndrome; fica mais comprometido o olhar conjugado para baixo. A fácies destes pacientes é de "espanto-surpresa". Os reflexos axiais da face encontram-se exaltados; pode ser constatado *grasping*. Outras manifestações podem fazer parte do complexo sintomatológico: disforia; ansiedade; blefarospasmo; disartria; disfagia; ataxia e apraxia palpebral. Um quadro demencial, de grau leve, pode também integrar o quadro clínico. A síndrome evolui lentamente e, após alguns anos, o paciente pode ficar anártrico, com perda dos movimentos oculares voluntários, além de intensa rigidez cervical e do tronco.

Do ponto de vista anatomopatológico, pode ser observada uma atrofia desproporcional do mesencéfalo e do tegmento pontino à análise macroscópica. Nota-se ainda alargamento do aqueduto cerebral consequente à atrofia da lâmina quadrigeminal. À microscopia, observa-se gliose e acúmulo de proteínas *tau* nos neurônios, formando filamentos neurofibrilares. A RM é o método de escolha para a demonstração das lesões estruturais, como a atrofia desproporcional do mesencéfalo e o afilamento da lâmina quadrigeminal (Figura 106A e B). Pode ser demonstrada gliose periaquedutal e o aumento do ângulo entre os pedúnculos cerebrais, com concavidade do contorno superior do mesencéfalo, achados também decorrentes da atrofia. O diagnóstico geralmente é firmado pelo quadro clínico, exame neuropsicológico e neuroimagem (RM, SPECT e PET-scan) compatíveis.

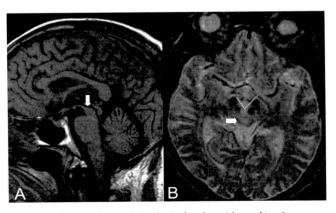

Figura 106A e B – *Síndrome de Steele-Richardson-Olszewski – Imagem sagital T1 de RM (A) demonstra atrofia do mesencéfalo, com concavidade do seu contorno superior (seta vertical). A imagem Axial T2 (B) demonstra, além da atrofia do mesencéfalo, a ocorrência de hipersinal periaquedutal (seta horizontal) e alargamento do ângulo interpeduncular (linha pontilhada).*

O diagnóstico diferencial deve ser considerado com as demais formas de parkinsonismo atípico (demência por corpos de Lewy, doença de Shy-Drager, degeneração corticobasal, degeneração estriatonigral), com a doença de Alzheimer, a demência por multi-infarto e a demência frontotemporal.

O prognóstico é sombrio e a doença evolui para o óbito em cerca de 6 a 7 anos, usualmente devido a broncopneumonias aspirativas e sepse. O tratamento deve ser orientado com levodopa, associada ou não a agonistas dopaminérgicos. Essas drogas podem ser úteis nas fases iniciais, porém tem pouco sucesso no longo prazo; também pode ser tentado o emprego de anticolinérgicos. O blefarospasmo pode ser controlado através de infiltração com toxina botulínica.

BIBLIOGRAFIA

1 Caixeta L. *Demências.* São Paulo, Lemos Editorial, 2004.

2 Shrag A; Good CD *et al.* Differentiation of atypical parkinsonian syndromes with routine MRI. *Neurology* 2000, 54: 697.

3 Stanford PM; Halliday GM *et al.* Progressive supranuclear palsy pathology caused by a novel mutation in exon 10 of *tau* gene: expansion of the disease phenotype caused by *tau* gene mutations. *Brain* 2000, 123: 880.

4 Yagishita A; Oda M. Progressive nuclear palsy: MRI and pathological findings. *Neuroradiology* 1996, 38: 60.

STEINBROCKER, SÍNDROME DE

Atrofia de Sudeck; Causalgia; Distrofia reflexa da extremidade superior; Distrofia reflexossimpática; Síndrome ombro-mão Veja SDRC (síndrome da dor regional complexa).

A síndrome ombro-mão (SOM), considerada uma distrofia reflexossimpática, é um complexo sintomatológico caracterizado por dor no ombro e na mão, acompanhado de distúrbios tróficos. No quadro clínico, de instalação geralmente tórpida, pode-se identificar três estágios evolutivos: 1) dor, que pode ser moderada ou acentuada, que se exacerba com o estresse emocional. É comum a presença de alodínia (dor ao toque ou pelo contato das roupas); pode ocorrer hiperpatia. A pele é fria e pode apresentar-se escura ou eritematosa. É frequente o aparecimento de edema na área afetada (mão suculenta) com ocorrência subsequente de alterações distróficas da pele e unhas quebradiças (Figura 107). 2) A pele torna-se fria, brilhante e com aspecto escuro. Pode ocorrer distonia ou espasmos musculares no segmento afetado; 3. no último estágio, podem aparecer atrofia da pele e do tecido celular subcutâneo e o desenvolvimento de garra na mão. Essa etapa nem sempre é atingida.

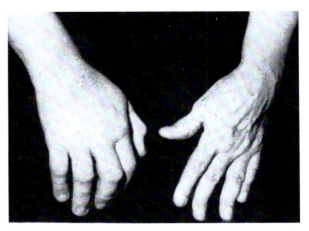

Figura 107 – *Síndrome ombro-mão de Steinbrocker. Edema de mão direita ("mão suculenta") acompanhado de dor no ombro do mesmo lado; quadro determinado por hemiplegia vascular.*

Embora a patogenia seja obscura, tem sido postulada a teoria da distrofia reflexossimpática. Um trauma (ou outro tipo de lesão) pode determinar uma estimulação das fibras de dor (alfa delta e C) que fazem sinapse na ponta dorsal da substância cinzenta (substância gelatinosa) da medula espinhal. Ocorre uma retransmissão secundária percorrendo o trato espinotalâmico, mas também axônios que fazem sinapse com as fibras eferentes simpáticas. A hiperestimulação destas fibras eferentes determina uma resposta inflamatória periférica com liberação de peptídeos algógenos (peptídeo relacionado ao gene da calcitonina, neurocinina A e B, substância P e histamina). Isso determina maior estimulação das fibras eferentes alfa delta e C, ficando estabelecida atividade reflexa.

A SOM obedece a múltiplas etiologias e, entre as mais importantes, devem ser mencionadas as hemiplegias, traumatismos do membro superior, infarto do miocárdio e doenças pulmonares. Em boa parte dos casos, o fator etiológico não pode ser determinado. O diagnóstico, quando o quadro é completo e dependendo do fator determinante, é fácil. Alguns exames complementares podem fornecer subsídios: a radiografia da mão pode mostrar osteopenia focal; a cintilografia óssea costuma mostrar aumento do fluxo sanguíneo, aumento da estase sanguínea e aumento da captação periarticular no segmento comprometido. O diagnóstico diferencial, em certos casos, deve ser considerado principalmente com a periartrite do ombro, gota e síndrome do ombro congelado.

O tratamento, dependendo da evolução, pode ser orientado com medidas fisioterápicas (exercícios, TENS), administração de certas drogas (analgésicos, amitriptilina, gabapentina), bloqueio do gânglio estrelado e, até mesmo, simpatectomia.

BIBLIOGRAFIA

1 Gilroy J. *Neurologia Básica.* Rio de Janeiro, Revinter, 2005.

2 Souza SEM, Sanvito WL; Scola A. A síndrome ombro-mão nas hemiplegias vasculares. *Arq Neuropsiquiat* 1968, 26: 195.

3 Steinbrocker O. The shoulder-hand syndrome. *Amer J Med* 1947, 4: 402.

STEINERT, DOENÇA DE

Atrofia miotônica; Distrofia miotônica tipo I; doença de Batten; Miotonia atrófica; Síndrome de Curschmann-Batten-Steinert

É uma heredopatia na qual se associam, em graus variáveis, manifestações miotônicas e atrofias musculares acompanhadas, frequentemente, por cataratas e insuficiência gonadal.

A distrofia de Steinert (DS) pode manifestar-se desde o nascimento, sendo, então, mais grave, entretanto ela costuma ter início entre os 15 e 30 anos, conhecendo-se casos de início mais tardio; ambos os sexos são acometidos igualmente. A sintomatologia tem início comumente pelo fenômeno miotônico, que se caracteriza pela dificuldade e retardo na descontração muscular por ocasião da execução de um ato motor (fenômeno miotônico espontâneo). Por exemplo, ao fechar fortemente a mão, o indivíduo tem dificuldade para abri-la, o que acaba conseguindo de maneira lenta e laboriosa. O paciente pode se queixar de "certo endurecimento" dos músculos, dificuldade para o desempenho dos atos comuns da vida diária e até quedas frequentes. Além do fenômeno miotônico espontâneo, é possível também provocá-lo mediante percussão de um músculo estriado (deltoide, língua, eminência tênar) com um martelo de reflexos, o que determina imediata contração do mesmo com persistência de um sulco no local durante um tempo prolongado (fenômeno miotônico provocado ou mecânico). A miotonia pode ser de difícil demonstração em alguns pacientes, entretanto a submersão das mãos em água fria pode facilitar o seu aparecimento. As atrofias musculares costumam ter uma disposição eletiva, predominando em determinados músculos (temporais, masseteres, esternocleidomastóideo, longossupinadores). A fáceis é inexpressiva, algo torpe e afilada (Figura 108). Pode haver ptose palpebral bilateral pela debilidade dos músculos elevadores da pálpebra superior. É comum a calvície precoce na região frontal. Entre outros sinais e sintomas, devem ser assinalados: cataratas; atrofia testicular e insuficiência ovariana. Os varões, com frequência, são estéreis e impotentes. Distúrbios psíquicos e retardo mental podem ocorrer em alguns casos. No decurso da afecção, pode se instalar uma cardiopatia.

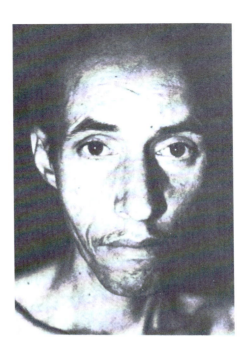

Figura 108 – *Doença de Steinert. Fácies com aspecto alongado, podendo-se notar também a calvície.*

A evolução é lentamente progressiva e conduz à incapacidade e à morte antes da sexta década da vida. As manifestações terminais costumam ocorrer por complicações respiratórias, sendo também possível a ocorrência de morte súbita por comprometimento cardíaco.

Os caracteres heredológicos são do tipo autossômico dominante e o defeito genético está localizado na região centromérica do cromossomo 19 (19q 13.2). O gene codifica a proteína miotonina-proteína-cinase e a falha dessa proteína pode causar uma disfunção dos canais iônicos na miotonia; o que significa que essa miotonia é uma forma de miopatia canalicular. A sua expressividade é variável e, em algumas famílias, podem ocorrer os fenômenos da antecipação e potenciação (início da doença mais cedo nas gerações sucessivas, com formas clínicas mais graves). Esses fenômenos dependem de um aumento do número de repetições de trinucleotídeo no *ovum*. Nesse sentido, quanto maior a repetição das trincas, mais exuberante a manifestação da doença. Recentemente, foi descrita uma variante deste tipo de distrofia denominada "doença de Thornton-Griggs-Moxley ou "distrofia miotônica tipo II", com quadro miotônico de herança autossômica dominante e cataratas; porém, a fraqueza nos membros inferiores é proximal com hipertrofia das panturrilhas. Nesta distrofia tipo II, falta o diagnóstico de expansão da repetição do trinucleotídeo, e pode ser que o resultado seja de uma mutação na distrofia miotônica (um distúrbio alélico) ou de ação de um gene localizado em outro cromossomo (loco-heterogeneidade).

Dos exames complementares, a ENMG é útil, podendo revelar a existência de descargas miotônicas espontâneas de alta frequência, cujo som assemelha-se com as picadas de bombardeios da Segunda Guerra Mundial. O ECG, com certa frequência, é anormal, e pode-se encontrar prolongamento do intervalo P-R, arritmias e bloqueios. O exame com lâmpada de fenda pode evidenciar uma catarata de tipo especial. A imunoeletroforese pode evidenciar diminuição da IgG, em virtude do hipercatabolismo isolado dessa imunoglobulina. O quadro histopatológico do músculo apresenta como característica marcante a disposição dos núcleos centralmente e arranjados de modo enfileirado, como as contas de um rosário. Além de variação no tamanho das fibras musculares, pode ocorrer necrose ocasional e substituição de tecido muscular por tecido fibroadiposo. Cerca de metade dos doentes apresenta uma ligeira dilatação do sistema ventricular, evidenciada pela neuroimagem (TC, RM).

No tratamento sintomático da miotonia, pode-se empregar a fenitoína (100 mg, três vezes/dia), o sulfato de quinino ou a procainamida.

BIBLIOGRAFIA

1 Franken RA, Sanvito WL *et al.* Aspectos eletrocardiográficos nas doenças heredodegenerativas do sistema nervoso. *Rev Ass Med Brasil* 1975, 21: 181.

2 Gilroy J. *Neurologia Básica,* Rio de Janeiro, Revinter, 2005.

3 Tilbery Ch; Topeczwski A *et al.* Estudo das imunoglobulinas em cinco casos de distrofia miotônica. *Arq Neuropsiquiat* 1972, 30: 232.

4 Thornton CA; Griggs RC; Moxley. Myotonic dystrophy with no trinucleotide expansion. *Ann Neurol* 1994, 35: 269.

STOKES-ADAMS, SÍNDROME DE

Bloqueio cardíaco completo; Bloqueio atrioventricular total, BAVT, Pulso lento permanente; Síndrome de Morgagni-Adams-Stokes, Síndrome de Spens

Esta síndrome foi descrita inicialmente por Morgagni em 1765, posteriormente por Adams em 1827 e Stokes em 1846, ambos médicos Irlandeses, sendo Stokes mais conhecido pelo padrão respiratório que ocorre no coma com seu nome, a respiração de Cheyne-Stokes.

É caracterizada pela presença de síncopes ou crises convulsivas determinadas por hipóxia cerebral transitória em virtude da queda do fluxo sanguíneo para o encéfalo. A causa da queda do fluxo é cardiológica, apresentando esses doentes uma alteração da condução auriculoventricular com pulso lento permanente. O quadro costuma ocorrer durante mudanças do ritmo cardíaco, condição que pode determinar assistolia, fibrilação ou taquicardia ventricular ou uma combinação dessas arritmias.

O quadro clínico pode se exteriorizar apenas por vertigem transitória, síncope e, nos acessos mais prolongados, por crise convulsiva. Por ocasião do acesso sincopal, há queda marcada da pressão arterial sistêmica e, às vezes, ausência de pulso e batimentos cardíacos. O óbito pode ocorrer por parada cardíaca.

A síndrome costuma ocorrer com maior frequência nos indivíduos idosos, geralmente portadores de alguma miocardiopatia e/ou distúrbios de condução cardíaca. Pode ocorrer também em jovens e, nestes pacientes, as principais as causas são cardiopatias congênitas, cardiopatia reumática, miocardite chagásica ou miocardites agudas. Neste grupo de pacientes jovens, devem ser sempre lembradas a sarcoidose cardíaca e a amiloidose. Um inventário cuidadoso de medicamentos deve ser realizado já que um grande número deles pode causar a síndrome (betabloqueadores, bloqueadores do canal de cálcio e digitálicos). O diagnóstico sindrômico deve se basear no quadro clínico e nos aspectos eletrocardiográficos (bloqueio A-V); o exame ecocardiográfico também podem fornecer subsídios para o diagnóstico etiológico.

A síndrome de Stokes-Adams representa uma emergência médica, e dentro dessa perspectiva, a terapêutica deve ser conduzida. Geralmente, a abordagem inicial pode ser feita com medicamentos (atropina) ou um marca-passo transcutâneo, dependendo da estabilidade hemodinâmica do doente. Se no acesso sincopal for constatada uma ausência de pulsos, o tratamento deve seguir a rotina estabelecida para a parada cardíaca conforme o ACLS (Advanced Cardiac Life Suport).

BIBLIOGRAFIA

1 Friedberg CK. *Enfermedades del Corazon.* Interamericana, México, 1969.

2 Khan IA. Mechanisms of syncope and Stokes-Adams attacks in bradyarrhythmias: asystole and torsade de pointes. *Cardiology.* 2003; 99(1): 54.

STRACHAN, SÍNDROME DE

Neuropatia nutricional; Síndrome de Strachan-Scott; Síndrome de Strachan-Stannus-Scott

Esta síndrome nutricional, descrita no fim do século XIX (1897), tem sido reavaliada nas últimas décadas, sobretudo na Jamaica e no continente africano. Casos semelhantes foram descritos na Segunda Guerra Mundial, nos prisioneiros dos campos de concentração, e em populações malnutridas de diversas regiões do mundo (Índia, Malásia, África).

O quadro, descrito inicialmente por Strachan, consiste essencialmente em ataxia medular, distúrbios sensitivos, neuropatia óptica, surdez nervosa e disartria. A instalação do quadro pode ser aguda e incluir outras manifestações como estomatite angular, glossite e dermatite escrotal. É digno de registro que a mielopatia nutricional possa evoluir em certas áreas (Nigéria) com manifestações atáxicas, enquanto em outras (Jamaica) é nítido o predomínio do quadro espástico.

O quadro clínico comumente se traduz por dor, queimação, adormecimento e parestesias nos pés e pernas, surdez, disartria, ambliopia, ataxia e espasticidade. É frequente a abolição dos reflexos profundos.

Os aspectos anatomopatológicos consistem em degeneração dos nervos olfatórios e ópticos e do cordão posterior da medula espinhal. O comprometimento do sistema nervoso periférico (ressaltado por Strachan), sob a forma de polineuropatia, é evidente não só clinicamente como por métodos eletroneurofisiológicos (eletroneuromiografia, medida das velocidades de condução nervosa).

A etiopatogenia, embora obscura, certamente está ligada a uma deficiência nutricional. O tratamento deve ser orientado com a administração de vitaminas, principalmente do complexo B, além de dieta balanceada. O prognóstico depende do grau de comprometimento do nervo óptico e do tempo de duração da doença.

BIBLIOGRAFIA

1 Erbslöh F; Abel M. Deficiency neuropathies. In: Vinken PJ; Bruyn GW. *Handbook of Clinical Neurology,* v. 7, Amsterdam, North-Holland, 1970.

2 Rowland LP. Hereditary and acquired spastic paraplegia. In: Merritt´s Neurology. Rowland LP (Ed.). Philadelphia, Lippincott Williams & Wilkins, 2000.

STRÜMPELL-LORRAIN, SÍNDROME DE

Paraplegia espástica familial; Paraplegia espástica hereditária Veja ataxia de Friedreich.

Neste tipo de afecção neurodegenerativa, pode ocorrer um quadro piramidal puro ou, então, haver um nítido predomínio deste em relação aos quadros cerebelar e cordonal posterior.

A afecção costuma ter início entre os 7 e 15 anos de idade; existe uma forma, com início tardio, após os 35 anos de idade. A manifestação inicial é uma dificuldade na marcha e, depois de algum tempo de evolução, se aprecia uma espasticidade nos membros inferiores. Ao exame neurológico, a marcha é do tipo espástico e se evidencia uma hipertonia muscular muito acentuada nos membros inferiores. Os reflexos profundos apresentam-se exaltados nos quatro membros, observando-se clônus de pé e rótula, além de sinal de Babinski bilateralmente; os esfíncteres geralmente estão poupados. Em mais da metade dos casos, a síndrome piramidal é pura, enquanto nos casos restantes podem ocorrer sinais cerebelares frustros (principalmente nos membros superiores), atrofia óptica e retardo mental moderado. Alguns doentes podem apresentar pés cavos, cifoscoliose e anormalidades eletrocardiográficas, como costuma ocorrer na ataxia de Friedereich. Formas caracterizadas por paraplegia espástica, nistagmo, disartria, sinais cerebelares e amiotrofias têm sido relatadas em certas famílias. Estes casos representam formas de transição entre a paraplegia espástica, a degeneração espinocerebelar e a amiotrofia peroneira. O diagnóstico diferencial deve ser considerado também com a paraparesia espástica tropical, quadro de natureza viral, secundária à infecção pelo retrovírus HTLV-1, que pode acometer mais de uma pessoa da família, pois ocorre transmissão vertical, principalmente pelo aleitamento materno.

A doença é geneticamente heterogênea e pode ser herdada na forma autossômica dominante, recessiva ou ligada ao cromossomo X. Até agora foram localizados nos cromossomos 15 genes responsáveis por diferentes formas da doença, mas somente quatro foram identificados: L1CAM; PLP; SPG7 (paraplegina); e SPG4 (espastina). A forma dominante da doença tem sido ligada aos cromossomos 2p, 8q, 14q e 15q; a variante recessiva aos cromossomos 8p, 15q e 16q.

Do ponto de vista neuropatológico o achado mais comum e marcante é a degeneração das vias piramidais na medula espinhal, particularmente no nível cervical. Pode ocorrer degeneração dos feixes de Goll e Burdach e na coluna de Clarke. Em raros casos também há degeneração das células de Betz e do cerebelo.

A evolução da paraplegia espástica familial é mais lenta do que a da ataxia de Friedreich. Não existe tratamento específico para esta afecção, mas medidas fisioterápicas podem ser adotadas.

BIBLIOGRAFIA

1   Casari G. Mobilidade reduzida. *Viver* – Mente & Cérebro, 5, 2006.

2   Ropper AH; Brown RH. *Principles of neurology*. In: Adams & Victor's. New York, McGraw-Hill, 2005.

STURGE-WEBER, DOENÇA DE

Angiomatose encefalofacial; Angiomatose encefalotrigeminal; Angiomatose meningocutânea ou meningofacial; Angiomatose neuro-ocular; Doença de Sturge-Weber-Dimitri; Doença de Sturge-Weber-Krabbe-Dimitri.

Este quadro neurocutâneo caracteriza-se pela associação de mancha de cor vinhosa na face, angiomas leptomeníngeos, calcificações intracranianas, crises convulsivas e retardo mental.

O angioma facial (Figura 109), presente desde o nascimento, costuma ser unilateral e tem uma distribuição que habitualmente não ultrapassa o território do nervo trigêmeo; excepcionalmente a mancha é bilateral. Em alguns poucos casos, o angioma cutâneo pode ultrapassar o território do trigêmeo e ocasionalmente o nevo facial não se limita à pele, podendo alcançar os lábios, língua, palato, face mucosa da bochecha e gengivas do mesmo lado. O angioma habitualmente é plano ou apresenta ligeiro relevo, e com a idade, a cor vinhosa pode se tornar mais escura. Também é possível, embora pouco frequente, um quadro de Sturge-Weber sem angioma cutâneo.

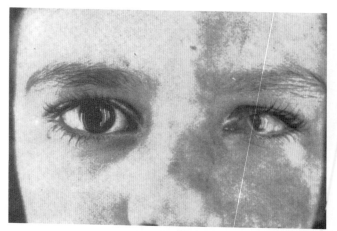

Figura 109 – *Doença de Sturge-Weber. Angioma se estendendo por toda a hemiface esquerda do paciente.*

As manifestações neurológicas, presentes desde os primeiros meses ou anos de vida, caracterizam-se por crises convulsivas generalizadas ou focais; as crises jacksonianas são contralaterais ao nevo facial. Outras manifestações neurológicas compreendem hemiplegia (contralateral ao nevo) e retardo mental, podendo o quadro mental atingir aproximadamente 60% dos doentes.

O comprometimento ocular, presente em aproximadamente 25% dos casos, é traduzido por glaucoma e buftalmia e parece depender de um angioma coroidiano. Outras manifestações somáticas incluem: malformações renais; cardíacas; pulmonares e do aparelho digestivo. Ocorrem cefaleias enxaquecosas em 28% dos pacientes, muitas vezes associadas a déficits neurológicos transitórios.

O comprometimento estrutural intracraniano é indispensável, segundo a maioria dos autores, para a caracterização da síndrome e ocorre do mesmo lado do angioma facial. A estase venosa determinada pela anormalidade vascular promove uma hipoperfusão crônica do parênquima encefálico adjacente, geralmente dos lobos parietal e occipital, com consequente atrofia e calcificação giral. O plexo coroide mostra-se proeminente no lado acometido em virtude de aumento do volume sanguíneo que chega até ele por não haver uma drenagem normal dos vasos corticais. Alargamento do espaço diplóico e hiperareação da mastoide e do seio frontal homolaterais também podem ser caracterizados.

Calcificações girais podem ser identificadas pela radiografia simples do crânio, porém só estudos de TC são mais úteis para demonstrar o aspecto típico em "trilhos de trem". A TC e a RM também são úteis para a demonstração de anormalidades de veias profundas, na fase mais precoce da doença, e atrofia parenquimatosa focal, impregnação leptomeníngea e calcificações girais na fase crônica (Figura 110A e B). A proeminência do plexo coroide representa importante chave para o diagnóstico, pois retrata a anormalidade do fluxo sanguíneo, com drenagem preferencial profunda.

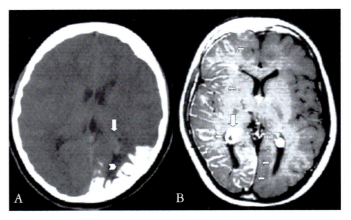

Figura 110A e B – *Síndrome de Sturge-Weber – Imagem de TC com contraste (A) demonstra as alterações típicas da forma mais avançada da doença, com calcificações girais parieto-occipitais (cabeça de seta), atrofia focal, nessas regiões e aumento das dimensões do plexo coroide ipsolateral (seta vertical). Imagem axial T1 pós-gadolínio (B), de outro paciente, demonstra as características da síndrome na sua fase mais incipiente, com alteração da drenagem venosa profunda, sem atrofia ou calcificações. Observe em B a impregnação anômala da superfície giral do hemisfério cerebral direito (setas horizontais) e o aumento do glômus coroide direito (seta vertical).*

A doença parece ter um componente genético, porém não está claro o modo de herança.

O tratamento é puramente sintomático com anticonvulsivantes; em alguns casos, de convulsões extremamente rebeldes, o tratamento cirúrgico deve ser considerado através da lobectomia ou hemisferectomia. O nevo cutâneo deve ser tratado precocemente com eletrocoagulação, neve carbônica ou fósforo radiativo. O prognóstico depende do grau de retardo mental e da presença de sinais e sintomas neurológicos focais.

BIBLIOGRAFIA

1 Gilroy J. *Neurologia Básica.* Rio de Janeiro, Revinter, 2005.

2 Griffiths PD; Blaser S *et al.* Choroid plexus size in young children with Sturge-Weber syndrome. *Am J Neuroradiol* 1996, 17(1): 175.

3 Lin DD; Barker PB *et al.* Early characteristics of Sturge-Weber syndrome shown by perfusion MR imaging and proteon MR spectroscopic imaging. *Am J Neuroradiol* 2003, 24(9): 1912.

SUNCT, SÍNDROME

O acrônimo SUNCT tem o seguinte significado na língua inglesa: *Short-lasting Unilateral Neuralgiform Conjuntival injection and Tearing.* Esta síndrome descrita após 1988, época da primeira classificação internacional das cefaleias, tornou-se muito conhecida na última década. Por esta razão, hoje ela integra a IIIa classificação publicada pela International Headache Society (IHS) no ano de 2013. Encontra-se inserida no grupo 3: "Cefaleia em salvas e outras cefaleias trigeminoautonômicas" (CTA).

Embora não existam dados sobre a sua prevalência, os relatos existentes na literatura indicam que esta entidade é de ocorrência rara. Predomina no sexo masculino numa proporção de 2.1: 1 em relação às mulheres. A idade de início dos sintomas ocorre mais comumente entre os 40 e os 70 anos.

O SUNCT é descrito como uma síndrome caracterizada por crises de dor unilateral e de curta duração, envolvendo a primeira divisão do trigêmeo. Os paroxismos são muito mais breves do que aqueles observados em outras CTA (cefaleia em salvas) e frequentemente acompanhados de lacrimejamento e vermelhidão ocular no olho homolateral.

A IHS estabelece os seguintes critérios diagnósticos para esta síndrome:

Pelo menos 20 crises que preencham os critérios adiante referidos.

Crises de dor unilateral, de localização orbitária, supraorbitária ou região temporal, "em pontada" ou de caráter "pulsátil" e com duração de cinco a 240 segundos.

A dor se acompanha de hiperemia conjuntival e lacrimejamento unilateral ao fenômeno álgico.

As crises ocorrem numa frequência de três a 200 por dia.

Não atribuída a outro transtorno.

Os pacientes que dela sofrem podem apresentar apenas um dos sintomas de ativação autonômica (hiperemia conjuntival ou lacrimejamento) ou podem ser constatados, mais raramente, outros sinais de disautonomia tais como congestão nasal, rinorreia e edema palpebral.

Podem ocorrer períodos de remissão espontânea, embora ao longo do tempo esses períodos tenham tendência de tornarem-se mais raros. Em contraste com a cefaleia em salvas, no SUNCT raramente ocorrem crises noturnas que despertam o paciente.

No diagnóstico diferencial devem ser considerados a neuralgia do trigêmeo, a cefaleia "em facadas", a neuralgia do nervo supraciliar e a hemicrania paroxística. A literatura também chama a atenção para a possibilidade de formas secundárias, com quadros dolorosos que mimetizam esta síndrome (SUNCT-*like*), com lesões geralmente localizadas na fossa craniana posterior (malformações arteriovenosas do ângulo pontocerebelar ou angioma cavernoso no tronco cerebral) ou mais raramente envolvendo a região da hipófise. Alguns pacientes podem apresentar concomitantemente ao SUNCT, sintomas de neuralgia do trigêmeo, dificultando sobremaneira a diferenciação clínica dessas entidades. De acordo com a IHS, esse paciente deve receber ambos os diagnósticos.

O SUNCT costuma responder pouco aos medicamentos utilizados no tratamento de outras cefaleias primárias. Em razão do número ainda pequeno de relatos, existem apenas citações anedóticas de melhora clínica, em graus variados, com o uso da carbamazepina (600 a 1.200 mg/dia), lamotrigina (100 a 300 mg/dia), gabapentina (900 a 2.700 mg/dia) e ao topiramato (50 mg/dia).

O bloqueio anestésico do 1º ramo do nervo trigêmeo deve ser evitado por ter se mostrado ineficaz. Seis pacientes foram submetidos a tratamento cirúrgico e em todos foram obtidos bons resultados. Em dois deles, foi utilizada a técnica de Janetta, num paciente foi usada a compressão transcutânea do gânglio de Gasser e em três pacientes foi feita a rizólise retrogasseriana utilizando glicerol. O período médio de remissão total dos sintomas foi de 2 a 4 anos e meio. A radiocirurgia por *gamaknife,* numa casuística pequena, se mostrou ineficaz.

BIBLIOGRAFIA

1 Headache Classification Subcommittee of the International Headache Society – The International Classification of Headache Dirsorders 3 edition (version beta). *Cephalalgia* 2013; 33(9): 629-808.

2 Matharu MS; Boes CJ; Goadsby PJ. Manegement of trigeminal autonomic cephalalgias and hemicrania continua. 63(16): 1637, 2003.

SUSAC, SÍNDROME DE

A síndrome de Susac (síndrome retinococleocerebral) depende de uma microangiopatia que compromete o cérebro, a retina e o ouvido interno. Incide predominantemente em mulheres jovens, na terceira e na quarta década da vida.

O quadro clínico clássico é constituído por uma encefalopatia aguda, oclusão de ramos arteriais retinianos e perda neurossensorial da audição. Essa tríade sintomática pode se desenvolver em 1 a 2 anos.

A RM mostra em T2 áreas hiperintensas na substância branca e cinzenta, às vezes no corpo caloso e eventualmente também na fossa craniana posterior. Essas alterações podem desaparecer espontaneamente, sugerindo tratar-se de edema, componentes inflamatórios imunomediados ou pequenos infartos (Figura 111A e B). O LCR pode apresentar moderado aumento de células (de 0 a 37 por mm^3) e hiperproteinorraquia. A angiografia pode evidenciar oclusão de um ou mais vasos de pequeno calibre; a biópsia pode identificar microinfartos com processo inflamatório periarteriolar mínimo.

No diagnóstico diferencial, devem ser consideradas a esclerose múltipla e a ADEM.

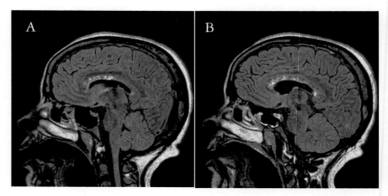

Figura 111A e B – *RM FLAIR sagital evidencia a presença de múltiplas pequenas lesões ovoides hiperintensas acometendo o corpo caloso, que tipicamente envolvem as fibras centrais com relativa preservação da periferia. Essas lesões podem apresentar impregnação pelo contraste na fase aguda (não demonstrado).*

O tratamento recomendado é com corticosteroides (prednisona ou pulsoterapia com metilprednisolona) ou com imunossupressores (ciclofosfamida) na fase aguda e, num segundo tempo, antiagregante plaquetário. Outras terapias propostas são a plasmaférese ou imunoglobulinas. Muitos pacientes requerem terapia de longo prazo. Recorrências não são raras e podem aparecer mesmo depois de longo tempo de estabilização do quadro (até 18 anos). O uso de contraceptivo oral deve ser contraindicado, pois pode precipitar a oclusão de ramos arteriais retinianos.

BIBLIOGRAFIA

1 Egan RA; Nguyen TH *et al.* Retinal arterial wall plaques in Susac syndrome. *Am J Ophthalmol* 2003, 135: 483.

2 Hahn JS; Lannin WC; Sarwal MM. Microangiopathy of brain, retina, and inner ear (Susac´s syndrome) in an adolescent female presenting as acute disseminated encephalomyelitis. *Pediatrics* 2004, 114: 276.

3 Susac JO – Susac´s syndrome: the triad of microangiopathy of the brain and retina with hearing loss in young women. Neurology 1994, 44(4): 591.

SYDENHAM, COREIA DE

Baile de São Vito; Coreia aguda da infância; Coreia de São Vito; Coreia infecciosa; Coreia minor; Coreia reumática Veja coreia de Huntington.

A coreia de Sydenham (CS), descrita em 1636, permanece ainda uma doença pobremente compreendida. Com efeito, sua etiologia é difícil de estabelecer, seu substrato anatomopatológico é incerto, sua fisiopatologia é obscura e seu tratamento, só agora começa a ser mais bem compreendido, após os avanços da neuropsicofarmacologia.

A CS abarca um complexo sintomatológico caracterizado por movimentos coreicos, hipotonia muscular e distúrbios psíquicos. O quadro clínico costuma ser de ciclo autolimitado na maioria dos casos, ocorrendo a resolução no prazo de semanas ou meses. Sua etiologia não é perfeitamente conhecida, mas certamente existe, na maior parte dos casos, um vínculo entre esta afecção e a doença reumática. Segundo Diament, a síndrome coreica, em geral decorrente de infecções estreptocócicas pregressas faz parte de um complexo sintomático consequente à sensibilização pelas toxinas estreptocócicas, podendo o indivíduo – segundo seu ambiente, constituição e hereditariedade – responder com poliartrite, coreia e/ou cardite, em várias combinações ou isoladamente. No sistema nervoso, parece que anticorpos antiestreptocócicos reagem de maneira cruzada com tecido neuronal, particularmente nos gânglios da base. Além da doença reumática, tem sido descritas outras condições autoimunes traduzidas por desordens neuropsiquiátricas e associadas com infecção estreptocócica. É o caso do transtorno obsessivo-compulsivo e da doença dos tiques em adolescentes (Gilles de la Tourette).

Embora as coreias infecciosas da infância sejam relacionadas à doença reumática, observa-se em todas as casuísticas uma porcentagem (que pode atingir até 25% dos casos) na qual não se encontra antecedente ou atividade reumática. Os cardiologistas e reumatologistas, seguindo o critério de Jones, consideram a coreia como "sinal maior", entre outros, da atividade reumática. Embora se aceite a participação da doença reumática na etiopatogenia da maior parte dos casos de coreia infecciosa da infância, tem sido difícil na prática demonstrar a relação entre a infecção estreptocócica e a CS. Parece que, em grande parte dos casos, o intervalo entre a infecção estreptocócica e o início da coreia é longo, circunstância que permite a normalização dos exames que podem indicar uma estreptococia. Este fato explica a não constatação de atividade reumática, mediante provas laboratoriais, na vigência da maioria dos quadros coreicos. Em determinados casos, raros, é verdade, é possível o desenvolvimento simultâneo de manifestações reumáticas e coreia. Também o desenvolvimento ulterior de artrite, cardite ou lesão valvar sugere uma etiologia reumática para o antecedente coreico.

Além da doença reumática, outras causas têm sido descritas como responsáveis por manifestações coreicas: encefalites a vírus; LES; intoxicação pelo CO; encefalopatia pós-anóxica; púrpura de Schönlein-Henoch; poliglobulias; anticoncepcionais; afecções heredodegenerativas do SNC; uso de drogas (levodopa, cocaína, gabapentina etc.) e outras tantas.

A CS ocorre principalmente na infância e adolescência (entre os 5 e os 15 anos de idade), sendo mais frequente no sexo feminino, na proporção de 3:1; na idade adulta pode ocorrer durante a gravidez ("coreia gravídica"). Das manifestações clínicas, as mais exuberantes são os movimentos coreicos, que, além de involuntários, se apresentam incoordenados, bruscos, arrítmicos e sem finalidade. Geralmente tem início na face, sob a forma de careteamentos, e a manifestação pode ser interpretada inicialmente como "peraltice" da criança. Ulteriormente, as hipercinesias se generalizam, ocorrendo tanto no repouso como no decurso de movimentos voluntários. Às vezes, os movimentos coreicos assumem tal intensidade que tornam impossível a deambulação ou mesmo a manutenção da posição ortostática ou sentada. Quando a deambulação é possível, a marcha é grotesca, e na posição ortostática, o doente parece dançar sem sair do lugar (le malade danse sur place). Pode haver disartria, sendo a palavra articulada de modo explosivo. Os movimentos coreicos se intensificam com os fatores emocionais e desaparecem durante o sono. Ao exame, observa-se que as mãos adotam com frequência a posição de flexão sobre o punho, com hiperextensão das articulações metacarpofalangianas, extensão das interfalangianas e abdução do polegar. Com os membros superiores estendidos na posição vertical, as mãos tendem à pronação (sinal da pronação). A hipotonia muscular pode ser evidenciada pela hiperextensibilidade dos segmentos dos membros; nos casos muito acentuados, o doente perde o tono de sustentação, sendo incapaz de se manter de pé ("coreia mole"). Em determinados casos, os distúrbios psíquicos podem assumir tal intensidade a ponto de configurar um estado de confusão mental com agitação e alucinações; nos casos moderados, observa-se irritabilidade e instabilidade emocional. Do exposto, conclui-se que várias formas clínicas de CS podem ser descritas: 1) coreia clássica; 2) coreia mole; 3) coreia gravídica; 4) coreia mental; 5) hemicoreia (forma com sintomatologia unilateral).

Na CS, a região encefálica mais atingida e responsável pelo quadro é o neostriado (complexo putaminocaudado). Entretanto, outras estruturas do SNC podem mostrar alterações: tálamo; subtálamo; pedúnculo cerebelar superior; giro pós-central. Do ponto de vista neuropatológico, as poucas observações avaliáveis, habitualmente em indivíduos que morreram de cardite com coreia concomitante, têm evidenciado vasculite, degeneração neuronal e ocasionalmente embolias e infartos disseminados através do córtex cerebral, gânglios da base, tronco encefálico e cerebelo.

O diagnóstico da CS deve estar ancorado nos dados de anamnese (antecedentes reumáticos), nos dados que podem nos fornecer os exames paraclínicos chamados "reagentes da fase aguda do soro" (VHS, dosagem das mucoproteínas, da proteína C reativa e da antiestreptolisina O) e nos exames que nos auxiliam na comprovação de alguma lesão cardíaca (exame cardiológico, eletrocardiográfico, ecocardiográfico). Outros testes sorológicos incluem anticorpos antiestreptoquinase e antineuronais. O aumento da expressão do aloantígeno de linfócitos B reumático D8/17 serve para diferenciar a coreia reumática de outras coreias. Os achados eletrencefalográficos ainda são controvertidos, e a incidência de ondas lentas (delta ou teta) em áreas posteriores é objeto de discussão quanto ao seu significado, levando em conta a faixa etária da maioria dos coreicos (até a adolescência, é discutível o significado das ondas lentas em áreas posteriores, podendo o seu achado representar apenas o grau de maturidade cerebral). A RM pode evidenciar aumento de volume do núcleo caudado, putâmen e globo pálido compatível com edema por inflamação.

A evolução da CS é habitualmente benigna e de curso autolimitado (semanas ou meses); as recorrências são possíveis. Os casos fatais por doença reumática são excepcionais e se devem a complicações cardíacas.

O tratamento desta afecção compreende: repouso absoluto nas fases iniciais do quadro; sedação dos pacientes agitados com fenobarbital ou benzodiazepínicos; controle dos movimentos coreicos com butirofenona (Haldol) ou clorpromazina (Amplictil) ou outros neurolépticos. Se houver evidência de antecedente reumático, de atividade reumática ou de estreptococia, o tratamento com ácido acetilsalicílico (ácido acetilsalicílico) ou com corticosteroides (prednisona) deve ser considerado. O emprego da penicilina benzatínica no músculo, na dose de 1.200.000 unidades cada 30 dias, é obrigatório até os 21 anos de idade.

BIBLIOGRAFIA

1 Diament A. Contribuição para o estudo do valor de alguns exames complementares na coreia de Sydenham. Tese, Faculdade de Medicina, Universidade de São Paulo, 1971.

2 Diament A. Coreia de Sydenham. In: Diament A; Cypel S. *Neurologia Infantil,* Rio de Janeiro, Atheneu, 2005.

T

TAKAYASU, SÍNDROME DE

Arterite braquicefálica;
Arterite do arco aórtico;
Doença de Takayasu;
Doença sem pulsos;
Síndrome de Martorell;
Síndrome do arco aórtico

A síndrome de Takayasu é uma vasculite granulomatosa crônica de origem desconhecida que acomete mais frequentemente a aorta torácica, abdominal e suas principais ramificações, podendo inclusive comprometer as artérias coronarianas e pulmonares. A afecção foi descrita em 1908 por Mikito Takayasu, oftalmologista japonês, que demonstrou a associação de anastomoses arteriovenosas retinianas com ausência de pulso nas extremidades superiores. Em virtude do processo inflamatório há uma proliferação fibrointimal que pode determinar estenose, oclusão, dilatação e formação de aneurismas dos vasos comprometidos. O mecanismo fisiopatológico desta doença ainda não está totalmente elucidado, porém sabe-se que tem início com um processo inflamatório inespecífico, com mediação celular em pacientes jovens, usualmente na terceira década da vida, progredindo para estenose da aorta e seus ramos principais. Trata-se de uma arterite de grandes vasos de provável natureza autoimune.

A doença é mais prevalente em pacientes de origem asiática, embora possa comprometer qualquer raça. Dados epidemiológicos americanos relatam incidência estimada em 2.6/100.000 habitantes/ano. A maioria dos pacientes é do sexo feminino (80 a 90% dos casos) e a morbidade da doença está relacionada a complicações vasculares como hipertensão arterial, AVC e insuficiência aórtica.

Clinicamente, a doença pode ser dividida em fases precoce e tardia. O quadro clínico pode se traduzir por uma síndrome infecciosa geral (febre, emagrecimento, dores articulares), associada, mais tarde, a distúrbios isquêmicos dos membros superiores e da extremidade cefálica. Um curso crônico e indolente de 5 a 20 anos pode separar o estágio inflamatório inicial do estágio vascular oclusivo. Sintomas neurológicos decorrentes do comprometimento das artérias supra-aórticas podem ser observados em até 80% dos pacientes. A fase crônica da doença é usualmente associada ao comprometimento neurológico, caracterizado pela presença de insultos vasculares isquêmicos multifocais, traduzidos por hemiparesias fugazes, vertigens, quadros sincopais, cefaleia, amaurose ou ambliopia transitória, crises convulsivas. Por ocasião da mastigação, o indivíduo pode apresentar dor e fraqueza nos músculos mastigadores, assim como dor e parestesias podem surgir nos membros superiores durante esforços físicos. As manifestações oculares são frequentes nesta afecção e podem se exteriorizar por fosfenos, episódios de diplopia, ambliopia transitória, fotofobia, cataratas de desenvolvimento rápido, pigmentação da retina, atrofia óptica, fluxo sanguíneo lento nos vasos da retina; a instalação de uma cegueira permanente é possível. Outras manifestações são bem mais raras: perfuração do septo nasal e/ou do palato, alterações tróficas da pele da face. Ao exame, chama a atenção a ausência ou diminuição dos pulsos nos membros superiores e região cervical; a pressão arterial costuma ser baixa nos membros superiores e alta nos inferiores. Sopros podem ser auscultados na porção superior do tórax e região cervical, em virtude do desenvolvimento de exuberante circulação colateral arterial. No aparelho cardiovascular, pode ocorrer calcificação da aorta ascendente, além de insuficiência aórtica, angina do peito e infarto do miocárdio.

Segundo o Colégio Americano de Reumatologia os critérios diagnósticos para a síndrome de Takayasu incluem a presença de pelo menos três itens: 1) idade de acometimento ao redor dos 40 anos; 2) claudicação de extremidades; 3) redução do pulso nas extremidades superiores; 4) diferença da pressão arterial entre os membros superiores em mais de 10 mmHg; 5) sopro nas artérias subclávias e aorta; 6) diferença de pressão arterial entre os membros superiores e inferiores; 7) achados angiográficos consistentes com a doença.

Do ponto de vista histológico, observa-se comprometimento de todas as camadas da artéria, com infiltrado inflamatório e presença de células gigantes. Estudos com HLA têm detectado um aumento na frequência de HLA-Bw52 em asiáticos com a doença.

O diagnóstico baseia-se no quadro clínico e nos seguintes exames complementares: 1) VHS acelerada nas fases iniciais ou nos períodos de atividade da doença; 2) anemia e ligeira leucocitose; 3) níveis elevados da proteína-C-reativa; 4) hipoalbuminemia e aumento dos níveis de alfa-2-globulina; 5) radiografia do tórax pode mostrar entalhes nas costelas superiores e, ocasionalmente, calcificação da aorta ascendente e descendente, assim como a TC pode também evidenciar estas alterações; 6) angiografia digital deve evidenciar as alterações no arco aórtico e seus ramos (estenoses, oclusões ou dilatações aneurismáticas).

Historicamente, a angiografia digital é considerada o método de escolha para o diagnóstico e avaliação da doença. Entretanto, trata-se de um método invasivo, não isento de complicações e demonstra apenas o lúmen vascular, não permitindo a diferenciação entre lesões ativas e inativas além de haver a possibilidade de resultados falso-negativos em decorrência de acometimento difuso do vaso estudado, sem alterações estenosantes, que podem ser observadas nas fases iniciais da doença. Os estudos ecográficos podem demonstrar o comprometimento parietal dos vasos envolvidos, além de demonstrar eventuais estenoses ou dilatações.

Na última década, técnicas não invasivas como a angiografia por TC e angiografia por RM tornaram-se ferramentas valiosas. Sua capacidade de avaliação intra e extraluminal, natureza não invasiva e a infusão de contraste por punção venosa periférica tornam estes métodos instrumentos bastante eficazes e atrativos como primeira escolha. A técnicas de RM e sua imbatível resolução tecidual tornam-na o método de escolha para avaliação das formas iniciais da doença. Os estudos multiplanares podem demonstrar o espessamento parietal do vaso comprometido, ainda antes de seu estreitamento luminal. A RM pode ainda demonstrar sinais de atividade inflamatória caracterizada por impregnação parietal do vaso comprometido após administração do agente paramagnético endovenoso (Figura 112A a C).

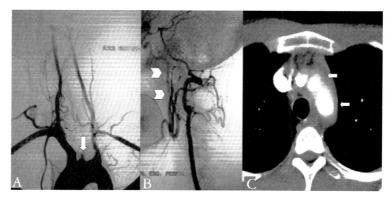

Figura 112 – *Arterite de Takayasu* – *Imagens de angiografia digital da crossa da aorta e troncos supra-aórticos demonstram oclusão da artéria carótida comum esquerda, desde sua origem (seta vertical), bem como estenose segmentar da artéria subclávia esquerda (A). Observe ainda que o fluxo na artéria carótida interna esquerda faz-se por via colateral (cabeça de seta), que inclui o sistema vertebrobasilar (B). Apesar da angiografia digital demonstrar com precisão as alterações luminais das artérias, não permite avaliar a espessura da parede. Imagem de TC da crossa da aorta (C) demonstra acentuado espessamento parietal da aorta e troncos supra-aórticos (setas horizontais), típicos da arterite de Takayasu, como consequência do processo inflamatório que ocasiona proliferação fibrointimal.*

O tratamento da doença tem como principal objetivo controlar o comprometimento inflamatório e minimizar sua evolução. Altas doses de corticosteroides é a terapia inicial, objetivando a remissão da doença. Em casos de resistência ou ainda em casos de recorrência, pode ser necessária a utilização de agentes citostáticos como metrotexate, ciclofosfamida ou azatioprina. Estenoses críticas podem ser tratadas com angioplastia percutânea ou revascularização cirúrgica, geralmente realizada durante as fases de remissão da doença para minimizar as complicações do procedimento.

BIBLIOGRAFIA

1 Halefoglu A; Yakut S. Role of magnetic resonance imaging in the early diagnosis of Takayasu arteritis, *Australasian Radiology* 2005, 49 (5): 377.

2 Martorell F. The syndrome of occlusion of the supra-aortic trunks. *J Cardiovasc Surg* 1961, 2: 291.

3 Nastri MV; Baptista LPS *et al.* Gadolinium-enhanced. Threedimensional MR Angiography of Takayasu Arteritis. *Radiographics* 2004, 24(3): 773.

TANGIER, DOENÇA DE
Deficiência de alfalipoproteína

Esta afecção foi descrita em habitantes da ilha Tangier na costa da Virgínia (EUA). Acomete ambos os sexos, podendo ter início na infância, adolescência ou nos primórdios da idade adulta.

O quadro clínico traduz-se por hepatoesplenomegalia, infartamento de linfonodos e hipertrofia das amígdalas palatinas, que adquirem cor alaranjada; a presença de opacidade corneana é ocasional. Em alguns doentes, ocorrem manifestações neurológicas sob a forma de polineuropatias sensitivo-motoras de predomínio distal. O quadro neurológico costuma evoluir por surtos e pode se acompanhar de dissociação proteíno-citológica no LCR. O comprometimento de nervos cranianos também é possível, particularmente dos oculomotores e do facial. A doença não parece ser incapacitante e não costuma deixar sequelas entre os surtos.

É uma doença hereditária de transmissão do tipo autossômico recessivo causada por mutações no gene *ABCA1*, que interfere na função de um transportador da proteína chamado ATP-casette. O resultado é praticamente a ausência da lipoproteína de alta densidade do colesterol (HDL-colesterol), colesterol sérico baixo, acúmulo de colesterol em múltiplos tecidos, diminuição de fosfolípides, alta concentração de triglicérides no soro e neuropatia periférica. Os tecidos reticuloendoteliais apresentam-se infiltrados por células espumosas abarrotadas de ésteres de colesterol (medula óssea, mucosa retal e intestinal, fígado, baço e linfonodos). É provável que estas alterações determinem aterosclerose precoce e severa.

O diagnóstico repousa na hipocolesterolemia, na diminuição ou ausência das lipoproteínas de alta densidade no exame de material obtido por punção esternal ou na biópsia do reto. O exame ENMG fornece subsídios para a detecção do quadro neurológico. Não há tratamento específico para esta afecção, podendo ser indicada esplenectomia no caso de hiperesplenismo. A evolução da doença é benigna. Medidas dietéticas, para reduzir os triglicérides, podem ser benéficas na prevenção da aterosclerose.

BIBLIOGRAFIA
1 Brunham LR; Kang MH; Van Karnebeek C *et al.* Clinical, biochemical, and molecular characterization of novel mutations in *ABCA1* in families with Tangier disease. *JIMD Reports*, 2014: 51.

2 Ropper AH; Brown RH. *Principles of Neurology.* In: Adams & Victor´s. New York, McGraw-Hill, 2005.

TAPIA, SÍNDROME DE
Paralisia vago-hipoglóssica

Caracteriza-se pelo comprometimento dos nervos vago (X°) e hipoglosso (XII°). Clinicamente encontramos paralisia do palato mole, faringe e laringe, além de paralisia e atrofia de uma hemilíngua no mesmo lado da lesão.

Os traumatismos na região superior do pescoço (ferimentos por arma branca, chifrada de touro) são as principais causas desta síndrome.

BIBLIOGRAFIA
1 DeJong RN. *The Neurologic Examination.* New York, Hoeber, 1967.
2 Sanvito WL. *Propedêutica neurológica básica.* Atheneu, São Paulo – 2010.

TARUI, DOENÇA DE
Glicogenose tipo VII Veja doença de McArdle

Clinicamente este tipo de miopatia metabólica é muito semelhante à doença de McArdle. O paciente, durante o exercício físico, pode apresentar cãibras, dor e fraqueza muscular. É causada pela deficiência da fosfofrutoquinase, uma isoenzima complexa constituída de três subunidades: tipo muscular (PFK-M); tipo hepática (PFK-H); e forma plaquetária (PFK-P).

Esse complexo enzimático catalisa a conversão de frutose-6-fosfato em frutose-1,6-difosfato. Essas subunidades são codificadas por genes localizados nos cromossomos 12, 21 e 10, respectivamente. A doença é de fundo genético e a modalidade de transmissão hereditária é autossômica recessiva.

A deficiência de fosfofrutoquinase está associada com grupo heterogêneo de sintomas clínicos, principalmente caracterizados por uma miopatia e/ou hemólise, inclusive por uma condição assintomática. Recentemente, uma classificação clínica divide a glicogenose VII em quatro subclasses diferentes: forma clássica; forma de início tardio; forma infantil e forma hemolítica.

A forma clássica caracteriza-se por intolerância ao exercício, cãibras musculares, dor e, algumas vezes após esforços físicos intensos, náuseas e vômitos. Também podem ser encontradas icterícia acompanhada por aumento de CPK, hiperuricemia, reticulocitose e aumento de bilirrubinas.

A forma de início tardio manifesta-se por cãibras e mialgias em idades avançadas, mas uma inabilidade para exercícios pode já estar presente desde a infância e uma fraqueza muscular moderada pode aparecer na quinta década de vida, que pode levar a uma incapacidade grave.

A forma infantil manifesta-se nos primeiros meses como bebê hipotônico, pode estar associada à artrogripose e deficiência mental e a sobrevida não ultrapassa o 1º ano de vida.

A forma hemolítica apresenta-se como uma anemia hemolítica hereditária não esferocítica, mas sem sintomas musculares.

No estudo do músculo, ao lado do acúmulo de glicogênio, observa-se uma ligeira desigualdade no calibre das fibras musculares, áreas de necrose, segmentação e involução fibrogordurosa. Estudos com microscopia eletrônica confirmam depósitos de glicogênio em áreas subsarcolemal intermiofibrilar.

BIBLIOGRAFIA

1 Bonilha E; Schotland DL. Histochemical diagnosis of muscle phosphofructokinase deficiency. *Arch Neurol* 1970 22: 8.

2 Ramos JLA; Diament A. Erros inatos do metabolismo dos carboidratos. In: Diament A; Cypel S. *Neurologia Infantil,* Rio de Janeiro, Atheneu, 2005.

3 Toscano A; Musumeci O. Tarui disease and distal glicogenoses: clinical and genetic update. *Acta Myologica,* 2007, 26: 105.

TAY-SACHS, DOENÇA DE

Degeneração cerebromacular; Deficiência em hexosaminidase, unidade alfa, variante B; Gangliosidose GM2 tipo I; Lipidose por deposição de gangliosídeo Veja doença de Sandhoff.

Esta afecção foi inicialmente descrita em 1881 pelo oftalmologista inglês Tay, que relatou as alterações maculares do quadro; em 1896, o neurologista norte-americano Sachs descreveu pormenorizadamente os aspectos clínicos e patológicos da afecção.

É uma doença hereditária autossômica recessiva, com alto grau de penetrância e expressividade completa, caracterizada por acúmulo extraordinário de gangliosídeo GM2 nos neurônios, decorrente da deficiência da subunidade alfa da enzima lissosomial hexosaminidase A, codificada pelo gene *HEXA* mapeada no cromossomo 15q23-24.

A doença de Tay-Sachs consiste essencialmente na parada do desenvolvimento psicomotor (e mesmo perda das aquisições feitas anteriormente), cegueira, presença de manchas vermelho-cereja na retina, atrofia óptica e crises convulsivas. As manifestações clínicas costumam ter início nas primeiras semanas ou meses de vida, habitualmente entre 3 e 7 meses de idade.

Uma das primeiras manifestações clínicas, muito característica da doença, é a presença de clonias audiogênicas, em que o lactente apresenta uma contração súbita dos membros semelhante ao reflexo de Moro aos estímulos sonoros, condição que pode determinar sobressaltos, agitação e choro em virtude da extrema sensibilidade dessas crianças aos ruídos. Outro elemento clínico, presente desde o início, é a involução psicomotora, caracterizada pela parada do desenvolvimento e deterioração mental progressiva. Estas manifestações iniciais costumam se acompanhar, nas fases subsequentes, de amaurose, hipomotilidade e hipotonia muscular. Convulsões focais ou generalizadas, de difícil controle, são frequentes. Ao exame do fundo de olho, o encontro da mancha vermelho-cereja na retina é essencial para o diagnóstico clínico. Nas fases avançadas da doença, o quadro de hipotonia é substituído por hipertonia muscular generalizada, que evolui para rigidez de descerebração. O crânio destas crianças aumenta desproporcionalmente de tamanho a partir do 1º ano de vida, em virtude de deposição anormal de gangliosídeos nos neurônios e células gliais, fato que determina uma megalencefalia. A deposição dos gangliosídeos ocorre nas áreas corticais e subcorticais do cérebro, no tronco encefálico e células da ponta anterior da medula espinhal, assim como nas células ganglionares do sistema nervoso autônomo. Na fase final do quadro costuma ocorrer surdez. O quadro afeta ambos os sexos e predomina quase exclusivamente em crianças da raça judaica do grupo étnico asquenazim. No entanto, a doença é panétnica e já foi descrita em negros e orientais.

O diagnóstico deve se basear no quadro clínico e nos exames complementares:

- Pesquisa da hexosaminidase A na lágrima, urina, nos leucócitos e nas culturas de fibroblastos de pele.

- Biópsias de conjuntiva ou pele que no estudo ultra-estrutural mostram inclusões lissosomais conhecidas como corpúsculos membranocitoplasmáticos.

- A TC e RM do crânio, nas fases iniciais, costumam mostrar uma atrofia cerebral difusa, e nas fases mais avançadas (com presença de megalencefalia) mostram aumento do parênquima com compressão do sistema ventricular.

Tanto as crianças afetadas como os heterozigotos podem ser determinados pela pesquisa da enzima deficiente e por estudo molecular. O diagnóstico pré-natal pode ser estabelecido pela pesquisa quantitativa da hexosaminidase em culturas de fibroblastos do líquido amniótico desde o 1º trimestre da gestação.

Não há tratamento específico para a afecção e o doente geralmente falece no 2º ou 3º ano de vida por intercorrências infecciosas. Em determinados países, o diagnóstico na fase pré-natal, constitui indicação para a interrupção da gravidez.

BIBLIOGRAFIA

1 Kok F; Diament A. Doenças lisossomais (Lisossomopatias) – Esfingolipidoses. In: Diament A; Cypel S. *Neurologia Infantil,* Rio de Janeiro, Atheneu, 2005.

2 Menkes JH; Sarnat HB; Maria BL. In: Child Neurology, Ed. Lippincott, Williams & Wilkins, 2006.

3 Rosemberg S. In: *Neuropediatria.* Rio de Janeiro, Sarvier, p. 289, 2010.

TERSON, SÍNDROME DE

Hemorragia vítrea após hemorragia subaracnóidea

A síndrome de Terson (ST) foi descrita pela primeira vez em 1900, por Albert Terson, oftalmologista francês, em casos de hemorragia vítrea consequente à hemorragia subaracnóidea espontânea (HSAe) por ruptura de aneurisma cerebral. Mais tarde, foram descritos casos de hemorragia vítrea após hemorragia subaracnóidea e subdural seguida de traumatismos cranioencefálicos. Desde sua primeira descrição, algum tipo de hemorragia intraocular (retiniana, subhialoide ou vítrea) tem sido documentada em 20 a 40% dos indivíduos com HSAe. Estima-se que hemorragia vítrea ocorra em 3 a 5% dos casos, particularmente em ruptura de aneurismas situados no complexo cerebral anterior/comunicante anterior.

A constatação da presença de hemorragia intraocular tem grande importância no prognóstico de vida uma vez que alta taxa de morbimortalidade tem sido relacionada à ST, principalmente em casos bilaterais. A ST pode se apresentar desde uma hora até 47 dias após a HSAe.

A patogenia da hemorragia intraocular devido ao sangramento intracraniano é controversa. Inicialmente, sugeriu-se que o sangue segue do espaço subaracnóideo até a retina e o humor vítreo via bainha do nervo óptico e lâmina crivosa. Mas estudos histopatológicos não têm comprovado esta possibilidade. A teoria mais aceita sugere que a hemorragia subaracnóidea aumente abruptamente a pressão intracraniana ocasionando a efusão do líquido cerebroespinhal para dentro da bainha do nervo óptico. Consequentemente, a bainha na região retrobulbar se dilata e comprime as anastomoses retinocoroidais situadas na junção da esclera e do nervo óptico, além da veia central da retina. Isso resulta em diminuição da drenagem venosa retiniana levando à estase e hemorragia.

O tratamento de escolha da ST é, em geral, conservador, com melhora da acuidade visual e resolução completa do déficit em 6 meses. Porém, em casos raros, pode ocorrer retinopatia proliferativa, descolamento de retina ou catarata. Intervenção cirúrgica é reservada para casos em que não há melhora visual em 3 meses após o início dos sintomas, sendo a vitrectomia com substituição do humor vítreo o procedimento de escolha.

Em suma, a síndrome de Terson (ST) é relativamente comum e, por estar associada a maior morbimortalidade e ter tratamento eficaz, deve ser investigada em todos os pacientes com HSAe.

BIBLIOGRAFIA

1 Ávila M; Cialdini AP; Crivelin M *et al.* Vitrectomia na síndrome de Terson. *Arq Bras Oftalmol* 2001; 60: 67.

2 Fountas KN; Kapsalaki EZ; Lee GP *et al.* Terson hemorrhage in patients suffering aneurysmal subarachnoid hemorrhage: predisposing factors and prognostic significance. *J Neurosurg* 2008; 109 (3): 439.

3 Frizzell RT; Kuhn F; Morris R; Quinn C; Fisher W. Screening for ocular hemorrhages in patients with ruptured cerebral aneurysms: a prospective study of 99 patients. *Neurosurgery* 1997; 41: 529.

4 Garfinkle AM; Danys IR; Nicolle DA *et al.* Terson's syndrome: a reversible cause of blindness following subarachnoid hemorrhage. *J Neurosurg* 1992; 76 (5): 766.

5 Terson A. De L'hémorrhagie dans Le corps vitre au cours de L'hémorrhagie cerebrale. *Clin ophthalmol* 1900; 6: 309-312.

THÉVENARD, DOENÇA DE

Acropatia ulceromutilante familial; Neuropatia acrodistrófica; Neuropatia radicular sensitiva hereditária; Neuropatia sensitiva hereditária tipo I; Síndrome de Denny-Brown; Síndrome de Hicks
Veja doença de Bureau-Barrière.

Esta doença, rara em nosso meio, caracteriza-se por quadro sensitivo-trófico nos membros inferiores de fundo nitidamente hereditário. O quadro, que costuma instalar-se na adolescência ou no início da idade adulta, apresenta uma tríade sintomatológica fundamental: ulcerações tróficas recorrentes nos membros inferiores (principalmente mal perfurante plantar); distúrbios da sensibilidade (principalmente dissociação do tipo siringomiélico); e osteoartropatias (acro-osteólises). É comum que o quadro tenha início por uma das regiões plantares, mediante flictenas e calosidades que se rompem, dando lugar a ulcerações (Figura 113). Com a evolução da doença, o comprometimento se torna bilateral e as alterações alcançam o plano ósseo, podendo determinar acro-osteólises (Figura 114). O distúrbio sensitivo pode abarcar todos os tipos de sensibilidade ou, então, como é mais comum ser caracterizado por dissociação do tipo siringomiélico. É comum também a abolição dos reflexos aquileus. Nas fases mais avançadas da acrodistrofia – com comprometimento dos planos moles e ósseos –, pode ocorrer reabsorção das extremidades distais (amputações espontâneas). O comprometimento dos membros superiores é excepcional. Surdez neurossensorial estava presente num caso de Denny-Brown.

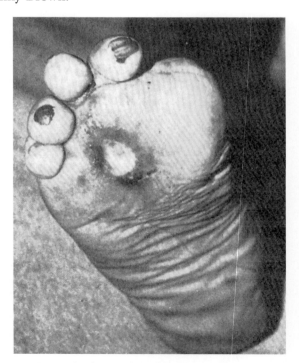

Figura 113 – *Doença de Thévenard. Mal perfurante plantar, com ausência do hálux (amputação espontânea), em paciente com acropatia ulceromutilante familial.*

A etiopatogenia da acropatia ulceromutilante familial ainda é obscura. A teoria de que as lesões tróficas seriam consequência de traumatismos, em virtude da anestesia termicodolorosa, foi rechaçada pela inobservância de distúrbios tróficos na secção dos tratos espinotalâmicos por ocasião de cordotomias. Também é discutível a responsabilidade de distúrbios vasculares – seja por comprometimento direto, seja pelo sistema nervoso autônomo – na gênese das alterações tróficas. Em que pese ser obscura a patogenia do tipo de acropatia, há tendência no sentido de aproximá-las das doenças heredodegenerativas, em virtude da existência de formas de transição entre a doença de Thévenard e a amiotrofia de Charcot-Marie.

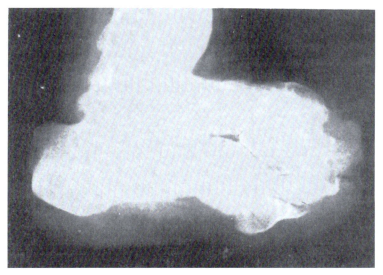

Figura 114 – *Doença de Thévenard. Quadro radiológico de reabsorção de todas as falanges e metatarsianos em paciente com acropatia ulceromutilante familial (os pacientes das figuras são irmãos).*

No diagnóstico diferencial, é importante, em nosso meio, considerar as formas "nervosas" da hanseníase (particularmente a forma L). A ausência de história familial, a presença ou não de nervos periféricos espessados e os exames subsidiários concorrem para o deslinde diagnóstico. É relativamente fácil o diagnóstico diferencial com as vasculopatias periféricas, diabetes melito (pé diabético), *tabes dorsalis*, neuramiloidose e mielodisplasias, que são outras causas possíveis de mal perfurante plantar. Na França, Bureau e Barrière têm insistido na acropatia ulceromutilante não familial: quadro de início mais tardio e quase apanágio dos indivíduos do sexo masculino e aparece sobretudo em etilistas inveterados, com hábitos precários de higiene e subnutridos.

Os estudos neuropatológicos de Denny-Brown, que permitiram descartar lesão siringomiélica, evidenciaram processo degenerativo interessando gânglios raqueanos e raízes posteriores, com acometimento de fibras mielinizadas e não mielinizadas. O caráter genético da doença de Thévenard é pacífico e várias modalidades de transmissão têm sido equacionadas, sendo mais frequente a transmissão do tipo mendeliano dominante. A doença afeta a ambos os sexos. O distúrbio está ligado ao cromossomo 9 (9q22) e seu produto gênico – a ninjurina – ainda não está funcionalmente esclarecido.

A evolução da doença é lenta e se faz por surtos necrosantes sucessivos. O tratamento é meramente sintomático e consta de repouso nas fases de atividade da doença, higiene rigorosa, emprego de antibióticos e pomadas cicatrizantes por ocasião de infecções secundárias, as amputações, quando se fizerem necessárias, devem ser econômicas.

BIBLIOGRAFIA

1 Sanvito WL. Acropatia ulceromutilante familial. Considerações a propósito de três casos. *Arq Neuropsiquiat* 1968, 26: 39.

2 Sanvito WL. Cataldo BOV; Costa AR. Neuropatia sensitiva e autonômica tipo II. A propósito de dois casos. *Arq Neuropsiquiat* 2003, 61(3-A): 654.

3 Thévenard A. L'acropathie ulceromutilante familiale. Rev Neurol (Paris) 1942, 74: 193.

THOMSEN, DOENÇA DE

Miotonia congênita; Miotonia hereditária Veja doença de Steinert e de Becker.

Trata-se de afecção muscular que tem como características essenciais manifestações miotônicas e hipertrofia muscular generalizada.

O quadro clínico, habitualmente, tem início na infância ou adolescência, com tendência à progressão nos primeiros anos da doença, para se manter estável na idade adulta. Os distúrbios ocorrem apenas na musculatura esquelética. A manifestação cardinal do quadro clínico é dada pelo fenômeno miotônico, que se caracteriza pela dificuldade e retardo na descontração muscular por ocasião da execução de um ato motor (fenômeno miotônico espontâneo). Por exemplo, ao fechar fortemente a mão, o indivíduo tem dificuldade para abri-la, o que acaba conseguindo de maneira lenta e laboriosa; porém, a repetição do ato motor torna a descontração muscular mais fácil. Também a marcha (e principalmente o ato de subir escadas), por ocasião dos primeiros passos, é laboriosa e os pés parecem pregados ao solo, para depois de algum tempo prosseguir normalmente. O paciente pode se queixar de "certo endurecimento" dos músculos, de dificuldade para o desempenho dos atos comuns da vida diária e até de quedas frequentes. Um movimento rápido pode provocar um espasmo muscular e alguns pacientes exibem um espasmo do músculo orbicular das pálpebras durante o piscamento. Ao exame, o indivíduo mostra acentuada hipertrofia de determinados grupos musculares (musculatura das cinturas dos membros e das panturrilhas), condição que lhe confere um aspecto hercúleo. A percussão de um músculo estriado (deltoide, língua, eminência tênar), com martelo de reflexos, provoca imediata contração do mesmo com persistência de um sulco no local percutido durante um tempo anormalmente prolongado (fenômeno miotônico provocado ou mecânico).

A doença tem uma base genética e a modalidade de transmissão hereditária é autossômica dominante ou recessiva (forma de Becker). O próprio Thomsen, que sofria da doença, descreveu o quadro a partir das observações em si mesmo e em pessoas de sua família. Embora os mecanismos da doença sejam ainda obscuros, estudos fisiológicos em animais miotônicos demonstraram uma anormalidade do canal de cloro do músculo (em contraste com a paralisia periódica hipercalêmica, que apresenta uma disfunção do canal de sódio). Também há evidência de comprometimento do canal de cloro voltagem-dependente em humanos miotônicos e o gene para ambos, canal de cloro e doença, foi mapeado no cromossomo 7q35.

O diagnóstico deve se basear no quadro clínico e nos dados heredofamiliais. O exame ENMG proporciona subsídios importantes para o diagnóstico de miotonia: potenciais miopáticos, aumento da atividade insercional e som semelhante ao de bombardeio da Segunda Guerra Mundial em vôo rasante (descargas miotônicas). O exame histológico, proporcionado pela biópsia, mostra apenas hipertrofia do músculo.

A evolução é benigna e o tratamento, apenas sintomático, se faz com fenitoína, procainamida, sulfato de quinino ou mexiletina; também acetazolamida pode ser útil.

BIBLIOGRAFIA

1 Gilroy J. *Neurologia Básica*. Rio de Janeiro, Revinter, 2005.

2 Ropper AH; Brown RH. *Principles of Neurology*. In: Adams & Victor´s. New York, McGraw-Hill, 2005.

THOMSON, DOENÇA DE

Deficiência de fosfoglicomutase 1

Este quadro foi descrito em criança que apresentou precocemente taquicardia e, mais tarde, desenvolveu fraqueza muscular, sendo o exame eletromiográfico compatível com miopatia. Ao exame bioquímico havia deficiência relativa de várias enzimas, sendo mais marcante a deficiência de fosfoglicomutase.

Inicialmente identificada como glicogenose X, a deficiência de fosfoglicomutase-1 é mais um distúrbio congênito da glicosilação. Os distúrbios congênitos da glicosilação representam um conjunto de doenças genéticas que prejudica a produção de glicoproteínas.

O quadro clínico é muito variável, multissistêmico. A única manifestação que pode estar presente ao nascimento é uma úvula bífida com ou sem fenda palatina. As manifestações posteriores variam muito entre os pacientes. Sinais de hepatopatia com moderada elevação de transaminases estão presentes em todos os pacientes. A maioria dos pacientes apresenta sintomas musculares como fraqueza muscular, intolerância a exercícios e rabdomiólise, inclusive com susceptibilidade para eventual hipertermia maligna após anestesia geral. Cardiomiopatia dilatada, retardo do crescimento, hipogonadismo hipogonadotrófico com retardo pubertário podem complementar o quadro clínico. Episódios de hipoglicemia são comuns, principalmente na infância, que podem ser corrigidos com fracionamento da dieta, com carboidratos complexos, galactose e até administração noturna de alimentação evitando jejum prolongado. Ao contrário de outros defeitos de glicosilação, em que pacientes apresentam um atraso do desenvolvimento psicomotor, na deficiência de fosfoglicomutase-1 não há comprometimento cerebral, provavelmente porque é substituída pela ação de outras isoenzimas.

Análises da glicosilação da transferrina por foculização isoelétrica ou espectrometria de massa mostram uma considerável variedade de glicoformas entre os pacientes. A investigação genética nos pacientes portadores da doença mostrou relevância funcional nas mutações no gene *PGM1*, em homozigose ou heterozigose, e são consideradas representativas da doença. A suplementação com galactose leva a uma melhora bioquímica nos índices de glicosilação, mas ainda os efeitos de melhora clínica na doença não estão bem estabelecidos.

BIBLIOGRAFIA

1 Ramos JLA; Diament A. Erros inatos do metabolismo dos carboidratos. In: Diament A; Cypel S. *Neurologia Infantil,* Rio de Janeiro, Atheneu, 2005.

2 Tegtmeyer LC; Rust S; van Scherpenzeel M *et al.* Multiple phenotypes in phosphoglucomutase 1 deficiency. *N Engl J Med*, 2014, 370(6): 533-542.

TODD, PARALISIA DE

Paralisia pós-convulsiva; Paralisia pós-epiléptica de Todd

É o déficit motor (monoparesia ou hemiparesia) transitório, que apresenta duração inferior a 24 horas e que ocorre após crise epileptiforme, focal ou generalizada. A recuperação deve ser completa e o quadro pode aparecer após episódios epileptiformes isolados ou, como é mais comum, após eventos críticos subentrantes.

O mecanismo da paralisia transitória pós-crítica ainda não é bem conhecido, porém se sabe que populações de neurônios subcorticais podem desenvolver potenciais inibitórios durante descargas paroxísticas, e a persistência desta atividade inibitória pode levar à paralisia de Todd. Alguns autores acreditam que o déficit motor pós-crítico é determinado pela exaustão metabólica de "neurônios epilépticos".

BIBLIOGRAFIA

1 Efron R. Post-epileptic paralysis: theoretical critique and report of a case. *Brain* 1961, 84: 381.

TOLOSA-HUNT, SÍNDROME DE
Oftalmoplegia dolorosa

Em 1954, Tolosa relatou o caso de um paciente com oftalmoplegia dolorosa unilateral e periarterite granulomatosa da porção cavernosa da artéria carótida interna. Em 1961, Hunt e colaboradores relataram seis casos de oftalmoplegia dolorosa com características semelhantes ao caso de Tolosa.

A International Headache Society (IHS-2013) assim descreve essa síndrome: dor orbitária associada à paralisia de um ou mais nervos oculomotores (III°, IV°, VI° nervos) que desaparece espontaneamente, mas que tende a recorrer e remitir ao longo do tempo. A IHS estabelece os seguintes critérios diagnósticos para a síndrome de Tolosa-Hunt (STH): 1) um ou mais episódios de dor unilateral orbitária, persistindo por semanas se não tratada; 2) paresia de um ou mais dentre os nervos cranianos oculomotores e/ou demonstração da presença de granuloma em região do seio cavernoso, visualizada por RM de crânio ou por biópsia; 3) a paresia coincide com o início do quadro álgico ou o sucede dentro de até 2 semanas; 4) a dor e a paresia costumam desaparecer num prazo de até 72 horas após o início do tratamento com corticosteroides; 5) outras causas de lesão devem ser excluídas por investigação apropriada.

Pode haver ocasionalmente, além do comprometimento da musculatura extrínseca ocular, o envolvimento adicional da primeira divisão do nervo trigêmeo, do nervo óptico, do nervo facial e do acústico. A STH acomete pacientes na idade adulta e afeta igualmente ambos os sexos.

Passados 50 anos da descrição original, pouco se agregou de conhecimento quanto aos prováveis mecanismos fisiopatológicos envolvidos na STH. A hipótese ainda mais aceita é que a STH seja uma afecção "inflamatória inespecífica" do seio cavernoso ipsolateral aos sintomas clínicos. Entretanto, a ausência de material granulomatoso na região cavernosa e/ou ápice da órbita não exclui o diagnóstico da STH.

O nervo oculomotor acometido com maior frequência é o III°, seguido do acometimento do VI°. O curso clínico da STH é autolimitado, embora o desaparecimento completo da oftalmoplegia nem sempre ocorra. Alguns pacientes podem apresentar sequelas, enquanto outros apresentam recorrência(s) dos sintomas ao longo do tempo.

A RM do crânio é o melhor método de estudo das afecções do seio cavernoso e constitui ferramenta útil para a avaliação de indivíduos com suspeita da STH. Através da RM é possível demonstrar o processo inflamatório do ápice orbitário e/ou do seio cavernoso, mesmo nas suas fases mais incipientes (Figura 115A e B). Além disso, a RM é preciosa no diagnóstico diferencial desta síndrome. A angiorressonância permite detectar anormalidades parietais (irregularidades de contorno) e do calibre da artéria carótida interna (estenose segmentar). A angiografia digital não é necessária nestes casos e, pode ser substituída pela angiorressonância com a vantagem de que a RM permite estudar os tecidos extravasculares, a parede do vaso e o lúmen vascular. A flebografia orbitária foi realizada no passado, entretanto por ser um método com baixa sensibilidade e especificidade foi abandonado. Um estudo de imagem normal não exclui a possibilidade de STH.

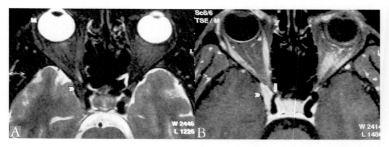

Figura 115 – *Síndrome de Tolosa-Hunt* – *Imagens de RM axial T2 (A) e T1 pós-gadolínio (B) demonstrando o tecido anormal (cabeças de setas), pela presença de processo inflamatório, no ápice orbitário e porção anterior do seio cavernoso direito. A RM demonstra ainda estreitamento luminal da artéria carótida interna direita pelo processo inflamatório adjacente (seta vertical). Esse padrão é típico, porém não exclusivo da síndrome de Tolosa-Hunt. O tratamento precoce determina, além do alívio dos sintomas, o desaparecimento da lesão estrutural vista na RM de controle.*

No diagnóstico diferencial da STH várias patologias devem ser consideradas: processos expansivos da região do seio cavernoso; vasculites; meningites da base do crânio; sarcoidose; oftalmoplegia diabética; tromboflebite do seio cavernoso e a enxaqueca oftalmoplégica.

O tratamento de escolha para a STH é a prednisona na dose de 1 mg/kg/dia. A melhora substancial dos sintomas clínicos em até 72 horas é marcante em praticamente todos os pacientes, constituindo um dos critérios diagnósticos estabelecidos pela IHS. Nos casos refratários, a alternativa é o uso de drogas imunossupressoras (metotrexato ou azatioprina).

BIBLIOGRAFIA

1 Hunt WE; Meagher JN *et al.* Painful ophthalmoplegia. Its relation to indolent inflammation of the cavernous sinus. *Neurology* 1961, 11: 56.

2 Monzillo PH; Saab VM *et al.* Síndrome de Tolosa-Hunt. Análise de seis casos. *Arq Neuropsiquiar* 2005, 63(3-A): 648.

3 Tolosa E. Periarteritic lesions of the carotid siphon with the clinical features of a carotid infraclinoid aneurysm. *J Neurol Neurosurg Psychiat* 1954, 17: 300.

4 Headache Classification Subcommittee of the International Headache Society. The International Classification of Headache Dirsorders 3 edition (version beta). *Cephalalgia* 2013; 33(9): 629-808.

TOURAINE, SÍNDROME DE

Melanoblastose neurocutânea

Esta síndrome caracteriza-se pela presença de manchas hiperpigmentadas disseminadas pela superfície corporal da criança desde o nascimento.

A melanoblastose, ao invadir as meninges e os espaços cisternais, pode determinar hidrocefalia, cujo prognóstico é reservado, embora a hidrocefalia seja comunicante. Também a proliferação de melanoblastos no sistema nervoso pode provocar hemorragias intracranianas e o exame do LCR, além da xantocromia, pode evidenciar a presença de melanócitos. As crianças afetadas por esse tipo de melanoblastose podem apresentar crises convulsivas.

Ambos os sexos são igualmente afetados, sendo entretanto obscuro o mecanismo genético desta afecção.

Embora a maioria dos relatos faça menção à localização intracraniana da melanoblastose, a literatura registra casos de localização intrarraqueana.

BIBLIOGRAFIA

1 Castroviejo IP. Diagnóstico Clínico-Radiológico en Neurologia Infantil. Barcelona, Científico-Médica, 1971.

TREACHER COLLINS, SÍNDROME DE

Agenesia facial bilateral; Anormalidades faciais múltiplas; Disostose mandibulofacial; Síndrome de Franceschetti-Zwahlen-Klein

Treacher Collins, em 1900, descreveu as características fundamentais desta síndrome e Franceschetti e colaboradores, em 1944 e 1949, publicaram revisões extensas deste quadro e propuseram o nome de disostose mandibulofacial.

Os aspectos faciais desta síndrome são marcantes: crescimento anormal de pêlos desde a região temporal até as bochechas; aspecto deprimido das bochechas; obliquidade antimongoloide dos olhos; coloboma na pálpebra inferior (sendo comum a ausência de cílios na região medial ao coloboma);

deformação do pavilhão auricular, com aspecto enrugado ou defeituosamente localizado; aspecto aumentado do nariz em virtude do hipodesenvolvimento malar em ambos os lados; achatamento do ângulo frontonasal; hipoplasia da mandíbula, com superfície inferior côncava; má oclusão dentária. O perfil desses doentes é comparado com o de um pássaro ou peixe. Ainda podem ser observadas múltiplas anomalias na orelha média, incluindo surdez de condução, palato ogival ou fendido em quase metade dos casos, anormalidades esqueléticas e malformações cardíacas ocasionais. O retardo mental é pouco frequente.

A etiologia é desconhecida, porém basicamente o quadro depende de deformidade congênita das estruturas derivadas do primeiro e segundo arcos branquiais; é possível que o momento patogênico ocorra entre a 7ª e a 9ª semana da gestação. A transmissão hereditária se processa de modo autossômico dominante, com penetrância incompleta e expressividade variável; muitos casos dependem de mutação. O tratamento pode ser orientado para melhorar os traços faciais por cirurgia plástica.

BIBLIOGRAFIA

1 Franceschetti A; Klein D. Mandibulofacial dysostosis, new hereditary syndrome. *Acta Ophth* 1949, 27: 143.

2 Goodman RM; Gorlin RJ. Trastornos Genéticos, Barcelona, Jims, 1973.

TROTTER, SÍNDROME DE

Síndrome do seio de Morgagni

Esta síndrome, descrita por Trotter em 1911, depende de comprometimento da parede lateral da nasofaringe (seio de Morgagni), geralmente determinado por infiltração tumoral (carcinoma anaplásico).

O quadro clínico consiste essencialmente nas seguintes manifestações: 1) surdez (por invasão da trompa de Eustáquio); 2) dor no território do ramo mandibular do trigêmeo; 3) déficit motor do palato, por invasão da musculatura deste território; 4) trismo, que costuma ocorrer numa fase tardia pela infiltração dos músculos pterigoideos.

O sexo masculino é acometido com mais frequência, durante as terceira e quarta décadas da vida. O estudo radiológico e, principalmente, a neuroimagem (TC, RM) fornecem subsídios importantes para o diagnóstico. A radioterapia está indicada nesse tipo de tumor.

BIBLIOGRAFIA

1 Gorlin RJ; Pindborg JJ. *Syndromes of the Head and Neck.* New York, McGraw-Hill, 1964.

TURCOT, SÍNDROME DE

Em 1959, Turcot e colaboradores relataram dois casos caracterizados pela associação de polipose intestinal familial com tumor maligno do SNC, devendo ser assinalado que, em ambos os casos, ocorreu transformação carcinomatosa de alguns pólipos. A polipose intestinal pode ocorrer isoladamente ou em associação com tumores do SNC ou de outras localizações, e de natureza diversa e/ou com pigmentação da pele e mucosas, caracterizando respectivamente as síndromes de Turcot, Gardner e Peutz-Jeghers. Na síndrome de Gardner, aos pólipos adenomatosos do colo, que podem evoluir para adenocarcinoma, se associam tumores ósseos (osteomas), comumente localizados na mandíbula, esfenoide ou maxilar superior e/ou tumores dos tecidos moles (cistos sebáceos, fibromas, fibrossarcomas, lipomas e leiomiomas). A síndrome de Peutz-Jeghers é caracterizada pela associação de uma pigmentação melânica, distribuída na região perioral e extremidades dos membros superiores e inferiores, assim como pólipos de localização intestinal.

A patogenia dessas diversas síndromes obedece a um mecanismo genético, nem sempre bem caracterizado. Nas síndromes de Gardner e Peutz-Jeghers, o modo de transmissão é autossômico dominante. Na síndrome de Turcot, o modo de transmissão é também autossômico dominante e tem sido descrito meduloblastoma com mutações no cromossomo 5q21-22 e glioblastoma com mutação no gene hMLH1 (3p21) ou hPMS2 (7q).

O quadro da síndrome de Turcot costuma ter início na infância, e em todos os casos relatados o tumor do SNC era da linha gliomatosa (meduloblastoma, espongioblastoma polar e glioblastoma multiforme). O prognóstico é sempre sombrio e pode ser tentado um tratamento cirúrgico ou radioterápico.

BIBLIOGRAFIA

1 Biegel JA. Genetics of pediatric nervous system tumors. *J Pediatr* Hematolog Oncol 1997, 19: 492.

2 França L CM; Sanvito WL. Tumor maligno do sistema nervoso central associado a polipose do colo com degeneração maligna. *Arq Neuropsiquiat* 1969, 27: 67.

3 Turcot J; Després JP; St Pierre F. Malignant tumors of the central nervous system associated with familial polyposis of the colon: report of two cases. *Dis Colon Rectum* 1959, 2: 465.

TURNER, SÍNDROME DE

Disgenesia gonádica; Doença de Bonnevie-Ulrich; Insuficiência ovariana primária; Nanismo ovariano; Síndrome de Morgagni-Turner Veja síndrome de Klinefelter.

A síndrome de Turner (ST), observada em indivíduos de fenótipo feminino, é caracterizada por estatura subnormal desde o nascimento; o ritmo do crescimento estatural corresponde à metade ou três quartos do esperado, resultando numa estatura de 1,37 m. O infantilismo sexual se exterioriza por um hipodesenvolvimento da vagina, útero e mamas, enquanto o pescoço alado caracteriza-se pela presença de pregas cutâneas bilaterais, que se estendem da apófise mastoide ao ombro. Outras anomalias somáticas podem estar presentes: implantação baixa dos cabelos; orelhas malformadas; pregas epicânticas internas; hipoplasia mandibular; palato alto e estreito; protuberância do esterno; cúbito valgo; coarctação da aorta. Ocorre agenesia ovariana ou os ovários são rudimentares; a amenorreia é praticamente constante. Algumas pacientes podem apresentar retardo mental moderado.

Trata-se de uma cromossomopatia do tipo aneuploidia, que é a variação de um ou mais cromossomos do cariótipo humano, para mais ou para menos. No caso da ST, há variação de um cromossomo a menos no par sexual, resultando a constituição 45,X. Embora este seja o cariótipo mais frequente, outros tipos podem ocorrer na ST: mosaicos 45,x/46,XX; 46,X, i(Xq), deleções 46, XXq ou 46,XXp e outros mosaicos ainda têm sido descritos.

O diagnóstico deve se basear no quadro clínico e pode ser confirmado pelo exame da cromatina sexual e do cariótipo. Aproximadamente 80% dos afetados são cromatino-negativos, isto é, não apresentam a cromatina sexual em esfregaços da mucosa bucal; o cariótipo, em mais da metade dos casos, é 45,XO. O tratamento consiste na administração de estrógenos.

BIBLIOGRAFIA

1 Thompson MW; McIness RR; Willard HF. *Genética Médica.* Rio de Janeiro, Guanabara-Koogan, 1993.

2 Turner HH. A syndrome of infantilism, congenital webbed neck and cubitus valgus. *Endocrinology* 1938, 23: 566.

U

UNVERRICHT-LUNDBORG, DOENÇA DE

Epilepsia familial progressiva; Epilepsia mioclônica progressiva; EPM1
Veja doença de Lafora.

As epilepsias mioclônicas progressivas (EMPs) compreendem um grupo de raras anormalidades genéticas, geralmente familiais, caracterizadas clinicamente por uma tríade: crises mioclônicas e/ou tônico-clônicas, ataxia e declínio cognitivo progressivo. Podem apresentar evolução lentamente progressiva e favorável ou evoluir com crises refratárias e óbito em poucos anos. Apesar de pouco frequentes, as principais etiologias já apresentam curso clínico bem definido, tipo de herança estabelecido e origem geográfica preferencial. Em 1989, surgiu um consenso para a classificação das EMPs que se baseia em aspectos clínicos, patológicos e genéticos. Dentre as entidades que fazem parte dessa classificação, estão a doença de Unverricht-Lundborg, a doença de Lafora, algumas formas de lipofuscinoses ceroides neuronais, sialidoses e epilepsia mioclônica com fibras vermelhas rotas (MERRF).

A doença de Unverricht-Lundborg foi primeiramente descrita em 1891 na Alemanha. A modalidade de herança é autossômica recessiva e pode ocorrer em qualquer parte do mundo, sendo um pouco mais comum nos países bálticos e na região do Mediterrâneo. É a mais frequente das EMPs. O gene responsável *CSTB* codifica a cistatina B e está localizado no cromossomo 21. Em modelo animal, foi demonstrado que a deficiência de cistatina B está relacionada à perda neuronal em diversas áreas do encéfalo: células granulares cerebelares; formação hipocampal; neocórtex e estriado. As manifestações clínicas têm início entre os 6 e 15 anos de idade. As crises tonicoclônicas generalizadas são frequentes, podendo ocorrer desde o início do quadro e até preceder o aparecimento das mioclonias. As mioclonias são graves, irregulares, assíncronas e podem atingir qualquer segmento do corpo; podendo ser desencadeadas por movimentos voluntários, estresse e estímulos proprioceptivos, auditivos e luminosos. Os abalos mioclônicos são intensos, predominam no despertar matutino e com o progredir da doença passam a interferir nas atividades da vida diária (marcha, alimentação, fala) e podem determinar algum grau de incapacidade física após 5 anos de evolução da doença. A frequência das crises aumenta com o passar dos anos. No início do quadro, os sinais neurológicos são discretos e de modo lentamente progressivo surgem manifestações como disartria, ataxia, tremor intencional e déficit cognitivo. Apesar do aspecto evolutivo, costuma ocorrer estabilização após os 40 anos de idade.

O EEG mostra atividade de base normal ou discretamente alentecida, com paroxismos de multiespículas, espícula-onda de 3 a 5/s ou multiespícula-onda de projeção generalizada, fotossensibilidade. Os padrões eletrográficos do sono se mantêm normais, diferentemente do que ocorre em outras formas de EMP. As alterações eletrencefalográficas são mais acentuadas nas fases iniciais do diagnóstico, mas em geral diminuem com a estabilização da doença. A RM geralmente é normal, porém em estágios avançados da doença, podem ser encontradas atrofias em áreas motoras corticais, na ponte, bulbo e hemisférios cerebelares.

Os achados de biópsia são caracterizados por vacúolos de conteúdo claro nas glândulas sudoríparas, altamente sugestivos do diagnóstico, que deve ser confirmado pela análise molecular. O estudo anatomopatológico mostra alterações degenerativas difusas acometendo especialmente o cerebelo, tálamo medial e medula espinhal, não sendo evidenciado material de depósito.

O tratamento é apenas sintomático, com emprego de anticonvulsivantes. Como 1ª opção, utilizar o clonazepam ou o valproato de sódio, em virtude da ação benéfica destes fármacos no controle das mioclonias e crises tônico-clônicas. Piracetam pode ser útil como medicação complementar no controle das mioclonias. Evidências anedóticas com o uso de levetiracetam, topiramato e zonisamida têm sido relatadas e o uso de bloqueadores de canais de sódio e drogas GABAérgicas deve ser evitado. A evolução é lenta e geralmente o quadro se estabiliza após os 40 anos de idade. A identificação precisa do tipo de EMP proporciona ao médico condições de predizer a evolução do paciente e fazer o aconselhamento genético. A intensidade dos sintomas e a velocidade de progressão da doença variam de um caso para outro e mesmo dentro da mesma família. Mutações nos genes *PRICKLE1* e *SCARB2* têm sido encontradas em pacientes com quadro clínico muito semelhante ao da doença de Unverricht-Lundborg e pesquisa negativa para mutações no gene *CSTB*.

BIBLIOGRAFIA

1 Lehesjoki AE; Gardiner M. Progressive myoclonus epilepsy: Unverricht-Lundborg disease and Neuronal ceroid lipofuscinoses. In: Noebels JL; Avoli M; Rogawski MA; Olsen RW; Delgado-Escueta AV (Ed.). *Jasper's Basic Mechanisms of the Epilepsies*. 4. ed., p. 1-11 2012.

2 Manreza MLG; Grossman RM; Valério RMF; Guilhoto LMF. Epilepsia na infância e adolescência. São Paulo, Lemos Editorial, 2003.

3 Moura-Ribeiro MLV; Ferreira SF. *Condutas em Neurologia Infantil.* Rio de Janeiro, Revinter, 2004.

4 Ropper AH; Brown RH. *Principles of Neurology.* In: Adams & Victor´s. New York, McGraw-Hill, 2005.

USHER, SÍNDROME DE

Surdomutismo e retinite pigmentar
Veja síndrome de von Graefe-Lindenov.

Esta síndrome costuma ter início com rebaixamento visual no período noturno, quadro que pode progredir até a cegueira completa. Ao quadro visual se associa uma perda progressiva da audição, manifestação que se torna evidente entre os 4 e 6 anos de idade; esse déficit pode determinar uma falta de desenvolvimento da linguagem. O termo surdo mutismo, empregado com frequência nessa afecção, pode determinar confusão em virtude dos diversos graus de comprometimento neurossensorial da audição. Dependendo do grau de comprometimento auditivo, pode ocorrer desde um retardo do desenvolvimento da linguagem até um completo mutismo. Segundo alguns autores, a associação da síndrome de Usher com ataxia vestibulocerebelar e anormalidades mentais constitui a síndrome de von Graefe-Lindenov.

A etiologia dessa afecção é desconhecida, sendo o padrão de herança do tipo autossômico recessivo. O exame audiométrico e o eletrorretinograma (que pode evidenciar sinais precoces de degeneração retiniana) podem fornecer subsídios para o diagnóstico. O diagnóstico precoce permite a execução de uma série de medidas no sentido de evitar a falta de desenvolvimento da linguagem.

BIBLIOGRAFIA
1 Montandon A – Usher's syndrome. In: Vinken PJ; Bruyn GW: *Handbook of Clinical Neurology,* v. 13 Amsterdam, North-Holland, 1972.

ULLMANN, ANGIOMATOSE SISTÊMICA DE

Caracteriza-se por um quadro de angiomatose visceral (fígado, rins, vísceras ocas) ao lado de angioma cutâneo (face) e do SNC (cérebro/cerebelo). Esta forma de angiomatose difusa parece depender de uma displasia mesodérmica generalizada.

BIBLIOGRAFIA
1 Grossman M; Melmon KL – von Hippel-Lindau disease. In: Vinken PJ; Bruyn GW – The Phacomatoses. Vol 14 Handbook of Clinical Neurology. Amsterdam, North-Holland, 1972.

V

VAN ALLEN, SÍNDROME DE

Neuropatia amiloidótica hereditária tipo Iowa; Neuropatia amiloidótica III
Veja doença de Corino de Andrade e síndrome de Rukavina.

Van Allen e colaboradores (1969) descreveram esse tipo de neuropatia amiloidótica hereditária em Iowa (EUA) numa numerosa família originária das Ilhas Britânicas.

Essa afecção costuma acometer ambos os sexos, ocorrendo o início geralmente na 4ª década da vida. O quadro clínico se exterioriza por neuropatia periférica, com comprometimento das extremidades distais dos quatro membros; alterações gastrintestinais, impotência sexual e distúrbios esfinctéricos são frequentes, sendo raro o mal perfurante plantar. Nesse tipo de neuropatia, não ocorre a síndrome do túnel do carpo. O comprometimento renal, embora seja tardio, costuma determinar o óbito do paciente. É alta a incidência de úlcera péptica com hemorragias digestivas. A etiopatogenia é obscura, ocorrendo uma deposição difusa de substância amiloide, hoje conhecida como apoproteína A1.

Não há tratamento específico para esta afecção, sendo a sobrevida de aproximadamente 15 anos.

BIBLIOGRAFIA

1 Van Allen MW, Frohlich JA; Davis JR. Inherited predisposition to generalized amyloidosis clinical and pathological study of a family with neuropathy and peptic ulcer. *Neurology* 1969, 19: 10.

VAN BOGAERT, LEUCOENCEFALITE ESCLEROSANTE SUBAGUDA DE

Encefalite de corpúsculos de inclusão; Encefalite de Dawson; Encefalite esclerosante difusa; Encefalite esclerosante subaguda; Panencefalite de Pette-Döring; Panencefalite esclerosante subaguda

Trata-se de uma forma rara de encefalite que evolui de modo subagudo. Esse tipo de encefalite depende da ação retardada do vírus do sarampo e parece que o risco é maior para as crianças que contraem o sarampo nos primeiros anos de vida (grande parte dessas crianças adquire o sarampo antes dos 2 anos de idade e a quase totalidade até os 5 anos). A incidência de panencefalite esclerosante subaguda (PEES) tem diminuído com o uso, cada vez mais difundido, da vacina contra o sarampo; é possível que a sua incidência mais elevada nas áreas rurais se deva ao pequeno alcance da vacinação nessas comunidades. A doença acomete ambos os sexos, com ligeiro predomínio no sexo masculino, e costuma ter início entre os 7 e 12 anos de idade, cerca de 6 anos após o sarampo.

O quadro clínico comumente tem início com rebaixamento do rendimento escolar, distúrbios de memória e distúrbios de conduta. Estes últimos podem se exteriorizar de modo polimorfo: apatia; irritabilidade; reações agressivas; explosões de cólera. Sobre estas manifestações podem se enxertar fenômenos delirantes ou alucinatórios e também motores com quedas frequentes e distúrbios da marcha.

Um sinal muito importante para o reconhecimento do quadro, quase patognomônico da doença não demora para aparecer: são as mioclonias periódicas regulares que se sucedem a cada sete a 10 segundos, interessando cabeça ou tronco, mais bem observadas na posição em pé ou sentada e que desaparecem no sono. De modo menos frequente, o quadro pode se instalar de forma aguda com febre, crises convulsivas e rebaixamento da consciência. No período de estado da afecção quatro ordens de sinais podem ocorrer: franca deterioração mental; crises convulsivas; mioclonias e hipertonia muscular. Manifestações coreoatetóticas também são comuns nesta fase. Anormalidades oculares ocorrem em aproximadamente 50% dos doentes e compreendem palidez de papila ou atrofia óptica, papiledema e pigmentação macular característica. Numa fase terminal da doença, a demência é seguida de caquexia, desordens térmicas (hipertermias), depressão da consciência, rigidez de decorticação ou de descerebração (Figura 116).

O doente geralmente evolui para o óbito no 2º ano da doença, ocorrendo, entretanto, formas prolongadas com fases de remissão, bifásicas ou com pausas da evolução; estes doentes podem apresentar sobrevida de 5 a 6 anos. Casos, excepcionalmente raros, de cura têm sido relatados (geralmente em pacientes adultos). O óbito pode ser determinado pela caquexia progressiva, por colapso cardiovascular, por complicações pulmonares ou pela hipertermia.

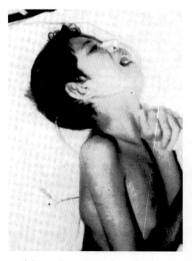

Figura 116 – *Leucoencefalite esclerosante subaguda de van Bogaert. Paciente do sexo masculino apresenta atitude em decorticação em período avançado da doença.*

As lesões anatomopatológicas incluem desmielinização dos hemisférios cerebrais e uma esclerose glial densa e difusa. Embora o quadro inflamatório predomine na substância branca (leucoencefalite), ocorre um comprometimento simultâneo da substância cinzenta (panencefalite) caracterizado por perivascularites, infiltrado plasmocitário e alterações moderadas das células ganglionares. Os neurônios apresentam alterações degenerativas e corpúsculos de inclusão, nucleares e citoplasmáticos. Esses corpúsculos, observados ao microscópio eletrônico, têm o mesmo aspecto que aqueles determinados pelo vírus do sarampo (mixovírus). As lesões costumam comprometer o córtex cerebral, hipocampo, tálamo, tronco do encéfalo e córtex cerebelar. O quadro, em suma, é de uma encefalite subaguda inespecífica com perda celular, às vezes acompanhado de neuronofagia, além de infiltração meníngea e perivascular.

Os exames complementares que podem auxiliar no diagnóstico da PEES são os seguintes: 1) o EEG costuma mostrar surto de ondas de alta voltagem, lentas e agudas, que se repetem a intervalos regulares com morfologia praticamente constante no decorrer do traçado (atividade periódica); 2) o LCR (que pode ser normal) costuma mostrar pleocitose linfomononuclear e aumento moderado de proteínas; 3) a eletroforese do LCR costuma evidenciar níveis bastante elevados de gamaglobulinas e bandas oligoclonais; 4) os títulos dos anticorpos para o vírus do sarampo estão elevados no soro e no LCR; 5) as partículas do vírus do sarampo têm sido detectadas no LCR à microscopia eletrônica; 6) o PCR no sangue e no LCR, pode fornecer subsídios para o diagnóstico; 7) a neuroimagem (TC, RM) pode mostrar, particularmente nos casos de evolução mais prolongada, graus acentuados de atrofia cerebral; 8) a biópsia cerebral revela envolvimento da substância branca e presença de corpos de inclusão nos neurônios.

Não há tratamento específico, continua sendo uma doença fatal e apenas medidas sintomáticas podem ser empregadas, uso de anticonvulsivantes e combate às infecções. O valor terapêutico da administração intratecal semanal do interferon-alfa, com administração oral de isoprinosina, vem sendo investigado. Alguns preconizam o uso da ribavirina por via EV. A doença é letal em cerca de 95% dos pacientes, remissão espontânea ocorre em 5 a 6% dos casos, mais frequentemente em adultos. Na criança, a sobrevida média é de 1 ano e 9 meses a 3 anos.

BIBLIOGRAFIA

1 Gutierrez J; Issacson RS; Koppel BS. Subacute sclerosing panencephalitis: an update. *Dev Med Child Neurol* 2010, 52(10): 901.

2 Jabbour JT; Garcia JH *et al.* Subacute sclerosing panencephalitis. A multidisciplinary study of eight cases. *Jama* 1969, 207: 2248.

3 Ropper AH; Brown RH. *Principles of Neurology*. In: Adams & Victor´s. New York, McGraw-Hill, 2005.

4 Rosemberg S. In: *Neuropediatria*, Rio de Janeiro, Savier, p. 244, 2010.

VAN BOGAERT-DIVRY, SÍNDROME DE

Angiomatose corticomeníngea; Angiomatose meningocortical

Esta síndrome, descrita em 1945 por van Bogaert e Divry, é caracterizada pela associação de angiomatose na pele e no SNC.

O quadro clínico costuma se exteriorizar por uma síndrome neurocutânea. As manifestações neurológicas compreendem retardo mental, hemianopsia, crises convulsivas e quadro piramidoextrapiramidal. O quadro dermatológico caracteriza-se por distúrbios da pigmentação e telangiectasias. Os aspectos neuropatológicos incluem angiomatose corticomeníngea difusa, com desmielinização do centro oval; o cerebelo pode ser comprometido. As lesões cutâneas e do SNC são provavelmente de origem vascular, enquanto a hemianopsia é determinada pela desmielinização.

A síndrome é heredofamilial, sendo a herança do tipo recessivo ligado ao sexo.

BIBLIOGRAFIA
1 Van Boagaert L; Divry P – Sur une maladie familiale caractérisée par une angiomatose diffuse cortico-méningée et une démyélinisation de la substance blanche du centre ovale, *Bruxelles Méd 25*: 1945, 1090.

VAN BOGAERT-SCHERER-EPSTEIN, DOENÇA DE

Xantomatose cerebrotendínea

Trata-se de um distúrbio do metabolismo lipídico que se exterioriza, clinicamente, por retardo mental, cataratas e xantomas nos tendões. O início costuma ocorrer na segunda década da vida. Nessa afecção, parece haver acúmulo de 5-alfa-colestan-3-beta-ol no SNC. A evolução é lentamente progressiva e o óbito costuma ocorrer entre a quarta e a sexta década. Não há tratamento específico.

BIBLIOGRAFIA
1 Cohen MM. Biochemistry of Neural Disease. Harper & Row, Hagerstown, 1975.

VAQUEZ-OSLER, DOENÇA DE

Doença de Vaquez, Policitemia rubra vera, Policitemia vera

A policitemia vera pertence ao grupo das neoplasias mieloproliferativas. Sua característica cardinal é o aumento de todos os elementos figurados do sangue: glóbulos vermelhos (hemácias), leucócitos e plaquetas. Existem outras causas de aumentos semelhantes como as poliglobulias das grandes altitudes, cardiopatias congênitas, pneumopatias crônicas, síndrome da apneia obstrutiva do sono, hemangioblastoma do cerebelo. Nas policitemias, a diminuição da velocidade circulatória e o aumento da viscosidade sanguínea são fatores que podem precipitar a instalação de tromboses venosas e/ou arteriais. Tanto a policitemia vera como as poliglobulias secundárias podem dar origem a manifestações neurológicas. A policitemia vera pode ocorrer em qualquer idade, entretanto seu pico de incidência ocorre aos 60 anos, com incidência discretamente maior em homens.

O diagnóstico depende de dados laboratoriais, associados a manifestações clínicas compatíveis, sendo os principais critérios: concentração de hemoglobina maior que 18,5 mg/dL em homens e 16,5 mg/dL em mulheres; trombocitose (plaquetas > 400.000) e leucocitose > 10.000 mm^3, trombose em sítios não usuais, esplenomegalia, e eritromelalgia (sensação de queimação nas extremidades de mãos ou pés, associada a rubor ou cianose, na presença de pulso arterial palpável).

A sintomatologia neurológica das policitemias é extremamente polimorfa. Na maior parte dos casos, os sintomas são subjetivos: cefaleia (difusa ou localizada); zumbido no ouvido; alterações visuais (fotofobia, escotomas, turvação visual e *amaurose fugax*); irritabilidade; vertigens; e sonolência. Em determinados casos, evidenciam-se déficits neurológicos focais: hemiplegias; hemianestesias; hemianopsia; e afasias. Esta sintomatologia é o corolário do quadro cerebral isquêmico estabelecido ou transitório. Com menos frequência, observamos hipercinesias (movimentos coreicos ou coreoatetóticos) no decurso das policitemias por provável repercussão da hipóxia sobre os núcleos cinzentos da base. O exame do fundo de olho pode mostrar desde congestão venosa até hemorragias, papiledema e trombose de veias retinianas. As hemorragias subaracnóideas são raras, e quando ocorrem são extremamente graves.

No tratamento da policitemia vera é utilizado somente flebotomia, para os pacientes de baixo risco (< 60 anos de idade e sem trombose prévia) ou flebotomia e hidroxiureia para os pacientes de alto risco (> 60 anos e trombose prévia). Independentemente da idade, é recomendado o uso do ácido acetilsalicílico para os pacientes com evento trombótico prévio.

BIBLIOGRAFIA

1 Labauge R; Izarn P; Castan P. *Les Manifestations Nerveuses des Hémopathies*. Paris, Masson, 1963.

2 Melaragno (Filho) R; Levy JA. Aspectos neurológicos da policitemia vera. *Arq Neuropsiquiat* 1955, 13: 313.

3 Tefferi A; Barbui T. Polycythemia vera and essential thrombocythemia: 2015 update on diagnosis, risk-stratification and management. *Am J Hematol.* 2015; 90: 162-73.

VERNET, SÍNDROME DE

Síndrome do forame rasgado posterior

Nesta síndrome, estão comprometidos os nervos glossofaríngeo (IX°), vago (X°) e espinhal (XI°), que deixam o crânio pelo forame rasgado posterior. No quadro completo, constata-se, ipsolateralmente à lesão, o seguinte: 1) hemiparalisia velopalatina, laríngea e faríngea; 2) arreflexia palatina e faríngea; 3) paralisia atrófica dos músculos esternocleidomastoideo e trapézio; 4) anestesia da parede posterior da faringe e da laringe; 5) hipoageusia ou ageusia do terço posterior da língua.

As principais causas são de natureza tumoral (tumores do glomus jugular, neurinomas, condromas, colesteatomas, meningeomas, processos expansivos do nasofaringe e do ouvido). Outras causas também têm sido relatadas: vasculares (aneurismas, angiomas); infecciosas; traumáticas.

BIBLIOGRAFIA

1 Ropper AH; Brown RH. *Principles of Neurology.* In: Adams & Victor´s. New York, McGraw-Hill, 2005.

2 Sanvito WL. *Propedêutica Neurológica Básica.* Atheneu, São Paulo 2010.

VILLARET, SÍNDROME DE

Síndrome do espaço retroparotidiano

Esta síndrome completa compreende paralisia ipsolateral dos quatro últimos nervos cranianos (IX°, X°, XI°, XII°) e das fibras do simpático cervical (síndrome de Horner). De sorte que estão comprometidos os nervos glossofaríngeo, vago e espinhal, que deixam o crânio pelo forame rasgado posterior e o hipoglosso, que deixa o crânio pelo forame condiliano anterior. Do ponto de vista clínico, pode-se constatar: 1) hemiparalisia velopalatina, laríngea e faríngea; 2) paralisia atrófica dos músculos esternocleidomastóideo e trapézio; 3) anestesia da parede posterior da faringe e da laringe; 4) hipoageusia ou ageusia do terço posterior da língua; 5) paralisia da hemilíngua; 6) síndrome de Horner.

As principais causas, com assento no espaço retroparotidiano, são tumorais (carcinomas, sarcomas), traumáticas e inflamatórias.

BIBLIOGRAFIA

1 Ropper AH; Brown RH. *Principles of Neurology.* In: Adams & Victor´s. New York, McGraw-Hill, 2005.

2 Sanvito WL. *Propedêutica Neurológica Básica.* Atheneu, São Paulo 2010.

VOGT-KOYANAGI-HARADA, SÍNDROME DE

Doença de Harada; Síndrome de Vogt-Koyanagi; Síndrome oculossubcutânea de Yuge; Uveoencefalite; Uveomeningencefalite; Uveíte-vitiligo-alopecia-poliose-surdez

Este complexo neurocutâneo-ocular – caracterizado por uveíte, meningencefalite, hipacusia e despigmentação da pele e do cabelo – tem sido ora descrito como síndrome de Vogt-Koyanagi, ora como síndrome de Harada.

Essa entidade clínica, afetando ambos os sexos, costuma ter início na idade adulta (comumente entre os 20 e 50 anos de idade). O início pode ser súbito, tendo como primeiras manifestações mal-estar, febre moderada, cefaleia e sinais de irritação meníngea. Numa fase subsequente, instala-se um quadro subagudo de meningencefalite, traduzido por cefaleia persistente, vertigem, confusão mental e sonolência. Esta fase pode ser acompanhada de sinais e sintomas focais: crises convulsivas e paresias (mono ou hemiparesia). O comprometimento do tronco encefálico pode se exteriorizar por diplopia, nistagmo e ataxia cerebelar; zumbidos e hipacusia denunciam o envolvimento do VIII° nervo craniano. Pode ocorrer, até mesmo, comprometimento da medula espinhal.

O quadro ocular costuma ter início algumas semanas mais tarde. Caracteriza-se pelo aparecimento de uveíte bilateral e pode apresentar como complicações hemorragias retinianas, descolamento da retina, neurite óptica, glaucoma, rebaixamento visual, chegando em alguns casos até à cegueira. Um quadro de diabetes insípido pode se desenvolver no decurso desta afecção.

Na fase de convalescença, que geralmente ocorre alguns meses após o início da doença, podem se instalar determinados sinais cutâneos: alopecia areata; áreas de despigmentação da pele (vitiligo) e canície. As sequelas oftalmológicas acontecem em aproximadamente 70% dos casos sob a forma de descolamento de retina, glaucoma e/ou atrofia óptica.

As alterações patológicas do sistema nervoso consistem em aracnoidites adesivas da base com infiltração linfo-histiocitária das meninges. Na fase aguda da doença, o exame do LCR pode mostrar hipercitose à custa de linfócitos, com ligeira hiperproteinorraquia; pode haver aumento das gamaglobulinas.

Várias etiologias têm sido equacionadas para esta síndrome: distúrbios metabólicos; infecções não virais; infecções a vírus. Tem sido comprovada a associação, em um número significativo de casos, de antígenos HLA-D com a síndrome de Vogt-Koyanagi; a associação dessa síndrome com a esclerose múltipla também tem sido relatada. No diagnóstico diferencial, deve-se considerar a oftalmia simpática, a doença de Behçet, a síndrome de Cogan e a sarcoidose.

O tratamento deve ser feito com altas doses de corticosteroides, que suprimem rapidamente os sintomas oculares, mas não previnem o descolamento da retina. Parece também que o uso dos corticosteroides evita a disseminação sistêmica da doença. A evolução da doença pode chegar a um ano, com riscos de recidivas; sequelas oculares e/ou neurológicas podem ocorrer.

BIBLIOGRAFIA

1 Perry HD; Font RL. Clinical and histopathologic observations in severe Vogt-Koyanagi-Harada syndrome. *Am J Ophthalmol* 1977, 83: 242.

2 Sanvito WL; Tilbery ChP; Villares JCB. Uveomeningencefalites. Registro de dois casos. *Arq Neuropsiquiat* 1982, 40: 86.

VOLKMANN, PARALISIA ISQUÊMICA DE

Este quadro depende de uma estase circulatória aguda no segmento distal de um membro superior (mão e antebraço). Tanto causas intrínsecas (oclusão de uma artéria ou veia do membro) como uma compressão extrínseca (aparelho gessado demasiadamente apertado) podem determinar esse tipo de paralisia.

As manifestações clínicas consistem em dor em queimação, parestesias e fraqueza ou paralisia na mão e antebraço. Ao exame, os seguintes sinais podem ser observados na mão: cianose; edema; hipotermia; dedos fixados em flexão. O pulso radial é débil ou pode estar ausente; alterações tróficas da pele podem estar presentes na mão e antebraço.

O quadro anatomopatológico consiste em fibrose muscular e degeneração isquêmica de fibras nervosas. O prognóstico é bom quando a causa da obstrução ou compressão é rapidamente removida; entretanto, os casos tardiamente tratados permanecem com sérias sequelas (contratura, atrofia e deformidades permanentes).

BIBLIOGRAFIA

1 Baker AB. *Clinical Neurology.* New York, Hoeber-Harper, 1962.

VON ECONOMO, ENCEFALITE LETÁRGICA DE

Doença de von Economo; Doença de von Economo-Cruchet; Encefalite epidêmica; Encefalite letárgica

Esta afecção ocorreu sob a forma de surtos epidêmicos entre 1917 e 1925, circunstância que justifica a designação de encefalite epidêmica com que também é conhecida.

Clinicamente, esse tipo de encefalite pode ter início com sintomas vagos como mal-estar, febre, astenia e cefaleia. No período de estado, embora os quadros sejam extremamente polimorfos, os sinais/sintomas mais constantes são:

Sintomas oculares: em aproximadamente 75% dos casos, as paralisias oculomotoras estão presentes. São mais comuns as paralisias dissociadas do III° nervo craniano, aspecto que confirma a sede da lesão no neuroeixo com comprometimento de núcleos do nervo oculomotor. Entretanto, a oftalmoplegia pode ser completa, com comprometimento da musculatura extrínseca-intrínseca (estrabismo, ptose palpebral, anisocoria, sinal de Argyll Robertson etc). O fundo de olho costuma ser normal. Distúrbios do sono: constituídos basicamente por períodos de hipersonia, que podem durar minutos, horas ou dias. Esta forma de sonolência invencível (letargia), da qual o paciente pode ser despertado mediante estimulações enérgicas, costuma permanecer durante toda a fase aguda da afecção ou, então, alternar com períodos de insônia rebelde. Distúrbios motores: se manifestam principalmente através de movimentos involuntários anormais do tipo coreoatetótico e/ou mioclônico. As mioclonias do diafragma podem dar origem a soluços, tipo de manifestação frequente nesta forma de encefalite. Outros distúrbios motores compreendem: tremores, paraplegias (flácidas ou espásticas). Distúrbios psíquicos: ocorrem nas chamadas formas mentais da doença e se traduzem habitualmente por quadros confusionais, com desorientação temporoespacial, ideias delirantes e crises de agitação.

A fase aguda da doença costumava ser de aproximadamente 4 semanas, seguida de uma fase pós-encefalítica.

Em virtude do polimorfismo do quadro, diversas formas clínicas foram descritas: coreica; oculoletárgica; atetótica; algomioclônica; mental; hipertônica; agrípnica (com insônia). Este tipo de encefalite afeta ambos os sexos e ocorre em qualquer idade, tendo porém certa predileção para os adultos entre 30 e 50 anos de idade.

Do ponto de vista anatomopatológico, o cérebro pode mostrar edema e ocasionalmente hemorragias, ao exame macroscópico. Ao exame histológico fica evidenciada a presença de uma polioencefalite, por meio da destruição de células ganglionares, além de infiltração mesenquimal e glial de situação perivascular somente na substância cinzenta. Sob o aspecto topográfico, o mesencéfalo é a área mais comprometida, particularmente a substância negra e os núcleos do nervo oculomotor. Também as formações cinzentas localizadas nas vizinhanças do aqueduto de Sylvius e das paredes do III° ventrículo estão frequentemente comprometidas. As lesões inflamatórias podem se estender ainda a outras estruturas nervosas: região hipotalâmica posterior; gânglios da base; IV°, VI° e VII° nervos cranianos; medula espinhal.

A etiologia da encefalite letárgica é desconhecida, mas presume-se que seja um vírus. O exame do LCR geralmente

mostra hipercitose (algumas dezenas de células) à custa de linfomononucleares, além de discreta hiperproteinorraquia.

A mortalidade dessa encefalite na fase aguda, em sua forma
epidêmica, foi cerca de 25% e foi mais alta entre as crianças e os
idosos. Também foram descritas diversas formas de sequelas, que
apareceram meses ou anos depois da fase aguda da doença: quadros parkinsonianos; distônicos; distúrbios da conduta; letargia.

O tipo de encefalite aqui descrito praticamente desapare-
ceu nos dias de hoje, sendo altamente questionável que os casos
esporádicos relatados no presente correspondam à forma de von
Economo.

BIBLIOGRAFIA

1 Contamin F; Sabouraud O. *Éléments de Neurologie,* v. 2, Paris, Flamamrion, 1970.

2 Jubelt B; Miller JR. Viral infections. In: Merritt´s Neurology. Rowland LP (Ed.). Philadelphia, Lippincott Williams; Wilkins, 2000.

VON GRAEFE-LINDENOV, SÍNDROME DE

Síndrome de Hallgren;
Síndrome de Lindenov-Hallgren
Veja síndrome de Usher

Esta síndrome, de natureza heredofamilial, caracteriza-se
pela associação de retinite pigmentar, surdez congênita e ataxia
vestibulocerebelar. O complexo sintomatológico descrito pode
se acompanhar de catarata congênita e retardo mental.

O padrão de herança é do tipo autossômico recessivo,
com penetrância completa em ambos os sexos.

BIBLIOGRAFIA

1 Alström CH. The Lindenov-Hallgren, Alström-Hallgren and Weiss syndromes. In: Vinken PJ; Bruyn GW – *Handbook of Clinical Neurology,* v. 13, Amsterdam, North-Holland, 1972.

VON HIPPEL-LINDAU, DOENÇA DE

Angiomatose retiniana;
Angiomatose retinocerebelar;
Doença de Hippel;
Doença de Lindau;
Hemangioblastoma cerebelorretiniano

Esta afecção familial, de ocorrência rara, caracteriza-se
pela associação de angiomas na retina, cerebelo e assoalho do
IV° ventrículo, além de angiomas e/ou cistos em determinadas
vísceras. Na doença de von Hippel-Lindau (VHL), costuma
ocorrer a associação de hemangioblastoma cerebelar (tumor
de Lindau) com hemangioblastoma retiniano (tumor de von
Hippel). Não há predileção por sexo e em cerca de 20% dos
casos o acometimento é familiar. Trata-se de uma doença
caracterizada pela predisposição ao desenvolvimento de múltiplos angiomas (retina e SNC), carcinomas de células renais,
feocromocitomas, tumores de ilhotas pancreáticas, tumores do
saco endolinfático e cistos não neoplásicos no pâncreas, rins e
epidídimos.

O gene responsável pela síndrome é um gene supressor de tumor e localiza-se no cromossomo 3 (3p25-26). Sua função em condições normais é bloquear o crescimento anormal e a multiplicação celular desordenada em resposta à hipoxemia; sua disfunção ou mutação leva à perda do controle da multiplicação e crescimento celular, que em associação com outras alterações de regulação pode levar ao desenvolvimento de neoplasias. A análise cromossômica é útil na avaliação de possíveis portadores dessa anomalia cromossômica. A etiologia da doença de VHL é desconhecida, sendo o quadro de fundo genético e está classificado entre as facomatoses. A herança é do tipo autossômico dominante.

O quadro clínico costuma ter início no adulto jovem, exteriorizando-se por sinais de comprometimento cerebelar e de hipertensão intracraniana. Cefaleia, vertigens, vômitos, ataxia unilateral, rebaixamento visual e distúrbios mentais são manifestações que podem ser encontradas no decurso da afecção. O exame dos fundos oculares pode evidenciar a presença de vasos tortuosos e malformados (angiomatose) na retina, além de manchas amareladas subretinianas.

Os critérios para o diagnóstico da doença incluem: 1) mais de um hemangioblastoma no SNC; 2) um hemangioblastoma e manifestações viscerais da doença; 3) uma das reconhecidas manifestações e antecedentes familiais da doença.

Do ponto de vista anatomopatológico, os hemangioblastomas apresentam-se comumente como tumores císticos, podendo conter um nódulo mural hemorrágico no seu interior, às vezes, um manto hemorrágico envolve todo o cerebelo. Os tumores podem também ser sólidos. Além do cerebelo (e retina), os hemangioblastomas podem se localizar em outros pontos do SNC (cérebro, bulbo e medula espinhal). Ao quadro cerebelorretiniano, podem se associar tumores viscerais. Os hemangioblastomas são formados por capilares irregulares constituídos por células endoteliais, que se organizam sob a forma de canais ou cavernas.

A doença de VHL é relativamente rara, com dados epidemiológicos americanos relatando incidência estimada de um caso para cada 36.000 nascimentos. O comprometimento dos diversos órgãos pode ser demonstrado mediante estudo por imagem incluindo ultrassonografia abdominal, TC, RM e angiografia. O método de escolha depende do órgão acometido.

Na avaliação do SNC, os estudos de RM (Figura 117A e B) têm maior sensibilidade e especificidade, tanto para o encéfalo como para a medula espinhal. Tipicamente, os hemangioblastomas apresentam-se aos estudos de imagem como lesões parenquimatosas sólidas ou solidocísticas, cujo componente sólido é altamente vascularizado e, portanto, exibe intensa impregnação pelo agente paramagnético. O componente sólido da lesão apresenta discreto hipersinal nas sequências ponderadas em T2 e tipicamente exibe um característico hipossinal nas sequências ponderadas em difusão, sendo este o melhor sinal radiológico, praticamente patognomônico desse tumor. Usualmente, são caracterizados vasos nutridores na periferia do componente tumoral sólido.

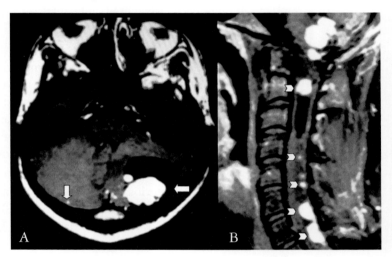

Figura 117 – *Síndrome de von Hippel-Lindau* – *Imagens de RM em T1 no plano Axial do encéfalo (A) e sagital da coluna cervical (B), ambas após a injeção endovenosa do agente de contraste paramagnético (gadolínio). Observe-se a presença de múltiplas lesões parenquimatosas sólidas ou solidocísticas na periferia do hemisfério cerebelar esquerdo (seta em A) e em todo o segmento medular cervical (cabeças de setas em B). O componente sólido apresenta intensa impregnação pelo agente paramagnético. Observe em (A) diminuto nódulo tumoral na periferia do hemisfério cerebelar direito (seta vertical).*

O comprometimento espinhal é usualmente medular, embora existam relatos de comprometimento radicular e intradural-extramedular. A maioria dos casos encontra-se no segmento cervicotorácico e as características de imagem seguem aquelas já descritas para os tumores intracranianos. O acometimento medular é uma causa não usual de hemorragia subaracnóidea.

Os tumores do saco endolinfático são lesões destrutivas centradas na região retrolabiríntica, com erosão e destruição do osso petroso. Crescem e protruem para a cisterna do ângulo pontocerebelar, com componente cisternal usualmente apresentando sinal heterogêneo à custa de focos de hemorragia e calcificações, com intensa e heterogênea impregnação pelo agente paramagnético. A topografia da lesão associada à história clínica da doença são as chaves para o diagnóstico.

O hemangioblastoma do cerebelo deve ser ressecado cirurgicamente, desde que esse procedimento seja exequível. Nos pacientes com VHL, o hemograma pode evidenciar policitemia, que desaparece após a ressecção do tumor. Nas formas bulbares, as possibilidades cirúrgicas são mínimas. Mediante investigação genética, já é possível detectar precocemente a presença dos tumores com a perspectiva de radiocirurgia estereotáxica. Os angiomas retinianos podem ser tratados com fotocoagulação a laser.

Os pacientes e seus parentes devem ser monitorados com oftalmoscopia indireta anual desde os 5 anos de idade. Recomenda-se TC ou RM do abdome a cada 2 anos para surpreender tumores viscerais a partir dos 20 anos de idade.

BIBLIOGRAFIA

1 Chu BC; Terae S *et al.* MR findings in spinal hemangioblastoma: correlation with symptoms and with angiographic and surgical findings. *AJNR* 2001, 22: 206.

2 Ferreira VJA; Diament A. Síndromes neurocutâneas ou facomatoses. In: Diament A; Cypel S. *Neurologia Infantil,* Rio de Janeiro, Atheneu, 2005.

3 Gilroy J. *Neurologia Básica.* Rio de Janeiro, Revinter, 2005.

4 Slater A; Moore NR; Huson SM. The natural history of cerebellar hemangioblastomas in von Hippel-Lindau disease. *AJNR* 2003, 24: 1570.

VON MONAKOW, SÍNDROME DE

Síndrome da artéria coroideia anterior

A oclusão da artéria coroideia anterior pode determinar um quadro neurológico contralateral caracterizado por hemiplegia, hemianestesia e hemianopsia. Desta tríade sintomatológica, a hemiplegia é o elemento mais constante e compromete globalmente o hemicorpo contralateral, incluindo a face. A hemianestesia costuma se traduzir por comprometimento de todas as formas de sensibilidade, entretanto nem sempre de modo completo. Finalmente, os defeitos do campo visual podem ocorrer sob a forma de hemianopsia, incluindo ou não a visão macular; em determinados casos, o defeito do campo visual se apresenta sob a forma de quadrantanopsia, em virtude de acometimento apenas parcial das radiações ópticas.

Do ponto de vista anatomopatológico, pode ser observado amolecimento isquêmico ou hemorrágico na porção posterior da cápsula interna e no corpo geniculado lateral.

BIBLIOGRAFIA

1 Jablonsky S. *Eponymic Syndromes and Diseases.* WB Saunders, Philadelphia, 1969.

2 Melaragno (Filho) R. *Afecções Vasculares Cerebrais,* Rio de Janeiro, Luso-Espanhola e Brasileira, 1959.

VON RECKLINGHAUSEN, DOENÇA DE

Neurofibromatose de von Recklinghausen; Neurofibromatose múltipla; Síndrome de von Recklinghausen

A doença de von Recklinghausen, descrita em 1882, é uma neuroectodermose cujas manifestações cardinais compreendem alterações cutâneas, tumores nervosos periféricos, facomatose de retina e malformações ósseas. A neurofibromatose (NF), de acordo com sua base genética, frequência e manifestações clínicas, pode ser desdobrada em duas formas: NF1 e NF2. A NF1 depende de uma anomalia congênita do desenvolvimento embrionário envolvendo a crista neural. É uma desordem autossômica dominante comum, relacionada a um defeito genético no cromossomo 17 (17q11.2), prejudicando a síntese da neurofibromina, que exerce efeito supressor para o desenvolvimento de tumores. A NF2 é uma desordem autossômica dominante rara localizada no cromossomo 22 (22q11.1-13.1).

A neurofibromatose tipo 1 ou doença de von Recklinghausen é a facomatose mais comum acometendo 1 em cada 3.500 indivíduos. Não há predileção por sexo e as manifestações clínicas da doença são variáveis e seu diagnóstico requer pelo menos dois dos critérios propostos no Quadro 14. Os achados mais comuns incluem manchas "café com leite", neurofibromas cutâneos, nódulos de Lisch (hamartomas da íris), sardas axilares e inguinais.

Quadro 14 – Critérios diagnósticos da neurofibromatose tipo 1.

— Seis ou mais manchas "café com leite".

— Dois ou mais neurofibromas de qualquer tipo ou um ou mais plexiforme.

— Sardas axilares ou inguinais.

— Glioma de vias ópticas.

— Dois ou mais nódulos de Lisch (hamartomas benignos da íris).

— Lesão óssea distinta como displasia da asa do esfenoide ou afilamento de ossos longos.

— Parente de 1º grau com NF1.

As manifestações cutâneas podem exteriorizar-se por manchas pigmentadas com aspecto de café com leite, de tamanho variável, por nevos, com ou sem hipertricose e/ou por tumores cutâneos do tipo fibroma (Figura 118). Na presença unicamente de manchas hiperpigmentadas, o critério quantitativo é importante para se estabelecer o diagnóstico: a presença de no mínimo seis manchas disseminadas pelo corpo é a exigência. Os tumores cutâneos podem permanecer mais ou menos quiescentes até a puberdade, ocasião em que podem crescer muito, chegando, em alguns casos, a alcançar proporções gigantescas; os tumores podem ser sésseis ou pediculados (moluscos fibrosos). Os neuromas plexiformes, que às vezes assumem um aspecto monstruoso, costumam se localizar ao nível das pálpebras.

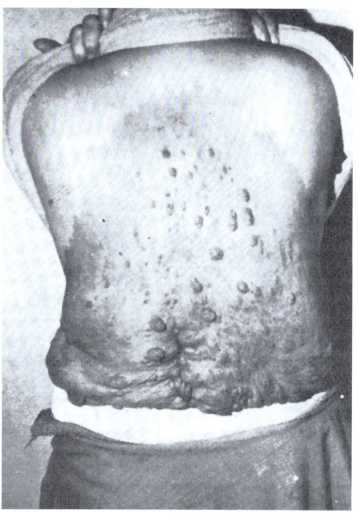

Figura 118 – *Forma cutânea da doença de von Recklinghausen.*

As manifestações neurológicas aparecem num período mais tardio e podem coexistir com o quadro cutâneo ou ser totalmente independentes. A NF1 do sistema nervoso periférico traduz-se pela presença de neuromas nos nervos raqueanos e/ou cranianos. Os neuromas das raízes raqueanas podem determinar síndrome de compressão radicular e/ou medular; nos nervos periféricos a sintomatologia se traduz por parestesias e paresias tronculares, sendo possível, em muitos casos, a palpação de nódulos nos nervos. Os nervos periféricos comprometidos com maior frequência são ulnar, radial, mediano, nervos intercostais, ramos do plexo braquial, raízes da cauda equina e nervo ciático (Figura 119). Com relação aos nervos cranianos, aquele comprometido com maior frequência é o acústico, podendo o envolvimento ser uni ou bilateral; o trigêmeo e o vago também podem ser comprometidos. Entre as manifestações neurológicas centrais, devem ser consideradas as alterações da medula espinhal nos neuromas das raízes nervosas e do tronco encefálico nos tumores do acústico. Outro aspecto relevante é a associação da NF1 com outros tumores do sistema nervoso: gliomas do quiasma óptico; glioblastomas multiformes; ependimomas e meningeomas únicos ou múltiplos. Aproximadamente 10% dos doentes com NF apresentam retardo mental, traduzindo esta condição malformações cerebrais (heterotopias corticais ou outras malformações da arquitetura cerebral); também a siringomielia pode acompanhar a NF (principalmente na presença de neuromas espinhais múltiplos). Outras malformações do sistema nervoso podem ser encontras na NF1: meningoceles; cistos da aracnoide; megaencefalia; hidrocefalia por estenose do aqueduto de Sylvius. Constitui um aspecto singular a alta potencialidade blástica desta displasia neuroectodérmica, tanto pela formação de múltiplos tumores, pela tendência de transformação maligna destes processos (fibrossarcomas), como pela associação com outros tipos de tumor.

Das manifestações oftalmológicas, o facoma de retina (pequeno tumor que se equivale aos tumores cutâneos e nervosos) é bastante raro e apresenta uma localização papilar ou peripapilar; os facomas têm aspecto de uma mancha circular esbranquiçada. A atrofia do nervo óptico, às vezes primária, pode depender de glioma do nervo óptico ou do quiasma; por ocasião de glioma do nervo óptico é possível a ocorrência de exoftalmo ipsolateral.

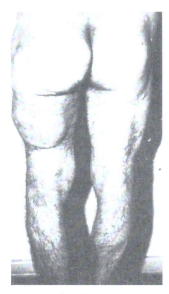

Figura 119 – *Volumoso neuroma do ciático em paciente com doença de von Recklinghausen.*

O acometimento ósseo na NF1 pode estar relacionado a alterações primárias dependentes da displasia mesodérmica e/ou resultar de efeito compressivo de tumores das partes moles adjacentes. A cifoscoliose é a principal manifestação óssea, porém outras também são típicas, como a hipoplasia da asa do esfenoide e a pseudoartrose congênita da tíbia.

O diagnóstico deve se basear no quadro clínico, nos dados heredológicos e nos exames complementares (biópsia cutânea e/ou do nervo, aspectos radiológicos do esqueleto e subsídios fornecidos pela neuroimagem com TC ou RM) (Figura 120A a C). Não há tratamento específico para esta afecção, porém a abordagem cirúrgica deve ser sempre considerada naqueles casos em que existe comprometimento funcional ou compressão de estruturas importantes, como a medula e o tronco. O aconselhamento genético deve sempre ser considerado.

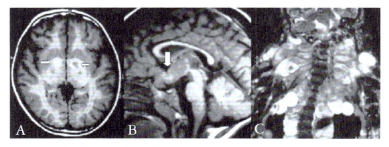

Figura 120 – *Doença de von Recklinghausen – Imagens de RM de três diferentes portadores de NF1. Na imagem Axial T1 (A) observa-se hipersinal*

em T1 nos globos pálidos compatível com área de vacuolização da mielina (pequenas setas). A imagem no plano sagital T1 (B) demonstra lesão expansiva na região hipotalamoquiasmática, compatível com astrocitoma opticoquiasmático-hipotalâmico (seta vertical). A imagem (C), T2 coronal da coluna cervicotorácica, demonstra inúmeros neurofibromas paravertebrais (neurofibroma plexiforme). Observe o característico padrão anelar de hipersinal anelar das lesões.

BIBLIOGRAFIA

1 Ferreira VJA; Diament A. Síndromes neurocutâneas ou facomatoses. In: Diament A; Cypel S. *Neurologia Infantil,* Rio de Janeiro, Atheneu, 2005.

2 Kissel P; Schmitt J; André JM. Phacomatoses. *Encycl Méd Chir,* Paris, Système Nerveux 17165 B-10, 1.

3 Korf BR. The phakomatoses, *Neuroimaging Clin N Am* 2004, 14(2): 139.

4 Restrepo CS; Riascos RF *et al.* Neurofibromatosis type 1: spinal manifestations of a systemic disease. *J Comput Assist Tomogr* 2005, 29(4): 532.

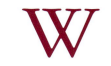

WAGNER-UNVERRICHT, SÍNDROME DE

Dermatomiosite; Miosite por corpos de inclusão; Polimiosite

Trata-se de um grupo de afecções inflamatórias da musculatura estriada que pode se apresentar de modo isolado (polimiosite), associado a manifestações cutâneas (dermatomiosite) e com a presença de corpos de inclusão (miosite por corpos de inclusão). A polimiosite (PM) foi inicialmente descrita por Wagner, em 1863, e a dermatomiosite (DM) foi isolada como entidade por Wagner e Unverricht em vários artigos, escritos de 1887 a 1891. De sorte que são miopatias inflamatórias obedecendo um mecanismo imunitário dirigido contra as fibras musculares nas PM e contra os vasos endomisiais nas DM.

Alguns critérios são relevantes na caracterização da síndrome PM/DM: 1) fraqueza muscular simétrica das cinturas dos membros e músculos flexores do pescoço, com evolução em semanas ou meses, acompanhada ou não de disfagia e dificuldade respiratória; 3) dores musculares espontâneas na metade dos casos ou sensibilidade à compressão dos músculos; 4) sinais cutâneos em cerca de dois terços dos casos; 5) a amiotrofia é geralmente moderada e não guarda relação com o déficit muscular; 6) a VHS pode estar acelerada em metade dos casos; 7) outras manifestações associadas podem estar presentes – fenômeno de Raynaud, dores articulares, pneumopatia intersticial; 8) biópsia muscular evidenciando necrose, regeneração e fenômenos inflamatórios primários; 9) aumento da taxa de enzimas musculares; 10) alterações eletromiográficas sugestivas de miopatia. Para se firmar o diagnóstico deste tipo de miopatias, é importante descartar a exposição a substâncias mielotóxicas, a presença de componente heredofamiliar, assim como descartar a presença de endocrinopatias e de deficiências enzimáticas que possam determinar o quadro.

A síndrome PM/DM pode ser assim classificada:

I. PM/DM – forma adulta.

II. DM – forma infantil e juvenil.

III. DM – associada a outras doenças (colagenoes, neoplasias malignas)

IV. PM – associada a outra doença (colagenoses, neoplasias malignas)

V. Miosite com corpos de inclusão (MCI).

A PM/DM pode ocorrer entre os 10 e 60 anos de idade, sendo mais comum no indivíduo adulto e duas vezes mais frequente na mulher. A instalação do quadro clínico, às vezes, é precedida por um episódio infeccioso banal. Os aspectos clínicos são extremamente variáveis, sendo possível desde uma forma aguda e difusa, com rápida evolução para o óbito, até uma forma crônica, lentamente progressiva, que acaba por incapacitar o indivíduo pela acentuada debilidade muscular. O quadro miopático costuma ter como manifestação clínica uma tríade sintomatológica: mialgia; debilidade; e atrofia. As manifestações álgicas são frequentes nas formas agudas e podem estar ausentes nas demais formas (subagudas e crônicas). O déficit motor predomina nitidamente na musculatura proximal dos membros; o doente, no início, apresenta dificuldade para pentear os cabelos, para subir escada, e no decurso do quadro pode desenvolver uma marcha miopática. Com a evolução da doença, pode haver também envolvimento dos músculos do tronco, respiratórios e faríngeos – com o aparecimento de disfagia e/ou disartria. A amiotrofia nem sempre é evidente, em virtude da presença de certo grau de edema do corpo muscular (mioedema); as formas agudas são particularmente edematosas, enquanto nas formas crônicas os músculos são de consistência dura. Com a evolução o doente pode desenvolver retrações musculares. O comprometimento da musculatura cardíaca raramente tem expressão clínica, embora tenham sido descritos casos com arritmias importantes; o ECG, além de distúrbios do ritmo, pode mostrar inversão da onda T.

O quadro cutâneo pode preceder ou acompanhar a síndrome miopática e pode se caracterizar por um eritema localizado ou difuso, por uma erupção maculopapular ou por uma dermatite do tipo eczematoide ou mesmo exfoliativa. Na face pode ser observado um eritema violáceo periorbitário – erupção heliotrópica e/ou um eritema sob a forma de borboleta; placas avermelhadas ou violáceas podem ser encontradas nas regiões periungueais ou sobre as articulações interfalângicas das mãos. Também os cotovelos e os joelhos podem mostrar lesões cutâneas. Nas formas associadas PM/DM, o fenômeno de Raynaud ocorre em aproximadamente um terço dos casos.

Nas formas agudas e subagudas podem ocorrer também manifestações sistêmicas como emagrecimento, febre moderada, taquicardia, artralgias, linfadenopatia e esplenomegalia. Aproximadamente um terço dos casos de PM e, particularmente de DM, apresentam sintomas de doença difusa do tecido conjuntivo (artrite reumatoide, esclerodermia, LES ou doença mista); são as síndromes de sobreposição. É possível também a associação com a síndrome de Sjögren, a doença de Hashimoto, a miastenia grave e a colite ulcerativa. Acredita-se que o tratamento da artrite reumatoide com D-penicilamina aumente a incidência de PM/DM.

As formas paraneoplásicas são mais comuns na DM e, geralmente, dependem de um carcinoma e, com menos frequência, de outros tipos histológicos de tumor. Num quadro de DM que se instala depois dos 40 anos de idade, a investigação de uma neoplasia maligna é obrigatória. Na mulher, a DM depende de carcinoma da mama e do ovário, e no homem, do pulmão e colo.

A PM/DM ocorre também nas crianças, porém com uma frequência muito menor. Os quadros são relativamente benignos e não diferem muito das formas dos adultos. Entretanto existe uma forma de DM que na criança apresenta peculiaridades. A frequência é a mesma em ambos os sexos e geralmente a doença começa com alterações cutâneas, acompanhadas de anorexia e fadiga. É frequente a presença de edema palpebral acompanhado de eritema das pálpebras superiores (Figura 121). Este eritema pode se propagar e comprometer regiões periorbitárias, nariz, regiões malares e lábio superior, bem como pele dos cotovelos e joelhos. Mialgias e debilidade muscular geralmente seguem as manifestações cutâneas, mas também podem precedê-las. Outras manifestações como febre moderada e intermitente, dor abdominal, mioglobinúria, melena e hematêmese também podem ocorrer. O modo de progressão do quadro é variável. Em alguns casos, a debilidade muscular progride rapidamente, comprometendo os membros, a deglutição, a fala e a função respiratória. Perfuração de vísceras abdominais pode ser a causa imediata do óbito. Em outros casos, a evolução é lenta e pode ocorrer, até mesmo, a remissão da doença.

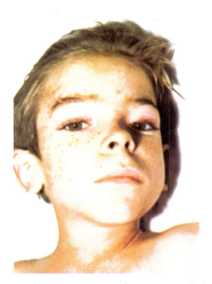

Figura 121 – *Doença de Wagner-Unverricht. Eritema palpebral bilateral.*

A etiopatogenia da PM/DM é desconhecida, porém acredita-se que a doença seja de natureza autoimune decorrente de citotoxicidade dirigida a antígeno e mediada por linfócitos T citotóxicos, que juntamente com macrófagos circundam e destroem fibras musculares saudáveis. Há presença de anticorpos do tipo antissintetases em aproximadamente 40% dos casos de PM/DM. A antissintetases mais comum é a anti-Jo-1, detectada como histinil-1-RNA sintetase. Também pode haver elevação dos níveis da miosina-1 de cadeia leve nas formas iniciais de PM.

O quadro anatomopatológico mostra lesões degenerativas graves, acompanhadas de necrose nas fibras musculares, com multiplicação dos núcleos de sarcolema. Observa-se um infiltrado inflamatório linfoplasmocitário que circunda as veias, com extensão para o endomísio e perimísio.

O diagnóstico da PM/DM pode ser confirmado pela biópsia de pele e/ou músculo; entretanto, nas fases iniciais da PM, a biópsia de músculo é normal em mais da metade dos casos. As enzimas séricas (TGO, CPK, aldolase) costumam estar elevadas, principalmente nas formas agudas. O E MG mostra elementos de um traçado miopático. Outros exames podem ainda fornecer subsídios: hemograma (anemia); VHS (acelerada); eletroforese das proteínas séricas (aumento da fração alfa-2 e da gamaglobulina). O diagnóstico diferencial da PM/DM deve ser considerado com as afecções difusas do tecido conjuntivo (artrite reumatoide, esclerodermia, LES, síndrome de Sjögren), outras miopatias (hipotireoidismo, infecciosas, Cushing, medicamentosas), miastenia grave, sarcoidose, polimialgia reumática.

A miosite por corpos de inclusão (MCI) é mais comum no homem, ao contrário da PM/DM. Costuma ocorrer em indivíduos adultos, por volta dos 50 anos de idade. O início é insidioso e provoca déficit motor proximal e distal. O quadro é progressivo. Este tipo de miopatia pode ocorrer de forma esporádica ou hereditária (traço autossômico dominante e pode depender de mutação no cromossomo 9p1-q1). A etiologia é desconhecida, mas evidências sugerem uma miocitotoxicidade mediada pelos linfócitos T. O padrão anatomopatológico consiste na presença de inclusões granulares basófilas distribuídas em torno das bordas livres das fibras musculares; podem ocorrer em pequenas fibras musculares inclusões eosinofílicas. A CPK e a aldolase podem estar elevadas, mas o diagnóstico é feito pela biópsia.

Também a pesquisa de autoanticorpos (anti-Jo-1, anti--PL-7, anti-PL- 12, anti-Mi-2) é relevante e aproximadamente metade dos pacientes com PM/DM apresenta positividade nestes exames.

No tratamento, a 1ª opção terapêutica é com corticosteroides. Nos casos graves (em que os doentes são incapazes de deambular), deve-se iniciar o tratamento com metilprednisolona (Solu-Medrol®) por via venosa na dose de 1 g durante 3 dias, seguida de prednisona oral na dose de 1 a 1,5 mg/kg/dia. No início do tratamento, os doentes devem ser reavaliados a cada 4 semanas e quando houver sinais evidentes de melhora o corticosteroide pode passar a ser administrado em dias alternados. Nos casos brandos ou moderados, o tratamento deve ser iniciado com corticosteroide por via oral. Quando o doente alcançar um equilíbrio, a dose deve ser reduzida gradualmente até um nível mínimo que possa controlar a doença. A monitoração do doente deve ser feita através de exames clínicos periódicos e da dosagem das enzimas musculares. O doente deve receber uma suplementação de potássio e dieta hipossódica. As contraindicações ao corticosteroide devem ser respeitadas. O tratamento medicamentoso deve ser complementado com medidas fisioterápicas brandas.

Nos casos não respondedores aos corticosteroides ou quando houver fatores impeditivos ao seu uso, outras opções devem ser consideradas. O metrotexato (MTX) é a 2ª opção. Esta droga deve ser iniciada com 2,5 mg/semana por via oral, com incrementos de 2,5 mg por semana até atingir a dose de 20 mg/semana. Se não houver resposta pode-se optar por um esquema misto corticosteroides + MTX. O MTX deve ser evitado quando houver doença pulmonar intersticial, pois, a droga pode causar fibrose pulmonar. Os principais efeitos colaterais do MTX são alopecia. estomatite, nefro e hepatotoxicidade, depressão da medula óssea, teratogenicidade o oncogenicidade. O uso do MTX exige uma suplementação de ácido fólico. Os doentes que recebem MTX devem ser monitorados com controles periódicos de hemograma, TGO, TGP e gama-GT; também são preconizados testes basais e periódicos de função pulmonar. Outras opções são azatioprina, imunoglobulina venosa, ciclofosfamida e ciclosporina.

Modernamente, nos casos em que falham os tratamentos propostos, preconiza-se o uso de anticorpos monoclonais (etanercept, infliximab, rituximabe).

O tratamento da MCI tem sido desencorajador, sendo o corticosteroide geralmente ineficaz; as opções são imunoglobulina venosa ou rituximabe (Mabthera®). Pacientes com disfagia devem ser submetidos a videodeglutograma e medidas para melhorar a deglutição devem ser implementadas por uma fonoaudióloga. Em casos extremos, com aspiração recorrente, está indicada uma gastrostomia.

O uso do epônimo Wagner-Unverricht está em desuso para as três formas de miopatia aqui descritas, porém pelo seu valor histórico foi mantido neste texto.

BIBLIOGRAFIA

1 Carvalho AAS. Estado atual do tratamento das polimiosites. In: *Condutas em neurologia* – 1993. Clínica Neurológica HC/FMUSP.

2 Mastaglia FL. When the treatment does not work: polymyositis. *Pract Neurol* 2008; 8: 170.

WALDENSTRÖM, MACROGLO- -BULINEMIA DE

Macroglobulinemia essencial; Macroglobulinemia primária

O termo macroglobulinemia refere-se a qualquer condição em que existe produção aumentada da proteína IgM, por uma proliferação monoclonal anormal celular, como em certas doenças linfoproliferativas ou discrasias sanguíneas. Acredita-se que a macroglobulinemia de Waldenström (MW), faça parte de um espectro que inclui a gamopatia monoclonal de significado indeterminado tipo IgM (MGUS-IgM), macroglobulinemia de Waldenström smouldering e, no oposto do espectro, a leucemia linfocítica crônica (LLC) e a amiloidose (AL). A MW tem seu pico de incidência aos 64 anos, sendo apenas 1% dos casos em idade abaixo dos 40 anos. Os homens são discretamente mais acometidos. A doença foi inicialmente descrita pelo oncologista sueco Jan G. Waldenström em 1944.

A causa da macroglobulinemia de Waldenström (MW) é desconhecida, tratando-se de uma doença distinta do mieloma múltiplo, mas que se assemelha a uma neoplasia linfoproliferativa. Sabe-se que sua patogenia se relaciona a um aumento de linfócitos B, que terá como consequência final a produção de IgM capaz de exercer efeito patogênico direto ou determinar aumento da viscosidade do sangue, agregação dos elementos celulares sanguíneos e tromboses de pequenos vasos.

As manifestações clínicas mais comuns são: sangramentos; sintomas neurológicos; síndrome da hiperviscosidade sanguínea; linfoadenomegalia e hepatoesplenomegalia. O quadro pode apresentar-se com manifestações cardiopulmonares, que dependem de um aumento do volume plasmático. O fenômeno de Reynaud pode estar presente e depende de crioglobulinas circulantes. Alguns pacientes apresentam infecções bacterianas recorrentes. O exame do fundo de olho está frequentemente alterado, com tortuosidade dos vasos sendo o achado mais comum.

O quadro neurológico é dividido em manifestações periféricas ou centrais. A neuropatia periférica ocorre em 20% dos pacientes, por ação direta da IgM no nervo. A forma mais comum é uma polineuropatia crônica, simétrica e padrão motor desmielinizante, que predomina em membros inferiores. Outras apresentações incluem neuropatia motora pura ou sensitiva pura, mononeuropatia múltipla e neuropatia amiloide pura. Esta última forma é predominantemente sensitiva, com um importante componente álgico e disautonômico. Os nervos periféricos podem apresentar depósitos de IgG e IgM na bainha de mielina, e 50% dos casos apresentam positividade para o anticorpo anti-MAG.

O quadro neurológico central geralmente depende da hiperviscosidade sanguínea, que pode determinar alteração do nível de consciência (inatenção, sonolência, estupor ou coma), cefaleia, turvação visual, alterações fundoscópicas caracterizadas por ingurgitamento venoso ("veias salsiformes"), hemorragias retinianas e exsudatos. Um quadro de AVC com manifestações neurológicas focais também pode ser a expressão da síndrome de hiperviscosidade. Alguns pacientes apresentam uma doença multifocal, evoluindo de modo rápido e geralmente fatal. O LCR nesses pacientes apresenta anormalidades, como pleocitose moderada e hiperproteinorraquia. Os achados patológicos consistem em infiltração linfocitária e de células plasmáticas, particularmente envolvendo as vênulas; algumas vezes, a aparência patológica é idêntica ao linfoma histiocítico do SNC (formalmente chamado de sarcoma de células reticulares ou microglioma).

Nos exames laboratoriais, podemos encontrar anemia moderada com formação de *rouleaux*, leucopenia, linfocitose relativa, trombocitopenia e VHS muito acelerada. Podem estar presentes diversos distúrbios da coagulação e da função plaquetária, com hiperviscosidade sanguínea ou crioglobulinas presentes. Na imunoeletroforese de proteínas séricas, o aumento evidente de IgM confirma o diagnóstico (anticorpos de glicoproteína associados à antimielina – anti-MAG – podem estar presentes em 60% dos casos); também a imunoeletroforese da urina pode mostrar uma cadeia leve monoclonal, sendo rara a proteinúria de Bence Jones. A radiografia dos ossos pode mostrar osteoporose, mas lesões líticas são raras. A biópsia de linfonodo geralmente é interpretada como linfoma difuso bem diferenciado ou linfocítico plasmocitóide. O diagnóstico é realizado através da biópsia de medula óssea.

A evolução da MW é variável, sendo geralmente mais favorável do que a do mieloma. A sobrevida de muitos pacientes ultrapassa os 5 anos. Nos quadros de hiperviscosidade, há indicação de plasmaférese, com boa reversão das manifestações neurológicas e hemorrágicas. O tratamento é realizado de acordo com a estratificação em assintomáticos (apenas seguimento clínico laboratorial), sintomáticos leves e sintomáticos graves. A droga de escolha é o rituximabe como monoterapia nos casos leves ou combinado com um quimioterápico nas formas graves.

BIBLIOGRAFIA

1 Gilroy J. *Neurologia Básica.* Rio de Janeiro, Revinter, 2005.

2 Lamarca J; Casquero P; Pou A. Mononeuritis multiplex in Waldenström macroglobulinemia. *Ann Neurol* 1987, 22: 268.

3 Massey EW; Riggs JE. Neurologic manifestations of hematologic disease. *Neurologic clinics* 1987, 7: 549.

4 Oza A, Rajkumar SV. Waldenström macroglobulinemia: prognosis and management. *Blood Cancer* J. 2016; 6: e391.

WALKER-WARBURG, SÍNDROME DE

Doença de Walker-Warburg

Esta síndrome depende de defeito de fechamento do tubo neural e inclui diversas malformações: encefalocele occipital; cisto de Dany-Walker; hidrocefalia; hipoplasia cerebelar; lissencefalia; e defeitos oculares. Podem ocorrer displasias esqueléticas e renais. Os defeitos oculares incluem cataratas, displasia retiniana, microftalmia, coloboma e atrofia óptica. As malformações cerebrais e oculares podem ser evidenciadas no útero através da ultrassonografia. Ao quadro malformativo, se associa uma distrofia muscular congênita.

O quadro é de fundo genético, sendo a modalidade de transmissão do tipo autossômico recessivo e tudo indica o envolvimento de mais de um gene. A neuroimagem (TC, RM crânio) costuma evidenciar hidrocefalia e lissencefalia; pode haver ausência do *vermis* cerebelar.

BIBLIOGRAFIA

1 Reed UC. Miopatias. In: Diament A; Cypel S. *Neurologia infantil,* Rio de Janeiro, Atheneu, 2005.

WALLENBERG, SÍNDROME DE

Síndrome alterna bulbar retro-olivar; Síndrome bulbar lateral; Síndrome da artéria cerebelar posteroinferior; Síndrome do pedúnculo cerebelar inferior Veja síndrome de Opalski.

Esta síndrome é determinada por um amolecimento isquêmico na região lateral do bulbo espinhal, pelo envolvimento da artéria vertebral ou da artéria cerebelar posteroinferior.

O quadro, de instalação geralmente súbita, costuma ocorrer após os 40 anos de idade. As manifestações iniciais caracterizam-se por vertigens, vômitos, soluços, disfagia, disartria, ataxia, dor ou adormecimento numa hemiface e no tronco e membros do lado oposto. Ocasionalmente, o doente refere diplopia. Ao exame do doente, quando a síndrome se apresenta de maneira completa, observamos ipsolateralmente à lesão: síndrome hemicerebelar; paresia do palato mole e da corda vocal; hipoestesia superficial da hemiface; síndrome de Horner. No lado oposto à lesão, é comum o achado de hipoestesia superficial do tronco e membros; os distúrbios da sensibilidade assumem a forma de hemianestesia alterna. Além dos distúrbios assinalados, é frequente a presença de desordens vestibulares sob a forma de vertigens e nistagmo. A sintomatologia pode persistir por semanas ou meses, entretanto a recuperação é satisfatória ao longo dos meses (completa ou quase-completa).

A principal causa da síndrome é a oclusão da artéria vertebral ou da artéria cerebelar posteroinferior por aterosclerose. Recentemente vem sendo valorizada a dissecção da artéria vertebral, de sorte que deve ser excluída esta possibilidade através de estudos angiográficos por TC, RM ou angiografia digital de todo o vaso, desde a sua origem. A RM é o método de escolha para a demonstração do dano isquêmico tecidual, na região posterolateral do bulbo (Figura 122A e B). Assim, todos os pacientes com suspeita clínica da síndrome de Wallenberg devem ser submetidos, pelo menos, a uma RM do encéfalo e à angiorressonância de artérias cervicais e intracranianas. Diante do diagnóstico de dissecção arterial deve ser iniciada a anticoagulação e, na sua ausência, a busca de fontes embólicas deve ser encetada.

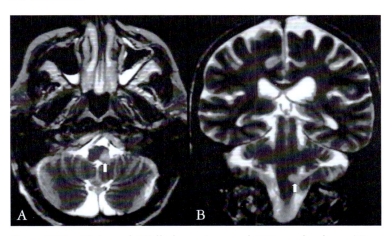

Figura 122 – *Síndrome de Wallenberg* – *Imagens de RM, ponderadas em T2, no plano axial (A) e coronal (B) demonstram lesão isquêmica arredondada na região posterolateral esquerda do bulbo (setas). Este paciente apresentava dissecção espontânea da artéria vertebral esquerda.*

O substrato anatomopatológico é dado por um infarto lateral do bulbo. Esta área abrange o corpo restiforme, feixe espinotalâmico, raiz descendente do nervo trigêmeo, vias oculossimpáticas, núcleos vestibulares e porção superior do núcleo ambíguo compreendendo o IX° e X° nervos cranianos.

BIBLIOGRAFIA

1 Kameda W; Kawanami T *et al*. Lateral and medial medullary infarction: a comparative analysis of 214 patients. *Stroke* 2004, 35(3): 694.

2 Melaragno (Filho) R. *Afecções Vasculares Cerebrais,* São Paulo, Luso-Espanhola e Brasileira, 1959.

3 Thanvi B; Munshi SK *et al.* Carotid and vertebral artery dissection syndromes. *Postgrad Med J* 2005, 81(956): 383.

WEBER, SÍNDROME DE

Síndrome da hemiplegia alterna superior; Síndrome peduncular anterior.

Esta síndrome, descrita por Weber em 1863, depende de isquemia da porção ventral da base do pedúnculo cerebral, interessando as fibras piramidais que transitam por esse segmento e, concomitantemente, as fibras radiculares do nervo oculomotor. O quadro clínico traduz-se por hemiplegia desproporcionada, predominantemente braquiofacial, contralateral à lesão e oftalmoplegia, dependente do III° nervo, ipsolateral à lesão (síndrome da hemiplegia alterna).

Além das lesões vasculares isquêmicas, dependentes do comprometimento de ramos da artéria cerebral posterior, outras patologias também podem determinar a síndrome de Weber (hematomas intracranianos, hérnias temporais, malformações aneurismáticas rotas).

O diagnóstico da síndrome depende dos dados clínicos e dos exames complementares (TC, RM, estudo angiográfico). O tratamento depende da etiologia e o prognóstico usualmente é reservado.

BIBLIOGRAFIA

1 Melaragno (Filho) R. *Afecções vasculares cerebrais,* 1959, São Paulo, Luso-Espanhola e Brasileira.

WEGENER, GRANULOMATOSE DE

Doença de Klinger Veja doença de Kussmaul.

A granulomatose de Wegener (GW) é uma afecção multissistêmica, de natureza inflamatória e idiopática, que depende da presença de granulomas necrosantes no trato respiratório (superior e inferior) e de vasculite sistêmica, com ou sem glomerulonefrite. A GW parece ser de natureza alérgica e pode depender de sensibilidade a infecções bacterianas, a tóxicos ou a mecanismos autoimunes. A descoberta de anticorpos anticitoplasma de neutrófilos (ANCA) reforça a hipótese imunológica. O comprometimento do sistema nervoso ocorre em 25 a 54% dos casos. A afecção pode ocorrer em qualquer idade, sendo porém mais frequente no adulto jovem, e apresenta ligeira predominância no sexo feminino.

Em aproximadamente dois terços dos casos, a afecção tem início com sinusite ou rinite, enquanto no terço restante ocorre uma pneumonia persistente; embora a doença possa ter início com manifestações neurológicas, essa não é a regra. Outras manifestações incluem febre, perda de peso, *rash* cutâneo, artralgias e nefrite. Segundo a Academia Americana de Reumatologia, o diagnóstico da GW pode ser feito se dois dos quatro critérios seguintes estiverem presentes: 1) úlceras orais ou secreção nasal purulenta e/ou sanguinolenta; 2) radiografia de tórax mostrando nódulos ou cavidades; 3) micro-hematúria; 4) biópsia com evidência de granuloma inflamatório na parede de artéria ou tecido perivascular.

As manifestações neurológicas decorrem de vasculite de pequenos vasos que nutrem nervos periféricos ou do comprometimento de pequenas artérias das meninges e o SNC. O quadro neurológico periférico evolui sob a forma de multineurite ou polineurite, com comprometimento não só de nervos raquidianos, mas também cranianos (particularmente o óptico, os oculomotores e o facial). Miopatias necróticas também têm sido relatadas, tendo como características necroses focais e atrofias musculares. O comprometimento do SNC (AVC, crises convulsivas) é mais raro e pode se traduzir por sinais e/ou sintomas neurológicos focais.

Na GW, é importante a pesquisa do c-ANCA. O teste para ANCA, pode mostrar dois padrões na imunofluorescência: citoplásmico ANCA ou perinuclear ANCA. O antígeno citoplásmico é uma proteinase (PR3-ANCA), enquanto o antígeno perinuclear é uma mieloperoxidase (MPO-ANCA). Noventa por cento dos pacientes com GW apresentam o PR3-ANCA, enquanto 90% dos pacientes com Churg-Strauss apresentam o MPO-ANCA. Nos 10% restantes não se pode excluir o diagnóstico. A biópsia de nervo pode confirmar presença de vasculite granulomatosa necrosante. A ENMG pode evidenciar envolvimento dos nervos periféricos. A neuroimagem (TC, RM) pode revelar alterações no seio cavernoso ou na órbita. O LCR pode evidenciar pleocitose linfocitária discreta e/ou hiperproteinorraquia ou pode ser normal.

No tratamento são utilizadas altas doses de corticosteroides (1 a 2 mg/kg/dia de prednisona) por tempo prolongado até a doença entrar em remissão, quando faz-se um decremento das doses. Nos casos refratários ao corticosteroide ou quando houver uma contraindicação formal ao seu uso (diabetes melito de difícil controle, hipertensão arterial importante, osteoporose, úlcera péptica em atividade), outros imunossupressores podem ser utilizados: azatioprina; metotrexato; ciclofosfamida. Os anticorpos monoclonais, como rituximabe, podem ser utilizados como droga de segunda linha, com eficácia ainda controversa. Pode-se associar ao tratamento o sulfametoxazol-trimetoprim (Bactrim®), embora não se conheça o seu mecanismo de ação na GW. Também a plasmaférese, nos casos de difícil controle, pode ser indicada. Embora a GW não tenha cura, o controle da doença melhorou com os recursos terapêuticos disponíveis hoje. Antigamente mais de 90% dos doentes morriam no 1º ano da doença, hoje a mortalidade em 5 anos é menor que 20%.

BIBLIOGRAFIA

1 Hilário MOE; Terreri MT; Len CA. Granulomatose de Wegener. 2002 In: Cossermelli W. Vasculites. FR, São Paulo.

2 Nadeau SE. Neurologic manifestations of systemic vasculitis. Neurol Clin; 2002, 20: 123.

WEIR MITCHELL, SÍNDROME DE

Causalgia
Veja síndrome de
Steinbroker e SDRC.

Causalgia é uma manifestação dolorosa que pode ocorrer após lesão traumática, geralmente incompleta, de um nervo periférico com distribuição cutânea abundante. Esse quadro costuma ocorrer, com mais frequência, nas lesões traumáticas dos nervos mediano e ciático. Weir Mitchell, em 1864, foi o primeiro a descrever essa manifestação álgica em feridos da Guerra Civil Americana. A síndrome causálgica consiste essencialmente em: 1) dor em queimação; 2) alterações tróficas de pele (pele lisa e brilhante); 3) aumento local da temperatura.

Entretanto, a síndrome nem sempre se apresenta com esta tríade, sendo as formas incompletas as mais frequentes. A dor é descrita como uma sensação de queimação, extremamente desagradável, no território do nervo lesado e adjacências (p. ex.: a lesão do nervo mediano no punho pode provocar dor causálgica na mão e no antebraço). A área comprometida fica extraordinariamente hiperestésica, de modo que o simples contato do dedo do examinador pode exacerbar a dor; o doente procura evitar o contato do segmento afetado até com o ar, procurando manter a extremidade constantemente enrolada em panos úmidos, procedimento que proporciona algum alívio. Qualquer estímulo (como uma corrente de ar, uma porta que bate e até o caminhar) pode exacerbar a dor. A extremidade afetada torna-se edemaciada, a pele fina, lisa e brilhante e os dedos assumem um aspecto afilado com as unhas longas e curvas. Os tecidos dos planos mais profundos também podem apresentar alterações tróficas (degeneração fibrosa dos músculos, osteoporose). Desordens vasomotoras e da sudorese (vasodilatação e hiperidrose) também podem ser encontradas. O quadro álgico pode atingir o clímax alguns meses após o traumatismo, podendo nos meses subsequentes ocorrer remissão da síndrome dolorosa; existem casos com permanência da dor até por anos. O sofrimento prolongado destes doentes pode provocar instabilidade emocional e até sérios distúrbios da personalidade; a literatura médica registra casos de toxicomania e suicídios em virtude do quadro causálgico.

A etiopatogenia desta síndrome ainda é obscura, porém há duas teorias que devem ser consideradas. É possível que no seio da lesão se estabeleçam circuitos anômalos (sinapses artificiais, com transmissão enfática) entre fibras eferentes vegetativas (fibras simpáticas) e fibras aferentes sensitivas (sensibilidade somática). As descargas simpáticas franqueariam uma sinapse artificial e tomariam duas direções: um contingente tomaria uma direção ortodrômica no sentido do corno posterior; o outro tomaria uma direção antidrômica no sentido da periferia. Os influxos descendentes provocariam a liberação de uma substância vasodilatadora no nível dos tegumentos determinando os sinais locais, substância (ou substâncias) que exerceria(m) também uma ação irritativa sobre as terminações nervosas livres. Desta maneira, produzir-se-ia uma somação, ou antes uma facilitação, no nível do corno posterior, entre os influxos que conseguiram franquear a sinapse artificial simpático-somática e aqueles nascidos no nível das terminações livres. A intensidade destas descargas é que permitiria a ultrapassagem do corno posterior para ativação das vias espinotalâmicas. Seria uma distrofia reflexossimpática, com uma hiperatividade do sistema simpático. A segunda teoria postula um mecanismo diverso por meio da inibição das fibras grossas sobre as fibras finas de acordo com o conceito de Wall e Melzack. Nessa perspectiva, a causalgia teria por origem o desaparecimento de qualquer barreira no nível do corno posterior pela secção traumática das fibras grossas do grupo A. As manifestações vasomotoras seriam corolário da irritação das fibras simpáticas no foco da lesão.

O tratamento medicamentoso tem sido preconizado com carbamazepina, gabapentina e tricíclicos, porém os resultados são incertos. Também pode ser feito um bloqueio simpático e, nos casos de sucesso, a simpatectomia deve ser considerada.

BIBLIOGRAFIA

1 H Les algies neurologiques. In: Pequinot H. *Pathologie Médicale*. Paris, Masson, 1975.

2 Schwartzmann RJ; McLellan TL – Reflex sympathetic dystrophy. A review. Arch Neurol 1987, 44: 555.

WELLANDER, MIOPATIA DISTAL DE

Miopatia distal hereditária; Miopathia distalis tarda hereditária

Esta forma de distrofia muscular foi descrita por Gowers em 1902 e, particularmente, estudada pela autora escandinava Wellander, a partir de 1951. Embora a autora tenha relatado 249 casos desta miopatia, a autonomia da afecção ainda é controvertida. Segundo Wellander, esta miopatia, que tem predileção pelo sexo masculino, costuma ter início entre os 40 e 60 anos de idade. A modalidade de transmissão hereditária, é autossômica dominante e este tipo de miopatia tem sido ligado ao cromossomo 2p13.

O quadro clínico comumente tem início nos pequenos músculos das mãos, ocorrendo numa fase subsequente lenta propagação para os músculos proximais dos membros; nos membros inferiores, os músculos tibiais anteriores e das panturrilhas são os primeiros envolvidos. Nas formas plenamente desenvolvidas, os doentes apresentam queda das mãos e marcha escarvante. Alterações eletroneuromiográficas compatíveis com distrofia muscular progressiva são evidenciadas nos músculos afetados. As enzimas séricas estão dentro dos padrões normais, não havendo também alterações eletrocardiográficas. O estudo histopatológico de fragmento de músculo, obtido por biópsia, é compatível com um quadro de distrofia muscular progressiva.

Essa forma de miopatia pode ser confundida com doenças do neurônio motor periférico, particularmente com a atrofia de Charcot-Marie. O traçado eletroneuromiográfico, o estudo histológico e a ausência de alterações das sensibilidades na miopatia distal permitem o diagnóstico diferencial (na doença de Charcot-Marie pode haver diminuição da sensibilidade vibratória nas extremidades). Não há tratamento específico para esta miopatia; entretanto, medidas fisioterápicas são preconizadas com objetivo de reduzir as complicações da doença. A evolução do quadro é lentamente progressiva.

BIBLIOGRAFIA

1 Ropper AH; Brown RH. *Principles of Neurology.* In: Adams & Victor´s. New York, McGraw-Hill, 2005.

2 Wellander L. Myopathia distalis tarda hereditaria: 249 examined cases in 72 pedigress. *Acta Med Scand* (Suppl) 1951, 265: 1.

WERDNIG-HOFFMANN, DOENÇA DE

Amiotrofia espinhal infantil; Atrofia muscular espinhal infantil progressiva Veja doença de Kugelberg-Wellander.

A doença de Werdnig-Hoffmann (DWH) costuma ter início nos 2 primeiros anos de vida, é um quadro hereditário de fundo degenerativo comprometendo os neurônios do corno anterior da medula espinhal e os núcleos motores dos nervos cranianos. Foram descritos três grupos de atrofia muscular espinhal na infância (AMS I, II e III). A maior parte dos casos é de herança autossômica recessiva; o gene responsável foi identificado no cromossomo 5q11.12-13-3. Essa área contém o gene de sobrevivência do neurônio motor (SMN – *survival motor neuron*) e o gene da proteína inibitória da apoptose neuronal (NAIP – *neuronal apoptosis inhibitory protein)*. Quanto mais precoce o início da doença, mais grave e rápida é a sua evolução.

Baseados na idade de início da doença e na sua evolução, é possível classificar a DWH em três grupos.

Grupo I (AMS-I – forma infantil grave) – Neste grupo se enquadram as crianças cuja doença tem início na vida intrauterina ou nos primeiros 3 meses de vida. Quando o quadro se manifesta por ocasião do nascimento, a mãe pode referir certa inércia fetal (principalmente se a mãe já pariu uma criança saudável). As crianças são hipotônicas e fracas, podendo apresentar choro débil e dificuldade para sugar; a debilidade predomina nos músculos proximais dos membros e no tórax. A postura da criança chama a atenção pela disposição dos membros inferiores abduzidos e fletidos no nível da cadeira e dos joelhos ("pernas de rã") e os membros superiores parcialmente abduzidos com flexão no nível dos cotovelos (Figura 123). O tórax é estreito, podendo apresentar-se deformado (*pectus excavatum)*; a respiração costuma ser, quase totalmente, do tipo diafragmático. O tono muscular encontra-se diminuído ("bebê flácido"), sendo estas crianças incapazes de sustentar a cabeça ou de permanecer sentadas. Os reflexos profundos comumente estão abolidos e as fasciculações de língua ocorrem na maioria dos pacientes; porém, este aspecto deve ser investigado com a criança em repouso porque o choro prolongado pode induzir ao aparecimento de movimentos assemelhados na língua de neonatos normais. O quadro clínico é progressivo, e a criança acaba falecendo de pneumonia aspirativa, pneumonite viral ou bacteriana; o óbito geralmente ocorre dentro dos primeiros 3 anos de vida. Um melhor cuidado dos pacientes mediante assistência respiratória, controle de infecções e implantação dos sistemas *home care* permitem uma sobrevida maior a algumas crianças.

Grupo II (AMS – forma intermediária) – A este grupo pertencem as crianças cujas manifestações iniciais se situam entre os 3 e 12 meses de idade. Nesta forma, a sintomatologia inicial é menos evidente e a instalação do quadro menos aguda. A debilidade muscular nas fases iniciais costuma acometer a porção proximal dos membros; os reflexos profundos geralmente estão presentes, com exceção dos patelares. Um tremor fino pode ser apreciado nos dedos, provavelmente em virtude das fasciculações; são observadas também fasciculações na língua. Algumas crianças reúnem condições para permanecerem sentadas ou mesmo em pé, desde que colocadas nessas posições. As crianças deste grupo comumente falecem entre os 5 e 8 anos de idade, sendo excepcional a sobrevida até a idade adulta.

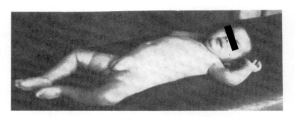

Figura 123 – *Doença de Werdnig-Hoffmann. Hipotonia muscular acentuada determinando uma atitude em abdução dos quatro membros.*

Grupo III (AMS – forma juvenil moderada ou doença de Kugelberg-Wellander) – As crianças deste grupo costumam adoecer após o 1º ano de vida e apesar do déficit motor, muitos doentes são capazes de permanecer em pé sem apoio ou mesmo deambular sem ajuda. Entretanto, em virtude do quadro ser lentamente progressivo, por ocasião da adolescência ou início da idade adulta, o doente fica confinado a uma cadeira de rodas. Para alguns autores, a doença de Kugelberg-Wellander seria uma forma tardia e benigna da DWH e poderia ser enquadrada no grupo III.

O epônimo amiotonia congênita de Oppenheim utilizado antigamente para rotular recém-nascidos débeis e hipotônicos, deve ser abandonado, pois Oppenheim nunca comprovou este quadro do ponto de vista anatomopatológico e nem fez um seguimento prolongado dos pacientes que estudou.

Os exames complementares na DWH não fornecem subsídios importantes para o diagnóstico. O exame ENMG costuma evidenciar traçado que sugere comprometimento das células da ponta anterior da medula espinhal; a biópsia muscular revela importante atrofia das fibras musculares (do tipo neurogênico). As enzimas séricas costumam estar normais ou ligeiramente elevadas.

O exame *postmortem* pode revelar um comprometimento de núcleos motores de nervos cranianos (Vº, VIº, VIIº, do núcleo ambíguo e do XIIº), caracterizado por neuronofagia e perda de células nervosas. Na medula espinhal é evidente uma perda seletiva dos neurônios maiores do corno anterior com fenômeno de neuronofagia. O estudo dos músculos esqueléticos pode evidenciar a presença de grupos de fibras musculares degeneradas, alternando com grupos de fibras musculares normais. O exame histoquímico mostra que as fibras do tipo I, que contêm enzimas oxidativas, são predominantemente atróficas; as do tipo II costumam estar poupadas. Não há tratamento específico para essa afecção.

BIBLIOGRAFIA
1 Byers RK; Banker BQ. Infantile muscular atrophy. *Arch Neurol* 1961, 5: 140.
2 Greenberg DA; Aminoff MJ; Simon RP. *Neurologia Clínica.* Porto Alegre, Artmed, 2005.
3 Reed UC. Síndrome da criança hipotônica. In: Diament A; Cypel S. *Neurologia Infantil,* Rio de Janeiro, Atheneu, 2005.

WERNICKE, AFASIA DE PERCEPÇÃO DE

Afasia sensorial de Wernicke. Veja afasia motora de Broca.

A linguagem, atividade especificamente humana, constitui um instrumento fundamental de comunicação e de elaboração do pensamento, sendo adquirida pelo indivíduo a partir de um sistema arbitrário de sinais que representa a língua (Hécaen e Angelergues). No decurso de numerosas afecções do cérebro, podem ocorrer distúrbios de comunicação, seja por dificuldade ou impossibilidade de expressão (oral e/ou gráfica) e/ou de percepção (audioverbal ou visuoverbal), independentemente de qualquer alteração de ordem sensitiva, sensorial, motora ou psíquica. A estes tipos de distúrbio denominamos afasia.

A afasia é uma síndrome focal, no sentido de que comporta uma lesão estrutural no cérebro; porém, nos parece abusivo o rigor "localizacionista" de certas escolas fixando a função da linguagem em centros nitidamente circunscritos. Entretanto, é necessário considerar que certas áreas corticais apresentam vinculação nítida com determinadas funções. Assim é que uma lesão interessando a área auditiva, situada no nível da primeira circunvolução temporal, atingirá sobretudo a percepção (compreensão) da linguagem falada e/ou escrita. Uma lesão da porção inferior do lobo frontal pode dar origem a uma dificuldade da expressão verbal. É praticamente consensual que as lesões hemisféricas anteriores perturbam fundamentalmente a expressão oral e/ou gráfica, enquanto as lesões posteriores comprometem o aspecto perceptivo da linguagem. É necessário ter em mente ainda o conceito de dominância hemisférica: nos destromanos, a função da linguagem é comandada pelo hemisfério cerebral esquerdo e vice-versa (embora nem sempre no sinistromano o hemisfério direito seja o dominante).

A afasia de Wernicke resulta de um comprometimento global da função da linguagem e se caracteriza por dificuldade ou incapacidade de entender a palavra escrita ou falada (surdez ou cegueira verbal), além de distúrbios importantes do pensamento e da expressão simbólica. Nestes casos, os doentes falam abundantemente (afasia fluente), cometendo frequentes erros verbais e gramaticais. Com frequência as palavras e frases são mal construídas, com omissão ou transposição de letras, palavras ou frases (parafasias), sendo comum também a repetição de uma mesma palavra para nomear diversos objetos que lhes são mostrados (intoxicação pelo vocábulo). Nos casos mais graves, o doente apresenta uma linguagem eivada de neologismos, transformando a expressão verbal num jargão incompreensível (jargonofasia). O déficit de compreensão impede esses pacientes de perceberem seus próprios erros. Nas formas moderadas desse tipo de afasia, pode permanecer um grau maior ou menor de compreensão verbal, condição que permite ao doente captar o significado de certas frases pelo seu contexto global.

Esse tipo de afasia depende de lesões corticais comprometendo o córtex associativo auditivo (porção posterior da primeira circunvolução temporal) e o córtex do lóbulo parietal inferior (giro supramarginal e giro angular). A hemiplegia costuma estar ausente e a hemianopsia lateral homônima direita é o sinal mais frequentemente associado.

BIBLIOGRAFIA

1 Hécaen H; Angelergues R. *Pathologie du Langage*. Paris, Larousse, 1965.

2 Sanvito WL. *O Cérebro e suas Vertentes*. São Paulo, Roca, 1991.

WERNICKE, ENCEFALOPATIA DE

Doença de Gayet;
Doença de Wernicke;
Encefalopatia de
Korsakoff-Wernicke;
Polioencefalite
hemorrágica superior;
Pseudoencefalite aguda
hemorrágica superior;
Síndrome de Gayet-
Wernicke
Veja síndrome de
Korsakoff.

A encefalopatia de Wernicke (EW) é uma desordem neurológica, descrita inicialmente em 1881, por Carl Wernicke, que a designou "polioencefalite hemorrágica superior". Trata-se de uma afecção de origem carencial, em que o alcoolismo crônico é o agente causal mais implicado, embora outras condições sejam reconhecidas. Seu aparecimento depende principalmente da carência de vitamina B1 (tiamina), a qual é favorecida, além do abuso de álcool, por outros estados de má nutrição ou desequilíbrio alimentar, tais como dieta com excesso de hidratos de carbono em relação a ingestão de proteínas, distúrbios de absorção (gastrectomias, câncer em estágio final, vômitos incoercíveis, pós-operatório de cirurgia de redução gástrica e prolongada administração de fluidos intravenosos sem outra fonte de nutrição) e processos sistêmicos que interferem com a utilização da tiamina (tuberculose pulmonar e gravidez).

As lesões agudas são caracterizadas por congestão vascular, proliferação microglial e hemorragias petequiais, podendo ser representativas de gliopatias, nas quais as mudanças relacionadas aos astrócitos são a desordem característica principal. Estas lesões ocorrem em uma distribuição simétrica característica e se situam em estruturas ao redor do III^0 ventrículo, da região periaquedutal, do quarto ventrículo (regiões periventriculares, do tálamo, do hipotálamo e núcleo olivar inferior), com um comprometimento particularmente marcado e constante dos tubérculos mamilares, que se tornam atrofiados, constituindo um achado altamente específico da EW crônica. O quadro anatomopatológico, nos casos crônicos, compreende desmielinização, rarefações e alterações neuronais, proliferação gliovascular, hemorragias petequiais, hiperplasia endotelial e gliose destas áreas. A perda neuronal é mais proetminente no tálamo medial. Além das regiões já citadas, os núcleos dos nervos oculomotores e núcleos vestibulares são comumente afetados. O comprometimento é menos frequente nos colículos, fórnices, região septal, hipocampo e córtex cerebral, sendo caracterizado por perda neuronal difusa e desigual, com proliferação astrocitária. Em cerca de metade dos casos, observa-se perda seletiva de células de Purkinje nas extremidades do vermis cerebelar superior anterior. Nos casos frustros, as lesões são moderadas e reversíveis, ou ocorrem apenas em nível bioquímico.

A carência do co-fator tiamina leva a significante redução de enzimas dependentes do mesmo: piruvato desidrogenase; alfacetoglutarato desidrogenase e transcetolase. Isto determina uma alteração do metabolismo da glicose e do piruvato, condição que acarreta acúmulo de ácido pirúvico. Como a célula nervosa depende da glicose para o seu metabolismo, na EW ocorre redução do fluxo sanguíneo e do metabolismo cerebral. As mudanças relacionadas aos astrócitos causam a perda de transportadores de glutamato GLT-1 e GLAST, concomitante com níveis elevados de glutamato intersticial, com pH cerebral baixo associado ao aumento da produção de lactato, diminuição dos níveis de GFAP (proteína glial fibrilar ácida, pertencente ao grupo dos filamentos intermediários do citoesqueleto celular), redução dos níveis de glutamina sintetase, edema, alterações nos níveis de aquaporina-4, e ruptura da barreira hematoencefálica.

A prevalência varia de 0,8% em não etilistas a 12,5% nos etilistas. É notável que um terço daqueles com alto consumo de álcool parece resistente ao desenvolvimento da doença, sugerindo uma vulnerabilidade indivídual.

Do ponto de vista clínico, a tríade clássica é: início agudo de ataxia, anormalidades da motricidade ocular e alteração do estado mental. O quadro neurológico é dominado pelas alterações do equilíbrio e da oculomotricidade, sendo o nistagmo um achado precoce. Os distúrbios do equilíbrio devido à disfunção vestibular são vistos nos estágios iniciais. A marcha atáxica com base alargada por disfunção cerebelar é vista em fases subagudas e/ou crônicas.

Os distúrbios oculomotores podem se exteriorizar por nistagmo horizontal ou vertical, paralisias conjugadas e oftalmoplegia internuclear; as oftalmoplegias completas são raras.

A fase de encefalopatia claramente definida costuma ser precedida por um período prodrômico marcado por um agravamento dos distúrbios nutricionais e traduzidos por emagrecimento, apatia e sonolência. O período de estado comumente associa, de maneira variável, distúrbios psíquicos e neurológicos. Os distúrbios da vigilância são comuns, ocorrendo inicialmente apatia, desatenção, inabilidade para se concentrar, lentidão mental ou agitação, hipersônia mais ou menos profunda que evolui sobre um fundo de confusão mental (desorientação temporoespacial); a evolução para o coma é possível. A associação de sinais de polineuropatia periférica não é rara. Outros possíveis sintomas podem incluir hipotermia e hipotensão. O aparecimento de quadro de confusão mental em doente subnutrido e alcoólatra, com piruvicemia elevada e a regressão dos distúrbios com tratamento através de vitamina B1 confirmam o diagnóstico.

A RM é o método mais sensível para o diagnóstico *in vivo* desta afecção. O achado mais característico é o hipersinal em T2 e FLAIR ao redor do III ventrículo, do tálamo medial, da região periaquedutal (envolvendo o núcleo vestibular e área postrema) e principalmente dos corpos mamilares (Figura 124A a C). A injeção endovenosa de agente paramagnético (gadolínio) pode demonstrar impregnação, principalmente nos corpos mamilares. A sequência ponderada em difusão (DWI) pode ajudar no diagnóstico da doença aguda pela detecção de restrição nos tálamos, sendo mais sensível que as sequências convencionais. A ocorrência de impregnação ou o hipersinal acima descrito denotam atividade desmielinizante por doença aguda, com potencial para reversão se adequadamente tratado. Na fase crônica, podem ser observadas atrofia cerebral difusa ou focal (lobo frontal), ventrículos aumentados, amplificação dos sulcos, alargamento da fissura de Sylvius e das fissuras inter-hemisféricas. Pode ocorrer alteração de sinal difusa da substância branca cerebral caracterizada por hipersinal em T2 e FLAIR, cuja manifestação varia com a duração da história.

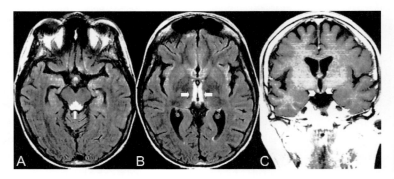

Figura 124A – C – *Síndrome de Wernicke* – *Imagens de RM no plano axial FLAIR demonstram hipersinal seletivo na região periaquedutal (setas verticais em A) e região medial de ambos os tálamos (setas horizontais em B). A imagem coronal T1 após a injeção de gadolínio demonstra impregnação anômala nos corpos mamilares (cabeças de setas em C), bem como nas regiões periaquedutais e tálamos. A impregnação e o comprometimento seletivo são as características mais marcantes da síndrome de Wernicke.*

O EEG pode mostrar alentecimento difuso do traçado ou pode ser inteiramente normal. O LCR pode ser normal ou mostrar ligeiro aumento de proteínas totais. No diagnóstico diferencial é importante considerar outras doenças ligadas ao alcoolismo: hematoma subdural; hemorragia subaracnóidea e delirium tremens. Também deve ser considerado o diagnóstico diferencial com a síndrome de Korsakoff, embora patologicamente indistinguíveis.

A EW é uma emergência médica. O tratamento deve ser instituído, sem perda de tempo, com administração de vitamina B_1 (doses de 300 mg por via venosa em 250 mL de SF 0,9% a cada 8 horas). A solução de tiamina deve ser recente, uma vez que pode ser inativada pelo calor. Hipomagnesemia pode retardar a melhora do paciente, após tratamento com vitamina B1, de sorte que um complemento de magnésio deve ser administrado. A associação de vitamina B6 e de ácido nicotínico se impõe nos indivíduos com múltiplas carências vitamínicas. Deve ser utilizado com prudência solução de glicose, em virtude do risco de agravamento da carência de vitamina B_1.

O tratamento de longo prazo consiste em tiamina oral (apesar do risco de diminuição de absorção intestinal) na dose de 100 mg, três a quatro vezes ao dia. Além disso, deve-se orientar abstinência alcoólica e dieta balanceada, especialmente quanto ao teor proteico.

A taxa de mortalidade varia de 10 a 20%, principalmente por infecção pulmonar, septicemia e doença hepática descompensada. Nistagmo residual e ataxia podem persistir em 60% dos pacientes, e desordens crônicas de memória, em 80%. O prognóstico depende do estágio da doença e da pronta instituição de tiamina. A resposta clínica é usualmente rápida, especialmente quando o tratamento é precoce e intensivo. A cura completa é possível.

BIBLIOGRAFIA

1 Manzo G; De Gennaro A; Cozzolino A. *et al.* MR imaging findings in alcoholic and nonalcoholic acute Wernicke's encephalopathy: a review. *Biomed Res Int.* 2014; 503596.

2 Hirose K; Sahashi K; Yoshida M; Hashizume Y. Clinical neuropathological investigation of Wernicke encephalopathy. *Neuropathology,* 2004; 24 (2): A56.

3 Afadlal S; Labetoulle R,; Hazell AS. Role of astrocytes in thiamine deficiency. *Metab Brain Dis.* 2014, 29: 1061-1068.

WEST, SÍNDROME DE

Encefalopatia de West; Encefalopatia mioclônica infantil com hipsarritmia; Espasmos em flexão; Espasmos infantis; Espasmos infantis com retardo mental; Espasmos mioclônicos maciços; Espasmo saudatório; Tiques de salaam Veja síndrome de Lennox-Gastaut.

A síndrome de West (SW) apresenta como características essenciais: espasmos musculares; deterioração mental; e um traçado eletrencefalográfico patognomônico.

O início ocorre habitualmente entre os 3 e 8 meses de idade, sendo a síndrome mais comum no sexo masculino na razão de 2:1. As crises são traduzidas por espasmo muscular ou uma salva de espasmos com as seguintes características: flexão súbita da cabeça, com abdução dos membros superiores e flexão da pernas (espasmo mioclônico maciço); é comum a emissão de um grito por ocasião do espasmo. Cada crise dura, em média, 1 segundo. Às vezes, a crise é representada apenas pela flexão da cabeça (tique de *salaam* ou espasmo saudatório);

salaam em árabe significa saudação ou reverência. As crises são frequentes, podem ocorrer em qualquer momento do dia, mas são particularmente frequentes durante períodos de sonolência ou logo após o despertar, podendo chegar até a uma centena ou mais por dia. No início o diagnóstico não é fácil, as crises podem ser muito sutis, com desvios oculares ou contrações cervicais, sendo comumente confundidas com cólicas ou com o reflexo de Moro. Uma porcentagem pequena de crianças tem como complicações crises convulsivas generalizadas (tipo grande mal). Outra manifestação importante da síndrome é o retardo do desenvolvimento neuropsicomotor que, em boa parte dos casos, pode ser evitado pelo tratamento precoce do quadro.

O EEG, ao lado do quadro clínico, é fundamental para o diagnóstico, recebendo o traçado anormal o nome de hipsarritmia em cerca de 60% dos casos; o prefixo hipsi significa montanhoso ou elevado. De sorte que o EEG se caracteriza pelo seu aspecto anárquico, com ondas de grande amplitude, lentas e ponta-ondas lentas; não há ritmo de base organizado (Figura 125) ou atividade irritativa multifocal. Durante o sono N-REM, o traçado torna-se fragmentado por períodos de supressão de duração variável, habitualmente mantendo sincronia entre os hemisférios cerebrais. O diagnóstico diferencial deve ser considerado, principalmente, com a síndrome de Lennox-Gastaut.

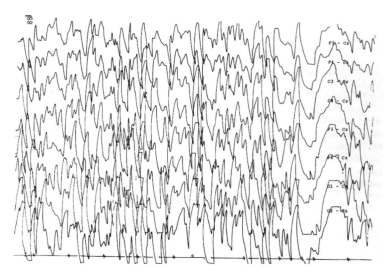

Figura 125 – *Síndrome de West: desorganização da atividade de base e ondas lentas de elevada amplitude (hipsarritmia).*

Em aproximadamente 80 a 90% dos casos a SW é secundária, o que vale dizer depende de uma lesão cerebral orgânica. Em muitos casos, é possível determinar a etiologia da síndrome: encefalites a vírus; anoxia neonatal; traumatismo de parto; malformações cerebrais; displasias corticais; toxoplasmose; fenilcetonúria; síndrome de Aicardi; esclerose tuberosa de Bourneville; cromossomopatias. Na presença de SW, uma exaustiva investigação deve ser feita: TC; RM; exames genéticos (cariótipo, *microarray*, painel genético de epilepsia, testes de triagem de erros inatos do metabolismo).

Em 10 a 20% dos casos, não se consegue identificar uma lesão cerebral orgânica como substrato da SW; é a chamada forma idiopática da síndrome. Nestes casos, o prognóstico pode ser até melhor, desde que o tratamento seja precoce. Alguns destes pacientes podem desenvolver na evolução uma forma de epilepsia, com frequência do tipo Lennox-Gastaut.

O tratamento envolve duas fases principais: a) controle emergencial dos espasmos; b) manutenção. Nos casos não sintomáticos lesionais, sem etiologia aparente, com desenvolvimento neuropsicomotor aparentemente normal, recomenda-se um teste terapêutico com piridoxina. O tratamento mais efetivo para controlar os espasmos é conseguido com o uso do ACTH de depósito, não disponível em nosso meio, que deve ser administrado por via intramuscular, diariamente, na dose de 6 a 8 UI/kg durante 2 semanas. A criança deve ser submetida à dieta hipossódica e receber uma suplementação de cloreto de potássio. O efeito sobre as crises e o traçado eletrencefalográfico pode ser rápido (às vezes, observado já na 1ª semana). Nestes casos, as doses de ACTH devem ser reduzidas gradativamente. Na impossibilidade de uso do ACTH, corticosteroides orais em altas doses, como a prednisolona, podem ser utilizados, nas doses de 2 mg/kg/dia ou esquemas com 10 mg quatro vezes ao dia (40 mg/dia). A alternativa terapêutica para controle dos espasmos é a vigabatrina oral, em doses de 100 a 200 mg/kg/dia, sendo esta a primeira opção nos casos de síndrome de West por doença de Bourneville. Após o controle inicial dos espasmos, as drogas mais utilizadas como manutenção são o ácido valpróico, a vigabatrina e os diazepínicos (nitrazepam, clonazepam, clobazam).

BIBLIOGRAFIA

1 Boshes LD; Gibbs FA. *Epilepsy handbook*. Charles C Thomas, Springfield, 1972.

2 Lux AL; Edwards SW; Hancock E *et al*. The United Kingdom Infantile Spasms Study comparing vigabatrin with prednisolone or tetracosactide at 14 days: a multicenter, randomized controlled trial. *Lancet,* 2004, 364: 1773.

3 Rosemberg S. In. *Neuropediatria*. Rio de Janeiro, Savier, p. 8, 2010.

4 Van Engelen BG; Reiner WO *et al*. High dose intravenous immunoglobulin treatment in cryptogenic West and Lennox-Gastaut syndrome; an add-on study. *Eur J Pediatr* 1994, 153(10): 762.

WESTPHAL, PARALISIA PERIÓDICA DE

Paralisia periódica familial; Paralisia periódica familial hipocalêmica

A paralisia periódica familial hipocalêmica foi primeiro descrita por Hartwig em 1874, seguida por Westphal (1875) e por Oppenheim (1891). Goldflam (1895) chamou a atenção para a vacuolização das fibras musculares. Em 1937, Aitken e colaboradores descreveram a ocorrência de hipocalemia durante as crises de paralisia e sua reversão com a administração de potássio.

A paralisa periódica hipocalêmica é a forma mais frequente das chamadas doenças musculares dos canais de íons, com prevalência em torno de 1/100.000. É caracterizada por duas diferentes formas; paralítica e miopática (Quadro 15). Na forma paralítica, ocorrem ataques de fraqueza muscular generalizada e reversível, determinada por hipocalemia, habitualmente levando a paraparesias ou tetraparesias, mas poupando os músculos respiratórios e o coração. A forma miopática desenvolve-se em aproximadamente 25% dos indivíduos, resultando em uma debilidade muscular progressiva e fixa que começa como intolerância ao exercício predominantemente nos membros inferiores, em idades extremamente variáveis; acontece independentemente dos sintomas de paralisia e pode ser manifestação exclusiva da paralisia periódica (PP).

Quadro 15 – Paralisias periódicas primárias.

— Canal de sódio:
  — PP hipercalêmica
  — Paramiotonia congênita
  — Miotonias agravadas por potássio
— Canal de cálcio:
  — PP hipocalêmica
— Canal de cloro:
  — Miotonia congênita de Becker
— Miotonia congênita de Thomsen

Episódios transitórios de fraqueza muscular podem estar associados a outra causas de hipocalemia, como aldosteronismo, deficiência de 17 alfa-hidroxilase, intoxicação por bário, hipertireoidismo (PP hipocalêmica com hipertireoidismo), insuficiência renal, ingestão excessiva de diuréticos tiazídicos ou laxativos.

A paralisia periódica de Westphal (PPW) decorre de mutações que comprometem o *locus* 1q31-q32, com modo de transmissão autossômico dominante, sendo a penetrância do gene completa e a expressividade variável, gerando alterações no gene codificador da subunidade α-1 dos canais de cálcio voltagem-dependente dos músculos esqueléticos (CACNL1A3), que correspondem à maioria dos casos. Outras mutações comprometem a subunidade α dos canais de sódio voltagem-dependente do músculo esquelético do adulto (SCN4A).

A afecção predomina no sexo masculino, no qual costuma ser mais grave. Embora o quadro possa se manifestar desde o nascimento, a maioria dos casos costuma ter início entre os 10 e 20 anos de idade. A frequência das crises é variável e depende de fatores desencadeantes, sendo possível desde várias crises semanais até uma crise a cada vários meses (são os períodos intercríticos do quadro). A duração da crise pode ser de poucos minutos, ou variar de 1 a 2 horas ou, até mesmo, 48 horas. A fase de recuperação é lenta, podendo se completar em 2 a 3 dias.

As crises costumam ocorrer durante um período de repouso após um esforço físico intenso ou após uma refeição copiosa, particularmente rica em hidratos de carbono e/ou sal. Outros fatores facilitantes são estados emocionais, estresse, exposição ao frio e libação alcoólica. Embora as crises possam ocorrer a qualquer hora, a sua frequência é maior no período noturno ou nas primeiras horas da manhã; às vezes o paciente, ao despertar encontra-se paralisado, sendo incapaz de levantar-se, sentar-se ou mesmo mudar o decúbito. Não obstante a debilidade muscular possa ser extensa, comprometendo os quatro membros, os músculos da deglutição e os da respiração raramente são atingidos a ponto de pôr em risco a vida do paciente.

As crises podem ser induzidas pela administração de insulina 0,1 U/kg e glicose 2 g/kg, sob cuidadosa supervisão médica; esse teste é questionável do ponto de vista ético.

O exame do paciente, por ocasião da crise, pode revelar paralisia flácida com arreflexia profunda; a debilidade muscular costuma ter início nos membros inferiores, que geralmente são os mais comprometidos, com extensão subsequente para os membros superiores, tronco e pescoço. Formas atípicas incluem fraqueza de um membro ou de certos grupos musculares, ou uma paraparesia braquial. O fenômemo miotônico (forma de von Eulenburg, em que as crises são provocadas pelo frio), muito mais frequente na paralisia hipercalêmica, pode também estar presente nesta forma de p. Não costuma ocorrer distúrbios sensitivos ou da consciência.

Nos períodos intercríticos, a taxa de eletrólitos séricos é normal, embora o conteúdo do potássio muscular possa ser inferior ao normal. O nível do potássio sérico, por ocasião das crises, pode chegar a 3 mEq/L ou até menos, como 2 mEq/L, mas usualmente em níveis que não poderiam causar paresia em pessoas normais. O ECG pode mostrar bradicardia, arritmia sinusal, prolongamento do intervalo QT e depressão ou inversão da onda T. A ENMG pode mostrar duração reduzida dos potenciais de ação e o padrão de interferência, na contração máxima, evidencia uma redução progressiva no número de unidades motoras que podem ser ativadas.

O substrato anatomopatológico do músculo – particularmente nas formas miopáticas – pode ser caracterizado pela presença de grandes vacúolos ou agregados tubulares. Os vacúolos ocorrem por dilatação dos retículos sarcoplasmáticos, pela perda da estriação cruzada e por degeneração hialina.

De todos os indivíduos com PP hipocalêmica, cerca de 70% têm mutações no CACNA1S e cerca de 12% no SCN4A. O diagnóstico diferencial das PP pode ser feito com cataplexia, paralisia do sono, *drop attacks*, epilepsia acinética e mioclônica com ataques de quedas. Também devem ser consideradas as demais causas de hipocalemia já expostas aqui.

As medidas profiláticas na PPW devem ser implementadas com acetazolamida (250 a 750 mg/dia) ou suplementos de potássio por via oral, ao lado de uma dieta hipossódica pobre em carboidratos. Exercícios físicos e exposição ao frio devem ser evitados. Nas crises, deve ser administrado o cloreto de potássio VO na dose de 2 a 4 g. A via venosa do potássio deve ser utilizada com prudência, quando a função renal é satisfatória e sempre monitorada por ECG. Na presença de hipertireoidismo associado – o que é mais frequente em homens asiáticos jovens – o tratamento deve ser orientado com betabloqueadores e correção do hipertireoidismo; este tipo de tratamento pode evitar recorrências.

BIBLIOGRAFIA

1 Raja Rayan DL; Hanna MG. Skeletal muscle channelopathies: non-dystrophic myotonias and periodic paralysis. *Curr Opin Neurol* 2010; 23: 466.

WHIPPLE, DOENÇA DE
Lipodistrofia intestinal

George Hoyt Whipple, em 1907, descreveu uma síndrome a qual chamou de "lipodistrofia intestinal", cujo quadro clínico, era de evolução crônica, e suas principais manifestações descritas foram uretralgias, diarreia, emagrecimento, dores abdominais difusas, tosse, febre, hipotensão arterial, hiperpigmentação cutânea e anemia grave. Embora descrita em 1907, a primeira cultura bem-sucedida do *T. whipplei*, o agente etiológico da doença, foi realizada quase 1 século mais tarde, somente no ano 2000. Essa conquista levou a um novo nível de compreensão fisiopatológica do que até então era uma síndrome obscura.

Atualmente, a doença de Whipple (DW) é definida como uma infecção bacteriana crônica, multissistêmica e recidivante, causada pela bactéria gram-positiva *Thopheryma whipplei*. Essa bactéria é considerada um organismo comensal do trato gastrintestinal humano, porém acredita-se que pode causar infecção quando um estado de imunodepressão se instala em um indivíduo previamente suscetível. Seria um defeito na imunidade celular envolvendo a ativação e interação dos macrófagos e linfócitos T, o que resultaria numa fagocitose e degradação intracelulares deficientes do *T. whipplei*, permitindo uma fácil disseminação do bacilo a partir do trato gastrintestinal.

A DW é considerada rara e afeta com maior frequência homens (8: 1), de meia idade (média 50 anos), embora possa acometer todas as faixas etárias. Alguns estudos demonstram maior prevalência em habitantes da zona rural (agricultores). Embora não exista um padrão de transmissão familiar, é comum casos familiares descritos, mas consequentes a alterações genéticas que favoreçam a pré-disposição a invasão do bacilo.

Clinicamente, a DW se caracteriza por um período prodrômico que inclui poliartrite migratória, fadiga, emagrecimento e anemia; seguido de dor progressiva, distensão abdominal, esteatorreia e caquexia. As recidivas acontecem com intervalos de meses ou anos. Sintomas extraintestinais são frequentes, principalmente nos estágios iniciais, podendo preceder em vários anos as manifestações gastrintestinais ou sistêmicas. As mais comuns são em ordem decrescente: artropatia e perda ponderal, seguidas de comprometimento do SNC ou SNP, cardiovascular, mucocutâneo, pulmonar e oftalmológico. Em 43% dos doentes com DW, o SNC é atingido de forma secundária. Porém em aproximadamente 20% dos doentes com queixas gastrintestinais frustras, a DW pode apresentar-se simplesmente com alterações neurológicas. Em menos de 5% dos casos, o SNC é afetado de forma isolada.

A DW é uma condição de difícil diagnóstico, não somente pela sua baixa incidência, mas por suas manifestações clínicas pleomórficas e intermitentes. Os quadros neurológicos associados mais frequentes são: alterações cognitivas (71%), de grau leve a moderado, em geral; distúrbios da motricidade ocular (51%), alterações do nível de consciência (50%), outras disfunções hipotalâmicas (31%); mioclonias (25%) e ataxia (5%).

Alguns movimentos rítmicos oculofaciomastigatórios e esqueléticos são patognomônicos da doença (20%). Menos comumente, a DW manifesta-se com crises convulsivas, disfasia, alterações neurológicas focais, síndrome meníngea, outros quadros que mimetizam AVC, mielopatia ou ainda as manifestações são restritas ao sistema nervoso periférico. As alterações cognitivas são inespecíficas (declínio cognitivo, síndrome confusional, alterações do comportamento e perda da memória). A oftalmoplegia supranuclear, inicialmente com comprometimento dos movimentos verticais, é a principal alteração da motricidade ocular descrita. Com relação às alterações do movimento existem duas que são consideradas cardinais da DW: a miorritmia oculomastigatória) e a miorritmia oculofacioesquelética (MOE). A MOM caracteriza-se por oscilações pendulares convergente-divergentes dos olhos, síncronas com a contração involuntária rítmica dos músculos da mastigação, numa frequência aproximada de uma por segundo. Na MOE, trata-se do mesmo tipo de movimento, mas por parte dos músculos da face e dos membros. A hiperfagia, polidipsia e alteração do ciclo vigília-sono com hipersonia são as principais alterações hipotalâmicas. Outras manifestações incluem queratite, uveíte, retinite e neurite óptica.

Para confirmar o diagnóstico de DW no SNC é necessária a presença de pelo menos uma destas alterações: 1) MOM ou MOE e 2) reação em cadeia de polimerase (PCR) positiva no LCR para a bactéria ou 3) biópsia de segmento do duodeno ou jejuno. A biópsia do SNC só deve ser realizada caso exista forte suspeição e a coleta de diversos fragmentos intestinais foram inconclusivos. A biópsia intestinal é o principal método diagnóstico e deve ser realizada sempre que existir suspeição clínica. O tratamento empírico não é recomendado, salvo em situações excepcionais.

O fato de não obtermos biópsias intestinais positivas não invalida o diagnóstico. A PCR tem boa sensibilidade, e a cultura da bactéria é extremamente difícil sendo a sorologia um método sem sensibilidade suficiente. Outros exames laboratoriais podem fornecer subsídios para o diagnóstico: hemograma (anemia hipocrômica, linfocitopenia, eosinofilia, trombocitose); VHS acelerada; aumento da proteína C-reativa (PCR); hipoalbuminemia e carência de ferro; alterações da função hepática; alterações hidroeletrolíticas.

O LCR pode ser normal ou mostrar alterações inespecíficas (leve pleocitose, hiperproteinorraquia). O EEG pode mostrar ondas lentas inespecíficas. A RM pode ser normal ou mostrar atrofia cerebral, lesões ocupando espaço com captação de contraste (pseudotumorais), lesões da substância branca ou lesões anelares captantes de contraste, estenose do aqueduto de Sylvius e hidrocefalia. A fisiopatologia da DW, ainda não esta elucidada, acredita-se que a bactéria é transmitida por via fecal-oral, semelhante a giardíase, e depende de diversos mecanismos imunes interagindo com o hospedeiro para manifestar-se.

No diagnóstico diferencial da DW com comprometimento do SNC, muitas patologias devem ser consideradas. Várias formas de encefalopatia, algumas encefalites, doenças desmielinizantes, vasculites do SNC, neurossarcoidose, infecções crônicas do SNC (tuberculose, fúngicas, HIV ou bactérias atípicas). Também certas formas de demência (Alzheimer no estágio inicial, demência frontotemporal), paralisia geral progressiva, doença de Creutzfeldt-Jakob, algumas formas de doenças heredodegenerativas com comprometimento da motricidade ocular.

O diagnóstico precoce da DW é importante, pois esta afecção é potencialmente tratável e um retardo no tratamento pode resultar em lesões cerebrais irreversíveis; antes do advento dos antibióticos a doença era inexoravelmente fatal. Para as formas neurológicas, atualmente recomenda-se o uso de antibióticos com boa penetração na barreira hematoencefálica, embora não exista esquema antimicrobiano amplamente consensual, o seguinte demonstrou eficácia na maioria dos casos: cefriaxone 2 g EV, a cada 12 horas, por 3 a 4 semanas, associado posteriormente a sulfametoxazol + trimetoprim (160 a 800 mg) VO, duas vezes ao dia, por 1 a 2 anos. A avaliação do tratamento deve ser feita com biópsia duodenal aos 6 meses e ao fim de 1 ano de tratamento. Também são úteis na avaliação do tratamento a PCR no LCR e no duodeno. Em alguns casos, a deterioração neurológica mantém-se apesar do tratamento e as recidivas da DW podem aparecer até vários anos após a suspensão da terapia; quando presentes tardiamente são um indicador de mau prognóstico.

BIBLIOGRAFIA

1 Ropper AH; Brown RH. *Principles of Neurology*. In: Adams & Victor´s. New York, McGraw-Hill, 2005.

2 Fenollar F; Raoult, D. Whipple's disease. *Curr Gastrenterology Reports* 2003 5, 379-385.

3 Peregrin J; Malikova H. Primary Whipple disease of the brain: case report with long-term clinical and MRI follow-up. *Neuropsychiatr Dis Treat.* 2015; 11: 2461-2469.

WILDERVANCK, SÍNDROME DE

Dismorfia cérvico-oculofacial; Síndrome cérvico-oculoacústica; Síndrome de Franceschetti-Klein-Wildervanck

Este complexo dismórfico hereditário é caracterizado por surdomutismo, paralisia do abducente, retração do bulbo ocular, síndrome de Klippel-Weil, implantação baixa dos cabelos e hipoplasia facial. Esse quadro pode estar associado a elementos do estado disráfico e assimetria craniofacial. Essa síndrome rara, às vezes se apresenta de maneira incompleta e pode se acompanhar de outras alterações: apêndices pré-auriculares; colobomas.

BIBLIOGRAFIA

1 Franceschetti A; Klein D. Dysmorphie cervico-oculo-faciale avec surdité familiale. *J Génét Hum* 1954, 3: 176.

WILLIAMS, SÍNDROME DE

Trata-se de uma doença genética caracterizada por retardo mental leve a moderado, malformações cardiovasculares e face típica, descrita em 1961 por Williams e colaboradores. A anormalidade cromossômica foi verificada em 1993 por Ewart e colaboradores, e sua prevalência é de um para cada 25.000 nascidos vivos. Uma microdeleção localizada no braço longo do cromossomo 7 (7q11-23), de no mínimo 21 genes, é a causa da síndrome; esta deleção é detectada por uma técnica especial chamada hibridização fluorescente *in situ* (FISH – sigla em inglês).

A proteína elastina responsável pela força e elasticidade dos vasos, expressa apenas nas fases embrionárias do desenvolvimento humano, é responsável pelas malformações cardiovasculares. O fenótipo cardiológico mais comum é a estenose aórtica supra-valvar e a estenose pulmonar periférica, sendo também encontradas outras alterações como valva aórtica bicúspide, regurgitação mitral e defeitos do septo atrial ou ventricular.

Três são as proteínas possivelmente envolvidas no déficit cognitivo: LIM kinase 1 (LIMK-1); proteína "ligadora" citoplásmica de 115 kDA (CLIP-115); e a proteína "ligadora" citoplasmática 2 (CYLN2). O fenótipo cognitivo caracteriza-se por déficits importantes e relativa preservação de algumas áreas da cognição. Essas crianças apresentam retardo mental, com QI entre 40 e 90, com grande prejuízo nas habilidades visuoconstrutivas, porém uma notável preservação na capacidade de reconhecer faces, linguagem pobre, hiperacusia para sons específicos e hipersociabilidade. São crianças "amáveis" que com o desenvolvimento podem apresentar irritabilidade e ansiedade. Outras características também podem ser apreciadas: face sorridente com lábios grossos; voz rouca; boca entreaberta; envelhecimento precoce da pele; olhos azuis e desenho em estrela da íris; fendas palpebrais curtas; base do nariz achatada; hipoplasia das unhas; alterações dentárias. Várias outras anomalias viscerais podem ser encontradas. Alguns pacientes apresentam uma hipercalcemia transitória na infância.

O prognóstico é variável e depende das alterações cardiovasculares. Com incidência de morte súbita de um a cada 1.000 pacientes/ano por complicações do tipo estenose de artéria coronária, hipertrofia ventricular e isquemia miocárdica.

Não há tratamento específico, e esses pacientes devem ser avaliados por cardiologista; um programa de reabilitação cognitiva deve ser considerado. Intervenção psicológica precoce tem sido proposto com bons resultados.

BIBLIOGRAFIA

1 Eckert MA; Hu D *et al.* Evidence for superior parietal impairment in Williams syndrome. *Neurology* 2005, 64(1): 152.

2 Hepburn S; Philofsky A *et al.* A case study or early development in Williams syndrome: implications for early intervention. Infants; *Young Children* 2005, 18(3): 234.

3 Nakamoto S; Saga T; Shinohara T. Williams syndrome associated with complete atrioventricular septal defect. *Heart* 2003, 89(5): e15.

4 Smith DW. Síndrome de Malformações Congênitas, São Paulo – Barueri, Manole, 1989.

WILLIAMS-BEUREN, SÍNDROME DE

Esta síndrome é caracterizada por fácies típica (lembrando duende), atraso mental e cardiopatia. Sua etiologia é desconhecida. Em 1991, alguns autores relataram uma miopatia, clinicamente relevante, como parte das manifestações multissistêmicas desta síndrome, em decorrência da deficiência da enzima carnitina.

Essa síndrome pode ser uma variante da síndrome de Williams.

BIBLIOGRAFIA

1 Voit T; Kramer H *et al.* Myopathy in Williams-Beuren syndrome. *Eur J Pediat* 1991, 150: 521.

WILSON, DOENÇA DE

Degeneração hepatocerebral; degeneração hepatolenticular; Degeneração lenticular progressiva; Degeneração neuro-hepática; Doença de Kinnier Wilson; Pseudoesclerose de Westphal-Strümpell Veja doença de Menkes.

A doença de Wilson (DW), caracterizada pela associação de distúrbios cerebrais e hepáticos, depende de alterações no metabolismo do cobre. A doença é determinada geneticamente, e a modalidade de transmissão hereditária é do tipo autossômico recessivo e observa-se, com relativa frequência, a consanguinidade dos pais. É ligeiramente mais frequente nos varões. O defeito genético depende de mutações no gene ATP7B, localizado no cromossomo 13 (13q14.3).

O quadro clínico costuma ter início entre os 15 e 30 anos de idade; entretanto, o início pode ser precoce e ocorrer antes dos 6 anos. Na maioria dos casos, a doença se apresenta com uma expressão neurológica, permanecendo latente o comprometimento hepático. Na forma de início precoce (infantil), a expressão clínica costuma ser predominantemente hepática e o quadro neurológico geralmente aparece por ocasião da puberdade ou até mais tarde. Há uma certa relação entre a idade de início e a gravidade do quadro, observando-se nas formas do adulto uma evolução mais lenta (pseudoesclerose de Westphal-Strümpell). O quadro neurológico habitualmente se traduz por manifestações discinéticas e distônicas. A síndrome discinética se exterioriza, fundamentalmente por tremor, que no início costuma ser discreto, com localização preferencial nas extremidades distais dos membros superiores, sobrevindo sobretudo por ocasião da manutenção de uma atitude. Com o decurso da doença, o tremor aparece também durante a execução de movimentos (tremor intencional ou de tipo cerebelar) e pode configurar mesmo uma discinesia complexa com o aparecimento de mioclonias de ação, movimentos coreoatetóticos e movimentos estereotipados, mormente no nível da língua. A síndrome distônica é polimorfa, podendo configurar um quadro do tipo parkinsoniano (rigidez plástica). É comum a presença de uma hipertonia de ação que costuma se evidenciar por ocasião da marcha, da fala e da mímica; também os movimentos voluntários podem ser grandemente prejudicados por espasmos de oposição. A disartria, que impressiona o examinador pelo aspecto laborioso da emissão dos sons, pode ser de tal intensidade que nas fases avançadas da doença torna a fala praticamente ininteligível. A mímica geralmente é inexpressiva, podendo o doente apresentar riso sardônico (pelo trismo) e sialorreia. As manifestações psíquicas são frequentes no decurso da doença: alterações do humor; episódios psicóticos e deterioração intelectual que podem conduzir à demência. A presença de crises convulsivas, focais ou generalizadas, é rara.

A cirrose wilsoniana pode ser demonstrada anatomicamente pelo estudo necroscópico ou por biópsia hepática (Figura 126). Este tipo de cirrose nem sempre tem expressão clínica, podendo, entretanto, manifestar-se com quadro de hipertensão portal e insuficiência hepatocelular nas formas gastrintestinais da doença ("Wilson abdominal"). Essas formas, mais comuns na infância, são particularmente graves e podem conduzir ao óbito antes do aparecimento do quadro neurológico. A cirrose é mais frequente na infância e as alterações neuropsiquiátricas na idade adulta.

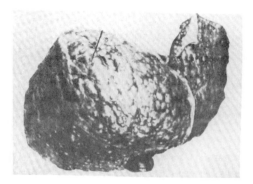

Figura 126 – *Doença de Wilson. Aspecto multinodulado do fígado wilsoniano.*

A presença do anel de Kayser-Fleischer tem valor patognomônico e depende de depósito de cobre na membrana de Descemet. O anel localizado na periferia da córnea é de cor marrom-esverdeada, podendo ser observado a olho nu ou no exame com lâmpada de fenda. A identificação precoce desse anel é importante, pois permite o diagnóstico da doença numa fase pré-clínica e possibilita a efetivação de medidas terapêutico-dietéticas, o que melhora o prognóstico desta afecção. Outras manifestações clínicas podem surgir nessa afecção: hiperpigmentação cutânea das extremidades inferiores; lúnulas azuladas nas unhas; insuficiência tubular; alterações ósseas (osteoporose, fraturas patológicas).

Do ponto de vista anatomopatológico, as lesões nervosas são particularmente evidentes nos núcleos lenticulares, sob a forma de atrofia, áreas de necrose e, até mesmo, cavitações nas formas de evolução rápida (Figura 127). Na realidade, as lesões são mais difusas e podem alcançar o tálamo, núcleo caudado, substância negra, núcleo rubro; outras áreas, como o hipotálamo, cerebelo, córtex cerebral e áreas subcorticais frontais, também podem estar comprometidas. No fígado, pode ser encontrada uma cirrose atrófica macronodular. É discutível a ação direta do cobre na gênese da cirrose e estudos de ultraestrutura sugerem que a lesão hepática depende da liberação no interior dos hepatócitos de hidrolases ácidas dos lisossomos que sofrem rotura devido ao acúmulo de cobre.

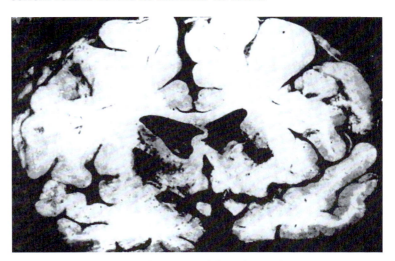

Figura 127 – *Doença de Wilson. Necrose bilateral do núcleo lenticular.*

A alteração do metabolismo do cobre é fundamental na DW. O cobre é absorvido normalmente no intestino e fixar-se-á no sangue, numa proporção de aproximadamente 90%, na proteína cuprotransportadora do plasma, a ceruloplasmina. Os 10% restantes circulam unidos à fração albumina sob a forma de cobre livre. Quando existe déficit na quantidade de ceruloplasmina ou alteração de sua capacidade funcional, embora o conteúdo global do cobre diminua, a sua fração livre aumenta e esta forma, de menor peso molecular, se difunde mais nos tecidos (as proteínas hísticas quelam o cobre livre), especialmente no SNC, fígado e rins. Têm sido observados casos da doença com cifras de ceruloplasmina sérica normal; porém, nessas eventualidades se tem constatado incorporação defeituosa de cobre radiativo na ceruloplasmina do fígado. O defeito genético dá origem a dois distúrbios fundamentais do metabolismo do cobre: uma redução da incorporação do cobre na ceruloplasmina e uma redução na excreção biliar do cobre. Parece que a causa primária da doença é a excreção biliar defeituosa do cobre. O cobre livre é tóxico para as células, resultando em morte celular.

O diagnóstico da DW deve ser baseado: 1) na presença do anel de Kayser-Fleischer; 2) na biópsia hepática; 3) nos dados bioquímicos; 4) nos dados de neuroimagem. São muito importantes também os dados heredológicos. Os dados bioquímicos compreendem: a) diminuição da taxa de ceruloplasmina no soro, situando-se as taxas normais entre 17 e 35 mg% (estas taxas também podem estar diminuídas na nefrose com grande proteinúria, na desnutrição e no espru); b) diminuição do cobre plasmático (no homem as taxas normais oscilam entre 70 e 140 mcg e na mulher entre 85 e 155 mcg por 100 mL; c) hipercuprúria (com cuprúria superior a 100 mcg nas 24 horas); eventual aminacidúria, hiperuricemia, calciúria (dados expressivos de comprometimento túbulo-renal); alteração das provas funcionais hepáticas.

Os estudos por imagem do encéfalo podem ser normais em alguns wilsonianos ou demonstrar uma leve atrofia focal ou generalizada. Os principais locais de envolvimento cerebral incluem os núcleos da base e a substância branca profunda. Os locais mais comumente afetados, usualmente bilaterais e simétricos, são os putâmens, caudados, globos pálidos, núcleos denteados do cerebelo, ponte e mesencéfalo. O acometimento do mesencéfalo pode apresentar um padrão típico nos estudos de RM ponderada em T2 ou FLAIR, denominado "face de panda", em que se observa hipersinal do mesencéfalo, que poupa os núcleos rubros, a porção lateral da *pars reticulata* e parte dos colículos superiores (Figura 128A e B). O acometimento da substância branca é usualmente assimétrico, subcortical e nos centros semiovais, sendo o lobo frontal o mais alterado.

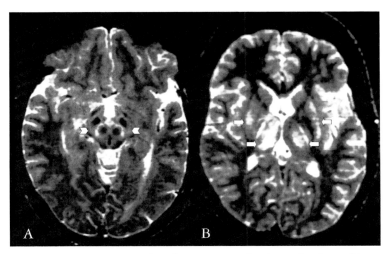

Figura 128A e B – *Doença de Wilson* – *Imagens de RM ponderadas em T2 no plano axial, demonstram hipersinal no mesencéfalo, caracterizando o típico "sinal da face do panda gigante" (cabeça de setas em A). Observe também a ocorrência de atrofia e hipersinal putaminal, bem como o hipersinal talâmico bilateral (setas horizontais em B).*

Os estudos histológicos demonstram a presença de gliose, edema e necrose com cavitações que devem decorrer da toxicidade do cobre ou a fenômenos isquêmicos. Há uma boa correlação entre os exames de RM e os achados neurológicos. Assim em pacientes assintomáticos os exames usualmente resultam normais, enquanto naqueles com quadro neurológico estabelecido um achado bastante consistente é a demonstração de comprometimento putaminal e do mesencéfalo com a característica "face de panda". Um achado interessante é o desaparecimento da "face de panda" após o tratamento com D-penicilamina.

Uma vez feito o diagnóstico da DW pelo comprometimento de qualquer órgão, está indicada a investigação de familiares para que se possa identificar os afetados e proceder o aconselhamento genético.

A finalidade do tratamento é a eliminação do excesso de cobre, ao mesmo tempo que se procura limitar a sua ingestão pela dieta. Na dieta, para uma ingestão baixa de cobre, os seguintes alimentos devem ser evitados: chocolate; cacau; nozes; ostras; sementes de leguminosas (feijão, ervilha, lentilha); farinha de trigo; bacalhau. Também deve ser evitado o uso de vasilhas e utensílios de cobre. O sulfeto de potássio puro, em virtude de transformar o cobre do alimento em precipitado insolúvel e inabsorvível de sulfeto cúprico, deve ser administrado na dose de 20 mg três vezes por dia. A D-penicilamina (Cuprimine) é a medicação eletiva na DW, por sua ação queladora do cobre. As doses são de 1 a 3 g diários, dependendo do peso corporal e das eliminações urinárias do cobre. O tratamento com D-penicilamina deve ser estendido a irmãos do paciente com DW que apresentam ceruloplasmina diminuída desde a infância, com o intuito de prevenir manifestações hepáticas e neurológicas. Efeitos colaterais como leucopenia, exantemas cutâneos e febre podem ocorrer, obrigando a suspensão temporária da droga. A piridoxina (vitamina B6) deve ser associada (100 mg/dia) a este quelador, pois a D-penicilamina pode provocar carência desta vitamina, levando a uma neuropatia óptica. Nas formas acinético-hipertônicas da DW, alguns aconselham a incorporação da levodopa ao esquema terapêutico. Quando está contraindicado o uso da D-penicilamina, ou quando os efeitos colaterais ocorrem, o que é frequente, as drogas de escolha são a trientina e o zinco. As drogas alternativas são o dietilcarbamato de sódio ou o tetratiomolibdato, esta última assegura o bloqueio da absorção do cobre no intestino e torna o cobre do sangue atóxico. Os pacientes com insuficiência hepática podem receber cloridrato de trientina e zinco – a trientina aumenta a diurese do cobre e o zinco reduz a absorção do cobre no intestino. O tratamento da DW deve ser mantido indefinidamente e seu início precoce pode proporcionar resultados altamente satisfatórios sobre as manifestações neurológicas; a melhora dos sintomas neurológicos começa a aparecer 5 a 6 meses após o início do tratamento. O quadro hepático não costuma responder às medidas terapêuticas, sendo o transplante hepático o tratamento de escolha, sobretudo em crianças. A afecção é progressiva e invariavelmente fatal, na ausência de tratamento, num prazo de 4 a 5 anos.

BIBLIOGRAFIA

1 Brewer GJ; Fink JK; Hedera P. Diagnosis and treatment of Wison's disease. *Semin Neurol* 1999, 19: 261.

1 Gilroy J. *Neurologia Básica.* Rio de Janeiro, Revinter, 2005.

2 Magalhães ACA; Caramelli P *et al.* Wilson's disease: MRI with clinical correlation. *Neuroradiol 1994,* 3697-100.

3 Wilson SAK. Progressive lenticular degeneration: a familial nervous disease associated with cirrhosis of the liver. *Brain* 1912, 34: 295.

WOLF, SÍNDROME DE

Síndrome de deleção parcial do braço curto do cromossomo 4
Veja síndrome de Lejeune.

Em 1965, Wolf e colaboradores descreveram um lactente com anomalias múltiplas, quadro que traduzia uma deleção parcial do braço curto do cromossomo 4. Na síndrome de Lejeune, ocorre deleção parcial do braço curto do cromossomo 5.

As principais manifestações clínicas da síndrome de Wolf compreendem glabela proeminente, assimetria corneana, ectopia da pupila, coloboma da íris e/ou da retina, cataratas, estrabismo, microftalmia, orelhas disformes, lábio leporino e/ou fissura palatina, palato ogival, base nasal ampla, boca de "carpa", hidrocefalia, microcefalia. Outros sinais e sintomas podem ser encontrados: crises convulsivas; háluces malformados; hipospadias; cardiopatias congênitas; hipotonia muscular; acentuado retardo mental e do crescimento; sulcos palmares simiescos.

O diagnóstico depende fundamentalmente do estudo do cromossomo (cariótipo); os dermatóglifos são anormais. O quadro é compatível com a vida, porém em virtude do pequeno número de casos publicados, o prognóstico de longo prazo ainda é uma incógnita. O tratamento é apenas sintomático.

BIBLIOGRAFIA

1 Koiffmann CP; Diament A. Cromossomopatias. In: Diament A; Cypel S. *Neurologia Infantil,* Rio de Janeiro, Atheneu, 2005.

WOLFRAM, SÍNDROME DE

Didmoad

A síndrome de Wolfram é uma doença neurodegenerativa, de substrato genético, que cursa com anormalidades clínicas heterogêneas, sendo as principais: diabetes insípido central (incapacidade de concentrar a urina), diabetes melito (o tipo mais comum de diabetes observado nesta condição), cegueira (devido à atrofia óptica, por degeneração do nervo) e surdez neurossensorial. Adicionalmente, os pacientes em geral apresentam distúrbios neuropsiquiátricos como alterações de comportamento, internações psiquiátricas frequentes e em cerca de um quarto dos casos é relatada ao menos uma tentativa de suicídio.

A síndrome de Wolfram também é conhecida pelo acrônimo "DIDMOAD" (diabetes insípido, diabetes melito, atrofia óptica e surdez). Apenas o diabetes melito insulinodependente e atrofia óptica são critérios obrigatórios para definir o diagnóstico.

A síndrome apresenta padrão genético de transmissão autossômica recessiva, sendo causada por uma mutação no gene responsável pela produção de uma proteína chamada volframina, resultando em perda da função dessa proteína. O gene está no cromossoma 4p16.1, e não se sabe ainda todas as funções que a proteína exerce no organismo, mas parece implicada no processo de exocitose da insulina e regulação do metabolismo do cálcio. A síndrome de Wolfram é geneticamente heterogênea (mista). Há, por exemplo, genótipos com características atípicas adicionais, tais como profunda ulceração gastrintestinal e episódios de hemorragia digestiva alta, assim como ausência de diabetes insípido. O gene para este tipo de síndrome de Wolfram não é na região do cromossomo 4p16.1, mas sim no cromossomo 4q22-24. Não existe tratamento específico.

BIBLIOGRAFIA

1 Barrett TG; Bundey SE. Wolfram (DIDMOAD) syndrome. *Journal of Medical Genetics*, 1997, *34*(10), 838-841.

2 Hoekel J; Chisholm SA; Al-Lozi *et. al.* Ophthalmologic correlates of disease severity in children and adolescents with Wolfram syndrome. *Journal of American Association for Pediatric Ophthalmology and Strabismus*, 2014, 18(5), 461-465.

3 Mathis S; Maisonobe T; Neau JP. Neuropathy in Wolfram syndrome. *European Journal of Medical Genetics*, 2011, 54(1), 73-75.

WOLMAN, DOENÇA DE

Calcificação adrenal-xantomatose familial; Xantomatose familial primária com comprometimento da suprarrenal

Esta doença, que afeta ambos os sexos, costuma ter início nos primeiros meses de vida com vômitos, distensão abdominal, diarreia, icterícia e febre inexplicável. As manifestações clínicas cardinais incluem: falência do crescimento, síndrome de má absorção, hepatosplenomegalia e insuficiência suprarrenal.

A doença de Wolman é basicamente uma xantomatose visceral e, ao exame histoquímico, é possível a evidenciação de um acúmulo de triglicerídeos e de colesterol livre e esterificado nas áreas afetadas. O depósito de gorduras neutras costuma se fazer no córtex da suprarrenal, no fígado, baço, intestino e linfonodos. O defeito enzimático básico é uma deficiência de lípase ácida (enzima lisossômica normalmente ativa contra triglicerídeos de cadeia longa e média e ésteres do colesterol). Observa-se também desmielinização sudanofílica no SNC e nos nervos periféricos. Os distúrbios neurológicos não são claros pela gravidade do quadro sistêmico e a morte prematura da criança. No início, a criança apresenta-se ativa e alerta, porém logo há um rebaixamento dessas atividades. Sinais de comprometimento corticoespinhal têm sido encontrados em alguns pacientes.

A doença tem um fundo genético e a herança é autossômica recessiva. Uma deficiência importante da lípase ácida pode ser encontrada nos tecidos, leucócitos e nas culturas de fibroblastos dos pacientes; o diagnóstico pré-natal é possível. A enzima é codificada por um gene no braço longo do cromossomo 10 (10q23.2-10q23).

O diagnóstico também pode ser firmado pela constatação de calcificação das suprarrenais mediante radiografias convencionais ou da TC do abdome; pela demonstração da deficiência da lípase ácida e por meio da biópsia, demonstrando acúmulo de triglicerídeos e do colesterol livre e esterificado em vísceras e linfonodos.

O tratamento tem sido tentado com a administração de corticosteroides, porém os resultados têm sido desapontadores; o prognóstico é sombrio e a morte costuma ocorrer alguns meses após o início do quadro.

BIBLIOGRAFIA
1 Johnson WG. Lysosomal diseases and other storage diseases. In: Merritt´s Neurology. Rowland LP (Ed.). Lippincott Williams & Wilkins, Philadelphia, 2000.

WOODHOUSE-SAKATI, SÍNDROME DE

veja Síndrome de Mohr-Tranabjaerg.

Inicialmente descrita em duas famílias consanguíneas da Arábia Saudita, em 1983, a síndrome de Woodhouse-Sakati é uma rara desordem genética autossômica recessiva associada ao espectro de hipogonadismo da adolescência. O gene associado é DCAF17, localizado no cromossomo 2q31.1, descoberto em 2008, contando com nove mutações relatadas em literatura.

O paciente apresenta hipogonadismo, redução de IGF1 e alopecia frontotemporal que se iniciam na infância. Em adição a esta tríade, alguns pacientes apresentam retardo mental (87%), surdez bilateral (76%), movimentos extrapiramidais (distonia cervicofacial ou de extremidades, coreia), alterações eletrocardiográficas, dor nos membros (42%) e diabetes. Mais raramente, podem apresentar hipertelorismo, disartria, discinesia, cifose, sindactilia, ceratocone e anodontia. A fisiopatologia não está estabelecida. A reposição hormonal pode promover o desenvolvimento das características sexuais secundárias

BIBLIOGRAFIA
1 Agopiantz M; Corbonnois P; Sorlin A *et al.* Endocrine disorders in Woodhouse-Sakati syndrome: a systematic review of the literature. *J Endocrinol Invest.* 2014; 37: 1-7.

WOODS-PENDLETON, SÍNDROME DE

Doença degenerativa aguda do estriado

Em 1924, Woods e Pendleton descreveram um quadro agudo afetando 14 chineses, adultos e crianças.

A sintomatologia, de instalação aguda, traduzia-se por crises de perda do tono muscular e disartria. Em alguns pacientes outras manifestações foram observadas: sonolência; vertigem; diminuição da acuidade auditiva; e hemiparesia. Em todos os casos, era evidente a presença de movimentos do tipo espasmo de torção e/ou atetose. A maioria dos doentes evoluiu bem, com recuperação completa. Num caso, com estudo anatomopatológico (criança que faleceu 2 semanas após o início do quadro), observou-se necrose focal e simétrica de dois terços do globo pálido, além de pequena lesão na substância negra. Células gliais claras, similares às células de Alzheimer tipo II, foram evidenciadas em todo o cérebro, particularmente no complexo putaminocaudado.

A etiologia desta afecção permanece obscura, e sua confirmação como entidade nosológica autônoma, permanece incerta.

BIBLIOGRAFIA

1 Jellinger K. Degenerations and exogenous lesions of the pallidum and striatum. In: Vinken PJ; Bruyn GW: *Handbook of Clinical Neurology,* v. 6 Amsterdam, North-Holland, 1968.

WORSTER-DROUGHT, SÍNDROME DE

Paresia suprabulbar congênita
Veja síndrome de Foix-Chavany-Marie.

Esta síndrome, de natureza congênita, foi descrita em 1953. O quadro neurológico é assemelhado ao da síndrome de Foix-Chavany-Marie; porém, na síndrome de Worster-Drought (SWD), há predomínio da disartria, que ocorre por disgenesia do trato corticonuclear.

Na SWD, pelo estudo de imagem, observa-se polimicrogiria perissylviana bilateral, agenesia parcial do corpo caloso, atrofia cerebral e cerebelar e heterotopia da substância cinzenta subependimária. No quadro clínico, é possível a presença de sintomas como distonia, coreoatetose e estado de mal epiléptico. O tratamento é puramente sintomático.

BIBLIOGRAFIA

1 Vasconcelos MG; Fiorot Jr JA; Sarkovas C *et al.* Forma intermediária de síndrome de Foix-Chavany-Marie/síndrome de Worster-Drought *Arq Neuropsiquiat* 2006, 64(2-A): 322.

WYBURN-MASON, POLINEUROPATIA SENSITIVO-MOTORA DE

Polineuropatia paraneoplásica
Veja síndrome de Bonnet-Dechaume-Blanc.

Trata-se de uma afecção paraneoplásica que pode aparecer no decurso de carcinomas brônquicos de pequenas células ("células em grão de aveia"). Carcinomas de outras localizações e reticulopatias malignas também podem determinar este tipo de neuropatia.

O quadro neurológico pode preceder o clínico-tumoral e ser o elemento revelador de uma afecção neoplásica, embora seja mais frequente a instalação das manifestações neurológicas no decurso de uma neoplasia já reconhecida. As manifestações neurológicas costumam se instalar de maneira subaguda, através de parestesias e dores, particularmente nas extremidades distais dos membros inferiores. Numa fase subsequente, podem ocorrer paralisias, amiotrofias distais e arreflexia profunda. As paralisias podem ser assimétricas e são mais comuns nas porções distais dos membros inferiores, embora possam atingir também os membros superiores.

As lesões se situam nos troncos nervosos com comprometimento das bainhas de mielina, cujo desaparecimento é seguido de proliferação das células de Schwann; nos músculos esqueléticos ocorre uma atrofia em virtude da desnervação. O exame do LCR pode mostrar uma discreta hiperproteinorraquia.

A evolução da neuropatia é variável, podendo ocorrer desde formas incapacitantes até formas com remissões. As remissões podem ser espontâneas, nas formas que evoluem em surtos, ou podem se seguir ao tratamento do câncer.

BIBLIOGRAFIA

1 Sanvito WL; Tilbery ChP; Pinto LR. Síndromes paraneoplásicas. In: Melaragno R; Naspitz ChK. *Neuroimunologia*, Rio de Janeiro, Sarvier, 1982.

2 Wyburn-Mason R. Bronchial carcinoma presenting as polyneuritis. *Lancet* 1948, 254: 203.

Z

ZELLWEGER, SÍNDROME DE

Síndrome cérebro-hepatorrenal

A base patogênica desta afecção neurológica da infância é decorrente de alterações na biogênese dos peroxissomos. De acordo com a sistematização adotada por Rosemberg em seu livro de neuropediatria, peroxissomos são organelas citoplasmáticas que albergam cerca de meia centena de enzimas, cujas principais funções dizem respeito: 1) à biossíntese de plasmalógenos (glicolipídeos constituintes das membranas celulares), colesterol e ácidos biliares; 2) ao catabolismo, por meio de suas enzimas oxidativas (oxidases) e catalase, de H_2O_2, dos ácidos graxos de cadeia muito longa (AG CML), do ácido pipecólico e do ácido fitânico. As desordens peroxissomiais são, pelo menos, de três tipos.

A síndrome de Zellweger é considerada um erro inato do metabolismo e o protótipo das desordens peroxissomiais. Trata-se de uma síndrome rara de fundo genético, com modalidade de transmissão hereditária autossômica recessiva. As manifestações clínicas são evidentes desde o nascimento e consistem fundamentalmente em hipotonia muscular acentuada, hiporreflexia, debilidade muscular, crises convulsivas, retinite pigmentar, catarata e opacidade da córnea. Esses aspectos geralmente são acompanhados por uma dismorfia craniofacial de configuração peculiar. Essas crianças apresentam fronte proeminente, rebordos supraorbitários hipoplásicos, sutura metópica persistente, fontanela anterior ampla, occipício ligeiramente achatado, hipertelorismo ocular, orelhas geralmente malformadas e palato ogival. Outras anormalidades somáticas também podem ocorrter camptodactilia, pé torto congênito, criptorquidia e malformações cardíacas. Hepatomegalia é comum, enquanto a presença de esplenomegalia é ocasional; petéquias e hemorragias gastrintestinais são frequentes. Estas crianças se alimentam precariamente, havendo necessidade de sonda nasogástrica. O óbito costuma ocorrer no 1º semestre de vida.

O exame anatomopatológico costuma mostrar malformações múltiplas no córtex cerebral (giros aberrantes, heterotopias, polimicrogiria, paquigiria) e cerebelar (displasia do cerebelo, heterotopias); também as olivas bulbares podem se apresentar displásicas. Os rins geralmente apresentam pequenos e múltiplos cistos subcorticais, enquanto o fígado mostra fibrose ou cirrose com depósito excessivo de ferro nos hepatócitos e nas células de Kupffer.

Dos exames complementares, podem fornecer subsídios: a RM do crânio (malformações cerebrais e cerebelares, hipomielinização); o eletrorretinograma (precocemente abolido); a radiografia dos joelhos (calcificações patelares). Do ponto de vista bioquímico, ocorre elevação dos ácidos graxos de cadeia muito longa (AG-CML), deficiência da diidroxiacetona fosfato aciltransferase (DHAP-AT), elevação de trihidroxi e diidroxicoprostanóico (THCA e DHCA) e do ácido pipecólico; não há anormalidade do ácido fitânico, embora ocorra deficiência de fitanato oxidase. Ainda podem ser encontrados níveis elevados de bilirrubinas, testes de função hepática alterados, taxas de ferro sérico elevadas.

BIBLIOGRAFIA

1 Maccollin M; De Vivo DC. Peroxisomal diseases. In: *Merritt's Neurology.* Rowland LP (Ed.). Philadelphia, Lippincott Williams & Wilkins, 2000.

2 Rosemberg S. *Neuropediatria*, Rio de Janeiro, Sarvier, 1992.

3 Schocher Jr SS; McCormick WF. Neuropathology Case Studies. *Medical Examination,* Rio de Janeiro, Guanabara-Koogan, 1976.

ZIEHEN-OPPENHEIM, DOENÇA DE

Disbasia lordótica progressiva; Distonia de torção; Distonia musculorum deformans; Espasmo de torção Veja variante de Segawa e síndrome de Meige.

O termo distonia define um quadro caracterizado por espasmos musculares involuntários que produzem movimentos e postura anormais. Esses espasmos podem ser focais (blefarospasmo, torcicolo espasmódico, cãibra do escrivão, distonia oromandibular) segmentares (síndrome de Meige) ou generalizados (distonia de torção).

As distonias generalizadas podem ser esporádicas e hereditárias. Nas formas esporádicas, o quadro costuma ter início na adolescência e no adulto jovem, enquanto nas formas heredofamiliais o início pode ser precoce (na infância). O início geralmente é insidioso, com contrações intermitentes de grupos musculares, manifestações que determinam posturas anômalas nos membros, tronco e extremidade cefálica. As contrações musculares são lentas e intensas, podendo produzir torções no tronco, pescoço e cabeça. As posturas distônicas, determinadas pelas torções musculares nos segmentos atingidos, conferem a estes doentes atitudes grotescas e bizarras; o doente pode permanecer durante algum tempo numa postura distônica, até que pouco a pouco se produz o relaxamento muscular. A atitude ereta, a marcha e as emoções propiciam o aparecimento ou a intensificação deste tipo de distonia muscular.

O quadro distônico pode se caracterizar por espasmos de torção ou distonia de torção (Figura 129A a C) ou, então, pode fixar determinados segmentos corpóreos em posições bizarras – distonia de atitude (Figura 130A e B). O torcicolo espasmódico é a forma mais comum das distonias de atitude, sendo provocado por uma contração tônica de determinados músculos do pescoço, fenômeno que provoca desvios acentuados da cabeça (látero, retro ou anterocolo). Curiosamente, um toque (ou a simulação de um toque) na área afetada suprime ou diminui os movimentos involuntários, o que pode desfazer o desvio do segmento corpóreo envolvido (efeito do "gesto antagonista"). A disbasia lordótica caracteriza-se por endireitamento intermitentes do tronco durante a marcha, o que configura a "marcha do dromedário".

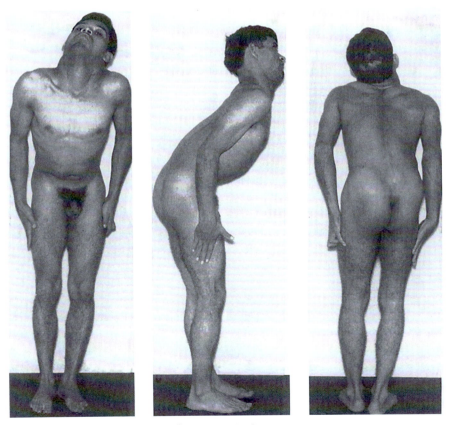

Figura 129A – C – *Doença de Ziehen-Oppenheim. Distonia de torção.*

As formas heredofamiliais da distonia de torção obedecem a uma modalidade de transmissão autossômica dominante, sendo a penetrância variável com numerosas formas frustras. Esta forma de distonia é muito mais comum nos judeus asquenazim. O gene defeituoso (DYT1 – proteína torsina) está localizado no cromossomo 9 (9q34.1).

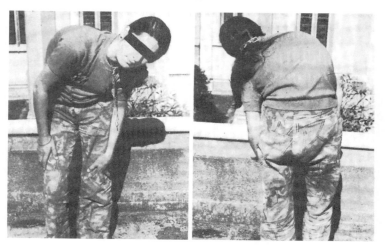

Figura 130A e B – *Distonia de atitude.*

Além das formas idiopáticas de distonia, é possível também a ocorrência de formas secundárias que podem aparecer no decurso de algumas afecções do SNC: doença de Wilson, NBIA, coreia de Huntington, doença de Machado-Josef, síndrome de Rett, de Lesch-Nyhan, de Reye, encefalites virais, AIDS, quadros metabólicos e de intoxicações medicamentosas.

O tratamento farmacológico é realizado com drogas anticolinérgicas em doses elevadas (triexifenidil, biperideno), geralmente associadas com benzodiazepínicos (diazepam, clonazepam). As infiltrações com toxina botulínica devem ser reservadas às formas focais e segmentares das distonias. O tratamento cirúrgico pode ser tentado em alguns casos. Este epônimo é obsoleto.

BIBLIOGRAFIA

1 Zeman W; Dyken P. Dystonia musculorum deformans. In: Vinken PJ; Bruyn GW. *Handbook of Clinical Neurology,* v. 6 Amsterdam, North-Holland, 1968.

Índice Remissivo

Obs.: Números em *itálico* indicam figuras; números em **negrito** indicam tabelas e quadros.

A

A vertigem que faz ouvir, 368
Abetalipoproteinemia, 61
Acantocitose, 61, 371
Aceruloplasminemia, 443
Acidente vascular cerebral
    isquêmico com livedo reticular, 553
Acrocefalopolissindactilia, 121
Acrocefalossindactilia, 31, *31*
    do tipo III, 523
Acrodínia, 545
Acrodisplasia, 31
Acroparestesias noturnas, 538
Acropatia ulceromutilante
    familial, 130, 586, *586*
    não familial, 110
    pseudo-siringomiélica não
    familial dos membros inferiores, 110
Adamantíades-Behçet, síndrome de, 72
Adams e Foley, *flapping*, tremor de, 1
Addison-Biermer, anemia de, 381, 383
Addison, doença de, 449
ADEM (*Acute Disseminated Encephalomyelitis*), 5
Adenoma
    múltiplo cístico benigno, 105
    sebáceo disseminado, 95
Adie-Critchley, síndrome de, 8, 9
Adie, síndrome de, 7, 8
Adinamia episódica hereditária, 237
Adiposalgia, 178
Aftas orogenitais com uveíte e hipópion, 72

Agenesia
    facial bilateral, 593
    nuclear congênita, 419
Agnosia digital, 246
Aicardi
    encefalopatia de, 9, 453
    síndrome de, 10, 453, 641
Aladin, síndrome de, 25
Albers-Schönberg, síndrome de, 11
Albright-McCune-Sternberg, síndrome de, 11
Albright, síndrome de, 12
Alexander, doença de, 14
Alexia, 21
"Alice no País das Maravilhas", síndrome de, 15
Allgrove, síndrome de, 25
Alpers-Huttenlocher, doença de, 16
Alpers, doença de, 16
Alström-Hallgren, síndrome de, 17
Alzheimer
    cintilografia, *22*
    doença de, 17, *22,* 51, 59, 188, 483, 560
    TC de encéfalo, *22*
Ambiguospinotalâmica, síndrome, 47
Amiloidose familial portuguesa, 149
Aminoacidúria, 272, 273
Amiotrofia
    bulboespinhal ligada ao X, 322
    espinhal
        infantil, 632
        pseudomiopática, 343
        progressiva tipo I, 558
        tipo III, 343
    hereditária escápulo--peroneira, 558
    peroneira, *132*
Andersen, doença de, 148

Anderson Fabry, doença de, 213
Andersen-Tawil, síndrome de, 27
Anemia
    de Addison, 2
    de Biermer, 2
    drepanocítica, 280
    essencial de Lebert, 2
    falciforme, 280
    ferropriva, 508
    hemolítica, 281
    megaloblástica, 2, 3, 381
    perniciosa, 2, 4
Anestesia talâmica hiperestésica, 171
Angeíte
    alérgica e granulomatosa, 136
    de Churg-Strauss, 136
Angelman, síndrome de, 27, 493, 494
Angiomas cutâneos na síndrome de Cobb, *142*
Angiomatose
    corticomeníngea, 604
    cutaneomeningoespinhal, 142
    encefalofacial, 568
    encefalotrigeminal, 568
    fácio-óculo-diencefálica, 93
    heredofamilial, 508
    meningocortical, 568, 604
    meningocutânea ou meningofacial, 568
    neuro-ocular, 568
    óculo-orbitária, 100
    retiniana, 610
    retinocerebelar, 610
    retinomesodiencefálica, 93
    sistêmica de Ulmann, 599
    visceral, 599
Angiopatia
    amiloide, 19
    benigna do SNC, *118*

665

Angiopatia (Cont.)
mitocondrial dos pequenos
vasos, 408
pós-gravídica do SNC, *118*
Angioqueratoma corporal difuso, 213
Antley-Bixler, síndrome de, 29
Anton-Babisnki, síndrome de, 29
Anton, síndrome de, 29
Apert, síndrome de, 31
Aplasia
axial extracortical, 477
da tenda do cerebelo, 36
de medula óssea, 216
do cerebelo, 35
nuclear congênita, 419
radial, 52
Apneia, 360
Apneia do sono, 37, 38, 245,
402, 530
Apraxia
da vestimenta, 21
construtiva, 21
da fala, 221
do olhar, 50
ideomotora, 102
oculomotora, 145
Aran-Duchenne, síndrome de,
33, 123
Argyll-Robertson,
pupila de, 33
sinal de, 33, 173
síndrome de, 33
Arnold Pick, síndrome de, 481
Arnold-Chiari, malformação
de, 35, 36, *37*
Arnold-Chiari, síndrome de, 35
Arnold, neuralgia do grande
nervo occipital de, 34
Arterite
braquicefálica, 577
cranial, 291
de células gigantes, 291
de grandes vasos, 577
de Horton, 291
de Takayasu, *579*
do arco aórtico, 577
sifilítica, 67, 494
temporal, 291
Artropatia
de Charcot, 128
neurogênica, 128, 130
siringomiélica, 130
tabética, 130
Asherson, síndrome de, 45
Asma-eosinofilia-angeíte, 136

Asperger
desordem de, 38
síndrome de, 38
Assimbolia, 21
Asterixe, 1
Asteríxis, 1
Ataxia, 14, 25
axoapendicular, 485
cerebelar, 38, 51, 85, 272
hereditária com
espasticidade, 485
classificação clinicogenética
das, *229*
de Friedreich, 230, 387
de marcha, 261
de Sanger-Brown, 528
de Pierre Marie, 485, 528
dentocerebelar, 500
espinocerebelar tipo 17, 274
espástica de Charlevoix-
-Saguenay, 134
espinocerebelar tipo 3
(SCA3), 395
frontal de Bruns, 107
Friedreich-*like*, 46, 229
hereditária, 229
ocular, 50, 51
óptica, 50
olivopontocerebelar, 174
por deficiência isolada
de vitamina E, 46
Ataxia-arreflexia-oftalmoplegia,
445
Ataxia-telangiectasia, 385
Ataxia-telangiectasia de Louis Bar,
229
Atresia
das narinas, 250
de coanas, 29
do aqueduto, *37*
do meato acústico externo, 265
dos forames de Luschka
e Magendie, 166
Atrofia
cerebelar primária da camada
granular de Norman, *120*, 450
cortical na sífilis congênita, 68
cortical tardia com
predominância vermiana, 400
da língua, *125*
de Leber, 358
de múltiplos sistemas, 26
de Sudeck, 542, 560
dentorrúbrica, 500
dentatorrubropalidoluisiana,
274, 302
do cerebelo, *396*
dos corpos mamilares, *339*

Atrofia (Cont.)
"em liga", 131
espinhal progressiva juvenil, 343
espinopontina de Boller-
Segarra, 396
esponjosa subaguda pré-senil
com discinesia terminal, 152
evidente dos músculos das
coxas, *194*
miotônica, 562
muscular bulbospinal ligada
ao X, 322
muscular espinhal infantil
progressiva, 632
muscular espinhal progressiva,
32, 153
muscular mielopática, 32
muscular peroneira, 131
muscular peroneira progressiva,
131
muscular progressiva na
infância, 193
neurogênica, 132
olivocerebelar de Gordon
Holmes, 285
olivocerebelar familial, 285
olivopontocerebelar, 174
olivopontocerebelar de Déjerine-
Thomas, *174, 275*
olivopontocerebelar de
Fickler-Winckler, 218
olivopontocerebelar tipo I, 414
olivopontocerebelar tipo II, 218
olivopontocerebelar tipo IV, 538
óptica, 75, 169
óptica hereditária, 358
óptica infantil hereditária
complicada, 75
óptica-ataxia, 75
Austin, doença de, 41, 42
Austin-Dyck, síndrome de, 42
critérios diagnósticos da, 43
Austrian, síndrome de, 44
AVED (*Ataxia with isolated Vitamin
E Deficiency*), acrônimo, 46
Avellis-Longhi, síndrome de, 47
Avellis, síndrome de, 47
Axenfeld-Schürenberg, síndrome
de, 47

B

Baastrup, síndrome de, 62
Babinski-Frölich, síndrome de,
49, *49*

666

Babinski-Nageotte, síndrome de, 50

Baile de São Vito, 573

Balint, síndrome de, 50, 398

Balismo, 59, 390

Baller-Gerold, síndrome de, 51

Baló, doença de, 52, *53*

Baló, esclerose concêntrica de, 52

Bannayan, síndrome de, 54

Bannayan-Riley-Ruvalcaba, síndrome de, 54

Bannayan-Zonana, síndrome de, 54

Bannwarth, síndrome de, 55

Bardet-Biedl, síndrome de, 56, 357

Barré-Lieou, síndrome de, 57

Bartholin-Patau, síndrome de, 476

Basedow-Graves, doença de, 58

Basedow, doença de, 58

Bassen-Kornzweig, síndrome de, 61

Batten-Bielschowsky, síndrome de, 87

Batten
doença de, 63
doença juvenil de, 88

Bayle, doença de, 65, *66*

Becker
distrofia de, 70
doença de, 71
miotonia congênita de, 71

Behçet, doença de, 72, *74*, 422, 607

Behr, doença de, 75

Bell, paralisia de, 76, 92

Benedikt, síndrome de, 80

Bernhardt-Roth, síndrome de, 80

Bertold-Garcin, síndrome de, 239

Besnier-Boeck-Schaumann, doença de, 81

Beuren, síndrome de, 84

Bickerstaff
encefalite de, 84, 85
enxaqueca de, 86

Bielschowsky,
doença de, 312
retardo amaurótico infantil tardio de, 87

Biémond, síndrome de, 88

Binswanger, doença de, 89, *89*

Bloch-Sulzberger, síndrome de, 91

Bloom, síndrome de, 447

Bócio exoftálmico, 58

Boder-Sedgwick, síndrome de, 385

Bogaert-Bertrand, síndrome de, 116

Bogorad, síndrome de, 92

Boller-Segarra, atrofia espinopontina de, 396

Bonnet-Dechaume-Blanc, síndrome de, 93

Bonnevie-Ullrich, sindrome de, 94

Borjeson-Forssmann-Lehmann, síndrome de, 94

Bornholm, doença de, 95

Borreliose de Lyme, 391

Bourneville-Brissaud, doença de, 95

Bourneville, doença de, 95, *96, 97, 98*

Bravais-jacksoniana, crise, 99, 100

Brégeat, síndrome de, 100

Bremer, estado disráfico de, 100, *101*

Brevicollis, 333

Brissaud-Sicard, síndrome de, 102

Brissaud, síndrome de, 102

Bristowe, síndrome de, 102

Brody
doença de, 104
síndrome de, 104

Brooke, síndrome de, 105

Brown-Séquard, síndrome de, 106, 494

Brown-Vialetto-van Laere, síndrome de, 217

Broyer, síndrome de, 107

Brueghel, síndrome de, 107

Bruns
ataxia frontal de, 107
síndrome de, 107

Bureau e Barrière, doença de, 110

C

CADASIL, 90, 113, *114*

Cairns, mutismo acinético de, 115

Calcificação(ões)
adrenal-xantomatose familial, 656
cerebrais simétricas, 214
cerebrais não ateroscleróticas idiopáticas, 214
dos núcleos da base, 214, *215, 322*
girais parieto-occipitais, *569*

Call-Fleming, síndrome de, 118, 497

Canavan
doença de, 116
esclerose de, 116

Canavan-Ivan Bertrand-Van Bogaert, doença de, 116

CANOMAD, 117, 118

Capgras, síndrome de, 120

CARASIL, 114

Carpenter, síndrome de, 121

Causalgia, 541, 630

Cefalalgia orbitária paroxística noturna, 288

Cefaleia
agrupada ou em "cacho", 288
em salvas, 140, 288
hípnica, 289

Células em bastonete na PGP (doença de Bayle), 66

Central core disease, 549

Cerebellar fits, 309

Ceroide lipofuscinoses neuronais, 87

Cestan-Chenais, síndrome de, 50, 121

Chagas-Mazza, doença de, 122

Chagas, doença de, 122

Charcot, doença de, 32, 123, *125, 126*, 558

Charcot, junta de, 128, *128, 129*

Charcot-Marie, doença de, 131, *131, 132*, 173, 632

Charcot-Marie-Tooth-Hoffmann, doença de, 131

Charles Bonnet, síndrome de, 134

Charles Foix, síndrome de, 133

Charlevoix-Saguenay, ataxia espástica de, 134

Chediak-Higashi, síndrome de, 135

Chiray, Foix e Nicolesco, síndrome de, 136

Churg-Strauss, síndrome de, 136

CIDP (*chronic inflammatory demyelinating polyradiculoneuropathy*), 42

Claude Bernard, síndrome de, 50

Claude Bernard-Horner, síndrome de, 50, 57, 138, 139, 171, 492

Claude, síndrome de, 138

CLIPPERS, 140

Cluster headache, 288

Cobb, síndrome de, 142, *142*

Cockayne, síndrome de, 542

Coffin-Lowry, síndrome de, 144

Coffin-Siris, síndrome de, 144

Cogan (I), síndrome de, 145

Cogan (II), síndrome de, 142

Collet-Sicard, síndrome de, 146, 550

Collet, síndrome de, 146

Coma
dépassé, 423
vegetativo, 423
vigil, 115

Complexo
de Gruber, 256
ponta-onda lenta difuso, EEG, *366*

667

Condrodistrofia miotônica, 540
Coreia
  aguda da infância, 573
  crônica hereditária, 298
  crônica progressiva, 298
  de Huntington, 664
    sequência fotográfica de
  paciente com, *300*
  de São Vito, 573
  de Sydenham, 573
  heredodegenerativa, 298
  infecciosa, 573
  major, 298
  minor, 573
  reumática, 573
Coreia-acantocitose, 302
Coreoatetose paroxística familiar,
  434
Cori tipo I, doença de, 146
Cori tipo II, doença de, 489
Cori tipo III, doença de, 222
Cori tipo IV, doença de, 148
Corino de Andrade, doença de,
  150, 520
Cornélia de Lange, síndrome de,
  175
Cowden, síndrome de, 151
Crânio em folha de trevo, 287
Craniopatia metabólica, 425
Creutzfeldt-Jakob, doença de, 152,
  647
Criança Hercules, 169
Crigler-Najjar, síndrome de, 157
Crise jacksoniana, 99
Crohn, doença de, 158
Cross, síndrome de, 160
Crouzon, doença de, 169
Curschmann-Batten-Steinert,
  síndrome de, 562
Cushing
  doença de, 162
  síndrome de, 162

D

D'Acosta, síndrome de, 165
Dana, doença de, 165
Dandy-Walker
  cisto de, 166, 167
  malformação de, 166
  síndrome de, 166, *167, 168*
De Lange, síndrome de, 175
De Sanctis-Cacchione, síndrome
  de, 179, 552

Debré-Semelaigne, síndrome de,
  169
Decorticação ou perda do *pallium*,
  342
Deficiência
  da glicose-6-fosfatase, 146
  de alfagalactosidase A, 213
  de amilo 1, 4-1 transglicosidase,
    148
  de fosfoglicomutase 1, 589, 590
  de hexosaminidases A e B, 525
  de maltase ácida, 489
  de múltiplas sulfatases, 41
  de vitamina B12, 2
  em alfalipoproteína, 580
  em hexosaminidase, unidade
  alfa, variante B, 583
Deformidades corporais múltiplas no
  estado distrófico de Bremer, *101*
Degeneração
  combinada subaguda da
    medula, 232, 381
  cerebral progressiva da infância,
    16
  cerebromacular, 583
  corticoestriadaespinhal, 152
  corticoestriada pré-senil, 152
  do corpo caloso, 398
  esponjosa familial, 116
  esponjosa infantil, 116
  estriatonigral autossômica
    dominante, 395
  fibrinoide de astrócitos, 14
  hepatocerebral, 649
  hepatolenticular, 413
  lenticular progressiva, 649
  neuro-hepática, 649
  nigroespinodenteada com
    oftalmoplegia internuclear, 395
  oculoacústico-cerebral congênita
    progressiva, 450
  primária do corpo caloso, 398
Degos-Delort-Tricot, síndrome de,
  169
Degos, síndrome de, 169
Déjerine, claudicação intermitente
  medular de, 170
Déjerine, síndrome interolivar de,
  170
Déjerine Klumpke, síndrome de,
  171
Déjerine-Roussy, síndrome de, 171
Déjerine-Sottas, síndrome de, 172
Déjerine-Thomas, síndrome de, 174
Delírio de ilusão de sósias, 120

Demência
  alcoólica progressiva, 398
  com corpúsculos de Lewy na
    região cortical, 372
  de Binswanger, 89
  de Korsakoff, *339*
  de Pick, 481
  paralítica, 65
  pré-senil, 17
  pré-senil com cegueira cortical,
    276
  senil, 17
  sifilítica, 65
Demência-ataxia-autismo, 510
Denny-Brown
  neuropatia sensitiva de, 177
  síndrome de, 178, 586
Dercum, síndrome de, 178
Dermatomiosite, 159, 349, 545, 619
Dermatopolineurite, 545
Devic, síndrome de, 179
Dextrinose, limite, 222
Di Ferrante, síndrome de, 185
Dide e Botcazo, síndrome de, 185
Diplegia
  cerebral, 384
  espástica congênita, 384
  facial, 257
  facial congênita, 419
Disautonomia familial, 514
Disbasia lordótica progressiva, 662
Discefalia
  com catarata congênita e
    hipotricose, 265
  de François, 265
Disencefalia esplancnocística, 265
Disgenesia gonádica, 596
Dismorfia
  cérvico-oculofacial, 647
  mandibulofacial, 265
  mandibulo-óculo-facial, 265
Disostose
  craniofacial, 160, 560
  craniofacial hereditária, 160
  crânio-orbitofacial, 160
  mandibulofacial, 593
  mandibulofacial com dermoide
    epibulbar, 250
  orofaciodigital, 461
Displasia
  craniometafisária, 497
  linguofacial, 461
  oculoauricular, 250
  oculoaurículo-vertebral, 250
  óssea poliostótica, 12
Disrafismo, 101

Dissinergia cerebelar progressiva, 500

Distonia
de torção, 662, *663*
hereditária progressiva com flutuação diurna, 543
musculorum deformans, 662

Distrofia
cutânea congênita, 518
de Erb, 204
herança *locus* proteína, *205*
hipogenital com tendência diabética, 493
muscular de Erb, 204
muscular de Landouzy-Déjerine, 354, *355*
muscular fascioescapuloumeral, 354
muscular progressiva tipo Erb, *204*
pélvica de Leyden-Moebius, 204
reflexa da extremidade superior, 560
miotônica tipo I, 562
muscular progressiva, forma benigna ligada ao sexo, 202
muscular progressiva, ligada ao sexo de início tardio, 70
muscular pseudo-hipertrófica, 70, 193
neuroaxonal infantil, 536, 544
reflexa da extremidade superior, 560
reflexo-simpática, 541

Doença(s)
degenerativa aguda do estriado, 657
açoriana do sistema nervoso, 395
com corpúsculos de Lewy difusos, 372
da enzima ramificadora, 148
de acúmulo do ácido fitânico, 505
de acúmulo de glicogênio tipo II, 489
de Alexander, 14
de Alpers-Huttenlocher, 16
de Alzheimer, 17, *22,* 51, 59, 188, 483, 560
de Apert, sindactilia na, *31*
de Austin, 41, 42
de Baló, imagens axiais de RM, *53*
de Basedow, 58

Doença(s) (Cont.)
de Basedow-Graves, 58
de Batten, 63
de Batten, doença juvenil de, 88
de Bayle, 65, *66*
de Behçet, 72, *74,* 422, 607
de Behr, 75
de Besnier-Boeck-Schaumann, 81
de Bielschowsky, 312
de Binswanger, 89, *89*
de Bornholm, 95
de Bourneville, 95, *96-98*
de Bourneville-Brissaud, 95
de Brody, 104
de Bureau e Barrière, 110
de Canavan, 116
de Cori tipo V, 404
de Corino Andrade, *150*
de Creutzfeldt-Jacob (DCJ), 152, *155*
esporádica, 154
iatrogênica, 156
nova variante, 155
de Crouzon, 169
aspectos craniofaciais, *161*
fácies na, *161*
de Erb-Goldflam, *209*
de Fabry, *214*
de Heine-Medin, *278*
de Hurst, 5
de Horton, 291
de Jansky-Bielschowsky, 265, 312, 556
de Lhermitte-Duclos, *380*
de Litchtheim, *382*
de Lyme, *393*
de Marburg, 397
de Pelizaeus-Merzbacher, *479*
de Pringle, 95
epônimo da, *96*
de Segawa, 543
de Shilder, *534*
de Selter-Swift-Feer, 545
de Sturge-Weber, *568, 569*
de Steinert, *563*
de Thévenard, *586, 587*
von Recklinghausen, forma cutânea, *615*
de Wagner-Unverricht, *621*
de Werdning-Hoffman, *634*
degenerativa aguda do estriado, 657
do cabelo retorcido, 412
do neurônio motor, 123, 178
do núcleo central, 549
dos tiques, 248, 573

Doença(s) (Cont.)
H, 272
mista do tecido conjuntivo, 545
priônicas, **150**, 152, 247
sem pulsos, 577

Doose, síndrome de, 186

Down, síndrome de, 187

Dravet, síndrome de, 189

DRESS, 190
medicamentos associados a, *191*

Duane, síndrome de, 192

Duchenne, distrofia muscular de, 193, 406

Dysostosis multiplex, 303

E

Eagle, síndrome de, 199

Edema recorrente da face-paralisia de Bell-língua fissurada, 409

Edwards, síndrome de, 200

Ekbom, síndrome de, 201

Elefantíase congênita hereditária, 417

Elevação congênita do ombro, 557

Embriopatia rubeólica, 255

Emery-Dreifuss, síndrome de, 202

Encefalite
americana de São Luís, 529
de Bickerstaff, 84, 85
de corpúsculos de inclusão, 601
de Dawson, 601
de Saint Louis, 529
de Hurst, 305
esclerosante difusa, 601
esclerosante subaguda, 601
letárgica, 608
mediada por anticorpos GQ1B, 84
periaxial concêntrica, 52
subcortical progressiva, 533

Encefalocele no Chiari III, volumoso, *36*

Encefalomielite
disseminada aguda, 5, 397
hemorrágica aguda necrosante, 305

Encefalomielopatia
infantil necrosante, 360
necrosante subaguda, 360

Encefalopatia
aterosclerótica subcortical, 89
bilirrubínica, 324
calósica desmielinizante, 398
com degeneração gordurosa das vísceras, 512

Encefalopatia (Cont.)
  de Aicardi, 9, 453
  de Korsakoff-Wernicke, 636
  de West, 639
  epiléptica da infância com pontas-ondas lentas difusas, 365
  epiléptica infantil precoce, 453
  espongiforme, 152, 276
  esponjosa, 116
  mioclônica da infância, 327
  mioclônica infantil com hipsarritmia, 639
  mioclônica neonatal, 9
  mioclônica precoce, 9
  por carência de ácido nicotínico, 315
  pseudotumoral, 448
  pugilística, 287
  respondedora a corticoide, 273
  subcortical crônica progressiva, 89
  traumática crônica, 287
Encephalitis periaxialis difusa, 533
Encephalopathy syndrome, 425
Enxaqueca
  da artéria basilar, 86, 87
  de Bickerstaff, 86
  sincopal, 86
  vermelha, 288
Epilepsia
  abdominal, 424
  benigna da infância com pontas centrotemporais, 397
  com crises mioclonicoatônicas, 186
  diencefálica, 480
  do sistema autonômico, 459
  familial progressiva, 597
  jacksoniana, 99
  mioclônica com *ragged red fibers*, 233
  mioclônica grave da infância, 189
  mioclônica juvenil, 234, 311
  mioclônica progressiva, 501, 597
  mioclônica progressiva tipo 2 (EPM2), 347
  mioclonicoastática, 186
  occipital idiopática tardia da infância, 240
  parcial contínua, 335
  parcial idiopática benigna da infância com paroxismos occipitais de início precoce, 459
  rolândica progressiva, 597

Epiloia, 95, 96
Epitelioma de Brooke, 105
Erb, distrofia de, 204
Erb-Duchenne, paralisia de, 205
Erb-Goldflam, doença de, 206
Erb-Oppenheim-Goldflam, síndrome de, 206
Erythema chronicum migrans, 391
Esclerose
  cerebral difusa, 533
  cerebral infantil crônica, 477
  concêntrica de Baló, 52
  familial centrolobar, 477
  lateral amiotrófica, 32, 123, *125*, 396
    aspecto da medula espinhal na, *126*
  mielinoclástica difusa, 533
  posterolateral, 381
  tuberosa, 95, 97
    critérios diagnósticos, **98**
    fácies na, *96*
Escoliose sinistroconvexa, *231*
Esfingolipidose, 446
Espasmo(s)
  de torção, 657, 662
  facial de Meige, 406
  mioclônicos maciços, 639
  saudatório, 639
Espondilite tuberculosa, 491
Espondilodiscite tuberculosa, 491
  imagens de RM de indivíduo com, *492*
Estado disráfico de Bremer, 100
  deformações corporais múltiplas no, *101*
Estado vegetativo persistente, 115
Estilalgia, 199
Eulenburg, doença de, 212

F

Fabry, doença de, 213, *214*
Fácies na esclerose tuberosa, *96*
Fahr, doença de, 214
Fanconi, síndrome de, 216
Farber, doença de, 217
Fazio-Londe, síndrome de, 217
Febre uveoparotídea, 275
Fenômeno de Marcus Gunn, 399
Fenômeno de Marcus Gunn invertido, 400
Ferrocalcinose idiopática familiar, 214
Fibras do tipo *ragged-red fibers*, 234

Fickler-Winckler, atrofia olivopontocerebelar, 218
Fisher, síndrome de, 415
Fleming, síndrome de, 118
Flynn-Aird, síndrome de, 219
Foix-Alajouanine, síndrome de, 220
Foix-Chavany-Marie, síndrome de, 658
Foix, síndrome de, 219
Foley, síndrome de, 178
Forame de Luschka e Magendie, atresia dos, 166
Forbes, doença de, 222
Fosfatolipidose, 446
Foster-Kennedy, síndrome de, 223
Fothergill, neuralgia de, 224
Foville, síndrome de, 227
Franceschetti-Klein-Wildervanck, síndrome de, 647
Franceschetti-Zwahlen-Klein, síndrome de, 593
Fremerey-Dohna, síndrome de, 265
Frey-Baillager, síndrome de, 228
Friedreich, ataxia de, 229
Friedreich, doença de, 229
  escoliose sinistroconvexa em paciente com, *231*
Froin, síndrome de, 232
Frölich, síndrome adiposogenital de, 49
Fuchs, síndrome de, 330
Fukuhara, doença de, 233
Fukuyama, distrofia muscular progressiva congênita tipo, 235
Fulton, síndrome de, 8

G

Gamstorp, síndrome de, 237
Gangliocitoma displásico do cerebelo, 378
Ganglioneuroma difuso do córtex cerebelar, 378
Gangliosidose GM tipo II, 425
Gangliosidose GM1 generalizada tipo I, 353
Gangliosidose GM2 tipo I, 583
Garcin, síndrome de, 239
Garcin-Guillain, síndrome de, 239
Gargulismo, 303
Gasperini, síndrome de, 240
Gasser, gânglio de, 177
Gastaut, síndrome de, 240
Gaucher, doença de, 241
Gayet-Wernicke, síndrome de, 636

Gayet, doença de, 636
Gélineau, síndrome de, 243
Gellé, síndrome de, 245
Gerlier, doença de, 246
Gerlier, vertigem paralisante de, 246
Gerstmann, síndrome de, 246
Gerstmann-Sträusller-Scheinker, síndrome de, 247
Gigantismo cerebral, 557
Gilbert-Behçet, síndrome de, 72
Gilles de La Tourette, síndrome de, 248, 249, 573
Ginecomastia-aspermatogênese, 331
Glicogenose III, 222
Glicogenose V, 404
Glicogenose generalizada de forma neuromuscular, 489
Glicogenose hepatorrenal, 146
Glicogenose por deficiência de miofosforilase, 404
Glicogenose tipo I, 146, 223
Glicogenose tipo IV, 148
Glicogenose tipo VII, 581
Gluber, paralisia de, 414
Godtfredsen, síndrome de, 250
Goldenhar, síndrome de, 250
Goltz, síndrome de, 251, *254*
Goodman, neuropatia femoral de, 251
Gordon Holmes, atrofia olivocerebelar de, 285
Gorlin-Goltz, síndrome de, 252, 253
Gota juvenil com automutilação e coreoatetose, 369
Gougerot-Sjögren, síndrome de, 551
Gowers-Paton-Kennedy, síndrome de, 223
Gradenigo, síndrome de, 254
Granulomatose lipoídica, 266
Grasping, 8, 315, 559
Grasping reflex, 8
Graves, doença de, 58
Gregg, síndrome de, 255
Greig, síndrome de, 256
Grenet, síndrome de, 256
Groping, 8
Groping reflex, 8
GRODS (*granular osmiophilic depositis*), 64
Gruber, síndrome de, 256
Guérin-Stern, síndrome de, 94
Guillain-Barré, síndrome de, 415

Guillain-Barré-Strohl, síndrome de, 257
Gunn, síndrome de, 399

H

Hakim-Adams, síndrome de, 261
Hakim, síndrome de, 261
Hallermann-Streiff, síndrome de, 610
Hallgren, síndrome de, 610
Haltia-Santavuori, doença de, 556
Hamartoma do cerebelo, 378
Hand-Schüller-Christian, doença de, 267
Hansen
    doença de, 268
    mal de, 268
Hanseníase, 268
Happy puppet syndrome, 27
Harada, doença de, 607
Hart, síndrome de, 272
Hartnup, doença de, 272
Hashimoto
    doença de, 273
    encefalopatia de, 273
    tireoidite de, 54
Haw River, síndrome de, 274
Heerfordt, síndrome de, 275
Heidenhain, síndrome de, 275
Heine-Medin, doença de, 277, *278*
Hemangiectasia hipertrófica, 332
Hemangioblastoma cerebelorretiniano, 610
Hemianalgesia alterna sub-bulbar, 455
Hemiassomatognosia, 29
Hemiatrofia facial progressiva, 474
Hemibalismo, 390
Hemibulbo, síndrome do, 50
Hemisferectomia, *504*
Hemiplegia alterna abducente-facial, 414
Hemiplegia alterna inferior, 414
Hemiplegia ascendente, 416
Hemipolineuropatia craniana, 239
Hemorragia vítrea após hemorragia subaracnóidea, 584
Hennoch-Schönlein, púrpura de, 280
Heparitinúria, 527
Heredoataxia
    espinhal, 229
    hemeralópica polineuritiforme, 505
    tipos de, **230**

Hérnia de úncus, *326*
Herpes zóster auricular, 501
Herrick, síndrome de, 280
Hertwig-Magendie
    fenômeno de, 283
    síndrome de, 283
Hicks, síndrome de, 566
Hidrocefalia
    crônica do adulto, 261
    de pressão intermitente, 261
    de pressão normal, 261, *263, 465,* 484
    oculta, 261
    por hipervitaminose, 315
Hidropsia
    endolinfática, 410
    labiríntica. 410
Hiperbilirrubinemia
    congênita, 157
    patológica profunda, 324
Hiperplasia da astroglia da paralisia geral progressiva, 66
Hiperostose frontal interna, 425
Hipersonia recorrente, 330
Hipersonia-bulimia, 330
Hipersonolência periódica, 330
Hipertelorismo ocular hereditário, 256
Hipertensão intracraniana benigna, 484
Hipertensão intracraniana idiopática, 448
Hipertrofia
    da astroglia na paralisia geral progressiva, 66
    das células granulares do cerebelo, 378
Hipogonadismo hipotalâmico, 49
Hiponatremia cerebral com secreção inapropriada de hormônio antidiurético, 539
Hipotensão ortostática idiopática, 546
Hippel, doença de, 610
Hirschsprung Disease-Mental Retardation Syndrome, 434
Histiocitose idiopática, 266
Histiocitose X crônica, 266
Hodgkin
    doença de, 259, 283
    linfoma de, 283
Hoffman, síndrome de, 169
Holmes
    atrofia olivocerebelar de, 285
    tremor de, 285
Holmes-Adie, síndrome de, 7

671

Holtermüller-Wiedemann, síndrome de, 287
Homén, síndrome de, 287
Hoppe-Goldflam, síndrome de, 206
Horner
    complexo sintomático de, 138
    síndrome de, 138
Horton
    cefaleia de, 288
    doença de, 288
Hughes, síndrome de, 45
Hunt-Marie-Foix, síndrome de, 221
Hunter, síndrome de, 296
Hunter-Hurler, síndrome de, 296
Huntington
    coreia de, 298
    doença de, 274, 298
Hurler
    polidistrofia de, 303
    síndrome de, 303
Hurst, encefalite de, 305

Icterícia congênita com *Kernicterus*, 157
Ictiose congênita-diplegia espástica-retardo mental, 552
Ileíte regional, 158
Índice
    de apneia, 531
    de Evans, cálculo do, *262*
Incontinência pigmentar do tipo acrômico, 308
Insuficiência
    autonômica idiopática, 546
    ovariana primária, 596
Iridociclíte recidivante purulenta, 72
Iridoplegia reflexa, 33
Isaacs, síndrome de, 307
Ito, hipomelanose de, 436

Jackson
    crises cerebelares de, 309
    crises tônicas de, 309
    síndrome de, 310
Jacod, síndrome de, 310
Jadassohn, nevo sebáceo de, 310
Jansky-Bielschowsky, doença de, 556
Janz
    epilepsia mioclônica de, 311
    síndrome de, 311
Jeavons, síndrome de, 313
Johanson-Blizzard, síndrome de, 314

Jolliffe, síndrome de, 315
Joseph, doença de, 395
Julien Marie-See, síndrome de, 315
Junta de Charcot, *128, 129*

Kahler, doença de, 317
Kawasaki, doença de, 319
Kearns-Sayre, síndrome de, 321
Kearns-Sayre-Daroff, síndrome de, 321
Kennedy, doença de, 322
Kernicterus, 324, *325*
Kernohan, fenômeno de, 325
King, síndrome de, 327
King-Denborough, síndrome de, 327
Kinky hair disease, 412
Kinnier Wilson, doença de, 649
Kinsbourne, síndrome de, 327
Kissing spine, 62
Klein-Waardenburg, síndrome de, 329
Kleine-Levin, síndrome de, 330
Klinefelter, síndrome de, 331
Klinger, doença de, 628
Klippel-Trenaunay-Weber, síndrome de, 332
Klippel-Weil, síndrome de, 333
Kloepfer, síndrome de, 333
Klumpke, síndrome de, 171
Klüver-Bucy-Terzian, síndrome de, 334
Klüver-Bucy, síndrome de, 334
Kocher-Debré-Semelaigne, síndrome de, 169
Kojewnikoff, epilepsia parcial contínua de, 335
Kojewnikoff, síndrome de, 335
Korsakoff
    psicose de, 336
    síndrome de, 336
Krabbe, doença de, 340
Kretschmer, síndrome apálica de, 342
Kufs, doença de, 342
Kugelberg-Welander, doença de, 343
Kuru, 156
Kussmaul-Maier, síndrome de, 344

Lafora, doença de, 597
Lambert-Brody, síndrome de, 104

Lambert-Eaton, síndrome de, 209, 349
Lance e Adams, síndrome de, 350
Landau-Kleffner, síndrome de, 351
Landing, doença de, 353
Landing e O'Brien, lipidose neurovisceral familial de, 353
Landing-Oppenheimer, síndrome de, 353
Landouzy-Déjerine, distrofia muscular de, 354
Landry, síndrome de, 355
Landry-Guillain-Barré, paralisia de, 355
Langdon-Down, síndrome de, 187
Lannois-Gradenigo, síndrome de, 254
Laurence-Biedl, síndrome de, 356
Laurence-Moon-Biedl-Bardet, síndrome de, 356
Layzer, síndrome de, 357
LCN 1, 265
LCN 2, 312
LCN 3, 556
LCN 4, 342
LCN do adulto, 342
Leber
    atrofia de, 358
    doença de, 358
Leigh, síndrome de, 408
Lejeune, síndrome de, 654
LEMP (Leucoencefalopatia multifocal progressiva), 363, *365*
Lennox-Gastaut, síndrome de, 453, 640
Lenoble-Aubineau, síndrome de, 368
Leontíase, 268
Leontíase óssea, 12, 497
Lépine-Froin, síndrome de, 232
Lermoyez, síndrome de, 368
Lesão
    cística hiperintensa, RM, *109*
    hiperintensas na substância branca, RM FLAIR, *6*
Lesch-Nyhan, síndrome de, 664
Leucodistrofia
    com células globoides, 340
    com fibras de Rosenthal, 14
    metacromática, 41, 536
Leucoencefalite
    aguda hemorrágica, 305
    esclerosante subaguda de van Bogaert, 602
    periaxial concêntrica, 52
    subcrônica, 533

Levantar miopático, *194*
Levine-Critchley, síndrome de, 8
Lewy, doença de, 372
Lhermitte, síndrome de, 378
Lhermitte-Duclos, doença de, 378
Lichtheim, síndrome de, 381
Lindau, doença de, 610
Lindenov-Hallgren, síndrome de, 610
Linfogranuloma maligno, 283
Linfogranulomatose benigna, 81
Lipocondrodistrofia, 303
Lipidose
    esfingomielínica, 446
    glicolipídica, 213
    por acúmulo de cerebrósides, 241
    por deposição de gangliosídeo, 583
    por gangliosídeo G4 tipo sistêmico infantil tardio, 353
Lipodistrofia intestinal, 644
Lipofuscinose ceroide
    neuronal, 63, 64, 265
    neuronal infantil, 265
    neuronal infantil tardia, 312
    neuronal juvenil, 556
Lipogranulomatose, 217
Lipomatose dolorosa, 178
Little, doença de, 384
Lou-Gehrig, doença de, 124
Louis-bar, síndrome de, 385
Lousseau-Beaussart, síndrome de, 387
Lowe-Bickel, síndrome de, 389
Lowe, síndrome de, 389
Luft, síndrome de, 389
Luys, síndrome do corpo de, 390
Lyme, doença de, 391

M

Machado, doença de, 395
Machado-Joseph, doença de, 395
Macrogenitossomia precoce, 479
Macroglobulinemia
    essencial, 624
    primária, 624
Maeda, síndrome de, 113
Mal
    das montanhas, 165
    de Hansen, *270, 271*
    de Pott, *492*
    dos pezinhos, 149
    perfurante plantar, *150*
Maladie des tics, 248

Maldição de Ondine de, 454
Malformação de Arnold-Chiari, 35
Mancha mongólica, 455
Marburg, doença de, 397
Marchiafava, doença de, 398
Marchiafava-Bignami, síndrome de, 398
Marcus Gunn, fenômeno de, 399
Marden-Walker, síndrome de, 166
Marfan, síndrome de, 436
Marie, ataxia de, 485
Marie-Foix
    hemiplegia cerebelar de, 399
    síndrome de, 399
Marie-Foix-Alajouanine, atrofia cerebelar tardia de, 400
Marín Amat, síndrome de, 400
Marinesco-Garland, síndrome de, 401
Marinesco-Sjögren, síndrome de, 401
Maroteaux-Lamy, síndrome de, 426
Martin-Bell, síndrome de, 403
Martorell, síndrome de, 577
McArdle-Schmid-Pearson, síndrome de, 404
McArdle, doença de, 404
Mcleod, síndrome de, 405
Meckel-Gruber, síndrome de, 405
Megaencefalia com pan-neuropatia hialina, 14
Meige, síndrome de, 406
Melanoblastose neurocutânea, 593
Melanose oculocutânea, 455
MELAS (*Mitochondrial myopathy, encephalopathy, lactic acidosis, and stroke-like episodes*), 233, 234
Melkersson-Rosenthal, síndrome de, 76
Melkersson, síndrome de, 409
Mende, síndrome de, 409
Ménière, doença de, 410
Meningite
    de Mollaret, 421
    endotelioleucocitária multirrecorrente benigna, 421
Meningorradiculite linfocítica, 55
Menkes, doença de, 412
Menzel, atrofia de, 414
Menzel, atrofia olivopontocerebelar de, 414
Meralgia parestésica, 80
MERRF, 233
Mialgia epidêmica, 95
Miastenia grave, 206, *209*
    pseudoparalítica, 206

Miastenia *gravis*, 159, 206
Microangiopatia trombótica, 432
Micrognatia-glossoptose, 487
Mielite
    necrótica, 220
    transversa ascendente, 220
Mieloma múltiplo, 317
Mielomatose, 217
Mieloneuropatia do óxido nitroso, 357
Mielopatia
    angiodisgenética, 220
    necrosante subaguda, 220
    necrótica progressiva, 220
Mielose funicular, 2, 381, *382, 383*
Millard-Gluber, síndrome de, 93
Millard, síndrome de, 414
Miller Fisher, síndrome de, 258
Miller-Dieker, síndrome de, 415
Mills, síndrome de, 416
Milroy-Meige-Nonne, síndrome de, 417
Minamata, doença de, 417
Mioclonia(s)
    de ação e de intenção de Lance e Adams, 350
    familiar progressiva, 347
    negativas, 1
    palpebral com ausências, 313
Miopathia distalis tarda hereditária, 632
Miopatia
    das cinturas dos membros, 204
    de Duchenne, *194, 195*
    distal hereditária, 632
    do hipotireoidismo, 169
    mitocondrial, 389
Miorritimia, 285
Miosite por corpos de inclusão, 619
Miosite ossificante progressiva, 439
Miotonia
    atrófica, 562
    congênita, 588
    congênica de Becker, 71
    hereditária, 588
MIRAS (*Mitochondrial Recessive Ataxic Syndrome*), 418
Mitochondrial Neurogastrointestinal Cairns, mutismo acinético de, 115
Miyoshi, distrofia de, 419
MNGIE, síndrome de, 425
Moebius, síndrome de, 419
Moersch-Woltman, síndrome de, 420
Mohr-Tranebjaerg, síndrome de, 430
Mollaret e Goulon, coma "dépassé" de, 423

673

Mollaret, meningite de, 421
Moore, síndrome de, 424
Morgagni-Adams-Stokes, síndrome de, 564
Morgagni-Stewart-Morel, síndrome de, 425
Morgagni-Turner, síndrome de, 596
Morgagni, síndrome de, 425
Morquio, síndrome de, 426
Morquio-Brailsford, síndrome de, 426
Morton
　doença de, 428
　metatarsalgia de, 428
　neuralgia de, 428
　pé de, 428
Morvan, coreia fibrilar de, 429
Morvan
　panarício analgésico de, 430, *430*
　síndrome de, 429
Moschcowitz, doença de, 432
Mount e Reback, coreoatetose paroxística de, 434
Mowat-Wilson, síndrome de, 434
Moyamoya, doença de, 435
Mucopolissacaridose I, 303
Mucopolissacaridose I S, 304, 532
Mucopolissacaridose II A e B (MPSII), 296
Mucopolissacaridose III A e B, 527
Mucopolissacaridose IV, 426
Mucopolissacaridose VI A e B, 401
Mucopolissacaridose VIII, 185
Mucopolissacaridose IX, 303
Mucossulfatidose, 41
Münchmeyer, doença de, 439
Myoneurogastrointestinal encephalopaty Syndrome, 425

Naffziger, síndrome de, 441
Naito-Oyanagi, doença de, 274
Nanismo
　com perfil de pássaro, 542
　com cabeça de pássaro, 542
　de Virchow-Seckel, 542
　ovariano, 596
　polidistrófico, 401
Narcolepsia-cataplexia, 243
NARP, síndrome de, 442
NBIA (*Neurodegeneration with brain iron accumulation*), 443
Neri-Barré-Lieou, síndrome de, 57
Nervo(s)
　de Arnold, 34

ópticos, espessamento dos, 181
Neuralgia
　amiotrófica, 475
　de Ramsay Hunt, 76
　de Sluder, 288
　do fêmoro-cutâneo, 80
　do gânglio geniculado, 501
　do grande nervo occipital de Arnold 34
　do nervo de Jacobson, 507
　do ramo timpânico, 507
　essencial do trigêmeo, 224
　estiloide, 199
　geniculada, 501
　occipital, 34
　paratrigeminal de Raeder, 499
Neurite
　braquial, 475
　intersticial hipertrófica, 172
Neurorretinoangiomatose, 93
Neuroacantocitose, 405
Neuroborreliose, 391
Neurofibromatose
　de von Recklinghausen, 614
　múltipla, 614
Neuro-hanseníase, *430*
Neurolipomatose, 178
Neuroma
　digital, 428
　do ciático, *617*
Neuromielite óptica, 179
　critérios diagnósticos em pacientes adultos, **184**
Neuromiotonia, 307
Neuronite infecciosa, 257
Neuronopatia bulbospinal ligada ao X-recessivo, 322
Neuropatia
　acrodistrófica.586
　amiloidótica II, 520
　amiloidótica III, 601
　amiloidótica hereditária tipo Indiana, 520
　amiloidótica hereditária tipo Iowa, 601
　amiloidótica hereditária tipo Rukavina, 520
　crural, 251
　do mediano, 294
　hereditária sensitivo-motora tipo I (NHSM I), 131
　hipertrófica do tipo Refsum, 505
　intersticial hipertrófica progressiva, 172
　nutricional, 565

Neuropatia (Cont.)
　periférica paraneoplásica, 177
　radicular sensitiva hereditária, 586
　sensitiva hereditária tipo I, 586
　sensitiva hereditária tipo III, 514
Neurossífilis, 69
Nevomatose basocelular de Gorlin-Goltz, 252
Nielsen, síndrome de, 94
Niemann-Pick, doença de, 353
Nijmegen, síndrome de, 447
Nistagmo mioclônico, 368
Nistagmo-mioclonia, 368
Nonne, síndrome de, 448
Nonne-Froin, síndrome de, 232
Nonne-Marie, síndrome de, 485
Norman, atrofia cerebelar de, 450
Norrie, doença de, 450

OEPC (Oftalmoplegia Externa Progressiva Crônica), 322
Oftalmoplegia
　dolorosa, 591
　internuclear anterior, 378
Ohtahara, síndrome de, 453
Ondine, maldição de, 454
Ondine, síndrome de, 454
Opalski, síndrome de, 455
Osler-Weber-Rendu, doença de, 588
Ossificação justa-articular na altura dos joelhos, *129*
Osteíte
　deformante, 457
　fibrosa cística disseminada, 12
Osteoartrite interespinhosa, 62
　característica da síndrome de Baastrup, 62
Osteoartropatia
　neurogênica, *128*
　siringomiélica, *129*
Osteocondrodistrofia, 426
Osteodistrofia fibrosa, 12
Osteopetrose autossômica dominante, 11
Ostrum-Furst, síndrome de, 102
Ota, síndrome de, 455
Ota-Sato, facomatose de, 455

P

Paget, doença de, 457
Panayatopoulos, síndrome de, 241

674

Pancoast, síndrome de, 460

Pancoast-Tobias, síndrome de, 171

PANDAS (*pediatric autoimmune neuropsychiaatric disorder associated with streptococcal infections*), 249

Panencefalite
de Pette-Döring de, 601
esclerosante subaguda, 601

Papillon-Léage e Psaume, síndrome de, 461

Papulose atrófica maligna, 169

Paraespasmo facial de Sicard, 406

Paralisia
agitante, *462*
aguda escapulumeral, 475
alterna sensitiva, 256
amiotrófica dos músculos periscapulares, 475
ascendente de Landry, 355
ascendente progressiva unilateral, 416
bulbar progressiva da infância, 217
cerebral, 552
cerebral infantil, 384
congênita abducentefacial, 419
congênita oculofacial, 419
da verticalidade ocular, 461
de Bell, 76, 92
de Landry-Guillain-Barré, 355
do simpático cervical, 138
espinhal ascendente progressiva, 416
facial idiopática, 76
geral dos alienados, 65
geral progressiva, 647
internuclear, 378
mesencefálica tegmentar, 80
muscular pseudo-hipertrófica, 193
oculomotora cíclica, 47
periódica de Westphal, 642
periódica familial, 642
periódica familial hipocalêmica, 642
periódica hipercalêmica, 589
pós-convulsiva, 590
pós-epiléptica de Todd, 590
psíquica de fixação visual, 50
supranuclear da elevação, 461
supranuclear progressiva, 464, **465**, 558
vago-hipoglóssica, 581

Paramiotonia congênita, **642**

Paraparesia espástica com amiotrofia distal, 107

Paraplegia espástica
hereditária, 566
familial, 566, 567

Paresia suprabulbar congênita, 658

Parinaud, síndrome de, 461

Parkinson, doença de, 462

Parkinsonismo, 405, 462, 558
classificação do, **465**

Parkinsonismo-*plus*, 464

Parry, síndrome de, 58

Parry-Romberg
hemiatrofia facial de, 474
síndrome de, 474, *474*

Parsonage-Turner, síndrome de, 475

Patau, síndrome de, 475

PDIC (Polirriculoneuropatia desmielinizante inflamatória crônica), 42

Pelizaeus-Merzbacher, doença de, 477

Pellizzi, síndrome de, 479

Pena-Shokeir II, síndrome de, 480

Penfield, síndrome de, 480

Periarterite nodosa, 145, 344

Pette-Döring, panencefalite de, 601

Pfaunder-Hurler, síndrome de, 303

Pick
atrofia de, 481
doença de, 481

Pickwick, síndrome de, 484

Pierre Marie
ataxia de, 485, 528
heredoataxia cerebelar de, 485
síndrome lacunar de, 485, *486*

Pierre Robin, síndrome de, 485

Pink disease, 545

Pitres, afasia amnéstica de, 487

PKAN (neurodegeneração associada à pantotenoquinase), 443

Plasmocitoma, 488

Pleurodínia epidêmica, 95

Plexite braquial, 475

POEMS (*polyneuropathy-organomegaly-endocrinopathy-m protein-skin changes*), 488

Policitemia vera, 604

Polimioclonia dos corpúsculos de Lafora, 347

Polimiosite, 209

Polineurite
com diplegia facial, 257
idiopática aguda, 257

Polineuropatia
amiloidótica familial, 149
paraneoplásica, 658

Poliodistrofia cerebral progressiva, 16

Polioencefalite hemorrágica superior, 636

POLIP *syndrome,* 425

Polipontas difusas durante o sono, EEG, 366

Pseudoencefalite aguda hemorrágica superior, 636

Poliomielite anterior
aguda, 259, 277
crônica, 32

Polirradiculoneurite
aguda, 257
primária, 257

Pompe, doença de, 489

Pott, mal de, 491

Pourfour du Petit, síndrome de, 492

Prader-Labhart-Willi-Fanconi, síndrome de, 493

Prader-Willi, síndrome de, 493

Preobraschenski, síndrome de, 494

PRES (*Posterior reversible encephalopathy syndrome*), 495
condições clinicas etiológicas da, **495**

Prosopalgia, 224

Proteus-*like*, síndrome, 55

Pseudoataxia, 108

Pseudo-Hurler, 353

Pseudoesclerose de Westphal-Strümpell, 649

Pseudomiotonia, 169, 307

Pseudotumor cerebral, 315

Pseudovasculite do SNC, 118

Psicose associada com polineurite, 336

PSP (Paralisia Supranuclear Progressiva), 558

Puberdade precoce, 12

Pulso lento permanente, 564

Pupilotonia
miotônica, 7
pseudodiabética, 7

Purkinjeoma, 378

Púrpura trombocitopênica trombótica, **119**

Putnam-Schultze, acroparestesias de, 538

Pyle, síndrome de, 497

Q

Queilite granulomatosa, 409

Queratite intersticial não sifilítica, 145

Queratossulfatúria, 426

Quiasma, 181

R

Raeder, síndrome de, 499

Ramsay Hunt
dissinergia cerebelar mioclônica de, 500
síndrome de, 501

RAPADILINO (RAdial ray defect PAtellae hipoplasia or aplasia and ceft or highly arched PAlate; DIarrhea and DIslocated joints; LIttle size and LImb malformation; NOse slender and NOrmal intelligence), 52

Rasmussen, encefalite de, 502

Raymond-Cestan, síndrome de, 505

Reflexo
de preensão, 9
de perseguição, 9
de preensão forçada, 8
de persecução, 8
gustativo-lacrimal, 92

Refsum, doença de, 443, 505

Refsum-Thiébaut, doença de, 505

Reichert, síndrome de, 507

Remak, paralisia de, 507

Rendu-Osler, doença de, 508

Retardo amaurótico infantil tardio de Bielschowsky, 87

Rett, síndrome de, 500

Reye, síndrome de, 512

Richards-Rundle, doença de, 513

Richner-Hanhart, síndrome de, 514

Riley-Day, síndrome de, 514

Riley-Smith, síndrome de, 516

Robin, síndrome de, 54

Rochon-Duvigneaud, síndrome de, 516

Rollet, síndrome de, 516

Rose, tétano cefálico de, 517

Rosenberg-Chutorian, síndrome de, 517

Ross, síndrome de, 8.

Rossi, síndrome de, 94

Roth-Bernhardt, doença de, 80

Rothmund-Thomson, síndrome de, 518

Roussy-Lévy, síndrome de, 518

Roussy-Lévy, distasia arrefléxica hereditária de, 518

Rubinstein, síndrome de, 519

Rubinstein-Taybi, síndrome de, 519

Rud, síndrome de, 519

Rukavina, síndrome de, 520

Russel-Silver, síndrome de, 550

Ruvalcaba-Myrhe, síndrome de, 54

S

Saethre-Chotzen, síndrome de, 523

Sandhoff, doença de, 525

Sandifer, síndrome de, 526

Sanfilippo, síndrome de, 527

Sanger-Brown, ataxia de, 528

Santavuori, doença de, 528

São Luís, encefalite de, 529

SAOS (Síndrome da Apneia Obstrutiva do Sono), 530

Sarcoidose, 81

Satoyoshi-Yamada, espasmo muscular recorrente de origem central de, 532

Scapula elevata, 557

Scheie, síndrome de, 532

Schilder, doença de, 533

Schilder-Foix, doença de, 533

Schmidt, síndrome de, 536

Scholz-Greenfield, doença de, 536

Schultze, acroparestesias de, 538

Schut-Haymaker, atrofia olivopontocerebelar de, 538

Schwartz-Bartter, síndrome de, 539

Schwartz-Jampel, síndrome de, 540

Seckel, síndrome de, 542

Segawa, doença de, 543

Seitelberger, doença de, 544

Selter-Swift-Feer, doença de, 545

Sharp, síndrome de, 545

Shy-Drager, síndrome de, 546

Shy-Magee, doença de, 549

Sicard, síndrome de, 146

Sicard-Collet, síndrome de, 550

Silver, síndrome de, 550

Sinal de Bell, 77

Skew deviation, 283

Sindactilia na doença de Apert, 31

Síndrome
adinâmica hipercalêmica, 237
Albers-Schönberg, 11
alterna bulbar retro-olivar, 626
ângio-ósteo-hipertrófica, 332
atáxica cerebelar pré-senil, 174
auriculotemporal, 228
bulbar anterior mediana, 170

Síndrome (Cont.)
bulbar lateral, 626
cérebro-hepatorrenal, 661
cérebro-oculofacial e óssea, 480
cérvico-oculoacústica, 647
comportamental pós-lobectomia temporal, 334
congênita de apraxia oculomotora, 145
da afasia adquirida com epilepsia na infância, 351
da acromicria congênita, 187
da amnésia confabulatória, 336
da apneia central, 454
da Apneia e Hipopneia Obstrutiva do Sono (SAHOS), 530
da artéria coroideia anterior, 613
da artéria cerebelar posteroinferior, 626
da artéria espinhal anterior, 494
da atividade muscular contínua de Isaacs, 307
da encefalopatia posterior reversível, 495
da encruzilhada petrosfenoidal, 310
da estenose aórtica supravalvular com hipercalcemia, 84
da fenda esfenoidal, 516
da fissura orbitária superior, 516
da hemiplegia alterna inferior, 414
da hemiplegia alterna superior, 628
da hipoventilação alveolar central congênita, 454
da obesidade-hipoventilação, 484
da paralisia cruzada do VIII° nervo craniano, 245
da parede externa do seio cavernoso, 133
da parede lateral do seio cavernoso, 219
da pessoa rígida, 420
da ponta do rochedo, 254
da retração de Duane, 192
da rubéola materna, 255
da secreção inapropriada do hormônio antidiurético, 559
da vasoconstricção cerebral reversível, 118
das altitudes, 165
das lágrimas de crocodilo, 92
das pernas inquietas, 159, 201
de Adamentíades-Behçet, 72
de Adie, 7, 8

Síndrome (Cont.)
de Adie-Critchley, 8, *9*
de Aladin, 25
de Albers-Schönberg, 11
de Albright-McCune-Sternberg, 11
de Albright, 12
de Angelman, 27, 493, 494
de "Alice no País das Maravilhas", 15
de Aicardi, 10, 453
de Allgrove, 25
de Alström-Hallgren, 17
de alucinação visual complexa, 134
de Andersen-Tawil, 27
de Angelman, 27, 493, 494
de Antley-Bixler, 29
de Anton, 29
de Anton-Babisnki, 29
de Apert, 31
de Aran-Duchenne, 33, 123
de Argyll-Robertson, 33
de Asherson, 45
de Asperger, 38
de Austin-Dyck, 42
   critérios diagnósticos da, 43
de Austrian, 44
de Avellis, 47
de Axenfeld-Schürenberg, 47
de Baastrup, 62
de Babinski-Frölich, 49, *49*
de Babinski-Nageotte, 50
de Balint, 50, 398
de Baller-Gerold, 51
de Bannayan-Riley-Ruvalcaba, 54
de Bannwarth, 55
de Bardet-Biedl, 56, 357
de Barré-Lieou, 57
de Bartholin-Patau, 476
de Bassen-Kornzweig, 61
de Batten-Bielschowsky, 87
de Benedikt, 80
de Bernhardt-Roth, 80
de Bertold-Garcin, 239
de Beuren, 84
de Biémond, 88
de Bloch-Sulzberger, 91
de Bloom, 447
de Bogorad, 92
de Bonnet-Dechaume-Blanc, 93
de Bonnevie-Ullrich, 94
de Borjeson-Forssmann-Lehmann, 94
de Brégeat, 100
de Brissaud, 102

Síndrome (Cont.)
de Brissaud-Sicard, 102
de Brody, 104
de Brooke, 105
de Broyer, 107
de Brown-Séquard, 106, 494
de Brown-Vialetto-van Laere, 217
de Brueghel, 107
de Bruns, 107
de Call-Fleming, 118, 497
de Carpenter, 121
de Claude Bernard-Horner, *139*
de coagulação maciça-xantocromia, 232
de Cushing, classificação, **163**
de Dandy-Walker, *167, 168*
de degeneração pigmentar do globo pálido, 443
de deleção parcial do braço curto do cromossomo 4, 654
DRESS, 190, 192
de Dor Regional Complexa (SDRC), 541
de Foville, *228*
de Froin, 232
de hemissecção medular, 106
de Hurler, *303*
de incontinência pigmentar, 91
de pancitopenia de Fanconi, 216
de Parry-Romberg, *474*
de Ramsay Hunt, *501*
de superposição, 545
de Sharp, 545
de Steele-Richardson-Olszewski, *559*
de Silver, 550
de Tolosa-Hunt, *592*
de von Hippel-Lindau, *612*
de Wallenberg, *627*
de Wernicke nas crianças, 360
de Westphal com hipercalemia, 237
disautonômica-discinética e de hipotensão ortostática, 546
do anticorpo antifosfolípide, 45
do anticorpo antifosfolípide catastrófica, 45
do ápice pulmonar, 460
do arco aórtico, 577
do boxeador, 287
do carcinoma basocelular nevoide, 252
do comprometimento global unilateral dos nervos cranianos, 239
do desfiladeiro escalênico, 44

Síndrome (Cont.)
do escaleno anterior, 441
do espaço retroparotidiano, 146
do fascículo longitudinal medial, 378
do forame lacerado-condiliano posterior, 146
do forame rasgado posterior, 606
do giro angular, 246
do homem rígido, 420
do lacrimejamento gustatório, 92
do lacrimejamento paroxístico, 92
do miado do gato, 363
do nervo laríngeo superior, 47
do nevus basocelular, 252
do *nevus* basocelular múltiplo, 252
do núcleo subtalâmico, 390
do pedúnculo cerebelar inferior, 626
do processo estiloide, 199
do seio de Morgagni, 594
do tumor do corpo caloso, 102
do túnel do carpo, 601
do vértice da órbita, 516
do X frágil, 403
dos hamartomas múltiplos, 151
dos "olhos dançarinos", 327
escalênica, 441
extrapiramidal com deposição ferrocalcinosa, 214
frontobasal, 223
hipófise-esfenoidal, 219
inferior do núcleo rubro, 138
interolivar de Déjerine, 170
lacunar, 485
miastênica associada com carcinoma brônquico, 349
miastênica paraneoplásica, 349
narcoléptica, 243
neuroanêmica, 381
neuroaquílica, 381
oculobucogenital, 72
oculocerebrorrenal, 389
oculossimpática, 140
óculo-subcutânea de Yuge, 607
ombro-mão, 542, 560
   de Steinbrocker, *561*
opercular, 221
orodigitofacial, 461
paramediana de Foix, 170
paralítica dolorosa da cintura escapular, 475
paratrigeminal de Raeder, 499
pericarotídea, 499
periódica hereditária hipercalêmica, 237

Síndrome (Cont.)
  perisylviana bilateral congênita, 221
  pineal, 479
  pós-concussional, 287
  pterigolinfangiectásica, 94
  ptósica-epicântica, 329
  radicular média, 507
  radicular inferior, 171
  radicular superior, 205
  Sjögren, 545, 551
  Sjögren-Larsson, 179
  simpática cervical posterior, 57
  sub-bulbar, 455
  superior do núcleo rubro, 136
  talâmica, 171
  talâmica posterior, 171
  tumoral do seio cavernoso-nasofaringe, 250
  vagoacessória, 536
  vagoacessória-hipoglóssica, 310
Sinostose congênita de vértebras cervicotorácicas, 333
Sluder, neuralgia de, 288
Smith-Lemli-Opitz, síndrome de, 552
Sneddon, síndrome de, 553
Sotos, síndrome de, 557
Spens, síndrome de, 564
Spielmeyer-Sjögren, síndrome de, 87
Spielmeyer-Vogt, doença de, 265
Sprengel, deformidade de, 253
Stark-Kaeser, síndrome de, 558
Status degenerativus amstelodamensis, 175
Steele-Richardson-Olszewski, síndrome de, 558, 559
Steinbrocker, síndrome de, 560
Steinert, doença de, *563*
Stiff-man syndrome, 420
Stilling-Türk-Duane, síndrome de, 192
Stilling, síndrome de, 192
Stokes-Adams, síndrome de, 564
Strachan, síndrome de, 565
Strümpell-Lorrain, síndrome de, 566
Sturge-Weber, doença de, 568, *568*
SUNCT, síndrome de, 570
Surdomutismo e retinite pigmentar, 599
Susac, síndrome de, 572
SVCR (síndrome da vasoconstrição cerebral reversível), 118
  condições clínicas associadas à, **119**
Sydenham, coreia de, 573
Sylvest, doença de, 95

Takayasu, síndrome de, 577
Tangier, doença de, 580
Tapia, síndrome de, 581
Tarui, doença de, 581
Tay-Sachs, doença de, 583
Telangiectasias cefalocutâneas, 385
Telangiectasia hemorrágica hereditária, 508
Terson, síndrome de, 584
Thévenard, doença de, 586
Thomsen, doença de, 588
Thomson, doença de, 589
Thornton-Griggs-Moxley, doença de, 563
Tic douloureux, 224
Tiques de Salaam, 639
Tirosinemia tipo II, 514
Todd, paralisia de, 590
Tolosa-Hunt, síndrome de, 591
Torsten-Sjögren, síndrome de, 401
Touraine, síndrome de, 593
Tourette, síndrome de, 248
Tratos ópticos, espessamento dos, *181*
Treacher Collins, síndrome de, 593
Tremor
  de *flapping*, 1
  em bater de asas, 1
  essencial hereditário, 165
  familial benigno, 165
  heredofamilial, 165
  mesencefálico, 285
  rubral, 285
  senil, 165
Tricopoliodistrofia, 412
Trigeminalgia, 224
Tripanossomíase sul-americana, 122
Tipo A, síndrome do, 25
Trissomia 13, 476
Trissomia 16, 200
Trissomia 18, 200
Trissomia 21, 187
Trissomia D1, 476
Trissomia E, 200
Trissomia G, 187
Trofodermatoneurose, 545
Trofoneurose, 417
Trofoneurose facial, 474
Trombose do seio cavernoso, 219
Trotter, síndrome de, 594
Tuberculose espinhal, 491
Turcot, síndrome de, 595
Turner, síndrome de, 96, 586

Ullmann, angiomatose sistêmica de, 599
Ulrich-Turner, síndrome de, 94
Ulrich, síndrome de, 265
Unverricht-Lundborg, doença de, 597
Upshaw-Schulman, síndrome de, 432
Usher, síndrome de, 599
Uveíte-vitiligo-alopecia-poliose-surdez, 607
Uveoencefalite, 607
Uveomeningencefalite, 607
Uveoparotidite, 275

V

Van Allen, síndrome de, 601
Van Bogaert-Divry, síndrome de, 604
Van Bogaert-Scherer-Epstein, doença de, 604
Van Bogaert, leucoencefalite esclerosante subaguda de, 601, *602*
Van der Hoeve-Halbertsma-Waardenburg, síndrome de, 329
Vaquez-Osler, doença de, 604
Variante de Marburg da esclerose múltipla, 397
Vernet, síndrome de, 606
Vertigem da artrose cervical, 57
Vertigem paralisante endêmica, 246
Villaret, síndrome de, 606
Vogt-Koyanagi, síndrome de, 607
Volkmann, paralisia isquêmica de, 608
von Economo, encefalite letárgica de, 608
von Gierke, doença de, 146
von Graefe-Lindenov, síndrome de, 610
von Hippel-Lindau, doença de, 610
von Monakow, síndrome de, 613
von Recklinghausen, doença de, 614

Wagner-Unverricht, doença de, 621
Waldenström, macroglobulinemia de, 624
Walker-Warburg, síndrome de, 626
Wallenberg, síndrome de, 626
Weber, síndrome de, 628
Wegener, granulomatose de, 628
Weir Mitchell, síndrome de, 630
Wellander, miopatia distal de, 632
Werdnig-Hoffmann, doença de, 632

Wernicke
    afasia de percepção de, 635
    encefalopatia de, 636
West, síndrome de, 639
Westphal, paralisia periódica de, 642
Whipple, doença de, 644
Wildervanck, síndrome de, 647
Williams, síndrome de, 648
Williams-Beuren, síndrome de, 649
Wilson, doença de, 649
Wohlfart-Kugelberg-Welander, doença de, 343

Wolf, síndrome de, 654
Wolfram, síndrome de, 655
Wolman, doença de, 656
Woodhouse-Sakati, síndrome de, 657
Woods-Pendleton, síndrome de, 657
Worster-Drought, síndrome de, 658
Wyburn-Mason, polineuropatia sensitivo-motora de, 658

Xantomatose
    cerebrotendínea, 604
    crânio-hipofisária, 266

familial primária com comprometimento da suprarrenal, 656
Xeroderma *pigmentosum* com complicações neurológicas, 179

Zellweger, síndrome de, 661
Ziehen-Oppenheim, doença de, 662
Zumbidos-surdez-vertigem, 368

IMPRESSÃO:

Santa Maria - RS | Fone: (55) 3220.4500
www.graficapallotti.com.br